W0258321

R. FRANCK

—

MODERNE THERAPIE

14. AUFL.

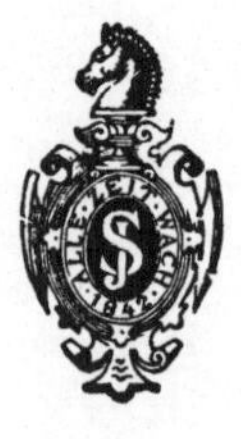

1951

RUDOLF FRANCK

MODERNE THERAPIE

SPRINGER-VERLAG BERLIN HEIDELBERG GMBH

MODERNE THERAPIE

IN INNERER MEDIZIN UND ALLGEMEINPRAXIS

EIN HANDBUCH DER MEDIKAMENTÖSEN
PHYSIKALISCHEN UND DIÄTETISCHEN
BEHANDLUNGSWEISEN DER LETZTEN JAHRE

VON

Dr. RUDOLF FRANCK

VIERZEHNTE VERBESSERTE AUFLAGE

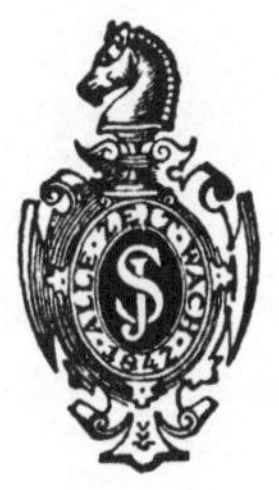

SPRINGER-VERLAG BERLIN HEIDELBERG GMBH 1951

ISBN 978-3-662-22187-7   ISBN 978-3-662-22186-0 (eBook)
DOI 10.1007/978-3-662-22186-0

Vorwort zur vierzehnten Auflage.

Die 13. Auflage war durch Druckverzögerung derart ver-
spätet erschienen, daß viele neue Präparate und Erkennt-
nisse „therapeutisch" nicht eingearbeitet werden konnten.
In der 14. Auflage ist nun das weite Reich der Medizin mit
allen neuen Errungenschaften zusammengefaßt und wohl-
geordnet in den ersten und zweiten Teil eingebaut. Mit
Aufmerksamkeit und hohem Pflichtgefühl war ich nach
Möglichkeit bemüht, das Buch so zu vervollkommnen, daß
es den jungen Kollegen, wie auch seinen alten Freunden ein
guter Ratgeber sein kann. Die Angabe der Preise wird bei
manchen Präparaten nicht stimmen, da sie bis zur Gegenwart starken Schwankungen unterliegen.

Oktober 1951.

Rudolf Franck.

Inhaltsverzeichnis.

Erster Teil.

Therapie der inneren Krankheiten.

Zweiter Teil.

Arzneimittelbesprechung.

Therapie der inneren Krankheiten.

Infektionskrankheiten.

Die Behandlung der Infektionskrankheiten richtet sich 1. gegen die die Krankheit verursachenden Erreger und 2. gegen das Fieber und die Allgemeinsymptome.

Wir kennen Arzneimittel, die eine ganz spezifische Wirkung gegen bestimmte Erreger haben, wie z. B. Chinin gegen die Malariaplasmodien oder Quecksilber, Wismut und Salvarsan gegen die Spirochäten und die Sulfonamide besonders gegen die Kokken. Auch bei Polyarthritis rheumatica acuta (eine Infektionskrankheit, die wohl sicher durch verschiedene Streptokokkenarten bedingt ist) haben die Salicylate eine fast spezifische Wirkung auf die Krankheitssymptome, ebenso das Optochin bei Pneumokokkeninfektionen. Bei Sepsis und den anderen Infektionskrankheiten, wo uns keine spezifisch wirkenden Mittel gegen die Erreger zur Verfügung stehen, versucht man mit den modernen Antisepticis auf die Bakterien vernichtend zu wirken. Es kommen besonders die Sulfonamide, dann Trypaflavin, Rivanol, Kollargol, Septazin und andere in Betracht. Diese Präparate werden im allgemeinen intravenös injiziert. Prontosil, Cibazol, Eubasinum spritzt man intramuskulär oder intravenös, Eleudron, Globucid und Badional nur intravenös, Tibatin kann intramuskulär und intravenös, Supronalum als Tabletten, und zur intramuskulären Injektion gegeben werden. Die Sulfonamide (s. d.) werden bei leichteren Fällen in Form von Tabletten, bei schwereren und da, wo das Schlucken erschwert ist oder Störungen von seiten des Magens vorliegen, in Form von Injektionen gebraucht.

Weiterhin haben wir die Antibiotica: Penicillin, Depot-Penicillin, Streptomycin, Aureomycin, Chloromycetin. S. die einzelnen Präparate. Neben dieser Behandlung ist die allgemeine und symptomatische Behandlung von großer Wichtigkeit. Man sucht durch Pflege, Reinlichkeit und Ernährung mit leicht verdaulichen, aber nahrhaften Speisen den Kranken bei Kräften zu halten. Bei Hochfiebernden sind von guter und erfrischender Wirkung Rohobst und Rohgemüsesäfte. (S. meine Moderne Ernährungstherapie.) Ich lasse bei allen Infektionskrankheiten reichlich Vitamin C geben in Form von Zitronenwasser oder per os, oder als Injektion Cebion, Cantan oder Redoxon. Die Zufuhr von Nebennierenrindenhormon (Cortiron, Percorten) hat sich bei zahlreichen Infektionskrankheiten als sehr wertvoll erwiesen. Der Verlauf der Krankheiten war offensichtlich immer ein leichterer.

Acid. hydrochl. dil. 3,0, Sirup. Rub. Id. 30,0, Aq. dest. ad 100,0, 3mal tägl. 1 Eßl. voll in einem Glase Wasser ist bei allen Infektionskrankheiten zu geben.

Bei *Trockenheit im Munde* schreibe man auf: Na. bicarb., Na. biborac. aa 6,0, Glycerin 25,0, Aq. 400,0, Tct. Menth. pip. gtt. XV. D. S. zum Mundspülen und Reinigen der Zunge durch Abbürsten mit der angefeuchteten Zahnbürste.

Schmerzen und *Schlaflosigkeit* sind durch Veramon 0,4 oder 2—3 Allionaltabl. oder Doralgintabl. und -suppositorien, Rectidonzäpfchen, Optalidon (2—4 Tabl. abends), Pantopon oder Dilaudid, Eukodal, Polamidon und ähnliche Präparate zu mildern oder zu beseitigen.

Das allzu *hohe Fieber*, sobald es den Kranken zu sehr schwächt und Unklarheit und Benommenheit verursacht, wird bekämpft durch Bäder von 31° C, die allmählich durch Zugießen von kaltem Wasser auf 25° und weniger abgekühlt werden. Täglich 3 Bäder, Badedauer 5—15 Minuten. Nach dem Bade in ein vorgewärmtes Bett. Wo keine Badeeinrichtung zur Verfügung steht, kann es durch feuchte, kühle Ganzpackung des Körpers ersetzt werden. Man hüllt den ganzen Körper unter Freilassen von Kopf und Armen in ein feuchtes Bettuch, schlägt eine Wolldecke darum und packt den Kranken warm ins Bett ein. Soll er schwitzen, so wird er ungefähr nach 2 Stunden wieder ausgepackt und der Körper mit Franzbranntwein abgerieben, soll dagegen nur das Fieber erniedrigt werden, so müssen die Packungen nach 30 Minuten erneuert werden Vor diesen Packungen ist der Darm durch Klistier zu entleeren. Oft haben kühle Wadenpackungen eine sehr gute Wirkung. Ist auch dies nicht möglich oder wegen Komplikationen (Peritonitis, schwere Darmblutungen) nicht erlaubt, so kann man Pyramidon 0,2—0,3 3mal tägl. geben. Die Bäder üben eine dämpfende Wirkung auf das hohe Fieber aus, sie regen das Nervensystem günstig an (die benommenen Kranken werden oft wieder klar und frei im Kopfe), sie wirken vertiefend auf die Atmung und damit einer Bronchitis oder Bronchopneumonie entgegen. Bei Hochfiebernden ist stets auf Decubitus zu achten. Bei gefüllter Blase ist zu katheterisieren. Künstliche Ernährung s. unter Verdauungskrankheiten S. 139.

Bei Herzstörungen, schwachem Puls und erniedrigtem Blutdruck kommen Strophanthin, Cardiazol, Sympatol u. a. in Frage.

Folgende ansteckende Krankheiten sind anzeigepflichtig.

Außer den gemeingefährlichen Krankheiten (Aussatz, Cholera, Fleckfieber, Pest, Pocken und der Papageienkrankheit (Psittacosis))

	ist innerhalb 24 Stunden nach erlangter Kenntnis dem für den Aufenthaltsort zuständigen Gesundheitsamt Anzeige zu erstatten bei	Erkrankung	Tod	Verdacht	Wechsel im Aufenthalt
1.	Kindbettfieber (Febris puerperalis)	+	+	+	+
	a) nach standesamtlich meldepflichtiger Geburt				
	b) nach Fehlgeburt				
2.	Übertragbare Kinderlähmung (Poliomyelitis epidemica)				
3.	Bakterielle Lebensmittelvergiftung (Botulismus, Enteritis infectiosa)	+	+	+	+
4.	Milzbrand (Anthrax)	+	+	+	+
5.	Paratyphus	+	+	+	+
6.	Rotz (Malleus)	+	+	+	+
7.	Übertragbare Ruhr (Dysenteria)	+	+	+	+
8.	Tollwut (Lyssa), auch Bißverletzungen durch tollwütige oder tollwutverdächtige Tiere	+	+	+	+
9.	Tularämie	+	+	+	+
10.	Typhus (Typhus abdominalis)	+	+	+	+
11.	a) ansteckender Lungen- und Kehlkopftuberkulose	+	+	+	+
	b) Hauttuberkulose	+	+	+	+
	c) Tuberkulose anderer Organe	+	+	+	+
12.	Bangsche Krankheit (Febris undulans)	+	+	—	+

ist innerhalb 24 Stunden nach erlangter Kenntnis dem für den Aufenthaltsort zuständigen Gesundheitsamt Anzeige zu erstatten bei	Erkrankung	Tod	Verdacht	Wechsel im Aufenthalt
13. Diphtherie	+	+	—	+
14. Übertragbare Gehirnentzündung (Encephalitis epidemica)	+	+	—	+
15. Übertragbare Genickstarre (Meningitis cerebrospinalis)	+	—	—	+
16. Keuchhusten (Pertussis)	+	+	—	+
17. Körnerkrankheit (Trachoma)	+	+	—	+
18. Malaria	+	+	—	+
19. Rückfallfieber (Febris recurrens)	+	+	—	+
20. Scharlach (Scarlatina)	+	+	—	+
21. Trichinose	+	+	—	+
22. Weilsche Krankheit (Icterus infectiosus)	+	+	—	+

A. Bei gleicher Frist ist *jede Person anzuzeigen*, die, ohne selbst krank zu sein, die Erreger der bakteriellen Lebensmittelvergiftung, des Paratyphus, der übertragbaren Ruhr oder des Typhus ausscheidet.

B. Beim *Wechsel der Wohnung oder des Aufenthaltsorts* sowie bei *Krankenhausaufnahme und -entlassung* ist *erneut Anzeige zu erstatten*. In der *Entlassungsanzeige ist anzugeben*, ob der Entlassene *geheilt* ist und ob er die *Erreger* einer übertragbaren Krankheit *noch ausscheidet*.

C. Es kann also bei ein und demselben Falle eine *zweimalige* und, da bei einzelnen Krankheiten auch schon der *Verdacht* und der *Wechsel im Aufenthalt* anzuzeigen ist, sogar eine *drei-* bzw. *vier*malige Anzeigeerstattung nötig werden.

D. Mit Geldstrafe bis zu 150 DM oder mit Haft wird bestraft, wer die vorgeschriebene Anzeige *vorsätzlich* oder *fahrlässig nicht* oder *nicht rechtzeitig* erstattet.

Masern, morbilli. Die Kranken bleiben im warmen Bett und werden vor Erkältung in acht genommen. Man betrachte Masern niemals als eine leichte Erkrankung. Zimmer nicht zu hell, wegen der bestehenden Lichtscheu. Augen, Nase und Mund besondere Pflege zuteil werden lassen, Reinigung mit 2proz. Borsäurelösung. Wenn die Augenlider verkleben, dann einige Tropfen Paraffinöl in die Augen träufeln. Kommt der Ausschlag nicht gut zum Durchbruch, so kann man Tee geben von Flor. Tiliae oder Sambuci, auch warme Bäder sind oft von wohltuender Wirkung. Ernährung soll leicht sein. Ausgepreßtes Obst mit Traubenzucker. Nicht zum Essen zwingen! Bei *Bronchitis* Inhalation von Kochsalzlösung oder

Natr. chlorat., Natr. brom. aa 2,5, Aq. dest. ad 250,

oder man verdampft im Zimmer Terpentinöl oder Eukalyptusöl. Feuchte, warme Brustumschläge. Bei *Pneumonie* warme bis heiße Bäder mit kalten Übergießungen, kühle oder heiße Brustumschläge je nach Verträglichkeit. Solvochin oder Solvochin-Calcium intragl., am besten gleich die Sulfonamide in hohen Dosen. Bei *Verschlimmerung mit Herzschwäche:* Senfwickel s. S. 31. Bei starkem Husten und Verschleimung *Liquor ammon. anis.* oder *Infus. Ipecacuanh.* mit *Succ. Liquirit.* und *Liquor ammon. anis.*, evtl. mit etwas *Kodein.* (Inf. rad. Ipecac. 0,2 bis 0,5 : 150,0. Succ. Liquirit. 5,0, Codeinphosph. 0,2, Ephedrin 0,2, H$_2$O ad 200,0. D. S. 3mal tägl. 1 Kinder- bis Eßl. voll.) Bei *Mittelohrentzündung* öfter am Tage Otalgan ins Ohr träufeln. Gleichzeitig 4mal tägl. ½—2 Tabl. Cibazol je nach Alter. Bei starken Ohrschmerzen je nach Verträglichkeit kalte oder warme Umschläge oder Bestrahlung mit Solluxlampe. Hinter das Ohr ein Cantharidenpflaster. Bei vorgewölbtem

Trommelfell Paracentese. Wenn das Exanthem verschwunden und keine Komplikationen bestehen, läßt man die Kinder aufstehen. Nach der Erkrankung kräftige Ernährung (Lebertran, Sanostol oder Heliocitin).

Als *Masernprophylakticum* wird in den Krankenhäusern das Blut von Masernrekonvaleszenten injiziert, also von Kindern, die die Krankheit erst überstanden haben. Dies ist für den praktischen Arzt meist ausgeschlossen, da ihm die Kinder nicht zur Verfügung stehen und die Blutentnahme mit Schwierigkeiten verbunden ist. Es ist daher empfehlenswert, das Blut von Erwachsenen zu nehmen, obwohl hier der Antikörpergehalt des Blutserums nicht mehr so hoch ist wie der des Rekonvaleszentenserums. Man entnimmt dem Erwachsenen 20—30 ccm Blut mit Spritze und injiziert sofort intragl. beim Kinde. Die Krankheit verläuft danach entweder sehr leicht, oder das Kind erkrankt überhaupt nicht. Im Abschuppungsstadium ist ein Masernkranker, praktisch genommen, nicht mehr ansteckungsfähig.

Vom Masernschutzserum, das aus Placenta hergestellt ist, gibt man prophylaktisch oder spätestens bei Exanthemausbruch 10—15 ccm intramuskulär. (Masernschutzserum intramuskulär Sächs. Serumwerke, Dresden).

Röteln, Rubeolae. Da hierbei meist die Nacken- und Halsdrüsen geschwollen sind, kann man dieselben mit Jodvasogen oder Ungt. Jodex einreiben. Die Kranken läßt man entweder im warmen Zimmer oder im Bett. Besondere Therapie nicht notwendig.

Scharlach, Scarlatina. Schutzimpfung bei Kindern ist Pflicht! Krankenzimmer ziemlich kühl und gut gelüftet. Allgemeine Reinlichkeit, besondere Pflege von Mund, Rachen und Nase. Als Kost Milch, Grieß- und Reissuppe, Fleischbrühe und Ei, als Getränk Himbeer- und Zitronenwasser oder besser frisch ausgepreßte Obstsäfte, auch Flieder- und Lindenblütentee. Reichlich Vitamin C als Cebion, Cantan, Fructamin Redoxon. Bei lang dauerndem hohem *Fieber* sind Bäder von 28—30° C öfter am Tage empfehlenswert oder feuchte Einpackung des ganzen Körpers. In der Allgemeinpraxis kann für 2—3jährige Kinder verordnet werden

Antipyrin 1,0, Sirup Rub. Id. 20,0, Aq. dest. ad 100,0, 2stündl. 1 Teel.

Bei Abblassen des Exanthems reibt man die Haut mit Mandel- oder Olivenöl ein. Zur Beeinflussung der Angina fleißiges Gurgeln mit Wasserstoffsuperoxyd, Kaliumpermanganat, Fol. Salviae oder

Formalin, Alcohol absol. à 20,0, Chloroform 10,0, Ol. Menth. pip. gtt. VI. D. S. Je nach Alter 5—10 Tropfen auf 1 Glas Wasser zum Gurgeln.

Zum Bepinseln der Tonsillen Cumasina liq. anginae oder *Perhydrol 3,0, Glycerin* 30,0 oder Neo-Pyocyanase oder Jodex liquid. zum Bepinseln des Halses und der Tonsillen. Um den Hals Prießnitzumschläge. Bei starken Drüsenschwellungen Einreibungen mit Jodvasogen oder Ungt. Jodex. Man kann auch *Scharlachstreptokokkenserum Hoechst* (Scarla-Streptoserin) versuchen *oder Scharlachrekonvaleszentenserum.* Beide werden besonders bei schwerem Scharlach (Scharlachsepsis) gebraucht. Man entnimmt einem Scharlachrekonvaleszenten 30 bis 40 ccm Blut in ein steriles Kölbchen. Wenn sich das Serum klar darüber abgeschichtet hat, entnimmt man mit der Spritze 20 ccm und injiziert sie dem Kranken intragl. Liegt Komplikation mit echter Diphtherie vor, so gibt man Diphtherieheilserum. Von Scharlachstreptokokkenserum (Scarla-Streptoserin) (s. u. Sera) gibt man zur Verhütung von Komplikationen bei Säuglingen 10 ccm, Kindern bis zum 3. Jahr 10—25 ccm, später 25—60 ccm intramuskulär.

Das *Scharlachserum Behringwerke* (in Ampullen zu 10 und 25 ccm, nativ und konzentriert, mit 1 Amp. zu 1 ccm zur subkutanen Injektion, um Anaphylaxie zu vermeiden) kann bei allen Scharlachfällen in Anwendung kommen. Man muß möglichst frühzeitig injizieren, zwischen dem 2. und 4. Krankheitstage. In mittelschweren Fällen injiziert man 25—40—50 ccm intramuskulär, in sehr schweren Fällen kann man sich auch zur intravenösen Injektion entschließen. Um einen anaphylaktischen Schock zu vermeiden, gebe man vorher 0,5—1 ccm Scharlachserum subcutan und nach 2—4 Stunden die volle Dosis intramuskulär. — Selbst bei toxischen Scharlachfällen fällt nach 12—24 Stunden die Temperatur ab und die toxischen Symptome schwinden. S. Scharlach-Streptokokkenserum unter Sera. Ist der Puls sehr schlecht, so gibt man vorher 1 ccm Cardiazol oder Sympatol subcut.

Bei schwerem Scharlach mit Nebenerscheinungen gibt man tägl. alle 3—4 Stunden 15000—40000 i. E. intramuskulär oder 1—2mal tägl. 1 intramuskuläre Injektion von Depot-Penicillin 1 Amp.

Bei Otitis media Otalgan oder Algolyt oder Turgasept, von denen man soviel in das Ohr einträufelt, als der Gehörgang aufnehmen kann. Nach 15 Minuten wird das Ohr mit Watte verstopft. Stündlich zu wiederholen. 1—2 Tage lang. Vor allem gibt man von den Sulfonamidpräparaten: Pyrimal, Cil az l, Eleudron, Globucid, Supronalum bei Erwachs nen am 1. Tag 12—15 Tabl., am 2. Tag 10—12 Tabl., am 3. Tag 8—10 Tabl., am 4. Tag und noch einige Tage weiter 8 Tabl. Bei Kindern, je nach Alter, 4mal tägl. ½—2 Tabl. Bei stark vorgewölbtem Trommelfell Paracentese. Bei starker Pulsbeschleunigung kühle bis kalte Kompressen aufs Herz, bei Herzschwäche Ol. camphorat., Cardiazol, Coramin, Hexeton, Sympatol, Coffein, Digitalis oder Strophanthin intravenös. Bei *Scharlachrheumatismus: Causyth, Melubrin* und *Novalgin.* Bei den ersten Anzeichen einer *Scharlachnephritis* Bettruhe, Blutegel in die Nierengegend und Aderlaß, dann kochsalzarme Diät, besonders Milch, Grießbrei, Pudding, Schlagsahne mit Fruchtsaft, frisch ausgepreßte Obstsäfte, heiße Bäder, Schwitzen, Spec. diuretic. Verläuft Scharlach ohne Komplikationen, so sollen die Kranken mindestens 4 Wochen im Bett bleiben. Bei Labilität des Kreislaufsystems Sympatol. Scharlach ist anzeigepflichtig.

Spitz-, Wind- oder Wasserpocken. Varicellen. Bettruhe, Einpudern mit Amylum oder jedem andern Puder: Vasenol, Dialon. Bei starkem Hautjucken: Menthol 2,0, Camphora 15,0, Spirit. 80proz. ad 100,0. Nachkrankheiten: Akute hämorrhagische Nephritis, Behandlung s. unter Nierenkrankheiten.

Pocken, Variola vera. Isolierung der Kranken, prophylaktische Impfung. Im ersten Stadium der Erkrankung kühle Bäder, kühle Kompressen auf den Kopf gegen Kopfschmerzen. Nach Ausbruch der Pockeneruption kontinuierlich warme Bäder, Einreibung mit Vaseline oder Öl, Bestrahlung mit rotem Licht, Mund und Rachen sind durch Gurgeln mit *Kaliumpermanganat, Borax-Glycerin, Wasserstoffsuperoxyd* zu desinfizieren. *Kost:* Milch, Schleimsuppe, Eier, Fleischbrühe, Wein. Um das Eintrocknen der Pusteln möglichst zu beschleunigen, gab man früher Xylol pur. 3,0, Aq. menth. pip., Aq. font. aa 50,0, Sirup. cinnam., Mucilag. Gummi arab. aa 10,0, 2 stdl. 1 Eßl. Pocken sind anzeigepflichtig.

Unterleibstyphus, Nervenfieber, Typhus abdominalis. Prophylaktische Schutzimpfung (s. unter Sera). Die Kranken müssen isoliert werden. Alle bazillenhaltigen Ausscheidungen und alle Gebrauchsgegenstände sind zu desinfizieren (Chloramin). Größte Sauberkeit. Das Krankenzimmer ist öfter zu lüften und nicht zu warm zu halten. Die Kranken sollen dazu angehalten werden, tägl. tief ein- und auszuatmen, um Bronchitis und Lungenentzündung vorzubeugen. Das Lager des Kranken soll gut und weich sein. Wenn nötig mit Luft- oder Wasserkissen, damit Decubitus vermieden wird. Man reibt den ganzen Körper des Kranken täglich mit Spirit. camphorat. oder Franzbranntwein ab, besonders die für Decubitus gefährdeten Stellen.

Ist **Decubitus** schon im Entstehen, so trägt man auf: Zinkpasta oder *Collodium* 25,0, *Liquor Plumbi subacet.* 1,0 oder Cumasinasalbe. Auf den schon vorhandenen Decubitus:

Spirit. camphorat., Tinct. Myrrhae aa 15,0, Bals. peruv. 5,0, oder Bals. peruv. 1,0, Lanolin 30,0.

von sehr guter Wirkung ist Bepinselung des Decubitus mit einer Lösung von *Pyoctanin caerul.* 1,0 : 60,0 *Aq. dest.* (zur Entfernung der starken Färbung: Spir. saponat.), auch Echiplant extern. (unverdünnt) oder Desitinsalbe oder Philoninsalbe ist empfehlenswert. Mundpflege, die von größter Wichtigkeit ist, muß vom 1. Tage ab durchgeführt werden mit Wasserstoffsuperoxyd, Kaliumpermanganat oder 2proz. Borwasser und Borax-Glycerin 1,0 : 30,0, besser mit Cumasina liq. Die trockene Zunge wird mit der angefeuchteten Zahnbürste abgebürstet, dann mit verdünntem Glycerin eingerieben.

Kost: flüssig-breiig und nahrhaft, keine Hungerkur! Milch mit etwas Kaffee oder Kakao, Sahne, Hygiama, Sanatogen, Promonta, schleimige Suppen (Hafer), Reis- und Grießsuppen mit Ei oder Fleischsaft oder Eatan, Mondamin, Sago, Hafer-, Kartoffelbrei, geschabtes Fleisch, Hühnerfleisch, Kalbfleisch, Quark. Als Getränk am besten frisches Wasser, kalter Tee mit Milch, Fruchtsaft, frisch ausgepreßte Obstsäfte, besonders Zitronensaft, gesüßt mit Traubenzucker, auch guter Wein kann gegeben werden. Stets reichlich Vitamin C (Cantan, Cebion, Redoxon) zuführen, am besten intrav. Vitamin C forte zusammen mit Lactoflavin 2 ccm oder Beflavin 2 ccm = 10 mg.

Gegen das *Fieber* und zur *Anregung des Nervensystems* und der *Respirationsorgane* tägl. ein lauwarmes bis kühles *Bad*. Man beginnt mit einem Vollbad von 31° C und kühlt allmählich durch Zugießen von kaltem Wasser auf 25° C ab. Wenn das Bad gut vertragen wird, kann man die nächsten Bäder stärker abkühlen. Badedauer 5—15 Min. Danach ins vorgewärmte Bett. Vor und nach dem Bade kann man etwas Kaffee, Fleischbrühe oder Kognak verabreichen. Ich habe immer den Eindruck gehabt, als ob warme Bäder eine bessere Wirkung hätten. Ist keine Badeeinrichtung vorhanden, dann kühle oder lauwarme feuchte Einpackung des ganzen Körpers. Nach 2 Stunden wird das feuchte Tuch entfernt und der Körper gut frottiert und mit Campherspiritus eingerieben. Bei Komplikationen (schwere Kreislaufstörung, Peritonitis, Darmblutung und Otitis) ist das Baden zu unterlassen. Ist die Anwendung von Bädern nicht möglich, so gibt man kühle Wadenpackungen und Pyramidon 0,2 g oder Lactophenin 0,5 3mal tägl., jedoch nur bei hohem Fieber oder Kopfschmerz. Vor allem *Resulfon* (das besonders im Darm wirksam ist) versuchen, da die Sulfonamide scheinbar eine günstige Einwirkung haben. *Höring* empfiehlt Fieberbehandlung mit Pyrifer (Pyriferschock) am besten in der 2. Krankheitshälfte (am Ende der Kontinua). Man beginnt mit Pyrifer Stärke I intrav. und gibt durch die gleiche Nadel anschließend $\frac{1}{4}$ mg Kombetin mit Traubenzucker. Tritt nach diesem Fieberstoß keine Entfieberung ein, so werden im Laufe der nächsten Tage noch 1—3 Pyriferinjektionen gegeben. Bei Kreislaufschwäche darf nicht mit Pyrifer behandelt werden.

Es mag hier auf *Chloromycetin* hingewiesen werden, mit dem günstige Erfolge erzielt wurden (s. Chloromycetin).

Bei *Darmblutung*, die am Ende der 2. Woche oder etwas später auftreten kann und sich durch plötzliche Temperatursenkung mit Pulsanstieg und Kollaps anzeigt: kühle Leibumschläge und Opium. Als Nahrung Gelatina alba 20,0 : 150,0 mit etwas Fruchtsaft, kühle Milch, innerlich.

Coagulen 5,0, Aq. ad 100,0. Auf 1—2mal oder 15 ccm einer 2proz. Claudenlösung auf 1mal zu nehmen.

Extr. Hydrast. canad. fl. oder intravenöse Injektion von 10 ccm 10proz. Kochsalzlösung oder 10proz. Lösung von *Calcinol* oder *Afenil* oder *Calcium-Sandoz.* Sehr wirksam sind hier intram. Spritzen von 0,5 g Cebion in 5-ccm-Amp. mit Karanum, die beliebig oft gegeben werden können. Sango-Stop, das peroral und intram., oder Kongorot, das intrav. gegeben wird. Bei *Durchfall:* Tannalbin, Tannigen oder Opium, vor allem Santuron versuchen, das gleichzeitig zur Reinigung des Darmes von großer Bedeutung ist. Bei Verstopfung Ol. Ricini.

Bei *Meteorismus:*

Fol. Menth. pip. 30,0, Fol. Trifol. fibr. 15,0, Rad. Valer., Fruct. foenic.,

Fruct. anis. aa 10,0 als Tee, oder Carbo medic., Intestinol, Festal, Cumacarbo.
Auf den Leib warme Umschläge oder Einreiben mit Ol.' Eucalypti, Lq.
Ammon. caust. aa 50,0. Dann warmes Tuch oder Heizkissen auf den Leib
legen, Darmrohr. Bei *Herzschwäche Ol. camphorat.*, *Hexeton* oder *Cardiazol*,
Cycliton, Sympatol, Coffein, Suprifen, Veritol, Ephetonin, Cormed. Bei *Kollaps*
Strophanthin intravenös. bei schlechter Respiration *Lobelin* oder *Neospiran*
subcutan oder intravenös. *Lungenkomplikationen* sind mit Brustumschlägen,
Transpulmin, Anastil, Mixt. solv., Infus. Ipecac., Liq. Ammon. anis. und
Inhalation von Emser Salz zu behandeln. Bei *Erregungszuständen* Trivalin
0,5—1 ccm oder 1 Amp. Narcophin oder Dilaudid, Eucodal. Als *Schlafmittel*
Noctal, Profundol, Pernocton, Somnifen, Medinal, Adalin oder Bromural.
Typhus ist anzeigepflichtig.

Fleckfieber, Typhus exanthematicus. Der Kranke ist zu isolieren.
Größte Reinlichkeit, die die Krankheit übertragenden Kleiderläuse und ihr
Kot sind zu vernichten.

Die Krankheit beginnt akut mit Fieberanstieg auf 39—40° innerhalb von
1—2 Tagen und starken Kopfschmerzen. Conjunctivitis, schwerem Krankheitsgefühl. Das Fieber zeigt eine Kontinua. Der Puls wird weich, nicht
frequent, der Blutdruck sinkt 95—105 R/R. Der Rachen ist diffus gerötet.
Ein Exanthem tritt am 3. bis 7. Tage auf, zuerst als Marmorierung der Haut,
die dann in eine blaßbläuliche Fleckung übergeht und sich besonders an
Oberarmen, Schulterpartien, Bauchhaut und Oberschenkeln zeigt. Eine
Bronchitis ist oft vorhanden. Öfter kommt auch ein deutlicher Meningismus
vor. Wenn Nackensteifigkeit und Kernig auftreten, ist Lumbalpunktion
auszuführen, um eine Meningitis epidemica nicht zu übersehen, die man mit
Sulfonamiden schnell heilen kann. Vom 5. Tage ab ist meist die Weil-Felix-
Reaktion positiv.

Differentialdiagnostisch kommen in Frage: Grippe, Pneumonie, Typhus
abdominalis, Meningitis epidemica.

Behandlung. In erster Linie ist die bedrohliche Kreislaufschwäche (zentral-
vasomotorisch) zu beseitigen. Es müssen daher, wenn notwendig, Kreislaufmittel, die am vegetativen Nervensystem der Gefäße angreifen, in großen,
häufigen Dosen gegeben werden: Cardiazol, Cycliton, Sympatol, Coramin,
Coffein, Cormed und besonders Veritol. Der Puls muß stets überwacht werden, und bei zu großer Schwäche und Beschleunigung werden abwechselnd
intrav. und intram. Cardiazol + Veritol 1—2 ccm gegeben. Neben dieser
Herztherapie haben sich bes. Kalkinjektionen bewährt, da sehr häufig eine
Hypocalcämie besteht. Am geeignetsten von allen Kalkpräparaten scheint
Tecesal (Schering) zu sein. Man gibt tägl. 1—2 Amp. intrav. und gleichzeitig ½ Teel. A. T. 10 peroral. Nach einigen Tagen kann Entfieberung
eintreten. Gegen die bei schwerem Fleckfieber auftretenden Austrocknungs-
erscheinungen gibt man physiol. NaCl-Lös. intrav. mit Beigabe von Herzmitteln. Gleichzeitig injiziert man intram. 20—30 mg Cortiron, Cortineurin
oder andere Nebennierenrindenpräparate. Vitamin C und bes. B_1 sind ebenfalls tägl. intrav. oder intram. zu injizieren. Von guter Wirkung scheint
Chloromycetin zu sein (s. d.).

Bei Unruhe Bromural, Adalin, Veronal und Somnacetin. In schweren
Fällen Morphium subcutan 0,01—0,02 oder Dilaudid 0,002—0,004 oder
1 ccm einer 40proz. Luminal-Natriumlösung subcutan. Im übrigen gleiche
Pflege wie bei Typhus abdominalis. Fleckfieber ist anzeigepflichtig.

Rückfallfieber, Typhus recurrens, Febris recurrens. Die Erkrankung
ist durch Spirochaeta recurrentis Obermeieri bedingt. Die Übertragung
erfolgt durch die Kleiderlaus. Inkubationszeit 5—7 Tage. Schüttelfrost,
Übelkeit, Erbrechen, Fieber bis 41° mit heftigen Kopf- und Gliederschmerzen. Es kann Leberschwellung mit Gelbsucht auftreten, auch
hämorrhag. Nephritis kommt vor. Die Milz ist meist geschwollen. Der
Fieberanfall endet mit starkem Schweißausbruch. Im Blutausstrich oder

dicken Tropfen werden die Spirochäten nachgewiesen. Im Vordergrunde der Behandlung steht Neosalvarsan. Schon nach 1—2 Injektionen von 0,6 g Neosalvarsan, das während der Fieberperiode intravenös gegeben wird, bleiben meist die Anfälle vollkommen aus. Auch jeden 2. Tag 3mal tägl. 0,25 g Spirocid bis zu einer Gesamtmenge von etwa 14 g führen zum Erfolg. Die Krankheit ist anzeigepflichtig.

Rose, Rotlauf, Erysipel. Bettruhe, gut gelüftetes Zimmer, auf regen Stuhlgang ist zu achten. Auf die entzündeten Hautstellen reibt man 20proz. Ichthyolsalbe und macht darüber einen kühlen Umschlag mit verdünnter essigsaurer Tonerde oder 2proz. Borsäurelösung oder mit Tct. arnic. 20,0, Aq. Plumbi 180,0. Umschütteln! Um die Entzündungsstelle zieht man im gesunden Gewebe einen kräftigen Strich mit Jodtinktur. Wirksamer: Die Erysipelflächen werden bis 2 cm oberhalb der Grenze mit Mastisol bepinselt. Nach gutem Verdunsten der Lösung mit Gaze beklebt. Täglich einmal Verbandwechsel. Gegen allzu hohes Fieber mit Benommensein und Delirien sind kühle Bäder oft von guter Wirkung. In fast allen Fällen haben sich *Sulfonamide* in der Dosierung von 3mal tägl. 2—4 Tabl. bewährt. Innerlich Salzsäuregaben. Gegen die Kopfschmerzen Pyramidon 0,2—0,3, Antipyrin 0,5. Bei Herzschwäche Campher, Coffein, Sympatol und andere. Treten Abscesse auf, so sind dieselben frühzeitig zu spalten. Um vor Rezidiven zu schützen, ist es ratsam, die Eingangspforten des Erysipels (kleine Risse in der Haut an Mund und Nase) durch Einreiben mit Salbe, oder wenn dies nicht ausreicht, durch Höllensteinstift zur Heilung zu bringen.

Diphtherie. Schutzimpfung bei Kindern ist Pflicht! S. 12. Isolierung der Kranken und Desinfektion sämtlicher Gebrauchsgegenstände. Frühzeitige Anwendung von Diphtherieserum. In leichten Fällen und überall da, wo Verdacht auf Diphtherie besteht, gebe man mindestens 1—2000 I.E. intramusk. S. am Schluß der Diphtheriebesprechung. Ist die Erkrankung schwerer oder liegt sie schon länger als 3 Tage zurück, so gebe man nicht unter 5—8000 I.E. Bei Kindern rechnet man bei bestehender Diphtherie auf 1 kg Körpergewicht 500 I.E. Muß ein Kranker nach Wochen oder Monaten abermals mit Diphtherieserum behandelt werden, so besteht die Gefahr der *Anaphylaxie.* Diese Gefahr läßt sich dadurch ausschalten, daß man dem Kranken zuerst 0,5 ccm Diphtherieserum subcutan injiziert und ½—1 Stunde später die notwendige Dosis Serum verabreicht. Bei schwerer Diphtherie ist eine Kombination der Serumtherapie mit intramuskulären Calcium-Sandoz- oder Calcinolinjektionen zu empfehlen.

Bei *maligner* Diphtherie bleibt die Wirkung des Serums auch in höchster Dosierung sehr fraglich. Die Fälle gehören unbedingt ins Krankenhaus.

Es mag zur frühzeitigen Erkennung dieser hypertoxischen Fälle gesagt sein, daß die Tonsillen stark geschwellt und nach vorn gewölbt sind, so daß die beiden Tonsillen sich berühren können. Hierdurch wird der Blick in die hintere Rachenhöhle verhindert, wo wir einen braunen Belag mit starkem Schleim und Sekretmassen finden. Starke Drüsenschwellung und übler Fötor. Die Temperatur zeigt nur mittlere Steigerung, Untertemperatur ist ein Malum omen. In allen zweifelhaften Fällen soll man nicht die bakteriologische Untersuchung abwarten, sondern sofort 3000 bis 5000 I.E. geben. Man kann bei den hypertoxischen Fällen nur auf Erfolg rechnen, wenn am 1. Tag sofort mit hohen Dosen von Diphtherieserum begonnen wird. Eine Mischinfektion mit hämolytischen Streptokokken wird nach neueren Untersuchungen abgelehnt, so daß eine Kombination mit anderen Sera zwecklos erscheint. Man gebe hier unbedingt neben dem Serum bei Kindern über 3 J. sofort 2 Tabl., dann alle 2 Std. 1 Tabl. *Cibazol,* bis Besserung eintritt. Dann allmähliche Senkung der Dosierung.

Bei *maligner Diphtherie* ist vor allem Penicillin zu geben. Tägl. 3stündl. je 15000—40000 I.E. intram. oder 1—2mal tägl. Depot-Penicillin intram. 1 Amp. Es wird empfohlen, 20—30 mg Cortidyn, Cortineurin, Cortiron oder Pancortex zusammen mit Cebion forte, Cantan forte oder Redoxon forte intramusk. zu injizieren. Die Injektion kann bei Bedarf tägl. wiederholt werden.

Neben dieser Serum- und Penicillin-Therapie ist die Behandlung von Mund und Rachen und die Allgemeinpflege nicht zu vernachlässigen. Zum *Gurgeln* wird am zweckmäßigsten Cumasina liq. anginae, Wasserstoffsuperoxyd oder Ortizon, 2proz. Borsäurelösung, Kaliumpermanganatlösung oder Kalium chloricum 2,0—3,0 : 100,0 genommen. Kinder, die noch nicht gut gurgeln können, kann man Panflavin oder Cumangintabl. zu lutschen geben. Sehr gut haben sich die Silargetten bewährt, auch Einblasungen mit Silargel sind von guter Wirkung. Bei kleineren Kindern wird der Mund mit einer Mundspritze mit den oben angeführten Lösungen ausgespült. Man bläst öfter des Tages in den Rachen:

Natr. sozojodolic., Natr. biborac. aa 5,0 oder Silargel oder bepinselt die mit Membranen belegten Stellen mit Eucupin basic. 5,0, Alcohol absol. ad 100 oder mit Perhydrol 3,0, Glycerin 30,0 oder mit Neo-Pyocyanase; am besten hat sich scheinbar Gurgeln oder Bepinseln der Mandeln mit Surfenlösung bewährt (3 Tabl. auf 300 ccm Wasser zum Gurgeln und Bepinseln) oder mit Cumasina liq., das man ebenfalls zum Gurgeln und zum Bepinseln gebraucht, und als Pulver (Cumasina plv. IV) zum Einstäuben in die Nase, den Rachen, auf die Mandeln.

Auch Inhalieren von *Glycerin 25,0, Aq. calc. 75* ist sehr empfehlenswert. Um den Hals legt man kalte Umschläge oder eine Eiskrawatte, per os kann man kleine Eisstückchen geben. Ist die Zunge stark belegt, so wird mit angefeuchteter Zahnbürste gut gereinigt und mit verdünntem Glycerin eingerieben, die trockenen Lippen werden mit Borsalbe eingefettet. Die *Nahrung* kann bei den bestehenden Schluckbeschwerden nur aus flüssiger oder breiiger Kost bestehen: Milch, Kakao, Grießsuppe, Schleimsuppe, Fleischbrühe mit Ei, Fruchtsäfte, frisch ausgepreßte Obstsäfte, Schlagsahne, Sanatogen, Promonta, Eatan.

Bei schwerer Diphtherieerkrankung besteht meistens eine *degenerative Nierenschädigung.* Im Urin Eiweiß, Leukocyten und hyaline Zylinder. Keine Ödeme, keine Blutdrucksteigerung. Mit der fortschreitenden Besserung der Diphtherie heilt auch die toxische Nierenschädigung. Sollte sich in der Rekonvaleszenzzeit eine Nephrose mit Gesichtsblässe und geringem Ödem im Gesicht und an den Knöcheln ausbilden, so heilt auch diese restlos aus.

Bei **Larynxsymptomen** (*Croup*), erkennbar am inspiratorischen Stridor, gibt man sofort 10000 I.E., am nächsten Tage oder früher, wenn keine Besserung erreicht wurde, nochmals 15000 I.E. Croup kann auch bei unbehandelter Nasendiphtherie auftreten. Die Luft ist stets durch Wasserverdunstung feuchtzuhalten. Ein Inhalationsapparat ist mit seinem Dampfstrom auf das Gesicht des Kindes zu richten, das Bett ist wasserdicht zu bedecken. Zum Aushusten der Membranen bei Kindern:

Cupr. sulf. 0,08, Sacch. alb. 0,2, alle 5—10 Minuten 1 Pulver bis zur Wirkung.

Infus. Rad. Ipecac. 0,2 : 80,0, Pilocarpin hydr. 0,02—0,04, Sirup. simpl. ad 100, ½stündl. 1 Kaffeelöffel.

Bei großer Unruhe Chloralhydrat als Klysma, bei Erwachsenen Morphium. Bleibt dies alles zwecklos, so verdient die Tracheotomie den Vorzug vor der Intubation.

Bei **Nasendiphtherie** befreit man die Nase von Sekret mittels Watte und bläst stündlich Cumasina plv. IV ein oder streicht in die Nase folgende Salbe: Protargol 4,0, Lanolin 20,0, Paraff. liq. ad 30,0 oder Silargel 1—2,0, Suprarenin. hydr.-solut. ¹/₁₀₀₀ gtt. VII. Adip. lan. anh., Paraff. liq. aa ad 20,0. Die Umgebung der Nase und Oberlippe wird mit Lanolin eingerieben. Bei starker Schwellung der Nasenschleimhaut träufelt man in jedes Nasenloch öfter am Tage 2—4 Tropfen Privinlösung. Bei *Augendiphtherie:* phenolfreies Serum ins Auge träufeln, kühle Umschläge mit 2proz. Borsäurelösung oder Cumasina liq. (1 Eßl. auf 1 Glas Wasser). Sowohl bei Nasen- als auch Augendiphtherie ist die Serumtherapie nicht außer acht zu lassen. Man gibt 3000 I.E. Diphtherieserum. Mit Rücksicht auf das Herz und seine unberechenbare Labilität (Myokardschädigung) sollen die Kranken ruhigliegen und auch beim Stuhlgang nicht aufgerichtet werden.

Die **Herzerkrankungen** bei Diphtherie stellen eine parenchymatöse Myokarditis, eine toxische Herzmuskelschädigung dar. Bei diffuser Ausdehnung besteht die Gefahr der schweren parenchymatösen Myokarditis, die mit ausgesprochener Herzschwäche und häufig mit Reizleitungsstörungen verknüpft ist. Bei geringfügiger Anstrengung kann das Herz versagen und der Tod eintreten. Trotz frühzeitiger Kreislauftherapie läßt sich doch öfter der tödliche Ausgang nicht vermeiden. Wird die Krankheit überwunden, so heilt meistens die Myokarditis weitgehend aus.

Behandlung: Strenge Bettruhe und Vermeidung der geringsten körperlichen Anstrengung. Ernährung: Obst- und Fruchtsäfte.

Medikamentös gibt man ziemlich hohe Dosen von Strophanthin (0,3 bis 0,5 mg) und von Nebennierenrindenhormon (20—30 mg und mehr, weniger ist vollkommen zwecklos). Das Strophanthin kann man 2mal tägl. geben und öfter am Tage Cardiazol, Sympatol, Veritol.

Bei der lebenbedrohenden postdiphtherischen Blutdrucksenkung sind kleine Gaben von Ephetonin (je nach Alter $\frac{1}{4}$—1 Tabl.), Ephedrin, Sympatol und Suprifen von günstiger Wirkung.

Die **postdiphtherischen Lähmungen,** die in der 2. oder 3. Woche nach Beginn der Krankheit auftreten, werden durch Seruminjektionen nicht mehr beeinflußt. Am häufigsten kommt es zu schlaffen Lähmungen (motorische Nerven), seltener zu Sensibilitätsstörungen. Man behandelt sie zuerst mit Bettruhe und Schonung und hohe Dosen von *Vitamin* B_1 (Betabion, Betaxin fortiss. und Benerva fortiss.) intram., besser intrav., nach 2—4 Wochen geht man über zu Elektrisieren, kohlensauren Bädern mit anschließender Massage und systematischen Übungen; auch Prostymin hat sich gut bewährt. Medikamentös Tetrophantabletten. Bei *Akkommodationslähmung* der Augen ist eine Brille zum Lesen notwendig. Bei Schlucklähmung ist der Ernährung große Sorgfalt zu widmen. Man gibt den Kranken nur teelöffelweise zu essen und zu trinken oder im schlimmsten Falle setzt die Ernährung durch Nasenkatheter (Nélatonkatheter) ein (3mal tägl. 500 ccm Milch mit 2 feingeschlagenen Eiern). Ist auf diese Art keine Nahrung einzuführen, so muß man rectal versuchen, wenigstens eine genügende Flüssigkeitsmenge dem Körper zuzuführen. Man gibt mehrmals tägl. $\frac{1}{2}$ l körperwarme physiologische Kochsalz- oder Normosallösung. Um gleichzeitig einen resorbierbaren Nährstoff einzuführen, kann man 300 ccm einer körperwarmen 4proz. Traubenzuckerlösung mit 2 Teel. Kognak oder 300 ccm Wasser mit 2 Teel. Sanatogen oder Somatose oder Promonta geben. Ausgezeichnet sind die Einläufe mit Vitalserum. Auch intravenös oder subcutan kann man physiologische Kochsalz- oder Normosallösung oder 4proz. Traubenzuckerlösung verabreichen. Die Lähmungen sind für gewöhnlich ungefährlich und bilden sich nach 4 Wochen vollkommen zurück. Nur bei der Zwerchfellähmung ist das Leben ernstlich bedroht.

Diphtheriebazillenträger: Man löst 3 Tabl. (0,3 g) Surfen in 300 ccm Wasser und läßt damit am Tage gurgeln. In hartnäckigen Fällen werden die Mandeln und die Nase mit der Flüssigkeit bepinselt. Oder man pinselt Rachen, Mandeln und das Innere der Nase mit Cumasina liq. unverdünnt. In den Zwischenzeiten läßt man damit Gurgeln (unverdünnt). Für die Nacht wird in die Nase und auf beide Mandeln Cumasina plv. IV gestäubt.

I. Diphtherietherapie.

Die einzig erfolgreiche Therapie besteht in der *rechtzeitigen, intramuskulären und richtig dosierten Darreichung des Diphtherieheilserums.*

1. *Rechtzeitig.* Sobald der klinische Befund für Diphtherie spricht, ist die Serumeinspritzung sofort vorzunehmen. Es ist ein Fehler, auf das Ergebnis der bakteriologischen Untersuchung zu warten, zumal diese versagen kann. Vor allem geht kostbare Zeit verloren. Nichtsdestoweniger empfiehlt sich in jedem Falle die bakteriologische Feststellung.

2. *Intramuskulär.* Die intravenöse Anwendung ist zumeist nicht erforderlich und nicht unbedenklich; sie kommt nur bei dringendster Indikation in Frage. Die subcutane Anwendung ist ganz unzweckmäßig: bei subcutaner Injektion erreicht die Antitoxinkurve im Blut des Patienten erst nach 3—4 Tagen ihren Höhepunkt, bei intramuskulärer Injektion nach 3—4 *Stunden.* Aus diesem Grunde ist die intramuskuläre Darreichung die Methode der Wahl. Man injiziere in die Glutäalmuskulatur (oberer äußerer Quadrant) oder in den Quadriceps. Hiernach auftretende Muskelschmerzen oder Muskelschwächezustände gehen schnell vorüber und sind völlig belanglos.

3. *Richtig dosiert:* 500 A.E. pro kg Körpergewicht des Kindes auf einmal einzuspritzen. Diese Dosierung beruht auf exakten Untersuchungen am Menschen und ist auch nach den klinischen Ergebnissen als optimal zu betrachten.

Bei einem kurz nach der Injektion auftretenden Schock gibt man subcut. $\frac{1}{4}$—$\frac{1}{2}$ ccm Suprarenin $\frac{1}{1000}$ mit Coffein, Coramin, Hexeton. Das wirksamste Mittel ist subcut. 1 ccm einer Atropinlösung 0,01—10,0.

Tritt 10—14 Tage nach der Serumeinspritzung die Serumkrankheit auf, so gibt man intrav. Calcium Sandoz oder Nordmark, Calmed usw.

Hat das Kind schon früher Pferdeserum erhalten, besteht somit die Gefahr, daß es anaphylaktisch reagiert, so muß bei bestehender Diphtherie trotzdem Serum gegeben werden, aber in refracta dosi: zunächst etwa 0,1 ccm subcutan, dann, immer nach 2stündigen Pausen, 0,1 intramusk., dann weiter intramusk. 0,25, 0,5, 1,0, 2,0, 3,0, 5,0 usw. bis zur Gesamtserummenge mit dem Antitoxingehalt von 500 A.E. pro kg Körpergewicht. Zur Durchführung dieses Verfahrens empfiehlt es sich, das Kind einem Krankenhaus zu überweisen. Treten anaphylaktische Erscheinungen auf, so muß natürlich die Serumdarreichung unterbrochen, gegebenenfalls in noch vorsichtigerer Weise fortgesetzt werden.

Bei Diphteriekehlkopfstenose, am sichersten erkennbar am inspiratorischen Stridor (der sich im Gegensatz zum Pseudocroup allmählich steigend zu entwickeln pflegt), sofort Serumtherapie, möglichst Freiluftbehandlung und Schlafmittel. In jedem derartigen Falle ist die alsbaldige Überführung in ein Krankenhaus zweckmäßig, in welchem die Durchführung der Intubation, evtl. Tracheotomie möglich ist.

Bei Erwachsenen ist zum mindesten in schweren Fällen dieselbe Menge Antitoxineinheiten pro kg Körpergewicht in möglichst hochwertigem Serum (800—1000fach) zu empfehlen.

II. Diphtherieprophylaxe.

Die beste Form ist die genaue Überwachung der gefährdeten Kinder und die sofortige Behandlung, sobald die ersten Anzeichen der Diphtherie sich bemerkbar machen.

Darüber hinaus besteht die Möglichkeit von **Schutzimpfungen,** und zwar sowohl der passiven wie der aktiven Immunisierung.

Die **passive Immunisierung** ist da angezeigt, wo unmittelbare Gefährdung vorliegt und keine fortlaufende Behandlung möglich ist. Sie hat den Vorzug, sofortigen Schutz zu gewähren. Dafür aber dauert dieser Schutz nur 2—3 Wochen an! Man wähle, um keine Überempfindlichkeit gegen Pferdeserum zu erzeugen, Diphtherie-Immun-Hammel- oder -Rinderserum; es genügen im Kleinkindesalter 100 A.E., späterhin 50 A.E. pro kg Körpergewicht.

Die **aktive Immunisierung** gewährt längeren, wahrscheinlich jahrelangen Schutz, der aber erst etwa 4 Wochen nach der Impfung einsetzt. Als Impfstoff kommt in Frage: Diphtherie-Impfstoff Behringwerke Al. F. T. oder der Diphtherie-Schutzimpfstoff „Dresden" oder „Asid". Dieser Impfstoff enthält durch Formaldehyd entgiftetes, hochwertiges, gereinigtes Diphtherietoxin, welches an Aluminium gebunden ist. 1 ccm enthält 150 bis 200 Schutzeinheiten. Der Impfstoff ist 2mal im Abstand von mindestens 4 Wochen zu injizieren. Kinder von 1—6 Jahren 2mal 0,5 ccm; Kinder von 7—14 Jahren 2mal 0,3 ccm. Erwachsene 2mal 0,2 ccm subcutan unterhalb des Schlüsselbeins oder am Oberarm.

Bei Kleinkindern treten keine Reaktionen auf, bei älteren Kindern und Erwachsenen wird Temperaturerhöhung bzw. lokale Rötung beobachtet. Siehe unter Sera am Schluß des Buches.

Die aktive Schutzimpfung mit Al. F. T. kann mit der passiven Schutzimpfung mittels Serum kombiniert werden. Ein Stadium erhöhter Empfänglichkeit gleich nach der aktiven Schutzimpfung, eine sog. negative Phase, ist nicht zu befürchten.

Massenimpfungen nach der aktiven Methode werden am besten im Frühjahr oder Sommer vorgenommen, damit der Impfschutz zur Zeit der Epidemiegefährdung, die fast gesetzmäßig im Spätherbst beginnt, bereits seinen Höhepunkt erreicht hat.

Jedes geimpfte Kind oder dessen Eltern sollen einen entsprechenden Schein über die ausgeführte Impfung erhalten.

Diphtherie-Schutzimpfung.

Kind .... aus ....

...... Jahre alt, wurde heute aktiv mit dem Diphtherie-Schutzmittel

.... geimpft. ....

...................., am .... 19......

Dr. med., ...

	Durchschnitts-gewicht in kg	Diphtherieserumgabe (intramuskulär) therapeutisch		prophylaktisch	
1 Jahr	10	5 000 A.E.		1000 A.E.	
2 Jahre	12,5	6 000		1200	
3 ,,	14,5	7 000	Diphtherie-Pferdeserum	1500	Diphtherie-Hammel- oder -Rinderserum
4 ,,	16	8 000		1600	
5 ,,	17,5	9 000		1800	
6 ,,	20	10 000		2000	
7 ,,	22	11 000		2200	
8 ,,	24	12 000		2400	
9 ,,	27	13 500		2700	
10 ,,	29	14 500		3000	
11 ,,	32	16 000		3000	
12 ,,	34	17 000		3000	
13 ,,	37,5	19 000		3000	
14 ,,	42	21 000		3000	
15 ,,	45	22 500		3000	

Ruhr, Dysenterie. *Prophylaktisch:* Alle Speisen nur abgekocht genießen, 10—20 ccm Dysenterieserum Hoechst intramusk. 3 Tage hintereinander (Serumkrankheit!).

Therapie: Isolierung der Kranken, Desinfektion aller Ausleerungen, der Wäsche und Nachtgeschirre (Chloramin), Bekämpfung der Fliegen, Bettruhe und Wärme, besonders auf den Leib warme Umschläge, heiße Packungen mit Placenta sem. Lini oder Wärmflasche, Wärmekissen. Man gibt bei Beginn der Erkrankung 1mal 2 Eßl. Ol. Ricini, um die Krankheitserreger aus dem Körper zu entfernen. Kalomel wird wegen der Gefahr einer Hg-Ausscheidungskolitis nicht gegeben. Vor einer Opiumbehandlung muß gewarnt werden, da die Kranken danach einen schweren Krankheitsverlauf zeigten. Anstatt Ol. Ricin. kann man 2mal tägl. 1 Teel. Karlsbader Salz in 1 Glas warmem Wasser geben (8—10 Tage lang). Nach gründlicher Entleerung gibt man entweder 20—40—80 g Carbo medicin. (Kohlegranulat) Merck oder 50—100 g Bolus alba Merck oder beide zusammen, oder 3mal tägl. 10 Tabl. Cumacarbo oder Carbo-Bolusal, oder Adsorgan Heyden in Wasser aufgeschwemmt im Laufe des Tages zu trinken. Den *Durchfall* und die entzündlichen Prozesse im Darm sucht man zu beeinflussen durch Tannalbin, Optannin, Uzara, Santuron, getrocknete Heidelbeeren in Rotwein, Bismut. subnitr., oder

Bismut β-naphthol. 5,0, Calc. carb., Calc. phosphor. aa 20, 3mal tägl. 1 Teel., oder Einläufe von Flor. Chamomillae 10,0 : 200,0, Bismut. subnitr. 10,0, Atropinsulf. 0,0006 (Umschütteln!) auf 1mal zu geben, oder von 0,5proz. Tanninlösung (100,0) oder 1 Eßl. Silargel auf 1 Liter lauwarmen Wassers.

Durch Verabreichung von **Sulfonamiden** ist es gelungen, Ruhrkranke in kürzester Zeit zu heilen. Besonders geeignet scheinen Resulfon und Ruocid, da beide besonders im Darm wirksam sind. Da es infolge der starken Austrocknung zur Ausscheidung eines sehr konzentrierten Urins kommt, besteht hier die Gefahr der Auskrystallisierung der schlecht löslichen Sulfonamidderivate. Es ist deshalb für Alkalisierung des Harnes durch große Gaben von Natrium bicarbonicum und für reichliche Flüssigkeitszufuhr zu sorgen. Wegen seiner guten Löslichkeit ist auch Globucid empfehlenswert, das in folgender Dosierung zu geben ist: 1. Tag 5mal 3 Tabl., 2. Tag 4mal 3 Tabl., 3. Tag 3mal 3 Tabl., 4. Tag 3mal 3 Tabl. Ebenso zu dosieren sind Cibazol oder Pyrimal. S. besonders Formo-Cibazol, Ruocid und Taleudron.

Bei toxischer Ruhr wird man von all den vielen Adsorbentien und Adstringentien keine Wirkung sehen.

Bei starkem *Tenesmus* Atropin. sulfur. 0,005, Eupaverin 0,5, H_2O ad 20,0. D. S. mehrmals tägl. 20 Tropfen oder 1—3 Zäpfchen von Bellafolin tägl.

Nach jedem Stuhlgang After mit Borsalbe oder 20proz. Anästhesinsalbe einfetten. Bei der Behandlung mit **Dysenterieserum** gibt man von Dysenterieserum Behringwerke intramuskulär 20—50 ccm und wiederholt mehrere Tage hintereinander, in schweren Fällen 10—20 ccm intravenös und 30 ccm intramuskulär. Die Wirkung ist eine günstige. Auch als Klysma kann das Serum gegeben werden. Die großen Hoffnungen, die man auf Yatren und Opran setzte, haben sich leider nicht erfüllt. Eine ausgesprochen günstige Wirkung sah ich aber bei schweren Fällen von intravenösen Injektionen von 10—20proz. **Kochsalzlösung.** Man gibt tägl. 2mal 40 ccm 15proz. NaCl-Lösung oder 2mal 60 ccm einer 10proz. Lösung, um Thrombosen zu vermeiden. Die Durchfälle lassen schnell nach.

Bei allen Ruhrkranken ist besonders auf den Kreislauf zu achten und frühzeitig genug Strophantin ¼ mg mit 25% Traubenzucker intravenös, gleichzeitig NaCl-Infusionen mit Cardiazol, Sympatol, Ephetonin usw. zu geben. In sehr schweren Fällen sind Bluttransfusionen von 200—400 ccm Blut von sehr günstiger Wirkung.

Kost: In den ersten 2—3 Tagen am besten nur schwarzen Tee, Kamillenoder Wermuttee, und öfter 8 Tropfen Salzsäure. Anstatt Tee kann auch eine

Rohapfelkost (s. unter Apfelkur) — tägl. 1 kg — für 2—3 Tage durchgeführt werden. Alle anderen Nahrungsmittel und Getränke sind verboten (s. unter Aplona und Santuron). In den nächsten Tagen Hafer-, Gersten- oder Reisschleim, Mehlsuppe, Zwieback, Fleischbrühe mit Ei, guten Rotwein, noch keine Milch. Allmählich geht man über zu Grießbrei mit Milch, Fleischsaft, Eier, Milch mit Kalkwasser und dann zur normalen Kost. Bei *kleinen Kindern* hat sich Mehlkost, später Liebigsche Suppe bewährt, auch die Behandlung mit verdünnter Molke und Haferschleim 1 : 1 wird empfohlen, im übrigen die Therapie wie bei den Erwachsenen. Bei **Chronischer Ruhr** Leib warmhalten, strenge Diät und tägliche Einläufe ins Rectum mit 0,75proz. Tanninlösung oder Liquor Alumin. acet. (1 Teel. auf 200 Wasser) oder 2proz. Borsäurelösung oder Kollargol 1proz. oder *Bismut. subnitr.* 10,0 *Ol. Olivar. ad* 100,0 auf 2mal am Tage rectal zu geben. 3mal tägl. 1 Teel. Adsorgan, auch 3mal tägl. 2 Allisatintabl. oder 3mal tägl. 10 Tabl. Cumacarbo wirken oft günstig. Täglich Joghurtmilch. Tägliche Diathermiebehandlung des Leibes. Ruhr ist anzeigepflichtig.

Cholera asiatica. *Prophylaktisch:* Alle Speisen nur abgekocht zu genießen. Größte Sauberkeit. Impfung mit Choleraimpfstoff Behringwerke, die für einige Monate Schutz gewährt.

Therapie: Isolierung der Kranken, Desinfektion aller Ausscheidungen der Kranken (Chlorkalk, Kalkmilch, 5proz. Lysollösung), der Gebrauchsgegenstände und Wäsche (Desinfektionsapparat). Im Anfang der Erkrankung führe man kräftig ab mit größeren Dosen Kalomel 0,3—0,5 und sorge für genügend Wärmezufuhr, heiße Einpackungen des ganzen Körpers, heiße Bäder oder Einreibung des Körpers mit einer erwärmten Mischung von Ol. Olivar. 70,0, Ol. Tereb. 30,0, daraufhin warmes Einpacken des Körpers. Innerlich Glühwein, heißen Kaffee, Tee, Fleischbrühe; bei den starken Wasserverlusten des Körpers täglich intravenös oder subcutan 500—1000 ccm erwärmte physiologische Kochsalz- oder Normosallösung infundieren. An Coffein, Campher und ähnlichen Präparaten ist nicht zu sparen. Symptomatisch kann man innerlich Bolus alba und Carbo animal. in Wasser aufgeschwemmt geben oder

Acid. lactic. 15,0, Tct. Op. simpl. 5,0, Aq. dest. ,Sirup. simpl. aa ad 150 stündl. 1 Eßl.,

rectal 500—1000 ccm 0,5—1proz. Tanninlösung oder 200 ccm einer 1proz. Kollargollösung mit 20 Tropfen Opiumtinktur. Das Erbrechen sucht man zu bekämpfen durch Chloroform 1,0, Bismut. subnitr. 5,0, Aq. dest. ad 100,0 stündl. 1 Eßl. oder durch Morphiuminjektionen von 0,01—0,02.

Kost: Im Anfang nur Hafer-, Gersten- oder Reisschleim, Zwieback oder Fleischbrühe. Bei jeder Nahrungszufuhr 10 Tropfen Salzsäure zu verabreichen.

Cholera nostras (Sommerdurchfall). Sie tritt öfter in den heißen Monaten auf und geht mit Durchfall, Erbrechen und schwerer Erschöpfung einher. Besonders gefährlich bei kleinen Kindern und Greisen. Die Erkrankung wird fast immer durch Diätfehler verursacht, wodurch es erst Bakterien möglich wird, sich im Verdauungstraktus anzusiedeln.

Therapie: Reinigung des Verdauungskanals durch 2—3 Eßl. Ricinusöl oder 0,2—0,3 Kalomel. Auch Bitterwasser oder Magn. sulfur. 10 : 150 eßlöffelweise bis zur kräftigen Wirkung ist empfehlenswert. Besteht Erbrechen, so greift man zu Klistieren mit Kamillentee oder Kamillosan. Nach der Darmreinigung am besten Santuron. Sollte es versagen, dann 3mal tägl. 10 Tabl. Cumacarbo oder Pantopon, Holopon, Laudopan, oder am besten morgens nüchtern und noch 2mal tägl. 6 Tropfen in Wasser von: Tct. Jodi, Tct. Op. spl. aa 5,0. Umschütteln! Dies hilft gleichzeitig auch bei Erbrechen. Tritt durch anhaltenden Durchfall starke Entwässerung des Gewebes ein, so gibt man eine subcutane Infusion von physiologischer Kochsalz- oder Normosallösung. Bei Herzschwäche Campher, Cardiazol, Coffein, Sympatol, Strophanthin, heiße Einpackungen des Körpers, Senfwickel. Auf den Leib Wärme, heiße Kompressen. Eine orale Applikation von Penicillin scheint von guter Wirkung zu sein. Man gibt Kindern eine Tagesdosis von 10000—20000 i. E. Oricillin pro kg Körpergewicht, eine Tabl. = 50000 i. E. Diät: In den ersten 2 Tagen nur kühlen schwarzen Tee und Eisstückchen. Dann Hafer-, Gersten-, Reisschleim, als Getränk Rotwein, in dem man getrocknete Heidelbeeren gekocht hat. Man kann auch 2 Tage mit rohen geschabten Äpfeln oder mit Aplona oder mit Santuron durchführen.

Malaria, Wechselfieber, Febris intermittens. *Prophylaktisch:* Schutz vor Anophelesstichen durch Moskitonetz. 2 Tage lang 5mal 0,2 Chinin. hydrochlor., dann 5 Tage Pause und dann wieder 2 Tage lang die gleiche Dosis. Diese Kur ist durchzuführen, solange man der Ansteckungsgefahr ausgesetzt ist und noch 2 Monate darüber hinaus.

Therapie: 6—8 Stunden vor dem zu erwartenden Anfall gibt man 1—2-stündl. 0,2 g *Chinin. hydrochlor.*, oder auf einmal 1—2 g *Chinin. hydrochlor.* in Oblaten, gleichzeitig einige Tropfen Salzsäure, um die Resorption zu erleichtern. Am nächsten Tage verfährt man ebenso. Bleiben die Anfälle aus, so fährt man 8 Tage lang mit 4mal tägl. 0,2 Chinin. hydrochlor. fort, darauf 8 Tage Pause und dann wieder 8 Tage lang dieselben Chinindosen von 0,2. Diese Kur wird einige Wochen fortgesetzt. Bei Kindern rechnet man 0,1 g Chinin auf 1 Lebensjahr. Chinin kann auch intraglutäal und intravenös als *Chinin. dihydrochlor. carbamidatum* gegeben werden, in Dosen von 0,3—0,75 g (in Amphiolen MBK.) oder als *Chinin. dihydrochlor.* S. unter Atebrin und Atepe die Behandlung mit *Atebrin und Plasmochin*, auch **Resochin.** Nach überstandener Malaria ist eine allgemeine Kräftigungskur angezeigt, Kohlensäurebäder, Aufenthalt im Hochgebirge.

Triferrin 8,0, Acid. arsen. 0,2, m. f. pil. Dos. 100, D. S. 3mal tägl. 1 bis steigend auf 3mal tägl. 2 Pillen, oder Arsenfeometten 3mal tägl. 2 Tabl. oder Ferro 66 3mal tägl. 15 Tr. oder 3mal tägl. 1 Pastille. Ferrostabil 3mal tägl. 2—3 Dragées.

Tinct. Ferri pomat. 100,0, Liq. Kal. arsen. 5,0, 3mal tägl. 1 Teel.,

oder am besten Natr. glycerino-phosphoric. 50% 20,0, Extr. Chinae fl. 10,0, Na. arsenicos. 0,1, Sirup. simpl. 50,0, Aq. dest. ad 300,0, 3—4mal tägl. 1 Eßl., oder Promonta.

Rotz, Malleus. Bei akuten Fällen hoffnungslos, in chronischen Fällen Schmierkur mit Ungt. Hydrarg. ciner. (tägl. 3 g), innerlich Kal. jodat 10,0 : 120,0, 3mal tägl. 1 Eßl.

Tollwut, Lyssa, Rabies, Hydrophobie. Kauterisation der Bißwunde mit Paquelin. So schnell als möglich Schutzimpfung nach Pasteur (Institut für Infektionskrankheiten, Berlin). Nach Ausbruch der Krämpfe ist mit Chloralhydrat 6,0, Mucilag. Gummi arab. 30,0, Tinct. Op. simpl. 1,0, Aq. dest. ad 200,0 die Hälfte rectal zu geben oder mit Morphium 0,02 subcutan oder Pernocton intravenös oder intramuskulär Linderung zu schaffen.

Milzbrand, Anthrax. Man gibt sofort 50—100 ccm Milzbrandserum Behringwerke intramuskulär. Ist schon eine Blutinfektion eingetreten, so injiziert man gleichzeitig noch 20 ccm und mehr intravenös. Neosalvarsaninjektionen werden in der letzten Zeit empfohlen. Neuerdings empfiehlt man sofort 4 Tabl. Cibazol, dann alle 2 Std. 2 Tabl. Bei Besserung allmähliche Senkung der Dosierung (s. Sulfonamide). Die Pusteln behandelt man am besten durch Hochlagerung des betreffenden Gliedes, Umschläge mit essigsaurer Tonerde, mit 2proz. Borsäurelösung oder durch Bestreichen mit Borsalbe. Wenn hiermit kein Erfolg erzielt wird, verabreicht man tägl. 500000 i E Depot-Penicillin intram. bis zur klinischen Besserung.

Starrkrampf, Tetanus. *Prophylaktisch:* Intramuskuläre Injektion von 3000 A. E. Tetanusserum. Behandlung der Wunde.

Therapie: Isolierung des Kranken in einem ruhig gelegenen, nicht allzu hellen Zimmer. Kommt der Kranke in den ersten 2 Tagen in Behandlung, so kann bei Anwendung des Tetanusserums auf Erfolg gerechnet werden, liegt die Infektion schon länger zurück, so ist die Wirkung sehr zweifelhaft, da das einmal an die Nervensubstanz gebundene Starrkrampfgift sich nicht mehr loslösen und durch Antitoxin nicht mehr unschädlich machen läßt. Nahe der Infektionsstelle injiziert man subcutan oder intramuskulär 12500 A. E. Serum. Bei schon vorhandenen Krampfzuständen gibt man täglich 12500 bis 25000 und mehr A. E. Serum intramuskulär oder besser intravenös; Lumbalpunktion und anschließend intralumbale Injektion von 12500—25000 A. E. Serum an 2 aufeinanderfolgenden Tagen. Zur Unterdrückung der Krampfanfälle und dadurch zur Schonung des Herzens und Stoffwechsels gibt man als Narkoticum rectal **Avertin,** auf 1 kg Körpergewicht sind 0,07—0,09 g Avertin notwendig. Bei **Tetanus neonatorum** spritzt man um den Nabel subcutan 5000 A. E., und weitere 5000 A. E. gibt man intralumbal.

In Ungarn wird Tetanus mit sehr gutem Erfolge mit Diphtherieserum behandelt. Man gibt an 2 Tagen je 3000 E. Di-Serum, setzt einen Tag aus und gibt am 4. Tag wieder 2000 E.

Die symptomatische Behandlung besteht aus heißen Bädern, man bringt die Kranken in ein Bad von 32° und erhöht allmählich durch Zugießen von heißem Wasser die Temperatur auf 41° C. Badedauer 20—30 Minuten, täglich 2 Bäder. Bei *starken Aufregungszuständen* als Klysma:

Chloralhydrat 10,0, Mucil. Gummi arab. 80,0, Aq. dest. ad 300,0, 5mal tägl. je 60 ccm rectal zu geben. Morphium 0,02 subcutan öfter des Tages oder Pernocton intravenös oder intramuskulär oder Rectidon rectal,

oder Luminalnatrium 2,0, Aq. dest. steril. ad 10,0 1—3 ccm subcutan,

oder nach Strümpell Magnesium sulf. 25,0, Luminalnatrium 2,5, Aq. dest. ad 100,0, 3 5mal tägl. 1 Kinder- bis Eßl. voll.

Von 25proz. Magnesiumsulfatlösung gibt man 3—5 ccm intravenös oder intramuskulär ode 7 ccm 20proz. Traubenzucker + 3 ccm 25proz. Magnesiumsulfatlösung intrav. 3—4mal tägl. oder 17 ccm 20proz. Traubenzucker mit 3 ccm 25proz. Magnesiumsulfatlösung intrav. Treten nach den Magnesiumsulfatlösung-Injektionen Atembeschwerden auf, so sind die Injektionen abzusetzen und ½—1 mg Atropin oder öfter 1 Amp. Lobelin subcut. oder 10 ccm 10proz. Calc. Sandoz, Afenil oder Calcinol oder am besten Tecesal intrav. zu geben.

Neuerdings gibt man 3mal tägl. 1 Teel. *Magnesium-Resorpta.*

Da die Ernährung oft durch den bestehenden Trismus unmöglich ist, so wird *Sonderernährung* durch die Nase notwendig (Nélatonkatheter): 500 ccm Milch mit 2 feingeschlagenen Eiern, oder 2 Teel. Sanatogen, Somatose oder Promonta in 250 ccm Milch. Die infektionsverdächtige Wunde ist chirurgisch anzugreifen, mit Wasserstoffsuperoxyd auszuspülen oder mit Tinct. jodi zu bepinseln, dann mit Tetanusserum zu verbinden.

Keuchhusten, Pertussis. Isolierung des Kranken, viel frische Luft, gut gelüftetes Schlafzimmer. Bei schwerer Erkrankung Bettruhe, leichtkranke Kinder ohne Fieber sollen bei schöner Witterung ins Freie gebracht werden resp. spazierengehen. Die Kinder sind, soweit es möglich ist, anzuhalten, den Husten zu unterdrücken, besonders nach dem akuten Stadium ist diese Suggestivbehandlung streng durchzuführen. Ein Heilmittel gegen Keuchhusten gibt es nicht, alle Mittel sind nur symptomatisch wirkende. Man träufelt auf das Bett des kranken Kindes eine Mischung von Ol. Tereb., Ol. Eucalypt., Ol. Pini pumilion. aa 5,0 (die Mischung hinterläßt keine Fettflecken) oder man verdampft im Zimmer Vaporin. Die Luft des Zimmers soll feucht sein. Ein heißer Umschlag auf die Brust wirkt oft sehr beruhigend. Auch von kühlen Wadenpackungen habe ich öfter gute Wirkung gesehen. Klimawechsel kann von Vorteil sein. *Höhensonnenbestrahlung* ist meist von sehr guter Wirkung (suggestiv?). Die Nahrung soll leicht und breiig sein, um keinen Hustenreiz auszulösen. Kindern, welche nach einem Hustenanfall erbrechen, gibt man jedesmal *nach* dem Erbrechen kleine Mahlzeiten. Um das

Nahrungserbrechen zu verhüten, kann man 20 Min. vor dem Essen 1 Tabl. Peremesin geben.

Von internen Mitteln stehen immer noch Chininpräparate obenan. Bei *Säuglingen* 3mal tägl. 0,05—0,1 Chinin hydrochlor., bei älteren Kindern 2mal tägl. 0,15—0,5. Wegen seines schlechten Geschmackes wird es meist ersetzt durch *Euchinin* oder *Aristochin*, die in gleicher Dosis gegeben werden. Die anderen Chininderivate sind in der Wirkung nicht besser. Von den vielen anderen Mitteln, wie *Extr. Thymi. comp.*, *Pertussin*, *Pertussinzäpfchen*, *Thymipin*, ist *Opthymin* noch das wirksamste: Säuglingen 3mal tägl. ½ Teel., Kindern von 4—7 Jahren 3mal tägl. 1 Tee- bis Kinderl. voll. *Antipyrin*, *Tussol* und *Pyrenol* stehen an Wirkung dem Chinin nach. Auch ½—2 Tabl. Noctal brachten schon, am Abend gegeben, eine fast anfallsfreie Nacht. Von den Sächs. Serumwerken Dresden wird ein **Keuchhustenserum** „Tussivaccin" zur intram. Injekt., jeden 3. Tag eine Amp., in den Handel gebracht. Von der gleichen Wirkung ist *Keuchhustenvaccine Tuscosan* (siehe unter Serum und Vaccine). Auch Petein-Keuchhustenvaccine, Phytossan und Keuchhustenvaccine Tussitropin (am 1. Tage 0,5 ccm, am 3. Tage 1 ccm, am 5. Tage 1,5 ccm intram.) gehören hierher und werden ohne Reaktion vertragen. Intram.-Injekt. von Vit. C (Cebion, Cantan, Redoxon) tägl. oder jeden 2. Tag; soll fast eine spec. Wirkung haben. *Chloromycetin*, ein Antibioticum, soll eine sehr gute Wirkung haben. Als Anfangsdosis gibt man 0,25 g, sodann 6stündl. 0,125 g. Mit Gesamtdosen von 2,5 g wurde Symptomfreiheit erzielt. Man öffnet die Kapseln und vermischt den Inhalt mit etwas Honig. Wenn all diese Mittel versagen, geht man über zu Narkotica. An erster Stelle steht Chloralhydrat:

Chloralhydrat, Stront. bromat. aa 2,0, Tinct. Op. benz. 1,0, Sirup. simpl. 20,0, Aq. dest. ad 100,0, 2stündl. 1 Teel.,

oder Paracodinsirup Knoll, von dem man Kindern nach dem 1. Lebensjahr mehrmals tägl. ¼—½ Kaffeel. voll gibt oder 2—3mal tägl. 1 Kaffeel. Calcibronat-Granulat.

Rezepte: Chinin. hydr., Tinct. Op. benz. aa 1,0, Sirup. Alth. 50,0, Aq. dest. ad 100, 2stündl. 1 Tee- bis Kinderl. voll.

Chinin. hydr. 0,1, Papaverin. hydr. 0,03, Sacch. alb. 0,5, m. f. pulv. tal. Dos. X, 3mal tägl. 1 Pulver für kleine Kinder bis zu 8 Jahren.

Bromural 0,2—0,3, Luminal 0,02, Sacch. alb. 0,5, m. f. pulv. Dos. X. D. S. 3mal tägl. ein Pulver bei Kindern von 2—3 Jahren.

Euchinin (oder Aristochin) 0,2, Paracodin bitartaric. 0,0025, Papaverin 0,03, Sacch. alb. 0,5, m. f. pulv. tal. Dos. X. D. S. 3mal tägl. 1 Pulver.

Stront. bromat. 5,0, Pyrazol. phenyl. dimethylic. 1,0, Tinct. Op. benz. 1,0, Aq. dest. ad 100,0, 3mal tägl. 1 Tee- bis Eßl. voll.

Pyrenol 5,0, Dionin Ers. 0,15, Sirup. Alth. 30,0, Aq. dest. ad 150,0, 3mal tägl. 1 Tee- bis Eßl.

Antipyrin, Natr. benz. aa 1,0, Sirup. Alth. 30,0, Aq. dest. ad 100, 3mal tägl. 1 Tee- bis Kinderlöffel.

Bromoform 10,0 ad vitr. nigr., bei Kindern unter 1 Jahr 3—4mal tägl. 2 Tropfen, bei älteren Kindern 2 Tropfen und soviel Tropfen wie die Kinder Jahre zählen; ferner Noctal 0,1, Sacch. latc. 0,5, m. f. pulv. tal. Dos. VI. D. S. abends ½—1 Pulver, oder Noctal Chinin. tannic. à 0,1. Ol. cacao 1,5, m. f. supp. tal. Dos. VI. D. S. morgens und abends 1 Z.

Da der Keuchhusten eine Mischung von katarrhalischer und nervöser Erkrankung ist, so empfiehlt *Ochsenius* zur Herabsetzung der Schleimhautsekretion im Rachen Pinselung mit 2—5proz. Argent. nitric.-Lösungen. Man pinselt täglich mit einem festgeklemmten Wattebausch schnell und energisch. Die Lösung darf nicht die hintere Rachenwand herunterlaufen.

Bei *Stimmritzenkrampf* und *eklamptischen Anfällen* hohe Bromdosen, 0,5 bis 1 g pro die oder kombiniert mit Extract. Bellad. (1—3 mg).

Natr. bromat. 0,25, Extract. Bellad. 0,002, Sacch. alb. 0,3, m. f. pulv. tal.
Dos. X, 3mal tägl. 1 Pulver bei Säuglingen.

Bei *Lungenkomplikationen* heiße Brustumschläge, Siran, Sirolin, Sulfosot-
sirup, Creosot. carbonic., 3mal tägl. 0,05—0,2.

Gegen die die größte Zahl der Todesfälle bedingende Pneumonie gibt man
Globucid 4mal tägl. 1—3 Tabl. je nach Alter.

Nach überstandenem Keuchhusten kräftige Ernährung, Lebertran, Sanostol, Detavit, Land-, See- oder Gebirgsaufenthalt. Schulkinder sollen zur
Zeit der schweren Anfälle aus der Schule bleiben.

Mumps, Parotitis epidemica, Ziegenpeter. *Therapie:* Bettruhe, die
geschwollenen Stellen werden mit warmem Öl oder Fett eingerieben. Da der
Mund nur schwer geöffnet werden kann und Kauen so gut wie unmöglich ist,
ist hauptsächlich flüssige und breiige Kost zu geben. Man gibt bei Erwachsenen öfter tägl. 1 Tabl. Prontosil, bei Kindern 2—3mal tägl. $\frac{1}{4}$—$\frac{1}{2}$ Tabl.
Bei Orchitis Hoden hochlagern und Fönbehandlung, auch Sulfonamide wie
Eleudron, Cibazol, Supronalum sind von guter Wirkung.

Trichinosis. *Prophylaktisch:* Fleischbeschau, nur gekochtes Fleisch essen.
Man unterscheidet das Inkubationsstadium (bis zu 8 Tagen) mit Reizung der
Darmschleimhaut, Übelkeit, Leibschmerzen, Abgeschlagenheit, höherem
Fieber. Das Stadium der Einwanderung (2—4—8 Wochen) mit hohem
Fieber, Bradykardie, Lid- und Gesichtsödem, Hyperleukocytose, Eosin-
ophilie, Erniedrigung des Blutzuckers. Das Stadium der Glykogenverarmung
und Anfälligkeit. Neigung zu Komplikationen, Herzinsuffizienz, Nach-
krankheiten.

Therapie: Im 1. Stadium Magen- und Darmreinigung durch Spülung und
Abführmittel (Ol. Ricin.). Um antiparasitär und antitoxisch zu wirken, wird
Fuadin intram. in steigenden Dosen von 1—5 ccm bei 1—2tägigen Pausen
gegeben, insgesamt etwa 20—25 ccm. Um der Glykogenverarmung entgegenzuwirken, gibt man peroral und intrav. Traubenzucker (Wien. klin. Wschr.
12, 1940). Die Muskelschmerzen können nur symptomatisch beeinflußt
werden durch Einreibungen mit Chloroformöl oder Chloroformspiritus u. a.,
innerlich Melubrin, Atophan, Veramon, Doralgin, Cibalgin. Warme bis heiße
Bäder.

Grippe. Der Erreger der Grippe ist das Grippevirus, das im embryonalen
Hühnergewebe gezüchtet werden kann. Die echte Grippe kann durch eine
Agglutinationsprobe im Hühnerblut nachgewiesen werden. Das Grippevirus
wirkt durch die Schleimhäute der Atmungsorgane und ruft eine Tracheitis,
Bronchitis und Brochopneumonie hervor. Die einfachste Grippeform ist die
katarrhalische, die mit quälendem Reizhusten, Tracheitis und Bronchitis
einhergeht. Bei der toxischen Form treten hohes Fieber, Schüttelfrost, Kopfschmerz, Rückenschmerzen, brennender Schmerz hinter dem Sternum,
kratzendes Gefühl im Hals, hochgerötetes Gesicht, Bradycardie, niedrige
Blutsenkung auf. Die Tracheitis kann eine hämorrhagisch-nekrotisierende
Form annehmen. Außer der Bronchopneumonie kommen öfter Absceß-
bildungen und Empyeme vor. Am Herzmuskel tritt eine Schädigung toxischer Art auf. Die Grippe trifft oft zusammen mit bakteriellen Sekundär-
Infektionen, dem Pfeiferschen Influenzabazillus oder auch mit einer anderen
Viruserkrankung der Encephalitis epidemica. Durch die bakterielle Sekundärinfektion erfährt das Krankheitsbild eine besondere Verschlimmerung.

Diagnose: Die echte Grippeerkrankung ist von schweren Erkältungskrankheiten abzutrennen durch Nachweis des Grippevirus und durch die
Agglutinationsprobe. Besonders ist immer an Typhus zu denken.

Behandlung: Vor allem strenge Bettruhe. Spezifische Mittel gegen Grippe
besitzen wir nicht. Gute Mundpflege und häufiges Gurgeln mit Rp. Formalin
Spiritus aa 20,0, Chloroform 10,0, Ol. Menth. pip. gtts VI, D. S. 10 Tropfen
auf ein Glas Wasser. Die Zunge wird öfter mit feuchter Zahnbürste von hinten
nach vorn abgebürstet. Am wirksamsten von Arzneimitteln sind Chinin und

Sulfonamide, aber ihre Anwendung ist nicht so erfolgreich wie bei Pneumonia crouposa. Sie wirken auf das Grippevirus nicht, aber sehr günstig auf die bakterielle Sekundärinfektion. Auch Penicillin wirkt nicht auf die Viruserkrankung. Man beginnt sofort mit hohen Sulfonamid-Dosen: am 1. Tag 8 g (16 Tabl.), am 2. Tag 8 g, am 3. Tag 7 g, am 4. und 5. Tag je 5 g. Man läßt reichlich Tee während der Sulfonamidtage trinken und gibt öfter eine große Messerspitze Natr. bicarb. Bei hohem Fieber kann man kühle ¾-Packungen machen, die nur 1 Stunde um den Körper bleiben. Darnach kräftig abreiben und mit Franzbranntwein einreiben.

Die Ernährung sei leicht und kräftig. Auf Stuhlgang ist zu achten. Als Vorbeugung gegen Virusgrippe gibt es die Schutzimpfung, die eine immunisierende Wirkung hat. Es wird ½ ccm von den stark angereicherten Grippevirus-Aufschwemmungen subcut. injiziert. Diese lebenden Kulturen bewirken subcutan keine Grippeinfektion, denn diese geht nur über die Schleimhaut der Atmungsorgane.

Bei trockenem Reizhusten verordne man Dilaudid 0,03, Tct. pimpinell 5,0, Aq. amygd. am. ad 15,0. D. S. 3mal tägl. 15—20 Tropfen, oder Dicodid bitartar. 0,05, Aq. dest. ad 10,0. D. S. 3mal tägl. 10—15 Tropfen oder Acedicontabl. oder Ticarda-Hustentropfen.

Bei einer Grippeepidemie mit ernstem Charakter fürchten wir besonders die **Komplikationen von seiten der Lunge.** Klingt nicht unter der obigen Behandlung das Fieber ab, sondern der Kranke fühlt sich schlechter, so müssen wir uns auf Komplikationen einstellen und entsprechend handeln. Wahrscheinlich kommt dem Rekonvaleszentenserum eine große Bedeutung zu, das zu Beginn einer Epidemie sofort gesammelt werden muß, Man macht zuerst einen Aderlaß — je nach Kräftezustand — und gibt dann 50—200 ccm Rekonvaleszentenserum. Auch dem Neosalvarsan kommt nach der früheren Erfahrung eine therapeutische Wirksamkeit zu. Man soll nicht warten, bis eine Lungenentzündung klinisch durch Auskultation und Perkussion nachweisbar ist, sondern wenn das Fieber unter Schüttelfrost wieder ansteigt, der Puls beschleunigt ist und das Allgemeinbefinden schlechter geworden ist, so sind dies Alarmzeichen. Hier kommt ganz besonders die Chinintherapie in Form von Chinincalcium, Solvochincalcium oder Phosvichin intramusk. 2—3mal tägl. in Frage. Gleichzeitig sind hohe Sulfonamid-Dosen zu geben. Ich verordne am liebsten Supronalum als Tabl. und Injektion, oder bei Pleuritis als Instillation in den Pleuraraum. S. Supronalum. Auch Calcium allein (als Afenil oder Calcium Sandoz, besser Tecesal) intravenös kommt wegen seiner exsudationshemmenden Wirkung hier zur Anwendung. Gesellt sich zur Pneumonie eine Pleuritis, so vergesse man nicht, alle 3—4 Tage eine Probepunktion zu machen, um ja kein Empyem zu übersehen. S. auch Penicillin. Ist der Kranke noch kräftig genug und es besteht keine Kreislaufschwäche, so kann eine Rippenresektion ausgeführt werden, wenn nicht, dann ist täglich der Eiter abzulassen und die Pleurahöhle zu spülen. Man spült mit 2proz. Borsäurelösung und füllt dann 50—200 ccm unverdünntes Presojod in die Brusthöhle. Die Injektion von 50—100 ccm einer 5—10proz. Albucid- oder Globucidlösung (aus der 30- bzw. 20proz. Amp. zu bereiten) hat in vielen Fällen zu ausgezeichnetem Erfolge geführt.

Kreislauf: Auf Analeptica dürfen wir unter keinen Umständen verzichten, da sie unschädlich sind und wir nicht früh genug erkennen können, ob sie der Kranke braucht. Als die bekanntesten seien erwähnt: Sympatol, Coramin, Cardiazol, Cycliton, Suprifen, Veritol. Von Digitalis und Strophanthin ist bei Herzmuskelschädigung nicht allzuviel zu erwarten, dagegen aber von größeren Traubenzuckerinfusionen (intrav. 100—300 ccm 20—30proz.), denen ein Aderlaß vorausgeht. Andere Autoren geben intrav. 1—1,5 ccm folgender Lösung: Strophanthin 0,01, Strychnin. glyc. phosph. 0,02, Coffein. natr. salic. 2,0, Yatren 0,1, Aq. dest. ad 50,0. Daneben gibt man 2—3mal tägl. 8—10 Tropfen Padutin oder Lacarnol. Bei dyspnoischen Beschwerden ist das Einatmen von Sauerstoff nicht zu unterlassen. Sehr angenehm und erfrischend wirkt auch auf die Kranken, wenn man Eucalyptusöl auf das Bett spritzt.

Allgemeine Behandlung: Die obenerwähnte Mundpflege und bei längerem Krankenlager tägliche Abwaschungen mit Campherspiritus, Franzbranntwein oder Nervpin. Gesäß und Rücken sind einzupudern, um einem Durchliegen schon vorzubeugen, wenn möglich auch Lagewechsel. Bei Husten, Schlaflosigkeit und Schmerzen soll nicht an Mitteln gespart werden, die dem Kranken diese Qualen ersparen, wodurch er seine Kräfte nur erschöpft. Rp. Noctal 0,15, Dilaudid 0,003, Aminophenazon 0,3, Ol. cacao 1,5 m. f. supp. tal. Dos. VI. D. S. abends 1 Zäpfchen.

Auf Stuhlgang ist unbedingt zu achten, bei der geringen Nahrungsaufnahme ist der Darm durch Einlauf zu entleeren.

Weilsche Krankheit. (Icterus infectiosus), eine durch eine Spirochäte verursachte Infektionskrankheit. Übertragung durch Abwässer und verunreinigtes Wasser, wahrscheinlich nicht von Mensch zu Mensch. Inkubationszeit 4—13 Tage.

Die Krankheit beginnt mit Müdigkeit, Frösteln und plötzlichem Schüttelfrost, Muskelschmerzen, Durchfall, Übelkeit. Zunge trocken und belegt. Lymphdrüsen können anschwellen. Fieber 39—40°. Puls 80—100. Der Herzmuskel kann stark in Mitleidenschaft gezogen werden, auch kommt in schweren Fällen Bronchopneumonie vor. Die Miterkrankung der Nieren erkennt man im Urin, wo Eiweiß, Blut und Nierenepithelien nachweisbar sind. Die Milz ist sehr oft vergrößert, desgleichen kann die Leber vergrößert sein und eine leichte bis starke Gelbsucht auftreten. Der Ikterus ist kein charakteristisches Symptom der Weilschen Krankheit und fehlt bei einem Teil der Kranken, so daß die Krankheit hier nur schwer diagnostiziert werden kann. Die Fälle ohne Ikterus verlaufen meist leichter und harmloser.

Die Diagnose wird gesichert durch den Nachweis von Spirochäten in 5—8 ccm steril entnommenen Blutes.

Behandlung: In leichten Fällen reichen Salicylpräparate aus: Na. salic. 10,0, Tct. aurant. 5,0, Aq. dest. ad 200,0. D. S. 3—4mal tägl. 1 Eßl., oder Aspirin, Pyramidon, Antipyrin. Auf den Kopf kalte Umschläge. Gegen Muskelschmerzen feuchtkühle Packungen. Bei schweren Fällen so früh als möglich (Blutuntersuchung nicht abwarten) 10—30 ccm Serum gegen Weilsche Krankheit subcutan oder intramuskulär (Behringwerke). Die Injektionen können wiederholt werden. Von Depot-Penicillin tägl. intram. 500 000 iE bis zur klinischen Besserung. Die Ernährung muß eine leichte sein: Fruchtsäfte, Obstsuppen, rote Grütze, Pudding, Hafer, Grieß, Reis. Als Getränk: Pfefferminz-, Lindenblüten-, Fliedertee, Wildunger Wasser.

Alle Ausscheidungen des Kranken sind zu desinfizieren, da sie Spirochäten enthalten. Auch Bett- und Leibwäsche, wie alle Gebrauchsgegenstände müssen desinfiziert werden. Die Krankheit ist anzeigepflichtig.

Bangsche Krankheit (Brucellose), Febris undulans. Die Krankheit kommt häufig bei Menschen vor, die beruflich viel mit Rindern zu tun haben. Die Mortalität schwankt von 0,6—14%. Die Rinder werden im allgemeinen erst mit dem Eintritt der Geschlechtsreife nach dem 1. Lebensjahre für die Infektion mit der Brucella abortus Bang empfänglich. Der Erreger ist ein Stäbchen, das Sporen bildet. Er wird mit der Milch und dem Kot von Kühen, Ziegen, Schafen, aber auch von Hunden und Schweinen ausgeschieden. Die Übertragung auf den Menschen erfolgt besonders durch rohe Milch. Wahrscheinlich ist aber auch eine Kontaktübertragung von Mensch zu Mensch möglich. Besonders empfänglich ist das Jünglingsalter. Frauen erkranken nur selten. Bei Säuglingen und Kleinkindern ist besonders gewissenhaft auf die Milchzubereitungen zu achten. Die Inkubationszeit dauert 8—21 Tage und länger.

Die Krankheit beginnt plötzlich mit hohem Fieber (40°) oder ganz schleichend über Wochen hin und kann mit fieberlosen Pausen monate- und jahrelang dauern. Appetit und Allgemeinbefinden sind dabei gut, aber die Kräfte werden durch das Fieber immer mehr aufgezehrt. An der Haut können Erytheme, Entzündungen und Furunkel auftreten. An den Schleimhäuten von Mund und Nase bilden sich Bläschen, auch Nasenbluten und Angina kommen vor. Durch die Affinität des Bacillus Bang zum hepatolienalen System sehen wir häufig Leber- und Milzschwellung. Auch Gelenkentzündungen, Parotitis, Endokarditis, Thrombose, Orchitis kommen vor. Im Blute tritt eine Leuko- und Thrombopenie auf. Man kann die Krankheit verwechseln mit Grippe, Nierenbeckenentzündung, Typhus, Gelenkrheuma, Blinddarmentzündung, Psittacosis. Der Nachweis durch das Agglutinationsverfahren und die Komplementbindungsreaktion im Serum sind für die Diagnose ziemlich beweisend. Auch kann man die Percutanprobe mit dem Febris undulans-Diagnosticum (Hoechst) als Salbe durchführen. Man reibt eine bohnengroße Menge auf eine vorher gereinigte zarte Hautstelle ein. Reaktion: stecknadelkopfgroße Papeln, die sich in Pusteln umwandeln können (nach 12—48 Std.).

Behandlung: Hygiene und Diät sind besonders zu beachten. Durch die häufigen Schweißausbrüche muß der Körper mit lauwarmem Wasser abgewaschen, abgetrocknet und mit Campherspiritus eingerieben werden. Der Mund muß durch häufiges Spülen und Gurgeln mit Wasserstoffsuperoxyd, dem man einige Tropfen Myrrhentinktur beifügt, am besten mit Cumasina liq. (3 Eßl. auf 1 Glas Wasser), gereinigt, die Zähne gebürstet und die Zunge mit feuchter Zahnbürste früh und abends abgebürstet werden. Bei Nasenbluten Tuffon schnupfen lassen. Nase immer einsalben. Die Kost muß kräftig und kalorienreich, möglichst ohne Fleisch sein. Am besten Kohlehydrate als Brei, Pudding, Eigelb, Butter, Traubenzucker, Gemüse, reichlich Obst, Zitronensaft, Hagebuttentee.

Medikamentös 3mal tägl. 3 Tabl. Causyth, das eine fast spezifische Wirkung hat. Nach einigen Tagen kann Fieberfreiheit auftreten. Man gibt trotzdem das Mittel 2 Wochen lang und verringert dann allmählich die Dosis. Von sehr guter und schneller Wirkung ist auch Detoxin. Man injiziert 10 ccm intrav. Nach 4—6 Std. entsteht ein Schüttelfrost mit Fiebersteigerung auf 40°, der nach einigen Stunden abklingt. Am nächsten Tag sinkt die Temperatur auf 38°. Die Kranken schwitzen sehr stark. Der 3. Tag ist meist fieberfrei. Am 4. Tag gibt man die 2. Spritze. Zur Sicherung des Erfolges gebe ich vom 5. Tage ab für 8—14 Tage 3mal tägl. 3—4 Causythtabl. In leichten Erkrankungsfällen kann man die Kur abkürzen. Wo Causyth versagt, führen meist Cibazol oder Eubasinum, besonders *Supronalum*, als Tabl. 4—6mal tägl. 2 Tabl. zur Heilung. 4 Tage je 12 Tabl., 6 Tage je 8 Tabl., dann tägl. noch 4—6 Tabl. oder intram. in gleicher Dosis (1 Amp. = 2 Tabl.), also 2—3 Amp. (s. u. Sulfonamide). Auch Rekonvaleszentenserum ist von guter Wirkung. Es gibt auch eine Febris undulans-Vaccine, die aus einer Aufschwemmung von abgetöteten Brucellakeimen besteht. Man injiziert intramuskulär zuerst 10 Millionen Keime und steigert alle 2 Tage um das Doppelte. Kräftigen Personen kann man sofort 50 Millionen und mehr geben. Ich kenne bei voll entwickelter Krankheit nur Versager bei der Vaccinetherapie. Gibt man die Vaccine intrav., so daß Schüttelfrost eintritt, so soll eine prompte Entfieberung und Heilung zu erzielen sein. Da aber diese Wirkung keine spezifische, sondern eine unspezifische sein soll, so empfiehlt Höring *Pyriferinjektionen*, die zum gleichen Erfolg führen (s. Typhus). Auch die unspezifische Fieberschockbehandlung mit steriler 3%iger Kollargollösung intrav. in steigenden Dosen von 0,3—10 ccm hat sich nach Löffler gut bewährt. Vor allem versuche man *Aureomycin*, 4mal 2 Kapseln innerhalb 24 Std., dann auch *Chloromycetin* (s. d.). Die Krankheit ist anzeigepflichtig.

Genickstarre, Meningitis. Auf Ohren und Nase als Infektionsquelle achten. Völlige Ruhe im verdunkelten und nicht allzu warmen Zimmer, kalte Umschläge auf den Kopf und in den Nacken. Einreiben des Kopfes mit 5proz. Mentholspiritus tut dem Kranken oft sehr wohl (beim Einreiben Vorsicht mit den Augen). Für guten Stuhlgang ist zu sorgen. Wo allzu große Stuhlbeschwerden bestehen, gibt man Klistiere oder intravenös Neohormonal. Wenn kein Harn gelassen werden kann, ist zu katheterisieren und zur Verhütung einer Cystitis 3mal tägl. 0,5 Urotropin oder Neohexal zu geben. Liegt eine **M. epidemica** vor, so macht man täglich oder jeden 2. Tag eine Lumbalpunktion und läßt 20—40 ccm Liquor ab, um den Hirndruck zu verringern, dann spritzt man intralumbal so viel Meningokokkenserum ein, als man Liquor abgelassen hat. Gleichzeitig gibt man 40 ccm Meningokokkenserum intramusk.

Von den neueren Präparaten haben *Eleudron, Globucid, Supronalum* und *Cibazol* einen deutlichen Fortschritt in der Behandlung gebracht. Die Mortalität ist wesentlich, in manchen Statistiken bis auf 0—5% abgesunken, die Krankheitsdauer verkürzt. Bei Erwachsenen gibt man am 1. Tag 3mal 5 Tabl., am 2. Tag 3mal 4 Tabl., am 3. und 4. Tag je 3mal 3 Tabl., dann nötigenfalls noch weiter tägl. 3mal 2 Tabl. bis zur Gesamtbehandlungsdauer von 10 Tagen. Wenn das Schlucken der Tabletten Schwierigkeiten macht, dann tägl. 4—5 Amp. Solu-Supronalum oder Eleudron, Globucid, Badional und Cibazol intrav., gleichzeitig oral 2 g Natr. bicarb. Kinder erhalten entsprechend weniger, z. B. ein Kind von 10 Jahren 1. Tag 3mal 4 Tabl., 2. Tag 3mal 3 Tabl., 3. und 4. Tag 3mal 2 Tabl. Zwischen 3—5 Jahren: 1. Tag 8 Tabl., 2. Tag 6 Tabl., 3. und 4. Tag je 5 Tabl. Lumbalpunktionen und Serum tragen zur schnelleren Heilung bei. Bei bewußtlosen Kranken kann Eubasinum, Globucid, Eleudron oder Cibazol intramusk. oder besser langsam intrav. gegeben werden, am besten sofort am Vor- und Nachmittag je 2 Amp. mit Traubenzucker verdünnt, langsam injizieren, besonders bei Eubasinum und trotzdem noch 8 Tabl. tägl. Von Badional 2 Amp. intrav. = 12 Tabl. Vor der intralumbalen Applikation von Sulfonamiden sei wegen der Gefahr einer Rückenmarksreizung gewarnt.

Von Penicillin gibt man 3stündl. 10000—15000 iE, intralumbal tägl. 10000 iE.

Gegen die Unruhe und Schlaflosigkeit ist besonders Brom, Veronal, Adalin, Chloralhydrat, Morphium, Trivalin, Dilaudid, Narcophin oder von Luminal natr. in 20proz. Lösung 1—2 ccm subcut. zu geben. Gegen die Kopfschmerzen Pyramidon, Phenacetin, Antipyrin, bei Herzschwäche Digitalis, Veriazol, Sympatol und ähnliche Präparate. Ist die Nahrungsaufnahme erschwert, dann Sondenernährung mit Nélatonkatheter durch die Nase (500 ccm Milch mit 2 feingeschlagenen Eiern oder 250 ccm Milch mit 2 Teel. Sanatogen, Somatose oder Promonta) oder Einlauf mit Vital-Serum. Bei beginnendem *Decubitus* Pasta Zinci oder Cumasinasalbe oder Echiplant unverdünnt oder

Liqu. Plumb. subacet. 1,0, Collod. ad 30 zum Aufpinseln.

Bei vorhandenem Decubitus Spirit. camph., Tinct. Myrrh. aa 15,0, Bals. peruv. 5,0,

Bals. peruv. 1,0, Lanolin ad 30, oder Pyoctanin coerul. 1,0 auf 30 Aq. zum Einpinseln oder Echiplant unverdünnt oder Cumasina liq. unverdünnt. Ist die Meningitis durch **Pneumokokken** bedingt, so ist die Behandlung dieselbe. Meningitis epidemica ist anzeigepflichtig.

Bei **Meningitis tuberculosa** ist die gleiche symptomatische Behandlung wie bei M. epidemica.

Sepsis. Hat die Infektion durch eine erkennbare Wunde stattgefunden, so ist die Wunde zu behandeln. Eine spezifische Behandlung der Sepsis ist meist nicht möglich, da entweder die Erreger unbekannt bleiben oder keine spezifischen Mittel zur Verfügung stehen. Die besten Erfolge hat man mit den modernen Sulfonamiden erzielt, wobei allerdings Voraussetzung ist, daß diese Präparate in sehr hohen Dosen gegeben werden. Die parenterale

Zuführung, am besten intravenös, ist am geeignetsten, um schnell einen hohen Sulfonamidspiegel im Blut zu erzielen. Bei Streptokokkeninfektion injiziert man sofort 2—3 Amp. Tibatin intrav. Auch die Kombination von Pyrimal per os und Globucid intrav. hat sich als außerordentlich zweckmäßig erwiesen. Man beginnt die Behandlung am besten mit je 20 ccm Globucid intrav. morgens und abends und gibt in der Zwischenzeit — unter Umständen auch nachts — noch zusätzlich 3—4mal 2 Tabl. Pyrimal.Chemotherapeutisch Pas und gleichzeitig Streptomycin. Innerhalb 24 Std. 2—3 g Streptomycin intram. und ein über den anderen Tag intralumbale Anwendung von 50 mg Streptomycin. Bei Kindern beträgt die intramuskuläre Tagesdosis 1 g. Die Staphylokokkensepsis behandelt man nach denselben Grundsätzen wie die Streptokokkeninfektion. Das überragendste Mittel ist Penicillin (s. d.). Bei Pneumokokkeninfektion gibt man ebenfalls in hoher Dosierung Tibatin, Globucid, Pyrimal, Badional oder Cibazol (s. Sulfonamide).

Bei Puerperalsepsis gibt man sofort 4 Tabl. Pyrimal, Globucid oder Cibazol oder spritzt Tibatin oder Globucid. Hohe Dosen sind erforderlich, bis das Fieber fällt, dann kann die Dosis gesenkt werden. (S. auch Penicillin.)

Bei *sinkender Herzkraft* ist Coffein, Campher, Cardiazol, Cycliton, Sympatol, Veriazol, Suprifen oder Hexeton angezeigt und sofort Strophanthin intrav. oder Icoral (intramusk.), gleichzeitig Infusion von körperwarmer physiol. Kochsalz- oder Normosallösung. Der Mund- und Körperpflege ist besondere Aufmerksamkeit zu widmen. Der Körper ist 2mal tägl. mit Campher oder Franzbranntwein abzuwaschen, bei allzu hohem Fieber werden die Kranken in ein Bad von 31° C gesetzt, das durch Zugießen von kaltem Wasser bis auf 25° C und weniger abgekühlt wird. Badedauer 5—30 Min., ist dies nicht möglich, dann kühle Ganzpackungen.

Bei beginnendem Decubitis Zinkpasta, Cumasinasalbe, Fissanpasta, Philoninsalbe oder man bepinselt mit

Liq. Plumb. subacet. 1,0, Collad. ad 30,

bei vorhandenem Decubitis mit Spirit. camph., Tinct. Myrrh. aa 15,0, Bals. peruv. 5,0 oder Bepinselung mit Pyoctanin. coerul. 1,0 auf 60 Aqua.

Die gefüllte Blase ist zu entleeren, bei Stuhlträgheit Abführmittel oder Einlauf. Die Kost sei leicht und kräftig, Hafer-, Gersten- oder Reisschleim mit Milch oder Fleischsaft, Eier, bes. frische Obstsäfte mit Dextropur, Sanatogen, Promonta und Eatan. Bei erreichbaren Eiterungen und Abscessen ist chirurgisch einzugreifen.

Tularämie, verursacht durch Bact. tularense, ein kleiner Gramnegativer Coccobacillus. Die Übertragung geschieht durch Mäuse, Feldhasen, Kaninchen, Eichhörnchen, seltener durch Ratten, Schafe und Füchse, aber auch durch Bremsen, Zecken, Läuse, Wanzen, Flöhe. Am häufigsten erkranken Jäger, Händler, Köchinnen. Durch Stiche infizierter Insekten oder durch Bisse kranker Tiere und deren Exkremente kommen ebenfalls Infektionen vor. Inkubationszeit 4 Tage und länger. Es treten dann plötzlich Fieber, leichte Benommenheit und Erbrechen auf. An der Infektionsstelle entsteht eine Papel mit Lymphangitis und Schwellung der zugehörigen Lymphdrüsen. Auch auf der Augenbindehaut kann der Infekt sitzen. Das Fieber dauert 2—4 Std., mit Schüttelfrost und starker Störung des Allgemeinbefindens. Manchmal besteht auch Angina oder Pneumonie. Im Blut leichte Leukocytose. Dauer der Krankheit 2 Monate und länger, besonders eine langdauernde Tachykardie kann sehr lästig werden. Diagnose wird gestellt aus Beschäftigung des Kranken, primärer Infektionsstelle; Agglutinationsprobe im Blute vom 14. Tage ab. Differentialdiagnostisch kommen in Frage: Grippe, Tuberkulose, Typhus, Bangsche Krankheit. *Behandlung:* Symptomatisch. Serum von Tularämie genesener Menschen und 1—3mal tägl. 3 Causythtabl. scheinen günstig zu wirken. Auch die neuen Sulfonamidpräparate können versucht werden. Vor allem Behandlung mit Aureomycin oder Streptomycin. Die Krankheit ist anzeigepflichtig.

Krankheiten der Respirationsorgane.

Sehr oft geht bei den Erkrankungen der Respirationsorgane eine Erkältung voraus — eine zu starke Abkühlung des Organismus —, wahrscheinlich bedingt durch eine ungenügende Reaktionsfähigkeit des Körpers auf äußere Einflüsse. Ein durch die Erkältung in seiner Widerstandsfähigkeit geschwächter Organismus bildet einen günstigen Boden zur Ansiedelung von Bakterien, ähnlich wie eine bestimmte Disposition die günstige Voraussetzung zum Ausbruch bestimmter Krankheiten bildet. Wer daher zu Erkältungskrankheiten neigt, soll durch Abhärtungen seinen Körper widerstandsfähig machen; am besten wird damit in der warmen Jahreszeit begonnen. Morgens beim Verlassen des Bettes wäscht sich der Betreffende am ganzen Körper mit Wasser von 25° C ab, trocknet den Körper flüchtig und frottiert, schlägt und knetet mit beiden Händen die Haut trocken, so daß eine wohltuende Wärme im Körper empfunden wird. Allmählich wird man die Temperatur weiter herabsetzen, und der Kranke bewegt sich nach der Trockenfrottierung noch einige Minuten unbekleidet im Zimmer. Für Nervöse und Bleichsüchtige ist es nicht ratsam, die Temperatur des Wassers unter 20° C zu nehmen, besser reiben sich diese kräftig mit Franzbranntwein ab und legen sich dann nochmals ins warme Bett. Einfaches trockenes Abreiben des Körpers mit Frottierhandtuch ohne vorausgegangene Abwaschung, daraufhin noch einige Minuten Bewegung im unbekleideten Zustand, wird von vielen besser vertragen als die kalten Abwaschungen. Man lege besonderen Wert auf die Pflege von Mund und Rachen, damit nicht von hier aus Bakterien oder schädliche Stoffe in die Bronchien gelangen und die Entstehung einer Bronchitis oder Bronchopneumonie begünstigen. Man bürstet die Zunge von hinten nach vorn mit feuchter Zahnbürste, spült den Mund und gurgelt mit Cumasina liq., übermangansaurem Kali, Wasserstoffsuperoxyd oder am besten mit:

Formalin, Alkohol. absolut. aa 20,0, Chloroform 10,0, Ol. Menth. pip. gutt. 6, 10 Tropfen auf 1 Glas Wasser. An den etwas eigenartigen Geschmack gewöhnt man sich schnell. Zur Schnupfenzeit ist es für schnupfenempfindliche Personen sehr ratsam, die Nase zu spülen mit

Natr. chlorat. 4,5, Ol. Menth. pip. gutt. 3, Aq. ad 500,0, allmählich nimmt man die Lösung immer kühler.

In der physikalischen Behandlung der hier in Betracht kommenden Krankheiten haben sich besonders Brustumschläge bewährt. Besteht *Fieber*, so werden meist kalte bis kühle Umschläge gegeben, bei den Erkrankungen ohne Fieber mehr lauwarme Brustumschläge. Es gibt aber doch manche Kranke, darunter besonders schwächliche und bleichsüchtige, die durch diese Umschläge einen allzu großen Wärmeverlust erfahren und dadurch eher ungünstig beeinflußt werden. In solchen Fällen, besonders bei Kranken mit *Pleuritis*, sind immer heiße Brustumschläge von ganz ausgezeichneter Wirkung. Gleichzeitig erleichtern sie auch die Sekretabsonderung. Man kann sogar trotz hohen Fiebers *heiße* Brustumschläge geben und zur Ableitung der Wärme kühle Packungen um die Oberschenkel oder Waden. Bei älteren Kranken mit apoplektischem Habitus und gerötetem Gesicht sei man mit heißen Umschlägen dagegen vorsichtiger. Die Umschläge können, wenn nötig, jede ½—1 Std. gewechselt werden. Will man nur das Fieber herunterdrücken, so müssen die Umschläge alle 20—30 Min. erneuert werden.

Schnupfen, Coryza. *Prophylaktisch:* Allgemeine Abhärtung. Bei schnupfenempfindlichen Personen zur Schnupfenzeit Spülung der Nase mit

Natr. chlorat. 4,5, Ol. Menth. pip. gutt. 4, Aq. ad 500,0 und fleißiges Gurgeln mit Wasserstoffsuperoxyd oder anderen Gurgelwässern.

Therapie: Nur bei schweren Fällen mit höherem Fieber ist Bettruhe notwendig, sonst, je nach Befinden, spazierengehen oder im gut gelüfteten Zimmer bleiben. Da der Schnupfen meist im Rachen beginnt, so ist sehr oft durch wiederholtes Gurgeln der Schnupfen günstig zu beeinflussen. Am besten hat sich mir dabei bewährt:

Formalin, Alcohol. absolut. aa 20,0, Chloroform 10,0, Ol. Menth. pip. gutt. 6, 10 Tropfen in 1 Glas Wasser zum Gurgeln oder tägl. öfter 2 Cumanetten lutschen. Ganz besonders gute Dienste leistet Koryn-Nasenöl, von dem man 3mal tägl. einige Tropfen in die Nase gibt.

Fühlt man die ersten Anzeichen eines Schnupfens, so ist meist 1 Tropfen Jodtinktur, in 1 Glas voll Wasser getrunken (tägl. 1mal), sehr wirksam. Tritt kein Erfolg ein, so wiederholt man am nächsten Tage. Bleibt auch dann die Wirkung aus, so ist eine weitere Dosis zwecklos. Wenn der Schnupfen schon länger besteht, versagt der Jodtropfen. (Die Wirkung des Jods ist keine desinfizierende, sondern es beseitigt die vasomotorische Störung, die bestehende Schleimhautschwellung.)

Stuhlträgheit ist zu beseitigen. Schwitzbäder und heiße Bäder sind Herzgesunden empfehlenswert. Gegen *Kopfschmerzen* und die unangenehmen Allgemeinerscheinungen gibt man tägl. 2—3mal 0,5—1 g Salophen, Saridon oder Coffetylin zu einer Tasse folgenden Tees:

Flor. Sambuc., Flor. Tiliae, Fol. Meliss. aa 30,0,

die Nase spült man mit Acid. boric. 10,0, Ol. Menth. pip. gutt. 4, Aq. ad 500 und reibt sie dann im Innern mit Menthol 0,1, Pantocain 05, Lanolin ad 10 ein,

oder wenn das Innere der Nase stark geschwollen und dadurch die Atmung stark behindert ist: Endrine forte oder Koryn-Nasenöl oder

Adrenalin (1 : 1000) 0,5, Menthol 0,1, Pantocain 0,5, Ungt. glycer. ad 10,0.

Andere Schnupfenmittel: Acid. boric., Sulf. subl. aa 5,0, Menthol 0,1,

oder Acid. boric., Natr. sozojodolic. aa 5,0, Menthol 0,1,

Lenigallol 1,0, Zinc. oxydat. 9,0, Amyl. 5,0, Sacchar. lact. ad 20,0,

oder Silargel 0,5—1,0, Suprarenin 1 : 1000 gtt. VI, Sacch. lact. ad 10,0,

Cumasina plv. IV 10,0, Mentholplv. 0,15,

oder Menthol 0,25, Acid. boric. Hexal aa 5,0,

als Salbe Lenigallol 0,6, Zinc. oxyd. 2,0, Vaselin. ad 10,0,

oder Coryfin zum Einpinseln der Nase oder als Bonbons (0,02). Ein sehr empfehlenswertes Schnupfenmittel ist Endrine einfach oder stark oder Risinsalbe oder Coryza-Serol in Tuben mit Olive zum Einführen in die Nase oder Adrianol-Emulsion. Von Privin mehrmals tägl. 4 Tropfen der Lösung in die Nase bringt die Schleimhaut zur Abschwellung. Bei Kindern mit eingetrockneten Sekretborken träufelt man warmes Öl in die Nase, löst die Borken los und reibt dann das Innere mit Borsalbe ein, oder man gebraucht folgende sehr gute Salbe: Hydrargyr. oxyd. flav. 0,2, Menthol, Pantocain aa 0,15, Lanolin ad 25,0. D. S. Nasensalbe. Ist bei Kindern das Nasensekret eitrig und verätzt Nase und Oberlippe, so denke man an Nasendiphtherie. Bei Erwachsenen, die erfahrungsgemäß anschließend an einen Schnupfen Bronchialkatarrh bekommen, reibe man die Brust mit

Chloralhydrat, Campher aa 15,0, Menthol 0,5 ein und lege ein warmes Tuch darauf.

Rhinitis vasomotoria kündet sich an durch häufiges Niesen und durch eine starke, wäßrige Absonderung durch die Nase, sehr oft verbunden mit Kopfschmerzen und starker Anschwellung der Nasenlöcher. Dies anfallsweise Auftreten kann ausgelöst werden durch einen Reiz von außen auf die Nasenschleimhaut, aber auch durch Magen-Darmstörungen, endokrine Störungen und seelische Erschütterungen. Gar oft ist die Krankheit mit Asthma kombiniert oder es schließt sich Asthma später an. Bei dieser allergischen Rhinitis hat sich die lokale Anwendung von Antistin-Privin bewährt. Als Injektion haben sich die Antihistamine bewährt, die unter Allergie nachzulesen sind.

Heuschnupfen, Heufieber, Heuasthma, Catarrhus aestivus. *Prophylaktisch:* Zur Zeit der Gräserblüte möglichst im Zimmer bleiben bei geschlossenen Fenstern. Wenn möglich, während dieser Zeit nach Helgoland, ins Gebirge oder nach dem Süden, wo die Blütezeit schon vorüber ist. Frühzeitig (im Februar) mit einer Kalktherapie (Kalzan oder Calcium-Sandoz) beginnen oder 2mal wöchentl. je 10 ccm Afenil intrav. oder Calcinol oder Calcium-Sandoz intrav., am besten Tecesal und Calcium-D-Redoxon. In die Augen eine 3proz. wäßrige Ephetoninlösung (Ephetonin 0,3, Novocain 0,1, Aq. dest. ad 10,0), in die Nase Ephetoninsalbe oder Adrianol-Emulsion. Morgens nüchtern 1 Perle und noch 2mal tägl. 1 Perle Ephetonin. Ist der Heuschnupfen mit seinen Symptomen: Rhinitis vasomotoria, Schwellung der Nasenschleimhaut mit erschwerter Nasenatmung und seröser Sekretion mit Niesreiz schon ausgebrochen, so verordnet man Anaesthesin. pulv. 10,0 und läßt mehrmals tägl. in die Nase und in die Conjunctiven blasen. Als Nasensalbe: Ephetoninsalbe. Oder man führt Wattetampons ein, getränkt mit

Pantocain 1,0, Adrenalin (1 : 1000) 2,0, Aq. borat. ad 10,0.

Besonders mag auf *Antistin-Privin* hingewiesen werden, von dem man öfter 4 Tropfen in die Nase träufelt, wodurch die Schleimhaut abschwillt.

Gleichzeitig gibt man peroral oder als Injektion von den unter Allergie genannten Antihistaminpräparaten. S. S. 134/213.

Von Dionin Ers. 0,015, Atropin. sulf. 0,00015, Coffein, citr. 0,0074, Sacch. lact. 0,2 m. f. pulv. tal. Dos. X gibt man 2stündl. 1 Pulver, später 4stündl., bis die Symptome verschwinden. Tragen einer dunklen Brille ist empfehlenswert. Bei schweren Fällen, die mit Fieber, Asthma und starken Allgemeinbeschwerden einhergehen, hilft oft eine subcutane Injektion von 0,2—0,5 Adrenalin solut. 1 : 1000,0. Auch Ephedrin oder Ephetonin oder Sympatol per os und als Injektion ist zu versuchen. Sehr gute Erfolge sieht man auch von der *Autoserumbehandlung*. Man nimmt dem Kranken 10 ccm Blut aus der Cubitalvene und injiziert sie ihm sofort subcutan. In den nächsten Tagen steigert man die Blutmenge bis zu 20 ccm. In andern Fällen sieht man sehr gute Erfolge mit dem Pollenmischextrakt **Helisen.** Durch subcutane Injektion steigender Mengen Helisen wird eine Unüberempfindlichkeit des Kranken hervorgerufen. Man beginnt mit 0,05—1 ccm (s. die ausführliche Vorschrift). Auch kann **Torantil** versucht werden. 3mal wöchentl. 1 Amp. intramusk. und 3mal tägl. 2 Dragées.

Auch scheint **Coli-Antigen** von guter Wirkung zu sein. Ohne vorbeugende Behandlung kann man die Kur in jedem Stadium beginnen. Man gibt den 1. und 2. Tag je 1 Spritze intramusk., dann jeden 2. Tag, im ganzen 6 Amp. Die Erfolge sind günstig, Alkohol, Narkotica und Erdbeeren sind während der Kur verboten. Nur wenig Versager. Auch die Behandlung mit tägl. 2 Dragées *Vogan* und 2 ccm *Campolon* bedarf der Erwähnung.

Bei der von Tropp empfohlenen *Pervitin-Kur* gibt man den Kranken (nicht neurotischen und psychopathischen Kranken) morgens, bevor Beschwerden auftreten, 2 Tabl. auf einmal, dann gegen Mittag und gegen 16 Uhr je 1 Tabl. An trüben Tagen weniger Tabl. Nach der Heufieberzeit absetzen. Die Erfolge sollen sehr gut sein.

Hier möchte ich auch auf die Erfolge von Lebinski hinweisen, der sowohl Asthma bronchiale als auch Heuschnupfen mit Solganal B behandelte. Man injiziert alle 8 Tage 1 Amp. Solganal B zusammen mit 10 ccm Tecesal. Die Amp. sind in steigender Dosierung von 0,001—1,0 im Handel. Das Mittel wird intram. injiziert. In den Zwischentagen kann man noch Solganaldragées zu 0,01 verabreichen. Meine Nachprüfungen bei Heuschnupfen waren günstig.

Wichtig ist auch die *Ernährung*, die eine knappe sein muß. Man beginnt am besten mit 3—4 Fasttagen, an denen nur Obstsäfte erlaubt sind. Am 1. Tag wird ein Darmeinlauf mit 1 l Kamillentee gemacht, vom 2. Tag ab tägl. 2mal 1 Glas lauwarmes Wasser mit 1 Teel. Glaubersalz (Natr. sulfuric.). Nach den Fasttagen legt man zu: Hafer, Grieß, Reis, Mehl, Brot, Salat,

Obst, bes. Äpfel. Apfelsinen, Zitronen, Erdbeeren sind zu meiden, da sie reaktionsauslösend wirken. Fleisch, Milch und Milchprodukte und Eier sind nicht gestattet. Alkohol ist in jeder Form verboten. In schweren Fällen sind Schwitzprozeduren oder Durstkuren angezeigt.

Stinknase, Ozaena. *Therapie:* Man entfernt mit warmem Öl die Borken aus der Nase und spült mit Kaliumpermanganat 1 : 1000 oder Alsol 10 : 1000,0. Darauf führt man einen Gazestreifen mit 2proz. Flavicidspiritus oder Cumasina liq. getränkt in die Nase ein oder bestreicht das Naseninnere mit

    Eucupin. hydrochlor. 1,0, Aq. 20,0, Adip. Lan. anhydr. 23,0, Vaselin. ad 50 oder mit Kupfer-Dermasan besser mit Voganöl.,

    Von Ozaenavaccine gibt man wöchentl. 2mal 1 ccm als Anfangsdosis intramuskulär. Auch Hepsit, 2mal tägl. 1 Eßl. voll, soll von günstiger Wirkung sein. Oder von einer 0,04 bis 0,05proz. wäßrigen Doryllösung träufelt man 14 Tage lang 3mal tägl. 10 Tropfen in jede Nasenöffnung, dann für weitere 14 Tage 1mal tägl. 10 Tropfen, anschließend wird die Behandlung noch 1 Monat lang mit 3mal tägl. 10 Tropfen festgesetzt, 2—3mal tägl. 2 Dragées Arovit „Roche" ist immer zu versuchen. *Vogan* in die Nase geträufelt, scheint günstig zu wirken. Besonders bewährt hat sich neuerdings die Follikelhormonbehandlung. Ein mit Progynon- oder Menformonsalbe bestrichener Gazestreifen wird in die Nase eingeführt, oder es wird mittels eines feinen Zerstäubers die ölige Progynonlösung (Amp. zu 1 oder 4 mg) eingesprayt. — Auch Spülungen mit Clorina in $\frac{1}{4}$—$\frac{1}{2}$ proz. Lösung werden empfohlen. Bei syphilitischer Ätiologie Jodkalium, Quecksilberschmierkur und Neosalvarsan.

Nasenbluten, Epistaxis. Nach der Ätiologie forschen: Hämorrhagische Diathese, Herzkrankheiten, Nierenkrankheiten, Leukämie, Anämie, beginnender Typhus. *Therapie:* Oft hilft schon allabendliches Einreiben des Naseninneren mit Borsalbe. Liegt stärkeres Nasenbluten vor, so führt man einen Wattetampon ein, getränkt mit Adrenalin 1 : 1000. Versagt auch dies, so stopft man die Nase fest aus mit Tampons, die getränkt sind mit Claudenlösung, mit 3proz. Wasserstoffsuperoxyd oder 10—20proz. Ferripyrinlösung oder man bläst Tuffon in die Nase. Eisenchlorid ist wegen seiner ätzenden Wirkung zu verwerfen, hierfür besser Stypticin- oder Stryphnonwatte oder Tuffon als Pulver. Kehren die Blutungen immer wieder, so ätze man die blutende Stelle mit Höllenstein, Trichloressigsäure oder Milchsäure und tamponiere die Nase von hinten. Um die Blutgerinnung zu beschleunigen, kann man 10proz. Kochsalzlösung intrav. oder 10 ccm Calcium-Sandoz oder Calcinol, oder bes. Tecesal oder Cebion, Cantan oder Redoxon intrav. oder Clauden 2—20 ccm subcut. intram- u. intrav. oder Haemophobin intram. oder langsam intrav. geben.

Akuter Kehlkopfkatarrh, Laryngitis acuta. Kinder werden ins warme Bett gesteckt. Erwachsene sollen an rauhen Tagen möglichst im Zimmer bleiben, nur wenig sprechen, nicht rauchen, keinen Alkohol trinken und nur schwach gewürzte Speisen essen. Sind die Kranken zum Ausgehen gezwungen, so sollen sie den Hals durch ein Tuch schützen und einige Cumanetten, Emser Pastillen oder Sodener Pastillen im Munde langsam zergehen lassen, auch Silargetten und die verschiedenen Mentholbonbons mit Eukalyptusöl sind von guter Wirkung. Öfter des Tages können heiße Umschläge um den Hals gemacht werden oder es wird ein Cantharidenpflaster auf den Hals gelegt. Je nach Verträglichkeit werden die Getränke kühl, warm oder heiß gegeben. Sehr wohltuend wirkt heiße Milch mit Emser Wasser oder Emser Salz oder eine Tasse Leinsamentee (1 Teel. Leinsamen, $\frac{1}{4}$ Std. mit Wasser gekocht, gibt eine Tasse Tee). Auch Inhalation mit Emser Wasser, 1—2proz. Kochsalzlösung oder besser mit

    Natr. chlorat., Natr. bromat. aa 2,5, Aq. ad 250, oder:
    Ammon. chlorat., Ol. Terebinth. aa 5,0, Aq. dest. ad 500,0. Vorher umschütteln.

Ein örtlich endolaryngeales Vorgehen ist bei akuter Laryngitis nicht zu empfehlen. Bei kleinen Kindern, bei denen die akute Laryngitis als *Pseudocroup* imponiert, ist genau die gleiche Behandlung angezeigt (heiße Umschläge auf den Kehlkopf und Inhalation). Liegt eine Influenza der Erkrankung zugrunde, so ist die Inflenza zu behandeln (Schwitzkur und Saridon 1—2 Tabl.). Besteht Husten, so kann man bei Erwachsenen Narkotica geben, wie Codein. phosphor. 0,2 : 10, 3mal tägl. 10—20 Tropfen oder 3—4mal tägl. 1 Ipecopantabl., oder mehrmals tägl. 1 Kaffelöffel von Ipesandrin.

Infus. rad. Ipecac. 0,5 : 150,0, Codein. phosphor. 0,2—0,3, Succ. Liquirit. Ammon. chlorat. à 5,0, Aq. ad 175, 2stündl. 1 Eßl.

Apomorphin 0,05, Acid. hydrochlor. dilut. 0,5, Sirup. simpl. 20,0, Aq. ad 200, 3stündl. 1 Eßl.,

Ticarda Hustentropfen tägl. 1mal 10 Tr., ebenfalls für die Nacht 10 Tr., Dicodid. *bitart.* 0,005 als Tabletten, 2—3mal tägl. 1—2 Stück. Bestehen gleichzeitig *Kopfschmerzen:*

Dilaudid. 0,002, Acid. acetyl. salicyl., Dimethylaminophenazon, Phenacetin aa 0,3, m. f. pulv. tal. Dos. X, 3mal tägl. 1 Pulver. Wer zu Laryngitis neigt, wasche jeden Morgen Hals und Brust kalt ab und frottiere dann warm.

Chronischer Kehlkopfkatarrh, Laryngitis chronica. Hierbei wird große Geduld an Arzt und Patient gestellt. Alle schädlichen Einwirkungen, wie rauchige, staubige Luft, Alkohol, gewürzte Speisen und Sprechen, sind zu verbieten. Die örtliche Behandlung tritt hier mehr in den Vordergrund. Inhalation mit Emser Salz, 1proz. Tanninlösung, bei stärkerer Schleimsekretion mit

Ammon. chlorat., Ol. Terebinth. aa 5,0, Aq. ad 500,0, 3mal tägl. zu inhalieren.

Sehr gut hat sich mir bewährt: Camph. 0,05, Menthol 0,1, Hydrarg. oxyd. flav. 0,2, Paraffin liq. ad 20,0. D. S. In jedes Nasenloch früh und abends 1 Pipette voll einträufeln. Umschütteln! Auch Kamochin zum Einspritzen in den Kehlkopf.

Wenn hierdurch kein Erfolg erzielt wird, wird unter Leitung des Kehlkopfspiegels der Kehlkopf bepinselt mit *Argent. nitr. 1,0, Aq. dest. ad 50,0,* allmählich wird die Lösung stärker genommen, so daß man zuletzt eine Lösung von 1 : 5 anwendet.

Oder mit Jod 0,4, Kal. jodat. 0,6, Glycerin ad 50 oder mit Jodex liquid. oder mit 10proz. Tanninglycerin oder mit 1—5proz. Protargollösung oder mit 1—5proz. Kollargollösung.

Bei *Laryngitis sicca* löse man durch warme 2proz. Natriumbicarbonatlösung die Borken und bepinsele dann mit den angegebenen Lösungen. Bei Schmerzen Einblasungen mit Anaesthesin. Als Brunnenkuren kommen in Betracht: Reichenhall, Ems, Salzungen, Salzbrunn, die beiden Schwefelquellen Weilbach, Nenndorf, weiterhin Karlsbad und Marienbad.

Kehlkopftuberkulose, Phthisis laryngis. Bei Beginn von Kehlkopftuberkulose ist die Allgemeinbehandlung von größter Wichtigkeit. Bei Allgemeinkräftigung und völliger Schonung der Stimmbänder kann es schon zu weitgehender Besserung, ja selbst zur Heilung kommen. Unterstützt werden kann die Behandlung durch Inhalation von *Bals. peruv., Spirit. vini aa 10,0,* 30 Tropfen auf heißes Wasser zum Einatmen. Bei Schluckschmerzen sind schärfere Speisen und harte oder heiße Nahrungsmittel zu vermeiden. In Betracht kommen Brei, Pudding, Sauermilch, Eier, Gelatinespeisen. Die Kranken sollen möglichst nicht sprechen, um das kranke Organ zu schonen. Auch der Husten muß weitgehend bekämpft werden (Dicodid, Paracodin, Eukodal, Acedicon usw.). Ist die Kehlkopftuberkulose schon weiter fortgeschritten, so kommt lokale Behandlung in Betracht, um den Prozeß zur Heilung zu bringen oder doch wenigstens die Beschwerden symptomatisch zu lindern. Liegt keine klinisch erkennbare Lungentuberkulose vor, so ist die Hoffnung auf Heilung größer. Bepinselung des Kehlkopfes mit Höllenstein oder anderen Adstringentien ist bei tuberkulöser Erkrankung fast als schädlich zu betrachten. Dagegen haben sich Pinselungen mit Milchsäure mit 20% bis zur konzentrierten Milchsäure als sehr nützlich erwiesen. Wenn der weiße Ätzschorf abgestoßen ist, setzt man die Behandlung fort. Auch 10—20proz. Menthollösung ist von sehr guter Wirkung und heilendem Einfluß auf die Infiltrate und Geschwüre. Die Verdunstungskälte wirkt schmerzstillend. Bei Schmerzen Mentholdragées mit Anaesthesin oder Anaesthesin 10,0, Novocain 5,0 zum Einblasen oder reines Anaesthesin oder Orthoform oder Rp. *Pantocain 1,0, Antipyrin 2,0, Aq. dest. ad 10,0.* Zur Heilung wird man so früh wie möglich zur oralen und lokalen Behandlung mit *Conteben* oder *Tebethion* übergehen (s. d.).

Syphilitische Erkrankung des Kehlkopfes (ulceriertes Gumma): Neosalvarsankur, Quecksilber, Jodkali, örtlich Einblasen von Jodoform oder Kalomel.

Stimmritzenkrampf, Laryngospasmus. Da er meist nur bei Kindern vorkommt, die künstlich genährt werden, so ist alles gewonnen, wenn Frauenmilch zur Verfügung steht. Andernfalls ist die Kuhmilch möglichst einzuschränken und die Kost überhaupt knappzuhalten. Man gibt zuerst einen Teelöffel Ricinusöl und eine Darmspülung mit schwachem Kamillentee, die nach 2 Std. wiederholt wird. Als Nahrung Reis- und Haferschleim, dem man 30—40 g Soxhletnährzucker pro Tag zusetzt. Diese Nahrung wird 3 Tage beibehalten, nebenher gibt man Calcium-D-Redoxon, Phosphorlebertran 0,01 : 100, Sanostol, Höhensonne, Vitamin D (Vigantol) und Kalksalze:

Calc. glyc. phosphor. 10,0, Calc. lactic., Calc. citric. aa 5,0 messerspitzenweise im Essen.

Als Mixtur: Calc. bromat. 20,0 (oder Stront. bromat. 20,0), Aq. dest. ad 300, 3mal tägl. 1 Kinderlöffel.

Vom 4. Tag ab beginnt man mit 50 ccm Milch und steigt tägl. weiter. Auch Malzsuppe ist enpfehlenswert.

Akuter Katarrh der Trachea, Tracheitis, Bronchialkatarrh, Bronchitis. Da die akute Tracheitis meist mit einer Bronchitis vergesellschaftet ist, so gehen Prophylaxe und Therapie der beiden Erkrankungen fließend ineinander über. Diese Erkrankungen sind sehr oft Berufserkrankungen (Müller, Bäcker, Kohlen-, Woll- und Pelzarbeiter, Arbeiter in chemischen Fabriken); es ist daher notwendig, daß weitgehende Schutzmaßregeln getroffen werden, um die verunreinigte Luft von den Atmungsorganen fernzuhalten. Wer eine Neigung zu diesen Erkrankungen besitzt, soll sich durch Abhärtung davor zu schützen suchen. Morgens beim Verlassen des Bettes kühle Abwaschungen, flüchtiges Abtrocknen und dann kräftige Durchfrottierung des Körpers, so daß eine wohltuende Wärme den Körper durchdringt (s. einleitende Worte zu den Krankheiten der Respirationsorgane). Auch kalte Waschungen mit nachträglichem kräftigem Frottieren von Hals und Brust bewirken schon eine gewisse Abhärtung.

Therapie: Rauchverbot, rauchige und staubige Luft ist zu vermeiden. Leichte Fälle heilen meist ohne therapeutische Maßnahmen. Die Zimmerluft soll feucht und warmgehalten werden, entweder durch Aufhängen von feuchten Tüchern oder Wasserverdunstung oder durch Inhalation des Kranken von Wasserdampf. Ist die Erkrankung schwerer und besteht *Fieber*, so bleiben die Kranken im Bett und bekommen entweder einen kühlen, lauwarmen oder heißen Brustumschlag. Die heißen Umschläge sind besonders für schwächliche, blutarme Personen. Besteht gleichzeitig hohes Fieber, so werden neben den heißen Brustumschlägen noch kühle Umschläge um die Oberschenkel oder Waden gemacht. Bei älteren Leuten sei man mit längerer Bettruhe vorsichtig wegen der Gefahr einer hypostatischen Pneumonie. Am besten setzt man ältere Leute bei Tag warm eingepackt in einen Lehnsessel, oder, wenn auf Bettruhe nicht verzichtet werden kann, setzt man sie öfters des Tages im Bett auf. Im Vordergrunde soll eine diaphoretische Behandlung stehen. Man läßt die Kranken warm einpacken und gibt ihnen heißen Tee zu trinken:

Flor. Tiliae, Flor. Sambuc., Fol. Meliss. aa 30,0.

Wenn die Kranken daraufhin nicht genügend schwitzen, gibt man noch 1 g Aspirin, billiger Acetylin, hinzu, am besten scheint Saridon zu wirken. Steht ein elektrischer Glühlichtkasten zur Verfügung, so kann er mit Vorteil benutzt werden.

Die Therapie hat noch besonders drei Symptomen gerecht zu werden. 1. das zähe Sekret möglichst zu verflüssigen, 2. die erschwerte Expektoration zu erleichtern und 3. den lästigen Hustenreiz, besonders nachts, zu mildern oder zu beseitigen. Zu 1. Man gibt den Kranken viel zu trinken: entweder Emser Wasser oder heiße Milch mit Emser Wasser, Selterswasser oder Tee. Die Zimmerluft erhält man feucht und warm. Zum Inhalieren benutzt man entweder 1—2proz. Kochsalz- oder 1—2proz. Ammonchloratlösung.

oder Natr. chlorat., Natr. bromat. aa 2,5, Aq. dest. ad 250

oder Ammon. chlorat., Ol. Eucalypti, Ol. pini silvest. aa 2,5, Aq. ad 500,0. D. S. Umschütteln! Zum Inhalieren.

Als Arznei: Species pectoral, Mixt. solv. oder Ipecopantabl.

oder Rad. Alth., Rad. Liquirit. aa 25, Herb. Equiset., Herb. Galleopsid., Flor. Alth. aa 30, 1 Eßl. auf 1 Tasse Tee.

Natr. jodat. 10,0 : 200,0, 3mal tägl. 1 Teel. bis Eßl.,

Calc. jodat. 10,0 : 200,0, 3mal tägl. 1 Eßl.

Zu 2. Um die erschwerte Expektoration zu erleichtern, verordne man

Infus. Rad. Ipecac. 0,5 : 150,0, Liq. Ammon. anisat., Aq. amygd. am. aa 5,0, Sirup. Alth. ad 180, 2stündl. 1 Eßl.,

Kal. jodat., Aq. amygd. am., Liq. Ammon. anisat. aa 5,0, Aq. dest. ad 200,0. D. S. 3mal tägl. 1 Eßl.

Decoct. Rad. Primul. 5,0 : 170,0, Liq. Ammon, anis.,

Tinct. Op. benz. aa 5,0, Sirup. Alth. ad 200,0, 3stündl. 1 Eßl.,

Decoct. Alth. 170, Liq. Ammon. anis., Aq. Amygd. am. aa 5, Sirup. Alth. ad 200, 3stündl. 1 Eßl.,

Apomorphin. hydr. 0,05, Acid. hydrochlor. dilut. gutt. 4, Sirup. simpl. 20, Aq. ad 200,0, 3—4mal tägl. 1 Eßl. oder 3—4mal tägl. 1 Teel. Ephetonin-Hustensaft, Siran, Sirolin, Beatin (bes. bei Kindern) oder Ipesandrin 4mal tägl. 1—3 Kaffeel. oder 1—3 Tabl., Kindern die Hälfte, oder Pro-Expittabl. mehrmals tägl. 1 Tabl. im Munde zergehen lassen.

Zu 3. Um den *quälenden Hustenreiz* zu mildern und den Kranken eine ruhige Nacht zu geben, verordnet man Narkotica. Die gebräuchlichsten Mittel sind:

Codein. phosphor. 0,3—0,5 : 15, 3mal tägl. 10—20 Tropfen,

oder Codein. phosphor. 0,02, Sacch. alb.0,5, m. f. pulv. tal. Dos. X, 2—3mal tägl. 1 Pulver,

Dionin Ers. 0,2—0,3 : 15,0, 2—3mal tägl. 10—20 Tropfen oder 1 ccm subcut.,

Dionin Ers. 0,02, Sacch. alb. 0,5, m. f. pulv. tal. Dos. X, 3mal tägl. 1 Pulver.

Heroin. hydr. 0,02—0,05:15. Bei Bedarf 15 Tropfen oder 1 ccm subcut. (Vorsicht!),

Heroin. hydr. 0,002—0,004, Sacch. alb. 0,5, m. f. pulv. tal. Dos. X, 2—3mal tägl. 1 Pulver (Vorsicht!),

Morph. hydr. 0,1, Aq. Amygd. am. ad 10,0, bei Bedarf 10—20 Tropfen oder 1—2 ccm subcut.

Von den neueren Arzneimitteln:

Acedicontabl. ½—1 Tabl.,

Dilaudid 0,002, Sacch. alb. 0,5, m. f. pulv. tal. Dos. X, 3—4mal tägl. 1 Pulver,

Dilaudid 0,03 : 10,0, 3mal tägl. 10—15 Tropfen,

Dilaudid in Amp. pro Injektion 1 ccm subcut.,

Paracodin. bitartaric. 0,015, Sacch. alb. 0,5, m. f. pulv. tal. Dos. X, bei Bedarf 1 Pulver oder als Tabletten zu 0,01,

Paracodin. hydrochlor. 0,2 : 10,0, 1 ccm zur subcutanen Injektion oder 3mal tägl. 10—15 Tropfen,

Dicodidtabletten 0,005 und 0,01 3mal tägl. 1—2 Stück,

Eukodal 0,005, Sacch. alb. 0,5, m. f. pulv. tal. Dos. X, bei Bedarf 1 Pulver oder als Tabletten zu 0,005,

Eukodal 0,15 : 10,0, bei Bedarf 10 Tropfen oder 0,5—1 ccm subcut.

Empfehlenswert sind auch Ipecopantabletten, 3mal tägl. 1 Tabl., Codyl-Sirup, 3mal tägl. 1 Teel., oder Ipedrin 3—4mal tägl. 1—2 Kaffeel., oder Primulat, 2stündl. 20 Tropfen, oder als Mixtur: Primulat 15,0 : 180,0, Sirup. simpl. ad 200, 2stündl. 1 Eßl.

Besteht bei den obigen Symptomen gleichzeitig eine *Herzschwäche*, so kann man durch Kombination allen Symptomen durch *eine* Arznei gerecht werden:

Infus. Rad. Ipecac. 0,5 : 170,0, Ammon. chlorat., Aq. Amygd. am aa 5,0, Coffein. natr. benz. 2,0 (Cardiazol 1,0), Codein. phosphor. 0,3, Sirup. simpl. ad 200,0, 3mal tägl. 1 Eßl.

oder Inf. fol. Digit. 1,0, Rad. Ipecac. 0,5 : 170,0, Aq. Amygd. amar. 5,0, Coffein natr. benz. 2,0, Kal. jodat. 2,0, Codeinphosphor. 0,3, Sirup. simpl. ad 200,0. D. S. 3mal tägl. 1 Eßl.

Decoct. Rad. Primul. 5,0 : 160,0, Tinct. Digitalis 10,0, Aq. Amygd. am. 5,0, Morph. hydr. 0,2 oder Dilaudid 0,03, Sirup. Liquirit. ad 200,0, 3mal tägl. 1 Eßl.,

Emuls. Kreosot. carbon. 8,0 : 150,0, Tct. Op. benz., Aq. Amygd. am. aa 5,0, Dionin Ers. 0,3, Cardiazol 0,5, Sirup. simpl. 30,0. D. S. 3—4mal tägl. 1 Eßl.,

Infus. Rad. Ipec. 0,5 : 150,0, Cardiazol 1,0 (teuer), Aq. Amygd. am., Tinct. Op. benz. aa 5,0, Codein. phosphor. 0,3, Sirup. simpl. 20,0. D. S. 2stündl. 1 Eßl.

Injektionen mit Anastil, Hybridin oder Guajectol intramusk. sind immer von guter Wirkung.

Bei kleinen **Kindern** tritt die physikalische Behandlung etwas mehr in den Vordergrund. Bettruhe, Schwitzen und lauwarme Ganzpackungen, so daß nur Kopf und Arme frei bleiben, oder Bäder von 30—35°, in denen die Kinder 5—10 Min. bleiben. Über Nacht kann man den Kindern auf die Brust ein mit warmem Öl getränktes Tuch legen oder die Brust mit Pertussinbalsam einreiben.

Infus. Rad. Ipecac. 0,1 : 80, Liq. Ammon. anis., Aq. Amygd. am. aa 1,0, Sirup. Alth. ad 100,0, 3stündl. 1 Teel.,

Decoct. Alth. 80,0, Pyrenol 2,0, Tinct. Op. benz. 1,0, Dionin Ers. 0,1—0,2, Sirup. Alth. ad 100,0, 3stündl. 1 Teel.

Infus. Rad. Primul. 2 : 90,0, Liq. Ammon. anis., Tinct. Op. benz. aa 1,0, Succ. Liquirit. 5,0, 3stündl. 1 Teel. Von *Codein. phosphor.* verschreibt man für je 2 Lebensjahre 0,001 g oder Paracodinsirup: Kindern nach dem 1. Lebensjahr mehrmals tägl. ¼—½ Kaffeel., von Pantoponsirup: ¼—3 Teel. tägl. (1 Teel. = 0,003 g Pantopon) oder von Ipedrin-Hustensaft, bis 6 Jahre ¼—1 Kaffeel., von 6—12 Jahren ½—2 Kaffeel.

Bei der capillären Bronchitis kleiner Kinder kommen zunächst auch Schwitzen, Dampfpackungen und expektorierende Arzneimittel in Betracht. Wenn die *Dyspnoe* zunimmt, so ist eine **Senfeinwicklung** zu machen: In 1 l warmem Wasser (nicht heiß) werden 2 Hände voll Senfmehl so lange eingeweicht, bis der typische Geruch nach Senföl auftritt, dann taucht man ein Tuch ein, das groß genug ist, um das Kind vollständig bis zum Hals einzuhüllen. Das Tuch wird ausgewrungen, auf eine größere Wolldecke gelegt und das Kind unter Freilassen von Kopf und Armen eingepackt. Wenn das Kind unruhig wird, ungefähr nach 20 Min., so wird es herausgenommen und mit

Wasser abgewaschen. Nun kommt es auf 2 Std. in einen Wickel mit warmem Wasser, um zu schwitzen. Darauf lauwarmes Bad mit kühler Übergießung, dann ins warme Bett und schlafen lassen. Steht kein Senfmehl zur Verfügung, so reibt man den Körper kräftig mit Senfspiritus oder Campherspiritus ein, packt das Kind warm ein, gibt ihm kräftigen Kaffee zu trinken und legt es ins warme Bett. Von Arzneimitteln hat Campheröl oder Cardiazol oder Sympatol eine sehr gute Wirkung, 1—2 ccm subcutan, auch Digitalispräparate und Tinct. Strophanthi sind zu versuchen, nur tritt die Wirkung viel später ein. Sauerstoffinhalation.

Chronischer Bronchialkatarrh, Bronchitis chronica. Ätiologisch zu denken an Herzkrankheiten, Nierenkrankheiten, Emphysem, Tuberkulose, Fettleibigkeit.

Therapie: Eine Aussicht auf weitgehende Besserung besteht nur, wenn die Kranken sich genügend schonen und sich allen einwirkenden Schädlichkeiten entziehen können. Zu achten auf Nase und Rachen. In der beschwerdefreien Zeit strebe man nach Allgemeinkräftigung und Abhärtung, zur Zeit der Verschlimmerung in der rauhen Jahreszeit wollene Unterkleidung, Ruhe und Aufenthalt im warmen Zimmer. Bei trockener Bronchitis ist die Luft feucht, bei Bronchoblennorrhoe trockenzuhalten. Wer Kurorte oder südliches Klima aufsuchen kann, der wähle Soden, Salzbrunn, Reichenhall, Ems, Wiesbaden, Homburg; Sizilien, Ägypten, Algier. Da die chronische Bronchitis sehr oft mit Verstopfung verbunden ist, so gebe man in der Kost viel Obst, früh nüchtern 1 Teller abgekochter Backpflaumen oder 1 Eßl. fein verriebenen Schweizerkäse, Vollkornbrot, Grahambrot, oder man helfe mit leichten Abführmitteln nach: Infus. Senn. comp. 2—3mal tägl. 1 Eßl., Spec. laxant., Zellogen, Brustpulver, Rhabarbertabl., Z 26, Ol. Ricin., Apenta, Hunyadi Janos, Ofener. Alkohol und Nicotin sind möglichst einzuschränken.

Neben diesen diätetischen Maßnahmen bringen Inhalationen manchmal Erleichterung. Bei trockenem Katarrh *Inhalation von 1—2proz. Kochsalzoder Natr.-Bicarb.-Lösung* oder *Ammon. chlorat., Ol. Tereb. aa 5,0, Aq. ud 500,0* oder mit *Emser Wasser.* Heiße Getränke, heiße Milch mit Emser Wasser und überhaupt viel Flüssigkeiten zuführen. Nach Strümpell elektrische Glühlichtbäder mit anschließendem warmem Bad, auch durch Diathermiebehandlung kann man sehr gute Erfolge erzielen. Zur Anregung der Sekretion *Natr. jodat. 10,0 : 200,* 3mal tägl. 1 Eßl., oder *Sajodin, Jodipin, Dijodyl* usw. Kal. sulfoguajacol. 8,0, Kal. jodat. 2,0—5,0, Tct. Lobel, Tct. Ipecacuanh. aa 10,0 (Codein phosphor. 0,3), Sirup. simpl. 40,0, Aq. dest. ad 200,0. D. S. 3mal tägl. 1 Eßl., auch Tct. arnic. 8,0, Ol. rosmarin. gtt. V., Tct. aurant. ad 50,0. D. S. 3mal tägl. ½ Teel., auch Injektionen von *Anastil* einfach und stark intramusk. oder Hybridin und Guajectol intramusk. oder Solvochin-Guajacol intramusk. intrav. bringen sehr oft gute Erfolge.

Bei Bronchialkatarrh mit *starker Sekretion* **(Bronchoblennorrhoe)** sind Einatmung von Terpentinöl oder von Ol. Pini pumilion. empfehlenswert. Entweder in einer sog. Terpentinpfeife, oder indem man das Öl auf heißes Wasser schüttet und einatmen läßt oder das Öl auf ein Tuch gießt und es vor den Kranken legt, damit er das verdunstende Öl einatmet. Die Brust kann man einreiben mit

Ol. Tereb., Ol. Pini silv. aa 20,0, Acid. formic. 1,0, Campher. 5,0; vorher umschütteln. Diese Einreibung wird äußerst wohltuend empfunden.

Auch elektrische Glühlichtbäder mit anschließendem warmem Bad und Bettruhe. Heiße Brustumschläge sind bei starker Dyspnoe und Oppressionsgefühl sehr wirksam und erleichtern die Expektoration. Zur Anregung der Expektoration verdient noch *Emetin. hydrochlor.* Erwähnung, das subcutan injiziert wird. Im Handel in Ampullen mit 0,01, 0,02, 0,03, 0,05 und 0,1 M. B. K.). Eine *sekretionsbeschränkende Wirkung* haben die *balsamischen Mittel.* Außer den obenerwähnten Inhalationen finden sie Anwendung als intramuskuläre Injektionen:

Myrtol 10,0, Ol. Oliv. 40,0, 5 ccm intramusk.,
Menthol 1,0, Eucalyptol 2,0, Ol. Ricini 10,0, 1—2 ccm intramusk.,
Jod 0,1, Campher 0,5, Menthol, Ol. Eucalypt. aa 10,0, Ol. Ricini 20,0,
1 ccm intramusk.

Oder *Transpulmin* tägl. 0,5—2 ccm oder Olobintin 1—2 ccm tägl. oder
Mentopin in Ampullen oder Solvochin-Guajacol in Amp. zu 2 ccm. Oder
per os:

Ol. Tereb. puriss. 0,1 in caps., 3stündl. 1 Kapsel, oder Bals. Copaiv. 0,5 in
caps., mehrmals tägl. 1 Kapsel, oder Myrtol 0,15 in caps., 3mal tägl. 1 Kapsel.

oder Extract. Hyoscyam. 0,025, Extract. Belladonn. 0,01, Elaeosacch.
Menth. pip. 0,5, m. f. pulv. tal. Dos. X, 3mal tägl. 1 Pulver.

Wenn diese einfachen Mittel keine Besserung bringen, versuche man
3stündl. 15000—20000 i E Penicillin.

Wenn eine besondere Besserung nicht zu erreichen ist, so können Dilaudid,
Narcophin, Eukodal, Polamidon oder Trivalininjektionen nicht entbehrt
werden. Da bei der chronischen Bronchitis das Herz größere Arbeit zu leisten
hat und vor allem bei Kyphoskoliotikern, so ist es notwendig, zur Zeit der
Verschlimmerung der chronischen Bronchitis seine besondere Aufmerksamkeit dem Herzen zu widmen und mit Digitalis, Campher, Cardiazol, Coffein
usw. nachzuhelfen.

Camphor. trit. 6,0, Fol. Digit. titr. pulv. 1,5, Extract. Gentian. 3,0, f. pil.
Dos. LX, 3mal tägl. 1 Pille.

Putride Bronchitis, Bronchitis foetida. Siedeln sich auf dem Boden
der chronischen Bronchitis Fäulnisbakterien in den Bronchien an, so entsteht
eine putride Bronchitis. Die Therapie ist dieselbe wie bei der Bronchoblenor-
rhoe. Der übelriechende Atem und Auswurf des Kranken werden durch
die bei der chronischen Bronchitis erwähnten Balsamica z. T. ihres widerlichen Geruches beraubt. Gegen die *Fäulnisbakterien* kann man intravenöse
Injektionen von *Trypaflavin* (tägl. 10 ccm einer 2proz. Lösung) versuchen.
Die Wirkung ist oft eine auffallend gute, die Temperatur geht zurück, das
Allgemeinbefinden wird besser, der Auswurf wird weniger und läßt auch an
widerlichem Geruch nach. Auch Neosalvarsan hat schon in manchen Fällen
Besserung gebracht (s. Bronchiektasien). Oft haben die Sulfonamide eine sehr
erfreuliche Wirkung, auch ist vor allem Penicillin zu versuchen, 3stündl.
15000—20000 i E oder von Depot-Penicillin tägl. 300000 i E intramusk.
Allgemeinbehandlung: Freiluftbehandlung, öfter warme Bäder, kräftige,
leicht verdauliche Kost, bei Bedarf Narkotica und Herzmittel. Auch die
Singersche Durstkur kann versucht werden. S. u. Bronchiektasien. Im
Krankenzimmer sprengt man Äther aceticus, um den widerlichen Geruch zu
verdecken.

Bronchiektasien. Im allgemeinen die gleiche Behandlung wie bei chronischer Bronchitis, besonders Eucalyptol, Myrtol, Transpulmin, Mentopin,
Olobintin, Solvochin-Guajacol.

Hier erwächst noch die Aufgabe, das in den bronchiektatischen Erweiterungen angestaute Sekret zu entfernen und auf die in den Höhlen angesammelten Bakterien einzuwirken. Wenn die gewöhnlichen Expektorantien zur
Entleerung des eitrigen Sekretes nicht ausreichen, so ist stets *Emetin. hydr.*
subcutan zu versuchen. Um das Aushusten zu erleichtern, dient die sog.
Quinckesche Lage: Man stellt das untere Bettende hoch und probiert, besonders frühmorgens, ob der Kranke in rechter oder linker Seitenlage am
besten aushusten kann. Um die Sekretbildung einzuschränken, ordnet man
die sog. **Singersche Durstkur** an. Der Kranke erhält reichlich gemischte
Kost (Fleisch, Schinken, Geflügel, Wild, geröstete Kartoffeln mit Kompott;
Brot mit Butter und Käse, geräucherte Fische, Eier, Lebertran, Kuchen,
Gebäck, alles nur schwach gesalzen und gewürzt) und 3 Tage lang nur 600 ccm
Flüssigkeit. Der 4. Tag ist ein Flüssigkeitstag, an dem man bis 2000 ccm
Flüssigkeit gestatten kann. Durch allmähliche Übung schränkt man an den

Dursttagen die Flüssigkeitsmenge immer mehr ein, so daß man auf 400—300 bis 200 ccm Flüssigkeit heruntergehen kann. Die Flüssigkeit kann auch z. T. aus Alkohol bestehen. Ist das Durstgefühl unerträglich, so gebe man eine Zitronen- oder Apfelsinenscheibe oder versuche durch *Neucesol* als Tabletten oder Injektion oder auch durch Kaugummi, besonders Silargetten, das Durstgefühl abzuschwächen. Diese Kur wird bei kräftiger Ernährung (auch Lebertran) 8—10—12 Wochen und länger durchgeführt. Um den *üblen Geruch* zu beeinflussen, werden die bei Bronchoblennorrhoe angegebenen Balsamica angewandt, S. 32/33. Auch Kamochin ist zu versuchen.

Um auf die in den bronchiektatischen Erweiterungen angesammelten Bakterien einzuwirken, hat sich eine konsequent durchgeführte *Salvarsankur* oft nützlich erwiesen. Man beginnt mit 0,3 Neosalvarsan und steigt allmählich bis 0,6 g, wöchentlich 2 Injektionen intravenös, bis bei Männern im ganzen 6 g, bei Frauen 4,5 g Neosalvarsan erreicht sind. Auch *Trypaflavin* (tägl. 5—10 ccm einer 2proz. Lösung intrav.) wurde ebenfalls mit gutem Erfolg gegeben, desgl. 2—5 ccm einer 5proz. *Yatrenlösung* intrav., im ganzen 16—26 Injektionen. Am wirksamsten sind Sulfonamidpräparate, von denen man 3mal tägl. 3 Tabl. gibt.

Durch tägl. *intravenöse Injektionen von 20 ccm einer 30proz. Traubenzuckerlösung* kann die Auswurfsmenge stark zurückgehen.

Die Behandlung eines Bronchiektatikers wäre kurz zusammengefaßt folgende: Bettruhe, Quinckesche Lage, Durstkur, kräftige Kost und Lebertran und Sulfonamide.

Schlagen alle diese Kuren fehl, so kann man bei einseitigen Bronchiektasien wenn pleuritische Verwachsungen es nicht verbieten, einen Pneumothorax anlegen oder auch die Brauer-Sauerbruchsche Operation in Vorschlag bringen.

Die Pneumothoraxbehandlung kommt besonders im Kindesalter und bei Jugendlichen im Frühstadium in Betracht, da hier eine Heilungsmöglichkeit besteht.

Nun gibt es *Fälle von chronisch entzündlichen Bronchiektasien*, die noch nicht das ausgesprochene klinische Symptombild zeigen. Diese leiden seit Jahren an Husten und Auswurf (Tbc. ist natürlich auszuschließen). Nach einer Erkältung tritt plötzlich Fieber bis 39° und darüber auf, der Auswurf kann nur sehr schwer oder gar nicht ausgehustet werden und auf der kranken Brustseite treten Schmerzen auf (pleuropneumonische Erscheinungen infolge Sekretstauung).

Behandlung: Man macht feucht-heiße Kompressen auf die kranke Seite, läßt den Kranken aufstehen und einige Quinckesche Bückversuche machen, um die Stauung zu lösen. Kann das Sekret ausgehustet werden, so tritt Entfieberung ein. *Sulfonamide* sind auch hierbei zu geben, besonders *Penicillin*.

Zur Unterstützung sind folgende Pillen zu verordnen:

Fol. Digit. plv., Ext. Bellad. aa 0,5 (Cardiazol 1,5), Jodival 2,0, Ext. Chin. aq. et spir. aa 0,5 m. f. pil. Dos. L. D. S. 3mal tägl. 1 Pille.

Bronchialasthma, Asthma bronchiale. Nase und Rachen sind gründlich zu untersuchen, ob vielleicht hier die Ursache der Erkrankung liegt. Dann denke man an das symptomatische Asthma der Nephritiker, Arthritiker, an das Asthma cardiale und die hysterische Dyspnoe.

Bei der Behandlung des Asthmas ist es von großer Wichtigkeit, nicht nur die Krankheit zu diagnostizieren, sondern auch den Kranken und seine Konstitution zu erforschen, zu erkennen, was nervös und was organisch bedingt ist, um den Kranken entsprechend seelisch und medikamentös zu beeinflussen. Man entferne alle Schädlichkeiten aus der Umgebung des Kranken und sorge für staubfreie, frische Luft. Mittel- und Hochgebirge sind immer zu empfehlen. Die See hat meistens nicht diesen günstigen Einfluß. Als Badeorte kommen in Betracht: Reichenhall, Ems, Kissingen, Salzungen, Bad Soden am Taunus. Die Kost sei kräftig und leicht verdaulich. Auf regelmäßigen Stuhlgang ist zu achten und bestehender Meteorismus zu beseitigen.

In der letzten Zeit vermag man schärfer zu unterscheiden zwischen einem nervösen, funktionell vegetativen Asthma und einem Asthma, das durch eine allergische Überempfindlichkeit gegen bestimmte Stoffe verursacht wird. Man fand, daß bei der Auslösung des allergisch bedingten Asthmaanfalles eine Reihe der sog. *Allergene* eine Rolle spielt. Man konnte diese Allergene aus dem Zimmerstaub der Wohnungen herstellen und damit experimentell bei Asthmatikern Anfälle auslösen. Die Allergene kommen in den Wohnungen der Tiefebene häufiger vor als in denen der Hochebene. Weiterhin können bestimmte Nahrungsmittel — Krebse, Erdbeeren, Eiereiweiß, Mehlstaub —, Arzneimittel, Gerüche von Pflanzen und Ausdünstungen von Tieren durch Allergene Asthmaanfälle auslösen. Der Arzt hat daher besonders darauf zu achten und festzustellen, ob die asthmatische Erkrankung durch irgendein Allergen bedingt sein kann. Liegt eine derartig klar erkennbare Ursache vor, so ist die festgestellte Allergeneinwirkung auszuschalten. Auch kann man durch wiederholte Injektionen kleiner Mengen des Reizstoffes eine Desensibilisierung erreichen. Das Auffinden des Allergens ist sehr schwierig und gelingt meistens nur zufällig.

Ist ein Zusammenhang zwischen Asthma und Menstruation zu erkennen, so ist ein Versuch mit Progynon B ol. oder Cyren forte zu empfehlen.

Die zahlreich empfohlenen Mittel verkünden die Ohnmacht unserer Therapie.

Um die Ursache des Asthmas zu ergründen, schaltet man alle Nahrungsmittelallergene aus und setzt den Kranken für acht Tage auf eine pflanzliche Rohkost. Bleibt die Kost ohne Wirkung, so sucht man die Hausallergene dadurch auszuschalten, daß man den Kranken bei Bekannten schlafen läßt. Ist auch dies ohne Erfolg, so könnten auch Klimaallergene in Frage kommen. Höhenklima und Waldklima könnten günstig wirken. Auch die allergenfreien Kammern seien erwähnt.

Wenn bei einem Asthmatiker die Verdauung nicht in Ordnung ist und starker Meteorismus besteht, so lasse ich einen Einlauf mit 1 l Kamillentee machen und öfter einen Teelöffel Carbo animalis einnehmen.

Da die Bronchokonstriktion bei einem Asthmaanfall durch einen Reizzustand des Parasympathikus bedingt ist, der durch eine alkalotische Kost und Überwiegen von Kalium im Elektrolytensystem begünstigt wird, so geben wir besonders eine acidotisch wirkende Kost und Calcium, wodurch ein Übergewicht des Sympathikus erreicht werden soll. Eine Heilung ist hierdurch nicht zu erreichen, höchstens eine Herabsetzung der Anfallsbereitschaft.

Wird man zu einem Kranken gerufen, der in einem asthmatischen Anfall nach Luft ringt, so befreit man ihn durch eine Spritze mit Asthmolysin oder Asthmatrin, 1 Ampulle intramuskulär oder Suprarenin (1/1000) 0,5—1 ccm. Diese Injektionen haben eine sympathikotonische Wirkung. Man kann aber auch auf den Parasympathikus dämpfend wirken durch Injektion von Atropin sulf. (0,01 : 10,0) 0,5—1 ccm subcutan oder Papaverin 1 Amp. intramuskulär oder langsam intravenös. Suprarenin, das eine sehr plötzliche, starke Wirkung hat, ersetzt man am besten durch Ephedrin, Ephetonin und Sympatol, die eine langsamere und anhaltendere Wirkung haben. Eine kombinierte Zusammensetzung, die auf den Sympathikus anregend und hemmend auf den Parasympathikus wirkt, ist Epokan. Es kann als Tabletten genommen werden, am besten aber als Injektion. Besonders möchte ich auf Aludrin hinweisen, das eine adrenalinähnliche Wirkung hat. Es steht zur Verfügung als Tablette zur perlingualen Behandlung und als Flüssigkeit zur Inhalation. Hier mag auch Aspasan zur Inhalation und als Tabletten erwähnt werden. Sowohl von Aludrin als auch von Aspasan habe ich meist eine sehr günstige Wirkung gesehen. Bei Leichtkranken helfen oft Asthmaräucherpulver, Asthmazigarretten, Salpeterpapier, oder von Ext. Quebracho fl., Ext. Grindeliae fl. aa 50,0 D. S. 3mal tägl. 1 Teelöffel.

Bei schweren Anfällen kommt man am schnellsten zum Ziel durch eine Ampulle Dolantin intramuskulär, das ich dem Polamidon, Eukodal und Dilaudid vorziehe. Ist der Anfall abgeklungen, so kann man zu intravenösen Spritzen mit Calcium, Perphyllon oder Euphyllin übergehen, denen man bei Herzschwäche Kombetin hinzufügt. Jeder Asthmatiker sollte einen Inhalator mit Inhalationsflüssigkeit haben, um einen beginnenden Anfall sofort zu unterbrechen: Atropin sulf. 0,05, Papaverin hydr. 0,6, Pantocain 0,5, Kal. sulfur. 0,5, Glycerin 3,0, Suprarenin 1/1000 20,0 D. S. 5—6 und mehr Tropfen inhalieren. Man kann auch die Balsamica Ol. Eucalypti, Ol. terebinth., Ol. pini pumil. inhalieren. Als intravenöse Spritzen: Tecesal 1 Amp., ¼ mg Kombetin, 1 Amp. Deriphyllin oder Perphyllon langsam injizieren oder intravenös Jod-Ca-Euphyllin oder Tecesal 1 Amp. und Dehydasal 1 Amp.

Als Pulver: MgO 0,3, Ephedrin 0,07, Diuretin 0,3 (Theobr. na salic.), Na phenylaethylbarb. 0,01, Dolantin 0,02, Aminophenazon 0,4, m. f. plv. tal. Ds. X, D. S. 2mal tägl. 1 Pulver.

Als Pillen: Ext. belladonn. 1,0, Ext. Opii 0,5, Rad. Ipecac. plv. 2,0 m. f. pil. Ds. L, D. S. 3mal tägl. 1—3 Pillen.

Als Zäpfchen: Eupaverin 0,05, Kal. jodat. 0,2, Ext. hyoscyam. 0,05, Ext. belladonn. 0,03, Ol. cacao 2,0, m. f. supp. tal. Ds. X D. S. abends 1 Zäpfchen oder Belladonna-Exclud-Zäpfchen 3mal tägl. 1 Zäpfchen.

Als Mixtur: Kal. sulfoguajac. 10,0, Liq. Fowl. 5,0, Ephedrin 0,6, Theobr. na salic. 4,0, Atropin sulf. 0,005, Sympatol liq. 10,0, Sir. spl. 30,0, Aq. dest. ad 200,0, D. S. 3mal tägl. 1 Eßl.

Um auf die Konstitution einzuwirken: Ca glyc. phosph. 50% 10,0, Calc. bromat. 10,0, Atropin sulf. 0,005, Dehydasal 10,0, Na phenylaethylbarb. 0,1, Sir. spl. 30,0, Aq. dest. ad 200,0. D. S. 2—3mal tägl. 1 Eßl.

Besondere Behandlungsmethode mit *Aciform I.* Man injiziert beiderseits der Wirbelsäule in Höhe der Lungenwurzeln 5—8 ccm, verteilt auf verschiedene Stellen. Wöchentlich 2—3mal.

Mit *Impletol* nach „Huneke" kann man auffallend gute Erfolge erzielen, wenn man ½—1 Amp. sehr langsam intravenös injiziert und 2 Amp. auf Brust und Rücken in der Höhe des Sternums und der Wirbelsäule intracut. verteilt. Bei jüngeren Kranken soll man an *allergisches Asthma* denken und Antiallergica versuchen. S. S. 134. Nach Gruppen geordnete Arzneimittel.

Weiterhin kann man eine *unspezif. Reiztherapie* mit Sulfartan 1 Amp., Milch- oder Eigenblut durchführen. Die Kranken sollen sich nach der Spritze hinlegen, oder Fiebertherapie mit Pyrifer oder Pyrasid.

Lungenemphysem, Emphysema pulmonum. Das Lungenemphysem bekämpfen, heißt die chronische Bronchitis und das Lungenasthma mit allen zur Verfügung stehenden Mitteln bekämpfen, denn ihr Endstadium ist meist das Lungenemphysem.

Therapie: Im großen und ganzen wie bei chronischer Bronchitis. Bei Anfällen von starker Atemnot heiße Fußbäder oder Senfbäder, heiße Umschläge auf die Brust, Einreibungen der Brust mit

Ol. Terebinth, Ol. Pini silv. aa 20, Acid. acetic. 1,0, Camphor. 5,0, vorher umschütteln.

Innerlich Kal. jodat. 10,0, Liq. Kal. arsen. 1,0, Aq. dest. ad 200,0, 3mal tägl. 1 Eßl.

Kal. jodat. 10,0, Tinct. Strychni 3,0, Aq. ad 200,0, 3mal tägl. 1 Eßl., Tinct. Lobel., Tinct. Stramon., Liq. Ammonii anis., Tinct. Opii crocat. aa 10,0, 3mal tägl. 15 Tropfen,

oder Tct. Belladonn., Tct. Quebracho, Tct. Stramon., Tct. Lobel., Tct. Digit. aa 10,0. D. S. 3—4mal tägl. 20—30 Tropfen.

Stuhlgang und Verdauung sind in Ordnung zu bringen. Wo Atemübungen noch von Erfolg sein können, sollen die Kranken tief ausatmen und dabei mit beiden Händen die Brust komprimieren oder auch durch eine zweite Person komprimieren lassen. Die Einatmung sei ziemlich oberflächlich.

Versagt das Herz seinen Dienst und es treten Dekompensationserscheinungen auf, so verordnet man Digitalis, Coffein, Campher, Cardiazol usw. oder Strophanthin intravenös. Wenn die Beschwerden sehr zunehmen, ist ohne Narkotica, *Polamidon, Dilaudid, Eukodal* oder Pantopon nicht auszukommen.

Fol. Digit. titr. pulv. 5,0, Camphor 1,0, Mass. pil. q. s. ut f. pil. Dos. L, 3mal tägl. 1 Pille.

Fol. Digit. titr. pulv. 0,1, Theobrom.-Natr. salicyl. 0,5, m. f. pulv. tal. Dos. X, 3mal tägl. 1 Pulver.

Fol. Digit. titr. pulv. 0,1, Coffein natr. benz. 0,5, Dionin Ers. 0,02, m. f. pulv. tal. Dos. X, 3mal tägl. 1 Pulver.

Lungenödem. Das Lungenödem leitet sehr oft das Ende einer akuten oder chronischen Erkrankung ein, größtenteils bedingt durch das Versagen des Herzens. Die Therapie hat sich daher besonders auf das Herz einzustellen. Senfumschläge oder heiße Umschläge auf die Brust, Aderlaß (200—400ccm), intrav. *Tecesal* mit *Strophanthin*. Besser 1 Amp. Icoral intramusk. oder ½ Amp. intrav. mit 100—200 ccm 40proz. Traubenzuckerlösung. Coffein, Camphor, Cardiazol, Cycliton, Hexeton, Sympatol zur Anregung des Herzens und des Kreislaufs. S. auch unter Herzschwäche mit Lungenödem S. 59.

Innerlich Acid. benz. 0,3, Camphor 0,1, in caps. amyl. tal. Dos. X, 2stündl. 1 Pulver. Man kann auch versuchen, bei der Ausatmung des Kranken die Brust zu komprimieren, so daß das schaumig seröse Sputum aus den Lungen ausgepreßt wird; der Kranke ist dabei auf die Seite zu legen.

Lungengangrän, Gangraena pulmonum. Ihre Ursache kann primär oder sekundär sein. Ist die Ursache eine sekundäre (geschwürige Prozesse in Mund, Rachen und Larynx, weiterhin bei schwerem Decubitus, cariösen Knocheneiterungen, puerperalen Prozessen, wodurch eine sog. embolische Gangrän in der Lunge verursacht wird), so ist natürlich diese primäre Affektion zu beseitigen. Die Lungengangrän erfordert neben kräftiger Ernährung die gleiche Behandlung wie die putride Bronchitis oder die Bronchiektasien. Der widerliche und faulige Geruch, der meist eine starke Appetitlosigkeit des Kranken bedingt, wird durch die bei der chronischen Bronchitis angegebenen Balsamica S. 32/33 bekämpft, besonders mögen Transpulmin, Olobintin genannt werden. Gegen die Fäulnisbakterien gibt man 2mal wöchentl. intravenös 0,45 Neosalvarsan oder am besten 3mal tägl. 3 Tabl. Cibazol oder Globucid. Wenn die Sulfonamide versagen, so ist Penicillin allein oder auch in Kombination mit Sulfonamiden zu versuchen. Weiterhin ist der Husten und das Fieber bei Bedarf symptomatisch zu bekämpfen (Narkotica und Antipyretica s. Bronchitis). Wird mit diesen Kuren nichts erreicht oder ist der gangränöse Herd nach der Pleura durchgebrochen, so ist chirurgischer Eingriff erforderlich.

Lungenabsceß. Hier ist die konservative Behandlung zu empfehlen, da selbst bei verzweifelten Fällen zuletzt der Absceß in die Bronchien durchgebrochen ist und ausgehustet wurde. Man gibt heiße Brustumschläge, Inhalationen von *Ol. Terebinth.*, oder man gießt *Ol. Terebinth., Ol. Eucalypt., Ol. Pini silv. aa 20,0* auf ein Tuch und läßt einatmen. Auch innerlich in Kapseln kann man *Ol. Terebinth. 0,1* oder *Myrtol 0,15* oder *Bals. Copaiv. 0,5* geben oder intramusk. *Transpulmin 0,5—2 ccm* oder Olobintin oder subcutan *Emetin. hydr.* oder intramusk. Olobintin. Auch die Neosalvarsanbehandlung mit 0,15—0,3 g pro Spritze sei empfohlen (alle 5 Tage 1 Spr., im ganzen 10 Spr.), weiterhin sei auf Trypaflavin (intravenös) und Streptokokkenserum (50 ccm intraglutäal) hingewiesen. Ein Versuch mit den Sulfonamidpräparaten ist zu machen. Gegen Husten und Schmerzen sind Narkotica zu verordnen (s. Bronchitis). Heutzutage kommt die lokale Penicillinbehandlung in Frage. Man überweise daher den Kranken ins Krankenhaus, da diese Behandlung für die freie Praxis nicht geeignet ist. S. unter Pleuraempyem S. 46. Besonders empfohlen wird Aureomycin, von dem man alle 6 Std. 500 mg peroral nach dem Essen gibt. Spätestens nach 6 Tagen tritt Entfieberung und Abnahme des Sputums ein. Ist Fieberfreiheit erreicht, so setzt man die Dosis auf 6mal 250 mg herab. Bis zum restlosen Verschwinden des eitrigen Auswurfes bleibt man bei dieser Dosis. Ist die Absceßhöhle sehr groß, so wird medikamentöse und chirurgische Behandlung kombiniert.

Croupöse Pneumonie, Pneumonia crouposa. Am meisen gefährdet sind Herzkranke, Nierenkranke, Leberkranke, Potatoren, Asthmatiker und Emphysematiker.

Therapie: Strenge Bettruhe im gut gelüfteten Zimmer. Durch den gewaltigen Fortschritt, den unsere Medizin durch die Entdeckung der **Sulfonamide** (s. d.) erfahren hat, ist auch ein Wendepunkt in der Behandlung der Pneumonie eingetreten.

Sobald nur der Verdacht auf eine Pneumonie besteht, sei es durch den Allgemeineindruck, durch die Klagen des Kranken, durch das Fieber oder andere Zeichen, so hat sofort die Behandlung mit den Sulfonamiden einzusetzen. Es ist als Kunstfehler zu betrachten, wenn man abwartet, bis eine Infiltration und Schallverkürzung aufgetreten sind, denn frühzeitig angewandt, ist die Wirkung eine überraschende und oft schon nach 12—14 Std. fühlen sich die Kranken allgemein erleichtert. Aber auch, wenn schon Infiltration und Dämpfung vorhanden sind, ist die Wirkung eine gute. Es tritt am 2. oder 3. Tag Entfieberung und allgemeine Besserung ein, aber Dämpfung und Infiltration sind noch unverändert.

Dosierung: Es ist entscheidend, daß man sofort massive Dosen verabfolgt. Man gibt zuerst 4 Tabl. und dann alle 2 Std. 2 Tabl., so daß der Kranke am 1. Tage 12—16 Tabl. bekommt. An den nächsten 2—3 Tagen geht man auf 10—12, dann auf 8—6 Tabl. tägl. zurück. Es bestehen keine Bedenken, falls das Fieber weiter bestehenbleibt, auch 12—10 Tabl. mehrere Tage lang zu verabreichen. Stößt die Einnahme der Tabletten auf Schwierigkeiten, so können entsprechende Mengen Globucid, Badional oder Eleudron (langsam injizieren) intrav. bzw. Cibazol intramusk. gegeben werden. Wichtig ist, daß die Sulfonamide mindestens 8 Tage lang gegeben werden, da sonst leicht ein Rezidiv auftritt. Es empfiehlt sich, die Flüssigkeitszufuhr zu steigern und Natr. bicarbonic. 2—3mal tägl. 1 Teel. zu verabfolgen. Die Tabl. werden am besten immer mit etwas Brei gegeben. Über schädliche Nebenwirkungen s. u. Sulfonamide. Bei sulfonamidresistenten Fällen kommt *Penicillin* in Frage. Man gibt 3—4stündl. 15000—20000 i E und steigert auf 20—40000 i E intram. oder tägl. eine intram. Injekt. von 300000 i E Depot-Penicillin bis zur Erreichung der klinischen Erscheinungsfreiheit.

Neben dieser Behandlung soll natürlich nicht die allgemeine Behandlung vernachlässigt werden. 2—3mal tägl. Prießnitzumschlag um die Brust, bei kräftigen Personen dagegen heiß mit gleichzeitigen kühlen Packungen um Oberschenkel oder Waden. Empfinden die Kranken Schmerzen an Brust oder Rücken beim Atmen, so kann man ein Senfpflaster auflegen oder einen blutigen oder unblutigen Schröpfkopf aufsetzen, wodurch meist Erleichterung gebracht wird. Auch Einreibung mit Ichthyol- oder Jodvasogen ist von gutem Erfolg.

Die *Kost* soll eine leichte sein, Brei, Suppen, Pudding, besonders viel Obst und feingeriebenes rohes Gemüse, Zitronenwasser. Auf Stuhlgang ist zu achten, sonst Einlauf.

Wenn die Sulfonamidpräparate nicht vertragen werden, was nur selten der Fall ist, kehren wir zu unseren früheren Mitteln zurück und geben 2mal tägl. langsam intrav. Solvochin oder Chinin-Calcium-Sandoz (Calgluchin) (auch intramusk.) und fügen 5 ccm Vitamin C forte hinzu. Bei *Herz- und Kreislaufschwäche* Cardiazol, Sympatol, Cycliton oder Strophanthin, Strophosid intrav. Bei Atemnot und Cyanose ein Aderlaß. Bei *cerebralen Erscheinungen* sind tägl. 2 Bäder von 30° mit kalten Übergießungen zu geben, oder, wenn kein Bad zur Verfügung steht, Ganzpackungen. Hierdurch wird die Respiration angeregt und das Befinden des Kranken äußerst günstig beeinflußt.

Sind die Kranken sehr unruhig und können keinen Schlaf finden, so gibt man *Medinal, Persedon, Noctal, Evipan, Profundol, Eldoral, Sandoptal,* bestehen gleichzeitig Schmerzen, so verordne man Veramon 0,4 oder von *Allional* 2—4 Tabl. oder von Doralgin 2 Tabl. oder Optalidon oder von Saridon 2—4 Tabl. oder 2 Tabl. Dolantin, oder 1 Amp. Dolantin intramusk. Wird hier kein Erfolg erzielt, so soll man nicht auf die wohltuende Wirkung einer Morphium- oder Dilaudidspritze verzichten. Überhaupt sorge man dafür, daß der Kranke ausreichend erquickenden Schlaf findet. Besteht starker Hustenreiz, so wird er bekämpft durch

Dilaudid 0,02, Aq. amygd. am. dil. ad 15,0, 3mal tägl. 10—15 Tropfen;
Codein. phosphor. 0,3 : 10,0, 10—15 Tropfen, Dionin Ers. 0,3 : 15,0, 3mal tägl. 10—20 Tropfen, oder Heroin. hydr. 0,02 : 15,0, bei Bedarf 15 Tropfen oder 1 ccm subcut. (Weitere Rezepte s. unter Bronchitis S. 30/31.)

Auch intramusk. Injektionen von Anastil, Hybridin und Guajektol sind von guter Wirkung.

Bei *Potatoren* mit Unruhe und Delirien sind laue Bäder mit kühlen Übergießungen von gutem Erfolg (eine schockartige Wirkung auf den gefährdeten Kreislauf habe ich niemals dabei gesehen) und rectal:

Paraldehyd 5,0, Mucil. Gummi arab. 100,0, Aq. dest. ad 200,0, auf einmal zu geben, oder 5—6 ccm Rectidon als Klysma oder 1—2 Rectidonzäpfchen.

Bei Kyphoskoliotikern, Emphysematikern, älteren schwächlichen Personen, Trinkern und bei jeder schweren Pneumonie widmet man seine besondere Aufmerksamkeit dem *Herzen.* Bei schnellem Puls kühle Kompresse auf das Herz und innerlich Fol. Digit. als Pulver oder Infus. oder Liquitalis, Digitoxin, Verodigen, Digilanid oder intravenös bzw. intramuskulär Digipurat, Digalen 1—2 ccm und Cedilanid. Am besten schon prophylaktisch intrav. Inj. mit Kombetin, Cardiazol, Traubenzucker. Den Traubenzucker ersetze ich gern durch Tecesal. Auch auf die oft lebensrettende Wirkung des Aderlasses sei hingewiesen. Tritt Herzschwäche ein, so gibt man alle 2 Stunden Campher, Cardiazol, Cycliton, Hexeton, Veritol, Suprifen, Coffein, Ephetonin, Ephedrin oder Sympatol.

Tritt bei einer Unterlappenpneumonie trotz dieser Behandlung keine Entfieberung ein und die Dämpfung über dem Unterlappen bleibt bestehen oder wird noch massiver, so führe man eine Pleuraprobepunktion aus, um kein Empyem zu übersehen. Liegt eine Oberlappenpneumonie vor und tritt keine Entfieberung ein, so denke man differentialdiagnostisch auch an Tuberkulose. Auch an eine exsudative Perikarditis ist zu denken, besonders bei linksseitiger Pneumonie, wobei oft die perikarditische Erkrankung schwerer zu erkennen ist. Liegt keine dieser Komplikationen vor und kann auch an den anderen Organen nichts Pathologisches festgestellt werden, so ist eine verzögerte Resolution anzunehmen, die bei guter Ernährung und der notwendigen Pflege in mehreren Wochen in Heilung übergeht. Röntgenbestrahlung oder Bestrahlung des ganzen Körpers mit Höhensonne oder Fön- oder Solluxbestrahlung oder Diathermie sind oft von sehr guter Wirkung. Die heißen Brustumschläge und die Arzneimittel gegen Husten und Schmerzen sind hier dieselben wie oben. Bei längerem Krankenlager reibe man den Körper täglich mit Franzbranntwein oder Campherspiritus ab, besonders an den Stellen, die für Decubitus empfindlich sind. Öfter ein warmes Bad wirkt erquickend. Bleibt das Fieber weiterhin bestehen, so achte man auf eine Veränderung des Sputums, ob sich eine Lungengangrän oder ein Lungenabsceß entwickelt. Man denke frühzeitig genug an die Penicillinbehandlung.

Katarrhalische Pneumonie, Bronchopneumonie, lobuläre Pneumonie. Die Bronchopneumonie tritt besonders als eine sekundäre Erkrankung auf bei Masern, Diphtherie, Keuchhusten, Scharlach, Grippe und

Typhus, aber auch bei jeder anderen schweren Infektionskrankheit, besonders bei Kindern und alten Leuten.

Prophylaxe: Zur Verhütung einer sekundären Bronchopneumonie ist Reinhaltung des Mundes, der Nase und des Rachens unbedingt erforderlich, auch lauwarme Bäder mit kühlen Übergießungen regen die Respiration sehr stark an, so daß das angestaute Sekret häufig ausgehustet werden kann. Stehen keine Bäder zur Verfügung, dann können sie ersetzt werden durch kühle bis lauwarme Ganzpackungen.

Therapie: Besteht schon eine Bronchopneumonie, so gibt man 2 ccm Solvochin oder 1 Amp. Chinolysin intramusk. (wenn Herzschwäche besteht, fügt man ½ mg Myokombin hinzu) und macht dann lauwarme Ganzpackungen von 25—30° oder auch nur Brustpackungen und erneuert alle 2—3 Std. Nachts bleiben die Umschläge 4—5 Std. liegen. Man hat auch hier die **Sulfonamidpräparate** mit Erfolg angewandt. Die Behandlung ist dieselbe wie bei der Lappenpneumonie (s. S. 38). Bei kleinen Kindern, die große Atemnot haben und benommen sind, gibt man warme Bäder (37°) mit kalten Übergießungen (25°) oder macht eine Senfeinwicklung (s. capilläre Bronchitis S. 31). Es ist wichtig, kleine Kinder viel umherzutragen und ältere Leute öfter im Bett aufzusetzen. Bei Erwachsenen kann man Senfpflaster auflegen oder blutige Schröpfköpfe versuchen. Von Expektorantien werden dieselben gegeben wie bei der croupösen Pneumonie.

Bei Herzschwäche: Digitalis, Campher, Coffein, bei Kindern so viel Dezigramm Digitalis auf 1 Infus. von 80 ccm, wie das Kind Jahre zählt, also für ein 2jähriges Kind:

Infus. Fol. Digit. titr. 0,2 : 70,0, Sirup. simpl. 10,0, 6mal tägl. 1 Teel. Von *Digalen* so viel Tropfen 3mal tägl., wie das Kind Jahre zählt.

Lungentuberkulose, Tuberculosis pulmonum. Da der größte Teil der Menschheit in seinen jungen Jahren durch Tuberkulosebazillen infiziert wird, aber diese Krankheit ohne besondere Krankheitszeichen überwindet, so darf man wohl annehmen, daß eine günstige Heilungstendenz besteht. Die versteckte und beginnende Tuberkuloseerkrankung kommt zuerst in die Hand des praktischen Arztes. Da Auskultation und Perkussion und Gesamtinspektion noch keine Lungentuberkulose erkennen lassen, ist vorhandener Auswurf zu untersuchen, Blutsenkungsgeschwindigkeit auszuführen und eine Röntgenuntersuchung vorzunehmen. Ohne Röntgenuntersuchung kann nicht gesagt werden, daß keine Lungentuberkulose vorliegt. Diese frühzeitig erkannte Tuberkulose ist heilbar und prophylaktisch von ungeheurem Wert für die Volksgesundheit. Ist die Krankheit weiter fortgeschritten und hat schon Lungengewebe zerstört, so sind die Heilungsaussichten weniger günstig. Alle Tuberkulosebelasteten und Tuberkuloseexponierten, wer schon längere Zeit an Erkrankung der Atmungsorgane oder der Luftröhre leidet, wer nach Grippe oder Lungenentzündung keine Erholung findet, wer Rippenfellentzündung hatte, wer an verdächtigen Drüsenschwellungen leidet, jeder Zuckerkranke, alle diese sollten unbedingt geröntgt werden. —

Die Umweltfaktoren sind für die Infektion und die Konstitution und der gesunde Ernährungszustand von entscheidender Bedeutung. Die Ertüchtigung der Jugend durch Sport, körperliche Abhärtung und Wanderungen sind die besten Vorbeugungsmittel gegen Tuberkulose.

Besonders ist auf die Alterstuberkulose zu achten. Wie oft findet man alte Leute, die immer ihre Bronchitis haben und eine schwere Infektionsquelle darstellen, wenn das Röntgen nachträglich eine Lungentuberkulose zeigt. Es müssen dann alle Familienmitglieder geröntgt werden.

Therapie: Tuberkulose heilen heißt, sie in ihrem Anfangsstadium erkennen (ein gut geschulter Blick des Arztes, eine gute Anamnese, eine gründliche physikalische Untersuchung, Temperaturmessung, Untersuchung des Auswurfs, Blutsenkungsgeschwindigkeit und Röntgenuntersuchung).

Die *Behandlung* bleibt trotz der neuen Chemotherapeutika unverändert 1. eine hygienisch-diätetische, 2. eine symptomatische, 3. eine direkte Einwirkung auf die Lunge, 4. eine spezifische.

Zu 1. Alle leichten Fälle, bei denen noch begründete Hoffnung auf Heilung besteht, sind in eine Lungenheilstätte zu überweisen. Kurdauer, wenn möglich, nicht unter einem halben Jahr. Kann der Kranke wegen Überfüllung noch nicht aufgenommen werden, so sorge man bei ihm zu Hause für ein luftiges, sonniges Zimmer, wo er bei weitgeöffnetem Fenster seine Liegekur durchführen kann. Ruhe, frische Luft und Sonne sind wirksame Heilmittel gegen Tuberkulose. Die Pflege und Ernährung sind natürlich von ausschlaggebender Bedeutung. Der Kranke muß zur Reinlichkeit und Hygiene erzogen werden. Das Eßgeschirr muß mit heißem Sodawasser gründlich gereinigt werden. Der Auswurf ist mit Lysol oder Chloramin zu desinfizieren. Früh und abends ist die Temperatur zu messen. Ist die Temperatur morgens über 37° und abends über 37,5° rektal, so ist unbedingt Bettruhe einzuhalten. Verschwindet die subfebrile Temperatur, so kann der Kranke aufstehen und bleibt weiterhin unter strenger Beobachtung.

Ernährung: Die Kost soll vollwertig und ausreichend sein. Die Speisen sollen abwechslungsreich und schmackhaft zubereitet sein, um auf den Appetit günstig einzuwirken. Auch die Geschmacksrichtung der Kranken ist zu berücksichtigen. Gegen ein Glas Wein oder Bier zu den Hauptmahlzeiten ist nichts einzuwenden. Zwischen den Hauptmahlzeiten können die Kranken noch Vollmilch trinken, so daß im Laufe des Tages 1—1½ Liter getrunken werden. Künstliche Nährmittel sind bei gesundem Appetit vollkommen entbehrlich, jedoch soll Lebertran allen Kranken, die ihn vertragen, gegeben werden. Liegt dagegen der Appetit danieder, so kann man rohe Eier geschlagen mit Traubenzucker und Rotwein oder Malztropon, Promonta, Sanatogen, Pro Ossa, Hämatopan oder anderes geben. Will man mehr Vitamine zuführen, so ständen Ca-D-Redoxon oder Nestrovit oder B-Vitamin-Komplex „Roche" zur Verfügung. Wenn wir auch wissen, daß die kochsalzfreie Ernährung nach Gerson sich nur bei Haut- und Knochentuberkulose bewährt hat und bei der Lungentuberkulose nicht von allzu großer Bedeutung ist, so soll die Kost doch kochsalzarm und reich an frischem Obst und frischen Gemüsen sein, Salat mit Zitronensaft, Melisse, Petersilie, Kerbel, Liebstöckel u. a. Die Kranken sollen keine Mastkur durchmachen, sondern nur ihr normales Gewicht erreichen. Eine zu starke Gewichtszunahme bringt keine Vorteile, sondern eine Belastung der Konstitution. Wenn Lebertran nicht vertragen wird, kann man Sanostol, Ossin oder Vigantol mit täglich sechs Tabletten Sandoz Calcium oder Calcipot oder jeden zweiten Tag eine intravenöse Injektion von Tecesal geben.

Kommt der Kranke in eine Heilstätte, so kommt er gleichzeitig in ein für seine Krankheit günstiges Klima, das bei den Freiluftliegekuren einen außerordentlich günstigen Reiz auf seinen Körper ausübt. Unser waldreiches Mittelgebirge ist wohl für alle Formen der Tuberkulose von heilsamer Wirkung. Die direkte Sonnenbestrahlung muß mit großer Vorsicht durchgeführt werden, weil man sonst leicht eine Verschlimmerung herbeiführen kann. Viele Ärzte lehnen daher die direkte Sonnenbestrahlung überhaupt ab. Die gleiche Vorsicht ist bei Bestrahlung mit künstlicher Höhensonne geboten.

Die *Tuberkulintherapie* verlangt eine gewissenhafte Auswahl der Kranken und eine genaue Beobachtung nach jeder Injektion. Die Behandlung gehört in Klinik oder Heilstätte. —

Zu 2. Symptomatisch: Wenn Fieber besteht, macht man kühle bis lauwarme Brustwickel oder auch Ganzpackungen. Bleibt das Fieber trotzdem noch bestehen, so kann man 2mal tägl. 0,2—0,3 g Pyramidon geben. Besteht gleichzeitig eine Bronchitis, so kann man 2mal tägl. 1 Amp. Anastil forte geben. Bei Nachtschweiß ist das Idealmittel Atropin. Atropin sulf. 0,012, Salvysat. ad 30,0. D. S. 3mal tägl. 20 Tropfen oder Agaricin 0,5, Pulv. et Succ. Liquirit.

4,0 m. f. pil. Ds. C. D. S. abends 1—2 Pillen. In leichten Fällen kann man abends eine Tasse Milch mit 2 Teel. Kognak geben oder 0,5 g Veronal oder eine Tasse Salbeitee oder von Salvysatum 3mal tägl. 20 Tropfen.

Bei Husten lasse man den Husten möglichst unterdrücken und den Kranken wenig sprechen. Emser oder Sodener Tabletten oder Inhalation von Emser Wasser oder von Ammon. chlorat., Ol. terebinth. aa 5,0, Aq. ad 500,0 oder eine Tasse Leinsamentee warm trinken. Wenn diese leichten Mittel versagen, versuche man Ipesandrintabletten oder -hustensaft, im Notfalle greift man zu Narkotika: Codein phosph. 0,3, Aq. dest. ad 15,0. D. S. 3mal tägl. 20 bis 30 Tropfen. — Dionin 0,3, Aq. dest. ad 15,0. D. S. 3mal tägl. 20—30 Tropfen. — Paracodin 0,4, Aq. M. pip. ad 15,0, D. S. 3mal tägl. 20 Tropfen. — Heroin hydr. 0,03, Aq. amygd. am. ad 15,0, D. S. bei Bedarf 20 Tropfen. — Dilaudid 0,02, Aq. amygd. am. ad 15,0. D. S. 3mal tägl. 15—20 Tropfen. — Eukodal 0,05, Aq. maygd. am. ad 10,0. D. S. 3mal tägl. 10—20 Tropfen. — Oder Acedicontabletten ½—1 Tabl. oder Eukodaltabletten oder Paracodintabletten oder Dicodidtabletten, auch Creosotal 3mal 30 Tropfen in heißer Milch oder Pro-Expit Tabl. 3mal tägl. 1 Tabl. erleichtern den Husten.

Bei *Haemoptoe* habe ich immer am wirksamsten gefunden, wenn man die Kranken auf einen hohen Stuhl setzt und die Beine herunterhängen läßt. Man gibt eine intravenöse Injektion von 2 Amp. Tecesal oder Calc. Sandoz sehr langsam oder 10 ccm Kongorotlösung oder 10 ccm Clauden intravenös und 5 ccm intramuskulär oder 1 Amp. Sango-Stop intramuskulär oder langsam intravenös 10 ccm Haemophobin und gleichzeitig 5 ccm intramuskulär. Zu all diesen Injektionen kann man mit Vorteil 5 ccm Vitamin C forte hinzufügen. Auf das Herz legt man eine kalte Kompresse. Die innerlichen Mittel zum Einnehmen versagen hierbei. Wenn starker Hustenreiz besteht, greife man zu den oben angeführten Narcotika. Die *Ernährung* bestehe in den ersten Tagen aus kühler Milch und Gelatinepudding und frisch ausgepreßten Obstsäften, gesüßt mit Dextropur. Für leichten Stuhlgang ist zu sorgen. Bei *Appetitlosigkeit* verordne man Mixt. pepsini oder Ext. Chin. fl., Ext. Condurango fl. aa 30,0. D. S. vor dem Essen ½ Teel. oder Kreosot 5,0, Tinct. Gentian. ad 30,0. D. S. 3mal tägl. 10—15 Tropfen. Bei *Durchfall:* Carbon. medic. 30,0, Tct. Op. spl. 5—10,0, Atropin sulf. 0,005, Cumasina liq. ad 200,0. D. S. Kräftig umschütteln, 3mal tägl. 1 Eßl.

Zu 3. Eine direkte Einwirkung auf die Lunge. Wie man bei Nieren-, Herz- und Zuckerkranken eine Schonungstherapie des betreffenden Organs in den Vordergrund stellt, so wird auch bei der Tuberkulose eine Schonung der erkrankten Lunge angestrebt. Schon in der Liegekur kommt das Bestreben, die Lunge zu schonen, zum Ausdruck, aber erst durch eine operative Maßnahme war es möglich, die erkrankte Lunge von der Atmung auszuschalten durch Anlegung eines *Pneumothorax.* An diesen früheren Maßnahmen zur Heilung der Lungentuberkulose hat sich durch die neuen Chemotherapeutica nicht viel geändert. Durch Zusammenwirkung beider haben sich aber die Heilungsaussichten außerordentlich gebessert. Die großen cirrhotisch starrwandigen Kavernen werden einer intrakavernösen Behandlung mit TB I zugeführt und können durch diese lokale Therapie eine völlige bakteriologische Sanierung unter Begünstigung einer Kavernenschrumpfung erfahren, wodurch schwere Fälle wieder operationsreif werden.

Die günstigen Fälle für Anlegung eines künstlichen Pneumothorax sind die einseitigen Erkrankungen. Wenn auch ein nicht allzu ausgedehnter progredienter Herd durch Pneumothorax zur Ausheilung gebracht werden kann, so ist sie doch bei ausgedehnten Herden und selbst größeren Kavernen nur bei gleichzeitiger Behandlung mit den neuen Chemotherapeutica und eventuell anschließenden operativen Maßnahmen möglich.

Zu 4. Eine spezifische Behandlung. Das alte Ziel, durch antituberkulös wirkende Chemotherapeutica die Krankheit zu besiegen, schwebt nicht mehr in allzu weiter Ferne, sondern ist seiner Erfüllung schon beträchtlich nahe-

gerückt. Die gewaltigen Erfolge, die schon durch TB I (Conteben), Pas und Streptomycin erzielt worden sind, sollen uns noch nicht zu allzu hohem Optimismus begeistern; denn die letzten Hoffnungen und Wünsche einer wirklich klinischen Heilung in einem vollendeten Sinne sind noch nicht erfüllt. Diese neuen Chemotherapeutica vermögen wohl die Tuberkelbazillen zu schädigen und Degenerationserscheinungen hervorzurufen, aber sie vermögen im Organismus nicht alle Bazillen zu erreichen und zu zerstören, z. B. in großen Kavernen oder tuberkulös erkrankten Lymphdrüsen. Man sieht daher die besten Erfolge bei frischen Infiltraten und frischen Aspirationsherden, also bei solchen frischen Herdbildungen, wo das Gewebe noch gut durchblutet wird und die geweblichen Schädigungen reversibel sind. Auch bei schweren exsudativen Tuberkulosen kann es durch TB I-Behandlung zur einwandfreien Besserung kommen, aber leicht treten nach Absetzen des Mittels wieder Recidive auf, so daß eine mehrjährige Dauertherapie notwendig ist. Bei der Mehrzahl der Kavernen ist es wohl möglich, eine Verkleinerung der Kavernen zu erreichen, aber erst durch operative Maßnahmen können sie geschlossen werden. Die cirrhotisch kavernösen Formen sind schwerer anzugreifen. Bei kavernisierenden, erregerstreuenden Lungenprozessen kann bei einem gewissen Prozentsatz Erregerfreiheit im Sputum erreicht werden. Die übliche Dosierung besteht in 2 mg pro kg Körpergewicht, die als durchschnittliche Tagesdosis angesprochen wird. Als oberste Grenze gelten 200 mg = 4 Tabl. Conteben zu je 0,05 g pro Tag, in Ausnahmefällen 300 mg = 6 Tabl. zu 0,05 g. ,, Je schwerer die Lungentuberkulose, also je schwerer der Abwehrkampf des Organismus oder je sensibilisierter, exsudationsbereiter der Organismus auf die pathogene Wirkung der Tuberkelbazillen-Injektion ist, desto vorsichtiger muß dosiert werden." (Sturm.) Die Dosierung muß also individualisierend der tuberkulösen Gewebsveränderung, dem Ansprechen des Patienten auf Conteben sowie der jeweiligen Verträglichkeit angepaßt werden. Unter Beobachtung des subjektiven und objektiven Befindens des Kranken wird die Dosis langsam so weit gesteigert, bis bei guter Verträglichkeit eine subjektive Besserung (eine Hebung des Allgemeinbefindens, Steigerung des Appetits) und eine objektive Besserung (Senkung des Fiebers, Besserung des Blutbildes, Gewichtszunahme und Besserung des röntgenologischen Befundes) eintreten. Bei chronischer Lungentuberkulose kann man eine Kombinationsbehandlung mit TB I (Conteben) und Pas durchführen.

Um diese Therapie mit diesen neuen, antituberkulösen, chemotherapeutischen Mitteln durchzuführen, gehören die Kranken unbedingt in die Klinik oder Heilstätte, wo sie unter genauer Beobachtung eingestellt und behandelt werden. Ist ein Kranker objektiv und subjektiv so weit gebessert, daß man von Heilung sprechen kann, dann wird er zu weiterer Beobachtung an den praktischen Arzt entlassen. S. unter Conteben.

Man darf an diese Chemotherapeutica wohl die berechtigte Hoffnung knüpfen, daß in einer nicht allzu fernen Zukunft Verbesserungen dieser Mittel herausgebracht werden, die über alle tuberkulösen Erkrankungen Herr werden.

Miliartuberkulose: Die Kost soll kräftig und leicht verdaulich sein und an Kalorien ausreichend (Brei, Suppe, Eier, Milch, Fleischsaft, Rotwein mit Ei und Zucker, Novo-Tropon, Promonta, Sanatogen, Somatose, auch gebe man Nestrovit). Bei hohem Fieber tägl. 1—2 lauwarme Bäder oder Ganzpackungen, wo dies nicht möglich, Pyramidon 0,3 oder Antipyrin 0,5 3mal tägl. Bei starken Kopfschmerzen kühle Umschläge oder Eisblase auf den Kopf. Bei meningitischen Erscheinungen wiederholte Lumbalpunktion, welche eine sichtliche Erleichterung bringt, die Kopfschmerzen und auch das Benommensein beseitigt. Als Heilmittel kommt hier besonders *Streptomycin* in Frage. Man gibt innerhalb 24 Std. 2—3 g intramusk. Bei Herzschwäche sind Exzitantien zu geben.

Lungentumoren (Carcinom und Sarkom). (Man achte auf Atemnot, Beklemmung auf der Brust, Blut im Auswurf, Heiserkeit, Drüsenschwellungen am Hals oder in der Achselhöhle, Dämpfung über der erkrankten Seite, Atemgeräusch öfter aufgehoben oder auffallend rauh und scharf, hämorrhagische Pleuraergüsse, Metastasen in Knochen, besonders Wirbelsäule, Kompression der V. cava sup.) Die Therapie ist vollkommen machtlos. Symptomatische Behandlung: Atropin und Dolantininjektionen, auch Inhalationen von Wasserdampf und Emser Wasser bringen für eine Zeitlang Erleichterung.

Lungenechinococcus. Man warte vorher ab, ob der Echinococcus ausgehustet wird. Während dieser Zeit gibt man 4mal tägl. 1 Eßl. von Kal. jodat. 10,0, Aq. dest. ad 200,0. Wartet man vergeblich auf das Aushusten und nehmen die Kräfte des Kranken sehr ab, so läßt man operieren. Wenn Operation nicht möglich, dann Röntgenbestrahlung.

Lungensyphilis. *Therapie:* Eine wiederholt durchzuführende antiluische Kur mit Quecksilber, Neosalvarsan und Jod.

Brustfellerkrankung, Pleuritis. Die meisten Pleuritiden, die klinisch als primäre imponieren, sind sekundär auf tuberkulöser Basis entstanden. Der tuberkulöse Prozeß sitzt hier oft irgendwo in der Nachbarschaft (Lunge, Bronchialdrüsen), ohne klinisch erkannt zu werden. Die einzig primäre Form scheint die *rheumatische Pleuritis* zu sein. Sie kann einem akuten Gelenkrheumatismus vorausgehen oder ihm nachfolgen, sie kann aber auch vollkommen selbständig auftreten. Weiterhin kann jede Infektionskrankheit eine Pleuritis verursachen. Im Wochenbett kann sie entstehen entweder durch eine aufflackernde Tuberkulose oder durch kleine Lungenembolien, bei Nephritis oder Gicht durch Anhäufung von Stoffwechselendprodukten, die entzündungserregend auf die Pleura wirken. Die Pleuritis ist entweder eine trockene oder eine feuchte durch Exsudation von Flüssigkeit.

Therapie: Bei **Pleuritis sicca** steht die physikalische Behandlung im Vordergrund. Vor allem Bettruhe. Um die Brust warme bis heiße Umschläge. Ich möchte hier ganz besonders die feuchtheißen Umschläge empfehlen, die trotz Fiebers von den Kranken am wohltuendsten empfunden werden. Ist das Fieber besonders hoch, so kann man gleichzeitig kühle Umschläge um die Oberschenkel oder Waden machen. Gehen durch diese Umschläge Stechen und Schmerzen beim Atmen nicht zurück, so sind Einreibungen mit Jod- und Ichthyolvasogen oder Isapogen, Jod-Dermasan sehr empfehlenswert. Jodtinktur ist weniger geeignet wegen der starken Einwirkung auf die Haut, besonders wenn gleichzeitig Umschläge gemacht werden sollen. Dafür Ungt. Jodex. Auch Auflegen von Senfpflaster und Ansetzen eines trockenen Schröpfkopfes kann versucht werden. Zu empfehlen ist die Bestrahlung mit Fön oder Solluxlampe. Wenn die Schmerzen hierdurch nicht zu beseitigen sind, gibt man 3mal tägl. *0,4 Veramon* oder 3mal tägl. 1—2 Tabl. *Allional* oder 3mal tägl. 1—2 Tabl. Doralgin oder 2 Tabl. Optalidon oder subcutan Dilaudid, Eukodal oder Morphium. Ganz besonders mag auf die sehr günstige Wirkung von *Schmierseifeneinreibung* hingewiesen werden. Man reibt 2mal tägl. Brust und Rücken mit Schmierseife oder mit Schmierseife + 10% Ol. Tereb. oder mit Liniment. Tereb. ein und legt ein warmes Tuch darum. Nach 1 Std. wird die Schmierseife mit warmem Wasser abgewaschen und der Kranke warm eingepackt. Das neuerdings so oft empfohlene Terpestrol hat vor dem alten Liniment. Tereb. keinen Vorzug. Auch Schwitzprozeduren mit Aspirin kombiniert sind zu versuchen, besonders wenn eine rheumatische Erkrankung vorliegt. Eine besonders auffallend günstige und rasche Wirkung erzielt man durch eine intrav. Injektion mit 20proz. Aminophenazon. (S. Aneuxol.) Bei Reizhusten gibt man die bei Tuberkulose erwähnten Hustenmittel. Die Kost sei kräftig und leicht verdaulich, wenn irgend möglich, ist Lebertran zu geben. Sind die Symptome abgeklungen und ist der Kranke beschwerdefrei, so halte man ihn an, täglich tiefe Atemübungen auszuführen, damit keine Verwachsungen der Pleurablätter eintreten. Ist der Patient sehr schwächlich und von

asthenischer Konstitution, so richte man ganz besonders sein Augenmerk auf eine Tuberkulose. Der Verdacht wird um so größer, wenn starker Husten mit Auswurf besteht. Man macht am besten mit dem Kranken noch eine Liegekur durch und setzt ihn auf eine kräftige Kost mit viel Butter, Milch, Lebertran, Sanostol, Detavit, verbunden mit einer Arsenkur. Auch Bestrahlungen mit Höhensonne oder Diathermie kommen hier in Betracht. Unbedingt ist der Auswurf auf Tbc. zu untersuchen, die Blutsenkung zu machen und zu röntgen.

Pleuritis exsudativa. Auch hier sind heiße Umschläge von wohltuender und auch von resorptionsanregender Wirkung. Auch Fön, Luftduschen, Thermopenetration und Höhensonne sind von günstigem Einfluß. Die Wirkung der Diuretica ist meist eine sehr zweifelhafte. Besser ist oft der Erfolg, wenn man mit Diuretica 2 Tage vor der Pleurapunktion beginnt und sie noch einige Tage nach der Punktion weitergibt. Tritt dann keine Zunahme des Urins ein, so kann man sie als zwecklos absetzen. Besteht gleichzeitig *Herzschwäche*, so kombiniert man mit Digitalis.

Infus. Fol. Digit. titr. 1,5 : 150, Theobrom.-Natr. salicyl. 5,0, Oxymel Scillae 20,0, 3mal tägl. 1 Eßl.

Fol. Digit. titr. 0,1, Euphyllin 0,25, Elaeosacch. Menth. pip. 0,3, m. f. pulv. tal. Dos. X, 3mal tägl. 1 Pulver.

Auch andere Mittel, wie *Jodkalium*, *Pilocarpin*, Abführmittel und Schwitzprozeduren, Durstkuren sind ziemlich zwecklos. Bei rheumatischer Ätiologie ist zu versuchen *Natr. salicyl. 10,0, Tinct. Aurant. 5,0, Aq. ad 200,0*, 3stündl. 1 Eßl.

Sehr wirksam gefunden habe ich ein **Cantharidenpflaster,** ungefähr von Handgröße, das man auf die erkrankte Stelle klebt und bis zum nächsten Tage kräftig Blasen ziehen läßt.

Auch intrav. Injektionen von Tecesal, die eine exsudationshemmende und eine entzündungswidrige Wirkung haben, tägl. 1—2 Amp. zu je 10 ccm sind von guter Wirkung.

Hier kommt auch mit gutem Erfolg die intrav. Aminophenazontherapie in Frage. Größere Ergüsse werden zuerst punktiert und unmittelbar 6—8 ccm Aneuxol (s. d.) gegeben. Diese Injektion wiederholt man in den nächsten 3 Tagen. Sehr langsam injizieren.

Bleibt das Exsudat trotz dieser Behandlung in derselben Höhe stehen oder steigt es noch weiter, so daß Atemnot und andere Beschwerden auftreten, so ist ohne weiteres zur *Punktion* zu greifen, auch bei bestehendem Fieber. Bei sehr großen Exsudaten wird empfohlen, nicht mehr als 1000—1500 ccm zu entnehmen, um die Gefahr von Lungenödem zu vermeiden. In manchen Fällen kann man auch ohne Störung mehr entnehmen. Wie man die Punktion vornimmt, ob mit Spritze oder Hebersystem, ist ziemlich gleichgültig, die Hauptsache ist, daß man die Flüssigkeit ziemlich langsam abfließen läßt, um unangenehme Komplikationen (Lungenödem) zu verhindern. Neuerdings wird empfohlen, anschließend an die Punktion eine kleine Menge Luft in den Pleuraraum einzublasen, um dadurch die Verklebung und Verwachsung der Pleurablätter zu vermeiden. Gleich im Anschluß an die Punktion gibt man etwa Mixt. Stokesi oder Kognak mit etwas Codein, um Schwächegefühl und Husten zu verhindern. Nach der Pleurapunktion macht man dem Kranken einen heißen Umschlag und steckt ihn ins warme Bett. Wie oben erwähnt, ist es gut, 2 Tage vor und noch 4 Tage nach der Punktion ein Diureticum zu geben. Tritt nun eine vollkommene Resorption des Exsudates ein, so soll der Kranke systematische Atemübungen durchführen, um einer Verwachsung der Pleurablätter entgegenzuwirken. Auch nachträgliche Behandlung mit Wärme und Fönbestrahlung ist sehr angebracht. Bei tuberkulösem Exsudat läßt man gern das Exsudat oder einen größeren Rest des Exsudates zur Resorption kommen, um die darin enthaltenen Immunisierungssubstanzen dem Körper zu erhalten.

Die Kost sei leicht verdaulich und kräftig, nur wenig gesalzen. In der Rekonvaleszenz gilt für schwächliche und bleichsüchtige Personen dasselbe, was bei Pleuritis sicca gesagt ist.

Zeigt sich bei der Punktion, daß der seröse Erguß schon trübe und eitrig aussieht, so muß öfters punktiert und wenn möglich die Pleurahöhle ausgespült werden, am besten mit körperwarmem unverdünntem *Presojod* einfach. Man spült zuerst die Brusthöhle mit 2proz. körperwarmer Borsäurelösung aus und füllt dann 50—200 ccm unverdünntes Presojod ein. Oder *Jod 1,0, Kal. jodat. 2,0, Aq. dest. 40,0,* hiervon werden 5 ccm auf 1 l steriles Wasser genommen. Noch besser sind die Erfolge bei der Spülung mit 1proz. Subcutinlösung. Man spült so lange, bis die Flüssigkeit klar abläuft. Danach bläst man eine kleine Menge Luft ein, um die Pleuraverwachsungen zu verhindern. Meist kommen hierdurch die Pleuritiden mit einem serösen, nur etwas eitrig getrübten sterilen Exsudat zur Heilung. Ein ausgesprochenes **Empyem** verlangte früher in den meisten Fällen Operation. Heute kommt die Penicillinbehandlung in Frage, wenn der Erreger penicillinempfindlich ist. Die intramuskuläre Behandlung ist meist nicht ausreichend, da der Entzündungswall das Mittel nicht genügend durchtreten läßt. Dies wird durch die örtliche Applikation überwunden. Man punktiert, läßt den Eiter abfließen, spült mit physiologischer Kochsalzlösung und injiziert in die Höhle — je nach Größe des Empyems — 30000—50000 E. Penicillin, die man mit 100 ccm physiologischer Kochsalzlösung verdünnt hat. Nach 2 Tagen Wiederholung. Wenn fortschreitende Besserung eintritt, nach 3—4 Tagen Wiederholung. Fieber, Blutsenkung und Leukocyt. sind maßgebend zur Beurteilung der Heilung. Die Behandlung erfordert durchschnittlich 8—12 Punktionen mit 20000—50000 E. Penicillin.

Pneumothorax. Bei Pneumothorax, der meist eine tuberkulöse Ursache hat, verhalte man sich zuerst konservativ, den Kranken läßt man ruhig im Bett liegen und gibt ihm Morphium, um seine Beschwerden zu lindern. Wenn Herzschwäche besteht, so gebe man Campher, Coffein und ähnliche Präparate. Werden jedoch die Respirationsstörungen immer stärker, so läßt man mit einer Punktionsnadel die Luft aus dem Pleuraraum ausströmen. Hat sich gleichzeitig ein großes Exsudat gebildet, so ist dies ebenfalls zu entleeren. Liegt ein Empyem bei schwerer Tuberkulose gleichzeitig vor, so punktiere man und verfahre im übrigen symptomatisch.

Mediastinaltumoren (Sarkome, Lymphosarkome). Die medikamentöse Therapie ist so gut wie machtlos. Röntgenbestrahlungen stehen im Vordergrund der Behandlung. Innerlich tägl. 2—3 g Jodkalium und eine Arsenkur.

Aktinomykose (meist im unteren Lungenlappen und anfangs fast fieberlos, später entsteht über der Dämpfungsstelle eine eigentümliche Infiltration der Haut. Untersuchung des Auswurfs auf Actinomyceskörnchen). Ist die Ausdehnung der Aktinomykose keine allzu große, so ist Operation möglich, aber auch nicht immer. Behandlung mit Supronalum, tägl. 10—12 g, morgens 4 Tabl. und alle 2 Std. 2 Tabl., bis 10—12 g erreicht sind. Penicillin ist ebenfalls von guter Wirkung, am besten Depot-Penicillin (Aquacillin comp. oder Novocain-Penicillin).

Herzkrankheiten.

Es ist wohl sicher, daß in manchen Familien eine erhebliche Disposition für Herzkrankheiten besteht. Diese Disposition wird sich bei allen Infektionskrankheiten, wo die pathogenen Mikroorganismen im Blute kreisen, am meisten bemerkbar machen, so daß der Arzt seine Aufmerksamkeit von vornherein auf das Herz einzustellen hat. In solchen Familien sollte ein übermäßiger Genuß von Alkohol, Nicotin und Coffein ganz besonders vermieden werden; auch sportliche Überanstrengungen, starke seelische Erregungen, viel

Kummer und Sorgen haben einen nachteiligen Einfluß auf das Herz. Von allen Infektionskrankheiten stehen der akute Gelenkrheumatismus und die Lues als Ursachen für einen Herzfehler im Vordergrund. Alle Rheumatiker sollten sich daher vor Erkältungen und besonders vor einer Angina in acht nehmen. Sie sollen ihren Körper mit kühlen Waschungen, mit anschließender Frottierung, abhärten (s. einleitende Worte zu Erkrankungen der Respirationsorgane), öfter täglich den Mund spülen und gurgeln. Zur Abhärtung des Körpers finde ich es ausgezeichnet, jeden Abend oder Morgen den Körper kühl abzuwaschen, abzutrocknen und dann kräftig durchzumassieren. Bei zerklüfteten Tonsillen ist es oft von außerordentlich guter Wirkung, die Tonsillen gründlich auszutupfen mit Perhydrol 3,0, Glycerin 30,0. Man achte auf Pfröpfe in den Tonsillen, die herauszudrücken sind. Die Entfernung der Tonsillen bleibt bei sehr oft rezidivierender Angina als letzte Möglichkeit übrig. Ist der Rheumatismus einmal ausgebrochen, so vermag auch oft die energischste Therapie die Entstehung eines Herzfehlers nicht zu vermeiden. Bei Lues ist eine energisch durchgeführte spezifische Therapie und eine sich anschließende jahrelange Beobachtung notwendig, um den Kranken vor solchen Sekundärerkrankungen möglichst zu schützen.

Sind wir auch bei unserer heutigen Therapie noch nicht in der Lage, die Entwicklung eines Herzfehlers mit Sicherheit auszuschalten, so sollten wir doch nach überstandener Krankheit, die das Herz schädigte, dem Kranken Richtlinien für sein Leben mitgeben, durch die das Herz geschont und nicht ungünstig beeinflußt wird. Hier kommt vor allem in Betracht: *Vermeidung von Überanstrengung, Mäßigkeit in Alkohol und Nicotin, Regelmäßigkeit und Mäßigkeit im Essen, niemals den Magen mit schwerverdaulichen Speisen überladen, besonders nicht vor dem Schlafengehen, immer auf regelmäßigen und ausgiebigen Stuhlgang achten. Täglich morgens kühle Abwaschung des ganzen Körpers wie überhaupt eine gute Hautpflege ist sehr empfehlenswert. Einer allzu starken Gewichtszunahme ist durch eine entsprechende Diät entgegenzuwirken. Gegen leichten Sport ist bei vollkommen kompensiertem Herzfehler nichts einzuwenden.*

Kommt ein Kranker wegen Herzbeschwerden in Behandlung, so ist es von großer Wichtigkeit, die Aufmerksamkeit auf den ganzen Menschen zu richten und nicht nur auf sein Herz. Man denke daran, daß die Klagen der Kranken und ihre vielen Beobachtungen, die sie an ihrem Herzen gemacht haben, sehr oft *nervöser Natur* sein können. Man suche daher genau zu erforschen, ob wirklich ein Herzfehler vorliegt oder nur eine sekundäre Störung vom Leib aus, und verschreibe *nicht ohne weiteres auf die Klagen hin Digitalis* und stelle nicht die Diagnose: Herzneurose.

Weiterhin gibt es Kranke, die über Druckgefühl auf der Brust und in der Herzgegend, über vollen Leib und über Atemnot, Schwindel klagen und einen irregulären Puls haben, so daß der Gedanke an eine Myokarditis, Angina pectoris oder einen anderen Herzfehler berechtigt sein kann. Aber auch hier sei man vorsichtig und denke daran, daß eine *gestörte Verdauung, ein aufgetriebener Leib, Meteorismus* (große Magenblase, Gasansammlung in der linken Colonflexur mit Zwerchfellhochstand) *die gleichen Erscheinungen auslösen können.* Man bezeichnet diesen Krankheitszustand als **gastro-kardialer Symptomkomplex.** Bringt man hier die Verdauung in Ordnung, so verschwinden gar bald alle genannten Symptome und auch der Puls ist wieder regulär. Mit blander Diät und reizlosen Abführmitteln kommt man zum Ziele. (Ausführlicher besprochen in der Modernen Ernährungstherapie.) Fettsüchtige sucht man zu entfetten. Bei Gärungsdyspepsie kommt die Fleisch-Fett-Diät in Betracht. Auch 3mal tägl. 2 Tabl. Enzypan, Festal, Intestinol oder Luizym und Combizym (Cumacarbo und Cumasina A. D. L., das gleichzeitig abführend wirkt) nach dem Essen ist zu versuchen. Auch Atemübungen sind sehr empfehlenswert. Der Leib wird rhythmisch kräftig vorgestoßen, eine Zeitlang in dieser Stellung gehalten und dann ebenso kräftig zurückgezogen, soweit es möglich ist. Die seelische Behandlung ist nicht zu vernachlässigen.

Liegt ein organischer Herzfehler vor, so soll man dem Kranken seinen Herzfehler nicht verheimlichen, sondern ihn mit Ruhe und in angemessener Form, ohne ihn zu ängstigen, darauf aufmerksam machen. Gleichzeitig ist mit Ernst und Nachdruck darauf hinzuweisen, daß sein Wohlergehen und die normale Funktion seines Herzens zum großen Teil von seinem Lebenswandel, von der Vernunft und der Energie abhängen, mit der er die Verhaltungsmaßregeln befolgt.

Bei einem kompensierten Herzfehler ohne objektive Kreislaufstörung kommt man meist mit physikalisch-diätetischer Behandlung aus (CO_2- oder O_2-Bäder, leichte Kost, nie zuviel essen, guten Stuhlgang). Liegt dagegen ein dekompensiertes Vitium vor, so wird unser therapeutisches Handeln vom Grade der Kreislaufstörung bestimmt. Hier setzt neben anderen auch die *Digitalistherapie* ein. Die Dosierung ist nach Romberg folgende:

Unter 7 Jahren 3—4mal tägl. 0,025 Fol. Digit. titrat.

Zwischen 7 und 10 Jahren 3mal tägl. 0,05 Fol. Digit. titrat.

Zwischen 10 und 15 Jahren 4—6mal tägl. 0,05 Fol. Digit. titrat.

Zwischen 15 und 50 Jahren 3mal tägl. 0,1 Fol. Digit. titrat.

Jenseits des 50. Jahres 3—4mal tägl. 0,05 Fol. Digit. titrat.

Zwischen 70 und 80 Jahren 1—2mal tägl. 0,05 und steigt nur, wenn kein Erfolg.

Bei perpetueller Arrhythmie 4mal tägl. 0,1.

Bei fiebernden Kranken ist die Dosis zu erhöhen.

Bei Hypertonie, pulsierenden Aneurysmen, bei frischen Embolien ist die Dosis klein zu wählen.

Dies bleibt natürlich nur ein Schema und die Dosierung muß vom Arzte bald über-, bald unterschritten werden.

Das *Infus Digit.* ist leicht dem Verderben ausgesetzt und wird daher am besten mit 3proz. Spirit. vini verordnet. Da die Digitalisdroge bei vielen Kranken Magenbeschwerden und Verdauungsstörungen hervorruft, so kann sie auch rectal als Zäpfchen oder Klysma verabreicht werden oder durch die in reicher Auswahl vorhandenen Digitalispräparate ersetzt werden, die die isolierten Glykoside der Digitalisdroge enthalten und so gut wie frei von unangenehmen Nebenwirkungen sind (*Verodigen, Digalen, Digitoxin, Liquitalis, Digipuratum, Digipan, Digitalysat, Gitapurin, Diginorm, Digifolin, Digilanid, Fandigal,* auch *Folinerin* aus Oleander und *Convallan* aus Maiblume müssen hier erwähnt werden).

Besonders gut verträglich, rasch wirksam und von großer therapeutischer Breite ist Cedilanid, 7—10 Tropfen 3mal tägl. oder 1—2 Suppos. tägl. oder 2—4 ccm intrav. oder intramusk. tägl.

Kommen Kranke mit schwerer Kreislaufstörung in Behandlung, wo Gefahr im Verzuge ist, so kann man Digitalispräparate auch subcutan, intramuskulär oder intravenös in höheren Dosen verabreichen, um eine schnellere Wirkung zu erzielen. Wo die Digitalispräparate versagen, können die Scillapräparate: *Cardiacum Delicia, Scillaren* und *Scillikardin* oft mit gutem Erfolg versucht werden. Von schneller Wirkung sind auch Strophanthinzäpfchen: Strophanthin 0,0003—0,0005 g, Ol. Cacao 1,5, m. f. supp. tal. Dos. X. 2mal tägl. Von sofortiger und geradezu überraschender Wirkung ist eine intravenöse Injektion von *Strophanthin Boehringer* (Kombetin) oder Strophosid. Man beginnt mit ½ mg in schweren Fällen und verdünnt auf 20 ccm physiol. Kochsalzlösung oder 40proz. Traubenzuckerlösung. *Als höchste Tagesdosis ist 1 mg nicht zu überschreiten. Die Injektionen sind langsam und mit großer Vorsicht auszuführen.* Will man gleichzeitig eine bessere Ernährung des Herzens durch Erweiterung der Coronargefäße erzielen, so gebe man Strophadenyl mit Traubenzucker oder ¼—½ mg Strophanthin, ½—1 Amp. *Euphyllin* oder

Euphyllin-Calcium oder 1 Amp. Deriphyllin oder Deriphyllin comp. (Deriminal), so daß die Injektion besteht aus: ½ mg Strophanthin, ½ Amp. Euphyllin = 0,24 g (oder 1 Amp. Deriphyllin), 40proz. Traubenzuckerlösung ad 20 ccm. Am besten gibt man 10 ccm Traubenzucker und 10 ccm Calcium. Neben den Injektionen kann man täglich noch 2 Euphyllinzäpfchen geben. Als Pulver ist es am besten zu vermeiden, da all diese Purinderivate etwas störend auf die Verdauung einwirken und Übelkeit hervorrufen. Ist das Herz leidlich kompensiert, so kann man morgens und abends ein Zäpfchen einführen lassen: Strophanthin 0,0005, Cardiazol 0,06—0,1, Euphyllin 0,3 (oder Deriphyllin 0,3), Ol. Cacao 1,5, m. f. supp. tal. Dos. X. D. S. morgens und abends 1 Zäpfchen. Bekommt der Kranke Darmreizung mit Durchfall, so fügt man noch Pantopon 0,02 oder 0,2 Anaesthesin hinzu.

Für Camphora trita und Ol. camphor. sind verträglichere Präparate in Gebrauch gekommen: *Camphedrin, Camphorgelatinetten, Cadechol, Hexeton, Cardiazol, Coramin, Suprifen, Sympatol, Veritol, Veriazol,* die per os zu nehmen sind.

Zur *Injektion:* Campher-Henning, Hexeton in blauen Ampullen zur intravenösen, in braunen Ampullen zur intramuskulären Injektion, Coramin zur subcutanen, intramuskulären und intravenösen Injektion. Cardiazol und Cycliton zur subcutanen und intravenösen Injektion. Veritol, Variazol und Suprifen subcut. und intramusk., im Kollaps auch intrav. Besteht neben der Herzschwäche gleichzeitig eine Nierenschädigung, so gibt man Hexeton am besten nicht, da dies 15—25% Natr. salicyl. enthält, wodurch eine Reizwirkung auf die Nieren ausgeübt wird.

Wenn trotz all dieser Mittel — auch in höchsten Dosen — Herz- und Gefäßsystem erschlaffen, so ist noch ein Versuch mit 0,5—1,0 ccm *Adrenalin* subcutan zu machen. Besonders bei Infektionskrankheiten, wenn es gilt, in den Tagen der Krisis das versagende Herz den letzten Kampf bestehen zu lassen, injiziert man Adrenalin. Hierfür gibt man jetzt besser Ephetonin, Ephedrin oder Sympatol subcutan oder intramuskulär, oder intramuskulär Icoral.

Bei Irregularität, Extrasystolen, Tachykardien, besonders bei den paroxysmalen, stehen zur Behandlung die Chininpräparate im Vordergrund: Chinidin sulfur. 0,2, Fol. Digit. plv. 0,1, 2—3mal tägl. 1 Pulver. Oder man gibt Digitoxin in hohen Dosen, wenn vorher noch kein Digitalis gegeben wurde. (S. Digitoxin.) Die *Basedow-Tachykardien* werden dadurch nicht herabgesetzt, aber die subjektiven Herzbeschwerden werden günstig beeinflußt. S. Gynergen, Ergocholin und Basedow.

In bezug auf die *Kost* mag hier nur kurz erwähnt werden, daß die Ernährung eine *Schonungstherapie* sein soll, durch die eine Herabsetzung des Gesamtstoffwechsels und dadurch eine Schonung des Herzens erzielt wird. Die Kranken bekommen öfter des Tages kleine Portionen, die sie langsam essen sollen. Die Getränke sind möglichst einzuschränken, wo es notwendig ist, wird die Karellkur durchgeführt. Alles weitere bei den einzelnen Herzkrankheiten.

Die *physikalische Therapie*, die in kühlen Waschungen, Abreibungen mit Franzbranntwein oder Abklatschen des Körpers mit nassen Tüchern oder in Kohlensäurebädern besteht, hat den Zweck, anregend auf die Hautzirkulation, auf den Tonus der Gefäße zu wirken und durch Erweiterung der peripheren Gefäße die Arbeit des Herzens zu unterstützen und zu erleichtern. Die Bäderbehandlung setzt erst ein, wenn das Herz kompensiert ist. Die Kohlensäurebäder sollen 30—35° C warm sein. Wöchentlich werden 2 Bäder gegeben von höchstens 20 Min. Dauer. Im ganzen 20—30 Bäder. Man kann die Badewanne mit einem Leinentuch überdecken, damit die Kranken nicht die Kohlensäure einzuatmen brauchen. Bei älteren Leuten können anstatt der Kohlensäurebäder mit dem gleichen Erfolg Sauerstoffbäder verabreicht werden. Auch elektrische Wechselstrombäder, faradische und Vierzellenbäder bringen oft subjektive Erleichterung. Weniger bekannt, aber doch von recht guter Wirkung, sind die sog. *Bürstenbäder.* Man reibt den Kranken am ganzen Körper mit Schmierseife ein, setzt ihn in die nur halb gefüllte Badewanne (35° C) und reibt ihn mit einer weichen Bürste kräftig ab. Man kann gegen Ende des Bades das Wasser etwas abkühlen. Wöchentlich 2 Bäder, im ganzen 15 Bäder. Für Herzkranke mit gut kompensierten Herzen sind leichte Turnübungen im Freien im unbekleideten Zustande (Luft- und Sonnenbad), bei rauher, kalter Witterung im Zimmer, sehr empfehlenswert. Besonders ist dies den Kranken zu empfehlen, die infolge von konstitutioneller Schwäche oder Fettsucht (Debilitas cordis) über Herzbeschwerden klagen und den durchschnittlichen Anforderungen des Lebens nicht gewachsen sind. Kräftige Massage des ganzen Körpers und besonders des Bauches mit Massageapparat „Jungborn".

Nervöse Herzstörungen. Die nervösen Herzbeschwerden, die in Herzklopfen, Herzschmerzen, Angstgefühl, Arrhythmie, Aussetzen des Pulses, Tachykardie, Druck und Gefühl der Beengung auf der Brust bestehen, können ausgelöst werden durch zu schnelles Wachstum oder Überanstrengung in den Entwicklungsjahren (Cor pendulum), aber auch durch Erkrankung der Verdauungsorgane (Gallenblase!) mit Verstopfung und starker Gasbildung. Auch die Konstitution ist nicht ohne Bedeutung, und oft liegt eine starke nervöse Überreizung insbesondere der Sexualsphäre vor. Aus den Beschwerden und der Art der Schilderung, die der Kranke über seinen Zustand gibt, vermag der Arzt meist die nervöse Natur des Herzleidens zu erkennen. Trotzdem ist durch gründliche Untersuchung ein organischer Herzfehler auszuschließen. Besonders ist auf Mitralstenose zu achten, oft tritt auch durch einen überstarken Ehrgeiz das bisher verborgene Mißverhältnis zwischen körperlicher Leistungsmöglichkeit und willensmäßigen Anforderungen zutage, wenn Spitzenleistungen erstrebt werden. Ich stelle niemals die Diagnose: Herzneurose, denn immer ist eine andere Ursache zu finden, und wo dies wirklich nicht der Fall ist, haben wir eine allgemeine nervöse Konstitution (eine Neurose).

Therapie: Die seelische Beeinflussung steht bei nervöser Konstitution im Vordergrund der Behandlung. Man überzeuge die Kranken von der Harmlosigkeit ihrer Beschwerden, davon, daß ihr Herz leistungsfähig und gesund sei, und suche sie von dem krankhaften Gedanken, daß sie einen Herzfehler hätten, zu befreien. *Digitalis und ähnlich wirkende Herzmittel sind möglichst zu vermeiden.* Man verordne 2mal wöchentl. 1 Fichtennadelbad oder 2 g Rosmarinöl auf 1 Vollbad. Eine *Einreibung* von Camph. 5,0, Ol. Eucalypt., Ol. pumilion. aa 20,0, Acid. acet. 0,5 auf die Herzgegend ist meist von guter Wirkung (psychisch!). An Arzneimitteln kann man *Baldriantee* oder *Baldriantropfen, Physival* oder *Mixtura nervina* oder Extr. Valer. fl., Extr. Lupuli fl., Extr. Visci fl. à 10,0 D. S. 3mal tägl. 30 Tropfen, oder *Bromural, Adalin, Sedobrol, Baldrinorm* oder *Corydalon, Validol, Valisan, Valofin, Valylperlen, Neobornyval, Nervophyll* oder das gut verträgliche Calcibronat (1—3 Eßl. Granulat tägl.) verordnen. Auch Bellergal, 3mal tägl. 1—2 Tabl., ist ein mildes Beruhigungsmittel, ebenso günstig wirkt Persedon, 3mal tägl. ½ Tabl. Bei schwächlichen, bleichsüchtigen Personen achte man auf die richtige Ernährung, viel frische Luft und genügend Schlaf, und verordne Eisen mit Arsen: Lq. Fowleri 5,0, Tct. Valer. 20,0, Tct. Fe. pomat. ad 100,0. D. S. 3mal tägl. 1 Teel. Umschütteln! oder Arsen-Feometten. Liegt die Ursache in einem Magen- oder Darmkatarrh mit aufgetriebenem Leib, so reinige man zuerst den ganzen Verdauungstractus durch Ricinusöl, gebe einige Wochen lang jeden 3. Tag ein Klistier mit Kamillentee oder 1—2 Eßl. Kamillosan auf 1 l Wasser als Klistier und eine leicht verdauliche Kost (stets auf die Gallenblase achten!). Bei länger dauernder Verstopfung gebe man abends 1—2 Teel. voll Normacol oder 1—2 Eßl. voll von: Ol. Menth. pip. gtt. I, Paraff. liq. puriss. ad 200,0 oder 1 Würfel Pasta Palm, oder Extr. strychn. 0,05, Extr.

frangul. fl., Extr. Sagrad. fl. à ad 100,0. D. S. 2—3mal tägl. 1 Teel. In der Kost ist Vollkornbrot, Obst, Gemüse, Joghurt, Sauermilch zu bevorzugen. Gegen *Darmblähungen* Fol. Menth. pip. 60, Fol. Trifol. 20,0, Fruct. Foenic. 30,0, Rhiz. Calami 10,0, Rad. Valer. 30,0 als Tee, 2 Teel. voll für eine Tasse Tee, oder ½—1 Teel. Tct. carminativa oder Rp. Magnes. perhydrol. 25% 10,0, Carbo medicinal. 30,0, Fruct. Foenicul. plv., Fruct. Anisi plv., Fruct. Carvi plv. aa 5,0, Resorcin 3,0, m. f. pulv. D. S. 3mal tägl. 1 Teel. voll in Wasser, oder Intestinol-, Cumacarbo-, Enzypan-, Festal- oder Luizym-tabletten, oder 3mal tägl. 2 Allisatindragées oder abends 2 Teel. Allicepan. Gehen hierauf die Darmblähungen nicht zurück, so gebe man tägl. 1—3 Amp. Tonephin oder Prostigmin intramusk.

Schädliche Angewohnheiten, wie übermäßiges Rauchen, Trinken usw., suche man durch aufklärende Worte soweit als möglich abzustellen. Bei *Schlaflosigkeit Mixtura nervina, Bromnervacit, Adalin* usw., bei *Kopf-schmerzen*

Pasta Guarana 0,3, Dimethylaminophenazon 0,3, m. f. pulv. tal. Dos. X, 3mal tägl. 1 Pulver.

Bei Herzschmerzen Einreiben der Herzgegend mit

Camphor, Chloralhydrat aa 15,0, Menthol 0,5 oder Auflegen eines Senf-pflasters. Man achte auf Rippenneuralgien!

Zur Allgemeinbehandlung Natr. glycer.-phosphoric. 50% 20,0, Extr. Strychn. 0,05, Extr. Chinae fluid. 10,0, Extr. Valer. fl. 10,0, Sirup simpl. 50,0, Tct. fe. cps. ad 300,0, 3mal tägl. 1 Eßl. Umschütteln!

Bei **nervöser Tachykardie** legt man den Kranken mit leicht erhöhtem Oberkörper hin und läßt den Kopf nach hinten beugen. An der linken Hals-seite massiert man den Vagus mit der rechten Hand, an der rechten mit der linken Hand, indem man mit dem Daumen vor dem St. cl. m. und mit dem Zeigefinger hinter demselben vom Schlüsselbein aufwärts bis zum Unter-kiefer streicht (Czermakscher Handgriff). Auch Galvanisation des Halses wird empfohlen. In schweren Fällen intravenös *Chinin. dihydrochlor. carba-midat.* Die Injektionen müssen langsam und vorsichtig ausgeführt werden. Vorsichtige *Diathermiebehandlung* bringt oft gute Erfolge (Ampere 0,5—1,0, Dauer 5—10—15 Min.).

Liegt bei der **paroxysmalen Tachykardie** eine Kreislaufinsuffizienz vor, so führt eine Behandlung mit *Strophanthin* in häufigeren kleinen Dosen zum vollen Erfolg. Man gibt zuerst $^1/_{10}$—$^2/_{10}$ mg (0,0001—0,0002), nach wenigen Stunden eine zweite und nach weiteren Stunden eine gleich starke intra-venöse Injektion. Nach Beendigung des Anfalls gibt man noch tägl. oder jeden 2. Tag eine gleich hohe Dosis Strophanthin über 24 Wochen. S. Digitoxin. Liegt **keine Herzinsuffizienz** vor, so werden die besten und schnellsten Erfolge mit *Doryl* erzielt. Man gibt $^2/_{10}$—$^5/_{10}$ der 1-ccm-Amp. (0,00025 g) subcut. Der Puls wird absinken. Steigt er nach Minuten oder Stunden wieder an, so wiederholt man die Injektion mit der gleichen Stärke. Eine 3. Injektion ist nur selten notwendig. Um allen Komplikationen aus dem Wege zu gehen, injiziert man vorher 2—3 ccm Cardiazol intramusk. Atropin, das Gegen-mittel des Doryls, sollte stets zur Hand sein. Die Weiterbehandlung kann mit Doryltabletten geschehen, tägl. 1—2—3 Tabl. Neben dieser Behandlung ist dafür Sorge zu tragen, daß der Stuhlgang normal ist, Blähungen beseitigt und immer nur kleine Mahlzeiten eingenommen werden. Gegen Blähungen: Einlauf mit Kamillentee, Enzypantabl., Luizymtabl., Combizym, Cuma-carbo-, Allisatintabl., Alloton, Comallysatum, Carbo medic., Tinct. carmi-nativ. Allicepan, abends 2 Teel, besonders Prostigmininjektionen intramusk. zur Anregung der Darmtätigkeit.

Nervöse Herzkranke schicke man nie in Badeorte für Herzkranke, sondern nur in allgemeine Erholungsbäder.

Organische Herzfehler. Durch eine sorgfältig aufgenommene Anamnese stelle man die Ätiologie der Herzerkrankung fest, ob das Herz in der letzten

Zeit bei der Arbeit schneller versagte als früher und ob schon Ödeme bestanden haben.

Kompensierte Herzfehler. Organische Herzfehler, die in gut kompensiertem Zustande ohne objektive Beschwerden sind, bedürfen keiner Behandlung. Treten subjektive Beschwerden auf, so lege man vorerst mehr Wert auf allgemeine Schonung, regele die Ernährung (leicht verdauliche Kost, nie den Magen überladen, regelmäßiger Stuhlgang), verbiete jede Unmäßigkeit im Essen, Trinken und Rauchen und mache den Kranken darauf aufmerksam, daß bei einem ausgeglichenen Herzfehler die Leistungsfähigkeit nicht immer gleich gut sei und sein Wohlergehen von einem gleichmäßigen Lebenswandel abhänge, der keine allzu großen Anforderungen an das Herz stellt.

Man verordne wöchentlich *2 Kohlensäure-* oder *Sauerstoffbäder* oder *Neurogenbäder*. Die Temperatur soll nicht über 35° C sein und die Badedauer nur 5—10 Min., nach dem Bad 1—2 Std. Ruhe. Auch elektrische Bäder sind zu versuchen. Tägl. kleinere Spaziergänge, um dadurch die Blutbewegung zu fördern, sind angezeigt, jedoch nicht bis zum Auftreten von Atemnot. Auch Atemübungen und Massagen sind aus dem gleichen Grunde empfehlenswert. Eine 4—6wöchige Kur in einem Bad wie Nauheim, Kissingen, Orb oder Oeynhausen hat oft eine wohltätige Wirkung auf den Zustand des Kranken, da die Kranken dort vollkommen ihrer Krankheit angemessen leben und dadurch schonend und kräftigend auf ihr Herz gewirkt wird. Sind die Kranken gleichzeitig etwas nervös und aufgeregt und klagen über Schlaflosigkeit, so verordne man *Baldriantee* oder *-tropfen, Physival* oder *Hovaletten* oder *Baldrinorm* oder
Menthol. Valerian. 5,0, *Extr. Valer. fl., Extr. Lupuli fl.* ā ad 30,0. Umschütteln. 3mal tägl. 20 Tropfen. Natr. diaethylbarb., Pyraz. phenyl. dim. aa 2,5, Atropin. sulf. 0,005, Extr. Valer. fl. 10,0, Sir. spl. 30,0, H_2O ad 200,0 am Nachmittag und Abend 1 Eßl. Umschütteln! oder
Adalin, Bromural, Noctal, Evipan, Persedon, Medinal, Profundol, Somnacetin, Sandoptal, Somnifen usw. Digitalis und ähnliche Präparate sind bei kompensierten Herzen zu vermeiden. Ist ätiologisch eine Lues festgestellt und im Blut die WaR. positiv, so führe man eine antisyphilitische Kur durch (Bismogenol, Bismutrat, Biluen, Liulan, Neosalvarsan in kleinen Dosen, Jodkalium, Dijodyl).

Dekompensierte Herzfehler. Bei einem dekompensierten Herzfehler gibt es verschiedene Grade von Insuffizienz, von der leichteren *Bewegungsinsuffizienz* bis zur schwereren *Ruheinsuffizienz*. Stellen sich die typischen Symptome einer Herzinsuffizienz (Atemnot, Cyanose, Abnahme der Harnausscheidung, hochgestellter Harn, Ödeme) ein, so ist unbedingte Bettruhe notwendig. Oft gehen allein durch körperliche und seelische Ruhe, leichte Kost und Flüssigkeitseinschränkung, Beseitigung von Schmerz und Schlaflosigkeit die Insuffizienzerscheinungen vollkommen zurück, besonders bei Mitralfehlern. Auch vorsichtige Diathermiebehandlung (0,5—1 Amp. 5 bis 10 Min.) führt oft zu gutem Erfolge. Liegen jedoch schwere Dekompensationserscheinungen vor, so setze man den Kranken im Bett ziemlich aufrecht oder, wenn hierbei die Atembeschwerden noch unerträglich sind, in einen Lehnsessel.

Bei leichter Dekompensation, wo man noch keine periphere Stauung feststellen kann, wo aber doch schon latente Ödeme besonders an den unteren Extremitäten bestehen könnten, macht man den **Kauffmannschen Versuch**: Man gibt dem nüchternen, im Bett liegenden Kranken morgens stündl. 150 ccm Tee oder Wasser zu trinken. Stündlich läßt er Urin, der gemessen wird. Nach 3 Std. wird das Fußende des Bettes hochgestellt. Die stündliche Flüssigkeitszufuhr wird fortgesetzt. Bleibt die Urinausscheidung jetzt auch dieselbe, so besteht bei gesunder Niere eine Kompensation des Herzens. Steigert sich dagegen die Urinmenge beträchtlich, so spricht dies für Ausschwemmung latenter Ödeme. Diese Prüfung auf latente Dekompensation spielt besonders vor großen Operationen eine wichtige Rolle.

Herzinsuffiziente mit manifesten Ödemen ergeben keinen positiven Kauffmann.

Die sehr oft bestehende *Verstopfung* und der gleichzeitig bestehende *Meteorismus* sind zu beseitigen, am besten durch Ricinusöl oder Einlauf und Tct. carminativa. Enzypan-, Intestinol- und Luizymtabletten, Allicepan (ebends 2 Teel.) können versucht werden. In schweren Fällen durch Einlegen eines Darmrohres.

Liegt hochgradiger *Hydrothorax* oder *Ascites* vor, so ist vorsichtig zu punktieren und die Flüssigkeit langsam abzulassen, und zum Schlusse 1 Amp. Salyrgan durch den Troikart in die Bauchhöhle oder durch die Kanüle in die Brusthöhle zu spritzen. Man verbietet dem Kranken möglichst das Sprechen und den Empfang von Besuch. Durch seelischen Zuspruch kann man oft auf die Kranken beruhigend und dadurch gleichzeitig auf das Herz günstig wirken. Bei *Schmerz* und *großer Unruhe* und Atemnot gebe man unbedenklich bei Erwachsenen eine Merz-Morf- oder Dilaudid- oder Eukodalinjektion, die von äußerst angenehmer und beruhigender Wirkung auf den Gesamtzustand und damit auch auf das Herz des Kranken ist. Bei *Kindern* verordne man *Paracodinsirup* oder *Pantoponsirup* teelöffelweise oder 1 Würfel Sedobrol. Bei Herzklopfen kühle Kompressen auf das Herz.

Um den in seiner Kraft versagenden Herzmuskel wieder anzuregen, gibt man Digitalis, die nicht nur auf das Herz, sondern auf das gesamte Gefäßsystem im günstigen Sinne einwirkt. Man verordnet entweder

Digitalis pulv. 0,1, Sacchar. alb. 0,5, m. f. pulv. tal. Dos. X, 3—4mal tägl. 1 Pulver,

oder Infus. Digit. titr. 1,0 : 150, Spirit. vini 5,0, 3—4mal tägl. 1 Eßl.

Besteht gleichzeitig allgemeine Unruhe, so verordne man:

Infus. Digit. 1,0 : 150,0, Natr. bromat. 10,0, Natr. diaethylbarbitur. 2,0, Tct. Valerian 10,0. D. S. 3mal tägl. 1 Eßl.

oder in Pillenform: Fol. Digit. plv. 0,05, Ext. faecis q. s. m. f. pil. tal. Dos. L. D. S. 3mal tägl. 2 Pillen, oder 3 Tage lang 5—6 Tabl. Digitoxin, am 4. bis 6. Tage je 3—4 Tabl. und dann noch 1—2 Tage je 2—3 Tabl. Immer Pulskontrolle! Ist Kompensation erreicht, dann tägl. 1—½ Tabl.

Die Digitaliswirkung ist genau zu kontrollieren, man achte auf Zunahme des Harns, auf kräftigen, regelmäßigen Puls, Abnahme der Pulsfrequenz. Im allgemeinen sind 1,5—2,0 g Digitalis notwendig, um das Herz wieder ins Gleichgewicht zu bringen, es gibt aber auch Kranke, die bedeutend mehr brauchen. Ist der Puls auf 70—80 Schläge heruntergegangen, so wird Digitalis abgesetzt. Sinkt er tiefer als 60, so ist sofort abzusetzen, bleibt er über 100, so ist die Digitaliskur als zwecklos zu betrachten, vorausgesetzt, daß Digitalis genügend hoch dosiert worden war.

Wenn trotz der Digitalismedikation die Harnausscheidung schwach bleibt und der Puls sich zwischen 70 und 80 bewegt, so kann Digitalis in kleineren Dosen 2mal tägl. 0,1 weitergegeben werden. Um die Diurese anzuregen, kann man Digitalis mit Diuretin, Theocin natr. acet., Euphyllin oder Deriphyllin kombinieren, die gleichzeitig eine günstige Wirkung auf das Herz ausüben durch Erweiterung der Kranzgefäße. Auch Folinerin als Tropfen und Zäpfchen hat eine gute diuretische Wirkung. Auf Harnstoff sei hingewiesen, von dem man tägl. 20—60 g gibt. (S. Ituran.)

Rezepte: Digital. pulv. titr. 0,1, Theobrom. natr. salicyl. 0,5, m. f. pulv. tal. Dos. X, 3—4mal tägl. 1 Pulver.

Digital. pulv. titr. 0,1, Diuretin 0,5, m. f. pulv. tal. Dos. X, 3—4mal tägl. 1 Pulver.

Digit. pulv. titr. 0,1, Theocin natr. acet. 0,3, Cardiazol 0,06, m. f. pulv. tal Dos. X, 3—4mal tägl. 1 Pulver.

Fol. Digit. pulv. titr. 0,1, Euphyllin 0,3 (Deriphyllin 0,3), m. f. pulv. tal. Dos. X, 3—4mal tägl. 1 Pulver.

Infus. Fol. Digit. titr. 1,0 : 150, Theobrom. natr. salicyl. 5,0 (oder Theocin natr. acet. 3,0, Euphyllin 3,0, Deriphyllin 3,0), 3mal tägl. 1 Eßl.

Infus Digit. titr. 1,0 : 150, Liq. Kali acet., Oxymel Scillae aa 25, 3mal tägl. 1 Eßl.

Inf. Digit. titr. 1,0 : 150,0, Calc. chlorat. 5,0, 3mal tägl. 1 Eßl.

Inf. Digit. 1,0 : 150,0, Na. jodat 2,0, Theobr. na. salic. 5,0, Aq. M. pip. ad 200,0. D. S. 3mal tägl. 1 Eßl.

Da die Fol. Digit. von vielen Kranken nicht gut vertragen wird und Übelkeit und Appetitlosigkeit hervorruft, Digitoxin, das gut vertragen wird, oder ein Digital. infus. 0,5 : 50,0 nach Reinigungsklysma rectal oder Digital. plv. 0,15, Theobrom. na. salic. 0,5, Cardiazol 0,1, Öl. Cacao 1,5, m. f. supp. tal. Dos. X. D. S. 2mal tägl. 1 Zäpfchen, oder die Digitalisdispertsuppositorien oder Digitalis-Excludzäpfchen verabreichen, oder man gibt die modernen Digitalispräparate, die nur die wirksamen Glykoside der Droge enthalten und daher so gut wie keine Nebenwirkungen haben:

Verodigen 3mal tägl. 1 Tabl., *Digalen* 3mal tägl. 10—30 Tropfen oder 3—4 Tabl. und mehr tägl., *Digifolin* 3mal tägl. 20 Tropfen oder 3mal tägl. 1 Tabl., *Diginorm* 3mal tägl. 20—30 Tropfen oder 3mal tägl. 1—2 Tabl., *Digipurat* 3—4mal tägl. 1 Tabl. oder 20 Tropfen, *Digitalysatum* Bürger 3mal tägl. 15—25 Tropfen, *Liquitalis* 3mal tägl. 20 Tropfen, *Pandigal* 3mal tägl. 15—20 Tropfen oder 3mal tägl. 1 Tabl., *Digilanid* 3mal tägl. 15—25 Tropfen oder 1 Tabl. oder 2mal tägl. 1 Zäpfchen, oder Lanata-Dispert oder Lanatysatum.

Durch besonders rasch einsetzende starke Wirkung und große therapeut. Breite zeichnet sich **Cedilanid** aus, 3mal tägl. 7—10 Tropfen oder 2mal tägl. 1 Supp.

Fast alle diese Präparate können auch intravenös und intramuskulär in Dosen von 1 ccm und mehr gegeben werden. Um die Wirkung von Digitalis zu verstärken, versetze man die Injektion mit einem Kalkpräparat, z. B. Digipurat 1—2 ccm + 10 ccm Calc. Sandoz oder Calmed oder + 10 ccm Euphyllin-Calcium zur *intravenösen* Injektion. Auch 1 Amp. Cardiazol kann man hinzufügen. Langsam injizieren. Das im Handel erschienene *Adovern* und *Cardiotonin* scheinen eine besonders gute Wirkung zu haben, wenn gleichzeitig eine erhebliche Leberstauung vorliegt. Folinerin wirkt besonders gut auf die Diurese. Auch Convallan kann empfohlen werden.

Ist die Insuffizienz derart, daß der *Kranke in Lebensgefahr* schwebt, so ist der Eintritt der Digitaliswirkung oft nicht schnell genug. Man gibt daher **Strophanthin** (Kombetin) oder Strophosid intravenös. Ist schon vorher vergeblich Digitalis gegeben worden, so beginnt man mit kleinen Strophanthindosen (0,2—0,3 mg). S. u. Kombetin Boehringer und bes. u. Strophoral.

Um hierbei allen unangenehmen Überraschungen aus dem Wege zu gehen, verdünnt man das Strophanthin mit 20 ccm 25proz. Traubenzuckerlösung oder Tecesal und injiziert langsam und vorsichtig. Allmählich steigere man die Dosis bis zur vollen Wirkungsdosis, jedoch niemals höher als $\frac{1}{2}$ mg. Ist die Wirkung eingetreten, so gibt man nur noch jeden 2. oder 3. Tag eine Injektion. Hier sei besonders auf *Corhormon* (s. d.) hingewiesen, das man zusammen mit Multisaccharid intrav. gibt.

Um gleichzeitig entwässernd auf den Körper und kräftigend auf das Herz durch Erweiterung der Kranzgefäße einzuwirken, ziehe man in die Spritze zum Strophanthin noch 1 Amp. Deriphyllin oder $\frac{1}{2}$—1 Amp. Euphyllin und fülle mit 25proz. Traubenzuckerlösung oder M_2Woelm (Bienenhonig) oder Melven auf 20 ccm auf. Bei höheren Euphyllindosen tritt öfter Übelkeit auf. Die Injektionen sind ebenfalls langsam und vorsichtig zu geben. Man kann auch Euphyllin in Zäpfchen (fertig im Handel) rectal verordnen. Ist die Wirkung von Euphyllin nicht ausreichend, so gebe man morgens 1 Zäpfchen Novurit oder Salyrgan (wöchentl. 2mal), die eine gute diuretische Wirkung besitzen, aber bei vielen Kranken reizend auf den Darm wirken. Jede orale Medikation

ist in solchen schweren Fällen am besten zu unterlassen, da die Verdauung schon durch den Stauungskatarrh daniederliegt. *Wenn die Ödeme sehr hartnäckig sind und dieser Medikation nicht weichen wollen*, so kombiniere man Strophanthin ¼—½ mg mit Salyrgan oder Novurit oder Esidron 1—2 ccm und 20proz. Traubenzucker ad 20 ccm, besser Tecesal, und injiziere langsam intravenös. Man kann auch Strophanthin in der angegebenen Verdünnung intravenös und Salyrgan intramuskulär geben. Hierdurch können in einem Tag 4—6 l Wasser ausgeschieden werden. Man sollte bei schweren Herzfehlern Salyrgan, Novurit oder Esidron niemals allein ohne ein Herzkräftigungsmittel geben, da durch das Freiwerden von großen Flüssigkeitsmengen aus dem Gewebe das Herz sehr in Anspruch genommen wird. *Diese Diuretica dürfen nicht gegeben werden, wenn gleichzeitig eine Nierenschädigung oder chronische Leberstauung mit Ikterus* vorliegt oder die Kranken kachektisch sind.

Einen guten Diureseeffekt erzielt man ferner durch intravenöse **Decholin**injektionen, welche man auch mit Digitalis oder Strophanthin kombinieren kann. Hieran ist vor allem zu denken, wenn eine Verordnung von Hg-Präparaten kontraindiziert ist und eine starke Leberstauung besteht. In geeigneten Fällen kann auch Decholin mit Salyrgan und Traubenzucker kombiniert werden.

Eine auffallend starke diuretische Wirkung besitzt das durch seine große therapeutische Breite gekennzeichnete Cedilanid. An der diuretischen Wirkung ausgewertet, erwiesen sich nach Kroetz 0,25 mg intravenöses Strophosid, 0,4 mg intramuskuläres Cedilamid und 0,8—1 mg perorales Cedilanid als gleichwertig. Da es nicht wie die anderen Digitalispräparate an die Serumalbumine des Blutes gebunden wird, tritt seine Wirkung besonders rasch ein. S. Cedilanid.

Ist durch diese Behandlung der Kranke aus der Gefahrzone gerettet und gebessert, so versucht man zwischen den einzelnen Spritzen ein immer größeres Intervall einzuschieben und gibt an diesen injektionsfreien Tagen 2mal tägl. 1 Zäpfchen von Kombetin 0,0004—0,0005, Euphyllin 0,3 (Theobr. na. sal. 0,3), Cardiazol 0,1, Ol. Cacao 1,5, m. f. supp. tal. Dos. X, um allmählich zur Digitalis überzugehen, die man mit den oben angegebenen Diuretica kombinieren kann. Digit. plv. 0,1, Cardiazol 0,06, Theobr. na. sal. 0,4, Ol. Cacao 1,5, m. f. supp. tal. Dos. X. D. S. früh und abends 1 Zäpfchen. Wenn Reizhusten vorhanden ist, fügt man hinzu: Dilaudid 0,002 oder Dicodid 0,006. Auch Purostrophantabl. (2mal tägl. 1 Tabl.) haben eine deutlich günstige Wirkung.

Wenn der Magen wieder Arzneimittel vertragen kann, so verordne man:

Digipurat 10,0, Euphyllin 3,0 (Deriphyllin 5,0), Aq. Menth. pip. 50,0, Aq. dest. ad 175,0, 3—4mal tägl. 1 Eßl.

Digitalysat. Bürger 10,0, Coffein. natr. benz. 2,0, Liq. Kal. acet. 40,0, Sirup. simpl. 30,0, Aq. ad 200, 3mal tägl. 1 Eßl.

Inf. Digit. titr. 1,0 : 150,0, Calc. chlorat. 5,0, Cardiazol 1,0, Theobr. na. sal. 5,0, 3—4mal tägl. 1 Eßl.

Cardiaci Delicia 10,0, Diuretin 5,0, Physival 15,0, Embran 20,0, NaBr 10,0, Sir. spl. 30,0, H_2O ad 200,0. D. S. 2mal tägl. 1 Eßl.

Bei innerer Unruhe und Schlaflosigkeit:

Dionin Ers. 0,02, Natr. phenyläthylbarbituric. 0,02, Digipurat 0,1, Theobrom. natr. benz. 0,5, m. f. pulv. tal. Dos. X, 3mal tägl. 1 Pulver,

oder Infus. Digit. 1,0 : 140, Natr. bromat. 10,0, Natr. diaethylobarbitur. 2,0, Codein phosphor. 0,2, Aq. Menth. pip. ad 200,0. D. S. 3mal tägl. 1 Eßl.,

oder NaBr, KBr aa 5,0, Ext. Valer. fl. 15,0, Tct. Digit. 10,0, Tct. Strophant. 8,0, Aq. Menth. pip. ad 200,0. D. S. 2—3mal tägl. 1 Eßl. Umschütteln!

oder Cedilanid 10,0, Extr. strychni 0,05, Theobr. na. sal. 3—5,0, NaJ 1,0, Cardiazol 1,0 (Na. diaethylobarbit. 2,0), Sirup. simpl. 20,0, H_2O ad 200,0. D. S. 2mal tägl. 1 Eßl. Umschütteln! Bei gleichzeitiger Blutdruckerhöhung bleibt Extr. strychni weg.

Als ein gutes Diureticum sollen noch die Aivosantabletten erwähnt werden, die bei manchen Kranken eine starke Harnflut hervorriefen. Bei Kranken mit starker Leberstauung, bei denen *Salyrgan* versagte, hilft oft eine *intravenöse Decholingabe* von 1,5 g. Auch auf die diuretische Wirkung der *Leberpräparate* sei hingewiesen.

Schwinden trotz dieser energischen Therapie die Ödeme nicht, so kann man unter strengster Asepsis an der Außenseite der Oberschenkel 3—4 cm lange Schnitte bis auf die Fascie machen und sterilen Mull und Zellstoff zum Aufsaugen der Flüssigkeit darüber legen. Oder man macht die *Curschmannsche Drainage*, indem man in jeden Oberschenkel einen Troikart einsticht, den Führungsstab entfernt und einen Schlauch zum Abfließen der Flüssigkeit daran befestigt. Man läßt bei ruhigen Kranken diese Nadel Tag und Nacht liegen, auf diese Weise können mehrere Liter Flüssigkeit abfließen. Leider verstopfen sich aber die Hohlnadeln oft durch Blutgerinnsel. Besser und ungefährlicher ist die **Stichelmethode nach Munk,** bei der man nach Reinigung des Unterschenkels 5—6 Stichwunden mit einer mittelstarken Kanüle setzt. Der Kranke sitzt am besten auf einem Stuhle und hat die Beine in einer Wanne. Anschließend an diese Punktion kommt dann auch öfter die natürliche Diurese in Fluß. Besteht gleichzeitig ein *Stauungskatarrh*, durch den der Kranke sehr mit Husten geplagt wird, so verordne man Acedicon, Paracodin, Codein, Dionin usw., s. unter Bronchitis, oder das letzte obige Cedilanidrezept, dem man noch Codeinphosph. 0,3 oder Dilaudid 0,03 hinzufügt.

Flüssigkeitszufuhr. Die Zufuhr von Flüssigkeit richtet sich nach dem Grade der Insuffizienz. Bei geringen Insuffizienzerscheinungen kann man tägl. 1200 ccm Flüssigkeit gestatten, liegt dagegen eine schwere Dekompensation mit starken Ödemen vor, so setzt man den Kranken am besten auf die **Karellsche** Kur. Der Kranke bekommt 3 Tage lang nur 800 ccm Milch pro Tag auf 4 Portionen verteilt. Wir gestatten gleichzeitig 4 Zwieback mit etwas Butter. Meist setzt eine kräftige Diurese ein. Klagen die Kranken über Durst, so kann man die Kranken öfter mit kaltem Wasser gurgeln lassen oder eine Scheibe Zitrone oder Eisstückchen oder Neu-Cesoltabletten geben. Bei lästiger Trockenheit im Munde schreibe man zum Mundspülen und Reinigen der Zunge folgendes Wasser auf: Na. biborac., Na. bicarbon. aa 6,0, Glycerin 25,0, Aq. 400,0, Tct. Menth. pip. gtt. XV.

Anstatt der Karellschen Kur kann man ebensogut einige **Obsttage** durchführen, die vielen Kranken angenehmer sind. Man gibt tägl. 1 kg gutes, rohes Obst. Bei Schwer-Herzkranken, die wieder einigermaßen im Gleichgewicht sind, lasse ich jeden Montag und Dienstag Obsttage durchführen, die den Kranken glänzend bekommen und stets eine vermehrte Urinausscheidung zur Folge haben.

Da man durch systematische **Atemübungen** nicht nur eine Verbesserung des Gasaustausches, sondern auch eine Förderung des venösen Blutstromes durch stärkere intrathorakale Druckschwankungen und atemsynchrone Kontraktionen des Venensystems erzielt, so verweise ich auf die Seite 73 beschriebenen Atemübungen hin. Eine bestehende Hypertonie wird hierdurch nicht geheilt.

Kost: Anschließend an die Karellsche Kur ernähre man die Kranken mit leichtverdaulichen Speisen, die man immer in kleineren Portionen alle 3 Std. reicht. Am besten sind Milchspeisen, wie Grieß und Reisbrei, Pudding, durchgeschlagene Hafer- oder Gerstensuppe, Mehlsuppe, Kartoffelbrei, weichgekochte Eier, Weißbrot, Zwieback, Butter, Geflügel, Kalbfleisch, Blumenkohl, Spinat, Kompott, frisch ausgepreßte Obstsäfte, gesüßt mit Dextropur. Es ist wichtig, eine Kost zu wählen, die bei ausreichendem Kaloriengehalt dem Kreislauf möglichst wenig Widerstände bereitet. Die Flüssigkeitsaufnahme ist ganz besonders zu beschränken, evtl. durch Obst zu ersetzen, besonders, wenn noch Ödeme bestehen. Bei Besserung von Schwerdekompensierten lasse ich 2 Obsttage hintereinander wöchentlich durchführen, was

den Kranken sehr gut bekommt und auf die Entlastung des Kreislaufs außerordentlich günstig einwirkt. Die Eiweißkost ist möglichst zu beschränken und die Kohlehydrate in den Vordergrund zu stellen (Hafer, Grieß, Reis, Mehl, Mondamin, Kartoffeln, als Zucker nur Dextropur). Von rohem Obst: Äpfel, Apfelsinen, Trauben, Pfirsich, Erdbeeren, Himbeeren, Ananas, Bananen, von Gemüsen: Spinat, Möhren, Spargel, Schwarzwurzel, Teltower Rübchen. Als Eiweißträger können Quark, leichter Käse, Eier, Geflügel, Kalbfleisch dienen. Als Fett nur gute ungesalzene Butter. Die reinvegetarische Kost hat die günstigste Wirkung auf ein dekompensiertes Herz. Die Kost ist allgemein einzuschränken, da bei Kreislaufkranken der Muskeltonus von Magen und Darm herabgesetzt ist, wodurch leicht ein Gefühl von Magenfülle, Auftreibung und Beklemmung mit asthmatischen Zuständen eintritt. Diese Wechselwirkung zwischen Kreislaufschwäche und Verdauungsapparat ist stets zu beachten. Liegt der Appetit ganz danieder, so gebe man Stomachica.

Tinct. Rhei vinos., Elix. Aurant. comp. aa 20,0, Tinct. Strychn. 5,0, 3mal tägl. 30 Tropfen,

Extract. Condurango. fl., 3mal tägl. 1 Teel.,

Extract. Chinae fl., 3mal tägl. 20—30 Tropfen,

HCl 2,0, Tct. Strychni 3,0, Tct. arom., Tct. Chin. cp. à 5,0, Sirup. simpl. 40,0, Tct. fe. comp. ad 200,0. D. S. zum Essen 1 Eßl.

Mixt. Pepsin. 200,0 oder *Acidolpepsin*, angenehmer *Citropepsin*, oder *Pankreontabletten*, auf regelmäßige Stuhlentleerung ist zu achten.

Besteht gleichzeitig auch Verstopfung, so gebe man 2—3mal tägl. 1 Teel. von: Extr. Chin. fl. 5,0, Extr. strychni 0,05, Extr. frangul. fl., Extr. sagrad. fl. à ad 100,0.

Bäder: Während der Dekompensation ist Bäderbehandlung zu vermeiden. Erst im Stadium der Kompensation ist damit zu beginnen, s. oben S. 52.

Mitralstenose. Hierüber mögen noch einige Worte besonders gesagt sein, sie zählt zu den schweren Herzfehlern und fordert von den Kranken große Einschränkung im ganzen Lebenswandel. Selbst im kompensierten Zustande treten bei geringer Anstrengung schon leicht Atemnot, Schwindel, Cyanose und Herzklopfen auf. Sie macht am meisten von allen Herzfehlern subjektive Beschwerden. Ohne daß Ödeme an den Füßen auftreten, können schon deutliche Lungenstauungskatarrhe vorhanden sein und verleiten daher den Arzt manchmal zur Diagnose einer Lungentuberkulose. Die Mitralfehler zeigen öfter eine Herzarrhythmie, ganz besonders die Mitralstenose, wo oft auch eine ausgesprochene Arrhythmia perpetua eintritt. Die Therapie ist hier ganz besonders eine Schonungstherapie, große und plötzliche körperliche oder seelische Anstrengungen sind zu vermeiden. Man schütze den Kranken gegen Erkältung durch Abhärtung, Abreibung mit Spiritus oder Franzbranntwein, warme Unterkleidung, sorge für regelmäßigen und leichten Stuhl, kein Überladen des Magens mit schwer verdaulichen Speisen.

Bei dekompensierter Mitralstenose mit Lungenstauung macht man sofort einen Aderlaß und gibt die peripheren Kreislaufmittel. Dann beginnt man vorsichtig mit 2mal tägl. 0,05 g Digitalis. Bei Strophanthin geht man nicht über $\frac{1}{4}$ mg. Strenge Bettruhe, Diät: immer wenig essen. Bei reiner Mitralstenose leistet 0,2—0,3 mg Scillaren intrav. Ausgezeichnetes. Bei leichten Fällen verordnet man 3mal tägl. 0,05 Digitalis und läßt diese monate- bis jahrelang nehmen (*chronische Digitaliskur*). Auch kann man es kombinieren mit *Chinin. hydrochlor. 0,05—0,1.* Ist der Herzfehler kompensiert und bleibt noch eine ausgesprochene **Arrhythmie** bestehen, so kann man *Chinidin sulfuric.* versuchen. Man gibt am Abend 0,2 Chinidin, am nächsten Tage 3mal 0,4 g 3 Tage lang, dann geht man mit der Dosis allmählich zurück und setzt am 8. Tage aus. Oder nach Wenkebach: *Fol. Digit. titr. 3,0, Chinin hydrochlor. 3,0, Strychnin nitr. 0,01. Massa ad pil. 30,* tägl. 6 Pillen, 4—5 Tage lang.

Auch auf die günstige Wirkung von intravenösen Injektionen einer 25proz. Traubenzuckerlösung sei hingewiesen.

Aorteninsuffizienz. Für gewöhnlich ist man bei diesem Herzfehler mit Digitalismedikation zurückhaltend. Wenn aber der Puls klein, unregelmäßig und sehr frequent wird, so ist Digitalis indiziert. Hirnblutungen oder Drucksteigerungen sind eine Kontraindikation. Bei Stauungserscheinungen (Stauungslunge und Stauungsleber) schickt man einen Aderlaß voraus und beginnt dann mit Digitalis, deren Dosis man allmählich steigert bis 0,4 pro Tag. Am besten wird es kombiniert mit Diuretin oder einem ähnlichen Präparat. Rp. Jod-Ca-Diuretin 0,6, Digit. pulv. 0,1, Extr. strychni 0,02, Cardiazol 0,06, Na. diaethylbarb. 0,01, m. f. pulv. tal. Dos. X. D. S. 2—3mal tägl. 1 Pulver. Man kann auch Digitalis rectal als Suppositorien oder Infus. geben. Versagt Digitalis, so gilt Coffein als ein ausgezeichnetes Mittel. Man achte bei Digitalismedikation darauf, daß keine Bradycardie entsteht. Man wählt daher am besten Digitalispräparate, wie Verodigen und die Digilanidpräparate, noch mehr zu empfehlen Scillaren tägl. 0,25—0,35 mg intrav. Auch 10—20 ccm einer 40proz. Traubenzuckerlösung intrav. ist empfehlenswert. Mit Strophanthin sei man ganz besonders vorsichtig, am besten gebe man überhaupt keine Injektion oder beginne mit $\frac{1}{4}$—$\frac{1}{3}$ mg und steigere nicht über $\frac{1}{2}$ mg.

Aorteninsuffizienz auf luischer Basis. Die Lues führt besonders an dem aufsteigenden Teile der Aorta zu einer Mesaortitis, die zu einer Erweiterung der Aorta, zu einer Insuffizienz der Aortaklappen oder auch zu einem Aneurysma führt.

Behandlung: Man leitet die Kur ein mit 2mal tägl. 1 Eßl. folgender Mixtur: Na. jodat. 10,0, Hydrarg. bijodat. 0,07,Aq. dest. ad 200,0. Allmählich steigert man auf 4mal tägl. 1 Eßl. nach dem Essen. Gleichzeitig erhält der Kranke wöchentl. 1 ccm Bismogenol intramusk. Nach der 2. Woche wird die Kur noch kombiniert mit Neosalvarsan. Man beginnt mit 0,15 g, steigert auf 0,3 g und bleibt bei 0,45 g als Höchstdosis stehen. Jede Woche eine intravenöse Injektion zusammen mit der intramuskulären Wismutinjektion. Kurdauer 14 Wochen. Jährlich 2 Kuren. Besteht gleichzeitig Bronchitis, so gebe man *Na. jodat. 10, Liq. Ammon. anis. 5,0, Aq. ad 200,0.* Zur Nachkur Bismutrat oder *Merjodin* oder Spirozid (s. dies.). Bei anginösen Beschwerden hat sich oft eine intravenöse Injektion von 20 ccm einer 40proz. Traubenzuckerlösung sehr gut bewährt. Oder Jod-Ca-Diuretin 0,6, Erythroltetranitrat 0,03, Cardiazol 0,5, Digit. pulv. 0,1, Hydrarg. bijodat 0,007, Dilaudid 0,002, m. f. pulv. tal. Dos. X. D. S. 2—3mal tägl. 1 Pulver. Der Erfolg der antiluischen Behandlung bleibt leider öfter aus.

Akute Herzschwäche, Kollaps. Die akute Herzschwäche kann bei schweren Infektionskrankheiten, starken Blutverlusten, Verbrennungen und schweren körperlichen Anstrengungen auftreten. Die Herzinsuffizienz ist stets mit Strophanthin intravenös zu behandeln. Bei der akuten Herzschwäche tritt nicht nur eine Erschlaffung des Herzens, sondern ganz besonders des Gefäßsystems auf (mangelhafte Tonisierung des Gefäßsystems durch ungenügende Durchblutung der vegetativen Zentren). Es kommen daher zu therapeutischen Eingriffen besonders Mittel in Frage, die sofort auf Herz und Gefäßsystem wirken, wie Campher und Coffein, Ephetonin, Ephedrin, Sympatol. Das Campheröl oder in kombinierter Form mit Äther: *Camph. 2,0, Ol. Amygd. dulc. 8,0, Aether sulf. 2,0,* werden in der letzten Zeit mehr und mehr ersetzt und verdrängt durch synthetisch hergestellte Campherpräparate, die bei der Injektion weniger schmerzhaft sind, niemals Nekrosen machen, sich schneller resorbieren und auch intravenös injiziert werden können. *Campherlösung Höchst, Coramin, Cardiazol,* 2 Analeptica, deren Kreislaufwirkung durch eine Erregung des Vasomotorenzentrums zustande kommt, *Suprifen* und *Veritol, Veriazol* haben besonders eine starke venöse Kreislaufwirkung. Sämtliche Präparate sind in Ampullen und können intramuskulär und intravenös gegeben werden. Auch Sympatol und Ephetonin intramuskulär sind hier von guter Wirkung. Gleichzeitig kann man per os 3mal tägl. 1—2 Tabl. *Cadechol, Cardiazol* oder *Coramin* geben. Von ebenso großer Bedeutung wie Campher ist *Coffein* in einer 20proz. Lösung. Es ist ein gutes zentrales Erregungsmittel mit kräftiger Wirkung auf das Vasomotorenzentrum, gleichzeitig hat es eine kräftigere periphere Herzwirkung.

Coffein natr. salicyl. 4,0 : 20,0.

Man gibt bei akuter Herzschwäche zu gleicher Zeit 1 ccm Coffeinlösung und 2 ccm Cardiazol und wiederholt bei Bedarf nach ½—1 Stunde die Injektion. Auch Kombetin ½ mg oder Kombetin-Coffein intravenös hat eine ausgezeichnete Wirkung, wenn notwendig, nach 4—6 Stunden Wiederholung mit 0,25 mg Strophanthin. Ist die akute Herzschwäche überwunden, so gebe ich: Rp. Cedilanid 10,0, Sympatol, Cardiazol à 0,8, Embran ad 20,0. D. S. öfter am Tage 20 Tropfen.

Ist die Dekompensation im Abklingen, so bleiben die Kranken weiterhin im Bett und erhalten leichte Streichmassagen, besonders an den Extremitäten. Hierdurch soll die Stauung des Blutes in der Peripherie, die für den Kreislauf sehr nachteilig ist, beseitigt werden. Um reflektorisch über das Gefäßsystem eine bessere Durchblutung des Herzens zu erzielen, kann man die ansteigenden Teilbäder nach Hauffe geben. Man läßt den linken Arm in eine Armbadewanne legen und bedeckt ihn mit Wasser von 33—35° C und erhöht die Temperatur innerhalb von 15 Min. auf 41—45° durch Zuschütten von heißem Wasser.

Wird man zu einem Kranken mit akuter Herzschwäche gerufen und es stehen einem keine Arzneimittel zur Anregung des Herzens zur Verfügung, so packe man Hände und Füße in warme Umschläge, lege heiße Kompressen auf das Herz, oder, wenn Senfmehl zur Verfügung steht, warmen Senfbrei oder ein Senfpflaster auf das Herz. Zu trinken gebe man starken Kaffee, Sekt.

Liegt **Herzschwäche mit Lungenödem** vor, so gibt man die herzanregenden Mittel, macht einen Aderlaß von 200—300 ccm und mehr, je nach Konstitution, und infundiert anschließend 200—300 ccm 25proz. Traubenzuckerlösung. Hierdurch wird ein vermehrter Einstrom von Flüssigkeit aus dem Gewebe und damit auch aus der Lunge ins Blut bewirkt. Als intrav. Spritze hat sich sehr gut bei Lungenödem eine Strophanthin-Calcium-Injektion bewährt: Tecesal 10—20 ccm, Strophanthin ½ mg langsam injizieren. Sauerstoffeinatmung!

Sehr gut bewährt haben sich bei Kollaps, besonders nach Operationen, die intravenösen Dauertropfinfusionen mit physiol. Kochsalzlösung oder Normosal. Man läßt bei schweren Fällen in der ersten ½ Std. 500 ccm in die Vene fließen, dann immer langsamer, so daß innerhalb 24 Std. 1500 ccm einfließen. Hat sich der Kranke gut erholt, so unterbricht man die Infusion und beobachtet den Kranken. Tritt Verschlechterung ein, so wird weiterhin infundiert. Man kann in der Infusionsflüssigkeit zur Erhöhung der Wirkung für 24 Std. geben: Entweder 3 ccm Cardiazol oder 3—4 ccm Ephedrin oder 3 ccm Digalen. Auch kann man gleichzeitig 3 ccm Cardiazol mit 4 ccm Ephedrin der Flüssigkeit zusetzen. S. akute Herzschwäche S. 58.

Paroxysmale Tachykardien s. nervöse Herzkrankheiten.

Bradykardien. Bei Hirntumoren, Meningitis, Ikterus, Grippe und infektiösen Darmerkrankungen kann der Puls verlangsamt sein. In diesen Fällen ist die Grundkrankheit zu behandeln.

Beruht die Bradykardie aber auf einer Erkrankung des Herzens (Reizleitungsstörungen, partieller Herzblock), so sind wir in unserer Therapie so gut wie machtlos. Die Ursache zu dieser Erkrankung können arteriosklerotische oder luische Veränderungen am Herzen sein. Im ersteren Falle sind wir ziemlich machtlos, im zweiten kann oft durch eine antiluische Kur Besserung erzielt werden. Um die Bradykardie als Symptom vorübergehend etwas zu bessern, habe ich den Kranken wochenlang täglich eine intravenöse Injektion von 2—3 mg *Atoxatrin*, 1 Amp. *Euphyllin* = 0,24 g und 20 ccm 40proz

Traubenzuckerlösung gegeben, die sehr gut vertragen wurde. Der Puls stieg nach der Einspritzung meist um 10—15 Schläge höher als ohne die Spritzen. Besonders bei den Kranken möchte ich die Injektion empfehlen, die zu Adams-Stokesschen Anfällen neigen. Um die Pulszahl zu erhöhen, sei man ja mit Adrenalin vorsichtig, da ich danach bedrohliche Zustände gesehen habe. Bei Arterienverkalkungen sind Jodpräparate zu geben, s. unter Arteriosklerose.

Coronarinsuffizienz, Angina pectoris, Stenokardie. *Symptome:* Ein zusammenziehendes, beklemmendes, die Brust einschnürendes Gefühl, verbunden mit Angst und Schmerzen, die entweder hinter dem Sternum oder am ganzen Herzen gefühlt werden und meist nach dem linken Arm ausstrahlen. Die Dauer des Anfalls beträgt einige Minuten. Der Anfall kann ausgelöst werden durch Anstrengung, Abkühlung, durch schnelles Gehen. Stehenbleiben läßt die Beschwerden wieder verschwinden. Der Anfall kann auch in der Ruhe, auch nachts im Bett den Kranken überraschen. Kollaps und Rhythmusstörung kommen nicht vor. Die Ursache ist eine Coronarinsuffizienz. Nimmt die Herzleistung zu, ohne daß das Coronarsystem sich den vermehrten Blutbedürfnissen der Herzmuskelzelle anpassen kann, so kommt es zu einer Coronarinsuffizienz. Bei einem gesunden Herzen paßt sich die Herzdurchblutung schnellstens der Herzleistung an. Liegt eine Sklerose der Coronargefäße vor, so kann die Anpassung nicht erfolgen und es kommt zu Druckbeschwerden, zu einer Brustenge mit Schmerzen. Aber auch ohne Sklerose kann eine mangelnde Fähigkeit zur Erweiterung der Gefäße bestehen. Daher sehen wir schon jugendliche Kranke (von 35 Jahren aufwärts) mit dem klinisch ausgesprochenen Bilde der Coronarinsuffizienz. Eine Coronarlues tritt ziemlich selten auf. Durch ein Mißverhältnis zwischen Herzdurchblutung und Herzleistung wird ein Sauerstoffmangel des Herzens hervorgerufen. Dieser Sauerstoffmangel bedingt den typischen Angina-pectoris-Schmerz. Bekannt ist, daß Nicotin ein Gefäßgift ist und in verengerndem Sinne auf die Coronargefäße einwirkt. Ferner kommen reflektorische Vorgänge über den Nerv. vagus (der die Coronargefäße verengert, der Sympathicus erweitert) in Betracht, daher werden seelische Erregungen oft zur Ursache. Bei dem gastrokardialen Symptomenkomplex von Roemheld können vom Magen-Darmkanal durch Vagusreflex Anfälle ausgelöst werden, auch bei Grippe und starken Witterungsschwankungen, wie bei Föhn, können Coronarbeschwerden auftreten. Bei den jugendlich Kranken findet man oft vegetative Störungen, Neurasthenie, sexuelle Störungen. Durch häufige Coronaranfälle kann durch die ungenügende Ernährung des Herzmuskels eine Funktionsschwäche des Herzmuskels auftreten, so daß wir eine Kombination von Coronarinsuffizienz und Herzinsuffizienz haben. Differentialdiagnostisch ist in Betracht zu ziehen: Myokardinfarkt, Asthma bronchiale (Blutbild: Eosinophilie), asthmatische Zustände bei sekundärer Schrumpfniere (Asthma uraemic. Harnbefund: besonders das niedrige spez. Gew., das höchstens bis 1012 ansteigt, also kein Stauungsharn).

Therapie: Jeder Fall von Angina pectoris ist ernst zu nehmen, da man unangenehme Zwischenfälle niemals voraussehen kann. Dem Kranken sind seelische Erregungen und körperliche Anstrengungen fernzuhalten. Vor allem Maßhalten in Bewegung und im Essen. Nie etwas Kaltes trinken, nie den Magen überladen, Stuhlgang regeln. Der Kranke soll alle seine Beschäftigungen in Ruhe und ohne Überhasten ausführen, nicht zu schnell gehen, besonders nicht gegen kalten Wind ankämpfen, keine aufregende Unterhaltung führen. Trockene Witterung ist der Krankheit günstiger als die naßkalte und schwüle. An kalten Tagen warme Kleidung, besonders die Brust warmhalten, Taschentuch vor den Mund halten. Das Rauchen ist vollkommen zu verbieten. Um die Haut gegen äußere kalte Einwirkungen unempfindlicher zu machen, reibe man täglich den Körper, besonders die Brust, mit Franzbranntwein, Acetum aromaticum oder reinem Alkohol ab. Um auf der Brust ein wohltuendes Wärmegefühl hervorzurufen, reibe man ein mit

Campher 2,0, Ol. Tereb., Ol. Eucalypt. aa 15,0, Acid. formic. gtt. XV. (vorher umschütteln) oder Camph., Chloralhydrat aa 20,0, Menthol 2,0, Acid. formic. gtt. XV. und lege ein warmes Flanelltuch darauf.

Um allgemein das Gefäßsystem günstig zu beeinflussen, sind Bäder von 32—35° oder Kohlensäure- und Sauerstoffbäder sehr empfehlenswert. Auch vorsichtige Diathermiebehandlung des Herzens (0,5—0,8 Amp., 5—10 Min.) bringt oft einen sehr guten Erfolg. Erholungsaufenthalt im Mittelgebirge und auch an der See, ohne im Meere zu baden, bekommt den Kranken meist außerordentlich gut. Um auf die in vorgerückten Jahren bestehende Arteriosklerose und erweiternd auf die Kranzgefäße einzuwirken, verordne man:

Na. sulfocyanat.   1,0
Euphyllin   2,0 (Deriphyllin 2,0)
Aq. Menth. pip.   30,0
Aq. dest.   ad 150,0
D. S.   2mal tägl. 1 Eßl.

oder 2mal tägl. 1 g Jod-Ca-Diuretin.

Die Angina pectoris (nicht bei syphilitisch bedingter Angina pectoris) eignet sich sehr gut für die *intravenösen Injektionen von 20—50 ccm 25proz. Traubenzucker* in Verbindung mit Euphyllin oder Deriphyllin oder Novophyllin oder Jod-Ca-Euphyllin, die täglich und über längere Zeit hin gegeben werden. (Wirkung: Erweiterung der Coronargefäße.) Von sehr guter Wirkung scheint Dehydasal 5 ccm mit 20 ccm 20proz. Traubenzucker zu sein. Man kann $\frac{1}{2}$ mg Kombetin noch hinzufügen, wenn Herzschwäche besteht. Kombetin kann man auch durch 0,2 mg Scillaren ersetzen.

Wird man zu einem Kranken gerufen, der sich in dem beklemmenden Zustande eines **Anginaanfalles** befindet, so versuche man zuerst ansteigend heiße Unterarm- oder Unterschenkelbäder, die meist eine krampflösende Wirkung haben. Den Rücken reibe man mit Senfmehl ab, das man in lauwarmem Wasser angerührt hat. Da die Rippennerven meist über die ganze Brust, besonders links bis zum Rücken hin, druckschmerzhaft sind, so wird eine Nervenstreich- und Punktmassage als sehr wohltuend empfunden. Der Leib ist meist mit Gasen gefüllt und aufgetrieben. Man sorgt durch Einlauf für Stuhlgang und massiert leicht den Leib von rechts unten entlang dem Colon nach links oben-unten. Auch heiße Kompressen auf die Brust werden empfohlen, jedoch habe ich nur selten eine ausgesprochene Wirkung davon gesehen. Für wirksamer halte ich einen Tee aus Baldrian und Kamillen, den man heiß trinken läßt. Auch Kaffee oder etwas Alkohol bringen oft Erleichterung.

Wichtiger erscheint es mir, auf diese umständlichen Maßnahmen zu verzichten und sofort Befreiung von dem quälenden Zustande zu bringen. Man gebe sofort eine subcutane Injektion: Dilaudid 0,003 oder Eukodal 0,02 oder Cliradon 1 Amp. oder wohl am besten von Polamidon C Hoechst 1 Amp. subcut. oder langsam intrav. mit einer intramuskulären Digipurat- oder Digalenspritze (1—2 ccm). Man vergesse nicht nach dem Puls zu fühlen, um zu sehen, ob gleichzeitig eine Herzschwäche vorliegt. Versagt hierbei Digitalis oder ist Gefahr im Verzuge, so gebe man $\frac{1}{4}$—$\frac{1}{2}$ mg Strophanthin mit 0,2 Euphyllin oder Deriphyllin und 20proz. Traubenzucker (ad 20,0) intravenös.

Um die Kranken vor der Wiederkehr eines solchen Anfalles zu bewahren, schreibt man ihnen Amylium nitros. 5,0 auf, wovon sie bei drohendem Anfall 3 Tropfen auf das Taschentuch tropfen und daran riechen. Es wirkt erweiternd auf Gehirn- und Coronargefäße. In gleicher Weise wirkt auch Solut. Nitroglycerin. $^1/_{100}$, 5,0, wovon man 3—5 Tropfen einnehmen läßt oder Nitrolingual, das man im Munde zergehen läßt. Für besser halte ich *Erythroltetranitrat*, das nicht eine plötzliche, sondern eine allmähliche und dafür länger dauernde Wirkung hat. Die Kranken nehmen, über den Tag verteilt, so viel Kompretten, daß kein Anfall auftreten kann. Neuerdings werden die *Nitro-Tabl.* Schering empfohlen. Im Anfall gibt man 6 Tabl., dann 6mal tägl.

1 Tabl., oder im Anfall 2—3 Tabl. Nitro-Riletten perlingual, im Intervall 3mal tägl. 1—2 Tabl. In leichteren Fällen genügt Neobornyval, 3mal tägl. 1—2 Perlen. Bei allgemeiner Herzschwäche führt man eine Kur durch mit Strophanthin. Am besten Strophanthin $\frac{1}{4}$—$\frac{1}{2}$ mg, mit Euphyllin 0,2, Traubenzucker 20—40proz. und Tecesal aa 10 ccm langsam intrav. injizieren, oder Melostrophan forte und 0,2 g Euphyllin. Empfehlenswert ist auch ein Versuch mit Melcain. Wöchentlich 3—4 Spritzen. Folgende Rezepte, denen man nach Bedarf Digitalis beifügt, kann man zur Behandlung der Angina pectoris aufschreiben:

Cardiazol 0,1, Eupaverin 0,08, Jod-Ca-Diuretin 0,5, m. f. pulv. tal. Dos. X. D. S. 3mal tägl. 1 Pulver.

Erythroltetranitrat 0,012—0,036, Papaverin. hydr. 0,06—0,08, Codein phosphor. 0,03, Theocin. 0,07, Extr. Aloes 0,04, m. f. pil. tal. Dos. XXX, 3mal tägl. 1 Pille;

Erythroltetranitrat 0,005, Bellafolin 0,00025, Eukodal 0,005—0,01, Euphyllin 0,2, Scopolamin 0,0002, Natr. phenylaethylbarbit. 0,015, Massa pil. q. s. m. f. pil. tal. Dos. XX. D. S. 3mal tägl. 1 Pille. Dies Rezept ist teuer, man kann es verbilligen, wenn man für Bellafolin und Euphyllin aufschreibt: Ext. Belladonn. 0,03 und Theobr. na. salic. 0,3.

Oder Jod-Ca-Diuretin 0,6, Eupaverin, Cardiazol, Sympatol à 0,05, Erythroltetranitrat 0,02, Dilaudid 0,003 m. f. pulv. tal. Dos. X. D. S. 2mal tägl. 1 Pulver (Dilaudid kann auch durch Dolantin 0,03 ersetzt werden).

Nitroglycerin 0,02, Tinct. Valer. 15,0, Tinct. Castor. 5,0, 10—20 Tropfen.

Nitroglycerin 0,02, Dionin 0,2, Tinct. Valer. ad 20, 10—20 Tropfen.

Natr. jodat. 5,0, Diuretin 5,0, Tct. Scill. 10,0, Tct. Lobel 10,0, Aq. M. pip., Aq. dest. aa ad 200,0. D. S. 3mal tägl. 1 Eßl.

Natr. nitros. 5,0, Eumydrin 0,05, Aq. dest. ad 150, 1—2 Teel. bei den ersten Anzeichen eines Anfalles, auch Eupaco-Tabl., 3mal tägl. 2 Tabl., sind von guter Wirkung.

Die Lander-Bruntonsche Salpetermischung: Na. nitros. 0,6, Kal. carbon. 36,0, Kal. nitric. 24,0, Aq. ad 300. Morgens und abends 1 Eßl. in Selterswasser,

oder *Nitroscleran*, oder *Erythroltetranitrattabletten, Spasmylkapseln, Spasmopurin* und *Spirit. aether nitros.*, oder 1 g *Diuretin*. Am besten hat sich mir bei leichteren Fällen eine 4—6 Wochen lang durchgeführte Kur mit 1 Amp. Jod-Ca-Euphyllin + 20 ccm Traubenzucker 25proz. bewährt. Der Kranke bekommt tägl. 1 intrav. Injektion und abends noch 1 Euphyllinzäpfchen. Ist Besserung eingetreten, dann jeden 2. oder 3. Tag eine Injektion. Der Injektion kann man, wie oben erwähnt, bei Herzschwäche $\frac{1}{4}$—$\frac{1}{2}$ mg Strophanthin beifügen. Nach dieser Injektionskur läßt man Euphyllin noch einige Wochen als Pulver oder Zäpfchen weiter nehmen.

Man kann auch bei jeder Angina pectoris ohne nachweisbare Herzinsuffizienz eine Strophanthinkur mit Zusatz von Euphyllin oder Deriphyllin und Traubenzucker durchführen. Die Erfolge sind gut.

Als wirksames Mittel in der Intervallbehandlung erwies sich das Belladenal 3—4mal tägl. $\frac{1}{2}$—1 Tabl., dann zurückgehend auf $\frac{1}{2}$ Tabl. morgens und 1 Tabl. abends.

Neuerdings sind verschiedene **Organ**präparate in den Handel gekommen, die eine besonders günstige Wirkung auf diese Gefäßspasmen besitzen, aber leider auch öfter im Stich lassen: *Eutonon*, intramusk. 1 Amp., oder *Eutonon* und *Lacarnol*, 3mal tägl. 20 Tropfen, oder *Myoston*, 1—2mal tägl. 1 Amp. subcut. oder intramusk. Die *Myotratpillen* sind für leichtere Fälle oder zur vorbeugenden Behandlung. 3—4mal tägl. 1 bis höchstens 2 Pillen.

Durch Mischspritze mit je $\frac{1}{2}$ Amp. Lacarnol und 1 Amp. Endojodin intravenös täglich sollen gute Erfolge erzielt worden sein. Auch Myoston und besonders Triadenyl intramuskulär sind zu empfehlen.

Auch die Keimdrüsenhormone Progynon und Testoviron sind sowohl beim

akuten Infarkt als auch bei gelegentlichen stenokardischen Anfällen mit Erfolg verwendet worden.

Ihre Wirkung wird einerseits durch eine Verbesserung der Leistungskraft des Herzens durch Anreicherung des Herzmuskels mit Glykogen und Phosphagen erklärt, andererseits durch Besserung der Durchblutung auf Grund der Weiterstellung der Arteriolen. Man gibt beim akuten Infarkt parenteral eine Kombination von täglich 0,5 mg Progynon und 10 mg Testoviron auf die Dauer von 10—14 Tagen. Beschränkt sich die Stenokardie auf gelegentliche Anfälle, so genügen häufig Testovironeinreibungen und Progynondragées. Die Behandlung muß über Monate und Jahre durchgeführt werden. Ich gebe 3mal wöchentlich 25 mg Testoviron oder Anertan mit 1 Amp. Nicobion und 1 Amp. Lactoflavin (Beflavin) intraglut. mit sehr gutem Erfolg.

Auch Sklerocholintabl. 3mal tägl. 1—2 Tabl. nach dem Essen oder subcut. oder intramusk. öfter 1 Amp. bis zu 5 Amp. S. auch unter Cyren A Implantation.

Bei einem Anfall von Angina pectoris kann man mit Erfolg die *ansteigenden Teilbäder* nach Hauffe geben. Der Kranke legt den linken Arm in eine Armbadewanne und man gießt Wasser von 33—35° C ein, so daß der Oberarm zur Hälfte bedeckt ist. Innerhalb von 15—20 Min. erhöht man die Temperatur auf 41—45° durch Zugießen von heißem Wasser.

Wenn eine **Coronarinsuffizienz mit einer Herzinsuffizienz** verbunden ist, so kommt nur *Strophanthin* intravenös in Frage, dem man ein coronargefäßerweiterndes Mittel, Euphyllin oder Deriphyllin, zufügt. Die Kranken sollen bei der Kur ruhen und bekommen in den ersten Tagen tägl. eine intrav. Injektion von Strophanthin 0,3—0,5 mg, Euphyllin 0,1 g (Deriphyllin 0,1), Traubenzucker 20 proz. ad 10,0 oder ad 20,0, langsam intrav. injizieren. Wenn Besserung eingetreten ist, dann jeden 2. Tag eine Spritze. Mit fortschreitender Besserung werden die Zeitabstände vergrößert. Diese Behandlung ist jeder anderen vorzuziehen, da sie das Vollkommenste zu leisten vermag. Da es eine Gewöhnung an Strophanthin nicht gibt und es nach 8 Std. schon aus dem Herzen ausgewaschen ist, so kann man es wochen-, monate-, jahrelang geben, wenn das kranke Herz es erfordert.

Mit sehr guter Wirkung gebe ich folgende Tropfen: Cedilanid liq. 10,0, Sympatol, Cardiazol à 0,5, Embran ad 20,0. D. S. 2—3mal tägl. 20 Tropfen. Besteht gleichzeitig Unruhe oder Schlaflosigkeit, so gibt man Na. phenylaethylbarbit. 0,3 hinzu.

Es sei besonders auf *Corhormon* hingewiesen (s. d.), das man zusammen mit 10 ccm Multisaccharid intrav. gibt.

Kost: Die Ernährung muß ausschließlich eine salzarme, leichte und nichtblähende sein. Die Einzelmahlzeiten müssen immer klein sein. Fleisch wird am besten ganz gemieden. Tabak, Alkohol, schwarzer Tee sind verboten. Bei Herzdekompensation einige Tage Karellsche Kur (tägl. 800 ccm Milch, ohne irgend etwas anderes zu essen oder zu trinken) oder tägl. 1 kg Obst (4mal ¼ kg). Besonders wichtig bei Hypertension, Nierenschädigung und Fettsucht. Bettruhe. Gegen Verstopfung leichte Bauchmassage, Olivenöl, auch Einlauf mit 1 l Kamillentee.

Im übrigen muß die Behandlung auf die Ätiologie eingestellt sein. Bei *Arteriosklerose* sind manchmal Jodpräparate, *Jodcalcium-Diuretin, Euphyllin-Jod-Calcium, Dijodyl* usw. oder *Rhodapurin* von sehr guter Wirkung, bei *Lues* Neosalvarsan, Wismut, Bismutrat, Quecksilberschmierkur und Jodkalium, Spirozid, bei starken Ödemen Salyrgan, Novurit, Esidron. Bei anämischen, schwächlichen Personen Eisen (Feometten, Siderac, Ferronovin, Ferripan) und Arsen (Spirozid). Cobalt-Nordmark mit Eisen 3—4mal tägl. 2—3 Pillen oder tägl. 1—4 ccm intragl. oder Chinin. hydrochl. 1,0, Ferri sulfuric. 3,0, Rad. Gentian. plv. 4,0, Extract. Gentian. q. s. ut. f. pil. Dos. LX. D. S. 2mal tägl. 2 Pillen.

Für unterwegs sollten die Kranken ihre Nitroglycerintropfen (Solut. Nitroglycerin 1 : 100 10,0. D. S. bei drohendem Anfall 3—5 Tropfen zu nehmen) mit sich führen oder ein Gläschen mit Amylnitrit, aus dem sie bei drohendem Anfall 2—4 Tropfen auf das Taschentuch gießen und die Dämpfe einatmen. Amylnitrit ist feuergefährlich, oder Nitrolingualtabl., die man im Munde zergehen läßt. S. auch Nitrotabl. Schering.

Myokardinfarkt: Zum Unterschied von der Angina pectoris hält hier ein quälender Schmerzzustand stunden-, ja selbst tagelang an und kann durch Nitrit oder andere Mittel, die die Coronargefäße erweitern, nicht beeinflußt werden. Beim akuten Einsetzen des Myokardinfarktes durch thrombotischen Verschluß eines Kranzgefäßbezirkes liegt der ganze Kreislauf danieder, ein Kollapszustand mit motorischer Unruhe, kleinem, beschleunigtem Puls, Blutdrucksenkung; die Blutkörperchensenkungsgeschwindigkeit ist beschleunigt. Das EKG zeigt Dauerveränderung (bei Angina pect. nur im Anfall). Tritt nach dem Infarkt sofort Kammerflimmern auf, dann tritt akuter Herztod ein. Geht der Kollaps nicht zurück, dann kann im Verlaufe von 8—14 Tagen der Tod eintreten. Kommt der Kranke über den Kreislaufkollaps hinweg, so hat sich nach Verlauf von etwa 6 Wochen eine genügende Herzmuskelschwiele gebildet und es können Jahre guter Gesundheit folgen. Tritt ein zweiter Infarkt auf, so verschlechtern sich die Aussichten auf Gesundung außerordentlich.

Behandlung: Vor allem unbedingte Bettruhe bis zur Ausbildung einer kräftigen Herznarbe, die ungefähr 6 Wochen in Anspruch nimmt. Wenn über diese Zeit hinaus noch beschleunigte Blutsenkung oder Herzbeschwerden bestehen, so dürfen die Kranken noch nicht aufstehen. Wenn sich die Kranken schon vor Ablauf der 6 Wochen wohlfühlen, muß die Bettruhe doch mit allen Mitteln erzwungen werden. Im Anfall, wenn man keine anderen Mittel zur Stelle hat, gibt man starken Kaffee, Wein, Cognac, Hoffmannstropfen oder ätherische Baldriantropfen. Gleichzeitig reibt man die Extremitäten mit Campherspiritus, Franzbranntwein oder mit in lauwarmem Wasser angerührten Senfmehl ab. Man injiziert stündl. 1 ccm Sympatol oder Coramin, abwechselnd mit 1 ccm Coffein (Coffein na. sal. 2,0, Aq. dest. 8,0) intramusk., nicht intrav. Später gibt man Sympatol liq., Tct. Valer. aeth. aa 10,0. D. S. 3mal tägl. 20 Tropfen, oder gleichzeitig zur Beruhigung eine Amp. Pantopon 0,02 g und Tropfen von Sympatol, Cardiazol à 0,8, Embran, Extr. Lupuli fl., Extr. Valer. fl. à 10,0. D. S. 3mal tägl. 30 Tropfen. Gleichzeitig gibt man wochenlang Chinidin bas. 2mal tägl. 0,1 g. Zur allgemeinen Beruhigung und Dämpfung anginöser Beschwerden verordnet man eine Kombination von Na-phenylaethylbarb. 0,02, Veramon 0,4, Theobr. na. salic. oder Euphyllin, Deriphyllin 0,3, m. f. pulv. tal. Dos. X. D. S. 2mal tägl. 1 Pulver. Wenn wegen Magenbeschwerden keine Arznei eingenommen werden kann, verordnet man Zäpfchen: Na-phenylaethylbarb. 0,1, Theobrom. na. salic., Veramon aa 0,4, Ol. Cacao 1,5, m. f. supp. tal. Dos. X. D. S. 2mal tägl. 1 Zäpfchen. Wenn gleichzeitig noch Herzschwäche besteht, gibt man zu den Zäpfchen noch Strophanthin 0,0005 g oder man injiziert bei kardialer Insuffizienz intrav. Strophanthin 0,0002, Cardiazol 1 Amp., Euphyllin oder Deriphyllin 1 Amp., Traubenzucker 25proz. ad 20 ccm, oder Kombetin c. Coffeino 2 ccm mit Traubenzucker. Langsam injizieren. Strophanthin intrav. gibt man nicht im Frühstadium des Myokardinfarktes.

Diät: Alle Speisen, die Meteorismus verursachen, müssen vermieden werden, da die Kranken meist schon ein volles Gefühl im Bauch haben. Am besten läßt man 2mal wöchentl. einen Einlauf mit 1 Liter warmem Kamillentee machen, ganz gleichgültig, ob Stuhlgang vorhanden ist oder nicht, damit Gase, Gärungs- und Fäulnisprodukte aus dem Darm entfernt werden. Als gastreibenden Tee kann man verordnen: Fruct. Foenic., Fruct. Carvi, Rad. Valer. aa 30. D. S. früh und abends 1 Tasse Tee.

Eine bestehende Fettsucht muß auf diätetischem Wege entfernt werden.

Die Kost könnte also bestehen aus:

Morgens: Obiger Tee, oder Pfefferminz-Kamillentee, oder Hagebuttentee mit altbackenem Weißbrot, Zwieback mit Butter, Gelee, Bienenhonig.

Mittags: Haferschleim, Grieß oder Reis mit Milch zubereitet, etwas Rührei mit rohem oder gekochtem Schinken ohne Fett, oder Kalbfleisch, Zunge, Täubchen, Hühnchen oder Hähnchen (Brustfleisch), oder Schleie, Hecht, dann Maizena-, Mondamin- oder Schokoladenpudding, rote Grütze.

Nachmittags: Tee.

Abends: Obiger Tee, kaltes Geflügel, kalten Braten, Butterbrot, Joghurt, Rohkostplatte, die meist gut vertragen wird. Abends besonders wenig essen.

Muskuläre Erkrankung des Herzens: Myokarditis. Stets auf Störungen vom Leib aus achten! Alle fokalen Infektionsquellen wie Mandeln, Zähne u. a. sind zu beseitigen. Hierbei braucht der Klappenapparat des Herzens nicht geschädigt zu sein; es liegt dagegen eine Schädigung des Herzmuskels vor, die direkt entstanden sein kann durch Infektionskrankheiten (Diphtherie, Scharlach, Typhus) oder indirekt durch arteriosklerotische oder luische Erkrankungen der Aorta und der Coronargefäße, chron. Bronchitis, aber auch anschließend an Klappenfehler kommt es zur Herzmuskelerkrankung. Bei dieser Erkrankung können die Zeichen der Pulsirregularität, der Bradykardie mit Adams-Stokesschen Anfällen, der Stenokardie und des Asthma cardiale bestehen.

Herzerkrankungen nach Diphtherie und Rheuma siehe unter den betreffenden Abschnitten.

Therapie: Alkohol- und Nicotinverbrauch ist soweit wie möglich einzuschränken. Seelische und körperliche Anstrengungen sind zu vermeiden. Fettsüchtigen ist eine reduzierte, aber doch ausreichende Kost zu verordnen, besonders Milch, Obst, leicht verdauliche Gemüse, die nicht blähen. Der Stuhlgang ist zu regeln und die Flatulenz (s. Cumacarbo) zu beseitigen. Leichte Bewegungen, geringe Turnübungen können bei genügender Selbstkontrolle von Nutzen sein. Bei Gefühl von Druck auf der Brust ist sofort auszusetzen. Man verordnet den Kranken wöchentlich 2 Kohlensäure-, Sauerstoff- oder Solbäder mit anschließender Bauchmassage. Besonders gute Erfolge habe ich bei Diathermiebehandlung gesehen (0,5—0,8 Amp., 10 Min.). Als Badeorte kommen in Betracht: Nauheim, Kissingen.

Bei leichten Fällen von Herzmuskelerkrankung mit geringer Irregularität und Herzmuskelschwäche sah ich sehr gute Erfolge durch Viscratyl „Schwabe". 3mal tägl. 2 Tabl.

Da Herzkranke leicht erregbar und nervös sind, versuche man bei Schlaflosigkeit der Leichtkranken kühle Wadenpackungen oder feuchtwarme Umschläge auf den Leib oder zugleich um den Leib und die entsprechende Rückenpartie und lasse sie über Nacht liegen, oder man läßt die Kranken in der Badewanne Wasser treten, dann ziehen sie lange wollene Strümpfe an und legen sich zu Bett. Eine Tasse Baldriantee oder Spec. nervin. kann die Wirkung erhöhen. Kommt man hiermit nicht zum Ziele, so verordne man Mixt. nervin. 200,0 D. S. abends 2 Eßl., oder Paverysati Physival aa 10,0 D. S. 3mal tägl. 20—30 Tropfen, oder, wenn gleichzeitig Digitalis gegeben wird: Inf. Digit. 1,5:140, Na. Br. 8,0, Na. diaethylbarb. 2,0 (Natr. phenylaethylbarbit. 0,1), Tinct. Valer. 20,0, Aq. M. pip. ad 200,0 D. S. 1 Eßl. nach dem Mittagessen und 1 Eßl. vor dem Schlafen. Umschütteln! Oder Cedilanid 8,0, NaJ 2,0, NaBr 10,0, Na. diaethylbarb. 2,0 (Natr. phenylaethylbarbit. 0,1), Tinct. Valer. 20,0, Sirup. simpl. 20,0, Aq. ad 200,0. D. S. 2mal tägl. 1 Eßl. Umschütteln! Von Spezialitäten kommen in Frage: Calcibronat 1 Eßl. Granulat oder 1—2 Würfel Sedobrol oder 2 Eßl. von Brom-Nervacit, Valodigan und Valostrophan. Als Schlafmittel, wenn die obige Mixtur versagt: Profundol, Noctal u. a. oder als Zäpfchen Na. diaethylbarb. 0,3, Codein. phosph. 0,02, Ol. Cacao 1,5, m. f. supp. tal. Dos. VI. D. S. abends 1 Zäpfchen, oder bei Schlaflosigkeit mit Atemnot und stärkerer

Unruhe: Digit. plv. 0,1 Eukodal 0,02, Theobr. na. sal, 0,4, Cardiazol 0,1, Ol. Cacao 1,5, m. f. supp. tal. Dos. VI. D. S. abends 1 Zäpfchen, oder Dilaudid 0,002—0,003, Deriphyllin 0,3 (oder Euphyllin 0,3), Cardiazol 0,1, Ol. Cacao 1,5, m. f. supp. tal. Dos. VI. D. S. 1—2mal tägl. 1 Zäpfchen oder 1 Spritze Trivalin, Dilaudid oder Eukodal oder auch 1 Zäpfchen Rectidon. Bei Herzmuskelerkrankung hat sich neben der übrigen Behandlung eine Injektionskur mit B-Vitamin-Komplex „Roche" sehr bewährt.

Gegen die Arteriosklerose sind die üblichen Jodpräparate anzuwenden: Kal. jodat. 5,0:200,0, 3mal tägl. 1 Teel.;

Natr. jodat., Natr. bromat. aa 5,0, Aq. ad 200,0, 3mal tägl. 1 Teel.;

oder *Dijodyltabletten, Jodglidine, Jotifix, Jodfortan, Jodgorgon, Jodipin 10proz.*, 3 mal tägl. ½ Teel. oder als Tabl., *Jodomenin, Jod-Ca-Diuretin, Jodocalcittabl., Joddiuretaltabl.* Bei schwächlichen Personen *Jod-Eisenlebertran, Jodferratin*, 3—4mal tägl. 2 Tabl.

Auch mit gutem Erfolg habe ich folgende Mixtur verordnet:

<pre>
Na. sulfocyanat.   1,0
Euphyllin   2,0 (Deriphyllin 2,0)
Aq. M. pip.   30,0
Aq. dest. ad   150,0
</pre>

D. S. 2mal tägl. 1 Eßl.

Ich habe bei dieser Dosierung niemals schädliche Nebenwirkungen gesehen.

Hier mag noch auf die günstige Wirkung der Sexualhormone (Testoviron bzw. Progynon) bei Myodegeneratio cordis hingewiesen sein. Man gibt wöchentl. 3mal 25 mg Testoviron, bzw. 1 mg Progynon B oleos intram. Wird gleichzeitig Digitalis gegeben, so kann man die Digitalisdosis herabsetzen, da die Hormone digitalissparend wirken.

Es mag hier ganz besonders auf Corhormon hingewiesen werden, das ein Extrakt aus embryonalen Herzen ist, und eine ganz besonders günstige Wirkung zeigt. Es werden tägl. 1 oder 2 Amp. subcut. oder intramusk. injiziert, oder intrav. mit einer Ampulle Multisaccharid.

Treten Insuffizienzerscheinungen auf, so ist in schweren Fällen Strophantin intrav. oder Strophoral. (s. d.) zu geben. Im übrigen ist wie bei dekompensierten Herzfehlern zu verfahren. Als Nachkur tägl. 1 subcut. *Tonophosphaninjektion*. Bei *Asthma cardiale* gibt man warme Umschläge oder ein Senfpflaster auf das Herz oder 5—6 Blutegel auf die Brust. Heiße Fußbäder sind meist von sehr günstiger Wirkung. Auch 3 Tropfen Amylium nitros. aufs Taschentuch zum Riechen bringen oft Befreiung, oder von Solut. Nitroglycerin: 1:100 3—5 Tropfen peroral, oder 3mal tägl. 2 Nitrotabl. Schering. Wenn diese Mittel versagen, gibt man ¼—½ mg Strophanthin mit 20 ccm 20—40proz. Traubenzucker intravenös. Man kann auch noch 1 Amp. Cardiazol, ½ Amp. Euphyllin oder 1 Amp. Deriphyllin beifügen. Wenn keine Beruhigung eintritt, gibt man Dilaudid 0,003 subcut. Ein Aderlaß von 200 ccm wirkt befreiend. Auch Injektionen von 25proz. Traubenzucker ohne Zusätze sind durch ihre erweiternde Wirkung auf die Coronargefäße und die dadurch bedingte bessere Ernährung des Herzens sehr zu empfehlen. Auch eine Kombination von *Euphyllin* mit ½—1 mg *Strychn. nitr.* und Traubenzuckerlösung intravenös zu geben, hat sich mir sehr gut bewährt. Bei stenokardischen Anfällen s. unter Angina pectoris.

Anstatt intrav. Traubenzuckerzufuhr kann man mit gutem Erfolge tägl. 3mal 50—70 g Traubenzucker-Dextropur in Wasser oder Tee gelöst zu trinken geben.

Sind Injektionen nicht möglich, so gebe man: Strophalen als Tropfen 3mal tägl. 10—20 Tropfen oder Strophoral oder Fol. Digit. plv. 0,1, Cardiazol 0,05 Theobrom. natr. salic. 0,5 (oder Euphyllin 0,3), m. f. pulv. tal. Dos. X. D. S. 2—3mal tägl. 1 Pulver. Besteht gleichzeitig Unruhe, so fügt man 0,2 Na. diaethylobarbit. bei, oder wenn noch keine Digitalis gegeben wurde,

kann man Digitoxin in hohen Dosen geben. S. Digitoxin. Verträgt der Magen
keine Arzneimittel, so läßt man das Pulver in 1 Tasse lauwarmen Wassers
aufschwemmen und als kleines Klistier geben, oder als Zäpfchen: Fol. Digit.
plv. 0,1, Theobr. na. salic. 0,4 (Euphyllin 0,3, Deriphyllin 0,3), Natr. diaethylbarb. 0,2, Ol. Cacao 1,5, m. f. supp. tal. Dos. X. D. S. 2—3mal tägl.
1 Zäpfchen.

Endocarditis lenta. Die Erkrankung schließt sich öfter an eine frühere
rheumatische Endokarditis an, kann aber auch ohne frühere Klappenläsion
entstehen. Der Erreger: Streptococcus viridans.

Symptome: Herzfehler, Fieber, das den Kranken oft sehr wenig zum Bewußtsein kommt. Oft tritt das Fieber nur zeitweise auf bei Aufregungen und
Anstrengungen, Milztumor. Spätere Symptome: Anämie, bei Leberstauung
subikterische Verfärbung der Haut, Trommelschlegelfinger, hämorrhagische
Herdnephritis, Embolien in Lungen, Nerven, Milz, im Augenhintergrund
toxische Hämorrhagien. Auffallend ist oft der schwere objektive Befund im
Gegensatz zu den geringen Beschwerden der Kranken.

Therapie: Da die Endocarditis lenta nur eine besondere Verlaufsform der
Sepsis darstellt, so hat ihre Behandlung nach den allgemeingültigen Vorschriften der Sepsistherapie zu erfolgen. Vor allem Sulfonamide, Supronalum
und in äußerst hohen Dosen Penicillin. Aber die Erfolge sind wenig ermuti-
gend, da selbst nach 500—800 g Supronalum und über 100 Millionen E.
Penicillin keine Heilung erzielt werden konnte. Die Behandlung gehört in
das Krankenhaus. Unbedingte Bettruhe, auch noch einige Wochen über die
Fieberzeit hinaus, da man auf plötzliche Fiebersteigerungen immer gefaßt
sein muß. Bei Herzklopfen kühle Kompressen auf das Herz, bei Schlaflosigkeit *Adalin, Bromural, Veronal, Profundol, Medinal, Noctal, Persedon,*
im Notfall *Pantopon* oder *Polamidon.*

Das Mittel der Wahl dürfte Penicillin in sehr hohen Dosen sein. Einwandfreie diagnostizierte Fälle konnten durch Supronalum geheilt werden, selbst
Fälle, die auf Penicillin refrektär waren. Man muß hoch dosieren.

Kost: Die gleiche wie bei Herzinsuffizienz: leicht verdaulich, besonders
lactovegetabil mit eingeschalteten Milch- oder Obsttagen. Die Flüssigkeitszufuhr ist möglichst einzuschränken. Für regen Stuhlgang ist zu sorgen und
Flatulenz zu beseitigen (*Ol. Ricini, Istizin, Califig., Darmrohr, Pfefferminztee*
oder *Rp. Magn. peroxydat, Bismut, subnitr. aa 20,0, Rhiz. Rhei pulv. 10,0,
Fruct. Foenic. pulv., Fruct. Anis. plv., Fruct. Carvi plv., Elaeosacchar. Menth.
piperit. aa 5,0, Carbo medicin. 30,0, m. f. pulv.* D. S. 3mal tägl. 1 Teel.),
sehr empfehlenswert ist Tct. carminativa (3mal tägl. 1 Teel.). Zur Anregung
des Herzens gibt man Digitalis und ähnliche Präparate.

Perikarditis. Die Perikarditis ist eine Sekundärerkrankung, die bei
chronischer Nephritis, Infektionskrankheiten, Sepsis und besonders akutem
Gelenkrheumatismus auftreten kann. Eine scheinbar primär auftretende
Perikarditis ist ebenso wie eine scheinbar primär auftretende Pleuritis
tuberkuloseverdächtig und zeigt oft ein hämorrhagisches Exsudat.

Therapie: Vor allem strenge Bettruhe, auch da, wo sich die Kranken
noch subjektiv wohlfühlen. Man gibt hohe Penicillindosen: 200000 bis
300000 iE tägl. am besten als Depot-Penicillin intram. Für regelmäßigen
Stuhlgang ist zu sorgen. Die Kost soll leicht verdaulich sein und immer in
kleinen Portionen genossen werden. Die Flüssigkeitsmenge soll 1200 ccm
nicht überschreiten. Um die Entzündung günstig zu beeinflussen, legt man
kalte Kompressen auf das Herz, im Notfall einen Eisbeutel. Ich glaube,
warme bis heiße Kompressen auf die Herzgegend bringen dem Kranken eine
größere Erleichterung. Ein blutiger Schröpfkopf auf die Herzgegend bringt
öfter Erleichterung der subjektiven Beschwerden. Bei Pulsbeschleunigung
und Abnahme der Herzkraft verordnet man Digitalis, in schweren Fällen
Strophantin intrav. oder in Verbindung mit Coffein:

Infus. Digit. titr. 1,0:150,0, Spirit. vin. 4,0, Coffein natr. benz. 2,0, 3mal tägl. 1 Eßl.

Besteht ein großes *perikarditisches Exsudat*, so kann man *Diuretin*, 3mal tägl. 1 g, oder *Euphyllin*, 3mal tägl. 0,3, versuchen. Bei starken subjektiven Beschwerden und Unruhe bringt eine *Polamidon-, Dilaudid-, Eukodal-* oder *Pantoponininjektion* eine wohltuende Erleichterung. Wird der Zustand gefahrdrohend, so ist die *Punktion des Herzbeutels* entweder in der linken Mammillarlinie oder außerhalb davon im äußersten Dämpfungsbereich vorzunehmen. Anschließend an die Punktion gibt man sofort eine intravenöse Spritze mit Aminophenazon (5 ccm Aneuxol) und wiederholt sie in den nächsten 3 Tagen. Die Punktion ist dann nach einiger Zeit zu wiederholen.

Bei eitriger, nichttuberkulöser Perikarditis ist anschließend an die Probepunktion sofort zu operieren. Ein tuberkulöser Erguß wird behandelt wie ein tuberkulöser pleuritischer Erguß. S. Conteben.

Arterienverkalkung, Arteriosklerose. Die Arteriosklerose ist eine Alterserscheinung, hervorgerufen durch Abnutzung der Gefäße. In manchen Familien scheint ein frühzeitiges Auftreten der Arteriosklerose erblich zu sein. Als auslösende Ursache kommen wohl besonders chronischer Alkoholismus, Nicotinabusus und besonders die Lues in Betracht. Nach neuerer Anschauung scheint ganz besonders der Rheumatismus eine große Rolle zu spielen.

Therapie: Eine im Entstehen begriffene Arteriosklerose ist leichter zu beeinflussen, als eine schon entwickelte rückgängig zu machen, obwohl bei einsichtigen Personen mit der notwendigen Energie oft auffallend gute Erfolge erzielt werden können. Rauchen und der Genuß von Alkohol sind möglichst einzuschränken. Die Arbeit ist der Leistungsfähigkeit anzupassen. Der Lebenswandel soll ein anregender, aber kein aufregender und anstrengender sein. Tägliche Spaziergänge ohne Anstrengung, am besten in waldreicher Gegend. Wöchentl. 2 Kohlensäure- oder Sauerstoffbäder. Allabendlich 1 kühles Sitzbad von 18—22° C mit nachfolgendem kräftigem Durchfrottieren, dann ins warme Bett. An den Tagen, wo die Kohlensäurebäder gegeben werden, fallen die Sitzbäder aus. Jeden Morgen beim Aufstehen läßt man einige Freiübungen ausführen, Schwingübungen mit den Beinen und Armen, leichtes Rumpfbeugen nach allen Richtungen, dann klopft der Kranke mit den flachen Händen den Körper kräftig ab, massiert den Leib und zieht sich an.

Besonders ist die **Kost** zu regeln. Am besten lactovegetabile Kost, das Fleisch streiche man im Anfang vollkommen, morgens gibt man am besten einen Teller Haferschleim, wenn Verstopfung besteht, mit gekochten Backpflaumen, bei Korpulenz morgens nur Obst, zum Frühstück Obst, zum Mittagessen Grieß, Reisbrei, Pudding, Eierkuchen mit Kartoffeln und Kompott, nachmittags Kaffee mit Butterbrot, abends einen Teller dicke Milch, Kefiroder Joghurtmilch mit Butterbrot. Salz wird stark eingeschränkt und durch Kräuter und Maggi ersetzt. Besteht *Verstopfung*, so gebe man nur Vollkornbrot. Treten trotzdem noch Stuhlbeschwerden auf, so verordne man keine reizenden Abführmittel, wie Aloe, Calomel oder Extr. Colocynth., sondern am besten *Normacol* oder *Regulin, Pasta Palm*, von denen man 3mal tägl. 1 Teel. und mehr nach dem Essen gibt, oder abends 1 Würfel Pasta Palm, oder morgens 1 Glas Wasser mit 2—3 Eßl. Milchzucker, oder morgens und abends 2 Eßl. Paraffin liquid. oder einige Feigen in Milch eingeweicht. Besteht spast. Obstipation, so ist Diathermie angebracht. Die Flüssigkeitsmenge ist auf 1000—1100 ccm einzuschränken. Wer nach diesen Vorschriften sein Leben umzustellen vermag, wird schon nach einigen Wochen eine erfreuliche Änderung in seinem Befinden spüren.

Medikamentös werden die Jodsalze und Jodpräparate als am wirksamsten gepriesen. Man gibt keine großen Dosen, sondern von einer Lösung *Natr. jodat.* oder *Calc. jodat. 1:30,0* 3mal tägl. 10—20 Tropfen 4 Wochen lang, dann setzt man 1 Woche aus und beginnt wieder von neuem. Von Jodpräparaten *Dijodyl, Jodomenin, Jodjortan, Sajodin, Jodgorgon.* Hingewiesen sei auch auf Animasa und Animasa forte, die oft von auffallend günstiger Wirkung sind. Da nach *Guggenheimer* (Z. physik. Ther. Bd. 35, H. 4) sowohl Jod als auch Bromsalze in kleinen Dosen eine gefäßerweiternde Wirkung haben, so empfiehlt er folgendes Rezept: Kal. jodat., Kal. bromat. aa 0,2, Aq. ad 200, 3mal tägl. 1 Teel. (1 Teel. = 4 mg J + Br). Nach 3 Wochen — 1 Woche Pause. Bei ausgesprochener Schrumpfniere aussichtslos. Die Knoblauchkuren scheinen manchmal auch von guter Wirkung zu sein. 4mal tägl. 2—3 Tabl. Allisatin, Alloton oder 3mal tägl. 1 Teel. Comallysatum oder nach dem Essen 6 Dragées Cumacarbo. Weiterhin sind intrav. *Kieselsäurekuren* empfohlen worden. Von einer Lösung *Natr. silicii Merck 1proz.* injiziert man jeden 3. Tag intrav. 0,5 ccm, allmählich auf 2 ccm steigend. Im ganzen 12 Injektionen, dann 3 Wochen Pause und eine abermalige Kur oder jeden 3. Tag eine intravenöse Spritze von Siliquid. (steigend von 1 ccm auf 5 ccm). Auch Jod-Ca-Diuretin-Tabl., 3mal tägl. 1 Stück, werden öfter empfohlen. Da die Arteriosklerose durch eine Ablagerung von Cholesterin in der Gefäßwand bedingt sein soll, wird *Theomagnol* empfohlen, das eine cholesterinlösliche Eigenschaft haben soll. Auch die Rhodanpräparate spielen eine Rolle bei der Bekämpfung der Arterienverkalkung. Man verordnet:

Na. sulfocyanat   1,0
Ol. Menth. pip. gtt. I
Aq. dest. ad   150,0
D. S. 3mal tägl. 1 Eßl.

Bestehen gleichzeitig stenokardische Beschwerden, so fügt man zur Mixtur 1—2 g Euphyllin.

Bei Kopfschmerzen, Schwindel oder stenokardischen Beschwerden sei auch auf *Impletol* hingewiesen. Streichmassagen der Kopfnerven bringen eine befreiende Wirkung im Kopf.

Bei Schlaflosigkeit ist am besten zu geben Adalin, Profundol, Theominal, Luminal, Abasin oder

Diuretin 0,75, Luminal 0,15, m. f. pulv. tal. Dos. X, abends 1 Pulver oder bei Frühaufwachen Somnacetinkapseln.

Auch auf die Lauder-Bruntonsche Salpetermischung sei hingewiesen: Na. nitros. 0,3, Na. bicarb. 18,0, Kal. nitric. 12,0, Na. bromat. 10,0, Aq. ad 200,0. Morgens und abends 1 Eßl.

Bei nervösen und erregten Kranken versuche man psychotherapeutische Beeinflussung, Baldriantee oder -tropfen, *Mixt. nervina, Adalin, Baldrinorm, Sedobrol* und *Brosedan*, Pav erysati, Physival aa 10,0. D. S. 3mal tägl. 20—40 Tropfen oder Calcibronat-Granulat 1—3 Eßl. am Tag. Bei starken Erregungszuständen verordne man: Chloralhydrat 15,0, Natr. bromat. 10,0, Natr. phenylaethylbarbit. 0,5, Ol. Menth. pip. gtt. II, Aq. dest. ad 150,0, 2—3mal tägl. 1 Eßl. Zeigt sich die Arterienverkalkung besonders in den Beinen, so daß wir die Erscheinung der **Dysbasia intermittens** haben, so kommt neben der Allgemeinbehandlung lokale Wärmebehandlung in Frage. Heiße Umschläge, warme Fußbäder in Salzwasser, Glühkasten über die Beine und ganz besonders **Diathermie** sind wohl die wirksamsten Mittel. Als Fußelektrode wählt man am besten Stanniol, das man um die Zehen und den Fuß legt und mit einer Binde befestigt. Man beginnt mit schwacher Einstellung und läßt den Strom langsam bis zum Wärmegefühl anwachsen (30 Min. und mehr, 3mal wöchentl. über 2—3 Monate hin). Einreibungen mit Jodvasogen oder 20proz. Jothionsalbe oder Ichthoxylsalbe oder Priscolsalbe und nachträglich warme Einpackungen scheinen ganz günstige Wirkung zu haben. Besonders sei auf die Mittel hingewiesen, die eine gefäßerweiternde Wirkung haben. *Dilatol, Ronicol, Vasculat* subcut. oder intram. in das Bein, auch kann man Nicodan 2 ccm intram. tägl. ins Bein geben oder 1 Amp. mit 10 ccm. sehr langsam intrav. Es tritt ein heißer, roter Kopf auf. Von Nitriten und

Diuretin ist hier kein Erfolg zu erwarten, dagegen soll Aspirin oft eine günstige Wirkung haben. Bedeutend mehr ist von Padutin zu erwarten, wenn man tägl. 2—4 Amp. injiziert (subcutan). Wenn dies versagt, dann bei schweren Fällen intravenöse Dauerinfusion von Padutin: 40—80 E. Padutin (1 Amp. = 4 E.) in 1—2 Liter physiol. Kochsalzlösung in 8—10 Std. einlaufen lassen. Der Arm muß auf einer Schiene befestigt sein. Es können Kopfschmerz, Fieber, Schüttelfrost und Herzstechen auftreten. Nach einigen Tagen wird die Infusion wiederholt, in der Zwischenzeit gibt man Padutin subcutan. Eine sehr gute Wirkung haben auch Sklerocholin, Triadenyl und Priscol peroral und intram. 2mal tägl. 2 Tabl. und tägl. 1 Amp. intram. und Progynon B ol.: tägl. Injektionen von 1—2 Amp. Progynon B. ol. 1 mg oder 2mal wöchentl. 1 Injektion Progynon B. ol. forte 5 mg. Besonders ist bei Männern die Implantation von Cyren A (100 mg) zu empfehlen. S. u. Cyren A. Auch bei *arteriosklerotischer und diabetischer Gangrän* zusammen ist Cobets Kohlensäurebehandlung anzuwenden. Der Erfolg ist meist ein ausgezeichneter. (S. u.) Die Kranken müssen in der ersten Zeit im Bett liegen und sollen auch später größere Spaziergänge vermeiden. Rauchen ist vollkommen zu verbieten. Bei luetischer Ätiologie werden durch Neosalvarsan, Quecksilberschmierkur und Jodkalium oft gute Erfolge erzielt.

Es mag hier auch auf die Behandlung mit **Kohlensäure** (nach Cobet) hingewiesen werden, die mir in schweren Fällen, wo selbst Diathermie zu keinem vollen Erfolge führte, sehr gute Dienste leistete und Heilung oder jahrelange Beschwerdefreiheit brachte, selbst in Fällen, wo schon 2 Zehen abgenommen waren und die anderen jetzt abgenommen werden sollten: seit über 9 Jahren hat der Kranke (bald 80 Jahre) keine Beschwerden mehr gehabt. Die Haut ist für die gasförmige CO_2 durchlässig, und die CO_2 bewirkt durch ihre chemische Wirkung auf die Hautgefäße eine örtliche Hautröte. Hieran sind die Haargefäße, Arteriolen und kleineren Arterienkomplexus beteiligt. Die Wirkung wird gesteigert durch erwärmte CO_2. Man erwärmt das kranke Bein 10 Min. lang mit einem Glühlichtkasten, dann schaltet man aus und leitet aus einer CO_2-Bombe mittels Schlauch 1—2 Min. lang CO_2 unter den Glühlichtkasten ein. Nach einer vorübergehenden Abkühlung tritt eine reaktive Hyperämie auf. Man wiederholt das Ganze noch 2mal. Zum Schluß erwärmt man nochmals 10 Min. und läßt das Bein noch $\frac{1}{2}$—$\frac{3}{4}$ Std. in der warmen CO_2-Atmosphäre. Man wiederholt die Behandlung am besten täglich. Die Zahl der Sitzungen richtet sich nach dem Erfolge: 10—20mal und mehr.

Auch die intrav. Traubenzuckerlösungen (2—3mal wöchentl. 20 ccm einer 25proz. Lösung) haben meist eine sehr günstige Wirkung, auch wenn gleichzeitig Zuckerkrankheit besteht, da die intrav. Zuckerspritzen die Zuckerausscheidung nicht erhöhen. Am besten fügt man noch eine Amp. *Dehydasal* 5 ccm hinzu und gibt noch 3mal tägl. 20 Tropfen.

Besteht eine rein *angiospastische* Form der Dysbasie, die sich wahrscheinlich auf dem Boden einer allgemeinen Neurose entwickelt, so gilt es, durch Ruhe, kräftige Ernährung, Psychotherapie und Fichtennadelbad eine allgemeine Beeinflussung des Kranken zu erreichen. Man berücksichtige aber auch Klimakterium, Chlorose und Osteomalacie. Gegen den Gefäßkrampf hat sich *Chinin. hydr. 0,15* 3mal tägl. bewährt. Von Triadenyl 3mal tägl. 2 Tabl. und Einmassieren von Priscolsalbe habe ich immer einen guten Erfolg gesehen.

Treten derartige Erscheinungen schon bei gesunden jungen Männern in der Blüte ihres Lebens auf, so haben wir die von Bürger **Thrombangiitis obliterans** genannte Krankheit, deren Entstehung auf entzündliche Vorgänge an der Intima der Arterien, weniger der Venen, zurückgeführt und durch Nicotin begünstigt wird. Die Krankheit beginnt mit Schmerzen und blauroter Verfärbung an den Füßen, die hauptsächlich nach längerem Gehen auftreten und bei Ruhe wieder verschwinden. Die Schmerzen werden allmählich immer heftiger und es können die Erscheinungen des Absterbens auftreten. Therapie wie oben, besonders Triadenyl, Priscol, Ronicol, Dilatol und Vasculat, zuerst als Injektion, später peroral, und Progynon, jetzt Implantation von 50 mg Cyren A. S. u. Cyren A. Sehr gute Erfolge werden neuerdings mit der kombinierten oralen und parenteralen *Hydergin*-Therapie erzielt. S. Hydergin.

Hypertension, Blutdruckarteriolenspasmus. S. auch Arterienverkalkung. Durch welche Ätiologie (sekundäre Schrumpfniere, essentielle [konstitutionelle: Störung der vegetativen Regulation], arterio- bzw. arteriosklerotische) die Blutdruckkrankheit auch bedingt sein mag, Pflicht des Arztes ist es, zu versuchen, durch ein geeignetes Hypertensionsmittel den Blutdruck auf ein für den Kranken weniger gefährliches Niveau herabzudrücken, um die Gefahr einer Gehirnblutung herabzusetzen und eine Insuffizienz des Herzens durch allzu starke Belastung zu verhindern. Ist die Blutdruckerhöhung gleichbleibend, also fixiert, so ist die Prognose ungünstiger, als wenn der Blutdruck schwankend einmal hoch und dann wieder niedriger ist.

Grundsatz einer jeden Behandlung soll Beseitigung von körperlichen Anstrengungen und seelischen Erregungen sein, soweit dies unsere angespannte Zeit erlaubt. Da anstrengende Arbeit und Aufregungen eine Blutdruckerhöhung begünstigen, so ist bei geringer Blutdruckerhöhung oft durch Ruhe, geringe Flüssigkeitszufuhr und leichte Beruhigungsmittel (NaBr 10,0, Na. phenylaethylbarb. 0,1—0,2, Viscysati 10,0, Ext. Valer. fl. 15,0, Aq. Menth. pip. 50,0, Aq. ad 200,0. D. S. 3mal tägl. 1 Eßl.) eine ausreichende Blutdrucksenkung zu erreichen. Bleibt der Erfolg aus, so verordnet man 2 Tage strenge Bettruhe, an denen die Kranken pro Tag 1 kg gemischtes Obst bekommen. An diesen Tagen darf sonst nichts anderes gegessen oder getrunken werden. Am Abend vor den Obsttagen ist ein Einlauf mit 1 l Kamillentee zu machen. Der Urin des 2. Tages wird besonders auf Eiweiß und spez. Gewicht geprüft. Meistens tritt eine Senkung des Blutdrucks ein, die auch längere Zeit bestehenbleibt, wenn der Kranke mit Schonung und Diät weiterleben kann. Man kann diese 2-Tage-Kur bedeutend wirksamer gestalten, wenn man sie zu einer 8—10tägigen **Fastenkur** erweitert. Manche dehnen die Fastenkur auf 3—4 Wochen aus. Die Kranken brauchen nicht immer Bettruhe einzuhalten. In dieser Fastenzeit bekommen die Kranken tägl. ½—¾ l eines Obstsaftes. An Stelle des Obstsaftes kann auch Pfefferminz- oder Hagebuttentee oder zur Hälfte Obstsaft und zur Hälfte Tee getrunken werden. Jeden Morgen und jeden Abend wird die Zunge mit feuchter Zahnbürste von hinten nach vorn sauber gebürstet, jeden 3. Tag einen Einlauf mit 1 l Kamillentee. Der Einlauf wird auch bei normalem Stuhlgang durchgeführt. Wenn nicht tägliche Darmentleerung vorhanden ist, trinken die Kranken morgens nüchtern 1 Glas Apenta. Nach 2—3 Tagen treten geringe nervöse Reaktionen auf, die am 4.—5. Tage einem allgemeinen Wohlbefinden Platz machen. Hunger und Durst treten nicht mehr auf. Diese Kur bewirkt eine ausgezeichnete Reinigung des Körpers mit Entfernung des krankhaft aufgespeicherten Fettes, in dem Schlacken und Wasser festgehalten werden, dadurch eine Entspannung im Gefäßsystem und Herabsetzung der Hypertonie. Wenn diese Kur keinen Erfolg bringt, so ist eine Beteiligung der Niere anzunehmen, und die rote Hypertonie ist in die weiße übergegangen. Die Prognose ist dann ungünstig. Die Blutdrucksenkung bleibt nach Absetzen der Fastenkur bei einer gemischten Kost bestehen. Sollte allmählich sich wieder eine Steigerung einstellen, so genügen meist 1—2 Obsttage mit Bettruhe. Diese Fastenkur ist am lohnendsten bei korpulenten Hypertonikern, die nicht nur ihre Blutdruckerhöhung, sondern auch ihr Mastfett loswerden.

Kost: Im allgemeinen essen die Menschen zuviel, die Hypertoniker essen aber immer zuviel und sollten daher immer wieder darauf hingewiesen werden, daß man im höheren Lebensalter nicht wenig genug essen kann. Die Kost soll eine gemischte sein, wobei das Fleisch in mäßigen Mengen erlaubt ist. Bei hageren Kranken kann man Hafer-, Grieß-, Reis- und andere Mehlspeisen geben, die man bei Korpulenz vermeiden und mehr durch Obst und Gemüse ersetzen muß. Kochsalz ist vollkommen zu meiden, und die Speisen müssen durch Gewürzkräuter und Kochsalzpräparate schmackhaft gemacht werden. Als Brot: salzfreies Knäckebrot. Der Wasserbestand des Körpers ist abhängig von seinem Kochsalzgehalt.

Alkohol und Nicotin: Wer an Alkohol gewöhnt, dem sollte man kleine Mengen nicht verbieten, da sie gefäßerweiternd wirken. Das Rauchen sollte man vollkommen verbieten, da schon eine Zigarette schädlich ist.

Medikamentöse Therapie: Alle chemischen Mittel, die zur Blutdrucksenkung empfohlen werden, haben uns im Stiche gelassen. Man wird vorteilhaft zu Beruhigungsmitteln greifen und die Symptome der Krankheit zu beseitigen suchen, da wir ihre Ursache noch nicht kennen. Jod, das bei Arteriosklerose unverkennbar eine günstige Wirkung hat, hat bei der Hypertension, die an sich noch nichts mit der Arterienverkalkung zu tun hat, keine Berechtigung (s. Arterienverkalkung). Man kann verordnen, um eine zentralnervöse Dämpfung zu bewirken und die Gefäße zu erweitern: Diuretin (Theobromin. na. salic.) 0,75, Luminal (Acid. phenylaethylbarbit.) 0,05 bis 0,1, Erythroltetranitrat 0,01—0,03, m. f. pulv. tal. Dos. X. D. S. 2mal tägl. 1 Pulver, oder Na. bromat. 10,0, Na. diaethylbarbit. 2,0 (Na. phenylaethylbarbit. 0,3), Extr. Val. fl. 15,0, Viscysati oder Extr. Visci fl. 10,0, Validol (Menthol. valerian.) 1,0, Sirup. simpl. 30,0, Aq. ad 200,0. D. S. 2mal tägl. 1 Eßl. nach Mittag- und Abendessen. Umschütteln! oder Na. bromat. 10,0, Na. nitros. 0,6—1,0, Aq. M. pip. ad 100,0. D. S. 3mal tägl. 1 Eßl., auch Rhodan-Ca-Diuretintabl. oder Doryltabl. 2—3mal tägl. 1 Tabl. oder Doryl 0,005, Na. phenylaethylbarbit. 0,02— 0,1. Theobrom. na. salic. 0,3, Ol. Cacao 1,5, m. f. supp. tal. Dos. X. D. S. 2mal tägl. 1 Zäpfchen, oder Doryl 0,03, Na. bromat. 5,0, Na. phenylaethylbarbit. 0,2, Sirup. simpl. 30,0, Aq. Menth. pip. ad 200,0. D. S. 3mal tägl. 1 Eßl. Auch Viscum-Osmosat kann versucht werden.

Ist Arteriosklerose damit verbunden, dann: NaJ 5,0, Theobr. Na. sal. 3,0 (Euphyllin 3,0), Erythroltetranitrat 0,2, Na. phenylaethylbarb. 0,3, Viscysati 10,0, Sirup. simpl. 20,0, Aq. ad 200,0, D. S. 2—3mal tägl. Umschütteln! Bei Herzschwäche fügt man Tct. Digit. 10,0 oder Digipuratum 10,0 oder Cedilanid 8,0 hinzu, oder die obigen Pulver mit Jod-Ca-Diuretin 0,6.

Von den Hormonpräparaten scheint Padutin noch am günstigsten zu wirken, tägl. 1—2 Amp. subcut. Von Vitaminen Lactoflavin, tägl. 1—2 Amp.

Man versuche vor allem *Multisaccharid* 10—20 ccm intrav. mit 5 ccm Dehydasal.

Auch *Priscol, Sklerocholin* und *Triadenyl* kann man geben, besonders wenn Kopfdruck, Schwindel und ein Gefühl von innerer Spannung und Unruhe vorhanden sind. Man beginnt mit 2mal tägl. 1 Tabl., wenn keine Wirkung eintritt, steigert man auf 4mal tägl. 1 Tabl. Von Triadenyl gibt man 3mal tägl. 2 Tabl. Man kann die Wirkung durch intramusk. Injektion unterstützen (am besten nicht intrav.).

Als weitaus am wirksamsten erwies sich das neue Präparat *Hydergin*. Einschleichende Behandlung mit 3mal tägl. 5 Tropfen und ansteigend um 1 Tropfen pro dosi tägl. bis zur optimalen therapeutischen Wirkung, die durchschnittlich mit 3mal 20—35 Tropfen eintritt. Bei schweren Fällen mit einer zusätzlichen parenteralen Injektionskur. S. Hydergin.

Bei klimakterischem Hochdruck sind die Eierstockpräparate (Oophorin, Ovowop, Ovobrol, Progynon usw.) zu empfehlen, aber auch mit obigen Mitteln zu verbinden, indem man den obigen Mixturen Ovibion 8,0 hinzufügt.

Wenn die orale Medikation versagt, dann kommt Progynon oder Cyren bei Frauen in Frage, 3mal wöchentl. 1 mg. Bei Männern kann man 3mal wöchentl. 10 mg oder auch 25 mg Testoviron geben. Die Sexualhormone haben gleichzeitig eine günstige Wirkung auf den Herzmuskel.

Aderlaß. Er beseitigt sehr oft die subjektiven Beschwerden, die Herabsetzung des Blutdrucks ist aber nur eine kurz vorübergehende. Anschließend an den Aderlaß injiziere ich 50—100 ccm Traubenzucker (40—50proz. in Amp.). Die Blutentnahme soll 500 ccm nicht überschreiten und nicht zu häufig wiederholt werden; heutzutage sollten 200—300 ccm nicht überschritten werden.

Atemübungen nach Tirala. Bei flacher Rückenlage langsam *einatmen* durch die Nase, dabei leichtes Vorwölben des Bauches nach oben, anschließend wächst die Atmung zur Flanken- und dann zur oberen Lungenatmung hinauf — ohne jede Anstrengung läßt man die Luft ruhig einströmen.

Die Ausatmung geschieht durch den Mund und ist mit Nachdruck auszuführen, dabei wird „u" gesummt oder gesungen. Dauer der Ausatmung bis 40—45 Sek. Bei den Atemübungen liegt der Körper vollkommen flach ohne Kopfkissen. Leib und Brust sind von jeder Kleidung befreit, Fenster werden geöffnet.

Es mag gleich zu Anfang gesagt sein, daß ich von diesen Atemübungen, die durch Zeitungen und Bücher im Volke weit verbreitet wurden, keine besondere Wirkung auf den Blutdruck gesehen habe. Auch kann man der theoretischen Begründung Tiralas über die Wirkung der Atemübungen nicht zustimmen.

Abgesehen von Tiralas Atemübungen, halte ich es für notwendig, jedem Großstadtmenschen, besonders aber denen, die tagsüber im Zimmer eingesperrt sind und dazu noch sitzen müssen, sobald sie in frische Luft kommen, sich gerade aufzurichten, tief ein- und auszuatmen und den Bauch öfter einzuziehen und wieder auszustoßen. Jede Straßenluft ist besser als die Stubenluft.

Latente Hypertension. Hierunter wird das Anfangsstadium der Blutdruckkrankheit verstanden, wobei der Blutdruck am Vormittag niemals, dagegen aber gegen Abend häufig erhöht ist. Diese Kranken klagen über Kopfschmerzen, nervöse Herzschwäche, leichte Ermüdbarkeit und rheumatische Beschwerden. Sie vertragen heiße Bäder und den Aufenthalt in zu warmen Räumen schlecht.

Vorbeugende Behandlung: Coffein, Alkohol, Nicotin beschränken, Massage des ganzen Körpers, CO_2-Bäder oder kurz dauernde kühle Bürstenbäder. Diät: Kochsalz und tierisches Eiweiß stark beschränken. Tägliche Eiweißmenge nicht über 1 g pro kg Körpergewicht. Spazierengehen und Atemübungen.

Hypotonie: Die Hypotonie ist keine Krankheit, sondern nur ein Symptom irgendwelcher seelischer oder körperlicher Störungen. Wie viele Hypotoniker gibt es, die voll arbeits- und leistungsfähig sind ohne irgendwelche Beschwerden. Wir finden sehr oft eine Hypotonie bei Thyreotoxikosen, Diabetikern, selbstverständlich bei Addison, bei Magen- und Darmerkrankungen, nach schwerer Grippe, nach schweren seelischen Erschütterungen. Die vegetative Dystonie stellt die Mehrzahl der Hypotoniker. Sehr oft ist damit verbunden Magen- und Darmsenkung, Appetitlosigkeit, Stuhlträgheit, Herzunruhe, Schlaf ohne Erquickung, immer müde, abgespannt, lustlos. Man untersuche die Kranken, um ernstliche Krankheiten auszuschließen, erwähne aber nichts von Hypotonie, denn wir haben schon genügend Kranke, die zum Arzt kommen und sagen: „Ich leide an Hypotonie."

Behandlung: Die Grundkrankheit ist zu berücksichtigen und zu behandeln. Zur Allgemeinbehandlung schreibe ich auf: Na. glyc. phosph. 50% 15,0, NaBr 10,0, Extr. Valer. fl. 10,0, Extr. Strychni 0,05, Extr. Chin. fl. 5,0 (Liq. Fowl. 6,0) (Extr. Frangul. fl. 30,0), Sir. simpl. 20,0, Tct. ferri comp. ad 200,0. D. S. 2mal tägl. 1 Eßl. Umschütteln. Beim weiblichen Geschlecht füge ich gern Ovibion 6,0, beim männlichen Testes sicc. 6,0 (teuer) hinzu. Oft kann man auch durch Injektion von Vit. C und B_1 eine schnelle Besserung herbeiführen. Eine sehr gute Allgemeinwirkung haben die Nebennierenrindenhormone (teuer). Im übrigen leichte Abwaschungen, Ruhen in frischer Luft, Bewegung in frischer Luft mit Atemübungen.

Klimakterium, Wechseljahre der Frau. Wenn die Fortpflanzungsfähigkeit verlorengeht und die Ovarien ihre innersekretorische Tätigkeit einstellen, sprechen wir von Klimakterium. Dieser Zustand wird allmählich erreicht und geht mit einer Störung der Gleichgewichtslage einher, deren auffälligstes Symptom das Unregelmäßigwerden und zuletzt das vollkommene Ausbleiben der Periode (Menopause) darstellt. Das Durchschnittsalter für die beginnende Klimax ist das 45. bis 50. Jahr oder selbst 55. Lebensjahr.

Die wichtigsten Begleiterscheinungen, worunter die Frau am meisten zu leiden hat und warum sie auch den Arzt aufsucht, fassen wir in den klimakterischen Symptomkomplex des vasomotorischen Systems zusammen. In dieser Zeit tritt — je nach der gegebenen Konstitution — ein vermehrter Fettansatz oder, was seltener vorkommt, eine Abmagerung auf.

Symptome: Blutwallungen, aufsteigende Hitze nach dem Kopfe mit starkem Herzklopfen, Schwitzen und Angstgefühl. „Eingeschlafenes", taubes Gefühl in Armen und Händen, so daß die Frauen nicht nähen können. Die Finger können blau und kalt werden. Auch Kribbeln wie Ameisenlaufen an den Armen kommt vor. An den Beinen sind diese Erscheinungen seltener. Wenn Schwindel, Ohrensausen, Herzschmerz vorhanden sind, liegt öfter Blutdruckerhöhung vor, sehr oft aber Verstopfung mit gasgefülltem Dickdarm. Auf die Gallenblase achten! Brustschmerzen, die an Angina pectoris erinnern, sind oft durch Aortalgien bedingt. Die Haut ist deutlichen Veränderungen unterworfen. Sie wird spröde und schlaffer, es treten Pigmentationen und bisweilen Warzen und im Gesicht eine stärkere Behaarung auf. Sehr lästig ist das Hautjucken, besonders an der Vulva. Von großer Wichtigkeit sind die rheumatisch-arthritisch-neuralgischen Beschwerden, über deren erste Erscheinungen schon 1—2 Jahre vor der Menopause geklagt wird. Das Seelenleben der Frau ist schnellem Stimmungswechsel unterworfen, die Frau ist nervös, leicht reizbar und launenhaft.

Bei den so sehr in die Augen springenden Symptomen des Klimakteriums soll man nicht vergessen, die Kranke genau zu untersuchen, um eine Krankheit nicht zu übersehen, die durch die klimakterischen Erscheinungen verdeckt wird.

Therapie: Vor allem Reinigung des Körpers, indem man morgens nüchtern 8—10 g Natr. sulfuric. in ¼ l lauwarmem Wasser schluckweise trinken läßt. — Durch den Ausfall der Ovarialfunktion wird das Gleichgewicht der anderen endokrinen Drüsen gestört. Wir suchen daher durch Zufuhr von Ovarialpräparaten allgemein regulierend auf die innere Sekretion einzuwirken. Die gegenwärtigen Ovarialpräparate sind nach internationalen Einh. ausgetestet, wodurch die Hormonmenge festgesetzt wird. Man gibt von Ovobrol 2mal tägl. 1 Würfel, von Ovavisal 3mal tägl. 20—30 Tropfen, von Ovibion 3mal tägl. 20 Tropfen, von Progynon 2mal tägl. 1 Dragée und 2mal wöchentl. eine Injektion von 1—2 Amp. Progynon (s. auch Progynontropfen). Von den synthetischen Präparaten: Cyren und Cyren forte und Oestromontabl. 1 bis 3 Tabl. tägl. Wenn man hoch genug dosiert hat, verschwinden sowohl die seelischen als auch körperlichen Störungen ziemlich schnell. Bei sehr schweren Fällen kommt die Cyren-A-Implantation in Frage. S. d.

Die durch die ovarielle Hypofunktion auftretenden vegetativen Übererregungserscheinungen werden am wirksamsten mit Bellergal gedämpft. Morgens und mittags je 1, abends 2 Dragées. Bei schweren Zuständen 3mal tägl. 2 Dragées.

In leichteren Fällen von Ovaraden, von Klimakton 3mal tägl. 2 Tabl., von Transannon oder Ovo-Transannon 3mal tägl. 1—3 Bohnen, oder von Ovo-Sedicyl 3mal tägl. 2 Tabl., Ovihorm 3mal tägl. 2—3 Dragées. Zur Beruhigung und zum besseren Schlaf sind Baldriantee oder -tropfen, Adalin oder folgende Mixtur angezeigt: Na. diaethylbarbit. 2,0, Natr. Brom 8,0, Viscysati 10,0, Ovibion 10,0, Aq. dest. ad 200,0. D. S. Mittags und vor dem Schlafengehen 1 Eßl. Umschütteln. Bei Verstopfung fügt man Extr. frangul. fl. 50,0 hinzu.

Gegen arthritisch-rheumatische Beschwerden Salhuminbäder, Moorumschläge, Fissan-Kataplasma, Einreibung mit Massage, Diathermie. Gegen Pruritus vulvae: Follikulinsalbe.

Allgemeine Behandlung: Die Kost soll zum größten Teil eine vegetarische sein, salzarm und gewürzlos. Abends und morgens wird der ganze Körper kühl abgewaschen, abgetrocknet und dann kräftig durchmassiert. Besonders achte man auf den Leib, der sehr oft durch Stauungen im Dickdarm auf der rechten Seite druckschmerzhaft ist. Durch tägliche Handmassage des Leibes kann das Allgemeinbefinden sehr günstig beeinflußt werden. Die Ganzmassage wirkt auch günstig auf den Pruritus. Die seelische Beeinflussung soll bei jeder Konsultation im Vordergrund stehen.

Venenthrombose (Thrombophlebitis).

Die Zahl der Venenthrombosen hat sich in den letzten Jahren verdoppelt. Die Ursache hierfür ist noch unbekannt. Die Entstehung eines Thrombus wird ermöglicht durch Strömungsänderungen des Blutes (Herzfehler), Schädigung der Gefäßwand und Veränderung der Blutzusammensetzung mit Kreisen von irgendwelchen bakteriellen Stoffen. Man könnte daher auch sagen, die Thrombose ist eine milde Form der Phlebitis. Der häufigste Sitz der Thrombose ist die Vena femoralis, die man dann sehr oft als einen druckempfindlichen Strang fühlen kann. Sitzt die Thrombose tief in der Wade, so ist die Dorsalflexion des Fußes schmerzhaft. Durch Behinderung des Blutabflusses erfolgt ödematöse Anschwellung.

Vorbeugung: Bei geringsten Anzeichen einer Thrombose oder nach Operation gibt man eine intramusk. Injektion von Leberextrakt: Campolon, Hepatrat oder Hepatopson. Vor allem s. *Thrombodym.*

Behandlung: Da die Erkrankung wegen der Möglichkeit einer sich anschließenden Lungenembolie sehr ernst zu nehmen ist, läßt man die Kranken einige Wochen im Bett. Die Beine werden hochgelagert, mit Watte umwickelt und zur besseren Ruhigstellung geschient. Auf leichten Stuhlgang ist zu achten (abends 1 Würfel Pasta Palm). Massieren des Beines ist zu unterlassen. Als recht wirksam haben sich erwiesen: heiße Alkoholumschläge, Fönbehandlung oder Auflegen von Senfmehl: Man rührt Senfmehl warm an, streicht es fingerdick auf einen Leinwandstreifen und läßt es bis zur kräftigen Rötung liegen. Ganz besonders gute Erfolge hat man von Blutegeln (Hirudines) gesehen, von denen man 3—4 und mehr entlang der Venen ansetzt. In die Nähe der Tibiakante sowie in und oberhalb der Knöchelgegend dürfen keine Blutegel gesetzt werden. S. *Hirudoid.* Später Behandlung mit Ichthyol und Thiosept. Die Behandlung der chronisch wiederkehrenden Thrombophlebitis mit Blutegeln ist wirkungslos, dagegen helfen elastische Verbände, die 2—3 Wochen liegenbleiben können, besonders sei auf Zinkleimverbände hingewiesen. Herzmittel sind nicht zu vergessen. Intramusk. Injektionen von *Leberextrakten,* z. B. Campolon, alle 4 Tage sind von guter und heilender Wirkung.

Bei frischen Thrombophlebitiden (bei chronischen weniger) vermag die *lumbale Grenzstrangblockade* mit Impletol oder Novocain Außerordentliches zu leisten. Die Blockaden werden täglich oder jeden 2. Tag wiederholt. Die Schmerzen verschwinden und die Schwellungen gehen innerhalb einiger Tage zurück.

Die **Kost** soll über Wochen hin eine alkalisierende sein. Es sind daher zu vermeiden: Fleisch, Fische, Weißbrot, Brötchen, Graubrot, Zwieback, Käse, Quark, Margarine, Palmin, Eigelb, Weizengrieß, Weizengraupen, Roggenmehl, Gerste, Hafergrütze, Haferflocken, Hafermehl, Möhren, Rosenkohl, Linsen, Preißelbeeren, Erdnüsse, Walnüsse. In kleinen Mengen gestattet: Grahambrot, Speck, Butter, Schweineschmalz, Eiereiweiß, Milch, Buttermilch, Sahne, Weizenmehl, Grünkern, Mondamin, Makkaroni, Nudeln, grüne Erbsen, Haselnüsse, Kakao. Beliebig gestattet: Kartoffeln, Früchte und Gemüse mit Ausnahme der obengenannten. Als Getränke gibt man Fruchtsäfte. Wenige Tage nach Auftreten der Thrombose beginnt man mit passiver (vorsichtiger) Bewegung der Extremitäten. Nach weiteren Tagen leichte Streichmassage. Geht die Thrombose weiter zurück, dann aktive Bewegung. Nach 2—3 Wochen können selbst schwere Fälle das Bett verlassen.

Varicen und ihre Behandlung.

Bei leichteren Varicen läßt man abends im Bett das hochgehaltene Bein vom Fuß bis zur Leiste so massieren, daß die Venen vollkommen ausgestrichen werden (5 Min. lang). Morgens nüchtern und abends vor dem Schlafengehen gibt man je 7 Tropfen Venostasin oder Vasotonin oder von Cumaven 3mal tägl. 1 Teel. Man lege beim Sitzen die Beine nicht übereinander und achte auf guten Stuhlgang.

Sind die Krampfadern stärker ausgeprägt, so werden sie durch Injektion verödet. Varicophtin oder Varimedyl schwach und stark mit 20- und 26,5proz. Kochsalz, oder Varicocid 5- und 10proz. S. auch Devaricin.

Der Kranke geht vor der Behandlung ¼ Stunde spazieren, damit die Krampfadern deutlich hervortreten. Dann staut man beim stehenden Kranken am Oberschenkel, so daß man die Art. dorsalis pedis noch schwach fühlen kann. Jetzt wird beim liegenden Kranken an der am deutlichsten ausgeprägten Venektasie mit einer langen, dünnen Nadel eingestochen und aspiriert, um zu sehen, ob die Nadel in der Vene liegt. Kann Blut angesogen werden, so löst man die Stauung und streicht das Blut aus der Vene. Nun drückt man die Vene an der Stelle, wo eingespritzt werden soll, leicht zusammen und injiziert langsam, damit die Flüssigkeit innig mit der Venenwand in Berührung kommt. Man läßt die Nadel in der Vene stecken. Es stellt sich bald ein krampfhafter Schmerz im Schenkel ein und die getroffenen Venenerweiterungen färben sich weißlich. Wenn die Krampferscheinungen nachlassen, zieht man die Nadel heraus, komprimiert die Stichstelle mit Tupfer und legt einen Heftpflasterstreifen darüber. Der Kranke bleibt noch bis zum völligen Aufhören der Schmerzen liegen (5 Min.) und kann dann nach Hause gehen.

Bei knäuelförmigen Varicen injiziert man langsam, bei langgestreckten Varicen schnell.

Bei jeder Sitzung soll in jedes Bein nur eine Spritze gegeben werden, die bei Notwendigkeit nach 8 Tagen an anderer Stelle wiederholt wird.

Ungefähr ½—1 Tag nach der Injektion tritt an der Varice eine geringere oder stärkere Entzündungsreaktion ein. Die sich anschließende Obliteration verläuft bei kleinen Krampfadern ohne wesentliche Beschwerden, bei starken Krampfadern mit größerem Durchmesser dagegen können die typischen Erscheinungen einer Phlebitis und Periphlebitis eintreten. Ödeme um die Fußgelenke und geringe Temperatursteigerungen kommen vor. Nach Abklingen der Reaktion fühlt man die thrombosierte Krampfader als einen derben Strang, der noch druckschmerzhaft ist. Im Verlaufe von mehreren Monaten bildet sich dieser kräftige Strang so weit zurück, daß man ihn nur noch unter der Haut als einen dünnen, weichen Strang tasten kann.

Bei gewissenhafter Durchführung ist der Erfolg fast immer ein vollkommener. Die Gefahr einer Embolie scheint nach allgemeiner Erfahrung eine sehr geringe zu sein. Bei Ulcus cruris sei man besonders vorsichtig. *Kontraindiziert* bei Neigung zu phlebitischen Prozessen, bei dekompensierten Herzleiden und Nierenleiden, Diabetikern, bei schwangeren Frauen (am besten nach der Niederkunft).

Nierenerkrankungen.

Die häufigen Erkrankungen der Nieren werden verständlich, wenn man bedenkt, daß die Nieren das Hauptausscheidungsorgan des Körpers darstellen, durch das alle chemisch-toxischen und organisch-infektiösen Körper ausgeschieden werden. Wir wissen, daß bei jeder Infektionskrankheit, wozu hier besonders die Angina zu zählen ist, oder bei Sublimat-, Chrom- und Arsenvergiftung sich eine Nierenschädigung entwickeln kann. Bei chronischen Erkrankungen, wie Tuberkulose, Syphilis, Malaria, Eiterungen, entstehen öfter die sog. amyloiden Nephrosen. Neben diesen hauptsächlich hämatogen entstehenden Erkrankungen gibt es noch die sog. ascendierenden Nierenerkrankungen, die anschließend an eine Cystitis und Pyelitis entstehen und besonderer Behandlung bedürfen.

Für die Therapie ist es wichtig, die Nierenerkrankungen in *Glomerulonephritiden* (entzündliche Form), *Nephrosen* (nichtentzündliche, degenerative Form) und in *primäre* bzw. *sekundäre Nephrosklerosen* einzuteilen.

Bei den Glomerulonephritiden werden die Endprodukte des Eiweißstoffwechsels im Körper zurückgehalten und erhöhen dadurch im Blute den Reststickstoff. Bei den reinen Nephrosen werden die Endprodukte des Eiweißstoffwechsels normal ausgeschieden, dagegen wird Kochsalz im Körper zurückgehalten.

Reine Fälle von Nephrosen kommen nur selten vor. Die meisten Fälle, die wir als Nephrosen ansprechen, sind Nephritiden mit stark nephrotischem Einschlag, oder lenteszierende Glomerulonephritiden mit stark extrarenaler Beteiligung (Schlayer).

Bei **Glomerulonephritis** sind im Urin: Eiweiß, Zylinder, Blut. Die vorhandene Blutdruckerhöhung und Hypertonie des Herzens sprechen für die Mitbeteiligung des Kreislaufs. Die Ödeme sind diffus über den Körper ausgebreitet und stark wechselnd. Im Augenhintergrund Retinitis albuminurica. Die Konzentrations- und Verdünnungsfähigkeit des Harns ist herabgesetzt, daher Gefahr der Urämie. Fehlt das eine oder andere Symptom, so läßt sich doch aus dem Zusammentreffen einer Anzahl der erwähnten Symptome die Diagnose stellen.

Bei den **Nephrosen** sind im Urin: viel Eiweiß, Zylinder, kein Blut. Starke Ödeme.

Das Auftreten der Ödeme geht mit einer Störung des Kochsalz- und Wasserstoffwechsels einher, dabei bleibt es aber doch fraglich, ob die Kochsalzretention immer das Primäre oder Sekundäre ist.

Bei den **Nephrosklerosen** haben wir Blutdrucksteigerung, Herzhypertrophie, die Urinmenge ist meist erhöht und von geringem spezifischem Gewicht. Eiweißausscheidung gering, keine Hämaturie, meist keine Ödeme.

Bei der Glomerulonephritis, Nephrosklerose, Anurie oder Kompression der Ureteren kann bei starker Anhäufung von Reststickstoff und anderen noch unbekannten Stoffen im Blute die sog. **azotämische Urämie** entstehen.

Im Gegensatz hierzu steht die **Krampfurämie** durch ihr plötzliches Auftreten mit Krämpfen ohne vorausgehende urämische Symptome. Sie kommt besonders bei akuter und chronischer Glomerulonephritis mit Ödemen vor; öfter tritt sie beim Ausschwemmen der Ödeme auf.

Es gibt noch **pseudourämische Zustände,** die äußere Ähnlichkeit mit echter Eklampsie haben, aber bedingt sind durch cerebrale Sklerose, Gefäßspasmus und Hypertonie ohne Retention von Kochsalz und Stickstoff.

Um die *Nierenfunktion zu prüfen,* ist es auch in der allgemeinen Praxis möglich, einen Trocken- und Wassertag durchzuführen. Hierdurch kann man die Konzentrations- und Verdünnungsfähigkeit der Nieren bestimmen. An dem **Wassertage** läßt man die Blase vorher entleeren und gibt dann morgens nüchtern 8 Uhr 1000 ccm Tee, der innerhalb ½ Std. zu trinken ist. Die Kranken müssen dann stündlich Wasser lassen. Die einzelnen Portionen werden gesondert für die spätere Untersuchung aufgefangen. Normale Nieren scheiden die Flüssigkeit meist innerhalb von 4 Std. aus. Verzögerte Ausscheidung spricht noch nicht für eine Insuffizienz der Nieren, sie kann auch bei Gesunden vorkommen. Aus der Beschaffenheit des Urins gewinnt man erst volle Klarheit.

Um 12 Uhr schließt sich gleich der **Trockentag** an. Der Kranke bekommt weder Flüssigkeit noch breiige Speisen, sondern nur Zwieback, Brot, Butter, Eier, Fleisch, Bratkartoffeln. Alle 2 Std. läßt der Kranke Urin, der ebenfalls getrennt aufgefangen und untersucht wird. Bewegt sich das spezifische Gewicht von der Verdünnungs- und Konzentrationsprobe zwischen 1005 bis 1012, so liegt eine Niereninsuffizienz vor. Steigt bei guter Verdünnungsfähigkeit die Konzentration bis 1016, so ist die Erkrankung noch nicht so weit fortgeschritten. Wird von dem getrunkenen Tee am Vormittag nur wenig ausgeschieden, dagegen aber am Nachmittag und besonders in der Nacht, so spricht dies für eine schwerere Nierenerkrankung.

Zur *röntgenologischen Darstellung* der Nieren und Harnwege s. *Uroselectan B* oder Optojod J., das intravenös injiziert wird.

Akute Glomerulonephritis. Kommen die Kranken frühzeitig in Behandlung, so ist die Prognose günstig.

Therapie: Die Behandlung der Nierenkranken stellt eine Schonungs- und Entlastungstherapie dar. Strenge Bettruhe in horizontaler Lage, um eine günstige Durchblutung der Nieren zu erzielen. Wärmezufuhr, in welcher Form es auch sei, warme Tücher, Wärmflaschen, elektrisches Heizkissen oder lauwarme Prießnitz um den Leib. Die erste Aufgabe ist es, die Harnsekretion wieder in Gang zu bringen und dadurch die vorhandenen Ödeme zu beseitigen, den Blutdruck herabzusetzen und das Herz kräftig zu erhalten. Glückt dies, so ist meist die Gefahr einer Urämie abgewendet.

Ernährung. Wie oben erwähnt, ist die Entstehung von Ödemen stets mit der Zurückhaltung von Kochsalz im Gewebe verknüpft, desgleichen ist erwähnt, daß die Stoffwechselendprodukte der Eiweißkörper von der kranken Niere nicht ausgeschieden werden können. Wir werden daher in den ersten Tagen eine Kost wählen, die eiweiß- und kochsalzfrei ist, um die Niere vor allem zu entlasten. Die Flüssigkeit ist ebenfalls einzuschränken. *Kranken mit starken Ödemen,* die die Energie dazu aufbringen, *gebe man in den ersten 3 Tagen weder etwas zu essen noch zu trinken.* Um das Durstgefühl zu mildern, kann man Kaugummi mit Pfefferminzgeschmack oder Neucesol geben. Diese Hunger- und Dursttage sind meist von außerordentlich günstiger Wirkung. Wer hierzu die Kraft nicht aufbringt, kann tägl. 200 g Dextropur in 800 ccm Wasser gelöst trinken, oder frisch ausgepreßte Fruchtsäfte, Obst bis zu 1 kg. Man kann auch die Karellsche Kur wählen, indem man tägl. 800 ccm Milch oder 500 ccm Mehlsuppe verabreicht. Diese Kost wird 3 Tage beibehalten und am besten mit einer Abführkur verbunden, indem die Kranken morgens nüchtern 1—2 Eßl. Ricinusöl, Istizin oder Spec. laxant. bekommen. Es muß aber nochmals betont werden, daß zu Beginn der Behandlung 3 strenge Hunger- und Dursttage am wirksamsten sind, da sie der Niere jede Arbeit fernhalten, die doch mit Reizerscheinungen an den Nierengefäßen verbunden wäre. Dann gibt man 5 Tage lang tägl. 500 ccm Milch *und* 500 ccm Schleim- oder Mehlsuppe. Nur langsam und schluckweise trinken. Wem die kochsalzfreie Suppe zu fade schmeckt, dem verordne man zum Salzen Hosal oder Eugusal oder Citrofinsalz (Na-Gehalt 31%) oder Curtasal (Na-Gehalt 33%), auch Maggi ist sehr brauchbar. Vom 8. Tage ab, wenn die Harnsekretion in Gang gekommen ist, gestattet man Zulagen pro Tag von 200 g Weißbrot, 100 g salzfreie Butter oder tägl. 500—800 g Reis- oder Grießbrei, oder Hafer- und Gerstenschleim mit Fruchtsäften oder Kompott, Sahne mit Obst, Kartoffelbrei, Nudeln, Makkaroni, Pudding. An Gemüsen Spargel, Blumenkohl, Schwarzwurzeln, Spinat, Möhren. Verboten sind Erbsen, Linsen, Bohnen, Radieschen und Meerrettich.

Die **Kost** wäre demnach ungefähr folgende (zum Salzen dienen Hosal und Eugusal):

Morgens: Tee oder Kakao mit Milch gekocht, 100 g Weißbrot mit Butter.

Frühstück: Obst oder Sahne mit Obst.

Mittags: Reisbrei mit Milch gekocht (oder Grießbrei, Hafer- oder Gerstenschleim, Mehlsuppe), Gemüse mit 2 Eigelb und Obst.

Nachmittags: Wie morgens.

Abends: Gemüse mit Kartoffeln, Nudeln oder Makkaroni, Kompott, Obst.

Oder anstatt der obenerwähnten Milch: ½—1 kg Obst (Äpfel, Trauben, Apfelsinen, Bananen usw.) pro Tag. Oder man gibt die sog. *Breiobsttage* nach Schlayer: Tägl. nicht über 800—1000 ccm Flüssigkeit.

Morgens: 100 ccm Kaffee.

Frühstück: 150 ccm Milch- oder Sahnenbrei (ein kleiner Suppenteller voll) von Reis, Grieß, Tapioka, Sago, Mondamin, Nudeln, dazu eine kleine Schale Apfelmus.

Mittags: Dasselbe oder die gleiche Menge Brei mit dünner Bouillon bereitet, dazu eine kleine Schale Apfelmus.

Nachmittags: 100 ccm Kaffee.

Abends: Nochmals Brei wie mittags und Apfelmus.

Den Eiweißgehalt der Nahrung regle man so, daß der Kranke vom 10. Tage ab, wenn die Harnsekretion gut bleibt und der Urin nur noch wenig Blut enthält, nicht mehr als 30—50 g Eiweiß erhält pro Tag. Die Kost könnte also vom 10. Tag ab folgende sein:

400 g Gemüse, 100 g ungesalzene Butter, 200 g Weißbrot, 2 Eier, 500 g Hafer-, Grieß- oder Reisbrei, Obst. Der Eiweißgehalt beträgt in dieser Nahrung ungefähr 40 g. Die Speisen sind ungesalzen zuzubereiten. Man stelle dem Kranken abgewogen 3 g Kochsalz hin oder die Ersatzmittel, damit er nach Belieben die Speisen etwas salzen kann.

Bestehen noch Ödeme, so lasse man das Salz weg. Das oft als Kochsalzersatz empfohlene ameisensaure Natrium sagt den wenigsten Kranken zu. *Hosal* und *Eugusal* können zum Salzen der Speisen empfohlen werden. Besser ist es, die Speisen durch Petersilie, Tomaten, Schnittlauch, Zitronensaft, Essig, wenig Maggi schmackhaft zu machen. Alle scharfen Gewürze, wie Pfeffer, Senf, Paprika, Zwiebel, Knoblauch, Sellerie, sind unbedingt zu meiden. Alkohol ist ebenfalls zu verbieten. Kaffee und Tee können vom 8. Tag ab in geringen Mengen gestattet werden. Tritt eine fortschreitende Besserung ein, so erhöhe man die Milchmenge auf 1000 ccm pro Tag und versuche Zulagen pro Tag von Fleisch als Fisch oder Geflügel. Ständige Harnkontrolle ist unbedingt notwendig.

Neben dieser diätischen Behandlung hat auch die *physikalische* von Anfang an einzusetzen. Außer den obenerwähnten warmen Einpackungen der Kranken kommen noch **Schwitzprozeduren** in Betracht, durch die nicht nur Flüssigkeit, sondern auch Kochsalz und stickstoffhaltige Salze ausgeschieden werden. Am besten sind diese durch einen elektrischen Glühlichtkasten zu erreichen. Auch durch heiße Bäder von 38 bis 40°C und höher (15 Min.) mit anschließenden warmen Einpackungen im Bett kann Schwitzen erzielt werden. Stehen Bäder und Glühlichtkasten nicht zur Verfügung, so packe man die Kranken im Bett warm ein, stelle Wärmflaschen an den Körper und gebe folgenden Tee zu trinken:

Herb. Equiset., Fruct. Cynosbati, Flor. Tiliae aa 30,0.

Die Kranken bleiben 2—3 Stunden warm eingepackt und werden nach dem Schwitzen mit warmem Franzbranntwein oder Acet. aromat. abgerieben. Die Schwitzprozeduren sind individuell anzupassen, da es Kranke gibt, die sie nicht vertragen, besonders wenn Dyspnoe und Herzschwäche bestehen. Zur Anregung des Schwitzens möchte ich vor Aspirin wegen seiner reizenden Wirkung auf die Nieren und besonders vor Pilocarpin wegen seiner allgemeinen schlechten Verträglichkeit und seiner ungünstigen Wirkung auf das Herz warnen.

Hält die Anurie oder Oligurie weiterhin an, so macht man je nach Kräftezustand des Kranken einen Aderlaß (200—400 ccm) und anschließend eine intravenöse Traubenzucker- (Dextropur-) Injektion (40% 100 ccm). Wird hierdurch keine Besserung erreicht, so kann man 2—3 Std. Diathermie auf die Nierengegend oder eine Röntgenbestrahlung versuchen. Der Volhardsche Wasserstoß kommt für die Praxis nicht in Frage, da er nicht ungefährlich ist. Die Dekapsulation ist das Ultimum refugium.

Auf die medikamentöse Behandlung verzichtet man in den ersten Tagen am besten vollkommen. Erst wenn die Diurese in Fluß kommt, kann man mit Diuretica nachhelfen. Am besten versucht man zuerst die pflanzlichen Mittel, die uns in großer Zahl zur Verfügung stehen. Der Tee ist heiß zu trinken:

Fol. Betul., Fol. Trifol. fibrin., Herb. Herniar., Rad. Petroselin. conc. aa 25,0.

Herb. Burs. past., Herb. Equiset., Fruct. Junip., Fol. Bucco., Herb. Cochlear. aa 20,0.

Rad. Ononid., Lign. Junip., Fruct. Junip., Fruct. Petroselin. aa 20,0.

Succ. Junip. 40,0, Aq. Petroselin. ad 200,0, 2stündl. 1 Eßl.,

Infus. Fruct. Junip. 15,0:170, Liq. Kal. acet. ad 200,0, 2stündl. 1 Eßl.,

oder Tartar. depurat, 3mal tägl. 1 Teel. voll, oft von ausgezeichneter Wirkung.

Weiterhin kann man *Diuretin* oder *Euphyllin* verordnen. Man gibt diese Mittel in kleinen Dosen von 0,3 g 3mal tägl. 8 Tage lang. Euphyllin und Deriphyllin in Ampullen können auch intravenös gegeben werden. Die Purindiuretica sind jedoch meist unwirksam. Auch Aivosantabl. haben mir schon gute Dienste getan. Gleichzeitig kann man auch *Digitalis*, 3mal tägl. 0,1, besonders bei Herzschwäche, auch in Verbindung mit Euphyllin geben. Bei sehr *hartnäckigen Ödemen* sucht man durch drastische Abführmittel (0,2 Calomel) die Flüssigkeitsausscheidung durch den Darm zu erreichen. Da diese Mittel aber zu schwächend auf den Kranken einwirken und auch nicht ohne Nebenerscheinungen sind, ist es am besten, davon Abstand zu nehmen. Auch die Hg-Diuretica Esidron, *Salyrgan* und *Novurit* dürfen hier nicht in Anwendung kommen.

Bei hochgradigem Hydrops macht man an den Ober- oder Unterschenkeln die **Curschmannsche Drainage,** oder man macht 3—4 cm lange Schnitte in die Oberschenkel bis auf die Fascie und verdeckt die Stellen mit Mull und Zellstoff zum Aufsaugen der Flüssigkeit. Besser und ungefährlicher ist die **Stichelmethode nach Munk.** Man reinigt zuerst die Haut mit Äther und stichelt mit einer mittelstarken Kanüle den Unterschenkel an 5—6 Stellen. Die Kranke sitzt dabei auf einem Stuhle. Bei starkem *Hydrothorax* und *Ascites* ist zu punktieren. Gegen **Hämaturie** kann man Vitamin C (Cebion, Redoxon, Cantan) zusammen mit Vitamin P, Calciumpräparate, Ergotin, Hydrastinin, Haemophobin u. a. versuchen. S. azotämische Urämie und chronische Nierenerkrankungen S. 83/84.

Die Kranken sollen erst *aufstehen*, wenn alle pathologischen Bestandteile aus dem Harn verschwunden sind. Wenn bei dem ersten Aufstehen wieder Eiweiß im Harn erscheint, so wird wieder Bettruhe notwendig. Ist nach einer Kur von mehr als sechs Monaten das Eiweiß nicht aus dem Harn verschwunden, so läßt man die Kranken doch allmählich aufstehen, führt aber eine gelinde Schonungs- und Entlastungsdiät weiter durch. Oft verschwinden dann im Laufe der Zeit noch die letzten Spuren von Eiweiß. Auch Diathermie kann man zur Nachbehandlung in Anwendung bringen. Vor allem aber soll man bei diesen Kranken, wenn noch Albumin, Erythrocyten und Zylinder vorhanden sind, den Wasserstoß nach Volhard (s. S. 81) häufiger durchführen, 3—4mal innerhalb von 6 Wochen. Der Erfolg ist oft überraschend groß.

Geht die akute Glomerulonephritis nicht in Heilung, sondern in Schrumpfniere über, so erfolgt die Behandlung, wie unter Schrumpfniere angegeben (S. 85). S. auch azotämische Urämie S. 83.

Ist die Nephritis durch eine fieberhafte Angina bedingt, so sorge man für deren gründliche Heilung. Sind die Tonsillen sehr zerklüftet und groß, so drücke man vorhandene Pfröpfe heraus und pinsle gründlich aus mit *Perhydrol 3,0, Glycerin 30,0*, oder mit Cumasina liq., oder man stäubt Kaffeekohle (Carbo Coffeae) auf die Mandeln und in die Zerklüftungen. Tritt bei dieser Behandlung keine Heilung der Angina ein, oder bleibt nach Abheilung von Angina und Nephritis eine große Neigung zu Angina bestehen, so ist die Tonsillektomie in Erwägung zu ziehen.

Nephrose. Wie oben erwähnt, sind bei dieser degenerativen Erkrankung die tubären Elemente der Nieren geschädigt. Man vertritt gegenwärtig die Anschauung, daß die Nephrose eine Erkrankung des Gesamtkörpers sei, bei der die Niere klinisch nur eine untergeordnete Rolle spielt. Es bestehen daher bei der Nephrose nicht die Gefahren der Urämie, es tritt keine Retinitis auf, keine Hypertonie oder Herzhypertrophie. Das Verdünnungs- und Konzentrationsvermögen der Nieren sind erhalten. Eine große Neigung zu hochgradigen Ödemen (extrarenal bedingt) ist vorhanden. Die Ödeme sind weich, teigig, nicht druckempfindlich. Die nephrotischen Ödeme stehen denen der kachektischen Ödeme sehr nahe, so daß man annimmt, sie seien ebenfalls durch eine schwere Schädigung des Gesamtkörpers entstanden (Schlayer).

Therapie: Die physikalische Behandlung mit Wärme und heißen Bädern ist dieselbe wie bei der Glomerulonephritis. In bezug auf die Diät gebe man in den ersten Tagen der akuten Erkrankung Obsttage oder Rohkosttage (Tomaten, Möhren, Rettich, Radieschen, Blumenkohl, rote Rüben, Gurken, Erbsen, Salate). Ist das akute Stadium abgeklungen und werden die Ödeme ausgeschwemmt, so gebe man noch nicht mehr als 5 g Kochsalz pro Tag oder Maggi oder Ersatzpräparate (Hosal, Eugusal, Citrofin, Curtasal), aber man erhöhe die Zufuhr von Eiweiß, um das im Urin ausgeschiedene Eiweiß wieder zu ersetzen.

Die **Kost** wäre dann ungefähr folgende mit 50—70 g Eiweiß pro Tag:

Morgens: Milch oder Kakao mit Milch gekocht, 100 g Weißbrot mit Butter und 75 g ungesalzenen Quark mit Schnittlauch.

Frühstück: Obst und 50 g Weißbrot mit Butter.

Mittags: 1 Teller Haferschleim, 2 Eier als Eierkuchen, Gemüse, Kartoffeln, Kompott oder Sahne mit Obst.

Nachmittags: Milch oder Kakao mit 100 g Weißbrot und Butter.

Abends: Haferschleim oder Grießbrei mit Milch gekocht, 100 g Weißbrot mit Butter und 75 g ungesalzenen Quark mit Schnittlauch, Obst.

Die Speisen werden ungesalzen oder mit *Hosal* gesalzen verabreicht, und man gibt dem Kranken für den Tag 5 g Kochsalz, um die Speise nach Belieben zu salzen. Sind die Ödeme sehr hartnäckig und wollen der diätetisch-physikalischen Behandlung nicht weichen, so kann man die bei Nephritis erwähnten Diuretica in Anwendung bringen. Bei den reinen Nephrosen ist auch der *Harnstoff* (s. Ituran) als sehr gutes Diureticum zu empfehlen. Man gibt (am besten an den Obst- oder Rohkosttagen) tägl. 4mal 15 g in Wasser gelöst; die Wirkung dauert nur so lange, wie es eingenommen wird. Der dadurch entstehende Durst wird am besten durch Zitronenscheiben gelöscht. Auch kann man den sog. **Wasserstoß** nach **Volhard** versuchen, dessen Erfolg jedoch sehr ungewiß ist. Er ist für die Praxis wenig empfehlenswert, und seine Anwendung bleibt den Kliniken vorbehalten. Man gibt morgens nüchtern 1500 g Tee innerhalb einer halben Stunde zu trinken. Wenn der Wasserstoß glückt, so reißt er aus dem Gewebe eine große Menge

Flüssigkeit mit, und es kommt oft zu einer wahren Harnflut. Von Eppinger wird *Thyreoidin Merck* zur Entwässerung empfohlen. Man beginnt mit 3mal 0,05 und steigt allmählich auf 3mal 0,3 g. Tritt mit dem 10. oder 12. Tage keine bessere Urinausscheidung ein, so ist es abzusetzen. Seine Anwendung ist wegen seiner toxischen Wirkung nur unter genauer ärztlicher Kontrolle erlaubt. Man kann auch Thyreodin und Harnstoff zusammen verordnen. Auch *Calc. chlorat.*, in hohen Dosen 20,0:200,0 im Laufe des Tages zu nehmen oder *Diathen*, hat eine harntreibende Wirkung. Da in dem Ceamalt. Calc. chlorat. und Malzextrakt enthalten sind, so kann man es in den ersten Tagen des akuten Stadiums besonders bei Kindern mit Vorteil geben. Auch Ammoniumchlorid kann man mit gutem Erfolg geben: Ammon. chlorat. 10,0, Succ. Liquir. 5,0, Aq. Petroselin. ad 200,0. D. S. Im Laufe des Tages die halbe bis ganze Flasche austrinken. Wollen die Ödeme dieser Therapie nicht weichen, so kommen die Hg-Präparate: Salyrgan, Esidron und Novurit in Frage, die 1—2mal wöchentlich gespritzt werden können, am besten intravenös. Ist dies nicht möglich wegen zu starker Ödeme, dann mit langer Nadel intraglutäal. Die Wirkung läßt sich noch verstärken, wenn man 3 Tage lang vorher die Ammoniumchloridmixtur einnehmen läßt. Besteht gleichzeitig hartnäckiger Ascites, so kann man 1 ccm Salyrgan intraperitoneal geben. Wenn nach der ersten intravenösen oder intramuskulären Salyrganinjektion keine Wirkung eintritt, so setzt man 1—2 Wochen damit aus. Sind auch hierdurch die Ödeme nicht genügend zu beeinflussen und erreichen sie einen sehr hohen Grad, so kommen die bei der Nephritis erwähnte Curschmannsche Drainage und das Einschneiden in den Oberschenkel oder die Stichelmethode nach Munk in Betracht.

Ist eine Nephritis oder Nephrose zur Ausheilung gekommen, so ist dem Kranken sorgfältige Hautpflege in Form von Abreibung mit Franzbranntwein, dann Sauerstoff-, Fichtennadel- oder Neurogenbäder anzuraten. Auch zeitweise ein Schwitzbad ist empfehlenswert, besonders in den Fällen, wo noch eine Residualalbuminurie bestehengeblieben ist. Stets auf guten Stuhlgang achten, am besten Einlauf mit 1—2 l Kamillentee. Zur Nachkur können Wildungen, Karlsbad, Marienbad und Brückenau empfohlen werden.

Syphilitische Nephrose. *Therapie:* Durch eine spezifische Kur mit Neosalvarsan oder Jodkalium und Wismut (Bismogenol) werden die luischen Nephrosen oft geheilt, jedoch ist der Verlauf ein sehr langsamer. Quecksilber ist zu vermeiden.

Schwangerschaftsniere. Ungefähr in den letzten 6—10 Wochen der Schwangerschaft kann Eiweiß im Urin auftreten, Ödeme an den unteren Extremitäten, Übelkeit und Neigung zum Erbrechen. Blut fehlt meistens im Harn, kann aber auch vorhanden sein. Hier ist Bettruhe erforderlich und genaue ärztliche Beobachtung. Die Nierenschädigung geht meistens nach der Geburt in Heilung über, kann aber auch in ein chronisches Stadium übergehen. Auch die leichten Stadien der Albuminurie soll der Arzt sorgfältig beachten, da plötzlich Eklampsie ausbrechen kann. Die eklamptischen Anfälle sind mit Bewußtlosigkeit, starren, weiten Pupillen und epileptiformen Konvulsionen verbunden. Es besteht oft vollkommene Anurie. Die verschiedenen Stadien der Schwangerschaftsniere sind nach dem oben gegebenen Schema der Nierenerkrankungen zu behandeln.

Prophylaxe: Wenn bei der Schwangeren Ödeme, Eiweiß im Urin und Blutdruckerhöhung auftreten, so sind damit die Hauptpunkte gegeben, die auf die Gefahr einer **Eklampsie** hinweisen. War der Blutdruck in normalen Tagen 120 R/R, so ist ein Blutdruck von 130 R/R schon als Erhöhung zu bewerten. Die Kranken kommen einige Tage ins Bett, Nahrung und Flüssigkeitszufuhr werden eingeschränkt, so daß eine Gesamteinfuhr (fest und flüssig) von 500 bis 800 g nicht überschritten wird, oder man gibt tägl. nur 800 g rohes Obst. Hierdurch wird das Eiweiß im Urin abnehmen und der Blutdruck fallen. Nach diesen Tagen können die Kranken wieder aufstehen und zur früheren Kost übergehen unter Vermeidung von geräucherten und stark gewürzten Speisen, wie besonders von Kochsalz. Die Flüssigkeit ist einzuschränken, Die Kranken sollen den Tag mehrmals $\frac{1}{2}$—1 Std. ruhen. Auf den Stuhlgang achten! Am besten 2mal wöchentl. 1 Einlauf mit 1—2 l Kamillentee. Ist der Krankheitszustand etwas fortgeschrittener, so daß die Ödeme stärker sind, der Blutdruck höher und das Eiweiß im Urin über $3^0/_{00}$ ist, so legt man die Kranken bei der obenerwähnten eingeschränkten Kost (Hunger- und Dursttage) 8 Tage ins Bett, macht einen Aderlaß von 300 ccm und gibt Euphyllin per os oder als Injektion. Wenn trotzdem sich eine Eklampsie anschließt, dann verläuft sie leichter, da durch die Vorbehandlung alle Organe in einen besseren, entlasteten Zustand versetzt wurden.

Therapie: Bei ausgebrochener Eklampsie ist oberster Grundsatz: sofortige Entbindung. Ist dies aus äußeren Gründen nicht möglich, so macht man sofort einen Aderlaß von 500 ccm und gibt im Anschluß an den Aderlaß die Stroganoffsche Morphium-Chloralhydratmedikation. Auch 6 ccm Pernocton kann man intravenös geben. Kommt die Urinabsonderung in Gang, so gibt man intravenös 1 Amp. Euphyllin. Auch *Doryl,* subcut. 0,0005 g, ist zu versuchen, da es den Ausbruch der Eklampsie zu verhindern und den Anfall abzukürzen vermag.

Nach Küstner, Leipzig (Klin. Wschr. 1, 1930), kann man *Thyroxin* zur Beseitigung der eklamptischen Anfälle versuchen. Man gibt sofort 2 mg Thyroxin, nach 10 Std. abermals 2 mg und nach 24 Std. 1 mg. In der Zwischenzeit gibt man Sedativa. Nach 8 Std. ungefähr setzt die Thyroxinwirkung ein.

Die **echte azotämische Urämie** ist stets das Endstadium schwerer Nierenerkrankungen, sowohl der entzündlichen als auch der arteriell sklerotischen Form. Beide Formen gehen einher mit einer Retention harnfähiger Substanzen im Körper. Außer diesen harnfähigen Stoffen kommen noch andere, bis jetzt noch unbekannte Stoffe in Betracht, durch die der urämische Zustand verursacht wird.

Symptome der chronisch-urämischen Erkrankungen sind Kopfschmerz, Übelkeit, zeitweises Erbrechen, Somnolenz, Verwirrtheit, gesteigerte Reflexe, Trockenheit im Munde, Durst, übler Geruch aus dem Munde, urämischer Durchfall, Hypertonie. Es kann Nykturie, Oligurie, Anurie bestehen, aber auch Polyurie, wobei Harn ein erniedrigtes, fixiertes spez. Gew. von 1005 bis 1012 zeigt. Hierdurch ist das Ausscheidungsvermögen der harnfähigen Stoffe ungenügend. Eiweiß ist meist nur in Spuren vorhanden. Rest-N und Indican sind im Blute erhöht.

Therapie: Sie kann nur eine symptomatische sein. Man macht einen Aderlaß von 300 bis 500 ccm und anschließend eine subcutane Infusion von 500 ccm 4proz. Traubenzuckerlösung oder eine intravenöse Infusion von 150 bis 200 ccm 50proz. Traubenzuckerlösung. (Hierzu nimmt man die 50proz. Traubenzuckerlösung in Ampullen; denn solch hochprozentige Traubenzuckerlösungen, in der Apotheke hergestellt, machen Schüttelfrost und Fieber.)

Der Aderlaß kann bei Bedarf nach mehreren Tagen wiederholt werden. Die Traubenzuckerinfusion hat sehr oft eine allgemein günstige Wirkung, so daß das Gefühl der Benommenheit und Übelkeit zurückgeht. Die Infusion kann man alle 2—3 Tage wiederholen. Auch nach einer intravenösen Infusion einer 3proz. Natr.-Bicarbonatlösung (300 ccm) habe ich selbst in schweren Fällen eine auffallende Besserung gesehen.

Man versuche auch *Renotrat,* das nach der bis jetzt vorliegenden Literatur eine Besserung bewirken soll. Tägl. 6—8 Tabl.

Besteht *Polyurie,* so gebe man reichlich zu trinken, in der schwachen Hoffnung, auf diese Weise die Ausscheidung von urämischen Giften zu erhöhen.

Liegt *Oligurie* vor, so versuche man Diuretica, am besten Euphyllin intravenös. Bei *Herzschwäche* greife man frühzeitig zu Digitalis, am besten gleich intrav. ½ mg Strophantin mit 1 Amp. Cardiazol oder Cycliton und 1 Amp. Euphyllin (Deriphyllin 1 Amp.) + 40proz. Traubenzuckerlösung ad 20 ccm. Durch Abführmittel (Isacen) rege man die Darmtätigkeit an, um hierdurch entlastend auf die Nieren zu wirken.

Die *allgemeine Unruhe* der Kranken bekämpft man am besten mit Adalin, Abasin, Theominal, Dicodid- oder Eukodal-, Dilaudidtabletten oder Injektion von Dilaudid, Eukodal, Narcophin, Pantopon.

Als Rezepte: Theobr. na. salic. 0,75, Luminal 0,15, m. f. pulv. tal. Dos. X. Bei Bedarf 1 Pulver. Oder: Adalin 0,5, Luminal 0,1, Narcophin 0,01, m. f. pulv. tal. Dos. X. Bei Bedarf 1 Pulver.

Kost: Wie bei Nephritis.

Krampfurämie. Bei der akuten schweren Urämie, die besonders bei akuter und chronischer Glomerulonephritis auftritt, steht der *urämische Krampfanfall* im Vordergrunde, der in seinen Erscheinungen einem epileptischen Anfall gleicht. Die Anfälle dauern einige Minuten und hinterlassen einen komatösen Zustand von mehreren Stunden. Sie können sich im Laufe des Tages wiederholen. Außer diesen Krampfanfällen können noch Amaurose, Schwerhörigkeit, selbst Taubheit und hemiplegische Lähmungen in Erscheinung treten. Die bei diesem urämischen Koma öfter auftretende Dyspnoe bezeichnet man als *Asthma uraemicum.* Da bei dieser akuten Urämieform die Rest-N-Erhöhung im Blute nicht im Vordergrunde steht, so hat man sie von der azotämischen Urämie abgegrenzt und nach ihrem Hauptsymptom als *akute Krampfurämie* bezeichnet. Die eklamptischen Erscheinungen sucht man auf ein bestehendes Hirnödem oder auf cerebrale Angiospasmen zurückzuführen.

Therapie: Da hierbei immer Ödeme bestehen, so ist die Flüssigkeitsmenge so stark wie irgend möglich zu beschränken. Die Ausschwemmung der Ödeme soll allmählich erfolgen. Man sucht den Krampfanfällen durch die Sedativa vorzubeugen durch Abasin, Adalin, Dicodid- und Eukodaltabletten oder Injektion von Luminalnatrium, Narcophin, Eukodal, Dilaudid, Pantopon oder Eupaco oder Sestron, Abends gebe man ein Pulver von Theophyllin na. acet. 0,3, Luminal 0,1, Eukodal (oder Narcophin) 0,0005—0,01. Sind Krämpfe aufgetreten, so macht man einen Aderlaß ohne anschließende Infusion. Von einer Lumbalpunktion habe ich meist den besseren Erfolg gesehen. Man läßt so viel Liquor abfließen, bis der Liquordruck 110—120 mm beträgt. Zur Beruhigung gebe man Injektion von 1 bis 2 Amp. Somnifen intramusk., oder rectal 30—50 ccm von Chloralhydrat 10,0, Muc Gi. arab. 30,0, Aq. ad 150,0 oder 5—6 ccm Rectidon als Klysma oder 1—2 Rectidonzäpfchen oder Allionalzäpfchen.

Kost: Wie bei akuter Nephritis in den ersten Tagen.

Chronische Nierenerkrankungen. Die Behandlung muß ganz den objektiven Erscheinungen und dem subjektiven Befinden des Kranken angepaßt werden. Es gibt Glomerulonephritiden, die in Heilung mit Defekt übergehen. Hier bestehen noch Urinveränderungen und erhöhter Blutdruck. In diesen Fällen ist ein Übermaß von Getränken zu vermeiden, Kochsalz inkl. der in gewissen Speisen schon enthaltenen Menge auf 10 g und Eiweiß auf 50—70 g pro Tag zu beschränken. An Stelle von Kochsalz nehme man Hosal oder Eugusal. Zwei fleischfreie Tage wöchentlich sind zu empfehlen. Im übrigen besteht die Kost hauptsächlich aus Gemüsen, Obst, Kohlehyd ten und Fett.

In anderen Fällen, wo eine Neigung zur Progredienz besteht, schränkt man die Eiweißzufuhr auf 40—50 g täglich ein, die übrige Kost ist dieselbe wie bei Nephritis. Treten Ödeme auf, so verordnet man Bettruhe, Milchtage (800 ccm) oder Obsttage mit 1000 g Obst. Wenn notwendig, können auch

Diuretica und bei Nachlassen der Herzkraft Digitalis gegeben werden. Bei Appetitlosigkeit Stomachica.

Schrumpfniere, Nephrosklerose. Sie entwickelt sich im Laufe der Zeit aus der chronischen Nierenentzündung als sekundäre Schrumpfniere. Entwickelt sie sich dagegen allmählich durch sklerosierende Veränderungen der Gefäße mit Beteiligung der Niere, so entsteht die primäre oder genuine Schrumpfniere.

Therapie: Wir suchen den Genuß von Fleisch und Kochsalz einzuschränken, mäßigen den Genuß von Alkohol, lassen jedoch die Kranken sonst genügend trinken. Als empfehlenswerte Wässer kommen in Betracht: Fachinger, Wildunger und Karlsbader. Die Kost besteht hauptsächlich aus Milch, Hafer, Gerste, Reis, Grieß, Nudeln, Sago, Makkaroni, Gemüse und Obst, als Fleisch: Fisch und Geflügel. Fette Kranke werden knapp ernährt, magere und schwächliche dagegen kräftig.

Den Blutdruck und besonders die dadurch bedingten subjektiven Beschwerden kann man oft, wenn auch nur vorübergehend, durch einen Aderlaß von 300 ccm und mehr bekämpfen. Um die Hypertension durch Injektionen oder Tabletten herabzusetzen, können versucht werden, meist mit fraglicher Wirkung: Sulfartan, Desencin, Telatuten, Pacyltabl., Nitroskleran u. a. Von Jodpräparaten ist nicht viel zu erwarten. Besondere Beachtung ist der Körperpflege zu schenken. Man läßt die Kranken 2mal wöchentlich ein Neurogen-, Fichtennadel- oder Sauerstoffbad nehmen und sich täglich morgens mit Franzbranntwein abreiben. Tägliche kleine Spaziergänge und nicht anstrengende Arbeit bringen die notwendige Abwechslung.

Treten *Dekompensationserscheinungen* auf, so ist Bettruhe notwendig und das Herz mit Digitalis oder anderen Präparaten zu kräftigen. Treten Ödeme auf, so gebe man die bei Nephritis erwähnten Diuretica und setze die Kranken auf *Karellsche Milchkur* oder Obsttage. Ist hiermit keine Urinvermehrung zu erzielen, so kann man noch Salyrgan und Novurit versuchen, da die Ödembildung auf Herzdekompensation zurückzuführen ist, welches oft noch eine Harnmenge von 2 bis 3000 ccm Harn zur Ausscheidung bringt. Man gibt alle 5 Tage 2 ccm intraglutäal, besser intravenös, achte aber dabei auf gute Mundpflege, mehr als 5 Injektionen sind nicht zu geben. Eine Steigerung der Diurese ist von der Kombination der Hg-Diuretica mit Decholin intravenös zu erwarten. Sind die Kranken schon sehr geschwächt oder gar kachektisch, so dürfen die Hg-Diuretica nicht mehr angewandt werden, da sehr oft Darmblutungen danach auftreten. Läßt sich keine Besserung erzielen und geht die Krankheit in ein chronisch-urämisches Stadium über, so kann man außer Aderlaß noch Lumbalpunktion versuchen, gebe kühle Umschläge auf den Kopf und zur Allgemeinberuhigung subcutan Morphium oder Pantopon. Siehe Urämie.

Wanderniere. Sie wird meist bei asthenischen und abgemagerten, fettlosen Personen gefunden, ohne jedoch stets Beschwerden zu verursachen. Meist ist sie kombiniert mit Gastroptose und Enteroptose. Kommt jemand in Behandlung wegen Wandernierenschmerzen und kolikartiger Anfälle, so suche man differentialdiagnostisch erst alles andere, besonders Gallensteine und Nierensteine, auszuschließen.

Röntgenologische Darstellung s. u. *Uroselectan B* und *Per-Abrodil.*

Therapie: Bettruhe in Rückenlage, Mastkur mit besonders viel Fett und Lebertran, kombiniert mit Arsen oder besser Insulin-Mastkur (s. S. 123). Um die Bauchdecken zu kräftigen und dadurch den Nieren und anderen Eingeweiden mehr Halt zu geben, lasse man den Leib massieren, auch mit Rollmassage, auch mit kühlem Wasser oder Franzbranntwein abreiben. Beim Aufstehen tragen die Kranken eine elastische Leibbinde. Wandert trotzdem die Niere wieder und verursacht kolikartige Schmerzen, selbst mit Urinverringerung, so ist an eine Fixierung der Niere zu denken, im schlimmsten Falle an eine Exstirpation.

Pyelitis. Meist durch Bact. coli hervorgerufen (80%), weiterhin durch Staphylokokken, Gonokokken und Streptokokken, durch Infektion vom Darm aus, durch aufsteigende Cystitis, durch Harnsteine oder als Pyelitis gravidarum, die im 3. bis 5. Monat der Schwangerschaft auftritt.

Pyelitis acuta: Plötzlich ansteigende Temperatur (über 39°) mit Kreuzschmerzen und allgemeinem Unwohlsein. Fieber und Kreuzschmerzen können am nächsten Tage verschwunden sein, so daß die Kranken sich wieder wohlfühlen. Nach wenigen Tagen kann der fieberhafte Zustand wiederkehren. Bei manchen Kranken wird daher die Krankheit nicht richtig erkannt, sondern als Grippe oder auch Malaria angesprochen. Der Urin braucht keine besonders starke Trübung zu zeigen. Der steril entnommene Urin muß bakteriologisch untersucht werden. Die sog. Ausscheidungs-Nephropyelitiden (Bact. coli) zeigen Kreuzschmerzen, hohes Fieber und Schüttelfrost. Hier enthält der Urin zahlreiche Erythrocyten und Leukocyten.

Therapie: Vor allem, welcher Ätiologie die Erkrankung auch sei, Bettruhe und heiße Umschläge in die Nierengegend, am besten mit Abkochung von Herb. Equiseti. Bei unerträglichen Schmerzen Narcophin, Eukodal, Dilaudid, Polamidon oder Pantopon. Vor allem Einlauf mit 1 l Kamillentee, um den Darm zu reinigen. Die Kost halte man reichlich, wenn Eßlust vorhanden ist, aber reizlos, also möglichst wenig Fleisch, keine Gewürze, keinen Alkohol. Die Flüssigkeitszufuhr sei sehr reichlich, um die Harnleiter kräftig zu durchspülen, sei es in Form von Milch, frisch ausgepreßten Obstsäften oder Lindenblüten- und Bärentraubenblättertee oder: Herb. Herniar., Chenopod., Equiset. aa 20,0. D. S. 1 Eßl. auf 2 Tassen Wasser.

Als Wasser kommen in Betracht: Wildunger, Fachinger, Wernarzer, Obersalzbrunner, Tarasp, Brückenau. Bei Harnröhrenverengerung, Prostatahypertrophie und Herzschwäche ist die Flüssigkeitszufuhr einzuschränken.

Medikamentös sucht man auf den Harn desinfizierend einzuwirken durch Urotropin, Salol oder Melubrin, 3mal tägl. 1 g, oder Helmitol, Neohexal, Amphotropin, Acidolamin, Pyridium, Neotropin, Prontosil, *Albucid, Cibazol, Euvernil.* (S. am Schluß von chron. Pyelitis.) Da Urotropin und ähnlich zusammengesetzte Präparate besonders bei saurer Reaktion des Harns (Abspaltung von Formaldehyd) wirksam sein sollen, so kann man bei alkalischem Harn gleichzeitig eine Mixtur geben von: Acid. phosphor. 5,0, Sirup Rubi id. 20,0, Aq. ad 200,0. D. S. 3mal tägl. 1 Eßl. Von besonders guter Wirkung ist die intravenöse Injektion (langsam injizieren) von 1 Amp. Cylotropin oder 40proz. Urotropin (10 ccm Amp.), oder 1—2 Amp. Amphotropin. Hierbei schränkt man die Flüssigkeitszufuhr ein, um eine konzentrierte Wirkung zu erzielen. Nach Urotropin kann Blasenkrampf und selbst geringe Harnblutung auftreten. Wird hiermit kein Erfolg erzielt, so versuche man täglich eine intravenöse Injektion von Trypaflavin, ½proz. 20 ccm und mehr oder 5 ccm von der 2proz. Lösung, die oft von ausgezeichneter Wirkung sind. Unsere neuen Präparate *Cibazol,* bes. *Euvernil,* sollten bei allen ernstlichen Erkrankungen sofort angewandt werden. Sie sind sowohl bei saurer als auch alkalischer Reaktion wirksam. Bei **Pyelitis gravidarum** lege man die Patientin auf die Seite und behandele sie auf die oben angegebene Art. Ohne Bedenken kann Albucid auch in großen Dosen verabreicht werden, es besteht keine Gefahr der Schädigung einer bestehenden Schwangerschaft. Eine Schwangerschaftsunterbrechung ist nicht notwendig. In sehr bedrohlichen Fällen lasse man einen Ureterkatheter einlegen. Auf regelmäßige Stuhlentleerung ist zu achten. Besonders bei den Fällen, wo eine Infektion vom Darm aus angenommen werden muß, reinige man den ganzen Verdauungskanal durch Ricinus, Regulin, Normacol oder Paraffin und gleichzeitig Klistier. Klingt eine akute Pyelitis nicht innerhalb 8 Tagen ab, so denke man an Nierensteine oder Pyonephrose. Man mache einen Versuch mit tägl. 300000 i E Depot-Penicillin, 3 Tage lang.

Auch auf die keimtötende Wirkung der **Mandelsäure** auf Coli und Streptococcus faecalis sei hingewiesen. Als Mandelsäurepräparate sind im Handel: Ammonium-Mandelat, Magnesium-Mandelat und Mancitrop. Sie werden peroral verabfolgt und geben gleichzeitig dem Harn eine stark saure Reaktion. 2 Tage vorher gibt man eine säuernde Kost: Reis, Hafer, Nudeln, Schwarzbrot, Butter, Fleisch, Wurst, Fisch, Eier, Käse, salzarm zuzubereiten. Während der Kurdauer wenig trinken (500—700 ccm). Man gibt (niemals in den leeren Magen) täglich 3—4 Eßl. von Magnesium-Mandelat oder 3mal tägl. 2—3 Teel. Ammonium-Mandelat oder 3—4mal tägl. 1—2 gehäufte Teel. voll Mancitrop in 1 Glas Zuckerwasser. Bei akut fieberhaften Fällen kann Mancitrop langsam intravenös injiziert werden. Man führt die Kur 5—7 Tage durch. Kontraindiziert bei Nierensuffizienz und aufsteigender Pyelonephritis.

Chronische Pyelitis: Beseitigung von verborgenen Infektionsquellen im Körper (Tonsillitis, Appendicitis usw.).

Symptome: Allgemeine Hinfälligkeit und Schwäche, Kopfschmerzen, Verstopfung, Appetitlosigkeit, Rückenschmerzen und Temperaturerhöhung (37—38°). Im Urin viel Bakterien, zeitweise Leukocytenvermehrung.

Behandlung: Stets eine gründliche Reinigung des Darmkanals! — Nach Haas gibt man den Tag über nur 600 ccm Flüssigkeit und möglichst wasserarme, urinsäuernde Speisen (Fleisch, Fett, Eier, Brot, Mehl, Hafer), gleichzeitig verschreibt man folgende Mixtur: Acid. phosphor. 5,0, Sirup. R. id. 20,0, Aq. ad 150,0. D. S. im Laufe des Tages zu nehmen. Hierzu tägl. 2 g Urotropin und 3 g Melubrin. Diese Kur wird 4—5 Tage lang durchgeführt und jeden 2. Tag ein Schwitzbad genommen. Da man bei der chronischen Pyelitis annimmt, daß die Abwehrtätigkeit der betreffenden Organzellen geschwächt sei, hat man mit Vorteil intramuskuläre oder intravenöse Injektionen von polyvalenter Colivaccine (Merck) versucht oder die von einem bakteriologischen Institut hergestellten Autovaccine angewandt. Nach einer Injektion soll ein kräftiger Fieberanstieg auftreten. Wöchentlich 1 bis höchstens 2 Injektionen. Im ganzen 10 Injektionen.

Nach einer anderen Behandlungsweise gibt man tägl. 1000 ccm Flüssigkeit, die obenerwähnte saure Kost und folgende Mixtur, die auf den Urin säuernd wirkt: Ammon. chlorat. 6,0, Sirup. spl. 30,0, Aq. ad 150,0. Im Laufe des Tages zu nehmen.

Bei manchen Pyelitiden hat man mit dieser Säuerungstherapie kein Glück. In solchen Fällen wechselt man zwischen sauren und alkalischen Tagen (Morawitz). Man führt 3 Tage lang die oben angegebene saure Behandlung durch mit Acid, phosphor.-Mixtur, Urotropin + Melubrin und der angegebenen Kost bei beschränkter Flüssigkeitszufuhr, dann schließt man 2 alkalische Tage an, an denen viel getrunken werden kann und viel Obst, Gemüse, Kartoffeln, Milch erlaubt sind. Gleichzeitig gibt man 4mal tägl. eine große Messerspitze voll Natr. bicarb.

Mit dieser Kur verbindet man vorteilhaft eine Blasenspülung nach Schottmüller, die oft von ausgezeichneter Wirkung ist. Man spült alle 5—6 Tage die Blase mit 100 ccm einer 1proz. Höllensteinlösung, läßt die Lösung 5—10 Min. in der Blase und dann durch den Katheter wieder abfließen. Wird der Tenesmus zu stark, so läßt man die Flüssigkeit schon früher abfließen. Danach spült man die Blase mit 1proz. Kochsalzlösung nach. Durch 4—6 Spülungen kann man öfter die Bakterien beseitigen.

Für noch besser halte ich die Spülung mit Borsäurelösung mit anschließender Subcutinlösung. S. u. chron. Cystitis S. 91.

Auch die Spülung des Nierenbeckens ist von großem Nutzen.

Die unter Pyelitis acuta erwähnten intravenösen Injektionen und Sulfonamide sind selbstverständlich ebenfalls anzuwenden.

Als Pulver kann ich folgendes empfehlen: Pyridii 0,1, Hexamethylentetramin 0,4, Fol. Uv. Ursi plv. 0,6, Ext. Belladonn. 0,03, m. f. plv. tal. Dos. X. D. S. 3mal tägl. 1 Pulver.

Ebenso wie bei der akuten Pyelitis haben sich die *Sulfonamide* auch bei der chronischen Nierenbeckenentzündung ausgezeichnet bewährt. Man sollte eines dieser Präparate, Albucid. oder bes. Euvernil, stets verordnen. Führt ein einmaliger Stoß von 8 bis 10 Tagen nicht zur Beschwerdefreiheit, so ist nach einer Pause von etwa 1 Woche ein zweiter, und gegebenenfalls ein dritter Stoß hinzuzufügen. Bleibt auch dann der Erfolg aus, so ist eine weitere Behandlung mit dem zuerst gewählten Präparat zwecklos. Entweder wechselt man dann das Sulfonamid oder man geht auf eine andere Therapie, z. B. die ebenfalls unter dem Kapitel Pyelitis acuta erwähnte Mandelsäurebehandlung über. Für den Erfolg der Sulfonamidtherapie ist die Art des Erregers weniger wichtig, als man anfangs annahm.

Nierensteine, Nephrolithiasis. Bei akutem Nierensteinkolikanfall bringt eine Dilaudid- oder Eukodalinjektion in hohen Dosen die erwünschte Erlösung. Man kombiniert am besten:

Dilaudid 0,003, Atropin 0,0005,

oder Eukodal 0,01—0,02. Atropin. sulf. 0,0005,

oder Morphium 0,02, Eumydrin 0,002,

oder Morphium 0,02, Eupaverin 0,07,

oder subcut. 2—3 ccm = 2—3 Amp. Polamidon C Höchst,

oder Sestron 1—2 ccm subcut. oder intrav.

Anstatt Morphium kann man geben: Merzmorf. 0,02 oder Pernocton intrav. Ich habe immer die beste Wirkung gesehen, wenn man folgendes Pulver in 100 ccm Wasser so heiß als möglich rectal verabreicht: Eupaverin 0,06, Eumydrin 0,002, Dilaudid 0,004, Sacch. 0,5, m. f.-pulv. tal. Dos. V. Bei Bedarf ein Pulver. Auch eine intravenöse Injektion von 2 oder 5 ccm Novalgin oder 1—2 ccm Spasmalgin subcut. bringt oft einen guten Erfolg. Nach 1 Amp. Dolantin intrav. tritt schlagartig Schmerzfreiheit ein. Bei schwächlichen Kranken nur ½ Amp. intrav., die andere Hälfte intram.

Versagen diese Mittel, so kann man 1—2 Zäpfchen Rectidon geben oder im schlimmsten Falle zur Narkose seine Zuflucht nehmen. Man unterstützt diese Therapie durch trocken- oder feuchtheiße Umschläge, durch Auflegen von Säcken mit heißem Leinsamenmehl oder Herba Equiseti-Abkochung oder auch durch langdauernde warme bis heiße Bäder. Ganz besonders achte man auf guten Stuhlgang und mache öfter recht hohe Einläufe; auch heiße Bleibeklistiere wirken krampflösend. Besteht gleichzeitig Erbrechen, so gibt man Eisstückchen oder eisgekühlte Milch. Für gewöhnlich wird aber das Erbrechen durch die hohe Morphiumdosis beseitigt. Nach Beseitigung der Schmerzen gebe man den Kranken reichlich warm zu trinken, Selterwasser, Fachinger, Wildunger, Karlsbader oder Milch, frisch ausgepreßte Obstsäfte. Gleichzeitig verordnet man Urotropin, Neohexal, Helmitol, Neotropin, Pyridium, Albucid usw., um eine Infektion zu verhüten. Der Stein kann nun entweder in das Nierenbecken zurück oder abwärts in die Blase wandern, aber auch im Ureter steckenbleiben. Tritt das letztere ein, so sucht man durch Gaben von Ext. Bellad. 0,06, Glycerin ad 300,0, D. S. 2mal tägl. 150 g zu nehmen, am besten 3 Tage lang, oder 3mal tägl. 150 g Glycerin. pur. 3 Tage lang, dabei 2mal tägl. 1500 ccm Tee trinken, das Gleiten des Steines zu erleichtern. So wenig auch die Art der Wirkung zu erklären ist, so oft sind doch schon sehr gute Erfolge dabei gesehen worden. Schädigungen wurden noch nie beobachtet. Das Glycerin kann im Urin eine Konzentration von 5% erreichen. Nach Lickint ist die Glycerinwirkung nur in seiner Spasmenlösung oder Peristaltikanregung zu suchen. Von ätherischen Ölen, wozu auch Enatin gehört, habe ich keine bessere Wirkung gesehen.

Auch durch die Anwendung von *Darmbädern* ist es schon geglückt, Steine aus dem Harnleiter in die Blase zu treiben.

Oder man gibt öfter eine subcutane Injektion eines Hypophysenhinterlappenpräparates, pro Injektion 3—6 Voegtlin-Einheiten. Der Stein wird hierdurch im günstigsten Falle nach abwärts in die Blase befördert. Auch Doryl kann versucht werden.

Von Klemperer wird empfohlen, durch Streichen des Ureters den Stein in die Blase zu streichen. Der Kranke wird auf die gesunde Seite gelegt, man sucht den Nierenpol der kranken Niere und streicht etwas einwärts davon mit mäßigem Druck neben der Wirbelsäule langsam nach abwärts. Die andere Hand übt von der Lende einen Gegendruck. Nur bei mageren Kranken möglich, wenn die Schmerzen es nicht verbieten.

Bestehen nach Abklingen der Wirkung der Narkotica die Schmerzen weiter und treten stärkere Blutungen auf oder gar Anurie, so ist die Operation in Erwägung zu ziehen. Bei Anurie soll man nicht länger warten als 48 Stunden. Treten Fieber und Schüttelfröste auf, so daß man eine eitrige Nierenbeckenentzündung annehmen muß, oder zeigt das Röntgenbild größere Nierensteine, so ist die Indikation zur Operation gegeben. Vor jeder Operation ist die Funktionstüchtigkeit der anderen Niere zu prüfen.

Zur sofortigen Beseitigung der Nierensteinkolik kann auch die **paravertebrale Injektion** nach Läwen versucht werden. Durch Injektion von 5 ccm einer 1proz. Pantocainlösung wird der 12. Dorsal- und 1. Lumbalnerv am Foramen intervertebrale ausgeschaltet. Bei rechtsseitigen Nierensteinen macht man die Injektion rechts von der Spitze des 11. und 12. Dornfortsatzes, bei linksseitiger Erkrankung in derselben Höhe in der linken Seite. Sitzt der Stein tiefer nach der Blase zu, so kommt die Ausschaltung von Lumbalnerv 2, 3 und 4 in Betracht. Die Schmerzen verschwinden nach der Injektion sofort.

Zur röntgenologischen Darstellung der Nierensteine haben sich Uroselectan B und Per-Abrodil bewährt.

Prophylaxe: Man läßt die Kranken viel trinken, gleichviel welches Wasser, um eine ausgiebige Verdünnung des Urins zu erzielen. Bei Herzkranken, Nierenkranken und Fettleibigen sei man hiermit vorsichtiger. Empfehlenswerte Wässer: Biliner, Tachinger, Wernarzer, Wiesbadener, Kissinger, Karlsbader. Weiterhin kann man *Uricedin*, *Pyridium*, und bes. Albucid versuchen. Die Wirkung wird meist vom Glück des Zufalls abhängen. Auch eine tägliche Zufuhr von 1 bis 1½ l destill. Wasser wird empfohlen, da es eine stärker auswaschende Fähigkeit besitzt als salzhaltiges Wasser. Um die schleimhautschädigende Wirkung des destill. Wassers zu vermeiden, gibt man auf 1 l destill. Wasser 2—3 gehäufte Eßlöffel Dextropur. Diese isotonische Lösung wirkt genau so wie destill. Wasser. Die Kost sei gemischt, der Fleischgenuß ist einzuschränken, zu verbieten alle drüsigen Organe, wie Leber, Niere, Milz, Thymus. Ob man bei Oxalatsteinen Spinat, Sauerampfer, Pilze, Spargel, Rhabarber, Kakao, Tee verbieten soll, wird verschieden beurteilt. Ich verbiete sie nicht. Diät: S. meine Moderne Ernährungstherapie.

Bei Kranken mit größeren Steinen ist Mittagsruhe sehr notwendig. Sind nur kleine Steine (Harngrieß) vorhanden, dann ist viel Bewegung, Sport, Reiten und große Flüssigkeitszufuhr anzuraten, damit der Grießabgang erleichtert wird.

Nierentuberkulose. Bei dieser Erkrankung besteht bereits im Körper ein tuberkulöser Herd (Lunge oder Mediastinaldrüsen), von dem aus die tuberkulöse Infektion der Niere stattfindet. Das Nierenbecken ist sehr frühzeitig miterkrankt, und bei Fortschreiten der Erkrankung werden auch die Ureter und die Blase befallen.

Symptome: Die ersten Klagen werden meist von seiten der Blase geäußert. Vermehrter Harndrang. Die Kranken müssen öfter Harn lassen, besonders nachts, oft werden auffallend große Harnmengen entleert. Beim Unterdrücken des Urinierens treten krampfhafte Schmerzen in der Blasengegend auf. Bei Beginn und am Ende der Blasenentleerung stellen sich Schmerzen ein. Allmählich treten auch Beschwerden von seiten der erkrankten Niere in Form von dumpfen Schmerzen ein, die bisweilen kolikartig werden können. Von besonderer Wichtigkeit ist nun die objektive Untersuchung. Druckschmerzhaftigkeit der Blase sowohl beim Druck von den Bauchdecken aus als auch bei rektaler bzw. vaginaler Untersuchung. Beim Einführen des Katheters werden heftige Schmerzen geäußert. Meist ist in der Blase ein Harnrest von 100 bis 200 ccm. Die Kapazität der Blase ist sehr vermindert. Die erkrankte Niere kann druckschmerzhaft sein. Im Harnzentrifugat sind zu Beginn der Erkrankung zahlreiche Leukocyten und, was besonders wichtig ist, auch Erythrocyten. Bei fortschreitender Nierentuberkulose nimmt dieser Urinbefund an Stärke zu, so daß oft ein starker Eitergehalt vorhanden sein kann. Trotzdem reagiert der Harn *sauer*. Eiweiß ist im Anfangsstadium nur in Spuren und in fortgeschrittenen Stadien nicht mehr als $7^0/_{00}$. Hyaline Zylinder sind nur ganz vereinzelt vorhanden. Der wichtigste Befund im Urin ist der Nachweis von Tuberkelbacillen. Man achte gleichzeitig auf eine tuberkulöse Erkrankung der Sexualorgane. Von entscheidender Bedeutung ist die Cystoskopie und weiterhin der Ureterenkatheterismus.

Therapie: Ist nur eine Niere erkrankt, die aber schwere Störungen verursacht mit Fieber, Hämaturie und starke Hinfälligkeit des Kranken, so ist die Niere unbedingt operativ zu entfernen, wenn die zweite Niere noch funktionstüchtig ist. Hier muß vor der Operation unbedingt eine Behandlung mit *Conteben* oder *Tebethion* einsetzen. Während der ersten 6 Wochen kommen Tagesdosen von 25 mg in Betracht, die nur vorsichtig auf maximale Dosen von 100 mg gesteigert werden. Es ist also jede einseitige Nierentuberkulose der operativen Behandlung zu überweisen, nachdem vorher eine Contebenbehandlung stattgefunden hat. Im Anfangsstadium der Nierentuberkulose kann man vorerst konservativ verfahren, da im günstigsten Falle eine Spontanheilung vorkommen kann, denn man hat schon in gesunden Nieren verkalkte tuberkulöse Herde gefunden. Die Behandlung dieser Erkrankung ist sonst dieselbe wie bei Tuberkulose: Liegekuren, Sonnen- oder Höhensonnenbestrahlung, kräftige Ernährung, Lebertran, Versuch mit Tuberkulin (gefährlich!), Aufenthalt in höherem Klima. Schreitet trotzdem die Erkrankung weiter fort, so ist Operation zu empfehlen.

Orthotische Albuminurie. Wahrscheinlich bedingt durch eine Lordose der Lendenwirbelsäule, die durch Druck auf die Nierengefäße den Nierenkreislauf beeinträchtigt, gleichzeitig scheint aber auch eine gewisse Empfindlichkeit der Niere vorzuliegen. Nach Tierversuchen soll eine Störung des Plexus renalis vorliegen. Sehr oft sind die Orthotiker Neuropathen.

Therapie: Vor allem kräftige Ernährung, Behandlung der Lordose durch Rückenmassage und gymnastische Übungen, Kriech- und Rutschübungen (Vierfüßlergang) nach Klapp, die Kinder brauchen nicht im Bett zu liegen, sondern können ihrer Beschäftigung nachgehen. Aufenthalt im Hochgebirge oder an der See. Luft- und Sonnenbäder.

Blasenentzündung, Cystitis. Die Infektion der Blase kann stattfinden auf dem Blut- oder Lymphwege, auch von der Vagina aus und von der männlichen Harnröhre (Gonorrhoe), dann aber auch vom Darm aus. Bei Harnstauung (Strikturen, Prostatahypertrophie, Parese der Blase) ist der geeignete Boden für eine Infektion gegeben. Auch durch Einführen des Katheters oder Cystoskops kann die Blase infiziert werden. Auch durch zu starkes Abkühlen und Durchnässen der Beine wird eine Infektion der Blase erleichtert. Ist die Ursache für die Cystis erkennbar (Prostatahypertrophie, Strikturen, Blasensteine, Gonorrhoe, chronische Verstopfung), so ist sie zu beseitigen.

Akute Cystitis. *Symptome:* Harndrang, Schmerz, Vorhandensein von Eiter im Harn, Blut kann fehlen, Fieber.

Therapie: Bettruhe, Wärme in Form von Umschlägen oder warmen Sitzbädern. Auf regelmäßige Stuhlentleerung ist zu achten. Die Kost sei milde und bestehe im Anfang aus Reis, Grieß, Hafer, Pudding, Butter, Weißbrot, Zwieback und Gemüse. Fleisch und Kochsalz sind einzuschränken. Reichliches Trinken ist erst zu gestatten, wenn der schmerzhafte Blasenkrampf aufhört. Eine reine Milchdiät hat oft eine ausgezeichnete Wirkung. Als Wässer kommen in Betracht: Wildunger, Fachinger, Wernarzer.

Gegen den Blasenkrampf kann man verordnen:

Extr. Belladonn. 0,3, Helmitol 4,0, Ol. Cac. 20,0, f. supp. Dos. X, oder Belladonnazäpfchen;

Pantopon 0,2, Ol. Cac. 20,0, f. supp. Dos. X, oder

Pyridii 0,1, Atropin sulf. 0,0005, Dilaudid 0,002, Ol. Cac. 1,5, m. f. supp. tal. Dos. VI. D. S. 1—2mal tägl. 1 Zäpfchen, oder Sestron-Suppos. oder als Injekticn subcut.

Als Tee gibt man *Fol. Uv. Ursi* zu trinken oder *Herb. Herniar.*, *Fol. Uv. Urs.*, *Herb. Chenopod. aa 20,0*, 3mal tägl. 1 Tasse Tee. Oder Fol. Betulae, Rhiz. Graminis conc., Rad. Valerian conc., aa 30,0. D. S. 3 Eßl. auf 1 l Wasser und 10 Min. gekocht, im Laufe des Tages zu trinken. Wo die Kranken keinen Tee kochen können, verordne man Vesicaesanpillen oder Uvalysatum. Gleichzeitig werden desinfizierende Arzneimittel verordnet, *Urotropin, Helmitol, Uronovan, Amphotropin*, 3—5mal tägl. 0,5 g, oder Pyridium, 3mal tägl. 2 Tabl., oder Neotropin, 3mal tägl. 1—2 Tabl. Ganz besonders wirksam hat sich mir 4mal tägl. *0,5 Yatren* erwiesen. Hier seien auch unsere neuen Präparate mit besonders guter Wirkung angeführt: *Albucid, Cibazol* und bes. *Euvernil* (s. Sulfonamide). Auch *Bals. Copaivae* in Capsul. Gelatin. 0,3, 0,5 und 0,6 3mal tägl. 1 Stück, können verordnet werden. Wenn peroral keine Wirkung erzielt wird, so gibt man intravenös Cylotropin oder Amphotropin 40proz., auch auf die Mandelsäuretherapie sei hingewiesen. Versagt diese Therapie, so kann man 300000 i E Depot-Penicellin tägl. intramusk. geben. S. unter Pyelitis. Verschwinden die Blasenbeschwerden und der Harn wird klarer, so kehrt man allmählich zur gewöhnlichen Kost zurück. Die Blase soll bei der akuten Cystitis niemals katheterisiert oder gespült werden.

Chronische Cystitis. Was bei der akuten Cystitis gesagt worden ist, besonders in bezug auf die Injektionen, gilt auch bei der chronischen Form, jedoch ist diese Behandlung ohne die lokale Behandlung der Blase nicht ausreichend. Man spült täglich die Blase mit desinfizierender Flüssigkeit, *3proz. Borsäurelösung* oder *Plumb. acet. 1:1000, Kal. permanganat. 1:2000, Argent. nitric. 1:3000*, oder *Hegenon, Albargin* oder *Protargol* in gleicher Stärke 1:3000, am besten mit Cumasina liq. ($\frac{1}{4} + \frac{3}{4}$ Wasser). Man läßt aus einem Irrigator die erwärmte Flüssigkeit in die Blase laufen, bis der Kranke Schmerzen äußert, dann läßt man die Flüssigkeit wieder ablaufen und wiederholt die Spülung so lange, bis die Flüssigkeit klar abläuft. Ganz besonders möchte ich die Spülungen mit *Yatren* empfehlen. Man schreibt auf: Yatren 12,0 auf 250,0, hiervon nimmt man 200 ccm + 800 ccm Wasser und spült damit die Blase. Die übrigen 50 ccm der starken Lösung gibt man nach der Spülung in die Blase und läßt sie noch einige Minuten darin. Bei dieser Spülungsbehandlung wird gleichzeitig per os 4mal tägl. 0,5 Yatren gegeben.

Wenn man auch hiermit zu keinem Ziele kommt, so entleert man die Blase und läßt durch den Katheter 100 ccm *2proz. Argentum-nitr.-Lösung* einfließen. Diese Lösung bleibt 5 Min. in der Blase. Wird der Tenesmus zu stark, so läßt man die Flüssigkeit schon eher abfließen und spült dann die Blase mit physiologischer Kochsalzlösung nach, bis die Flüssigkeit klar abläuft. Die Spülung wird alle 6—8 Tage wiederholt. Versagt auch diese Methode, so wird ein Verweilkatheter eingelegt und tägl. 4mal mit den angegebenen Flüssigkeiten gespült. Es ist vorteilhaft, öfter mit der Spülflüssigkeit zu wechseln. Alle 6—8 Tage wird der Katheter ausgewechselt. Auch auf die günstige Wirkung der Diathermiebehandlung sei hingewiesen (große Platte unter das Kreuz, kleine über die Symphyse).

Es mag hier besonders auf die Behandlung der chron. Cystitis durch Spülungen mit **Subcutin** nach Seyderhelm hingewiesen sein.

Man spült zuerst die Blase mit 3proz. Borsäurelösung bis zum klaren Abfluß. Dann läßt man 80—100 ccm Subcutinlösung (knapp 2proz., auch fertig im Handel) in die Blase einlaufen und 5—10 Min. einwirken. Reizwirkung und Tenesmus sind bedeutend geringer als bei Argent. nitr., die bactericide Kraft eine sehr hohe. Man spült alle 4—6 Tage. Auch Blasentuberkulose wird auffallend günstig beeinflußt.

Wildbolz empfiehlt zur Blasenspülung Clorina 0,5—1,0:1000,0.

Präparate zur **Injektionstherapie** s. u. Pyelitis.

Auch hier werden die Sulfonamide angewandt, bes. Albucid und Euvernil.

Blasentuberkulose. Hier hat Conteben eine besonders günstige Wirkung. Die Einwirkung auf die tuberkulösen Gewebsveränderungen der Urethra, der Blase und des Harnleiters erfolgt sowohl über das Blut als auch über den Harn. Im allgemeinen reicht hier die orale Therapie aus. Bei fortgeschrittenen Fällen wird noch die intravesicale Contebenanwendung durch Instillation von Suspensionen des Präparates in Wasser oder physiologischer Kochsalzlösung durchgeführt.

Prostatahypertrophie. Die Prostatahypertrophie stellt nach den neueren Anschauungen keine Vergrößerung der Prostata dar, sondern eine Schwellung der subcervicalen Drüsen — ein Adenom oder Adenofibrom der Periurethral- oder Prostatanebendrüsen —. Diese drängen in ihrem Wachstum die Prostata vor sich her, so daß dieselbe in atrophischem Zustande wie eine dünne Schale auf der Geschwulst sitzt.

Symptome: Die Harnentleerung macht zunehmende Schwierigkeiten, Residualharn und dadurch Gefahr einer Cystitis und Pyelitis. Häufiges Urinlassen, besonders nachts, verbunden mit Brennen, Zunahme der Harnretention, Rückstauung des Harns ins Nierenbecken, Urosepsis. Es kann aber auch bei Prostatikern, denen die Erkrankung noch niemals Beschwerden bereitete, plötzlich durch einen kalten Trunk oder starke Abkühlung von Füßen und Beinen eine akute völlige Harnverhaltung auftreten.

Therapie: Bei der akuten totalen Harnverhaltung mache man heiße Umschläge in die Blasengegend, gebe warme Sitzbäder und katheterisiere die Blase. Oft steht dem Katheter am Blaseneingang ein scheinbar unüberwindbarer Widerstand entgegen. Man versuche nicht mit Gewalt durchzubrechen, sondern gebe dem Kranken subcutan *Papaverin* 0,08 oder *Atropin* 0,0005 oder beide zusammen in der angegebenen Dosis, und ein erneuter Versuch wird mehr Erfolg haben. Auch Eupaverin oder Sestron kann man subcutan oder intravenös geben. Zum Katheterisieren wird entweder ein Nélatonkatheter oder besser ein halbfester, mit Mercierkrümmung genommen, andere empfehlen wieder dickste Metallkatheter, mir hat sich am besten der *Tiemann*-Katheter bewährt. Auch der Prostatakatheter mit großer Gelyscher Krümmung, mit der man am sichersten am Cavum urethrae vorübergleitet, soll nicht unerwähnt bleiben. In vielen Fällen können die Kranken nach Beseitigung der Harnstauung wieder Urin lassen und befinden sich wieder relativ wohl wie zuvor, aber die Furcht und Angst vor der Wiederkehr eines solchen Zustandes quält sie. In den Fällen, wo die Harnverhaltung weiterbesteht und das Einführen des Katheters auf Schwierigkeiten stößt oder leichte Blutungen verursacht, legt man einen Dauerkatheter ein.

Wenn noch keine Cystitis bestanden hat, so ist durch die Harnverhaltung und durch das Katheterisieren die Gefahr einer Cystitis sehr nahegerückt. Man spült daher täglich die Blase mit warmer, 3proz. *Borsäure* oder *Cumasina liq.* ($^1/_3 + ^2/_3$ Wasser) oder *Kaliumpermanganatlösung* 1:1000 oder *Argolaval* oder mit den bei chronischer Cystitis angegebenen Lösungen (s. S. 91). Gleichzeitig gibt man desinfizierende Mittel, wie *Urotropin, Acidolamin, Helmitol, Euvernil, Albucid, Pyridium, Neotropin* usw. Der Kranke bekommt tägl. 1—2 heiße Kamillensitzbäder (200 g Kamillen werden mit Wasser abgekocht und dem Bade zugefügt) oder Heusamensitzbäder (auf gleiche Weise zubereitet) Tag und Nacht werden auf die Blase warme

Umschläge gemacht. Rectal kann man Ol. Sesam. 30—50 ccm von 40—45° C geben. Eine weit bessere Wirkung, und zwar eine direkt verkleinernde Einwirkung auf die Prostata, habe ich gesehen bei rectaler Zuführung von erwärmter *5proz. Jodipinlösung* (Jodipin 10proz., Ol. Sesam. aa 50,0) 2mal tägl. 15 ccm. Bestehen gleichzeitig krampfartige Schmerzen an der Blase, so ersetzte ich das Jodipin durch folgende Suppositorien:

Ichthyol 0,2, Kal. jodat. 0,2, Pantocain 0,1, Extr. Belladonn. 0,05, Ol. Cac. 2,0, f. supp. tal. Dos. X, morgens und abends ein Zäpfchen.

Oder gegen die Schmerzen verordnet man Pyramidon 0,4, Pantopon 0,02, Ol. Cac. 2,0, m. f. supp. tal. Dos. X, oder das Pantopon ersetzt man durch Codein phosph. 0,02 oder als kleines Klysma:

Antipyrin 1,5, Pyramidon 0,4, Aq. ad. 20,0. Die Lösung wird erwärmt und auf einmal verabreicht, oder Doralginsupposit.

Ganz besonders, selbst in schweren Fällen, möchte ich die Hormontherapie empfehlen. Man gibt tägl. 25 mg Testoviron, Anertan oder Perandren intramusk., nach Besserung der Miktionsbeschwerden — was im allgemeinen nach 8—12 Injektionen der Fall zu sein pflegt — geht man mit der Dosierung zurück auf tägl. 10 mg, später auf 3—2mal wöchentl. 10 mg. Grundsätzlich muß die Hormonzufuhr über lange Zeiträume — Monate und Jahre — durchgeführt werden. Zur Dauerbehandlung eignet sich die transcutane Einreibung mit Testoviron-Tropfen oder die Testoviron-Dragées, oder Perandren-Linguetten, wobei zu beachten ist, daß die Dragées nicht geschluckt werden, sondern, daß sie der Kranke im Munde zergehen läßt, um so die Zerstörung des Hormons in der Leber zu verhindern. Die übrige Behandlung ist selbstverständlich nicht zu vernachlässigen.

Die Behandlung der Wahl ist bei schwerer Prostatahypertrophie die mit Cyren-B-Kristall-Suspension (Depot-Therapie) oder mit Depot- Oestromon intram. 1 Amp. oder *Cyren-A-Implantation*. Man implantiert einen Preßling von 25 mg. S. u. Cyren A.

Auch Behandlung der Prostata mit *Diathermie* (Prostataelektrode) ist von guter Wirkung.

In den Fällen, wo nach Beseitigung der ersten akuten Harnretention die Kranken wieder ohne Beschwerden Harn lassen können, unterlasse man jedes weitere Katheterisieren und behandle die Kranken nur mit Wärme, Bädern, Urotropin, Pyridium und rectal, wie oben angegeben wurde.

Bei Kranken mit Prostatahypertrophie, die nach dem Urinieren noch bei einem Blasenrückstand von 100 bis 200 ccm berufs- und gesellschaftsfähig sind, d. h. kein Harnträufeln haben, soll man nicht katheterisieren, um der Gefahr einer Cystitis aus dem Wege zu gehen. Ist jedoch der Residualharn durch stärkere Erschlaffung der Blasenmuskulatur größer, so muß der periodisch angewendete aseptische Katheterismus durchgeführt werden. Wie oft am Tage katheterisiert werden muß, richtet sich danach, wie schnell sich die Blase füllt und evtl. überfließt. Anschließend an den Katheterismus wird die Blase gespült mit Cumasina liq. ($^1/_3 + ^2/_3$ Wasser), 3proz. Borsäurelösung oder Argent. nitr. 1:3000 oder mit anderen bei Cystitis angegebenen Mitteln. Urotropin und andere Antiseptica, 3—4mal tägl. 0,5, sind zu verordnen.

Im dritten Stadium besteht eine komplette Harnverhaltung. Es kann überhaupt kein Urin mehr entleert werden, aber er entleert sich unfreiwillig tropfenweise durch „Überlaufen“ der Blase (Ischuria paradoxa). Man findet dann einen großen Blasentumor und schließlich auch uroseptische Zustände. Hier ist der Urin nicht auf einmal abzulassen, sondern im Laufe des Tages ist die Blase zu entleeren und dann zu spülen. Diese Kranken müssen für die Dauer ihres Lebens einen Katheter tragen (Verweilkatheter), da die Blase durch die starke Erschlaffung ihrer Muskulatur keine Entleerungskraft mehr besitzt. Hierdurch werden die Nieren vor weiterer Schädigung durch Druckstauung bewahrt. Tägliche Blasenspülungen und Antiseptica per os, bei Schmerzen die oben angegebenen Suppositorien. Auch Röntgenbestrahlung ist bei Prostatahypertrophie zu empfehlen, da oft nach einer Bestrahlung schon auffallende Besserung eintritt.

Die Kost der Prostatakranken soll reizlos sein, keine scharfen und gewürzten Speisen, der Fleischgenuß ist einzuschränken.

In den Fällen, wo durch Strikturen oder starke Blutungen der Katheterismus unmöglich ist, muß operiert werden.

Prophylaxe: Wenn die ersten leichten Beschwerden eintreten, die den Verdacht auf eine Prostatahypertrophie rechtfertigen (häufiges, verlangsamtes und erschwertes Urinlassen, auch nachts), so ist eine sitzende Lebensweise möglichst aufzugeben, Stuhlverstopfung zu beseitigen, kalte Getränke, Alkoholica und stark gewürzte Speisen sind zu vermeiden, Füße, Beine und Leib sind warmzuhalten (Leibbinde). 2mal tägl. 10 bis 15 Tropfen Testoviron T in die Ellenbeuge eingerieben, hat sich als Prophylakticum gut bewährt. Tägl. 1 warmes Sitzbad, bei Wagen- und Eisenbahnfahrten Vorsicht. Dieses erste Stadium kann jahrelang bestehenbleiben, ohne daß schlimmere Beschwerden hinzukommen.

Die hohe Mortalität der Prostatektomie ist darauf zurückzuführen, daß die meisten Prostatiker zu spät zur Operation kommen. Es wäre vielleicht zweckmäßig, nur das erste Stadium der Prostatahypertrophie konservativ zu behandeln, wenn aber Retention, Restharnbildung auftreten, die Prostatektomie vorzuschlagen.

Prostata-Carcinom wurde recht erfolgreich durch Cyren-B-Krystall-Suspension oder Depot-Oestromon-Injektionen beeinflußt. Noch größer ist der Erfolg durch Implantation von Cyren A (25 mg). Nach 3—6 Wochen Wiederholung und dann setzt Dauerbehandlung mit 10—20 mg alle 1—3 Monate ein.

Gelenkerkrankungen.

Entzündliche Gelenkerkrankungen. Der akute Gelenkrheumatismus, Polyarthritis rheumatica acuta, muß nach seinen klinischen Erscheinungen und seinem ganzen Verlauf als eine Allgemeinerkrankung angesehen und zu den Infektionskrankheiten mit oft septischem Charakter gerechnet werden. Hierauf deutet auch die ihn begleitende Myo-Endokarditis hin, die nicht als eine Komplikation zu betrachten, sondern eine Teilerscheinung der akuten rheumatischen Erkrankung ist. Als Erreger wurden öfter verschiedene Streptokokken gefunden (Singer), sicher ist, daß wir noch nicht einen spezifischen Erreger des Rheumatismus kennen. Es entstehen die sog. rheumatischen Knötchen, die im erkrankten Gelenkgewebe, in Muskeln, Sehnen, Herzen usw. auftreten. Die Eintrittspforte für die Erreger ist öfter die Rachenhöhle. (Auch Zähne und Nebenhöhlen sind zu beachten.) So entsteht z. B. öfter anschließend an eine Angina ein Gelenkrheumatismus, oder die Gelenkerscheinungen treten zurück und eine Endokarditis steht mehr im Vordergrunde. Wahrscheinlich wird von der Eintrittspforte des Infektes aus der Organismus in seiner Reaktionsfähigkeit so verändert, daß er bei wiederholtem Aufflackern des Infektes anders reagiert als vorher. Danach muß man die rheumatische Gewebereaktion als Ausdruck der Hyperergie auffassen, wobei der Körper vom primären Entzündungsort aus umgestimmt, sensibilisiert wird und bei wiederholter Ausschüttung des Giftes mit einer hyperergischen Entzündung reagiert. Erkältungseinflüsse spielen in den meisten Fällen die auslösende Rolle bei der Erkrankung. Eine konstitutionelle Bereitschaft muß angenommen werden. Sie kann ebensogut angeboren wie erworben sein („Sensibilisierung"). Das einmalige Überstehen der Erkrankung steigert die Disposition zur Wiedererkrankung. Solche Kranken sollen sich daher warm kleiden und ihren Körper möglichst abhärten, um vor Erkältungskrankheiten geschützt zu sein.

Der akute Gelenkrheumatismus kann in ein chronisches Stadium übergehen, das man als sekundäre Polyarthritis bezeichnet. Entweder schließt sich dieser chronische Zustand ohne Unterbrechung an die akute Erkrankung an, oder die akute Erkrankung klingt ab, und es treten in einzelnen Schüben wieder Entzündungserscheinungen auf, die aber allmählich an Stärke abnehmen und sich chronisch über alle Gelenke des Körpers ausbreiten.

Es gibt auch eine primäre chronische Polyarthritis, welche scheinbar ohne entzündliches Vorstadium und ohne Fiebererscheinungen durch den ganzen Körper strömt und sich allmählich in allen Gelenken festsetzt. Bei der Polyarthritis können alle serösen Häute in Mitleidenschaft gezogen werden, so daß wir auf Pleuritis und Perikarditis zu achten haben. Peritonitis dagegen kommt äußerst selten vor. Auf die Hauterscheinungen, die *Erythema nodosum*, Erythema exsudativum multiforme, sei nur hingewiesen, zu ihrer Behandlung die Atophansalbe oder Au-Bi-Ol-Injektionen intramusk., oder Aneuxol langsam intrav. empfohlen.

Nichtentzündliche Gelenkerkrankungen. Da es sich hierbei nicht nur um Erkrankungen der Gelenke, sondern auch der Knochen außerhalb der Gelenke handelt, ohne daß entzündliche Prozesse dabei eine Rolle spielen, so wurde für diese Erkrankung von *Aßmann* die Bezeichnung *Osteoarthrosis deformans* vorgeschlagen. Hierzu gehört auch die frühere Arthritis deformans, die als primär mit einer Entzündung nichts zu tun hat, sondern als Ausdruck eines degenerativen Gelenkprozesses mit *Arthrosis deformans* zu bezeichnen ist. Die Ätiologie dieser nichtentzündlichen Gelenkerkrankungen ist noch nicht vollkommen geklärt, wahrscheinlich handelt es sich dabei um Abnutzungsprozesse, bei denen mechanische chemische Schädlichkeiten und in einem Teil auch endokrine Störungen eine Rolle spielen.

Akuter Gelenkrheumatismus, Polyarthritis acuta rheumatica.

Innere Behandlung: Seit vielen Jahren stehen bei der inneren Behandlung des Gelenkrheumatismus wegen ihrer oft überraschenden Wirkung die Salicylsäure und ihre Präparate im Vordergrund. Die reine Salicylsäure wird heutzutage nur noch sehr wenig verordnet wegen ihrer Nebenerscheinungen und ungünstigen Einwirkung auf Nieren und Herz. Dagegen werden Natr. salicyl., Acid. acetyl. salicyl., Aspirin, Diplosal, Ervasin, Salipyrin, Salophen, Novacyl noch sehr viel verordnet. Man beginnt mit hohen Dosen. Wenn das Fieber abgefallen ist und die Entzündungserscheinungen abklingen, reduziert man die Dosis, und man setzt ab, wenn die Temperatur normal bleibt und die Entzündungserscheinungen zurückgehen. Treten dagegen Verschlimmerungen auf, so erhöht man die Dosis wieder. Andere ziehen Pyramidon vor: 3mal tägl. 0,4—0,5 g.

Natr. salic. 10,0, Tinct. Aurant. 5,0, Aq. ad 150,0, 5mal tägl. 1 Eßl.

Natr. salic. 10,0, Aq. Menth. pip. 50,0, Aq. ad 150,0, 5mal tägl. 1 Eßl.

Natr. salic. 4,0, Tinct. Op. simpl. gutt. 16, Aq ad 50,0, rectal auf 2mal zu geben.

Oder intravenös oder intramuskulär Attritin, welches Natr. salic. und Coffein enthält, in Amp. zu 4 ccm, tägl. 1 Injektion. Von den erwähnten Pulvern gibt man 4—5mal tägl. 1 g.

Da diese Salicylpräparate bei der hohen Dosierung doch nicht frei von Nierenreizung und anderen Erscheinungen sind, so hat man sich dem Atophan, Polyphlogin, Artamin und Melubrin zugewandt. Man verordnet

Melubrin, Atophan aa 1,0 (oder Novatophan) (billiger Artamin 1,0), m. f. pulv. tal. Dos. X, 4—5mal tägl. 1 Pulver,

oder MgO 0,3, Artamin 0,5, Melubrin, Aminophenazon, Pyraz. phenyl. dim. sal. Phenac. à 0,4, Codein phosph. 0,02, m. f. plv. tal. Dos. X. D. S. 2mal tägl. 1 Pulver.

Hierdurch wird meist auch der hartnäckige Rheumatismus innerhalb von 3—4 Tagen gebrochen. Von den meisten Kranken wird das Pulver gut vertragen. Bei Leberkranken dürfen diese Phenylchinolinpräparate (Atophan,

Artamin, Polyphlogin) nicht gegeben werden. Ist das Fieber abgefallen, so geht man tägl. um 2 g zurück. Auch von Atochinol oder Novalgin, das ein Methylmelubrin darstellt, kann man 3—4mal tägl. 0,5 g geben. Bestehen irgendwelche Magenbeschwerden, so kann das Melubrin als 50proz. sterile Lösung intrav. oder intramusk. 4mal tägl. 2 ccm verabreicht werden oder als Novalgin 2—5 ccm von einer 50proz. Lösung (in Ampullen). Das Atophan gibt man als Atophanyl in Ampullen intravenös, und es ist in dieser Form oft von ausgezeichneter Wirkung, um das akute Stadium zum Abklingen zu bringen. Immer auf die Leber achten! Manchmal hat auch Chinin. hydr. 0,5, 3mal tägl., eine überraschende Wirkung.

Diesen allen voranstellen möchte ich **Causyth,** von dem man 3mal tägl. 3—4 Tabl. gibt. Es hat eine ausgezeichnete Wirkung, es kann tage- und wochenlang genommen werden ohne alle Nebenerscheinungen. Ist Besserung eingetreten, geht man in der Dosierung zurück.

Besonders mag hier *Paragen* erwähnt sein, das die Eigenschaften unspezifischer Antigene und cellulärer Aktivatoren besitzt und noch stark antibakteriell wirkt. 10—14 Tage tägl. 2 ccm tief intraglutäal, dann 8 Tage Pause, darauf 8 Tage wieder 2 ccm. Bei leichten Fällen tägl. oder jeden 2. Tag 1 Injektion.

Auch auf die Anwendung von Apicosan mag hingewiesen sein (s. Apicosan).

Bei Kranken, die trotz all dieser Behandlung immer wieder Fieberzacken zeigten und über Schmerzen an den Gelenken klagten, habe ich durch eine 5—6 Wochen lang durchgeführte Schmierkur mit Unguent. Arg. colloid. 15proz. vollkommene Heilung erzielt. Die Kranken werden wie bei einer Quecksilberschmierkur tägl. mit 3—4 g Salbe abwechselnd an Brust, Rücken und Extremitäten eingerieben, am 7. Tage ein Bad.

Eine kombinierte Kur mit Cortiron und Ascorbinsäure wird empfohlen: tägl. oder in längeren Abständen 5 mg Cortiron intramusk. und innerhalb 5 Min. danach 1 g Ascorbinsäure (10 ccm einer 10proz. wäßrigen Lösung) intrav.

Ganz besonders muß auf die *intravenöse Aminophenazontherapie* hingewiesen werden, die zu schlagartigen Erfolgen bei akutem und subakutem Gelenkrheumatismus führen kann, selbst die Herzkomplikationen, Erythema nodosum und Chorea wurden günstig beeinflußt. Die Krankheitsdauer wird außerordentlich abgekürzt. Auch bei Myalgien und Periarthritiden sind die Erfolge oft auffallend gut. Sehr langsam injizieren.

Intravenöse Aminophenazontherapie.

Die Wirkung des intravenös gegebenen Aminophenazons erfolgt über das Nervensystem, besonders über dasjenige der Blutbahn. Beeinflussung der Hautgefäße führt so zu erhöhter Wärmeabgabe und Senkung der Körpertemperatur. Auch die Gefäße der Gelenke, der Nerven, des Herzens und des Gehirns werden erweitert, Spasmen der glatten Muskulatur gelöst und auf diese Weise, neben einer direkten cortikalen Wirkung, Schmerzen gelindert.

Besonders deutlich und eindrucksvoll sind die Erfolge bei akutem und subakutem Gelenkrheuma. Die Schmerzen können schlagartig verschwinden, es treten Entfieberung, Abschwellung der erkrankten Gelenke und Wiederherstellung ihrer Beweglichkeit ein. Auch die mit der Polyarthritis einhergehenden Komplikationen des Herzens oder Erythema nodosum und auch Chorea werden zum Verschwinden gebracht. Auf Herdsanierung ist stets zu achten, besonders bei chronischem Rheuma, wo überhaupt der Behandlungserfolg langsamer eintritt. Auch bei Myalgien, Muskelrheuma, Periarthritiden, Neuralgien, desgleichen bei Trigeminusneuralgien sind die Erfolge gut. Bei Neuritiden genügt oft eine Kur nicht. Herpes zoster wird sehr günstig beeinflußt. Die Präparate sind aber auch von ausgezeichneter Wirkung bei Grippe, Pleuritiden, Bronchitiden, Adnexitis, Paranephritis, Mumps, Commotio cerebri, Urtikaria, Quinckschem Ödem, Asthma bronchiale, bei endogenen Augenkrankheiten wie Iritis, Iridocyclitis, Chorioiditis, Skleritis, Keratitis parenchymatosa, Ulcus corneae, Atrophia nervi optici u. a.

Man injiziert stets intravenös sehr langsam, alle 2 Tage eine Dosis von 2—10 ccm, 1 ccm in der Minute. Die Höhe der Dosis richtet sich nach Krankheit, objektiver und subjektiver Wirkung. Je langsamer injiziert wird, um so größer ist der Erfolg und es treten keine Nebenerscheinungen wie Schwindelgefühl, Benommenheit, Unruhe, Nausea oder schnell vorübergehender Schock auf. Bei sehr sensiblen Kranken kann man 1 Stunde vor der Injektion 0,1 g Luminal geben.

S. Aneuxol, Glykeuxol, Kateuxol, Brufalgin, Pareuxol und Meteuxol. S. auch Irgapyvin.

Physikalische Behandlung: Die im akuten rheumatischen Zustand geschwollenen Gelenke sind meist gerötet und heiß. Man macht daher am besten in den ersten 2 Tagen einen kühlen Prießnitzumschlag darum oder einen Umschlag mit 3proz. Borsäurelösung (unverdünnt) oder essigsaurer Tonerde (1 Teel. auf 1 Glas Wasser). Sind die äußeren Entzündungserscheinungen abgeklungen, aber bestehen noch Schwellungen und Schmerzen im Gelenk, so kann man heißes Öl oder *Jod-* oder *Ichthyolvasogen, Isapogen, Jod-Dermasan* oder *Josukutan* einreiben oder auch *Liniment. terebinth.* oder *Liniment. volatile* oder *Spirit. sapon. camph.* und warm einpacken, oder man reibt mit salicylsäurehaltigen Salben ein: Acid. salicyl. 5,0, Ol. Terebinth. 10,0, Vaselin ad 100,0,

oder Spirit. Sinap. 40,0, Ol. Terebinth. 10,0,

oder mit Mesotan, Rheumasan, Rheumasan flüssig, Salit, Spirosal, Cayebalsam, Esterdermasan, Jodoermasan, Salicylpercutol, Dolorsan usw.

Oder Camphor 3,0, Ol. Eucalypt., Ol. Terebinth. aa 20,0, Acid. formic. 1,0, vorher umschütteln,

oder eine sehr gute, aber teure Einreibung Ichthyol, Mesotan aa 20, Lanolin ad 100,0. Stets sind die Gelenke warm einzupacken.

Außer diesen Einreibungen ist die *Biersche Stauung* ($\frac{1}{4}$—$\frac{1}{2}$ Std.) mit einer Gummibinde oberhalb des Gelenks zu versuchen oder auch heiße Luftbehandlung der Gelenke. Wo dies nicht möglich ist, mache man heiße Sand-, Leinsamen- oder Kamillensäcke und lege sie auf die erkrankten Gelenke, oder heiße Packungen mit Glykylol oder Antiphlogistine, auch das Einpacken der Gelenke in heiße Fango- oder Moorerde (fertige *Fangopackung:* Sachsen-Fango, Gassmus, Meißen/Elbe) oder Pistyanschlamm (in Würfeln und als fertige Kompressen, die immer wieder verwandt werden können) ist oft von guter Wirkung, desgleichen auch Behandlung mit Diathermie. Auch Schwitzprozeduren können versucht werden. Man packt die Kranken recht warm ein und gibt ihnen heißen Flieder- oder Lindenblütentee zu trinken. Lenhartz empfiehlt auch heiße Vollbäder von 37—38° C mit 8—10 Pfd. Mutterlaugensalz, Badezeit 10—20 Min. Dies ist nur zu empfehlen, wenn der Kranke sofort ins warme Bett gebracht werden kann, um sich nicht erneut zu erkälten.

Auch macht man heiße Packungen mit *Paraffin. solidum* um die kranken Gelenke. Das Paraffin schmilzt bei einer Temperatur von 68—72° C. Das Paraffin wird mit einem Pinsel auf das kranke Gelenk bis zu einer Dicke von 1—2 cm aufgetragen und dann mit einer Flanellbinde umwickelt. Der Verband bleibt 5 Std. liegen. Hierdurch wird eine starke und tiefdringende Hyperämie erzeugt. Die bedeutend höher liegende Temperatur als bei heißen Wasserpackungen wird wohl als heiß, aber niemals als schmerzhafte Empfindung wahrgenommen. Allmählich kann man versuchen, die Temperatur der Packungen auf 100° C zu steigern. Schädliche Einwirkungen auf die Haut wurden bis jetzt noch niemals beobachtet. Der Erfolg ist ein guter. Nach 5 Std. kann das Paraffin abgeschält und wieder benutzt werden.

Da der akute Gelenkrheumatismus oft mit einer **Angina** verbunden ist, so behandle man vor allem gründlich diesen Infektionsherd. Wenn durch Gurgeln und kühle Halsumschläge keine Heilung zu erzielen ist, so bepinsle man die Tonsillen mit

Perhydrol 3,0, Glycerin 30,0 oder Acid. salicyl. 1,0, Glycerin 20,0 oder mit Jodex liquid., am besten ist Cumasina liq. anginae und Neo-Pyocyanase. Bestehen zerklüftete Tonsillen mit eitrigen Pfröpfen darin, so entferne man die Pfröpfe durch Absaugen und pinsele die Tonsillen gründlich aus. Auch intramusk. 2 ccm *Omnadin* ist von guter Wirkung. Sollte die Angina selbst dieser Therapie Trotz bieten, so käme die Tonsillektomie in Frage. Man denke außer der erwähnten Angina auch an schlechte Zähne, den Urogenitalapparat, die Nasennebenhöhlen und jede andere katarrhalische Erkrankung, da bei einer einmal erreichten hyperergischen Reaktionslage durch jede Infektion ein rheumatisches Rezidiv ausgelöst werden kann.

Erkrankung des Herzens. Die rheumatischen Knötchen, die bei dem akut entzündlichen Gelenkrheuma im erkrankten Gelenkgewebe, in Muskeln, Sehnen usw. auftreten, können ebenso am Herzen in Erscheinung treten und zu einer Endo- oder Myokarditis rheumatica führen. Diese besondere Teilerscheinung der rheumatischen Erkrankung am Herzen ist die interstitielle rheumatische Myokarditis. Wir wissen, daß der akute infektiöse Rheuma auch ohne die charakteristischen Gelenkerkrankungen als sog. visceraler Rheumatismus auftreten kann. So kann nach einer Angina unmittelbar eine Endo- oder Myokarditis sich entwickeln. Diese rheumatischen Herzmuskelentzündungen bleiben sehr oft verborgen und können nicht diagnostiziert werden. Erst das Elektrokardiogramm hat hier die verborgenen Herzstörungen aufgedeckt. Die schweren Herzerkrankungen mit Kreislaufstörungen und Herzerweiterung kommen seltener vor. Da man einer beginnenden Myokarditis niemals ansehen kann, wie sie sich entwickeln wird, so hat man große Vorsicht walten zu lassen. Wenn der akute Rheuma und Fieber abgeklungen sind, aber die Erholung sich verzögert, die Blutsenkungsgeschwindigkeit noch erhöht und die Neigung zu Pulsbeschleunigung und Atemnot besteht, so denke man an eine Myokarditis. Man achte auch auf Fokalinfektionen.

Behandlung: Wenn Verdacht auf Myokarditis besteht oder Myokarditis schon ausgeprägt ist, so ist Bettruhe notwendig und Vermeidung jeder körperlichen Anstrengung. Der Stuhlgang ist zu regeln. Bei ernster Erkrankung ist besonderer Wert auf Diät zu legen. Am besten gibt man eine schlackenfreie Kost, die hauptsächlich aus Obst- und Gemüsesäften besteht. (S. meine Moderne Ernährungstherapie.) Bestehen Insuffizienzerscheinungen des Herzens, so ist die Flüssigkeitszufuhr einzuschränken.

Medikamentös: Schon bevor eine Insuffizienz eintritt, behandle man intrav. mit kleinen Strophanthindosen (0,2—0,3 mg), bei Herzschwäche und Kollapsgefahr: Cardiazol, Sympatol, Veritol, Strophanthin; bestehen gleichzeitig stenokardische Beschwerden, so gibt man Strophanthin mit Deriphyllin und Traubenzucker intrav. oder morgens und abends 1 Strophanthin-Deriphyllin-Zäpfchen.

Ernährung: Besteht hohes Fieber, so gebe man leichte Kost in Form von Hafer-, Grieß-, Reisbrei, Milchspeisen, Eier, verabreiche kühle Getränke, frisch ausgepreßte Obstsäfte, Limonaden, Fachinger oder Selterswasser, Neurawasser. In der Rekonvaleszenz achte man auf kräftige Ernährung, verordne Fichtennadel- oder Neurogenbäder mit anschließender Massage. Bei *Anämie* Eisen mit Arsen, z. B. Chinin. hydrochl. 1,0, Ferri sulfuric. 3,0, Rad. Gentian pulv. 4,0, Extract. Gentian. q. s. ut pil. Dos. LX. D. S. 2mal tägl. 2 Pillen, oder Pilul. Blaudii oder Arsen-Triferrintabl. oder Arsen-Feometten, 3mal tägl. 1—2 Stück. Zur *Nachkur* kommen als **Badeorte** in Betracht: Teplitz, Schönau, Wildbad, Wiesbaden, Nauheim, Kreuznach, Oberschlema, Brambach, St. Joachimsthal.

Prophylaxe: Da die Erkältung beim Gelenkrheumatismus eine große Rolle spielt, so sollen alle, die für Rheumatismus empfänglich sind, sich vor jeder Zugluft, starkem Schwitzen und Halsentzündung in acht nehmen. Die Betreffenden sollen sich daher warm anziehen, sich täglich morgens abreiben, entweder mit Franzbranntwein oder kühlem Wasser, lauwarme Bäder mit kalter Abduschung. Täglich öfter gurgeln mit Wasserstoffsuperoxyd oder Borsäurelösung oder mit einer bei Angina angegebenen Lösung.

Chronischer Gelenkrheumatismus. Hier soll die Therapie von allen chronischen Stadien besprochen werden, gleichgültig, ob entzündlicher oder nichtentzündlicher Natur. Man vergesse niemals, nach verborgenen Infektionsquellen zu suchen und sie zu beseitigen (Tonsillen, schlechte Zähne, Kieferhöhleneiterung, Mittelohrentzündung usw.). Ist anamnestisch *Tuberkulose* vorhanden und bleibt die Behandlung der Arthritis erfolglos, so ist an eine tuberkulöse Ätiologie der Gelenkerkrankung zu denken. Hierbei haben sich Tuberkulinkuren sehr bewährt (von $^1/_{100}$ mg ansteigend), auch Wismut-Goldbehandlung mit 2mal wöchentl. 1 ccm Au-Bi-Ol intraglut. oder Aneuxol intrav. S. S. 96/97.

Von inneren Mitteln ist hier nicht mehr allzuviel zu erhoffen. Nur bei akuten Verschlimmerungen soll man Salicylsäurepräparate oder besser *Melubrin, Radiophan, Atophan* oder *Atophanyl* intravenös geben. Besonders sei auf *Causyth* hingewiesen, von dem man 3mal tägl. 3—4 Tabl. gibt. Neben seiner guten Wirkung macht es keine Nebenerscheinungen, auch beeinflußt es nicht den Magen. Auch die Bienengiftbehandlung mit Apikosan kann versucht werden. Die *Strontiumsalze* (siehe deren Wirkung im 2. Teil unter Strontium) intravenös sollen oft von schmerzstillender Wirkung sein:

Stront. bromat. 20,0, Aq. dest. ad 100,0, steril tägl. 10—15 ccm intrav. Man kann die Lösung auch per os geben, jedoch habe ich niemals große Wirkung dabei gesehen. Auch *Sanarthrit*kuren sind zu empfehlen. Man wird jedoch nur in einzelnen Fällen Erfolg haben.

Weiterhin ist hier die *Reizkörpertherapie* zu versuchen, wozu uns viele Präparate zur Verfügung stehen. Am billigsten ist die intraglutäale Injektion von 5—10 ccm 5 Min. lang gekochter Milch. Wenn Fieber aufgetreten ist, läßt man es erst wieder vollkommen abklingen und gibt dann erst eine zweite Injektion, so daß wöchentl. 1 bis höchstens 2 Injektionen zu geben sind. Oder man versucht *Aolan* oder *Caseosan* oder *Vaccineurin* oder *Omnadin, Olyptol, Yatrencasein, Novoprotin, Olobintin,* sämtlich in Ampullen im Handel, die intraglutäal zu injizieren sind. Die Einspritzungen sind erst nach Abklingen der aufgetretenen Reaktion zu wiederholen. Eine stärkere Reaktion löst Pyrifer aus. Weiterhin kommen hier auch die Schwefelinjektionen in Betracht. Man gibt von einer 1proz. Schwefellösung 1—5, selbst bis 10 ccm intraglutäal, da aber die Nebenerscheinungen sehr unangenehmer Natur sind, benutzt man mit mehr Vorteil Sulfartan, 2mal wöchentl. ½ Amp., oder Sufrogel 0,2, steigend auf 0,3, höchstens 0,5 ccm von Anästhesulf schwach 0,2 ccm 2mal wöchentl. intramusk. Von der oralen Reizkörpertherapie, die von anderer Seite empfohlen wird, wie z. B. mit Yatrenpillen, habe ich nie einen Erfolg gesehen. In ganz hartnäckigen Fällen habe ich sehr erfreuliche Erfolge erzielt durch Pyriferinjektionen (intravenös).

Über Wismut-Goldbehandlung, über die sehr gute Erfolge vorliegen, s. u. Au-Bi-Ol, von dem 2mal wöchentl. 1 ccm intraglut. gegeben wird.

In der letzten Zeit wird *Schlangengift* mit gutem *Erfolg* angewandt. Oft tritt schon nach 3—4 Injektionen (u. Einreibg. mit Viperol) Besserung ein. S. Viprasid.

Bei Männern ist die Implantation von Cyren A anzuwenden (25 mg). S. u. Cyren A.

Eine ganz besondere und ausschlaggebende Rolle spielt die *physikalische Therapie.* Das Wesentliche dabei ist die Erzeugung einer Hyperämisierung der kranken Gelenke und Muskeln. Diese wird erzeugt durch lokale Anwendung von Wärme: heiße Luftbehandlung, Glühlichtbäder, Einpacken der Gelenke in Fango- oder Moorerde oder lokale heiße Sandbäder oder Packungen mit Ambrine oder Glykylol und Antiphlogistine. Auch die Thermopenetration und Biersche Stauung gehören hierher. Hier möchte ich ganz besonders auf den *Schröpfkopf Hyperaemator* hinweisen, der in bequemster Weise jede Art von

Schröpfung — blutig und unblutig — gestattet. Von „Hauffe" werden heiße Teilwasserbäder von 37° C empfohlen, die man allmählich durch Zugießen von heißem Wasser auf 45° C bringt. Man beginnt mit den beiden Armen und taucht sie bis zur Mitte des Oberarms in heißes Wasser. Dauer des Bades 25—30 Min. Die verstärkte Durchblutung der gebadeten Teile erstreckt sich bald auf die gesamte Peripherie des Körpers. Nach 10 Min. fängt der Kranke an zu schwitzen. Nach dem Bade wird der Kranke 1 Std. ins Bett gesteckt. Die Bäder sind anfangs tägl., später jeden 2. bis 3. Tag zu wiederholen. Oder man gibt 2mal wöchentl. 1 Rheubalminbad.

Nach dem Ausruhen des Kranken werden Bewegungen der Gelenke vorgenommen und besonders Streckbewegung geübt. Will man zum Ziele kommen, so darf man auf die geäußerten Schmerzen nicht allzuviel Rücksicht nehmen, selbst auf die Gefahr hin, daß ein Gelenk wieder anschwillt und mehr schmerzt. Man macht dann wieder einen heißen Umschlag darum, gegen Schmerzen 2 Tabl. Veramon oder Allional oder Doralgin, und übt täglich weiter. Chronisch verdickte Gelenke sind kräftig zu massieren, zu klopfen, zu bewegen, am besten in heißem Bade. Man mildert dann den Schmerz durch heiße Umschläge, Doralgin, Veramon oder Allional. Verklebungen und Verwachsungen in der Gelenkkapsel sind durch starke Bewegungen zu lösen und mit heißen Teilwasserbädern und heißen Umschlägen zu behandeln. Der Kranke muß selbst aktiv sich beteiligen und so oft und so kräftig als möglich Bewegungen ausführen. Die Behandlung besteht also kurz zusammengefaßt aus heißen Bädern und rücksichtslosen Bewegungsübungen. Einreibungen mit den gewöhnlichen Mitteln haben meist nicht viel Zweck. Bessere Wirkung sah ich bei Einreibungen mit *Liniment, Terebinth.* und nachträglichen warmen Einpackungen. Bei zu starken Schmerzen kann man 2 Tabl. Veramon, Doralgin, Cibalgin oder 2—3 Tabl. Allional geben. Mit Morphium sei man vorsichtig, besonders bei jüngeren Kranken.

Bei den **Arthrosen** (Arthrosis deformans) kommen hauptsächlich Schonung mit vorsichtiger Bewegung, Massage und auch Stützapparate für die krankhaft veränderten Gelenke in Betracht. Der obenerwähnte Hyperaemator bringt auch hier oft überraschende Besserung. Man wird intern mit keinen allzu großen Hoffnungen an die Therapie herangehen, sondern sich mit spärlichen Erfolgen begnügen müssen. Die besten Erfolge sehe ich immer bei Diathermie. Wenn die Kranken frühzeitig genug zur Behandlung kommen, haben oft Ovarienpräparate, wie Oophorin, Ovowop, oder auch Progynon, Oestromon, Cyren, Testoviron eine lindernde Wirkung.

Bei diesen chronischen Erkrankungen, wo scheinbar jede Behandlung zu keinem erfreulichen Erfolge führt, mag auf Acetylcholin (s. d.) und auf das Schlangengift hingewiesen werden, das bei chronischer Arthropathie und Strümpell-Bechterewscher Erkrankung beachtliche Erfolge brachte. Man beginnt mit $\frac{1}{4}$ ccm Viprasid intram. und steigert in Zwischenräumen von 2—3 Tagen auf $\frac{1}{2}$—2 ccm. Ultraschallbehandlung bringt gute Erfolge.

Es muß aber auf die *Impletol-Injektionen* am Krankheitsherd hingewiesen werden. Z. B. bei Arthrosis humeroscapularis spritzt man 1—2 Amp. intracut. um das Gelenk. Jeden 2.—3. Tag wiederholen. Oder man wählt die Blockade des Sternalganglions, die aber besser den Krankenhäusern vorbehalten bleibt.

Hier muß noch besonders auf die **Histaminbehandlung** eingegangen werden, die wirklich viel Gutes zu leisten vermag. Histamin hat neben anderen Einwirkungen auf den Körper besonders die Eigenschaft, die Kapillaren zu erweitern. Spritzt man in die Weichteile direkt um das Gelenk herum von einer 1prom. Histaminlösung (Imido-Roche) 0,2—0,5 ccm, so entsteht eine starke Hyperämisierung der Gelenkumgebung. Hierdurch können die Stoffwechselschlacken besser beseitigt werden, man kann aber auch dadurch, daß man in die Spritze gleichzeitig z. B. My-Jod oder Detoxin aufzieht, diese Substanzen besser an den Bestimmungsort ihrer

Wirkung bringen. Zu empfehlen bei chron. Polyarthritis und Arthrosen. *Nebenerscheinungen*, die vereinzelt auftreten können: Gesichtsröte, mehrfache Stuhlentleerung (kein Durchfall).

Kontraindiziert bei schweren Herzleiden und Allergien. Die gefäßerweiternde und die Durchlässigkeit der Gefäßwand steigernde Wirkung des Histamins bei lokaler Applikation hat man mit gutem Erfolg bei Muskel-, Gelenk- und Nervenerkrankung angewandt. Die einfachste und gelindeste Art ist die Einreibung der erkrankten Partie mit *Histaminsalbe* (Imadyl-Roche), nachdem man die Haut kräftig mit Benzin abgerieben oder leicht geritzt hat. Es entsteht durch die Behandlung eine starke Rötung der Haut bis zur Quaddelbildung. Für *Teilbäder* gibt es Imadyl-Badetabletten (Roche), die man in Wasser auflöst, so daß Verdünnungen von 1:20000 bis 1:60000 entstehen. Die Flüssigkeit kommt in eine besondere Gummiwanne, in der der erkrankte Arm (oder Bein) eingetaucht wird. Die +-Klemme wird an die Wanne befestigt. Auf eine benachbarte Hautpartie oberhalb der Wasserfläche wird die Kathode angebracht. Die Innenwand der Badewanne ist stromleitend. Badedauer 10 Min. Stromstärke 5—10 mA.

Von ganz besonderer und ausgesprochen bessernder bis heilender Wirkung sind Injektionen mit Acetylcholin. Man injiziert in den benachbarten Muskel oder in das Gelenk 1 Amp. *Acetyl*cholin. S. u. Acetylcholin.

Die Implantationstherapie mit Cyren A (25 mg) ist bei Männern stets zu versuchen. S. u. Cyren A.

Morbus Strümpell-Bechterew. Diese Erkrankung gibt es am Hals, an der Brust mit Verkrümmung des Rückens nach vorn und an den Lendenwirbeln. Dadurch erstarrt die ganze Wirbelsäule in ihrer gekrümmten Form. Die Beweglichkeit der Brust hört fast vollkommen auf, so daß Bauchatmung besteht. Nach neueren Forschungen liegt keine Knochenerkrankung vor, sondern eine fibröse Verschwielung des ganzen Rückens (Fibrositas ankylopoetica dorsi). Behandlung: Um den Hartspann der Rückenmuskeln zu beseitigen, gab ich Knet-Klopfmassage des Rückens und 2mal wöchentl. 25 mg Testoviron intraglut. Bei Schmerzen im Hartspann injizierte ich 1—2 ccm einer 1proz. Pantocain-Lösung. Durch diese Behandlung wurden die Kranken schmerzfrei und beweglicher. Die Massage muß natürlich kräftig durchgeführt werden, um wirklich einen Erfolg zu erzielen. Eine Implantation mit Cyren A (s. d.) ist zu versuchen. Jetzt spielt die Behandlung mit Ultraschallwellen eine große und erfolgreiche Rolle.

Muskelrheumatismus. Die häufigste Form dieser Erkrankung ist der sog. Hexenschuß oder Lumbago.

Therapie: Man versucht zuerst mit Aspirin oder Atophan und Massage, Vibrationsmassage und Wärme auszukommen; auch 3mal tägl. 1 Dijodyltabl. zu 0,3 g brachte schon guten Erfolg. Man legt entweder warme Tücher oder heiße Breiumschläge darauf oder übt einen Reiz durch Senf- oder Capsicumpflaster aus. Als Einreibung: Chloroform 20,0, Spirit. russic. ad 100,0 oder Camphor. 20,0, Ol. Eucalypti 30,0, Acid. formic. 1,0, Chloroform ad 75,0. D. S. zum Einreiben. Auch die Anwendung der Diathermie und des elektrischen Stromes, sowohl des konstanten als auch des faradischen, sind oft von gutem Erfolg. Auch die Bestrahlung mit der Solluxlampe soll nicht unerwähnt bleiben. Versagt dies alles, so versuche man große, unblutige Schröpfköpfe oder injiziere auf einmal in die schmerzhaften Stellen

3 ccm von Pantocain 1,0, Aq. dest. ad 100,0

oder *Myo-Melcain* in die erkrankten Muskelpartien. Auch hier hat sich Ultraschallwellbehandlung bewährt.

Am besten wirken wohl die *intraven. Aminophenazon*-Injektionen (als Aneuxol), die man sehr langsam geben muß.

Blutegel wirken oft schlagartig heilend.

2mal wöchentl. Fichtennadelbäder oder Neurogenbäder sind empfehlenswert. Zur Nachkur Wiesbaden, Baden-Baden, Teplitz, Warmbrunn.

Arthritis gonorrhoica (Tripperrheumatismus). Der Tripperrheumatismus kann auftreten, solange noch der Tripper im Genitaltractus besteht, aber auch erst, wenn der Tripper schon abgeklungen ist und keine Gonokokken mehr nachweisbar sind.

Der Tripperrheumatismus tritt zu Beginn mit Fieber meist polyartikulär in Erscheinung. Nach wenigen Tagen ist das polyartikuläre Bild verschwunden und an einem oder zwei Gelenken tritt ein Erguß mit starker Rötung und Schwellung der Gelenkkapsel und äußerst großer Schmerzhaftigkeit bei Druck und Bewegung auf. Diese schwere Gelenkentzündung ist wahrscheinlich durch das Eindringen der Gonokokken in die Gelenkhöhle bedingt. Beim weiblichen Geschlecht erkrankt sehr oft das linke Handgelenk, beim männlichen das Kniegelenk.

Behandlung: Der Erguß ist so frühzeitig als möglich und so oft als nötig zu punktieren. Das kranke Gelenk muß unbedingt ruhiggehalten werden. Von Arthigon (am wirksamsten intravenös) habe ich sehr günstige Erfolge gesehen. Häufig gelingt es allein durch Sulfonamide (Cibazolstoßbehandlung) die Erkrankung des Gelenkes zur Ausheilung zu bringen. Auch Gono-Yatren kann empfohlen werden. Man steigert die Dosis allmählich und gibt wöchentl. 2 Injektionen. Nach der Injektion (1—2 Std. danach) tritt starker Schüttelfrost mit Fieber auf. Die Schmerzen am kranken Gelenk werden sehr heftig, so daß man am besten zur Linderung ein Pulver aufschreibt (Doralgin 0,3, Melubrin, Artamin aa 0,5, Codeinphosph. 0,02). Die entzündlichen Erscheinungen am Gelenk gehen bald zurück, die Schmerzhaftigkeit wird geringer und das Fieber verschwindet. Damit ist aber noch keine Heilung erzielt, wenn die Gonokokken in das Innere des Gelenkes eingebrochen sind. Das Gelenk ist möglichst oft am Tage mit heißen Leinsamenkompressen oder Fangopackungen oder heißem Luftkasten zu behandeln. Wenn es die Schmerzhaftigkeit irgend erlaubt, so ist frühzeitig genug mit Bewegungsübungen zu beginnen, um der drohenden Gefahr einer Gelenkversteifung vorzubeugen. Manchmal ist aber trotz aller Vorsicht eine Versteifung unabwendbar, wenn die Arthritis zerstörend auf die Gelenkknochen einwirkte.

Besonders muß hier auf die überragende Wirkung von Penicillin hingewiesen werden. Da man es in hohen Dosen geben muß, injiziert man tägl. 1—2 ccm Aquacillin comp. (Depot-Penicillin) intram. bis zur völligen Heilung.

Sollten alle diese Mittel ohne Erfolg angewandt werden, so denke man daran, daß auch die Lues im Spätstadium ähnliche Erscheinungen mit leichtem Fieber machen kann. Hier kommen Wismut und Neosalvarsan in Betracht.

Rachitis. In den letzten 10 Jahren ist es der Forschung geglückt, das Bild der rachitischen Stoffwechselstörung ziemlich klar zu erkennen. Hierzu trug besonders die Röntgenoskopie bei, durch die die Ossifikationsstörungen deutlich dargestellt werden konnten: gleichzeitig zeigte uns die pathologische Physiologie, daß im florid-rachitischen Stadium das Blut anscheinend weniger Phosphat enthält als bei Gesunden. Schon seit Jahren wird die Bestrahlung mit ultraviolettem Licht als das wirksamste Mittel gegen Rachitis gepriesen, aber jetzt erst weiß man, daß es durch diese Bestrahlung in der Haut zur Bildung eines antirachitischen Körpers kommt, der auch im Lebertran und Eigelb nachgewiesen wurde. Gleichzeitig ist es sehr interessant, daß z. B. durch Bestrahlung von Mehl, Öl, Milch, Gemüse, Cholesterin usw. mit ultravioletten Strahlen diese Nahrungsmittel antirachitogene Eigenschaften bekommen. Sie sind jedoch nicht so wirksam wie Lebertran. Dieser antirachitisch wirkende Körper ist das nach MacCollum genannte Vitamin D.

Der wirksame Stoff, der als ständiger Begleitstoff dem Cholesterin anhaftet, wurde als Ergosterin isoliert. Das Ergosterin kommt auch in Pilzen und Mutterkorn vor. Das Ergosterin kann man als das antirachitische Provitamin und das mit ultraviolettem Licht bestrahlte Ergosterin als das antirachitische Vitamin D bezeichnen (s. Vigantol).

Durch frühzeitige prophylaktische und therapeutische Einwirkung auf die Rachitis werden in Zukunft die rachitische Beckenverengerung bei Frauen und die Todesursache bei der Bronchopneumonie in den ersten Lebensjahren bedeutend herabgesetzt werden.

Prophylaxe. Da die bisherige Rachitisprophylaxe nicht zu dem notwendigen Ergebnis geführt hat, wird eine planmäßige Durchführung von Verhütungsmaßnahmen für unbedingt erforderlich gehalten: Jeder Säugling hat sich mit dem 3. Lebensmonat einer Rachitisprophylaxe zu unterziehen. Die Mütter werden aufgefordert, mit ihrem Kinde in der Säuglingsfürsorgestelle zu erscheinen. Hier wird das Kind untersucht und die Mutter erhält ein Fläschchen Vigantolöl (10 ccm), von dem sie ihrem Säugling tägl. 5 Tropfen in einem Teelöffel seiner Nahrung gibt. Nach Verbrauch der 1. Flasche (ungefähr 2 Monate) erfolgt die 2. Vorstellung. Nach der Untersuchung erhält sie eine zweite Flasche Vigantolöl, von der ebenfalls tägl. 5 Tropfen gegeben werden. Nach 2 Monaten erfolgt die 3. Vorstellung. Werden bei der Untersuchung noch Zeichen von Rachitis festgestellt, so wird das Kind zur Weiterbehandlung an den Hausarzt überwiesen.

Für die Zukunft hat die Stoßprophylaxe einen größeren Vorzug, da man hierbei von den Müttern unabhängig ist, die oft nicht in der Lage sind, die Tropfen ihrem Kinde gewissenhaft zu geben. Hier erhalten die Kinder an der Säuglingsfürsorgestelle sofort die ganze Menge Vigantolöl in konzent. Form, so daß die einmalige Gabe für die ganze Prophylaxe ausreicht. Das konzentr. Vigantolöl enthält in 1 ccm 10 mg Vitamin D_2 und ist in einer Glasröhre eingeschlossen. Nach der Erfahrung gewähren 10 mg einen sicheren Rachitisschutz. Man gibt die entsprechende Menge Vigantolöl mittels Spritze und langer Kanüle oder mit Pipette auf den hintersten Teil der Zunge. Die Schutzdauer der Rachitisprophylaxe — sowohl der protrahierten als auch der durch Stoß — erstreckt sich auf eine Zeit von 4—7 Monaten. Die Ernährung des Säuglings soll stets eine natürliche sein. Am besten wird das Stillen bis zum 9. Monat fortgesetzt.

Therapie bei Kleinkindern. In der warmen Jahreszeit läßt man die Kinder frei und leicht gekleidet spielen und umherspringen. Im Spätherbst und Winter tritt die Höhensonne als Ersatz ein, oder man gibt je nach Schwere des Falles 3mal tägl. 6 Tropfen Vigantolöl oder Provitinaöl. Auch kann man Lebertran oder Sanostol geben. Leichte Solbäder mit Massage sind sehr vorteilhaft. Die Ernährung soll genügend Gemüse und Obst enthalten. Kalkzufuhr kann in Form von Calcipot D, Calcium-D-Redoxon, bes. Ossopan, Vitaplasgen oder Pro Ossa geschehen. Auch das Polyvitaminpräparat ist empfehlenswert. S. auch D-Aminforte. Vom Vigantol „forte" gibt man je nach Schwere des Falles 1—2 Röhrchen (10—15 mg Vitamin D_2). Die Darreichung geschieht unter Aufsicht des Arztes.

Osteomalacie. Diese Erkrankung, die mit einer Entkalkung der normal aufgebauten Knochen in späteren Jahren einhergeht, scheint Ähnlichkeit mit der Rachitis zu besitzen, da die Osteomalacie der Schwangeren und stillenden Mütter ebenfalls am promptesten auf Bestrahlung mit ultraviolettem Licht und auf Lebertran- oder Phosphorlebertranzufuhr reagiert. Es besteht je nach der Schwere des Falles eine Druckschmerzhaftigkeit einzelner oder fast aller Knochen. Die Periost- und Sehnenreflexe sind meist sehr lebhaft. Adduktorenspasmus beim Spreizen der Beine. Adrenalin war uns in mehreren Fällen von sehr guter Wirkung. Man gibt 10—14 Tage lang 2mal tägl. ½—1 ccm Adrenalin 1:1000,0 subcutan. Nach mehreren Wochen wird diese Kur wiederholt. An Stelle von Adrenalin hat man auch sehr gute Erfolge erzielt mit subcutanen Injektionen von Hypophysenpräparaten, wobei die unangenehmen Nebenerscheinungen des Adrenalins wegfallen (Pituitrin und Pituglandol). Jetzt vermag man mit Vigantolöl (Vitamin D) auch die schweren Fälle zum Stillstand und zur Heilung zu bringen. Über die gute Wirkung von Pro Ossa liegt eine große Literatur vor. Bei Frauen hat man auch nach Kastration Heilung gesehen.

Stoffwechselkrankheiten.

Zuckerkrankheit = Diabetes mellitus. Therapeutisch soll hier nur auf den Diabetes mellitus eingegangen werden, der auf einer Insuffizienz des Inselapparates in der Pankreasdrüse beruht. All die Glykosurien, die durch Funktionsstörungen von seiten der Thyreoidea, Hypophyse oder Nebenniere bedingt sind, gehören nicht hierher. Ihre Behandlung besteht in der Beseitigung des Grundleidens, diätetisch und durch Insulin sind sie nicht zu beeinflussen. Liegt eine Lues dem Diabetes zugrunde, so ist eine spezifische Kur durchzuführen. Bei renalem Diabetes, Glycosuria innocens und Schwangerschaftsglykosurien ist eine streng durchgeführte Diabetikerkost nicht notwendig, eingeschränkte Kohlenhydratezufuhr reicht aus. Die Kranken sind jedoch weiterhin zu beobachten, da Übergänge zum echten Pankreasdiabetes vorkommen. Von Noorden empfiehlt, diese Fälle als leichte, aber echte Diabetesfälle zu betrachten, was für die Praxis wohl das richtigere ist.

Wenn auch der Diabetes durch die bedeutsame Erfindung des Insulins seine Schrecken verloren hat, so hat damit unsere frühere Diabetesbehandlung nicht an Wert verloren. Die *diätetische* Behandlung bleibt weiterhin der Grundpfeiler in der Diabetestherapie, und *eine Insulinkur ohne individuell angepaßte Diät ist wertlos.* (Ausführliche Diätbesprechung in der *Modernen Ernährungstherapie.*)

Die diätetische Einstellung des Zuckerkranken ist die erste Aufgabe des behandelnden Arztes. Da bei den Diabetikern die Toleranz der Kohlenhydrate herabgesetzt ist, so war schon von jeher die Einschränkung der Kohlenhydrate in der Kost durchgeführt worden. Seit den letzten Jahren wird desgleichen eine starke Einschränkung der Eiweißkörper gefordert, nicht nur, weil sie Zucker zu bilden vermögen, sondern weil man erkannte, daß das Eiweiß (tierisches Eiweiß) auf den erschütterten Kohlenhydratstoffwechsel reizend wirkt und dadurch eine stärkere Hyperglykämie hervorruft. Weiterhin wirkt es begünstigend auf die Entstehung von Ketonkörpern. Man rechnet daher jetzt in der Kost der Diabetiker 0,6—1 g Eiweiß auf 1 kg Körpergewicht pro Tag. Fette haben praktisch gar keinen Einfluß auf die Zuckerbildung, und auch die Ketonbildung aus Fett ist nicht zu fürchten, wenn das Eiweiß genügend eingeschränkt wird.

Da die diätetische Behandlung des Diabetes nur eine Entlastung und Schonung der geschädigten Inselfunktion darstellen kann, so ist auch eine quantitative Beschränkung der gesamten Kost notwendig. Man rechnet auf 1 kg Körpergewicht bei *Leichtdiabetikern* ungefähr 30—40 Calorien, wobei das Fett als Hauptcalorienspender dient. Bei *Schwerdiabetikern*, die im Bett liegen, muß man weniger geben (20—30 Cal.). Man hat die Erfahrung gemacht, daß gerade Diabetiker mit sehr wenig Calorien auskommen. Als Kohlenhydratträger bevorzugt man mit Vorteil die verschiedenen Gemüse, von denen wegen ihres geringen Kohlenhydratgehaltes (ungefähr 3%) erwähnt sein mögen: Spinat, Spargel, Sauerkraut, Kopfsalat, Rhabarber, Gurken, Zwiebel, Tomaten, Blumenkohl, Weißkraut, Kohl, Rettich und Radieschen. Die anderen Gemüse enthalten fast alle 5—10% Kohlenhydrate (KH.). Man kann sie aber durch Kochen in Wasser und Wegschütten der ersten Brühe KH.-arm machen. Dies ist aber verwerflich, weil hierdurch alle wasserlöslichen Mineralsalze und Vitamine verlorengehen. Die Gemüse rufen gleichzeitig ein größeres Sättigungsgefühl hervor und regen durch ihren hohen Cellulosegehalt die Darmperistaltik an. Sie sind auch besonders geeignet, die große Fettmenge von 100—200 g, in manchen Fällen bis 250 g, zum größten Teil aufzunehmen. Der Rest von Fett kann auf Diabetikerbrot (Glidinebrot, Aleuronat, Grahambrot) gestrichen oder Rühreiern, gerösteten Kartoffeln, Hafersuppe oder was sonst gestattet ist, zugesetzt werden. Wer gern Lebertran trinkt, dem gebe man tägl. 2—4 Eßl. voll. Um die Verdauung der reichlichen Fettzufuhr zu erleichtern und um gleichzeitig Calorien zuzuführen und auf die Ketonkörperverbrennung günstig einzuwirken, gibt man 100 ccm Kognak im Laufe des Tages zu trinken. Auch ein zuckerfreier Wein, Kirschwasser, Arrak oder Rum sind gestattet. Um den Kranken genügend Vitamine zuzuführen, gebe man tägl. 1—2 Eier, mit dem Safte einer Zitrone geschlagen, Tomaten, Gurken, grünen Salat, mit Zitronen zubereitet. Weiterhin tägl. 2—3 zuckerarme Äpfel oder saure Kirschen, Radieschen, Rettich, Schnittlauch.

Als Eiweißspender dienen, abgesehen von dem geringen Eiweißgehalt in den Gemüsen, Eier (1 Ei = 55 g enthält 6,5 g Eiweiß), Fleisch (20—25%), Quark (17.%), Schweizerkäse (23%) usw. Die früheren einseitigen strengen Kostverordnungen und Hungerkuren sind durch das Insulin fast vollkommen verdrängt worden.

Am besten und vorteilhaftesten wäre es für die Diabetiker, wenn man sie von einer lactovegetabilen Kost überzeugen könnte. Dann hätten sie eine lebendige vollwertige Kost. Sie könnten soviel rohes Obst, Salate und Gemüse essen, wie ihnen beliebt, nur Kartoffeln und Getreidefrüchte wären abzumessen. Es ist auffallend, wie hierbei Aceton verschwindet und auch der Zucker zurückgeht. Sobald aber diese Kost mit Fleischkost vermischt wird, treten wieder Aceton und vermehrter Zucker auf. In der freien Praxis ist diese Idealernährung so gut wie undurchführbar, da es meist an Einsicht und gutem Willen der Kranken fehlt.

Wenn starke Acidosis besteht, die durch herabgesetzte Eiweiß- und Kohlenhydratkost nicht beeinflußt werden kann, so versuchen wir meist mit Erfolg die von *v. Noorden* eingeführte **Haferkur.** Da in der ursprünglichen Haferkur noch reichlich Eiweiß gegeben wurde, halten wir uns wegen der ungünstigen Eiweißwirkung bei Diabetikern nicht streng an die ursprünglich gegebene Vorschrift, sondern variieren von Fall zu Fall und richten uns nach Hungergefühl und Allgemeinbefinden. Der Hafer enthält 13% Eiweiß, 65% KH. und 6% Fett. Wenn man den Kranken am Tag 200 Hafer als Haferschleimsuppe oder in gebackener Form gibt, so haben sie 26 Eiweiß, 130 KH. und 12 Fett, die zusammen 720 Calorien liefern. Um die Calorienzufuhr zu erhöhen, legt man 100 Fett in Form von Butter oder Schweineschmalz bei, die dem Hafer zugesetzt werden. Hierdurch erhöhen sich die Calorien um 740 bzw. 855, so daß wir im ganzen 1460 bzw. 1575 Calorien haben. Diese Nahrungszufuhr entspricht einem Kranken mit einem Gewicht von 50—60 kg.

Ist ein Kranker in sehr schlechtem Zustande mit Magen- und Darmbeschwerden und schwerer Acidosis, so setzt man die Haferportion auf 80—150 g und 50—80 g Butter. Besteht bei den Kranken Widerwillen gegen Hafer, so kann er ersetzt werden durch Reis, der noch weniger Eiweiß enthält, in der gleichen Menge und auf verschiedene Arten zubereitet. Jeder Hafer- oder Reiskur geht ein Hungertag voraus, der dem Kranken nur 100 g Kognak und 4 Äpfel gestattet; als Getränke gibt man Tee, Fleischbrühe oder Wasser. Nach 3—4 Hafer- oder Reistagen folgen am besten einige Gemüsetage, tägl. 600—800 g und mehr Gemüse und 100—150 g Fett. Dann geht man zu allgemeiner Kost mit wenig Eiweiß und wenig KH. über. In den meisten Fällen geht die Acidosis deutlich zurück, und auch die Zuckerausscheidung ist trotz der hohen KH.-Zufuhr eine günstige. Man kann auch die *Faltaschen Mehlsuppen* verabreichen, denen ich jedoch den Hafer vorziehe. Man kocht 30 g von irgendeinem Suppenmehl in Fleischbrühe oder Wasser, setzt 30 g Butter und etwas Salz hinzu und gibt alle 2 Std. eine solche Portion. So kann man im Laufe des Tages dem Kranken zubereiten: je 30 g Reis, Grieß, Hafer, Grünkern oder Tapioka. Auch hier ist durch die relativ gute Zuckerassimilation bei geringster Eiweißzufuhr die Wirkung auf die Acidosis günstig.

Jede Erhöhung des Zuckerspiegels beansprucht in stärkerem Grade das Inselorgan. Die Herabsetzung des Blutzuckers auf das normale Niveau ist daher das erstrebenswerte Ziel, um die Pankreasdrüse genügend zu schonen. Wird dies eine Zeitlang durchgeführt, so erholt sich das Inselorgan, und die Zuckertoleranz steigt. Wenn dies auch besonders in leichteren Fällen eintritt, so kann man aber auch oft in schweren Fällen durch eine richtig gewählte Diät bedeutende Besserung der gesamten Stoffwechsellage erzielen.

Was jedoch bei den schweren Diabetikern nicht vollkommen zu erzielen ist, weil die Insuffizienz des Inselorgans zu weit fortgeschritten ist, das vermögen wir durch Zufuhr von *Insulin* zu erreichen. Hier setzt die ärztliche Kunst ein, zu individualisieren und die richtige Insulindosis der jeweiligen Stoffwechsellage anzupassen.

Insulinbehandlung (über Insulin vgl. alles Nähere im zweiten Teil): Die diätetischen Grundsätze bleiben hier unverändert bestehen. Man geht in der Gesamtcalorienzufuhr zuerst nicht über den Grundumsatz des Kranken hinaus. Dies erreicht man am besten, indem man auf 1 kg Körpergewicht 30—40 Calorien rechnet. Von *Eiweiß* gibt man 0,8—1 g auf 1 kg Körpergewicht. Mit *Kohlenhydraten* beginnt man mit 20—30 g und weniger pro Tag. Man strebe bei noch leidlichem Ernährungszustand nicht sofort danach, das Körpergewicht zu erhöhen.

Da man eine Einheit Insulin ungefähr 2 g KH. gleichsetzt, so kann man aus der am Tage vorher ausgeschiedenen Zuckermenge im Harn ungefähr berechnen, wieviel Insulin der Kranke braucht. Hat der Kranke z. B. 60 g Zucker ausgeschieden, so werden wir ihm 30 I.E., und zwar am besten vormittags ½ Std. vor dem Mittagessen 15 E. und nachmittags ½ Std. vor dem Abendessen 15 E. Insulin subcut. geben. Diese Berechnung stimmt aber nicht immer, es ist möglich, daß die Insulindosis verringert werden muß, meist muß man sie aber nach eigener Erfahrung erhöhen, und dies fast immer bei Diabetikern mit Acidosis. *Tritt zum Diabetes eine Infektionskrankheit*, eine Karbunkulose oder Gangrän, so darf man nicht zaghaft sein und muß zu hohen Insulindosen (100 E. und mehr) bei Zufuhr von reichlich KH. schreiten, wenn man die Kranken durchbringen will.

Sollte wirklich nach 1—6 Std. eine Hypoglykämie mit Heißhunger, Zittern und Schweißausbruch eintreten, so kann sie durch Zuckerwasser, Bienenhonig, Brötchen oder Obst beseitigt werden. Man kläre die Kranken oder ihre Umgebung darüber auf, damit beim Auftreten von hypoglykämischen Symptomen sofort Abhilfe geschaffen werden kann. Da ein **Coma hypoglycaemicum** zum Verwechseln einem Coma diabeticum ähnlich sehen kann, so prüfe man zuerst auf Acetongeruch und den Urin auf Zucker. Sind die Untersuchungen nicht ausführbar und eine anamnestische Aufklärung nicht möglich, so mache man am besten eine intravenöse Injektion von 100 ccm 50proz. Traubenzucker. Bei Coma hypoglycaemicum erwacht der Kranke danach sofort, bei Coma diabeticum bleibt der Zustand unverändert.

Diabetiker, die operiert werden sollen, unterziehe man einer Insulinbehandlung, so daß der Blutzuckerspiegel normal wird und keine Zuckerausscheidung und Acidosis mehr besteht. Die Kost sei eine kräftige und kohlenhydratreiche, damit die Kranken schnell zu Kräften kommen. Die Insulindosis ist entsprechend zu erhöhen. Die Insulinbehandlung ist nach der Operation fortzusetzen und, wenn notwendig, die Dosis zu erhöhen.

Liegt ein **Coma diabeticum** vor, das noch nicht länger als 3—4 Std. besteht und ohne Komplikationen ist, so wird man es in den meisten Fällen durchbringen, wenn man sofort mit hohen Insulindosen dagegen ankämpft.

Hier haben die Insulinberechnungen keinen Sinn, und man muß oft zu ungeheuren Dosen von Insulin greifen, um den Komatösen wieder zum Bewußtsein zurückzuführen. Man gebe gleichzeitig intravenös oder subcutan 500—1000 physiologische Kochsalzlösung oder Normosal, und wenn die Kranken wieder zum Bewußtsein zurückgekehrt sind, viel zu trinken, damit die Ketonkörper ausgeschwemmt werden. Ob man gleichzeitig mit den Insulininjektionen auch Lävulose- oder Traubenzuckerinjektionen geben soll, wird verschieden beurteilt. Manche Autoren glauben, daß bei der starken Überzuckerung des Körpers eine weitere Zufuhr von Zucker nicht notwendig sei. Wir geben bei hohen Insulindosen auch noch 40—60 ccm einer 40proz. Traubenzuckerlösung intravenös und scheinbar mit gutem Erfolg. Alkalien, wie Natr. bicarb., gebrauchen wir kaum noch.

Bei der Behandlung des Koma ist es von größter Bedeutung, mit Campher, Cardiazol, Coramin und Coffein subcutan, evtl. mit Strophanthin intravenös kräftigend auf das Herz einzuwirken, da die Komatösen trotz Befreiung von Zucker und Ketonkörpern an Herzschwäche sterben können. Man gibt jede $\frac{1}{2}$—$\frac{3}{4}$ Std. eine Spritze von den erwähnten Präparaten subcutan, im Notfall auch Strophanthin intravenös.

Entkräftete und stark abgemagerte Diabetiker erfordern besonders hohe Insulindosen, weil man sie nicht auf die obenerwähnte Kostbeschränkung setzen kann, sondern ihnen eine höhere Calorienzahl zuführen muß. Nach allgemeiner Kräftigung schränkt man dann Kost und Insulin ein.

Wie lange überhaupt Insulin zu geben ist, läßt sich nur von Fall zu Fall entscheiden. Wenn nach Absetzen von Insulin eine KH.-Toleranz von 50—60 und mehr bestehenbleibt, so kann man bei geregelter Diät auf Insulin verzichten und wiederholt nach einigen Wochen bis Monaten wieder eine Insulinkur. Depot-Insulinbehandlung s. S. 111.

Wer soll mit Insulin behandelt werden? Leichtere Fälle von Diabetes können von dem Gesichtspunkte aus mit Insulin behandelt werden, daß vielleicht durch die vollkommene Schonung des Inselapparates eine vollkommene Wiederherstellung seiner Leistungsfähigkeit möglich werden kann. Schwerere Fälle mit Neigung zu **Acidosis** sind stets mit Insulin zu behandeln. Desgl. Diabetiker mit fieberhaften Infektionskrankheiten, Furunkulose, Gangrän, Tuberkulose.

Behandlung: Die Behandlung muß selbstverständlich eine individuelle sein und richtet sich nach Gewicht, Alter und den Leistungen, die der Kranke vollbringt. Es ist deshalb unmöglich, allgemeingültige Vorschriften aufzustellen. Um dem Praktiker gewisse Anhaltspunkte zu geben, sei an einzelnen Beispielen das praktische Vorgehen erläutert.

Der Kranke bleibt 2 Tage noch bei seiner alten Kost, alle Nahrungsmittel werden aber gewogen und die Gesamtkost eingeschränkt. Der 24stündige Harn wird gesammelt und untersucht. Aus dem quantitativen Untersuchungsergebnis erkennt man ungefähr die Schwere der Stoffwechselstörung. Liegt keine Komagefahr vor, so beschränkt man jetzt KH. und Eiweiß und erhält ungefähr folgende Kostform.

Kranker, 30 Jahre, 55 kg Körpergewicht.

Kostform 1. Morgens: Kaffee oder Tee mit etwas Sahne, $\frac{1}{2}$ Glidinebrot oder 2 Diskusbrotscheiben (Dr. Fromm & Co., Kötzschenbroda b. Dresden), 30 g Butter, 1 Ei.

Frühstück: Fleischbrühe mit 2 Eigelb.

Mittagessen: 50 g Fleisch oder 75 g Fisch, 200 g Gemüse und 50 g Speck. Einige Nüsse. Nach Belieben 1 Glas ungesüßten Wein oder Kognak.

Nachmittags: Kaffee oder Tee mit etwas Sahne, $\frac{1}{2}$ Glidinebrot und 20 g Butter.

Abends: 200 g Gemüse und mehr mit 50 g Butter, 2 Eier als Spiegeleier.

Diese Kost enthält ungefähr 36 g Eiweiß, 4 g KH. ohne die Gemüse und 145 g Fett. Gesamtcalorien ohne Alkohol 1465, auf 1 kg Körpergewicht 26,6 Calorien. Die Kost ist praktisch fast KH.-frei. Gibt man diese Kost 3 Tage lang, so werden leichte Diabetiker zuckerfrei, bei schweren Diabetikern wird die Zuckerausscheidung auch zurückgehen, dafür tritt aber meist eine um so stärkere Acidosis auf. Bei den Diabetikern, die zuckerfrei werden, legt man jetzt KH. zu und erhält folgende Kostform.

Kostform 2. Morgens: Wie oben.

Frühstück: Wie oben.

Mittagessen: 50 g Fleisch oder 75 g Fisch, 200 g Gemüse und 50 g Speck. Einige Nüsse. Nach Belieben 1 Glas ungesüßten Wein oder Kognak.

Nachmittags: Wie oben.

Abends: 50 g Hafer oder 50 g Reis oder Grieß, evtl. mit Süßstoff gesüßt, 200 g Gemüse, 50 g Butter, 1 Ei.

Diese Kost enthält ungefähr 36 g Eiweiß, 37 g KH. und 145 g Fett. Gesamtcalorien 1595, auf 1 kg Körpergewicht 29 Calorien. Wird auch diese Kost ohne Zuckerausscheidung vertragen, so lege man 100 g Kartoffeln, dann weiterhin Schwarz- oder Weißbrot zu und steigere allmählich bis zur Toleranzgrenze. Assimiliert ein Leichtdiabetiker ohne Zuckerausscheidung 200 g KH., so setze man für ihn eine Kost mit nur 100 g KH. fest, damit der Inselapparat genügend geschont wird. Den Eiweißgehalt der Kost erhöhe man allmählich auf 50—60 g durch Zulage von Fleisch, Käse, Ölsardinen oder bei schwacher Verdauung durch Plasmon (70 % Eiweiß) oder Sanatogen (80 % Eiweiß), so daß man folgende Kostform erhält.

Kostform 3. Morgens: Kaffee oder Tee mit etwas Sahne, 50 g Schwarzbrot und 30 g Butter.

Frühstück: Fleischbrühe mit 2 Eigelb.

Mittags: 100 g Fleisch oder 150 g Fisch, 200 g Gemüse und 50 g Butter, 100 g Kartoffeln, 1 Glas ungesüßten Wein.

Nachmittags: Kaffee oder Tee mit etwas Sahne, 50 g Schwarzbrot und 20 g Butter und 30 g Schweizerkäse.

Abends: 50 g Hafer oder Reis oder Grieß, 200 g Gemüse, 2 Eier, 50 g Butter, 1 Glas Wein.

Diese Kost enthält ohne die Gemüse und den Alkohol 51 g Eiweiß, 105 g KH. und 145 g Fett, Gesamtcalorien 1930. Mit dieser Kost kann der Kranke als arbeitsfähig für leichtere Arbeit entlassen werden, die Fettzulage kann durch Speck noch gesteigert werden. Auch sei man mit Rohkost und besonders mit rohem Obst nicht zurückhaltend, denn es wird von den meisten Diabetikern sehr gut vertragen.

Hat sich bei der Prüfung ein *schwerer Fall von Diabetes* ergeben, bei dem der Zucker wohl zurückgegangen, dafür aber stärkere Acidosis aufgetreten ist, so kann man nach 3 Tagen der Kost 1 einen Hungertag mit 4 Äpfeln und 100 g Kognak einlegen und daran anschließend 3 Hafertage mit je 200—250 g Hafer und 150 g Butter. Als Getränk gebe man Kaffee, Fleischbrühe, Tee, Karlsbader Wasser, auch 100 g Kognak. Dann kehrt man wieder zur Kostform 1 zurück.

Wird weiterhin Zucker ausgeschieden, so berechnet man aus der pro Tag ausgeschiedenen Zuckermenge die Einheiten *Insulin*, die notwendig sind, um Aglykosurie zu erzielen. Werden z. B. 60 g Zucker ausgeschieden, so gibt man vormittags ½—1 Std. vor dem Mittagessen 15 E. und nachmittags 1 Std. vor dem Abendessen 15 E. Insulin subcutan. Tritt innerhalb von 2—3 Tagen keine Zuckerfreiheit ein, so erhöhe man die Dosis, bis keine Zuckerausscheidung mehr stattfindet. Wird nach 30 E. Insulin der Urin zuckerfrei, aber die Acidosis bleibt bestehen, so lege man KH. zu, so daß die Kostform 2 in Betracht kommt. Tritt danach wieder Zucker auf, so erhöhe man die Insulindosis weiter und suche Kost und Insulin derart ins Gleichgewicht zu setzen, daß Zucker und Ketonkörperausscheidung verschwinden.

Allmählich steigert man weiter KH. und Eiweiß, so daß man 40—50 g Eiweiß und bis 100 g KH. zuführt. Diese Kost mit der notwendigen Insulinmenge hält man bis zur vollkommenen Kräftigung des Kranken fest und versucht dann das Insulin abzubauen, indem man gleichzeitig wieder die KH. reduziert. Bleibt der Kranke bei 50—80 g KH. und 40 g Eiweiß ohne Insulin zucker- und acidosisfrei, so wird diese Kost ohne Insulin beibehalten und nach mehreren Wochen eine weitere Insulinkur gemacht. Tritt nach Absetzen des Insulins wieder Zucker und Acidosis ein, so ist Insulin weiter zu geben. Das Wohlergehen dieser Kranken ist an Insulin gebunden.

Coma diabeticum. Liegt der Kranke erst 2—4 Std. im Koma, und es bestehen keine Komplikationen von seiten anderer Organe, so wird man ihn mit Sicherheit ins Leben zurückführen können. Wenn aber der acidotische Zustand schon länger auf den Körper eingewirkt hat, so kann auch hier noch eine Insulinkur mit höchsten Dosen zum Ziele führen. Leider muß man es auch erleben, daß man die Kranken zwar zucker- und ketonkörperfrei bekommt, aber daß sie trotz Anwendung aller Herzanaleptica noch an Herzschwäche sterben.

Bei jedem Komatösen geben wir zuerst ein Herzpräparat subcutan, sei es Ol. camphorat., Cardiazol, Campherlösung Höchst oder Coramin. Man vermeide Hexeton und Camphogen, da beide im Urin eine starke Acetessigsäureprobe vortäuschen. Von den Präparaten injiziere man alle ½—2 Std. 1—2 ccm subcut., in schweren Fällen auch intrav. ½—¾ mg Strophantin.

Ist das Koma erst *vor 2—4 Std. eingetreten*, so gebe man 50 E. Insulin intrav. und 100 E. subcut. Ist nach 1 Std. noch keine Besserung eingetreten, so gebe man nochmals 100 E. subcut., gleichzeitig gebe man subcut. eine Infusion von 500—1000 ccm 5proz. Traubenzuckerlösung-Dextropur (bei manchen Kranken ziemlich schmerzhaft) oder auch Normosallösung. Man kann auch gleichzeitig mit Insulin 20 ccm 40proz. Dextrose- oder Lävuloselösung intravenös geben, vermeide aber jederzeit, Alkalien mit Insulin in einer Spritze zu geben, da hierbei eine weiße Ausfällung entsteht.

Ist der Kranke zum Bewußtsein zurückgekehrt, so reiche man ihm soviel als möglich zu trinken, Fruchtsaft oder Grieß- oder Hafersuppe, und gebe weiterhin Insulin 2mal 50 E. tägl., so daß der Urin zucker- und acidosefrei wird. Auf das Herz ist weiterhin zu achten. Die Gesamtcalorienzufuhr suche man in den nächsten Tagen so zu steigern, daß man innerhalb von 3—4 Tagen ungefähr den Grundumsatz erreicht, d. h. 20—30 Calorien pro kg Körpergewicht. Das Eiweiß bleibt vorerst beschränkt auf 0,7—0,8 g pro kg, die KH.-Zufuhr halte man jedoch hoch, um die Acidosis vollkommen zu beseitigen. Nach der Zuckerausscheidung wird jetzt das Insulin berechnet. 2 KH. = 1 i. E.

Kranker mit 50 kg Körpergewicht.

Kostform 4. Morgens: Kaffee oder Tee mit Sahne, 50 g Weißbrot und 20 g Butter.

Frühstück: 50 g Hafer als Schleimsuppe oder in gebackener Form und 20 g Butter.

Mittags: 300 g Gemüse, 100 g Kartoffeln, 20 g Butter, 2 Eigelb, 1 Glas Wein.

Nachmittags: Kaffee oder Tee mit Sahne, 50 g Weißbrot, 20 g Butter und 25 g Schweizerkäse.

Abends: 200 g Gemüse, 20 g Butter und 2 Eier, 1 Glas Wein.

Die Kost enthält ungefähr 28 g Eiweiß, 112 g KH. und 100 g Fett. Gesamtcalorien 1400, ohne Mitberechnung von Gemüse und Alkohol. Sind bei dieser Kost plus Insulin alle acidotischen Symptome verschwunden, so gehe man zur Kostform 2 über und reduziere entsprechend das Insulin. Von hier aus suche man die Zuckertoleranz allmählich zu steigern.

Bei Diabetikern, die *schon 6—12 Std.* im komatösen Zustande liegen, gebe man, abgesehen von den Herzmitteln, sofort 100—150 E. Insulin intrav.

und 100 E. subcut. Die intravenöse Insulininjektion kann man mit Lävulose und Dextrose 40proz. kombinieren. Will man gern Alkalien zuführen, so kombiniere man: Natr. bicarb. 20,0, Lävulose 100, Aq. dest. 500,0. Dies wird auf einmal intravenös infundiert ohne Insulinzusatz. Da bei der Herzschwäche die Venen meist schlecht zu finden sind, ist am besten eine subcutane Infusion von 1000 ccm 4proz. Dextropurlösung. Ist nach 1 Std. keine Besserung erzielt, so gibt man abermals 100 E. Insulin. Bei schlechtem Puls Strophantin 0,25—0,5 mg intrav. Wenn sich der Kranke erholt, ist die weitere Behandlung dieselbe wie oben angegeben.

Nahrungsmitteltabelle.

In 100 g sind enthalten:	Eiweiß g	Fett g	Kohlenhydrate g	In 100 g sind enthalten:	Eiweiß g	Fett g	Kohlenhydrate g
Fette				**Gemüse**			
Butter	—	82	—	Grüne Erbsen .	4,5	0,5	10,5
Margarine	—	80 87	—	Grüne Bohnen	2	—	5,5
Schweine-				Blumenkohl ..	2	—	4
schmalz	—	91,5	—	Rosenkohl	4	—	5,5
Speck	2,8	85	—	Rotkraut	1	—	4
1 **Hühnerei**	6	5	—	Weißkraut	1	—	3,5
Milch (Kuh)	3,1	3,5	4,7	Welschkraut ..	2	—	4
Süßer Rahm	3,5	20	3,5	Möhren	1	—	8,5
				Karotten	0,5	—	7
Käse				Kohlrabi	2	—	5
Schweizerkäse .	25	30	2,5	Teltower Rübe	2,5	—	9,5
Tilsiter Käse ..	24,5	26	1,5	Radieschen	1	—	3
Rahmkäse	14	41	1,5	Spargel	1	—	1,5
Limburger Käse	22,5	27,5	3	Spinat	1,5	—	1,5
Kartoffeln	1,5	—	20,5	Rhabarber	0,5	—	2,5
				Salat	1	—	1—2
Mehle				Gurke	0,5	—	1
				Tomate	0,5	—	3,5
Reis, geschält..	6,5	—	76	Pfifferling	1,5	0,5	2,5
Haferflocken ..	12,5	6	65	Steinpilz	2,5	1,5	3,5
Mondamin und				Champignons .	3,5	—	2,5
Grünkern-							
mehl	7,5	2	69,5	**Obst**			
Erbsen,							
getrocknet ..	16,5	0,5	45	Apfel	0,5	—	11
Linsen,				Birne	0,5	—	13
getrocknet ..	25	0,5	47	Kirschen, süß .	0,5	—	15
Bohnen,				„ sauer	0,5	—	12,5
getrocknet ..	16,5	0,5	47	Erdbeeren	1	—	9,5
				Johannis-			
Brot				beeren, rot .	1	—	9,5
				Preiselbeeren .	0,5	—	13
Weißbrot	5,5	0,5	56,5	Haselnüsse,			
Semmel	7	0,5	57	trocken, ohne			
Vollkornbrot				Schale	12	56,5	6
(Graham) ..	6	0,6	44	Walnüsse,			
Schwarzbrot ..	4,5	0,5	48	trocken, ohne			
Pumpernickel .	4,5	0,5	42	Schale	11,5	52,5	11

Bei **Fleisch** mager rechne man den Eiweißgehalt mit 20—22%

Bei **Fischen** entsprechen 150 g Fischfleisch ungefähr 100 g anderem Fleisch.

Bestehen *Verdauungsstörungen,* so lassen sich dieselben oft sehr gut durch Pankreontabl., 3—4mal tägl. 1—2 Stück, beseitigen. Überhaupt ist es vielleicht empfehlenswert, jedem Diabetiker *Pankreon, Pankrazym, Pankreasdispert* oder *Enzypan* und *Festal* zu geben.

Insulin ist gegenwärtig nur in subcutaner, intramuskulärer und intravenöser Applikation als zuverlässig wirksam zu bezeichnen. Die perlinguale Applikation ist nicht zuverlässig und gibt keinen Aufschluß darüber, wieviel Insulin in den Körper übergegangen ist, weiterhin entsteht dabei eine lästige Salivation und eine Hyperästhesie der Zungenschleimhaut. Die Insulinpillen nach Fornet sind vollkommen wirkungslos, desgleichen habe ich auch keinen Erfolg von den Diabethormona-Tabletten gesehen, welche das Pankreashormon enthalten sollen. Zu diesen zweifelhaften Präparaten gehören auch Glukhorment, Pankresal und Anticoman, die zum Teil in widerlicher Laienreklame angepriesen werden.

Auch die viel angepriesenen Diabetikerpulver (z. B. nach Dr. Fichtel) sind zwecklos und bestehen zum größten Teil aus Natr. bicarb. Von der Wirkung der Fermocyltabletten, die vor der Insulinzeit viel gebraucht wurden, konnte ich mich nur in einem Falle überzeugen, sonst ließen sie mich aber immer im Stich. Dasselbe gilt für die Reglykolkapseln.

Mit hohen Salzsäuredosen ist es mir bei einigen Kranken geglückt, den Verbrauch an Insulin deutlich herabzudrücken. Zu jedem Essen 15 Tropfen HCl in 1 Glas Wasser.

Wer bei Acidosis ein Pulver zur Neutralisation aufschreiben will, dem sei empfohlen:

Magnes. perhydrol. 25proz., Calc. casein. aa 50, 3mal tägl. 1 Teel.

Bei schwächlichen Diabetikern, die immer noch eine Spur Aceton haben, möchte ich folgende Pillen empfehlen:

Na. arsenic. 0,2, Strychnin, nitr. 0,08, Extr. Opii 0,4, Extr. Valerian. 2,0, Calc. glycer.-phosphoric. 5,0, m. f. pil. C, 3mal tägl. 1—2 Pillen.

Die oft bei Diabetikern vorkommenden neuritischen Beschwerden kann man mit den üblichen Antineuralgica bekämpfen. Man denke aber daran, daß nach Gebrauch von diesen (ausgenommen Chinin) eine positive Acetessigsäureprobe im Urin vorgetäuscht wird. Die diabetische *Polyneuritis* wird jetzt als eine Vitamin-B_1-Mangelerscheinung angesehen. Sie kann günstig beeinflußt bis geheilt werden durch Zufuhr von B_1 in Form von Hefe (Levurinose, Cenovis-Extrakt) oder von reinem B_1 (Betaxin oder Betabion) als Injekt.

Bei diabetischem *Pruritis ani et pudendi:* Rp. Anästhesin 2,0, Acid. carbol. 1,0, Spirit. vini, Aq. dest. aa 20,0, Glycerin 10,0, oder Rp. Anthrasol, Lanolin aa 3,0, Ungt. Glycerin. ad 30,0 oder Euresol (Knoll), Camphora aa 15,0, Spiritus 80% ad 100,0, oder Menthol 0,2, Anästhesin 4,0, Lanolin 15,0.

Die im Handel befindlichen Insulinarten sind in ihrer Wirkung so gut wie gleichwertig.

Depot-Insulinbehandlung. Sie soll eine zu schnelle Resorption des Insulins verhindern und erreichen, daß das Insulin aus einem Depot in möglichst physiologischer Weise, ähnlich wie beim gesunden Pankreas, in langsamem Dauerstrom in die Blutbahn abgegeben wird. Wir kennen das Nativ-Insulin und Depot-Insulin klar I.G.F., das Protamin (Fischeiweiß)-Zink-Insulin, Deposulin und andere (s. u. Depot-Insulin). Diese Insuline müssen vor dem Gebrauch umgeschüttelt und subcutan injiziert werden. Durch die langsame Resorption und die dadurch bedingte mehr physiologische Wirkungsweise des Insulins können beträchtliche Einsparungen an Insulin erreicht werden. Auch kommen die Blutzuckerschwankungen, sogar bei schweren Fällen, zu einer weitgehenden Beruhigung. Durch die allmähliche Wirkung kommt es nur selten zur hypoglykämischen Schockwirkung, da nicht der absolute Blutzuckerwert, sondern wahrscheinlich die Schnelligkeit des Blutzuckerabfalls den Schock auslöst. Bei Überdosierung von Depot-Insulin werden die Kranken unlustig, depressiv, können sich nicht konzentrieren, bekommen Kopfschmerzen, geraten ganz langsam in einen schweren Anfall hinein, ohne daß Schweiß, Zittrigkeit und Herzklopfen aufzutreten brauchen. Am besten gibt man morgens eine einmalige Depot-Insulingabe und legt in die Mittag- und Nachmittagstunden die größten Kohlenhydratmengen. Bekam der Kranke z. B. 2mal tägl. 30 E. Insulin, so gibt man ihm jetzt nur 50 E. als Depot-Insulin am Morgen und stellt durch Urinuntersuchung fest, wie hoch der Zuckergehalt im Tages- und im Morgenurin ist. Bei stark insulinempfindlichen Kranken muß man besonders vorsichtig sein, lieber etwas weniger Depot-Insulin geben, wenn auch keine Zuckerfreiheit erreicht wird. Bei Kranken, die ihre Mahlzeiten nicht regelmäßig einnehmen können, bei denen, die stark wechselnde Muskelarbeit zu verrichten haben (intensive Muskelarbeit vermag oft den Insulinbedarf beträchtlich herabzusetzen), bleibt man bei Altinsulin, dessen Wirkung der jeweiligen Notwendigkeit angepaßt werden kann. Beim Coma diabet. wird ebenfalls Altinsulin gebraucht. Bekommt ein depotinsulinierter Diabetiker eine Infektionskrankheit oder Karbunkel, so erhöht man nicht die Depot-Insulin-Einh., sondern man steigert die Einh. durch Altinsulin, da die Wirkung leichter zu übersehen ist und man bei Abklingen der Infektion sich besser dem eintretenden Rückgang des Insulinbedarfs anpassen kann.

Synthalin B (das verbesserte Synthalin) wird wie das frühere Synthalin ebenfalls per os genommen und ist in leichten und mittelschweren Fällen oft von guter Wirkung, besonders bei älteren Leuten, die öfter insulinrefraktär sind. Man gibt von Synthalin B am 1. Tage 3mal 1 Tabl. à 5 mg, am 2. Tage 3mal 2 Tabl., am 3. Tage 3mal 2 Tabl., am 4. Tage Pause, am 5. bis 8. Tage 3mal 2 Tabl., am 9. Tage Pause usw. Nach 3—4 Wochen wird 8 Tage ausgesetzt. Die Nebenwirkungen (Magen- und Darmstörungen) sind bei Synthalin B etwas geringer als beim früheren Synthalin. Ich verwende Synthalin B überhaupt nicht mehr. Bei Leberkranken ist Synthalin B zu vermeiden, da es eine toxische Wirkung auf die Leber ausübt. (Auftreten von Urobilin, Urobilinogen, bisweilen Ikterus.) Bei Kindern ist nur Insulin zu geben. Auf eine entsprechende Diät ist der gleiche Wert zu legen wie beim Insulin. Synthalin kann nicht als Ersatzmittel für Insulin gelten. Es bewirkt keine Glykogenspeicherung in der Leber, zu Mastkuren ist es ungeeignet. Ein diabetisches Koma kann mit Synthalin nicht beeinflußt werden.

Diabetes und Lungentuberkulose. Das Zusammentreffen von Diabetes und Lungentuberkulose wird mit Recht als ein verhängnisvolles Ereignis bezeichnet und verlangt eine rechtzeitige und allseitige Behandlung.

Der Kohlenhydratwechsel wird durch diese Kombination verschlechtert, und meist ist auch die Insulinempfindlichkeit herabgesetzt. Der Verlauf der Tuberkulose ist bei Schwerdiabetikern sehr rasch und zeigt eine Neigung zu schwerem destruktivem Charakter. Bei Leichtdiabetikern werden mehr cirrhotische Erscheinungen mit langsamerem Verlauf angetroffen.

Die Insulinbehandlung, die man mit allmählich steigernden Dosen beginnt, vermag den Kohlenhydratstoffwechsel zu heben, die Acidosis zu beseitigen und den Krankheitszustand zu bessern, den Lungenprozeß vermag sie bei den schwer verkäsenden Formen weder stark zu beeinflussen noch gar zum Stillstand zu bringen.

Da die Lungentuberkulose sich bei den Diabetikern am Anfang sehr schleichend und unauffällig entwickelt, so wird die Diagnose meist erst gestellt, wenn schon Pleuraadhäsionen vorhanden sind. Es muß daher zu einer unbedingten Forderung erhoben werden, daß Zuckerkranke, die nur irgendwie auf Lungenerkrankung verdächtig sind, geröntgt werden.

Seit einigen Jahren hat man mit Erfolg begonnen, auch bei Schwerdiabetikern die Lungentuberkulose mit künstlichem Pneumothorax in Verbindung mit Insulin und Diät zu behandeln. Da aber bei den tuberkulösen Diabetikern eine große Neigung zur Ausbreitung auf beiden Lungenseiten besteht, so bringt meist das Anlegen eines Pneumothorax auf der stark befallenen Seite auch eine Verschlechterung auf der anderen Seite. Auch entstehen sehr leicht Pleuraergüsse, die einen recht akuten Verlauf nehmen können. Es ergibt sich hieraus, daß bei den Diabetikern die tuberkulösen Lungenprozesse so früh als möglich erkannt und, wenn möglich, mit Pneumothorax behandelt werden müssen. Bei doppelseitigen Prozessen hat die Erfahrung gelehrt, sofort doppelseitigen Pneumothorax anzulegen. Die vollkommen und genau durchzuführende Behandlung gelingt nur in einem Krankenhaus.

Die Lungentuberkulose bei Diabetikern wird ebenfalls durch *Conteben* günstig beeinflußt, wenn auch die Wirkung etwas langsamer eintritt.

Acetonämisches Erbrechen der Kinder. Die Ätiologie der Erkrankung ist fast noch vollkommen dunkel. Man denkt an einen infektiösen Reiz, der das vegetative Nervensystem getroffen hat. Die Kinder stammen meist aus neuropathisch veranlagter Familie und machen selbst einen neuropathischen Eindruck.

Symptome: Die Kinder haben starke Brechattacken, die plötzlich einsetzen. Starker Acetongeruch der Atemluft. Im Urin starke Acetonprobe. Die Kinder verfallen schnell, starke Exsikkose, Kreislaufinsuffizienz. Das Erbrechen kann in Intervallen von $\frac{1}{2}$—1—2 Std. auftreten. In schweren Fällen kann die Herzinsuffizienz zum Tode führen.

Therapie: In leichten Fällen nach Bessau Luminalnatrium. Kleinkindern 0,1—0,125 Luminualnatrium subcut., Schulkindern 0,15—0,2 subcut. Hört das Erbrechen auf, dann Zufuhr von Flüssigkeit und Dextropur per os. Wenn nötig, Wiederholung der Injektion nach 6 Std. In schweren Fällen, wo Exsikkose und Kreislaufinsuffizienz vorgeschritten sind: intrav. 0,5—1 ccm Coramin, außerdem intrav. 20—50 ccm 50proz. Traubenzucker öfter des Tages. Wenn keine Besserung, dann eine intrav. Infusion von 300—500 ccm 40proz. Traubenzuckerlösung mit 100—200 ccm physiologischer Kochsalzlösung, der man 2—3 ccm Coramin und 6—8 E. Insulin zugesetzt hat. Allgemein reichlich Vitamin C als Injektion oder per os. Ich möchte große Dosen von Vitamin B_1 empfehlen. Nach der Besserung Tee mit Dextropur und Zwieback.

Diabetes insipidus. Bei dieser Erkrankung liegt eine Störung des Wasser- und Mineralstoffwechsels vor, deren zentrale Ursache wahrscheinlich in einer Erkrankung der Hypophyse (Tuber cinereum) zu suchen ist. Die Niere scheidet überschießend ungeheure Mengen Wasser von geringer Konzentration aus. Einer starken Einschränkung der Flüssigkeitszufuhr ist zu widerraten, da sonst dem Gewebe zuviel Flüssigkeit entzogen wird und allgemeine Störungen, wie Übelkeit, Herzklopfen, Delirien mit Fieber, auftreten können. Eine stärkere Kochsalzzufuhr erhöht die Polyurie, eine Kochsalzeinschränkung dagegen verringert sie.

Therapie: Die Therapie ist leider keine allzu erfolgreiche. Man beschränkt in mäßigem Grade die Flüssigkeitszufuhr und gibt eine derartige Kost, daß möglichst wenig Harnschlacken gebildet werden können. Im Vordergrund steht die Einschränkung von Kochsalz, dann aber auch die der Eiweißkörper, wenn auch in geringerem Maße. Die Kost wäre also besonders eine vegetabilische salzarme Ernährung mit Kohlenhydraten, Obst und viel Fett, ähnlich der Kost für Nierenkranke.

Bei jedem Insipiduskranken ist ein Versuch mit Hypophysenextrakt zu machen. Von Hypophysenpräparaten stehen zahlreiche zur Verfügung: Pituglandol, Physormon, Hypophysin usw. Man gibt täglich in bestimmten Zeitabschnitten, z. B. 5mal tägl., 0,5 ccm und mehr subcut. Man kann öfter hiermit eine vollkommene Beseitigung aller Krankheitssymptome erreichen, so daß die Urinausscheidung und selbst die Konzentration normal werden können. Da durch diese Präparate aber keine Heilung, sondern nur eine Beseitigung der Symptome erzielt wird, so treten nach Aussetzen des Präparates die Krankheitserscheinungen wieder auf. Da man diese Präparate nicht jahrzehntelang einspritzen kann, wird man sich auf eine Intervalltherapie einstellen. Nach einer 2—3wöchigen Kur setzt man aus und wiederholt diese nach mehreren Wochen. Einen günstigen Erfolg sieht man auch bei **Schnupfen von Pituigan sicc. Dr. Henning.** Die Kranken finden bald die notwendige Menge heraus, die den gewünschten Erfolg bringt. Hierher gehört auch Physhormon-Schnupfpulver-Promonta. Von Tonephin injiziert man subcut. 2—3mal tägl. 12 E. und geht bei Besserung auf 2mal tägl. 5 E. herunter. Von Medikamenten kann Neucesol in Ampullen subcutan oder als Tabletten per os empfohlen werden. Das Präparat wirkt besonders herabsetzend auf das Durstgefühl, es sind aber auch Fälle beschrieben, wo es allgemein günstig gewirkt hat, besonders zusammen mit Hypophysenpräparaten. Weiterhin werden noch viele andere Präparate empfohlen, ohne daß man jedoch große Hoffnungen darauf setzen könnte: Opium, Atropin, Secale cornutum, Antipyrin und Strychnin. Strychnin nitr. 0,01:10,0, man beginnt mit 0,5 ccm tägl. und steigt allmählich auf 1 ccm und hält diese Dosis 10 Tage lang bei. Neuerdings wird auch Insulin empfohlen, da es seine wasserretinierende Wirkung im Gewebe ausübt. Die Erfolge sind noch sehr widersprechend. Am besten scheint mir eine Kombination von Hypophysenhormon mit Neu-Cesol.

Liegt der Erkrankung eine syphilitische Veränderung in der Hypophysengegend zugrunde, so vermag eine antiluische Behandlung meist Heilung zu bringen. Bei einem Hirntumor, der auch die Hypophysengegend in Mitleidenschaft zieht, kommt nur Operation in Frage.

Gicht, Arthritis urica, Podagra. Die Gicht ist eine Sonderform einer allergischen Diathese. Dafür sprechen die Familien, in denen die Gicht gehäuft auftritt, dann aber auch, daß Gichtanfälle eindeutig durch allergische Vorgänge ausgelöst werden können: z. B. Wein, Bier, Sekt, Burgunder, Fisch. Eine vermehrte Ausscheidung von Uraten im Harn ist niemals ein Zeichen für Gicht. Bei Gicht tritt nur im akuten Anfall eine vermehrte Uratausscheidung auf. Die Gicht soll auch niemals diagnostiziert werden nach einer einmaligen Blutuntersuchung, die eine Harnsäureerhöhung zeigt. Die Diagnose ist einzig und allein nach der Anamnese und dem klinischen Bilde zu stellen, und zur Unterstützung können die Laboruntersuchungen herangezogen werden. Wir wissen, daß im Gewebe der Gichtkranken eine gesteigerte Affinität zur Harnsäure besteht und daher in der anfallsfreien Zeit wenig Harnsäure im Urin ausgeschieden wird, im Vergleich zu den Gesunden. Diese Ausscheidung erreicht 4—5 Tage vor dem Anfall ihr tiefstes Niveau, um dann im akuten Anfall plötzlich auf hohe Ausscheidungswerte zu springen. Nach dem Anfall verringert sich wieder die Harnsäureausscheidung.

Hieraus erkennen wir für die Kost der Gichtkranken, daß jede Zufuhr von den sog. Nucleoproteiden-Kerneiweißen zu vermeiden ist, die die Muttersubstanzen der Purinkörper und damit auch der Harnsäure darstellen. Diese Purinkörper entstehen bei der Verdauung und dem weiteren Abbau am reichlichsten aus Kalbsmilch, Leber, Nieren, Milz, Gehirn und Hefe. Aber auch *eine zu reichliche Zufuhr* von purinkörperfreiem Eiweiß bewirkt bei der gichtischen Stoffwechselstörung eine endogene Harnsäurebildung. Bei der Ernährung der Gichtkranken müssen also die *purinkörperhaltigen* Nahrungsmittel vollkommen ausgeschlossen und die *purinkörperfreien Eiweißstoffe* möglichst eingeschränkt werden. Da auch der Alkohol eine direkt schädliche Wirkung auf die Krankheit ausübt, so ist er ebenfalls zu verbieten. Bei Bleiintoxikation kann die sog. Bleigicht auftreten.

Tritt die Erkrankung in den für die Gicht typischen periodisch auftretenden Schmerzanfällen auf, so sprechen wir von regulärer Gicht, verläuft sie vielmehr chronisch, ohne daß solche heftigen Schmerzanfälle auftreten, von irregulärer Gicht. Ist im Urin Eiweiß vorhanden, so denke man an Gichtschrumpfniere (Blutdruck!).

Therapie: Da die purinhaltigen Eiweißkörper vollkommen von der Kost auszuschließen und die purinfreien möglichst einzuschränken sind, so muß sich die Kost möglichst aus Kohlenhydraten und Fetten zusammensetzen. Die Kohlenhydrate stehen in großer Auswahl zur Verfügung und können in der mannigfaltigsten Weise zubereitet werden. In Fällen, wo die Gicht mit Fettsucht kombiniert ist, müssen Kohlenhydrate und Fette eingeschränkt und besonders Gemüse und Obst bevorzugt werden. Die wichtigsten Kohlenhydrate, die in Betracht kommen, sind Reis, Grieß, Mehl, Hafer, Sago, Graupen, Hirse, Nudeln, Weißbrot und Semmeln. Diese können in beliebiger Menge gegeben werden. Ausgenommen die Hülsenfrüchte, sind alle Gemüse zulässig und ganz besonders jede Sorte von Obst. Bekannt und berühmt sind die Erdbeerkuren. Nicht vollkommen purinfrei sind: Spargel, Pilze, Spinat, Kopfsalat, Schoten, Schnittbohnen, Rosenkohl, Kartoffeln, Schwarzbrot, sie können aber unbedenklich erlaubt werden.

Die meisten Gichtkranken zeigen eine spezifische Überempfindlichkeit gegen verschiedenartige tierische und pflanzliche Eiweißkörper, z. B. gegen Fische und anderes Fleisch (selten gegen Eier und Milch), weiterhin gegen Roggen- und Gersteneiweiß (Bier), dann auch gegen Schimmelpilz und Hefeeiweiß (Wein).

In leichteren Fällen, wo gegen Eiweiß keine Bedenken bestehen, kann man Milch, Eier, Käse (Schweizer, Tilsiter, Edamer, Limburger) in beliebiger Menge gestatten. Die Fleischzulage soll man immer nur in gekochter und nicht in gebratener Form geben, da beim Kochen ein Teil der Purinkörper herausgelöst wird. Daraus folgt auch, daß Fleischbrühe und jede Art von Fleischextrakt nicht erlaubt sind. Fischfleisch ist in bezug auf seinen Puringehalt dem anderen Fleisch ebenbürtig. Gewürze und pikante Saucen sind zu vermeiden. Alle alkoholfreien Getränke sind gestattet, auch Kaffee, Tee und Kakao. Für die *schweren Fälle* von Gicht, besonders bei drohendem Anfall, haben wir dann ungefähr folgende Kost:

Strenge Kost: Morgens: Kaffee, Tee oder Kakao mit etwas Milch, Weißbrot oder Brötchen mit Butter, Gelee, Bienenhonig oder Quark, nach Belieben 1 Ei.
Frühstück: Obst mit Butterbrot.
Mittags: Geröstete Grießsuppe, oder Reis-, Hafer- oder Mehlsuppe, im Sommer Obstsuppe, Reis mit Äpfeln oder Eierkuchen mit Kompott oder Salat, Kartoffeln und Gemüse, Obst.
Nachmittags: Wie morgens.
Abends: Brot mit Butter und Käse, 2 Eier, Obst.

Diese Kost ist vollkommen purinkörperfrei. Sie läßt sich für leichtere Fälle durch Fleischzulage ohne Schwierigkeiten in die mildere Form umwandeln.

Milde Form: Morgens: Wie oben.
Frühstück: Wie oben.
Mittags: Suppe ohne Fleischbrühe, 100 g gekochtes Fleisch mit Kartoffeln und Gemüse, Süßspeise oder Obst.
Nachmittags: Wie morgens.
Abends: Brot mit Butter und Blutwurst oder Braunschweiger Wurst, Salami, Schinken oder Käse, Obst.

Bei der milden Form soll man doch wöchentlich immer 2 Tage von der strengen Kost einschalten und bei drohendem Anfall zur strengen Kost übergehen. Auch kann man in schweren Fällen die strenge Kost wöchentlich durch *1—2 Obsttage oder Obst-Gemüse-Tage* unterbrechen. An diesen Tagen bekommen die Kranken nur 1000—1500 g Obst oder 800—1000 g Obst und

500—700 g Gemüse. Da durch die Obst-Gemüse-Tage der Urin alkalisch wird, so werden dadurch die Löslichkeitsverhältnisse im Urin für Harnsäure günstiger. Hier mag auch auf *Basica* hingewiesen werden (s. 2. Teil). Oft werden auch reine Traubenkuren empfohlen, die sich am besten in Weingegenden gut durchführen lassen, da die Kranken tägl. 2—2½ kg Trauben essen müssen. Die Traubenschalen esse man aber nicht mit, da sie verstopfend wirken. Nach überstandenem akutem Gichtanfall und bei chronischer Gicht ist kräftige Bewegung, Rudern, Reiten, Schwimmen, Schlittschuhlaufen usw. sehr zu empfehlen. Bei der chronischen Gicht können auch mit Vorteil angewandt werden: Sandbäder, elektrische Lichtbäder, Diathermie, Moor- und Fangobäder. Auch die Reizkörpertherapie kann mit größter Vorsicht versucht werden (Proteinkörper, Sanarthrit).

Medikamentöse Behandlung: An erster Stelle steht das Colchicin Merck, das in Kompretten mit 1 mg Colchicin im Handel ist. Tinct. und Vinum Colchici sind wegen ihrer wechselnden Zusammensetzung nicht zuverlässig. Man gibt 3—4mal tägl. 8—30 Tropfen. Im Frieden wurden auch Liqueur de Laville (jetzt in Deutschland als Liq. Colchici comp. Dr. Mylius) und Alberts Remedy viel gebraucht. Die Colchicumpräparate, die sich schon von alters her eines guten Rufes erfreuen, können nur bei akuter Gicht gebraucht werden und weniger bei chronischer Gicht. Auch das *Atophan, Artamin* u. a. haben sich bei akutem Anfall bewährt, und eine Kur kann schon damit begonnen werden, sobald ein Anfall droht. Verursacht Atophan Magenbeschwerden, so gibt man das besser verträgliche, dabei aber ebenso wirksame Novatophan. Bei chronischer Gicht können diese Mittel mehrere Wochen hindurch gegeben werden, am besten mit Natr. bicarbon., um den Urin alkalisch und damit harnsäurelöslicher zu machen, oder man injiziert intravenös, besonders bei Verdauungsbeschwerden, *Atophanyl* 2mal tägl. 1 Amp.

Atophan 0,5, Colchicin 0,0005, Natr. bicarb. 0,7, m. f. pulv. tal. Dos. VI, bei akuter Gicht 3—4mal tägl. 1 Pulver, bei chronischer Gicht 3mal tägl. ½ Pulver. Tritt nach den Pulvern Durchfall ein, dann Atophan ohne Colchicin geben.

Alle Präparate, wie Piperazin, Lysidin, Sidonal, Urosin, Lithiumpräparate u. a., sind von sehr fraglicher Wirkung. Dagegen werden die radiumhaltigen Quellen, wie Kreuznach, Münster am Stein, Teplitz, Gastein, Oberschlema, sehr empfohlen. Auch *Radiophan* als Pillen und Injektion ist zu versuchen. Die alkalischen Wässer, wie Vichy, Karlsbader, sind sehr beliebt, da sie den Urin alkalisch machen und auf die oft bestehenden Magen- und Darmbeschwerden günstig einwirken. Auch die Salzsäuretherapie sei erwähnt (3mal tägl. 20—40 Tropfen in Wasser zum Essen). Kann man auch die Art der Wirkung nicht erklären, so hat sie doch schon manchem Gichtiker einen gewissen Nutzen, besonders in der Verhütung von Anfällen, gebracht.

Akuter Gichtanfall. Die Kranken bleiben im Bett bei strenger Kost, die schmerzenden Füße werden hochgelagert und warm eingehüllt. Auch Einreiben mit Ichthyol, Rheumasan oder Salit bringt bisweilen Linderung. Bei unerträglichen *Schmerzen* versuche man 2—3 Tabl. Veramon oder ebensoviel Allionaltabl. oder Doralgintabl. oder subcutan Merz-Morf. oder Dilaudid oder Eukodal, besser Novalgin 2—5 ccm intrav. Da meist Verstopfung besteht, wird am besten ein Einlauf gemacht. Bei *Appetitlosigkeit* kann man Amara geben: Elix. Aurant. comp., Tinct. Rhei vin. aa 50,0, 3mal tägl. 1 Teel., oder Tinct. Chin. comp. 25,0, Tinct. Gentian. 5,0, 3mal tägl. 20—30 Tropfen. Gegen den Anfall gibt man am 1. Tag 6mal tägl. ½, am 2. Tag 4mal ½, am 3. Tag 2mal ½ Kompretten Colchicin Merck. Sollten bei diesen Gaben schon am 2. Tag Durchfälle auftreten, so ist Colchicin abzusetzen, und man gibt 4mal tägl. 1 Pulver von Atophan bzw. Novatophan 0,5, Natr. bicarb. 0,6 4 Tage lang und dann 1 Woche Pause. Auch kann man Atophan mit Colchicin kombinieren. Colchicin 0,0005, Atophan 0,5. Im akuten Anfall 4mal tägl. 1 Pulver, vom 3. Tag ab 2—3mal tägl. 1 Pulver. Oder man injiziert 2mal tägl. 1 Amp. Atophanyl und gibt noch 2 Pulver per os. An Stelle von Colchicin-Kompretten kann man auch im akuten Anfall 2mal tägl. $\frac{1}{2}$—1 Teel. voll Liq. Colchici comp. Dr. Mylius geben. Am 2. Tage wird damit ausgesetzt. Die Flüssigkeitszufuhr wird gesteigert, damit im Anfall die Harnsäure gut ausgeschieden werden kann (Karlsbader und Vichy-Wasser). Nach Injektion von **Vitamin B$_1$**, das in den pathologisch veränderten Purinstoffwechsel normalisierend eingreift (Betabion forte, Betaxin forte und Benerva forte), sah man schnellen Rückgang der Schmerzen. Einige Stunden später verschwanden auch Schwellung und Rötung.

Fettsucht. Wir müssen unterscheiden zwischen wirklicher, konstitutioneller, endogener Fettsucht, bei der durch endokrine Störungen (ovariell, thyreogen, hypophysär) eine krankhafte Tendenz zum Fettansatz besteht, und der exogen bedingten Fettleibigkeit, die bei normaler Ernährung, aber vermindertem Energieverbrauch durch eine Neigung zu starker Flüssigkeitszufuhr und durch übermäßige Ernährung — oft bedingt durch ein verkehrtes Hunger- und Sättigungsgefühl — entstehen kann. Hierbei kommt ein Fettansatz zustande, der aber einen physiologischen Vorgang darstellt. Es ist oft schwer, zu unterscheiden zwischen endogener und exogener Fettsucht. Viele Arten der Fettsucht sind Mischformen.

Man glaubt, daß bei der Fettsucht nicht die Herabsetzung des Gesamtstoffwechsels im Vordergrund steht, sondern daß es sich um eine krankhafte Störung innerhalb des Fettgewebes handelt. Ich habe gefunden, daß man die meisten Fettsüchtigen durch richtige Erziehung zum Essen und Trinken und zur Rohkost entfetten, dadurch verjüngen und bedeutend leistungsfähiger machen kann. Zur Unterstützung der Kur verordne ich Elityrantabl. und Hormovesol, Bauchmassage und Einläufe (1 l Kamillentee) in den Darm.

Die konstitutionelle Fettsucht zeigt auch oft ein besonderes klinisches Gepräge, bei dem der Fettansatz meist auf Hüften, Gesäß, Oberschenkel, Brüste oder Bauch beschränkt ist. Der übrige Körper kann dabei ganz normal entwickelt sein. Diese Fälle sind diätetisch besonders schwer zu beeinflussen, da bei Calorienverminderung der Körper seinen Mehrbedarf an Energie nicht aus den pathologischen Fettdepots bezieht, sondern aus den Regionen des normalen Körperbestandes. Hierdurch magern die Kranken an den Körperstellen ab, wo die Entwicklung normal ist. Auch alle anderen Entfettungskuren führen zum gleichen Mißerfolg. Diese regionäre Fettsucht, die ihre Fettablagerung besonders am Stamm und im Gesicht zeigt, so daß man von Vollmondgesicht spricht, wurde zuerst von **Cushing** beschrieben und nach ihm benannt. Die Extremitäten bleiben mager. Zu dem roten rundlichen Vollmondgesicht gesellt sich ein enormer Fettansatz im Nacken (Büffeltyp), an Brust, Bauch und Gesäß. Die Stimme nimmt bei Frauen oft eine tiefe männliche Klangfarbe an. Am Leib, an der Brust und an den Oberschenkeln bilden sich rötliche oder blaurötliche Striche. Die Krankheit beruht auf einer Überfunktion des Hypophysenvorderlappens (basophiles Adenom). Die Überproduktion von corticotropem Hormon ruft Symptome hervor, die denen bei Nebennierenrindentumoren ähneln: Hyperplasie, Hyperglykämie und Maskulinisierungssymptome bei Frauen. Erfolgreicher als Röntgentherapie mit hohen Dosen (6000—8000 R) ist die Progynonbehandlung, zweimal wöchentl. Progynon B ol. forte 5 mg intramusk. mehrere Monate lang.

Eine ausgesprochen hypophysäre Störung finden wir bei der **Dystrophia adiposogenitalis,** wo eine starke Fettansammlung an den Hüften, dem Becken und der Glutaealgegend, verbunden mit Fettreichtum der Mammae, vorliegt. Die Geschlechtsorgane sind unterentwickelt, die Achsel- und Schamhaare fehlen. Das Größenwachstum kann gehemmt sein, es kommt aber auch Hochwuchs vor. Eine erbliche Veranlagung scheint oft vorzuliegen. Therapeutisch kommt besonders Hypophysenextrakt, aber auch Sexualhormon in Frage. Der Erfolg ist nur gering. Bei Hypophysentumor: Röntgenbestrahlung, bei Lues mit Gummenbildung: spezifische Behandlung. **Myxödem,** wo eine allgemeine Fettsucht und starke Wasserretention vorliegt, ist bedingt durch eine primäre Unterfunktion der Schilddrüse. Das Aussehen ist pastös, oder es bestehen schon Ödeme. Die Haare sind struppig und hart. Therapie: Schilddrüsenpräparate.

Die *Entfettungskur* soll sich besonders auf die Fettsüchtigen erstrecken, die an subjektiven Erscheinungen, wie Dyspnoe, Beengungsgefühlen auf der Brust, Herzklopfen, kardialer Insuffizienz, Schwindel usw., leiden. Bei den Fettsüchtigen, die noch frei von subjektiven Beschwerden sind, in deren Familie aber Fettsucht oder andere Stoffwechselkrankheiten vorliegen, soll man frühzeitig genug mit der Entfettungskur anfangen. Auch mit einer Entfettungskur aus kosmetischen Gründen kann man einverstanden sein, denn jede Entfettungskur ist ungefährlich, wenn sie unter strenger Kontrolle eines Arztes geschieht. Bei Tuberkulösen und Diabetikern sei man dagegen mit Entfettungskuren sehr vorsichtig und wende sie nur an, wenn durch die Fettsucht subjektive Beschwerden ausgelöst werden.

Therapie: Da die exogene Fettleibigkeit durch eine Überernährung hervorgerufen ist, so hat man vor allem die Calorienzufuhr einzuschränken. In den von Harris und Benedikt aufgestellten Tabellen bestimmt man aus Alter, Größe und Gewicht des Kranken seinen Grundumsatz, d. h. seinen Tagesbedarf an Calorien bei vollkommener Ruhe ohne Nahrungszufuhr. Nach dem von Dr. Habs aufgestellten Nomogramm kann man aus Pulszahl und Blutdruckamplitude den Grundumsatz ermitteln. (Zu beziehen von Troponwerke, Köln-Mülheim.) Bei Nahrungszufuhr und geringer Arbeit erhöht sich der Calorienverbrauch, so daß wir zu der in den Tabellen abgelesenen Zahl noch 30—50% hinzuzählen müssen. Von dieser errechneten Calorienzahl geben wir dann nur die Hälfte oder noch weniger. In dieser Kost muß genügend Eiweiß (60—80 g) enthalten sein, damit der Bestand des Körpereiweißes nicht angegriffen wird. Besteht gleichzeitig eine gichtische Konstitution, so sind die purinhaltigen Eiweißkörper zu vermeiden (s. Gicht).

Z. B.: Kranker, 50 Jahre, 168 cm groß, 120 kg Gewicht.

Grundumsatz nach der Tabelle: 2220

+ 40%   880

————————————————

3100 Calorien pro Tag.

Hiervon geben wir nur die Hälfte, also 1550 Calorien oder noch weniger. Bei der geringen Calorienzufuhr ist der Körper gezwungen, die übrigen fehlenden Calorien aus seinen Fettlagern zu beziehen. Wenn hiernach gehandelt und die Quantität der Nahrungszufuhr entsprechend eingeschränkt wird, so könnte es im Grunde ganz gleichgültig sein, ob Eiweiß, Fett oder Kohlenhydrat die Calorien liefern. Wir werden aber doch das Eiweiß in der Kost mehr in den Vordergrund stellen, da es eine hohe spezifisch-dynamische Wirkung hat und dadurch stoffwechselsteigernd wirkt. Das Fett schränken wir ganz besonders stark ein, da bei seiner hohen Calorienzahl die Kranken leicht über die Grenzen des Erlaubten hinausgehen. Um bei dieser eingeschränkten Kost ein Gefühl der Sättigung hervorzurufen, müssen wir besonders zu cellulosereichen Gemüsen, Vollkornbrot und Obst greifen.

Die Kost wäre danach ungefähr folgende:

Morgens: 200 g Kaffee oder Tee mit etwas Milch, 50 g Schwarzbrot, 20 g Butter, 1 Ei.

Frühstück: 300 g Obst.

Mittags: 200 g mageres Fleisch oder 300 g Fisch, 100 g Gemüse ohne Fett, 200 g Kartoffeln, 200 g Obst.

Nachmittags: Wie morgens.

Abends: 50 g Schwarzbrot, 20 g Butter, 75 g mageren Käse (z. B. Quark) oder 100 g mageres Fleisch (oder 150 g Fisch), 300 g Gemüse ohne Fett, 100 g Kartoffeln, 200 g Obst.

Diese Kost liefert ungefähr 1500 Calorien und enthält 85 g Eiweiß. Ein Ei kann auch ersetzt werden durch 100 g Milch. Wenn mit dieser Kost keine befriedigende Gewichtsabnahme erzielt wird, so streiche man die Butter und lege 2—3 Milchtage wöchentlich ein. (In Münch. med. Wschr. 1908 von Römheld-Hornegg vorgeschlagen.) Der Kranke bekommt dann 3 Tage hintereinander tägl. nur 1000 ccm Milch, und zwar 2stündl. 200 ccm. Die Gewichtsabnahme ist dabei meist eine erfreuliche, beruht aber im wesentlichen auf Wasserverlust. Anstatt der Milchtage kann man auch einen Obst- oder Obst-Gemüse-Tag einführen. Tägl. 1000—1200 g Obst. (Ausführlich in Moderne Ernährungstherapie.) Gegen den Durst schluckweise Tee oder Kaffee. Bei Obst-Gemüse-Tagen wird die Hälfte des Obstes durch Gemüse ersetzt, das mit Fleischbrühe ohne Fett zubereitet wird. Auch Hungertage, an denen die Fettsüchtigen nur 500 g Obst erhalten, kann man einschalten. An den strengen Tagen soll Bettruhe oder doch mindestens Zimmerruhe eingehalten werden. Eine Beschränkung der Flüssigkeitszufuhr ist bei Fettleibigen gerechtfertigt, da dieselben sehr oft zu Wasserretention neigen, ohne daß Kreislaufinsuffizienz vorliegt. Die Flüssigkeitsmenge pro Tag beträgt am besten nicht mehr als 1000—1200 ccm, soll aber auf keinen Fall 1500 ccm übersteigen. Auf regen Stuhlgang ist zu achten: Karlsbader, Marienbader, Mergentheimer, Neuenahrer, oder Homburger, Kissinger, Wiesbadener, Vichyer oder Apenta, Hunyadi-Janos. Bei schweren Formen von Fettleibigkeit gibt man am besten morgens und zum Frühstück nur Obst und schaltet Obst- und Hungertage ein.

Während dieser Entfettungskur ist Muskelbewegung von großem Wert, besonders Spaziergänge, die mit Steigung verbunden sind, oder gymnastische Übungen, Apparaturnen usw. Bei Kranken, die im Bett liegen müssen, kann Ganzmassage die Muskelbewegung zum Teil ersetzen. Bei Fettleibigen mit nicht intaktem Herzen ist die Flüssigkeitszufuhr nicht über 1000 ccm zu steigern und mit Bewegungsübungen sehr vorsichtig zu beginnen. Heiße Bäder oder Schwitzprozeduren haben keinen anderen Sinn, als durch starkes Schwitzen entwässernd auf den Körper zu wirken. Bei Herzkranken und Arteriosklerotikern sind sie direkt schädlich. Kohlensäurebäder von 35° C können eher zur Unterstützung der Entfettungskuren herangezogen werden, da sie günstig auf das Gefäßsystem wirken und die Atemgröße vermehren. Mit diesen diätetischen Maßnahmen erzielt man bei der unkomplizierten Fettleibigkeit gute Erfolge, ohne daß man andere Entfettungsmittel heranziehen müßte. Die richtige Erziehung der Kranken zum Wenigessen und -trinken ist die Grundlage zum Erfolg. Wer zur schnelleren Entfettung ein Mittel geben will, dem möchte ich besonders Elityrantabletten (3—6 Tabl. tägl.) empfehlen.

Die endogene Fettsucht. Bei dieser durch endokrine Störung bedingten echten Fettsucht reichen die diätetischen Maßnahmen allein nicht aus. Haben wir eine thyreogene Fettsucht, so müssen wir mit Schilddrüsenmedikationen versuchen, den Erfolg herbeizuführen. Durch Schilddrüsenpräparate wird der gesamte Stoffwechsel erhöht (keine besondere Erhöhung der N-Ausscheidung). Die Gewichtsverminderung ist wohl größtenteils auf die entwässernde Wirkung der Schilddrüsenpräparate zurückzuführen.

Man beginnt mit *Thyreoidin Merck* 0,1 und 0,3 und gibt zuerst 3mal tägl. 0,1, allmählich steigend bis 9mal tägl. 0,1 oder 3mal 0,3, 4—6 Wochen lang, nach einigen Wochen Pause eine zweite Kur. Oder mit *Degrasin* oder Elityran, die ebenfalls Schilddrüsenpräparate sind, tägl. 1 Tabl. und steigend auf 6 Tabl. tägl. Oder von *Thyreoid-Dispert*, ein nach Einheiten eingestelltes Schilddrüsenpräparat, gibt man 1—4mal tägl. 5—10 Einheiten oder von Thyroxintabl. (Roche) 4mal tägl. 1 Tabl. bis 4mal 2 Tabl. oder von Thyroxintropfen (Roche) oder Thyroxin-Schering von 2mal tägl. 10 Tropfen steigend auf 2mal tägl. 40 Tropfen. Bei dieser Schilddrüsentherapie ist stets auf das Herz zu achten. Die beste Verträglichkeit habe ich immer bei Elityran gesehen.

Als Tee: Fucus Vesiculosus, Cort. Frangul., Fol. Senn., Rad. Ononidis, Rad. Levistici aa 10,0, Fol. vitae Ideai 50,0. D. S. 1 Eßl. in 1 Tasse heißen Wassers aufbrühen. 3mal tägl. 1 Tasse.

Besteht eine pluriglanduläre Fettsucht, so kommen neben Schilddrüsenpräparaten noch Hypophysenhinterlappen- und Keimdrüsenpräparate in Betracht. Hypophysenpräparate: Pituglandol, Hypophen, Hypophysin, Pituigan, Hormovesol. Alle Präparate sind jetzt nach Voegtlin-Einheiten eingestellt und werden subcutan oder intramuskulär injiziert. Ein sehr gutes Mittel ist Inkretan, ein Schilddrüsen-Hypophysen-Präparat. Dosierung s. unter Inkretan.

Bei ovarieller Ursache verordne man Progynon, *Oophorintabletten*, *Oototal* oder *Ovaraden, Ovowop* oder *Ovibion* oder die *Ovarialtabletten Merck* 0,5 und *Novarialtabletten Merck* 0,3 3—4mal tägl. 1 Tabl. Am besten gibt man die Kombinationspräparate, die aus verschiedenen Drüsen hergestellt sind, z. B. *Lipolysin,* das in Tabletten und Ampullen gleichzeitig gegeben wird. Das Lipolysin mascul. enthält Testikelextrakt, das Lipolysin femin. Ovarienextrakt. Genaue Vorschrift liegt jeder Packung bei. Auch Testogan mascul. und Thelygan femin. zur peroralen und subcutanen Anwendung können versucht werden.

Auch eine kombinierte Anwendung von Reizkörpern und Thyreoidea wird empfohlen. Man spritzt von dem von den Sächsischen Serumwerken in den Handel gebrachten *Hypertherman* jeden 3.—4. Tag 3—5 ccm intraglutäal ein und gibt nebenher 2—3mal tägl. 0,3 g Thyreoidea. Wird die Wirkung zu stark, so gibt man die Spritzen seltener. Diese kombinierte Reizkörpertherapie wirkt durch erhöhte Fettverbrennung und stärkere Entwässerung (Vorsicht!). Auch wöchentlich 2 intraglutäale Injektionen von *Novurit* oder *Salyrgan* sind neben größeren Gaben von Schilddrüsen zur Entwässerung der Fettsüchtigen empfohlen worden. Bei Fettsüchtigen wird nämlich oft das Kochsalz schlecht ausgeschieden und im Unterhautzellgewebe aufgespeichert, wodurch hier Wasser zur Ansammlung kommt.

Magerkeit, Unterernährung. Gehen wir auch hier von der calorischen Betrachtungsweise aus, so wird in der Mehrzahl der Fälle ein Mißverhältnis zwischen Calorienzufuhr und Calorienverbrauch vorliegen. Hier kann man wie bei der Fettleibigkeit von *exogener* Ursache sprechen. Diese Magerkeit kann durch eine quantitativ ausreichende, aber calorisch unzureichende Kost bedingt sein. Oder auch, wenn bei Magen- oder Darmkranken eine zu calorienarme Schonungskost verordnet wird. Selbstverständlich kann bei jeder schweren Verdauungsstörung Abmagerung eintreten. Ferner sind zu erwähnen die Erkrankungen, die mit toxischem Eiweißzerfall einhergehen, wie Tuberkulose oder Carcinom, die das Bild der kachektischen Ernährungsstörung zeigen. Es gibt aber auch Fälle von Magerkeit, bei denen trotz genügender Calorienzufuhr keine Gewichtszunahme zu erzielen ist. Die Ursache hierfür liegt im Körper selbst, und wir sprechen von *endogener* Magerkeit (thyreogene und hypophysäre Form). Es kommen aber sicher auch Mischformen von exogener und endogener Magerkeit vor. Die größere Mehrzahl der Fälle scheint exogener Natur zu sein, wo psychische Momente, traurige Stimmung im Vordergrunde stehen und sekundär eine Störung der inneren Drüsen folgt.

Therapie: Bei der exogenen Magerkeit steht dem Calorienverbrauch eine zu geringe Calorienzufuhr gegenüber. Wir müssen daher die Calorienzufuhr steigern, und zwar am besten um so viel, daß der Caloriengehalt der notwendigen Erhaltungskost überschritten wird. Diesen Überschuß bezeichnet man als *Mastzulage.* Bevor wir aber an die Verordnung einer sog. Mastkur gehen, regeln wir vor allem die Lebensführung und das zeitliche Einhalten der Mahlzeiten. Hierdurch wird oft schon eine gute Grundlage für eine Gewichtszunahme gegeben. Wenn Verdauungsbeschwerden und Appetitlosigkeit vorliegen, so kann eine funktionelle Magenprüfung Aufschluß geben.

Bei schwacher Magensaftsekretion kann man morgens 1 Glas Wiesbadener Kochbrunnen oder Kissinger Rakoczy geben; um den Salzsäuregehalt auf annähernd normale Werte zu bringen, werden 10—20 Tropfen reine Salzsäure oder 2 Acidoltabletten oder Citropepsintabletten in 1 Glas Wasser zum Essen verordnet. Besonders wirksam und wohlschmeckend ist Enzynorm, das man in Himbeerwasser trinkt. Wird der Magensaft normal befunden, so verordnet man bei Appetitlosigkeit

Elix. Aurant. comp., Tinct. Rhei. vinos. aa 45,0, Tinct. Strychn. 3,0, 3mal tägl. 1 Teel.,

Lq. Fowleri 4,0, Tinct. Strychni 3,0, Tinct. Fe. comp. ad 100,0. D. S. 3mal tägl. 1 Teel.,

oder Tinct. Chin. comp. 25,0, Tinct. Gentian. 5,0, 3mal tägl. 10—20 Tropfen,

oder Extr. Chin. fluid. Nanning, oder Extr. Condurang. fluid. 50,0, 3mal tägl. 1 Teel., oder Sekretin.

Stark heruntergekommene und geschwächte Personen wird man für die ersten 8—15 Tage ins Bett stecken und die Kost erst allmählich in ihrem Caloriengehalt steigern, um Verdauungsbeschwerden zu vermeiden. Bei einfacher Unterernährung ohne Erschöpfungszustand können die Kranken aufstehen und bleiben nur nach dem Essen 1—2 Stunden am besten auf einem Liegestuhl im Freien liegen. Warme Umschläge auf den Leib wirken oft sehr wohltuend auf die Verdauung ein. Das erste Frühstück wird von allen Unterernährten im Bett eingenommen.

Bei hochgradiger endogener Magersucht, die oft durch nichts zu beeinflussen ist und zuweilen unaufhaltsam ad exitum führt, nimmt man heute eine Insuffizienz des Hypophysenvorderlappens an, die entweder durch organische Veränderungen oder psychologische Einflüsse verursacht ist. Hier erzielt die Hormontherapie erstaunliche Erfolge. Man kombiniert vorteilhafterweise die Hormone der wichtigsten durch Fortfall der stimulierenden Hypophysenfaktoren insuffizient gewordenen peripheren Drüsen: Keimdrüsenhormone, Schilddrüsenhormone, Nebennierenrindenhormon. Man gibt also z. B. bei Frauen Progynon B oleosum forte 2mal 5 mg pro Woche, bei Männern Testoviron 2mal 25 mg pro Woche, dazu Cortiron jeden 2. Tag 10 mg und Thyroxin in üblicher Dosierung.

Bei Kranken mit asthenischem Habitus und schwerer Gastroenteroptose sind 3mal wöchentl. Bauchmassage und galvan. Strom von außerordentlich günstiger Wirkung. Man läßt die Kranken bei einer **Mastkur** 3—4 Wochen im Bett, und wenn sie aufstehen, tragen ältere Kranke eine gutsitzende Bauchbinde. Die Erfolge sind dabei meist ausgezeichnet. Bei kachektischen Zuständen älterer Frauen, z. B. bei Ulcus ventriculi, Tyreotoxikose, Lungentuberkulose und bei Tumorkachexie erzielt man mit männlichem Hormon (Testoviron) zuweilen überraschende Mästungserfolge. Man verabfolgt 3mal wöchentl. 10—25 mg Testoviron intramusk. mehrere Wochen lang. Bei Erkrankungen mit toxischem Eiweißzerfall wird man besonders die Kohlenhydratzufuhr erhöhen wegen ihrer eiweißsparenden Wirkung (als Zucker, Traubenzucker oder Hälsana), aber auch die Eiweißzufuhr ist nicht unter 100 g festzusetzen. Bei den Speisen ist frischen Gemüsen, Obst und Fruchtsäften ein besonderer Platz einzuräumen, um dem Körper genügend Vitamine zuzuführen (Konservengemüse sind zu vermeiden).

In der Nahrung werden als wichtigste Calorienquelle die Fette an erster Stelle stehen, von denen wir 200—250 g zuzuführen suchen, den größten Teil davon als Butter, den Rest als fettes Fleisch oder Lebertran usw. Von den Kohlenhydraten sucht man tägl. 200—300 g in der Kost unterzubringen. Sehr gerne verordne ich für den Vor- und Nachmittag je ein Glas warmes Wasser, in dem man 2 gehäufte Eßlöffel Dextropur auflöst. Hierdurch wird gleichzeitig der Appetit angeregt. Die Eiweißzufuhr soll nicht unter 80—100g betragen. Bei guten Verdauungsorganen und allmählicher Gewöhnung ergibt sich maximal folgende Kost:

Morgens: 250 g Sahne mit Kaffee oder Kakao, 100 g Weißbrot oder Kuchen, 40 g Butter (nach einigen Tagen als weitere Zulage 2 Eier und 50 g Speck).

Frühstück: Knochenmarkfleischbrühe mit 2 Eigelb, 50 g Weißbrot, 30 g Butter, Obst (oder 1 Teller Haferschleimsuppe mit 40 g Butter, Obst).

Mittags: Dicke Reis-, Grieß- oder Hafersuppe mit 1 Ei, 100 g fettes Fleisch mit Gemüse und 30 g Butter (anstatt Gemüse können Nudeln, Makkaroni, Reis usw. mit viel Butter gegeben werden). 100 g geröstete Kartoffeln oder Kartoffelbrei mit gebräunter Butter. Als Nachtisch 200 g kohlenhydrathaltiger Pudding, Obst, 1 Glas Wein.

Nachmittags: Wie morgens.

Abends: 100 g Schinken oder Wurst, 80 g Brot und 30 g Butter, Kartoffelbrei und Gemüse mit 20 g Butter, Obst. Oder 1 großer Teller voll Reis- oder Grießbrei mit Milch gekocht und 30 g Butter, 50 g Brot, Obst.

Vor dem Schlafengehen 300 g Milch oder je nach Verträglichkeit 1 Glas Rotwein mit 2 Eigelb und Zucker.

Diese Kost enthält ungefähr 90 g Eiweiß, 280 g Kohlenhydrate und 200 g Fett und liefert 4180 Calorien.

Es mag hier noch eine nahrhafte Speise (nach Dr. J. Wirth und F. Berger) erwähnt sein, die gestattet, reichlich Calorien zuzuführen:

Rahmeis:

Zusammenfassung	Eiweiß	Fett	Kohlen-hydrate	Calorien
200 g Schlagsahne	5,4	60,0	6,0	604
4 Eigelb	10,4	20,0	0,2	228
100 g Dextropur-Traubenzucker ..	—	—	99,6	400
In einer Portion	15,8	80,0	105,8	1232

Als Geschmackskorrigenz dienen Rum, Zitrone, Vanille, Fruchtmark. Das Rahmeis wird als „Halbgefrorenes" zubereitet.

Herstellung: In eine Schüssel gibt man einen reichlichen Eßlöffel heißen Wassers und setzt unter starkem Rühren den Traubenzucker-Dextropur allmählich hinzu. Er löst sich auf diese Weise zu einer sämigen Masse auf.

Diese Masse wird mit Eigelb und dem gewünschten Aroma schaumig gerührt. Man mischt sie dann mit der geschlagenen Schlagsahne. Das Ganze wird sofort in eine Eisform, die sehr fest verschlossen werden muß, gebracht. Die Form kommt dann in eine Gefriermasse von etwa 10 Pfund Eis + 250 g Kochsalz in einen Eimer. Nach 3 Stunden ist die Speise fertig.

Man wird nicht sofort die Verdauungsorgane des Kranken mit dieser Kost belasten, sondern erst allmählich die Kost zu dieser Höhe aufbauen. Durch Streichen von Butter und Kohlenhydraten ist es ein leichtes, die Calorienzahl zu verringern. Bei schweren Fällen von Abmagerung und bei den sog. endogenen Formen ist die Calorienzufuhr selbstverständlich hoch zu wählen, gleichzeitig gebe man täglich noch eine Injektion irgendeines Arsenpräparates: Trophilampullen oder von Astonin, 1 Amp. Arsen vermag einen krankhaft erhöhten Grundumsatz zur Norm herabzudrücken. Auch Ferronovin oder Ferripan, dann auch die Leberpräparate Hepatrat, Hepsit, Campolon, Hepracton B usw. können mit Vorteil versucht werden.

Bei der *hypophysären Magerkeit* stehen die gastro-intestinalen Störungen neben der starken Gewichtsabnahme im Vordergrunde. Es besteht volle Appetitlosigkeit, der Magen kommt den Kranken immer gefüllt vor. Klinische und röntgenologische Untersuchungen ergeben meist einen normalen Befund. Die Menstruation bleibt meist aus, der Blutdruck ist sehr niedrig, ebenso auch der Blutzucker. Die Therapie besteht in Hypophysenvorderlappenhormon und Geschlechtshormon. Wenn keine Besserung, dann Hypophysentransplantation. Besonders mag auf Pretiron hingewiesen sein. Tägl. 500 E. subcut.

Bei der *postpartalen Form der Magersucht* ist das Follikelhormon (Progynon und Menformon) von auffallend günstiger Wirkung.

Die *Simmondssche Krankheit*, wo die Magersucht ihren höchsten Grad erreicht und die Kranken zum Skelett abmagern, die Haut atrophisch wird und Haare und Zähne ausfallen können, befällt hauptsächlich Frauen, häufig nach einer Schwangerschaft. Ätiologisch denkt man an Hypophysenvorderlappen und Zwischenhirn. Therapeutisch sind Hypophysenextrakte oder Hypophysentransplantation mit Erfolg angewandt worden. Ganz besonders günstig wirken tägl. 500 M.E. Pretiron subcut. bis zur eintretenden Besserung.

Mastkur mit Insulin (Depot-Insulin) bei konstitutioneller Magerkeit, oder auch nach schweren Krankheiten, die eine Unterernährung zur Folge hatten, oder im Verlauf von Krankheiten, bei denen eine Gewichtserhöhung von entscheidender Bedeutung ist (Lungentuberkulose, produktive Form, Basedow). Man beginnt am 1. Tage bei Erwachsenen mit 1mal 10—15 E., am besten ½ Std. vor dem Mittagessen. Nach 3 Tagen steigere man auf 20 E., nach weiteren 3 Tagen wieder um 5 E., bis als Tagesdosis 30 E. erreicht sind. Bei schwerem Basedow kann man manchmal bis 40—50 E. geben. Bei produktiver Tuberkulose beginnt man mit 5—10 E. und steigert vorsichtig. Bei Säuglingen mit alimentärer Intoxikation beträgt die Tagesdosis 5—10 E. Kontraindikation: perniziöse Anämie, vasoneurotische Diathese, exsudative Tuberkulose, fieberhafte Erkrankung, bei Neigung zu Blutungen. Um Hypoglykämie zu vermeiden, sollen die Kranken immer Zucker, Schokolade oder Obst bei sich tragen. Ich lasse vor oder nach der Spritze 50—60 g DextropurTraubenzucker in Wasser gelöst trinken. Die Injektionen werden so lange gesteigert, bis Zunahme des Appetits und Gewichtes eintritt.

Auch kombiniert mit *Helpin* (0,5—1 ccm) in einer Spritze ist Insulin bei gleichzeitiger Erschöpfung sehr empfehlenswert. Am besten intramuskulär, da Helpin subcutan ziemlich schmerzhaft ist. Dauer einer Mastkur 3—5 Wochen.

Morbus Basedowii, Basedowkrankheit. Der Basedow ist eine Thyreotoxikose, welcher mit seinen klinischen Symptomen den schwersten Grad der Hyperthyreosen darstellt und eine Steigerung des Grundumsatzes zeigt. Die Thyreoidea übt nach unseren heutigen Kenntnissen einen großen Einfluß auf den Grundumsatz, demnach auch auf den Ernährungszustand des Organismus aus, dann greift sie aber auch regulierend in den Wasserhaushalt des Körpers ein und steht in enger Wechselbeziehung mit anderen endokrinen Drüsen. Durch die mannigfaltige Aufgabe der Thyreoidea ist es verständlich, daß bei pathologischer Veränderung an ihr ein vielgestaltiges Krankheitsbild auftreten kann. Man denke auch an die Basedow-Nephritis (endogen bedingt).

Das Primäre der Basedowkrankheit ist wahrscheinlich eine allgemein-konstitutionell bedingte Störung, die sich hauptsächlich im Gebiet des vegetativen Nervensystems ausprägt.

Eine Struma macht noch keinen Basedow, wenn die Symptome der Thyreotoxikose fehlen (Abmagerung, Nervosität, Zittern, Schwitzen, Tachykardie, Durchfall), aber bei bestehender Struma können durch übermäßigen Jodgebrauch thyreotoxische Symptome hervorgerufen werden (Jodbasedow). Bei nervösen Menschen oder bei Klimakterischen, die über nervöse Erscheinungen und Herzklopfen klagen und auch eine Struma haben, kann es bisweilen schwer sein, zu erkennen, ob hier ein Basedow oder nur ein einfacher Kropf vorliegt. Man vermeide in solchen Fällen immer Jodpräparate.

Therapie: Man achte auf Infektionsherde im Körper (Tonsillen, Nasennebenhöhlen, Zähne) und suche sie zu beseitigen. Die Therapie ist meist eine symptomatische, oft aber auch bedeutend mehr, denn Fälle mit schwersten thyreotoxischen Erscheinungen wurden an unserer Klinik durch interne

Behandlung beschwerdefrei und arbeitsfähig entlassen. Hierbei ist aber von ausschlaggebender Bedeutung, daß sich der Arzt besonders um das Seelenleben seines Kranken kümmert. Die Jodtherapie kann versucht werden, am besten wird darauf verzichtet. Von einer Lösung von Calc. jodat. 1,0, Aq. dest. ad 30,0 gibt man 3mal tägl. 3—5 Tropfen oder nach Vorschrift von Neisser: Solut. Lugol 5proz. 30,0, 3mal tägl. 1 Tropfen, steigend bis 4mal tägl. 20 Tropfen, oder *Dijodtyrosin* („Roche"), ein jodhaltiger organischer Körper, der neben Thyroxin in der Schilddrüse vorkommt. Man gibt tägl. 1—3 Tabl. zu 0,1 g Dijodtyrosin oder in der thyreotoxischen Krise zur Operationsvorbereitung und zur Verhütung des postoperativen Schocks. Ampullen zu 0,1 g. Auch von *Jodgorgon*, das pro Tabl. 0,05 g Dijodtyrosin enthält, kann man 1—4mal tägl. 1 Tabl. geben. (Man denkt bei dieser Therapie an eine normalerweise bestehende Korrelation zwischen Thyroxin und Dijodtyrosin, wobei es unter pathologischen Verhältnissen zu einer Störung im Gleichgewicht der beiden Schilddrüsenbestandteile kommt.) — Genaue Beobachtung des Kranken. Das *Antithyreoidin Moebius* versagt in schweren Fällen fast immer und hat daher auch in der Literatur keine Anerkennung gefunden. Grawitz empfiehlt es in größeren Dosen. Man gibt von *Antithyreoidin stark*[1]) 2—4 Tabl. tägl. oder 5—10 ccm Antithyreoidin flüssig. Hiermit habe ich schon sehr gute Erfolge erzielt. Das Präparat ist leider zu teuer. Ein ganz eigenartiges Präparat ist **Pardinon,** von dem tägl. nur 1 Tabl. genommen wird. Nach meinen jetzigen Erfahrungen ist das Präparat bei leichten Fällen von guter Wirkung. Bei schweren Fällen von Thyreotoxikose ist *Methylsulfothiouracil* oder Tithen, Propycil, Methicil, Methuril anzuwenden. S. weiter hinten. Das bei **Tachykardie** empfohlene Chinin oder Chinin hydrobromic. wirkt nicht in allen Fällen. Die schon in früherer Zeit empfohlenen Ergotinpräparate, die in der Gegenwart als *Gynergen* als Injekt. oder *Ergocholin* als Tabl. wieder öfter gebraucht werden, beeinflussen die Tachykardie oft günstig. Man gibt 2mal tägl. 1 Amp. von ½ ccm = 0,25 mg Gynergen subcut. oder 2—3mal tägl. ½—1 Tabl. Öfter scheint auch eine Kombination von Chinin und Fol..Digit. titrat. von günstigem Einfluß auf das Herz zu sein. Bei Herzinsuffizienzerscheinungen ist stets Digitalis zu geben.

Alle diese Mittel werden übertroffen von **Agontan.** In schweren Fällen gibt man 5 ccm Agontan mit 5 ccm Cebion forte und 1 ccm Betabion forte und ¼—½ mg Kombetin langsam intrav. tägl. oder jeden 2. Tag. Man kann gleichzeitig intramusk. noch Vogan und Contiron geben. Bei Frauen in den Wechseljahren wirkt Progynon günstig auf Basedow.

Die *Behandlung* wäre demnach folgende: Die Kranken werden 6—8 und mehr Wochen im Bett gehalten oder liegen, wenn möglich, im Freien (Freiluftliegekur). Alle Aufregungen, sei es durch Besuch oder Briefe, sind fernzuhalten. Man suche das seelische Gleichgewicht herzustellen. Kalte Umschläge oder Eiskrawatte auf die Struma haben meist eine auffallend günstige Wirkung. Auch Luvos-Heilerde, mit kaltem Wasser zu einem Brei angerührt und nachts als Packung auf die Struma gelegt, hat mir schon gute Dienste geleistet. Auch wird dadurch der Schlaf begünstigt. Die **Ernährung** ist eine lactovegetabile. *Fleisch* ist wegen seiner starken spezifisch-dynamischen Wirkung einzuschränken, dagegen sind Milch, Quark, Käse, Eier und pflanzliches Eiweiß erlaubt. Die *Kost* wird also besonders aus Hafer, Reis, Grieß, Mehl und Eierspeisen mit Milch und Brot, guter Butter, Käse, viel frischem Obst und Gemüse bestehen, also besonders vegetarische Kost. Saure Milch und Joghurtmilch werden gut vertragen. Eine tryptophanarme Kost (nach Balint) zu geben (da Tryptophan ein Hauptbestandteil des Thyroxins ist) hat keinen Zweck.

---

[1]) Antithyreoidin stark in Tabletten enthält 10mal soviel Trockenantithyreoidin als früher. Das flüssige Antithyreoidin hat die gleiche Stärke wie früher 5 ccm = 1 Tabl. stark.

In der letzten Zeit ist das **Methylthiouracil** auf den Markt gekommen, das eine auffallend günstige Wirkung auf Basedow, auch auf die schwersten Fälle hat. Ist der Grundumsatz über 50% erhöht, so beträgt die Anfangsdosis 5mal tägl. 3 Tabl. zu 0,025 = 0,375 g. Ist die Grundumsatzerhöhung niedriger als 50%, so beginnt man mit 4mal tägl. 2 Tabl. zu 0,025 g = 0,2 g pro Tag. Diese Dosen werden 7—10 Tage gegeben. Danach gibt man tägl. 0,1 g = 4mal tägl. 1 Tabl. Gehen die Symptome nach wenigen Wochen weiter zurück, so geht man auch in der Dosierung auf 0,05—0,075 pro Tag = 2 bzw. 1 Tabl. zu 0,025 g zurück. Sollte die Anfangsdosis von 0,375 g keine Wirkung zeigen, so kann die Tagesdosis für 1—2 Wochen bis auf 0,6 g tägl. erhöht werden.

Es mag hier die *von Huneke empfohlene Therapie* erwähnt sein. Man injiziert in die kranke Drüse eine halbe Ampulle *Impletol*. In den nächsten Tagen in jeden Drüsenlappen eine halbe Ampulle. Die Injektionen werden bis zur Heilung wiederholt. Am schnellsten verschwinden die Herzstörungen. Eine gewisse Hypertrophie der Drüse pflegt zu bleiben, aber die eigentliche Krankheit verschwindet völlig.

Da die Kranken unter ihren nervösen Symptomen oft sehr zu leiden haben und daher immer in einem gewissen Aufregungszustand sind, so ist die seelische Behandlung nicht zu vernachlässigen und immer wieder auf Ruhe und Gleichgewicht im Innern des Kranken hinzuarbeiten. Der Kranke bekommt wöchentlich 2—3 kohlensaure Solbäder oder Fichtennadelbäder (100—200 g Fichtennadelextrakt auf 1 Bad) oder auf 1 Vollbad 2 g Rosmarinöl. Auch Neodorm mit seiner beruhigenden Wirkung wird hierbei von Zondek empfohlen. Auf das Herz bei Tachykardie kühle Kompressen und 3mal tägl. 0,25 *Chinin hydrobromic.* oder Lecithin 6,0, Chinidin sulf. 5,0, Rad. Valer. plv. 1,5, m. f. pil. Dos. L. D. S. 3mal tägl. 1—3 Pillen, oder von *Gynergen* oder Ergocholin 3mal tägl. 1 Tabl. oder 2mal tägl. ¼ Amp. Gynergen subcut. oder 3mal tägl. 2 Bellergal, allmählich herabgesetzt auf 3mal tägl. 1 Tabl. Als Arzneimittel verordnet man entweder 3mal tägl. 3—4 g *Natr. phosphoric.* oder 3mal tägl. 2 Tabl. *Recresal* oder von *Phytin* 2—5 Kapseln tägl. von *Phytin liquid.* 3mal tägl. 15—30 Tropfen. Neben dieser Phosphortherapie gibt man tägl. subcut. 1 Amp. *Trophil* oder *Astonin*.

Oder man gibt folgende Mixtur:

Natr. glycer.-phosphoric. 50proz. 20,0, Na-phenylaethylbarb. 0,3, Liqu. Fowleri 6,0, Extr. Chin. fluid. 10,0, Sirup. simpl. 50 Ol. Menth. pip. gutt. 2, Aq. dest. ad 300 (bei Blutarmut Tct. fe. comp. ad 300,0), 3mal tägl. 1 Eßl., oder: Natr. glyc.-phosphor. 50proz. 15,0, Natr. bromat. 10,0, Tct. Strychni 3,0, Sirup. simpl. 40,0, Aq. Menth. pip., Aq. dest. aa ad 200,0. D. S. 3mal tägl. 1 Eßl. Umschütteln! Neben dieser Mixtur wird tägl. 1 subcut. Injektion gegeben von *Tonophosphan* einfach und nach 14 Tagen von *Tonophosphan fortius*.

Insulin als Antagonist des Schilddrüsensekrets hat man öfter mit Erfolg angewandt. Man gibt tägl. 10 E. Depot-Insulin, nach 14 Tagen tägl. 20 E. Depot-Insulin. Diese Insulinkur wird 6—8 Wochen durchgeführt. Ich habe selbst sehr gute Erfolge erzielt, bin aber bis auf 40 E. tägl. gestiegen. Gleichzeitig gebe ich 50—60 g Dextropur-Traubenzucker in Wasser gelöst zu trinken.

Neuerdings empfiehlt man auch hohe Dosen von **Vitamin A** (Vogan), 3mal tägl. 30 Tropfen oder Arovit 3mal tägl. 2 Dragées, da es ein Antagonist von Thyroxin ist und bei Hyperthyreosen ein stark erhöhter Vitamin-A-Verbrauch besteht. Aber auch der **Vitamin-B$_1$**-Bedarf wird durch Thyroxin gesteigert, so daß eine Zufuhr von Vitamin B$_1$ in Form von Levurinose oder Cenovis-Extrakt notwendig ist. Da nun auch Vitamin C bei Basedow von sehr günstiger Wirkung ist, so ist eine erhöhte Zufuhr dieser 3 Vitamine notwendig. Eine spezifische Wirkung von Vitamin A, B$_1$ und C ließ sich leider bei Basedow nicht nachweisen. Will man sie nicht in Form der im

Handel befindlichen Präparate zuführen, so müssen in der Kost besonders enthalten sein: einige Eier, 1—2 l Milch, 100 g gute Butter, 200 g Mohrrüben und grüner Salat, 500 g Kartoffeln, 1—2 Apfelsinen, Zitronen zum Salat, Mandeln, Nüsse und 2 Eßl. Hefe (Levurinose), Hagebutten.

Sollte *Durchfall* bestehen, so gibt man 3mal tägl. 1 Teel. voll von Bism. ß-naphtholic. 5,0, Calc. carbon., Calc. phosphor. aa 25,0. Auch Santuron ist sehr zu empfehlen.

Bei Herzinsuffizienz wird, wie bei allen Herzfehlern, Digitalis verordnet oder, wenn notwendig, intravenös Kombetin mit Traubenzucker. Erholt sich der Kranke bei dieser Behandlung und nimmt an Gewicht zu, so kann er anschließend noch in einen Erholungsort in mittlerer Gebirgslage (800 bis 1000 m) geschickt werden. Ein Aufenthalt an der See bekommt nicht allen Basedowkranken gleich gut, wegen der verschiedenen Reaktion der Kranken auf den Jodgehalt in Luft und Wasser. Wird durch die interne Therapie nach 3—4 Mon. keine Besserung erreicht, so ist Röntgenbestrahlung zu versuchen. Durch die Bestrahlung entstehen keine Verwachsungen, die eine spätere Operation erschweren könnten. Nach histologischen Untersuchungen bewirkt die Bestrahlung an der Basedowstruma keine Organschrumpfung oder Zellvernichtung. Die Strahlen sollen nur einen dämpfenden Einfluß auf das vegetative Nervensystem (Handeck) ausüben. Sollte auch die Röntgenbestrahlung versagen, so kommt chirurgisch die Unterbindung der Art. thyreoideae superiores in Betracht. Nach eingetretener Besserung wird später die Strumektomie angeschlossen. Die Operation bringt meist schnellere Hilfe als die Röntgenbestrahlungen und ist auch billiger und daher sozialer.

Tierblutbehandlung des Basedow (nach Bier). Die Behandlung geschieht mit Hammel- und Rinderblut. Erschwerend ist hierbei für den Praktiker, daß es frisches, defibriniertes, steriles Blut sein muß. Hierfür jetzt **Solvitren.** S. d. Die Injektionen werden intramuskulär (intraglutäal) gemacht. Man beginnt mit Hammelblut, da hiernach nur eine sehr milde Reaktion eintritt. Ist das Herz noch frei von schwerer Schädigung, so gibt man 5—10 ccm, bei bestehenden schwereren Insuffizienzerscheinungen bringt man zuerst das Herz durch Digitalis ins Gleichgewicht. Bestehende Durchfälle sind zuerst durch Tierkohle, Cumacarbo und Santuron und Diät zu beseitigen. Nach 8 Tagen erfolgt die 2. Injektion mit der gleichen Menge Rinderblutes. Da hiernach an der Einstichstelle Schmerzen und Hitze auftreten, so läßt man Umschläge mit verdünntem Alkohol machen. Nach 24—36 Std. erfolgt meist unter Kopfschmerzen ein Temperaturanstieg auf 38—39°. Ist der Höhepunkt erreicht, so fällt kritisch das Fieber ab. Die Kranken bleiben während des Fiebers im Bett. Nun wartet man vorerst den Erfolg ab: Besserung des Appetits, Gewichtszunahme, Besserung des Schlafes und der nervösen Unruhe. Die Beeinflussung der gestörten Herztätigkeit vollzieht sich langsamer, der Umfang der Struma bleibt unverändert. Tritt keine Besserung oder ein Stillstand der Besserung ein, so gibt man wieder 5 ccm Hammelblut und nach weiteren Wochen 5 ccm Rinderblut. Meistens genügen 2—4 Einspritzungen, um einen Dauererfolg zu erzielen. Die Wirkung beruht wohl auf einer nachhaltigen hormonalen Umstellung, die die physiologische Harmonie der Funktionen wiederherstellt.

Eine sehr günstige Beeinflussung sah ich von **Tyronorman** mit Schutzkost, von dem man 3mal tägl. 2 Tabl., in lauwarmer Milch zerstoßen, gibt. Auch die schwersten Basedow-Fälle vermochte ich mit Tyronorman ins Gleichgewicht zu bringen. (Hierbei muß natürlich, wie bei jeder anderen Basedow-Therapie, der ganze Mensch behandelt werden.) Bei dieser Behandlung muß jeder Genuß von allen Sorten Fleisch, auch Fischen, Bratentunken und Fleischbrühe und mit diesen zubereitete Speisen, jegliche Wurst vermieden werden. Erlaubt sind dagegen Eier, Milch, Quark, Käse und pflanzliches Eiweiß, da sie besser vertragen werden als Fleisch, das die Empfindlichkeit gegen Thyroxin steigert. Am besten werden auch starker

Kaffee, Tee, reichlicher Alkohol- und Nicotingenuß verboten. Erlaubt dagegen sind alle Fette, auch tierischen Ursprungs, wie Schweineschmalz, Speck, Gänseschmalz, am besten vermeidet man letztere, da mit Basedow sehr oft eine Gallenblasenreizung vergesellschaftet ist. Zu bevorzugen sind Kohlenhydrate: Hafer, Grieß, Reis, Mehl, Zucker, Honig, Pudding, rohes Obst, Gemüse, besonders reichlich Milch und deren Produkte. — Hierher gehören auch Hämokrinin und Solvitren, nur sind diese nicht nach Einheiten dosierbar.

Struma ohne Hyperthyreoidismus (in der Schulzeit, in den Entwicklungsjahren, auch bei Erwachsenen). Hier steht die Jodtherapie im Vordergrund. Man gibt 3mal tägl. 5 Tropfen einer Jodlösung: Natr. jodat. 1,0:30,0, und wenn es vertragen wird, steigert man vorsichtig auf 3mal tägl. 20 Tropfen (= 0,1 Natr. jodat. pro die) oder Dijodyl-Kügelchen, durchschnittlich eine wöchentliche Gabe von 1 mg Jod. Abends wird die Struma eingerieben mit 6proz. Jodvasogen oder mit Jodex. Treten nervöse Symptome auf, so ist Jod sofort abzusetzen. Stets genaue ärztliche Kontrolle, da in einigen Fällen plötzlich eine Jodtoxikation mit allerschlimmsten Folgen ausgebrochen ist.

Ich verordne überhaupt kein Jod, sondern: Barii chlorati 2.0, Aq. M. pip. ad 50,0. D. S. 3mal tägl. 20 Tropfen. Zum Einreiben der Struma: Extract. Conii 1,0, Lanolin ad 10,0 oder Fol. Digit. plv. 1,0, Lanolin ad 10,0. D. S. zum Einreiben.

Abends Kompressen von Luvos-Heilerde, die man mit kaltem Wasser zu einem dicken Brei anrührt, auf ein zusammengelegtes Taschentuch streicht und über Nacht auf die Struma legt.

Auch Vitamin B als Levurinose oder Cenovis-Extrakt ist zu empfehlen.

Wird der Kropf zur Zeit der Periode stärker, so sind Eierstockpräparate (Ovowop, Ovobrol usw.) oft von günstiger Wirkung. Barii chlorati 1,5, Ovibion 15,0 Aq. Menth. pip. ad 50,0. D. S. 3mal tägl. 30 Tropfen.

Myxödem (bei angeborener Aplasie der Schilddrüse haben wir den Kretinismus mit den äußeren Kennzeichen des Myxödems, bei Entfernung der ganzen Schilddrüse durch Operation die Cachexia thyreopriva; bei Erwachsenen kann sich dieser Zustand durch Atrophie der Schilddrüse entwickeln nach Infektionskrankheiten, Lues und Alkoholismus). S. S. 118.

Therapeutisch kommt hier die Darstellung von Schilddrüsensubstanz in Betracht oder die aus Schilddrüsen dargestellten Präparate. Die Verabreichung muß mit kleinen Unterbrechungen lebenslang fortgesetzt werden. Man beginnt mit 3mal tägl. 1 Schilddrüsentabl. à 0,1 und steigert bis 10mal 0,1, oder von Thyraden 3—5mal tägl. 1—2 Tabl. à 0,15 oder von Thyroxin, steigend von 0,2 bis 2 mg. Im Handel als Tabl. zu 1 mg, auch als Tropfen: Thyroxin liquid. Thyreoid-Dispert 3mal tägl. 5 E. und steigert allmählich auf 5mal tägl. 10 E. und mehr. Kinder bekommen von den angegebenen Dosen die Hälfte. Ist die höchste Dosis erreicht, so geht man wieder auf die anfängliche Dosis zurück.

Blutkrankheiten.

Streng genommen lassen sich die Anämien nicht abgrenzen in primäre und sekundäre, da jede Anämie nur ein Symptom, aber keine Krankheit für sich ist.

Die perniziöse Anämie hat man von allen übrigen Anämien abgetrennt, da bei ihr der Schaden an den Blutelementen besonders hervortritt und das klinische Bild beherrscht. Auch die *Chlorose* nimmt unter den Anämien eine Sonderstellung ein. Vielleicht liegt hier eine korrelative Störung zwischen innerer Sekretion (Ovarien) und dem Knochenmarke vor. Bei den sog. *sekundären Anämien*, als deren Ursache Darmparasiten, Carcinom, Malaria,

Lues, Tuberkulose in Betracht kommen können, ist nach der die Anämie verursachenden Schädigung zu suchen. Die Behandlung der Anämie kann nur von Erfolg sein, wenn die schädigende Ursache beseitigt wird. In Fällen, wo eine unheilbare Krankheit die auslösende Ursache der Anämie ist, wird man doch auf den Zustand des Blutes bessernd einzuwirken suchen, um den Kranken, wenn auch nur vorübergehend, symptomatisch zu bessern.

Bei akuten Verblutungsanämien wird in Kliniken und Krankenhäusern die **direkte Methode der Blutübertragung,** die Transfusion artgleichen Blutes, angewandt. Diese Methode ist für die Praxis oft umständlich und schwer durchführbar. Leichter durchzuführen ist die **indirekte Methode,** die Übertragung von defibriniertem Blute oder von Citratblut. Kommt es nur darauf an, eine **Blutersatzflüssigkeit** zuzuführen, so macht man eine Transfusion von Tutofusin, das steril in Amp. zu 1000, 500, 250 und 100 ccm zur Transfusion fertig im Handel ist, oder von physiologischer Kochsalzlösung oder von Normosallösung oder nach Lehmann: Natr. chlorat. 8,0, Kal. chlorat. 0,2, Calc. chlorat. 0,2, Magnes. chlorat 0,1, Natr. bicarbon. 1,2, Gummi arab. 70,0, Aq. dest. ad 1000,0 steril!

Bluttransfusionen. Das Blut kann entweder von blutsverwandten oder auch von nichtblutsverwandten Personen gespendet werden. Vor der Blutübertragung muß aber die Verträglichkeit von Spender- und Empfängerblut durch serologische Voruntersuchung geprüft werden. Zu diesem Zwecke hat man sog. Testsera (Sangui-Test „Gans", Pharmagans Oberursel oder Hämotest, Staatl. Serotherapeut. Institut, Wien), mit deren Hilfe es möglich ist, innerhalb weniger Minuten die Verträglichkeit der beiden Blutarten zu bestimmen (Moßsche Probe). Jeder Packung Hämotest ist eine genaue Beschreibung beigegeben. Ist die serologische Vorprüfung auch immer zufriedenstellend gewesen, so injiziere man doch, um ganz sicherzugehen, dem Empfänger vor der eigentlichen Transfusion 10 ccm Spenderblut intravenös. Treten innerhalb ½ Std. keine Intoxikationserscheinungen ein, so schreitet man zur Bluttransfusion. Die Übertragung des geeigneten Blutes kann durch die Oehleckersche Apparatur oder nach der Percyschen Methode ausgeführt werden. Wenn nach Monaten von demselben Blutspender eine zweite Blutübertragung notwendig wird, so gibt man, um anaphylaktische Erscheinungen zu vermeiden, am Tage vor der Transfusion 2 ccm Spenderblut intravenös. Bei der **Transfusion mit Citratblut** kommen auf 100 ccm Blut 10 ccm einer 3proz. sterilen Natriumcitratlösung (besser **Vetren,** s. d.). Nach gleichmäßiger Durchmischung wird das Blut mit Spritze injiziert. Die serologische Vorprüfung ist hier ebenfalls notwendig. Oder man macht in ein trockenes steriles Gefäß, das Glasperlen enthält, einen Aderlaß vom Spender und defibriniert mit Hilfe der Glasperlen. Man filtriert steril durch Gaze und stellt das Blut einige Stunden in den Eisschrank. Man füllt dann das Blut in einen sterilen Glasirrigator, der mit Schlauch und Kanüle armiert ist. Man achte darauf, daß keine Luft mehr im Schlauch ist und lasse dann langsam einfließen. Das Blut wird vor der Infusion im Wasserbade auf Körpertemperatur erwärmt. Blutmenge 300—500 ccm.

Bei chronischer Anämie gibt man intramuskuläre Injektionen von 10 bis 20 ccm von verwandtem oder nichtverwandtem Blut, das im Sinne der Reizkörpertherapie wirkt. Bei der medikamentösen Behandlung der Anämien stehen die Eisen-, Kupfer- und Arsenpräparate im Vordergrund. Es ist erwiesen, daß das Eisen nur in zweiwertiger Form, also als Ferroverbindung, resorbiert werden kann. Jede Ferroverbindung wird unter Einwirkung der Magensäure in Ferrochlorid umgewandelt, bevor sie die Darmwand zu passieren vermag. Es ist deshalb am zweckmäßigsten, das Eisen gleich in Form eines stabilisierten Ferrochloridpräparates zu geben. Dies ist besonders deshalb wichtig, weil bei Anämien häufig die zur Umwandlung erforderliche Magensäure fehlt. Präparate: Ferrostabil, Ferro 66, Ce-Ferro, Ferro Kompr. Merck. Ferronicum 3mal tägl. 2—4 Dragées, Ferro-Redoxon 3—4mal tägl.

1 Tabl. oder intrav.: Ferronascin., Ferri-Amphiolen, Ferrophor, Ferro-Calcium-Sandoz, Ferrlecit, Ferrotrat, Ferrum injektabile-Vitis.

Sekundäre Anämie. Sind die Kranken schwach und erschöpft, so ist Bettruhe notwendig. Die Ernährung richtet sich nach dem Zustand der Verdauungsorgane. Besteht eine Anacidität, so gibt man Mixtur. Pepsin. oder Acidolpepsin- oder Citropepsintabletten. Bei Achylia gastrica gibt man zum Essen 10—20 Tropfen reine Salzsäure in einem Glas Wasser und 1 Std. später 2 Pankreon- oder Pankreasdisperttabletten oder Enzypan- oder Festaltabletten und öfter des Tages kleine Mahlzeiten, die pikant zubereitet und von appetitanregender Wirkung sind. Für regelmäßigen Stuhlgang ist zu sorgen, am besten durch Normacol, 3mal tägl. 1 Teel. unzerkaut mit Wasser hinunterspülen, oder morgens nüchtern 1 Tasse Milch mit 2—3 Eßl. Olivenöl, oder 3mal tägl. 1 Tee- bis Eßl. voll Mitilax oder abends 2 Eßl. Bienenhonig in warmem Wasser.

Die Kost soll im allgemeinen leicht verdaulich und leicht resorbierbar sein und von ausreichendem, calorischem Werte. Grüne Gemüse und frisches Obst sollen in der Kost reichlich vorhanden sein. Besonders günstige Wirkung auf die Hämoglobinbildung haben Pfirsiche und Aprikosen, von denen man tägl. 200 g in getrocknetem oder gekochtem Zustande ißt. Die Art der Wirkung ist noch unbekannt. Dem Fleisch kommt ein gewisser therapeutischer Wert zu, da es die Blutbildung anregen soll. Zur allgemeinen Anregung des Körpers sind Abreibungen mit Franzbranntwein, dann auch Fichtennadelbäder (200 g und mehr auf ein Bad), Kohlensäurebäder oder Neurogenbäder sehr empfehlenswert.

In bezug auf die Behandlung mit Eisenpräparaten s. S. 128. Bei allen hartnäckigen Fällen sind *Leberkost* und *Leberpräparate* zu versuchen, jedoch ist die Wirkung bei sekundärer Anämie zweifelhaft (Hepsit, Hepatrat, Hepracton B usw.).

Wenn man mit den Eisenpräparaten zu keinem günstigen Ziele kommt, kombiniert man mit Arsen. Liq. Kal. arsen. 20,0, von 3mal tägl. 3 Tropfen steigend bis 3mal tägl. 10 Tropfen und dann wieder fallend. Oder 1—2mal tägl. 1 Amp. Trophil oder Astonin subcutan, oder man schreibt auf:

Ferr. reduct. 20,0, Acid. arsen. 0,1, m. f. pil. Dos. C, 3mal tägl. 1—3 Pillen. Oder Liq. Marsinal 200,0, 3mal tägl. 1 Eßl. Oder Liq. Kal. arsen. 5,0, Tinct. Ferr. comp. ad. 150,0, 3mal tägl. ½—1 Eßl., oder Pilul. Sanguinal. c. arsen. Krewel, 3mal tägl. 1—2 Pillen. Oder Arsen-Promonta, Eisentropon und Arsen eisentropon, Arsen-Feometten. Als arseneisenhaltige Wässer kommen vor allem die Dürkheimer Maxquelle, dann auch Levico Schwach- und Stark-Wasser in Betracht. Empfehlenswerte Kurorte sind Schwalbach, Elster, Pyrmont, Alexisbad, Dürkheim, Kudowa, Rippoldsau.

In der letzten Zeit sind **Cobalt**-Eisenpräparate hergestellt worden. Von Cobalt-Nordmark mit Eisen gibt man 3—4mal tägl. 2—3 Pillen, oder tägl. 1—4 ccm tief intragl.

Chlorose. Die Behandlung ist ungefähr dieselbe wie bei den sekundären Anämien. Die Chlorotischen haben oft ein übertriebenes Verlangen nach stark gewürzten Speisen und bestimmten Reizmitteln. Man muß Alkohol, Kaffee und alle scharf gewürzten Speisen vom Küchenzettel streichen und eine leichte, reizlose Kost mit viel frischem Gemüse und Obst verordnen. Reine Milchkuren sind unzweckmäßig.

Wenn bei den Kranken Hyperacidität besteht, so gebe man reichlich Milch, Fett und Eier. Auch kann man noch 3mal tägl. 2 Pankreontabl. verordnen, die die Acidität des Magensaftes verringern. Auf regelmäßigen Stuhlgang ist zu achten. Die Eisentherapie ist dieselbe wie bei der sekundären Anämie. Arsen kann in den meisten Fällen entbehrt werden. Bestehen gleichzeitig Störungen von seiten der Ovarien, so verordnet man Ovaradentriferrintabl., 2—3mal tägl. 1 Tabl., oder Menogen, 3mal tägl. 1—2 Tabl. Wöchentlich 2 Fichtennadel- oder Neurogenbäder sind von wohltuender und anregender Wirkung. In schwereren Fällen ist besonders nach dem Essen Ruhe erforderlich. Größere Spaziergänge sollen vermieden werden. Freiluftliegekuren in waldreicher Gegend sind von großem Nutzen.

Perniziöse Anämie, hyperchrome, megalocytäre Anämie. Die Krankheit beginnt meist schleichend mit Zungenbrennen, das zu einer Papillenatrophie führt und der Zunge ein glattes Aussehen gibt. Am Magen spielt sich ein gleicher Prozeß ab, wodurch die Magenschleimhaut eine totale Atrophie erfährt. (Histaminrefrektäre Achylie.) Dadurch treten Appetitlosigkeit, Übelkeit, Aufstoßen, volles Gefühl und Widerwillen gegen Fleisch und Fett auf. Leber und Milz sind oft wenig vergrößert. Spinale Erkrankungen können im Laufe der Krankheit, aber auch schon vor entwickelter Bluterkrankung auftreten. Es kommt durch Degenerationserscheinungen an Hinter- und Seitensträngen zu Paraesthesien, Paresen und Ataxien. Auch Schwindel, Kopfschmerzen und Schlaflosigkeit kommen vor. Bei fortgeschrittener Krankheit ist das Gesicht aufgedunsen und von einer Hautblässe mit strohgelber Färbung. Das Blutbild zeigt Megalocyten, Poikilocyten, kernhaltige Normoblasten und die besonders charakteristischen Megaloblasten. Der Farbeindex ist über 1,1.

Die Ätiologie der Krankheit scheint nun durch die Forschungen Castles und die neueren Forschungen klargeworden zu sein. Der Magensaft Gesunder enthält das sog. Castlesche Ferment (innerer Faktor, Instrinsic Factor), das wahrscheinlich von den Pylorusdrüsen gebildet wird und bei den Perniciosakranken fehlt. Dieses Ferment bildet in Verbindung mit gewissen Nahrungsbestandteilen (äußerer Faktor, Extrinsic Factor, vielleicht Vitamin B) das fertige und antianämische Prinzip. Dieses wird in der Leber deponiert und ist zum Aufbau des Blutes, des Knochenmarkes und des Nervensystems notwendig. Sein Fehlen verursacht die perniziöse Anämie.

Die symptomatischen perniziösen Anämien können durch Bothriocephalus, Gravidität und Ziegenmilch verursacht werden. Ihre Behandlung ist nach Beseitigung der Ursache dieselbe wie bei der kryptogenetischen perniz. Anämie.

Therapie. Bei sehr schweren Fällen von perniziöser Anämie wird man zuerst kleinere Bluttransfusionen geben und dann mit Leberextrakten intramuskulär fortfahren. Bei großen Bluttransfusionen könnten leicht Schockerscheinungen auftreten. Man gibt z. B. vom Campolon tägl. 4 ccm bis zur Besserung, dann alle 8 Tage 5—10 ccm intramusk. Bei leichteren Fällen kann man sofort mit der Depotbehandlung (2 Amp. = 10 ccm) beginnen, bei schweren Fällen erst nach der Besserung. Blutkontrolle stets notwendig. Siehe auch Hepsit, Hepatrat und die anderen Leberpräparate unter ,,Nach Gruppen geordnete Arzneimittel". Man kann gleichzeitig mit der Injektionsbehandlung auch Leber im rohen Zustande per os zuführen (200—500 g). Wenn sie nicht vertragen wird, so verordne man 3mal tägl. 1 Eßl. Hepatrat oder 3mal tägl. 2 Teel. Hepaventratkörner.

Durch die Entdeckung von Vitamin B_{12} als dem wirksamen Prinzip in dem Leberextrakt kann man auch die Behandlung mit Vitamin B_{12} durchführen. Man gibt tägl. 2 Amp. bis zum Eintritt der Retikulocytenkrise, dann tägl. 1 Amp. bis zum normalen Blutbild, dann monatlich 2—3 Amp. Siehe Docigram und B_{12}-Vicotrat.

Es handelt sich anscheinend bei der perniziösen Anämie um einen Mangel an Vitamin B_{12}, so daß man von einer Vitaminmangelerkrankung sprechen kann. Man kann auch zur schnellen Normalisierung der hämatologischen Symptome Folinsäure (Folsäure) verwenden, wenn man dann die Dauertherapie mit Leberextrakten fortsetzt. Es kann durch Folsäure keine volle Remission erreicht werden. Siehe Folsan und Folinor.

Unbeeinflußt durch diese verschiedenen Mittel bleiben die Achylia gastrica und die spinalen Erscheinungen. Die Wirkung von Vitamin B_{12} auf die funikuläre Spinalerkrankung soll am aussichtsreichsten sein. Die Achylie ist durch Zufuhr von HCl zu behandeln. Cystitis und Pyelitis behandle man mit Euvernil oder anderen Sulfonamiden. Bei *Verstopfung* gebe man zuerst einen Einlauf und lasse dann Abführtee trinken: Fol. M. pip. flor tiliae aa 20,0 fruct. foenic. fruct., carvi aa 30,0, Cort. frangulae conc. 50,0 fol. sennae conc. 40,0 Rhiz. Rhei 20,0. D. S. Tee, oder abends 2 Eßl. Milchzucker in Wasser oder 1 Tasse Milch mit 2—3 Eßl. Olivenöl oder 2 Eßl. Bienenhonig oder Normacol. Bei *Durchfall* ist Folinsäure von auffallend guter Wirkung.

Sollten unter dieser Behandlung die frischgebildeten Erythrocyten farbstoffarm bleiben, so fehlt es im Körper an Eisen. S. Ferro-Calcium-Sandoz, Ferronicum, Ferrum injectabile, Ferrophor, Ferronascin, Ferri-Amphiolen und Ferrilecit, sämtliche Eisenpräparate sind zur langsamen intravenösen Injektion. Oral Ferro 66, Ferro-Redoxon, Ferrostabil, Ceferro, Ferrasid.

Die Kost sei leicht, eine reine lactovegetabile Kost ist nicht notwendig. Frisches Obst und Gemüse sollen nicht fehlen.

Polycythämie, Erythrämie. *Therapie:* Um die subjektiven Beschwerden der Kranken, wie Wallungen nach dem Kopfe, Schwindel und Kopfschmerzen, herabzusetzen oder vorübergehend zu beseitigen, macht man einen Aderlaß von 300—400 ccm. Um auf die erhöhte Zahl der roten Blutkörperchen verringernd einzuwirken, kann man 3mal tägl. 15 Tropfen Benzol puriss. in Milch oder Haferschleim geben. Es ist hierbei größte Vorsicht geboten und die Erythrocytenzahl täglich zu kontrollieren. Von Eppinger wird Phenylhydrazin empfohlen. Von einer 2proz. Lösung gibt man subcutan 1 ccm und steigt allmählich auf 2—3 ccm, geht dann zu doppelter Dosis über, und nach einiger Zeit gibt man dieselbe Kubikzentimeterzahl von einer 5proz. Lösung. Per os gibt man 3mal tägl. 0,1 Phenylhydrazin hydr. Die Erythrocyten sind täglich zu kontrollieren, das Mittel ist nicht ungefährlich und kann eine schwere Anämie hervorrufen. Neuerdings werden Milzpräparate empfohlen (s. Splenotrat). Wenn man hiermit nicht zum Ziele kommt, ist die Röntgentherapie zu versuchen, die in manchen Fällen sehr gute Erfolge brachte. Man bestrahlt sowohl die Röhrenknochen als auch die platten Knochen.

Eine ganz neue Blickrichtung in bezug auf die Polycythämie ist folgende. Bei der perniz. Anämie fehlt der Magenfaktor und die Erythrocyten gehen zugrunde. Bei der Polycythämie ist zuviel Magenfaktor vorhanden und daher eine verstärkte Neubildung von Erythrocyten. Therapie: Tägliche Magenspülungen und in der Kost kein tierisches Eiweiß.

Hämorrhagische Diathesen.

(Purpura-Erkrankungen, Hämophilie.)

Werlhofsche Blutfleckenkrankheit oder essentielle Thrombophenie. Sie tritt plötzlich aus voller Gesundheit heraus auf und zeigt Blutungen in das Gewebe der Haut und Schleimhäute von flohstichähnlichen Hämorrhagien bis zu stärkeren Blutungen oder Blutungen nach außen hin, wie Nasenbluten, Magen- und Darmblutungen, Hämaturien usw. Im Blute besteht während des Anfalls eine starke Erniedrigung der Blutplättchenzahl. In der anfallsfreien Zeit kann sowohl die Blutungsbereitschaft als auch die Blutveränderung fehlen. Bei dem chronischen Morbus maculosus haemorrhagicus bleibt diese Blutungsbereitschaft und die Blutveränderung immer bestehen. Es treten hierbei öfter kleinere oder größere Hauthämorrhagien auf, und die zeitweise stärker auftretenden Blutungen sind nur die Exacerbationen der latenten Blutungstendenz.

Therapie: Zur allgemeinen Kräftigung und Anregung der Blutbildung gebe man Arsen als Liq. Kal. arsen. in Tropfen per os (nicht als Injektion), auch zusammen mit Eisen. Ein Aufenthalt an der See oder im Gebirge ist empfehlenswert. Die Kost bestehe hauptsächlich aus frischem Gemüse, Salat und Obst, auch Lebertran und Hefe (Levurinose), um dem Körper viel Vitamine zuzuführen.

Bei erreichbaren lokalen Blutungen, z. B. bei Nasenblutungen, suche man die Nase von vorn und vom Rachen aus mit Adrenalin 1:1000 getränkten Tampons auszutamponieren. Man kann auch die Tampons mit einer 2,5proz. Claudenlösung tränken oder Clauden oder Tuffon als Pulver einstäuben. Bei profusen Menorrhagien ist neben den üblichen Styptica auch Thyreoidea zu versuchen. Die ersten 8—14 Tage 3mal tägl. 0,1, darauf tägl. 0,2. Um die Gerinnung zu beschleunigen, versuche man intravenös Tecesal, Calcium Sandoz, Calcinol, Percalcit oder 1 Amp. Euphyllin, oder 3—5 ccm einer 5proz. Koagulenlösung, oder subcutan Clauden (10—15 ccm). Ganz besonders zu empfehlen ist Cebion, Cantan und Redoxon, 2 Amp. intravenös (s. auch Vitamin P [Rutin, Rutabion, Birutan]), oder intramuskulär Sango-Stop oder intravenös 5—10 ccm Kongorot. Auch auf das Kalk-Vitaminpräparat Vitaplasgen sei hingewiesen, von dem man öfter einen Teel. voll gibt. Um eine künstliche Vermehrung der Plättchen hervorzurufen, dienen die intramuskulären Injektionen von Proteinkörpern, z. B. Milch, Caseosan, Aolan, Yatren-Casein. Auch subcutane Adrenalininjektionen bewirken ebenfalls Blutplättchenvermehrung.

Es mag auch auf **Nateina** hingewiesen sein.

Wenn diese Mittel versagen, kann man eine Transfusion mit Citratblut machen (100—200 ccm). Auch die Bestrahlung der platten Knochen oder Milz mit Röntgenstrahlen hat in manchen Fällen zum Erfolg geführt. Wo dies alles versagt, soll oft die Milzexstirpation einen guten Erfolg haben.

Hämophilie. Diese Erkrankung befällt fast nur das männliche Geschlecht und tritt sehr häufig familiär auf. Es besteht eine große Neigung zu spontanen Blutungen und eine hochgradige Schwerstillbarkeit der Blutungen. Besonders mag auf die Blutergelenke hingewiesen sein.

Therapie: Vor allem setzt man den Kranken auf eine **Rohkost,** denn hiervon ist bis jetzt noch am meisten zu erhoffen. Ob hierbei die Vitamine eine Rolle spielen, ist nicht bewiesen, vielleicht Vitamine und Mineralsalze. Es kommen in Betracht: Tomaten, Möhren, Rettich, Radieschen, Äpfel, Apfelsinen, Birnen, Trauben usw., jede Sorte von Salat (Rotkraut, Weißkraut, Bohnen, Kresse, Löwenzahn usw.), Gurken, frische Butter, ungekochte Milch, Honig, rohe Eier. Diese Speisen in ungekochter Form stehen im Vordergrund bei der Ernährung. Neben dieser Diät gibt man noch Bäder und leichte Massage.

Follikelhormon bessert die hämophile Diathese und wirkt bei akuten Blutungen oft lebensrettend. Während der Blutung tägliche Injektionen von Progynon B ol. 1 mg, später 1—2mal wöchentl. 1 Injektion, evtl. als Dauerbehandlung.

Bei erreichbaren **lokalen Blutungen** bringt man auf die blutenden Stellen entweder frisches Serum oder Koagulen oder Clauden, welche Thrombokinasewirkung haben. Bei *Gelenkblutungen* wird die betreffende Extremität hochgelagert, und auf das Gelenk werden kühle Umschläge gemacht. Wenn in den ersten Tagen Schmerzen bestehen, so gebe man 3mal tägl. 2 Tabl. Veramon oder Allional oder auch subcutan Morphium. Damit keine Gelenkversteifung eintritt, wird zur Nachbehandlung Diathermie empfohlen. Außer dieser lokalen Therapie versuche man intravenös 10—20 ccm einer 10proz. Calcium-chloratum-Lösung oder Calcium Sandoz, Tecesal oder Percalcit oder 10proz. Kochsalzlösung oder 1 Amp. Euphyllin oder 20 ccm Blutserum intrav.; wirksamer scheinen Cebion oder Cantan (Vitamin C) intravenös zu sein, wodurch die Blutungs- und Gerinnungszeit von 6—10 Std. auf wenige Minuten herabgesetzt und der Allgemeinzustand der Kranken erheblich gebessert wird. Leider muß die Kur eine fast ununterbrochene sein. Sango-Stop scheint recht günstig zu wirken. Neuerdings scheint Schlangengift eine besonders günstige Wirkung zu haben (Viprasid). Auch Röntgenbestrahlung der Milz hat manchmal zum Erfolg geführt. Am schnellsten und besten wirkt eine Bluttransfusion, entweder als Citratblut oder frisches Venenblut mit der Spritze oder nach der Oehleckerschen Methode (200—300 ccm).

Leukämien. Die myeloische und lymphatische Leukämie sucht man auf die gleiche Weise therapeutisch zu beeinflussen.

Die akuten Leukämien, die unter schweren septischen Erscheinungen stets tödlich enden, mögen hier nur erwähnt werden, da sie für den praktischen Arzt therapeutisch nicht in Betracht kommen. Man kann hier auch Aethyl-Urethan versuchen, obwohl der Erfolg unsicher ist.

Therapie der Leukämie: Da man bei den Leukämikern meist schlechte und ungepflegte Zähne sieht, achte man auf ausgiebige Mundpflege und lasse die schlechten Zähne in Ordnung bringen. Die Kost sei gut und ausreichend. Man achte auf geregelte Verdauung. Von Medikamenten kommt vor allem Arsen in Betracht. Man gibt *Liq. Kal. arsen.* 3mal tägl. 3 Tropfen, tägl. um 1 Tropfen steigend bis 3mal tägl. 10 Tropfen und dann wieder fallend, oder von *Pilul. asiat.* 3mal tägl. 1 Pille bis 3mal tägl. 2 Pillen. Zur subcutanen Injektion: Trophil, Astonin. Von großer therapeutischer Wirksamkeit ist die Röntgenbehandlung. Am besten kombiniert man Röntgenbestrahlung und Arsen. Es tritt oft eine auffallende Besserung bei den Kranken ein, so daß sie wieder arbeitsfähig werden, aber die Erfolge sind nicht von Dauer. Nach längerer oder kürzerer Zeit erfolgt wieder ein Rückfall, der aber durch eine richtig geleitete Röntgenbehandlung immer wieder erfolgreich bekämpft werden kann, bis endlich oft erst nach Jahren die terminale Kachexie dem Leben ein Ende setzt. Anstatt der Röntgenstrahlen kann auch intravenös Thorium X (Doramad) gegeben werden, jedoch sind die Erfolge bedeutend geringer.

Ein Mittel von sehr günstiger Wirkung ist bei chronisch myeloischer Leukämie das Aethyl-Urethan. Seine Wirkung liegt in einer Hemmung der Mitose-Vorgänge. Man gibt bei Erwachsenen je nach Schwere der Erkrankung als Tagesdosis 2—6 g, im allgemeinen 4 g. Da bei einigen Kranken Brechreiz, selbst Gewichtsstürze, auftreten können, gibt man die Tagesdosis (nach Reinigungsklistier) in warmem Wasser abends rectal, oder man läßt eine 10—20proz. sterile wäßrige Lösung in der Apotheke anfertigen und gibt die Tagesdosis intrav. Die Tabl. werden vor dem Schlafengehen in Wasser genommen. Innerhalb 4—30 Tage gehen die Leukocyten, die Milz und Lymphdrüsen zurück und die Erythrocyten und das Hämoglobin steigen. Das Blutbild ist zu kontrollieren.

Auch die Leberpräparate sind zu versuchen.

Die lymphatischen Leukämien sprechen auf Methyl-Urethan schlechter an und erfordern eine höhere Dosierung. Die Lymphocyten können stark zurückgehen, die Lymphome jedoch nur wenig, so daß eine zusätzliche Bestrahlung notwendig ist.

Lymphogranulomatose, Hodgkinsche Krankheit. Auch hier sind die Lymphdrüsen stark vergrößert, wie bei der lymphatischen Leukämie. Aber das Blutbild zeigt keine Lymphocytenvermehrung, sondern eine ausgesprochene Vermehrung der neutrophilen polynucleären Leukocyten und auch der Eosinophilen. Meist ist die Krankheit von fieberhaften Temperatursteigerungen und Schüttelfrost begleitet.

Therapie: Arsenkur und Röntgenbestrahlung. Mit dieser Behandlung kann man die Kranken evtl. noch jahrelang arbeitsfähig erhalten. Es kann auch Aethyl-Urethan versucht werden, das eine erhebliche Erweiterung der therapeutischen Möglichkeiten bietet, besonders für jugendliche, nicht lange bestehende, unbestrahlte Fälle. Die recidivfreie Spanne scheint geringer zu sein als bei der Bestrahlung. Jetzt werden intrav. Injektionen von Dichloren und Sinalost (Senfstickstoff) empfohlen, die dem Urethan überlegen sind. Ihre Anwendung gehört in die Klinik.

Allergie. (Nach Rud. Abderhalden, Grundriß der Allergie, ein sehr empfehlenswertes Buch.)

Dringen körperfremde Stoffe in die Blutbahn oder in das Gewebe des Körpers ein, so treten spezifische Veränderungen der normalen Reaktionslage des Körpers auf. Diese körperfremden Stoffe werden Allergene genannt und führen zur Bildung von Antikörpern, die sich im Blut und im Gewebe befinden. Dadurch tritt eine Sensibilisierung oder Allergisierung ein. Wirken auf den Körper wieder dieselben Allergene ein, so kommt es zwischen Allergen und Antikörper zu einer Reaktion, die zu einem Freiwerden von Histamin führt, wenn der Reaktionsvorgang zwischen Allergen und den im Gewebe verankerten Antikörpern stattfindet. Durch das plötzliche Auftreten von Histamin und ähnlichen Substanzen treten krankhafte Erscheinungen auf, die uns als allergische Krankheiten (Allergosen) oder anaphylaktischer Schock imponieren.

Wir sprechen von exogenen oder endogenen Allergenen, wenn sie von außen in den Körper eindringen (z. B. durch Nahrungsmittel, Staub in der Wohnung oder irgendwelche Chemikalien) oder wenn die Allergene im Körper selbst vorhanden sind (z. B. veränderte Proteine, Bakterien). Die Eintrittspforten für die exogenen Allergene sind die Haut, Respirations- und Verdauungstraktus, Bindehaut des Auges. Es erkrankt immer das Organ allergisch, in welchem die Allergen-Antikörper-Reaktion auftritt. Bei allergischen Erkrankungen spielt die Disposition (Vererbung) des Menschen eine große Rolle. Bei diesen erblich allergisch Belasteten liegt eine Labilität des Sympathicus und Parasympathicus (vegetatives Nervenyssstem) vor. Bei diesen Krankheiten können Schrecken, Aufregungen, Angst und andere seelische Erschütterungen allergische Anfälle auslösen, ebenfalls auch endokrine Störungen (Menstruation, Schwangerschaft, Entwicklungsjahre). Auf Störungen im Verdauungskanal und der Leber ist besonders zu achten. (Leichte Kost ohne scharfe Gewürze, Einlauf um die pathologischen Abbauprodukte zu entfernen.) Nach Fokalherden und Würmern ist besonders zu suchen, da nach deren Entfernung die Allergie verschwinden kann. Frühjahr und Herbst und Witterungsstürze können bei den allergisch Gefährdeten Anfälle auslösen. (Häufiges Auftreten von Asthma, Migräne, Ekzemen.)

Für die Therapie sind die Anamnese und die Lebensweise des Kranken besonders wichtig. Sowohl tierische Allergene (bes. Fisch, Krebse und Hummer, Milch, Käse auch Fleisch) als auch besonders pflanzliche Produkte (Erdbeeren, Tomaten, Obstsorten, Zwiebeln, Gurken, Sellerie und Gewürze) können eine Allergie hervorrufen. Von Arzneimitteln, die eine Allergie verursachen können, kommen besonders in Frage: Jod, Brom, Barbitursäureabkömmlinge, Sulfonamide, Quecksilberverbindungen, Antipyrin, Pyramidon, Thiouracilpräparate, Chinin und Salizylpräparate. Die in der Luft fliegenden Allergene, wie die Pollen der Pflanzen sind die Ursache für Heuschnupfen und allergisches Asthma, aber auch die Sporen von Schimmelpilzen, Haaren, Federn, Felle, Wolle, Hautschuppen, Katzenhaare, Tabakrauch, Mehlstaub und anderes.

Unter *Klimaallergenen* versteht man die Gesamtheit aller in der Atmosphäre schwebenden Lebewesen und aller organischen und anorganischen Staubteilchen.

Bei *Kontaktallergenen* denken wir an Wolle, Federn, Haare, Leder, auch an die verschiedenen Primelarten und andere Pflanzen, auch eine große Anzahl von Chemikalien und Arzneimittel gehören dazu.

Zu den *Injektionsallergenen* gehören die beim Stich in den Körper ausgeschiedenen Sekrete von Wespen, Bienen, Wanzen, Läusen und Flöhen. Bekannt sind die durch parenteral zugeführten Arzneimittel verursachten Allergien (Salvarsan, Goldpräparate, Novocain, Penicillin, Streptomycin).

Auch die Kälte spielt eine Rolle beim Auftreten von allergischen Erscheinungen, z. B. Urticaria, Kopfschmerzen, Schwächegefühl. Vielleicht ist auch der Tod beim Baden auf eine Kälteallergie zurückzuführen.

Serumkrankheit tritt nach der ersten Injektion eines Heilserums nach 7—10 Tagen ein und geht einher mit Rötung und Schwellung an der Injektionsstelle, auch die benachbarten Drüsen können anschwellen. Am Körper entsteht Urticaria oder Erythem, das mit Scharlach oder Masern verwechselt werden kann. Es kann dabei Fieber auftreten und Ödeme im Gesicht mit Kopfschmerzen, Übelkeit. Bei einer Reinjektion mit demselben Serum treten die Symptome der Serumkrankheit schon nach 4—6 Tagen auf, manchmal schon nach einigen Stunden, vor allem wenn die zweite Injektion vor Ablauf von 40 Tagen gegeben wurde. Bei jeder Reinjektion, besonders wenn das Serum intravenös gegeben wurde. soll man die Gefahr eines anaphylaltischen Schocks vor Augen haben. Es gibt auch einen primären Serumschock, der schon nach einigen Minuten oder Stunden auftreten kann.

Um eine Serumkrankheit oder einen Schock zu vermeiden, muß man sich über die Empfindlichkeit des Kranken im klaren sein. Anamnestisch ist zu erforschen, ob in der Familie allergische Erscheinungen vorgekommen sind (Empfindlichkeit gegen Primeln, plötzliche Anschwellung im Gesicht, Neigung zu Ekzemen) oder ob die Kranken früher schon einmal eine Serumspritze bekommen haben (Diphtherie, Tetanus). Liegt eine Empfindlichkeit vor, so muß man mit kleinen Serummengen 0,1 ccm subcutan anfangen, dann — immer nach zweistündigen Pausen — 0,1 ccm intramusk., dann ebenfalls intramusk. 0,25, 0,5, 1,0, 2,0, 3,0, 5,0 ccm usw. bis zur Gesamtserummenge mit dem Antitoxingehalt von 500 A.E. pro kg Körpergewicht. Sollte trotzdem eine Serumkrankheit auftreten, so stehen uns die Calciuminjektionen und Ephedrin zur Verfügung. Heutzutage haben wir als Mittel der Wahl die Antihistaminkörper zur Verfügung, von denen mehrere genannt seien: Antistin, Avil, Casentin, Hibernon, Luvistin, Niadon, Pyribenzamin, Thephorin.

Krankheiten der Mundhöle.

Stomatitis. *Therapie:* Schadhafte und zu spitze Zähne, die die Mundschleimhaut verletzen, sind in Ordnung zu bringen. Rauchen ist zu verbieten. Da die Kranken wegen Schmerzen keine festen Speisen zu sich nehmen können, so kommt nur flüssige Kost in Betracht. Die Getränke sind kühl bis lauwarm zu reichen. Oft wirken Eisstückchen sehr angenehm. Um die Schmerzhaftigkeit vorübergehend herabzusetzen, schreibe man auf: *Subcutin 2,0, Aq. dest. ad 100,0,* 1 Eßl. auf 1 Glas Wasser zum Mundspülen. Im übrigen ist auf größte Reinlichkeit des Mundes zu achten. Ich halte für das beste Spül- und Gurgelmittel Cumasina liq. 1—3 Eßl. auf 1 Glas Wasser. Das Zahnfleisch wird mit Cumasina liq. abgewaschen und dann mit Cumasina plv. IV eingestäubt. Man kann gurgeln lassen mit Wasserstoffsuperoxyd oder Kal. chloric., 1 Teelöffel auf 1 Glas warmes Wasser, oder Kal. permang. 1,0:100,0, 1—2 Teelöffel auf 1 Glas Wasser, oder Hydrog. peroxydat 3% 120,0, Kamillosan ad 150,0. D.S. 1 Teel. auf 1 Glas Wasser zum Mundausspülen und Gurgeln. Bei kleinen Kindern, die den Mund nicht ausspülen können, wird der Mund vorsichtig ausgewischt mit Cumasina liq. oder mit Perhydrol 3,0, Glycerin ad 30,0 oder Borac. 3,0, Glycerin ad 30,0. Das Zahnfleisch kann eingepinselt werden mit Tinct Myrrh., Tinct. Gallar., Tinct. Aconit. aa 5,0, Tinct. Jodi 1,0, Anästhesin 0,5. Bei **Stomatitis aphthosa** wird bsonders Seifenschaum empfohlen. Ich habe aber auch durch frühzeitiges Betupfen mit dem Höllensteinstift sehr gute Erfolge erzielt, obwohl von anderer Seite dagegengesprochen wird. Auch eine Lösung von 0,5 g Salvarsan in 10 ccm Aq. dest. zu Pinselungen kann versucht werden. Neuerdings scheinen perorale **Hefegaben** (Levurinose) oder lokale

Behandlung mit Hefebrei sehr günstig zu wirken. (Wirkender Faktor: Vitamin B_2. S. Beflavin.) Besonders günstige Wirkung hat man von Nicotinsäureamid, ein Wirkstoff der Vitamin-B_2-Gruppe, gesehen, tägl. 1—2 Amp. subcut., intram. oder intrav. Nach Vitamin A (Vogan) 3mal tägl. 10—20 Tropfen in Milch hat man in 3 Tagen Heilung erreicht. Hier scheinen auch die **Sulfonamide** von guter Wirkung zu sein: 3mal tägl. 3—4 Tabl. Cibazol mit viel Wasser. Morgens und abends das Zahnfleisch kräftig mit Lacalut einreiben. Die allgemeine Ernährung ist stets zu regeln und der Körper zu kräftigen. Am wirksamsten ist eine alkalisierende Kost (Gemüse, Obst, Milch, Kartoffeln; kein Fleisch, Eier, Mehlspeisen), die man noch durch 3mal tägl. 1 Teel. von Antacid unterstützt. Bei Quecksilberstomatitis ist die schädigende Wirkung des Quecksilbers sofort zu beseitigen und intrav. Injektionen von Tecesal zu geben.

Stomatitis ulcerosa. Zuerst Reinigung des Mundes und besonders der kranken Stellen mit Cumasina, dann werden die Geschwürsflächen trocken getupft und mit Penicillin (Jenapharm) 1 ccm Ampulle beträufelt, desgl. auch in die Interdentalräume. Der Kranke hält den Mund einige Minuten offen. 2mal tägl. durchführen.

Soor. *Therapie:* Der Mund wird ausgewaschen mit Cumasina liq. unverdünnt oder Borac. 3,0, Glycerin ad 30,0 oder Natr. bicarbon. 2,0, Aq. dest. ad 200,0, oder Acid. boric. 1,0, Glycerin 9,0, Aq. dest. ad 20,0. Besteht schon Soorbildung im Oesophagus, so gibt man bei Kindern 3mal tägl. 1 Teel. einer 3proz. Borsäurelösung, bei Erwachsenen 3mal tägl. 1 Eßl., oder von Resorcin 1,0:100,0 3—4mal tägl. 1 Teel. oder Silargetten. Alle süßen Speisen sind während der Erkrankung zu vermeiden.

Glossitis. Dieselbe Behandlung wie bei Stomatitis, besonders mit Nicotinsäureamid. An pernic. Anaemie denken!

Die verschiedenen Formen der Angina. *Therapie:* Wer öfter an Angina erkrankt, sollte täglich öfters seinen Mund ausspülen und tüchtig gurgeln mit Wasserstoffsuperoxyd, oder am besten mit: Formalin, Spirit. aa 20,0, Chloroform 10,0, Ol. Menth. pip. gutt. 6. Hiervon 10 Tropfen auf 1 Glas Wasser zum Gurgeln. Besonders günstig wirkt das Bestäuben der Mandeln mit Cumasina plv. IV oder *Kaffeekohle* (Carbo Coffeae oder Tostacoff). Das Abbürsten der Zunge mit feuchter Zahnbürste früh und abends halte ich für ein sehr gutes und einfaches Mittel, um Anginaanfällige vor neuen Infektionen zu schützen. Ist die Angina schon ausgebrochen, so stecke man den Kranken ins Bett. Da man die Angina als eine Allgemeininfektion ansprechen muß, gebe man bei Erwachsenen 3mal tägl. 1 g Saridon, Aspirin, Salipyrin, Salophen, Chin. hydr. oder Arcanol. Da Salicylsäureverbindungen zur Acidose führen, kann man bei ihnen noch 3mal tägl. 1 Messerspitze Na. bicarb. nehmen lassen. Hierdurch werden die Begleitsymptome, wie Kopfschmerzen und allgemeines Krankheitsgefühl, günstig beeinflußt. Sehr gut bewährt haben sich die Sulfonamide (s. d.). Von Cibazol, Eleudron, Albucid oder Pyrimal gibt man 3mal tägl. 3 Tabl., in schweren Fällen auch mehr. Sehr gut ist auch *Tonsiotren* „Schwabe". Es enthält Merc. corros., Belladonna, Hepar. sulfur., Kal. bichrom. i. h. V.-Packungen mit 40 Tabl., 2stündl. 1 Tabl., in chron. Fällen 3mal tägl. 1 Tabl. Kann wegen zu starker Schluckbeschwerden kein Pulver eingenommen werden, so nehme man seine Zuflucht zu Suppositorien: Chin. bihydrochlor., Pyrazol phenyl. dimethyl. aa 0,3, Ol. Cacao 1,5, m. f. supp. tal. Dos. X. D. S. 3mal tägl. 1 Zäpfchen, oder Dimethylaminophenazon 0,3, Novatophan 0,3, Ol. Cac. 1,5, m. f. supp. tal. Dos X. D. S. 3mal tägl. 1 Zäpfchen. Bestehen sehr starke, in der Tiefe lokalisierte Schluckschmerzen, so lasse man mit heißem Wasser gurgeln und heiße Umschläge um den Hals machen. Rachen und Tonsillen kann man mit Privin bepinseln. Auch Einreibung des Halses mit Jod- oder Ichthyolvasogen und darüber ein warmes wollenes Tuch ist von sehr günstigem Einfluß. Sehr günstig wirken Bestrahlungen mit Sollux. Als Gurgelwasser kommt das obenerwähnte

Gurgelwasser in Betracht oder man läßt Panflavin-, Anginos- oder Formamintabletten oder Silargetten oder besser Cumanetten oder Cumadiph oder Perifen-Mundpastillen langsam lutschen. Auch Schröpfköpfe kann man unterhalb des Ohres ansetzen. Sie bringen meist eine wohltuende Erleichterung. Bei der *lacunären Angina* behandelt man wie oben, aber man entfernt die Pfröpfe aus den Lacunen und pinselt die Tonsillen täglich öfters ein mit Cumasina liq. anginae oder mit Perhydrol 3,0, Glycerin ad 30,0, oder Acid. salicyl. 1,0, Glycerin ad 20,0 oder Eucupin. basic. 1,0, Alcohol. absol. ad 20,0 (nicht bei Kindern, da der Alkohol zu stark brennt), oder mit Neo-Pyocyanase, das ich besonders bevorzuge. Auch Cumasina plv. IV oder Kaffeekohle, die man als Brei aufstreichen oder als Pulver einblasen kann, sind von guter Wirkung.

Neuerdings hat man mit der **Wismutbehandlung** sehr guten und schnellen Erfolg erzielt. Man gibt 1 Injektion (1 ccm) intramuskulär von Bismogenol, Casbis, Olbisol oder einem anderen Bi-Präparat. Eine 2. Injektion ist nicht nötig. Temperatur und Mandelschwellung gehen zurück, der Belag nimmt oft noch zu. Nach 24 Std. können die Kranken ihrem Berufe wieder nachgehen.

Bei *chron. Tonsillitis* mit Eiterherden saugt man ab, trägt täglich Kaffeekohle auf und streicht sie auch in die Zerklüftungen, gibt 3mal tägl. 1 Tabl. Tonsiotren „Schwabe". Siehe S. 136.

Nimmt die Angina eine allgemein septische Form an, so gebe man Cibazol in hohen Dosen. Im subakuten Stadium kommen Yatren-Casein, Omnadin und andere Reizkörper in Betracht.

Von großer Wichtigkeit ist die Erkrankung der **Rachentonsille,** besonders bei Kindern. Hierbei sind oft die Kinder schwer erkrankt, zeigen Fieber bis 40° und darüber und Drüsenschwellung unter und hinter dem oberen Ansatz des Sternocleido-mastoideus *(Drüsenfieber)*. Wenn durch die Schwellung der Rachentonsille der Nasen-Rachenraum eingeengt oder gar verlegt ist, so daß eine Sekretstauung stattfindet, so kommt es leicht zu einer Mittelohrentzündung. An den Gaumenmandeln kann hierbei der Befund ganz gering sein. Bei der Behandlung neigt man den Kopf des liegenden Kindes stark nach hinten und träufelt durch jedes Nasenloch 10 Tropfen Neo-Pyocyanase. In leichten Fällen tägl. 1mal, in schweren Fällen 2mal tägl. bis zur vollkommenen Gesundung.

Bei hartnäckiger *Angina Plaut-Vincent* kann man Neosalvarsan aufstäuben oder aufpinseln als Neosalvarsan 0,1, Glycerin 5,0. Auch intravenöse Injektion von 40proz. Urotropinlösung wird empfohlen (Sachs). Neuerdings wird auch Spirocid als recht wirksam angegeben: Täglich werden 3 Tabl. eingenommen, und auf die erkrankten Stellen wird Spirocid aufgetragen. Zu diesem Zwecke wird eine Tablette mit etwas Wasser breiig fein zerdrückt. Tritt keine Besserung ein, so sind 300000 i. E. Depot-Penicillin tägl. zu geben. Besteht ein *Retrotonsollarabsceß*, so mache man heiße Umschläge mit Leinsamen oder Kamillensäckchen. Ist deutliche Fluktuation vorhanden, so ist der Absceß zu eröffnen. Bei allen Anginakranken ist der Urin öfter auf Eiweiß zu untersuchen. Aber auch auf rote Blutkörperchen und Cylinder ist zu achten, denn Eiweiß kann manchmal bei dieser Form der nephritischen Reizung fehlen.

Als *Angina agranulocytica* bezeichnet man ein Krankheitsbild, das mit einer akuten, nekrotisierenden Angina mit Beteiligung des Rachens, manchmal auch der Speiseröhre und des Kehlkopfes, einhergeht. Die granulierten, polymorphkernigen Zellen im sonst normalen Blutbild fehlen. Kein Pyramidon geben! Hier hat sich Pentosenucleotid (s. Nucleotrat) gut bewährt. Man gibt 2mal tägl. 10 ccm einer 7- oder 8proz. Pentosenucleotidlösung intramuskulär. Die Injektion bewirkt ein rasches Sinken der Temperatur und Anstieg der Leukocyten. Tritt nach den ersten Injektionen keine Besserung ein, so ist die Behandlung intensiv fortzusetzen. Man kann bei Schwerkranken bis 40 ccm pro die injizieren. Oder man gibt 2—3mal tägl. 90 mg

Granocyten intram., bis die normale Leukocytenzahl erreicht ist. Zufuhr von Vitamin-B_2-Komplex (s. B-Vitamin-Komplex „Roche") oder in Form von Levurinose ist stets zu versuchen.

Auch intramuskuläre Leberextraktinjektionen kommen bei akuter Agranulocytose in Betracht. Man gibt 8—12stündl. bis zur Besserung des weißen Blutbildes Injektionen. Auch Bluttransfusion wird empfohlen (100—200 ccm). Von besonders guter Wirkung scheint *Vitamin B 6* zu sein. S. Benadon und Hexobion. Von *Penicillin* gibt man tägl. 500 000 i. E. Depot-Penicillin bis zur klinischen Heilung.

Verdauungskrankheiten.

Zur Gesunderhaltung der Verdauungsorgane ist die Pflege von Mund und Zähnen eine notwendige Voraussetzung. Wo durch Verlust von Zähnen eine Zerkleinerung von Speisen nicht mehr genügend möglich ist, muß Zahnersatz getragen werden.

Wie wir bei den Nieren- und Zuckerkrankheiten eine Schonungsdiät verordnet haben, die der noch gebliebenen Funktion des kranken Organs angepaßt wurde, so müssen wir besonders bei den Erkrankungen der Verdauungsorgane eine *Schonungskost* wählen, die „leicht verdaulich" ist, d. h. die von den Verdauungssekreten leicht aufgeschlossen werden kann und nicht allzulange im Magen verweilt. Sie soll aber auch keine zu starke Reizwirkung auf die mechanische und sekretorische Funktion der kranken Verdauungsorgane ausüben. Durch zahlreiche Versuche hat man festgestellt, wie lange die einzelnen Nahrungsmittel im Magen verweilen, und aus der kürzeren oder längeren Verweildauer auf eine Leicht- oder Schwerverdaulichkeit der betreffenden Speisen geschlossen. Penzold hat von diesem Gesichtspunkte aus eine Tabelle aufgestellt über schwer- und leichtverdauliche Speisen. Wir wollen uns jedoch bei unserem Kostschema nicht nach dieser Tabelle richten, da die individuellen Abweichungen oft sehr große sind. Als Grundlage mögen uns die allgemein als leichtverdaulich bekannten Speisen dienen, und die individuelle Erfahrung eines jeden Kranken, was für ihn schwer- oder leichtverdaulich ist, soll dabei mitbestimmend sein.

Von allen Nahrungsmitteln zeichnen sich die *Kohlenhydrate* durch ihre Leichtverdaulichkeit aus. Sie verlassen auch am schnellsten den Magen, ohne ihn mechanisch und sekretorisch stark in Anspruch zu nehmen. Am bekanntesten ist die Breikost (Hafer-, Grieß-, Reisbrei), aber auch Weißbrot, Zwieback und Keks sind leichtverdaulich. Vollkornbrot und besonders frisches Brot sind schwerverdaulich.

Von den *eiweißhaltigen* Nahrungsmitteln steht die Milch an leichter Verdaulichkeit obenan, auch übertrifft das Milcheiweiß an biologischer Wertigkeit alle anderen Eiweißarten unserer Nahrungsmittel. Um im Magen die grobe Ausflockung und Gerinnung zu verhindern, läßt man Zwieback oder Keks dazu essen oder die Milch mit Emser oder Kalkwasser verdünnen. Der größte Teil der Milch kann in den verschiedenen Breisorten untergebracht werden. An Stelle von Milch kann auch in Fällen, wo der Caloriengehalt erhöht werden soll, Sahne gegeben werden. Die Eier sind im rohen Zustande, am besten feingeschlagen, mit wenig Salz am leichtesten zu vertragen. Weich gekochte Eier, Rühreier und Spiegeleier sind ebenfalls leichtverdaulich. Hart gekochte Eier sind möglichst zu vermeiden. Von den Fleischsorten gilt besonders Kalb- und Geflügelfleisch als leichtverdaulich. Rohes geschabtes Fleisch und roher fettfreier Schinken werden gut vertragen. Pökel- und Räucherfleisch sind vom Küchenzettel auszuschließen. Gekochte Fische zählen zu den leichten Speisen, fette Fische, geräucherte und marinierte und auch Käse sind schwerverdaulich.

Von den *Fetten* kann gute, in Wasser ausgeknetete Butter oder auch Olivenöl als Zusatz zu den Speisen stets verwendet werden. Auch Sahne und

Eigelb dienen als leichtverdauliche Fette. Eigelb enthält besonders viel Vitamine, Olivenöl dagegen gar keine. Die Gemüse, die durch ihren Cellulosereichtum die mechanische Tätigkeit der Verdauungsorgane stärker in Anspruch nehmen, sind in zerkleinerter Form zu reichen, am besten durch ein feines Sieb getrieben. Die schwerverdaulichen und Blähungen verursachenden Kohlarten sind ganz zu vermeiden. Die Hülsenfrüchte sind wegen ihrer Schwerverdaulichkeit nicht zu gestatten oder höchstens als Leguminosenmehl in Suppenform zu geben. Kartoffeln sind am besten mit Milch in Breiform zu geben. Die Gewürze sind möglichst einzuschränken, aber die Speisen sollen doch schmackhaft zubereitet sein, um den schon daniederliegenden Appetit nicht vollkommen zu unterdrücken. Durch Beigabe von frisch ausgepreßten Obst- und Gemüsesäften können stets genügend Vitamine zugeführt werden.

Künstliche Ernährung. Bei Erkrankungen, wo durch Stenose an dem Oesophagus oder der Kardia oder durch starkes Magenbluten die natürliche Ernährung erschwert wird oder nicht möglich ist, kommt entweder die Schlundsondenernährung oder die Klysmenernährung in Frage. Ist die Ernährung mit Schlundsonde nicht mehr möglich, so kann evtl. eine Magenfistel noch lebensverlängernd wirken.

Schlundsondenernährung: Hierzu wählt man nur flüssige oder halbflüssige Kost, wie reine Milch oder dünnen, mit Milch gekochten Grieß-, Hafer- oder durchgeschlagenen Reisbrei. Als Zusatz dienen Eier, Butter, Fleischsaft oder Eatan (einen Teelöffel auf eine Portion) oder bei sehr daniederliegender Verdauung Milch mit einem Teelöffel voll Sanatogen, Somatose oder Promonta. Man gibt 2mal tägl. eine Sondenernährung mit je 500 bis höchstens 1000 ccm. Liegt eine Anacidität vor, so kann man am Schlusse der Sondenernährung 10—20 Tropfen Salzsäure in einem Glas Wasser in den Magen geben. Besteht Achylie, so gibt man nach der Sondenernährung sofort die Salzsäure oder Citropepsin und 1 Std. später 4 Pankreonaltabl. in Wasser zerdrückt. Die Sonde kann solange liegenbleiben.

Klysmenernährung: Die rectale Ernährung steht der Schlundsondenernährung um vieles nach, da die Verwertungsfähigkeit des Dickdarms für die zugeführten Speisen nur eine sehr beschränkte ist. Von der Dickdarmschleimhaut wird Wasser gut resorbiert, am besten in Form einer isotonischen Lösung (physiol. Kochsalz-, Normosal- oder 6proz. Dextropurlösung). Um die Gärung des Zuckers zu verhindern, versetzt man die Lösung mit 3% Alkohol, der ebenfalls als Energiespender von Bedeutung ist. Die 6proz. Traubenzuckerlösung kann auch durch eine höher prozentische Dextrinlösung ersetzt werden. Lävulose, Milchzucker und Stärke kommen für die Nährklysmen nicht in Betracht. Eiweiß an sich wird vom Dickdarm nicht resorbiert. Ist es aber in Albumosen, Peptone und Polypeptide gespalten, so wird es größtenteils resorbiert. Vor dem Nährklysma hat ein Reinigungsklistier zu erfolgen.

Nährklysmen: Dextrin 100,0, Alkohol 9,0, Natr. chlorat. 2,5, Aq. dest. 300,0. Tägl. 2 Klistiere.

Dextropur-Traubenzucker 54,0, Alkohol 30,0, Thymol 1,0, Aq. dest. 1000,0. Für 2 Klistiere.

Hälsana 200—300 g, Aq. ad 1000,0

oder eine Flasche Vitalserum (Sächs. Serumwerke), mit dem ich sehr gute Erfolge gehabt habe.

Können Kranke den Einlauf nicht gut halten, so fügt man dem Klistier 10 Tropfen Tinct. Op. simpl. zu.

Bestehen starke Durchfälle (Cholera, Ruhr), so gibt man, um eine Wasserverarmung des Körpers zu vermeiden, subcutane Infusionen mit physiologischer Kochsalzlösung oder Normosallösung oder am besten mit 6proz. Traubenzuckerlösung (Dextropur). (S. Kinetin.) Hiervon infundiert man tägl. 1500—2000 ccm. Auch intravenös kann man tägl. 100 ccm von 40proz.

Traubenzuckerlösung (in Amp.) geben. Dextropur, als sterile Lösung in der Apotheke angefertigt, wird nicht gut vertragen (Schüttelfrost).

Medikamentöse Behandlung: Bei allen Formen von **Subacidität, Anacidität und Achylia gastrica** steht als Arzneimittel die Salzsäure obenan. Die Dosierung wird verschieden gehandhabt. Manche Autoren verordnen 3mal tägl. 10—15 Tropfen verdünnte Salzsäure, andere wieder bedeutend höhere Dosen: 90—100 Tropfen (Ewald) 3mal tägl. kurz vor dem Essen, oder während des Essens in einem Glas Wasser zu trinken. In leichteren Fällen wird durch die Zufuhr von Salzsäure der Magen zu stärkerer Salzsäuresekretion angeregt, in schweren Fällen aber bleibt die Salzsäuresekretion unbeeinflußt. In diesen letzteren Fällen ist es angebracht, höhere Dosen zu verordnen. Ich lasse bei Anacidität 30—40 Tropfen verdünnte Salzsäure in einem Glas Zuckerwasser zum Essen trinken. Durch die zugeführte Salzsäure wird gleichzeitig die Absonderung des Pankreassekretes angeregt. Die Salzsäure kann ersetzt werden durch *Acidoltabletten*, welche bei ihrer Lösung in Wasser Salzsäure abspalten. Man gibt zum Essen 2 Tabl. in einem Glas Wasser gelöst. Diese Tabl. sind auch im Handel zusammen mit Pepsin als *Acidolpepsintabletten*, Stärke I. Hiervon gibt man ebenfalls 2 Tabl. in Wasser gelöst oder von Citropepsin 1—2 Tabl. oder 3 g Paractol in ½ Glas Wasser oder Enzynorm 1—2 Teel. auf 1 Glas Himbeerwasser zum Essen zu trinken. Besonders möchte ich auf *Dymal* hinweisen. Man nimmt 2 Tabl. zu jedem Essen, gut zerkauen. Als Pepsinsalzsäuremixtur kann man Mixt. Pepsin. verordnen, von der man 2—3 Eßl. voll in 1 Glas Wasser zum Essen nehmen läßt. Das Pepsin in salzsäurehaltiger Lösung verliert schon nach einigen Tagen, in stark salzsäurehaltiger Lösung schon in kürzerer Zeit seine proteolytische Wirkung. Die Mixtur soll daher nicht älter als 3 Tage werden. Man verordnet daher am besten beide getrennt:

Rp. Acid. hydrochloric. 10,0, Tinct. Chin. comp. 40,0. D.S. 20—30 und mehr Tropfen auf 1 Glas Wasser.

Rp. Pepsin 20,0. D.S. eine große Messerspitze voll zusammen mit den Salzsäuretropfen in 1 Glas Wasser.

Es mag hier auch auf die drei Magentrockenpulver „Stomopson", „Ventraemon" und „Mucotrat" hingewiesen sein. Ich habe mit diesen Präparaten keine besonderen Erfolge erzielen können.

Oft haben die Kranken durch Pankreaspräparate eine große Erleichterung: Enzypan, Festal, Pankreon.

Man denke auch an eine reichliche Zufuhr von **Vitamin B$_1$** in Form von Levurinose oder Cenovis-Extrakt oder Vitamin-B$_1$-Tabl.

Liegt dagegen eine **Hyperacidität** vor, so muß man dieselbe durch Alkalien zu beeinflussen suchen. Die bekanntesten sind: *Natr. bicarbon., Magnusta, Magn. perhydrol, Calc. carbonic.,* Hydronal Acinormal und die weiter unten angegebenen Mittel. Am besten und nachhaltigsten wirken Magn. usta und Calc. carbon. Man verordnet am zweckmäßigsten: Magn. usta, Natr. bicarbon. aa 25,0, 3mal tägl. 1 Teel. in 1 Glas Wasser vor dem Essen, oder Magn. usta, Calc. carbon. aa 25,0, Elaeosacch. Menth. pip. 5,0. D.S. 3mal tägl. 1 große Messerspitze. Atropin hat eine sekretionshemmende Wirkung auf den Magen. Man gibt entweder 3mal tägl. 1 Pille von:

Atropin. sulf. 0,02, Mass. pil. q. s. ut f. pil. Dos. L, 3mal tägl. 1—2 Pillen,

oder mit Extract. Belladonn., Rp. Natr. bicarbon., Magn. usta aa 15,0, Extract. Belladonn. 0,3 (oder Bellafolin pulv. 0,3), 3mal tägl. 1 Messerspitze,

oder mit Eumydrin: Natr. bicarbon. 15,0, Magn. usta 10,0, Elaeosacch. foenic. 5,0, Eumydrin 0,02, 2 Std. nach dem Essen 1 Teel. voll; besser Ext. Bellad. 0,1, Gastro-Sil ad 50,0. D.S. 3mal tägl. 1 Teel. vor dem Essen oder *Syntrogel* 3mal tägl. 2 Tabl. ist von bester Wirkung. Auch *Neutralon* mit und ohne *Extract. belladonn.* kann teelöffelweise mit gutem Erfolg gegeben werden, oder Extr. Bellad. 0,4, Peptozon ad 50,0, 3mal tägl. 1 Messerspitze, oder vor dem Essen 2 Alucoltabl. oder ½ Teel. Alucol (Palliacol). Von

Wässern kommen besonders Karlsbader, Mergentheimer und Biliner in Betracht, mit denen man auch den Magen ausspülen kann. Auch morgens nüchtern 1 Teel. Uricedin in 1 Glas warmen Wassers ist von günstiger Wirkung.

Besonders muß hier auf *Mucin* und *Mucitect* hingewiesen werden.

Liegt **Appetitlosigkeit** vor, so verordne man die besonders in früheren Zeiten viel gebrauchten Amara und Stomachica, die oft von sehr guter Wirkung sind. Besteht eine ausgesprochene Gastritis, so vermeide man derartige Reizmittel. Man gibt sie 1 Std. vor dem Essen:

Acid. hydrochloric., Pepsin aa 1,0, Tinct. Strychni. 5,0, Elix. Aurant. comp. ad 30,0. D. S. 3mal tägl. 30 Tropfen.

Tinct. Chin. comp. 25,0, Tinct. Gentian. 5,0, 3mal tägl. 30 Tropfen.

Tinct. amar., Tinct. aromat. aa 15,0, Tinct. Strychni. 5,0, 3mal tägl. 20—30 Tropfen.

Tinct. Chin. comp., Tinct. Rhei vin., Tinct. Aurant. aa 10,0, 3mal tägl. 30 Tropfen.

Elix. Aurant. comp., Tinct. Rhei vin. aa 45,0, Tinct. Strychni 5,0, 3mal tägl. 1 Teel.

Vin. Condurango 200,0, 3mal tägl. 1 Eßl.

Extract. Condurango fluid. 50,0, 3mal tägl. 1 Teel.

Extract. Chin. Nanning, 3mal tägl. ½ Teel.

Orexin. tannic. 0,3—0,5, 3mal tägl. 1 Pulver, das mich jedoch meist im Stich gelassen hat,

oder nach der Wiener Schule: Man gibt morgens nüchtern 100 g Traubenzucker (Dextropur) in schwachem Tee gelöst (½ l) und läßt in kurzer Zeit trinken. Dem erst stark ansteigenden Blutzuckergehalt folgt ein stark abfallender, der ein starkes Heißhungergefühl auslöst. Diese Kur wird wochenlang durchgeführt.

Besonders sei hier auf die Behandlung mit **Vitamin B**$_1$ hingewiesen, bei dessen Fehlen die normale Magensaftproduktion abnimmt und eine Magen- und Darmatonie eintritt. Man gibt entweder Levurinose oder Cenovis-Extrakt per os oder reines Vitamin B$_1$ als Betaxin oder Betabion oder Benerva.

Oesophagusstenose. Ist die Stenose durch Muskelkrampf (Oesophagismus, Kardiospasmus) bei neuropathischen Individuen bedingt, so kann versucht werden, eine subcutane Injektion von 0,08 Papaverin = 2 ccm von *Papaverin. hydr. 0,4:10,0* oder ½ mg von *Atropin. sulf. 0,01:10,0* oder 1 ccm von *Eumydrin 0,02:10,0* oder 1—2 ccm Sestron subcut. oder intrav. Einen besseren Erfolg sieht man durch Erregung des Sympathicus durch Sympatol, von dem man 3mal tägl. 20 Tropfen gibt. Gleichzeitig soll man aber auch aus psychotherapeutischen Gründen 1 Sonde tägl. in die Speiseröhre einführen. Besonders ist zu versuchen, durch Diathermie den Krampf zu lösen. Von manchen wird die Dilatation mit der Gottsteinsonde oder dem Dilatator von Starck gerühmt. Liegt als Ursache eine Verätzung durch Säuren oder Laugen vor, so ist vorerst nur symptomatisch zu behandeln. Man gibt 3mal tägl. 0,3—0,5 *Anästhesin* oder von einer 2proz. Subcutinlösung 2 Eßl. auf 1 Glas Wasser zum schluckweisen Trinken oder 0,003 Dilaudid subcutan. Als Getränk eisgekühlte Milch oder gekühltes Mineralwasser. Wenn die Verätzung in Heilung begriffen ist, so führt man vorsichtig eine dickere Sonde ein, um die drohende Narbenverschließung zu verhindern. Diese Sonde kann mehrere Tage liegenbleiben und dient gleichzeitig zur Ernährung (s. künstliche Ernährung S. 139). Ist die Einführung einer Sonde und die Ernährung per os nicht möglich, so verabreicht man nach einem Reinigungsklistier tägl. 2 Nährklysmen (s. künstliche Ernährung). Die bindegewebige Verengerung der Speiseröhre wird im weiteren Verlauf durch Einführung von Hartgummibougies behandelt. Allmählich geht man zu immer dickeren Bougies über.

Magenerkrankungen: *Immer an die Gallenblase denken!* Auf Mund- und Zahnpflege ist zu achten. Die Speisen sollen weder zu kalt noch zu heiß sein und gut gekaut werden. Die Speisen sind nicht zu stark zu würzen und immer nur in kleinen Portionen zu genießen. Alkohol, starker Kaffee und Tabak sind einzuschränken.

Gastritis acuta, Magenkatarrh (akuter). Wegen dieser Erkrankung wird der Arzt nur selten aufgesucht. Sie schließt sich meist an schwere Diätfehler an, oder es liegt ihr eine toxische oder infektiöse Ursache zugrunde.

Für die **Magenausheberung** mag anstatt des Probefrühstücks die subcutane oder intramuskuläre Injektion von **Imido-Roche** (Histamin) empfohlen sein. Bei dem nüchternen Kranken kann nach einer halben Stunde ausgehebert werden. Hierdurch kann zwischen funktioneller und organischer Dysfunktion unterschieden werden.

Auch Padutin intramuskulär kann angewandt werden, wobei niemals unangenehme Nebenwirkungen auftreten.

Therapie: Wenn auch die Natur sich meist selbst hilft und den Magen durch Erbrechen entleert, so ist es doch in allen Fällen sehr empfehlenswert, den Magen auszuspülen (1 Teel. Emser Salz oder Natr. bicarbon. auf 1000 Wasser oder physiologischer Kochsalzlösung). Um den erkrankten Magen vollkommen zu schonen, ist eine völlige Enthaltsamkeit von jeglicher Nahrung für 1—2 Tage das wirksamste Mittel. Die bestehende Appetitlosigkeit erleichtert den Kranken die Durchführung dieser Therapie. Um den Durst zu stillen, reicht man gekühlten Tee oder gekühltes Mineralwasser oder Eisstückchen. Jeden 2. Tag 1 Einlauf mit 1 l warmem Kamillentee.

Bei Schmerzen sind lauwarme Prießnitzumschläge oder heiße Kompressen auf die Magengegend von guter Wirkung. Wenn die Schmerzen nicht nachlassen, so gibt man *Dolantintabl.* oder *Eupacotabl.*, oder wenn keine Besserung eintreten sollte, ½—1 Amp. *Dolantin* oder 1 ccm *Pantopon* oder 1 Amp. *Dicodid* oder 1 Amp. *Dilaudid*, oder bei Bedarf sind 1—2 Zäpfchen ein zuführen von:

Extract. Opii 0,03, Ext. Bellad. 0,03, Ol. Cac. 1,5, m. f. supp. tal. dos. X, oder Dilaudid 0,003, Ext. Bellad. 0,03, Ol. Cac. 1,5, m. f. supp. tal. dos. X. Man vermeide dagegen Morphium. Wenn vom 2. Tag ab Besserung eintritt, so gehe man zu *leichterer Kost* über. Den Tag über öfter kleine Portionen von Haferschleim, Mehlsuppe, Reis- oder Grießbrei mit Milch zubereitet (Reisbrei muß durchgeschlagen werden), geschabten Schinken, geschabtes rohes Fleisch, Kartoffelbrei mit Milch zubereitet, Zwieback, weichgekochte Eier und Eierkuchen. Als *Getränk* gibt man Milch, verdünnt mit Emser Wasser oder Kalkwasser, oder Tee mit Keks, Fleischbrühe und Mineralwasser, Nach 8—10 Tagen gestalte man die Ernährung etwas reichlicher, vermeide aber noch Schwarzbrot, schwerverdauliche Gemüse (Kohlarten und Hülsenfrüchte). Bei anhaltender Appetitlosigkeit verordne man 2mal tägl. 15 Tropfen verdünnte Salzsäure, während des Essens zu trinken, oder 1—2 Tabl. Citropepsin in 1 Glas Wasser. Sollte sich an die akute Gastritis Durchfall anschließen (Gastroenteritis), so führe man gründlich ab mit 2 Eßl. Ricinusöl, 1 Glas Bitterwasser, Mergentheimer Wasser oder 0,3 Calomel. Nach gründlichem Abführen verordne man Cumacarbo-Dragées oder Adsorgan, Bolus alb. aa 25,0. D. S. 3mal tägl. 2 Teel. voll in etwas Wasser, oder Bism. β-naphtholic. *0,5 tal. dos. X*, 3mal tägl. 1 Pulver,

oder Rhiz. Tormentill. plv., Cort. Condurang aa 20,0. D. S. 3mal tägl. 1 Teel., oder Uzara,

oder Bism. β-naphtholic. 5,0, Calc. carbon., Calc. phosphoric. aa 20,0, 3mal tägl. 1 Teel., oder 3mal tägl. 10—15 Tropfen Tinct. Op. simpl.

Gastritis chronica, chronischer Magenkatarrh. Ist der Magenkatarrh sekundär bedingt durch Herz-, Leber- oder Nierenleiden, so kommt vor allem die Behandlung des Grundleidens in Betracht.

Man denke immer daran, daß die meisten Magenbeschwerden durch nichterkannte Gallenblasenerkrankungen verursacht werden.

Bei primärem Magenkatarrh sind zunächst die in der Lebensweise bestehenden Schädlichkeiten, wie Alkohol- und Nicotinabusus, abzustellen oder doch auf ein Mindestmaß einzuschränken. Überladen des Magens mit Speisen, zu kalte oder zu heiße oder zu stark gewürzte Speisen, zu hastiges Essen und mangelhaftes Kauen sind ebenfalls oft die Ursache des Magenkatarrhs. Man soll diese üblen Angewohnheiten zu beseitigen suchen und dann erst therapeutisch vorgehen.

Bei der *diätetischen* Behandlung verordne man hauptsächlich Kohlenhydrat in Form von Grieß-, Hafer-, Gerste-, Reis- und Mondaminbrei oder als Pudding, dann Weißbrot, Zwieback, Keks mit guter Butter. Milch, verdünnt mit Emser Wasser oder Kalkwasser, wird meist gut vertragen. Tritt Besserung ein, so geht man über zu Kartoffelbrei, Eiern, geschabtem rohem Fleisch, magerem Fleisch, Geflügel, feinem Gemüse unter Vermeidung der Kohlarten und Hülsenfrüchte. Stark gewürzte Speisen sind verboten. Als Getränke eignen sich Mineralwässer, Tee, Kaffee, Kakao mit Milch. Alkoholica sind möglichst einzuschränken. Liegt die Magenfunktion stark danieder, so gibt man für einige Tage Somatose, Sanatogen, Novotropon oder Promonta in Milch gelöst.

Auf regelmäßigen Stuhlgang ist zu achten und, wenn notwendig, nachzuhelfen mit *Mergentheimer Wasser, Bitterwasser, Normacol, Christolax, Militax, Boxberger-Kissinger Pillen* oder *Pasta Palm*, oder man gibt abends 1 Teller *Sauermilch* oder *Joghurtmilch* oder morgens 1 Tasse Milch mit 2—3 Eßl. *Sesamöl.*

Besteht eine *herabgesetzte Salzsäuresekretion,* so verordne man *Acid. hydrochl. dilut. 15,0,* 3mal tägl. 10—15 Tropfen zum Essen in 1 Glas Wasser, oder *Mixt. pepsin 200,0,* 2 Eßl. in 1 Glas Wasser während des Essens zu trinken, oder 2 *Acidoltabl.* oder 2 *Citropepsintabl.* in einem Glas Wasser aufgelöst oder 1—2 Teel. Enzynorm in 1 Glas Himbeerwasser und zum Essen trinken. Wird hierdurch kein Erfolg erzielt, so versuche man Vitamin A (Vogan) und gebe 3mal tägl. 4 Dragées. Wenn nach 1—2 Wochen die Sekretion angeregt ist, verringere man die Dosierung auf 3mal tägl. 2—3 Dragées.

Liegt dagegen eine *Hyperacidität* (Gastritis pylorica) vor, so gebe man mehr Milch zu trinken, verordne Calcium Sandoz, Calcinol, Mg. perhydrol. oder Acinormal und verabreiche reichlich gute Butter, auch die Fleischkost kann etwas mehr in den Vordergrund treten.

Besteht *saures Aufstoßen und saures Brennen* in der Speiseröhre, so verordne man: *Magn. usta, Calc. carbon. aa 25,0,* 3mal tägl. 1 Teel. voll, oder Gastro-Sil 50,0. D. S. 3mal tägl. 1 Teel. *Syntrogeltabl.* Morgens 1 Glas Mergentheimer Wasser oder besser 1 Teel. Uricedin in 1 Glas warmen Wassers, oder man lasse vor jedem Essen frisch ausgepreßten rohen Kartoffelsaft trinken. Wenn gleichzeitig *Schmerzen* bestehen, füge man 0,3 Extract. Belladonn. zu dem angeführten Pulver oder man gebe neben dem ersten Pulver 3mal tägl. 1—2 Pill. von: *Atropin. sulf. 0,0005, Mass. pil. q. s. f. pil. tal. dos. L.* Tägl. Gaben von 6 Dragées Torantil vermögen öfter in 10—14 Tagen sämtliche Beschwerden zu beseitigen. Wenn der Appetit danniederliegt, so versuche man *Pankreon* oder *Pankreasdisperttabl.* oder *Festaltabl.,* die man ½—1 Std. nach dem Essen gibt. Novochimosin und Enzypan sind hier öfter von guter Wirkung. Hier sei auch auf Mucin und Mucitect hingewiesen. Auch die in der Einleitung zu den Verdauungskrankheiten erwähnten Amara sind bei Appetitlosigkeit heranzuziehen. Mit *Cumasina liq. forte durch die sog. Wälzkur* läßt sich bei akuter und chronischer Gastritis eine sehr gute Wirkung erzielen. Die Kranken trinken morgens nüchtern 3 Eßl. Cumasina liq. forte mit 3 Eßl. Leitungswasser verdünnt. Darauf je 5 Min. auf den Bauch, 5 Min. auf die linke, 5 Min. auf die rechte Seite und 5 Min. auf den Rücken legen. Dann aufstehen und 1 Teller Brei essen. Dies wird 4 Tage durchgeführt. Dann 4 Tage Pause. Danach Wiederholung. An Brunnenwässern sind oft von guter Wirkung: Mergentheim, Kissingen, Wiesbaden, Homburg, auch Sepdelen 8 mit seiner milden Wirkung gehört hierher. Sehr günstige Wirkung sah ich von *Robadin*, von dem ich tägl. 1 Amp. intram. und gleichzeitig 2 Dragées gab.

Physikalische Therapie: Ganz besonders empfehlenswert sind bei chronischer Gastritis tägliche Magenspülungen mit 1000 ccm lauwarmem Wasser, dem man einen gehäuften Teel. Emser Salz oder Natr. bicarbon. zusetzt. Auch Mergentheimer Wasser kann man zum Spülen nehmen. Die Spülung wird am besten täglich abends durchgeführt, damit sich der Magen in der Nacht erholen kann. Liegen abnorme Gärungen im Magen vor, so kann man auch mit 1000 ccm einer *0,2proz. Resorcinlösung* oder einer *3proz. Borsäurelösung* spülen. Abends eine feuchtheiße Kompresse oder eine Fangothermkompresse auf die Magengegend.

Gleichzeitig gebe man folgende Mixtur:

Infus. Rhiz. Rhei 5,0:150,0, Resorcin, Natr. bicarbon. aa 5,0, Ol. Menth. pip. gutt. 4, Sirup. c. Aurant. 25,0, 2stündl. 1 Eßl. (Ewald),

oder Kreosot 5,0, Tinct. Gent. ad 20,0, 3mal tägl. 10 Tropfen.

Hydrotherapeutisch mag ganz besonders auf kalte Sitzbäder hingewiesen werden; das Wasser soll bis zur Nabelhöhe reichen. Man beginnt mit einer Temperatur von 20 bis 25°, geht tägl. um 2° tiefer und bleibt bei 10—15° stehen. Dauer des Bades 5—10 Min. Die Bäder werden abends vor dem Schlafengehen genommen. Nach schnellem Abtrocknen wird der Leib kräftig gerieben, und der Kranke legt sich in ein vorgewärmtes Bett. Wenn diese Bäder konsequent durchgeführt werden, so bringen sie nicht nur einen erquickenden Schlaf, sondern beseitigen auch innerhalb von einigen Wochen chronische Verstopfungen oder chronische Durchfälle. Wo diese Bäder nicht durchzuführen sind, kann man allabendlich einen kühlen bis kalten Prießnitzumschlag um den Leib machen. Auch auf die günstige Wirkung der Diathermiebehandlung und der Bauchmassage sei hingewiesen.

Achylia gastrica. Wir kennen eine Achylia gastrica, die symptomlos verläuft und eine konstitutionelle Anomalie darstellt. Sie bedarf keiner Behandlung. Eine Achylia gastrica, die sich an eine chronische Gastritis anschließt, geht einher mit Schmerzen, Druckgefühl und Appetitlosigkeit. Gleichzeitig können die sog. gastrogenen Diarrhoen auftreten, auch Sodbrennen, das durch im Magen entstandene organische Säuren bedingt ist. Der Magensaft enthält weder freie HCl noch Fermente. S. Imido II. Teil.

Behandlung: Medikamentös: Man läßt 20—40 Tropfen HCl dil. oder 2 Tabl. Citropepsin in einem Glas voll Wasser während des Essens trinken und 1 Std. nach dem Essen 3 Pankreontabl. oder Pancrazymtabl. oder Enzypantabl. oder Festaltabl. oder 1—2 Teel. Enzynorm in Himbeerwasser zum Essen nehmen oder man löst 3 g Paractol in Zuckerwasser. Neuerdings Stomopson, Ventraemon und Mucotrat. Bei gastrogener Diarrhoe: Bism. ß-naphtholic. 5,0, Calc. carbon., Calc. phosphor aa 20,0, Carb. medic. 10,0. D. S. 3mal tägl. 1 Teel.

Wenn Abmagerung besteht, kann man eine Insulinkur versuchen, da Insulin die Salzsäureabsonderung anregt. (An Ca. denken, wenn keine Besserung eintritt, Stuhl auf Blut untersuchen!)

Physikalisch: Auf die Magengegend Wärme und heiße Umschläge mit Leinsamenmehl, auch Diathermie kann versucht werden.

Kost: Alle blähenden Gemüse, wie Kraut, Kohl, Hülsenfrüchte, Pilze sind verboten, desgl. Räucherwaren, Heringe, Ölsardinen, überhaupt saure Speisen. Obst ist stets zu kochen, oder frisch ausgepreßten Obstsaft. Von Fleisch ist erlaubt Geflügel, Kalb, Hirn, geschabtes Fleisch, keine Wurst, gebratene Fleischspeisen nur kalt. Von Gemüsen sind gestattet, wenn durch ein Sieb getrieben, Spinat, Möhren, Blumenkohl, Spargelköpfe, Schwarzwurzeln. Gestattet sind Reis, Grieß, Tapioka, Hafer- und Gerstenschleim mit Tomaten, Nudeln, Makkaroni, Kartoffeln als Kartoffelbrei, Weißbrot, Brötchen, Zwieback, Eier, gute Butter, Buttermilch, Milch, Joghurt. Die Speisen sollen schmackhaft zubereitet sein.

Ulcus ventriculi et Ulcus duodeni (Magen- und Zwölffingerdarmgeschwür). Sowohl dem Magen- als auch dem Zwölffingerdarmgeschwür liegt eine schwere Allgemeinstörung zugrunde. Bircher-Benner glaubt, daß die primäre und Hauptursache der Ulcuskrankheit in der allgemein verbreiteten Mißernährung zu suchen ist! Da die Therapie in den wichtigsten Punkten bei beiden Krankheiten die gleiche ist, so sollen beide hier gemeinsam besprochen werden.

Zur Erkrankung an einem Ulcus scheint eine konstitutionelle Anlage notwendig zu sein. Nach von Bergmann soll ein abnorm reagierendes viscerales Nervensystem (Disharmonie des vegetativen Nervensystems) zu spastischen Erscheinungen im Gebiete der Magengefäße führen. Dadurch kommt es zu kapillaren und venösen Stasen mit nachfolgenden diapedetischen Blutungen. Diese geschädigten Teile werden vom Magensaft angedaut, so daß es zu Substanzverlust der Magenwand kommt. Die Therapie hat daher folgende Gesichtspunkte zu berücksichtigen:

Beseitigung der Übererregbarkeit und der Spasmen, Einschränkung der Hypersekretion und der Hyperacidität und die Bekämpfung der Schmerzen. Dieses Ziel läßt sich erreichen durch diätetische und medikamentöse Maßnahmen.

Hier mag auch noch besonders auf die Schädlichkeit des Nicotins hingewiesen sein, das durch Reizung der Magennerven zur Entstehung einer Gastritis und weiterhin zu einem Geschwür führen kann. Bei schon vorhandenem Geschwür ist das Rauchen vollkommen zu verbieten.

Weiterhin achte man auf *Obstipation*, durch deren Beseitigung man auf die Ulcusbeschwerden günstig wirken kann.

In diätetischer Beziehung hat sich die **Leube-Ewald-Kur,** wenn auch mit geringen Abweichungen, fast überall als sehr brauchbar und nützlich erwiesen (s. die Tab. auf S. 146). Da diese Kost sehr wenig Vitamine enthält, so wäre Rohkost recht wichtig: geriebene Karotten und Äpfel, ausgepreßten Tomatensaft und rohes Sauerkraut (durch den Wolf gedreht) mit Saft. Als Ersatz gelten die künstlichen Vitamine: Betaxin oder Benerva, Betabion und Vitamin C in Form von Cebion, Cantan, Fruktamin und Redoxon oder Dibionta, Priovit und Symbion.

Vom 15. bis 19. Tage bleibt die Kost bei *Leube-Ewald-Kur* unverändert weiterbestehen. Vom 19. Tage an kann dann bei leichteren Fällen gröbere Kost versucht werden.

Nach den modernen Ernährungsanschauungen ist die Leube-Ewald-Kur keine Heildiätform für ein Magengeschwür, da hier die Mineralstoffe, die Vitamine, Enzyme usw. bei weitem nicht ausreichend sind. Der starke Überschuß an Eiweiß und Kohlenhydraten muß zu Blutacidose und anderen Schädigungen des Körpers führen. Bircher-Benner empfiehlt eine pflanzliche Nahrung in naturfrischem Zustande aus Obst, Südfrüchten, grünen Blattpflanzen, Gemüsefrüchten, Wurzelorganen, Blüten, Knospen, Nüssen, Mandeln und Samen. Milch ist in beschränkter Menge als rohe Vorzugsmilch gestattet. Gleichzeitig eine wohlbemessene Sonnenbestrahlung des Körpers. Die Rohkost braucht nicht für immer streng durchgeführt zu werden, sondern sie kann später gemildert werden durch Beigabe von gekochten Speisen, die Rohkost soll aber immer überwiegen. Rezepte zu dieser Diätform sind zu finden in „Früchtespeisen und Rohgemüse" von Bircher-Benner.

Medikamentös stehen uns die die Magensäure neutralisierenden Pulver und das den Spasmus beseitigende und die Magensekretion herabsetzende Atropin, Atoxatrin, Eumydrin, Sestron oder Extrakt Belladonn oder Bellafolin zur Verfügung. Wenn gleichzeitig Schmerzen bestehen, ist Dolantin

oder nach Professor *H. Strauß*, Berlin: *Diätplan.*

Tag	I 1—3	II 4—6	III 7—9	IV 10—12	V 13—15	VI 16—18	VII 19—21	VIII 22—24	IX 25—27
Nähr-klistier 45 g Traubenzucker „Dextropur"	+	+	—	—	—	—	—	—	—
250 g Bouillon	+	+	—	—	—	—	—	—	—
per os Sahne	—	125	125	125	125	125	—	—	—
Milch	—	175	300	500	750	750	750	750	750
Traubenzucker „Dextropur"	—	10	20	20	30	40	40	40	40
Zucker	—	15	20	50	50	50	50	50	50
Eigelb	—	2	—	—	—	—	—	—	—
Mehlsuppe	—	—	300	400	400	400	400	400	400
Eier	—	—	2	4	4	3	3	3	2
Butter	—	—	20	40	60	60	80	80	80
Maizenabrei	—	—	—	200	—	—	—	—	—
Weißkäse	—	—	—	—	100	100	100	100	—
Grießbrei	—	—	—	—	300	300	300	150	150
Zwieback	—	—	—	—	—	2	3	5	5
Gemüsepüree	—	—	—	—	—	—	100	200	200
Kalbfleischpüree	—	—	—	—	—	—	—	—	100
Calorien	405	685	1085	1992	2817	2818	3158	3652	3533
Eiweiß	4,0	16,4	34,7	62,4	102,0	97,1	98,6	97,5	92,2
Fett	2,0	19,8	62,1	107,6	142,2	136,8	170,0	193,4	184,4
Kohlenhydrate	89,6	82,5	89,1	158,3	198,8	206,0	250,1	298,7	286,3
Belastung ccm	—	340	780	1350	ca. 1750	ca. 1780	ca. 1775	ca. 1750	ca. 1720

Leube-Ewald-Kur (modifiziert):

Tage der Kur	1.	2.	3.	4.	5.	6.	7.	8.	9.	10.	11.	12.	13.	14.	15.
6proz. Trauben- (Dextropur-) Zucker-Klysma	1×200	5×200	5×200	4×200	3×200	2×200	1×200	·	·	·	·	·	·	·	·
Milch	·	·	·	400	600	800	1000	1000	1000	1000	1000	1000	1000	1000	1000
Eier	·	·	·	·	·	·	·	·	·	1	2	2	2	2	2
Zwieback	·	·	·	·	·	·	·	2	4	6	8	10	10	10	10
Butter	·	·	·	·	·	·	·	·	·	15	15	30	30	30	30
Geschabtes Fleisch	·	·	·	·	·	·	·	·	·	·	·	35	35	35	35
Mehlsuppe	·	·	·	·	·	·	·	·	·	·	·	100	100	300	300
Grießbrei gesüßt mit Dextropur	·	·	·	·	·	·	·	·	·	·	·	50	50	100	100
Kartoffelmus	·	·	·	·	·	·	·	·	·	·	·	·	100	100	100
Apfelmus gesüßt mit Dextropur	·	·	·	·	·	·	·	·	·	·	·	·	50	50	50
Weißgebäck	·	·	·	·	·	·	·	·	·	·	·	·	·	·	200

als Tabl. oder Spritze von ausgezeichneter Wirkung. MgO 6,0, Gastro-Sil oder Neutralon 10,0, Atropin. sulf. 0,01, Bism. subnitr. 15,0. D. S. 2—3mal tägl. 1 Teel. Wenn Schmerzen bestehen, ersetzt man Atropin durch Dolantin 0,4—0,5 g. Alkalische Wässer zur Neutralisation sind bei blutenden Magengeschwüren nicht sehr geeignet, da sie die tägl. Flüssigkeitsmenge unnötig vermehren und dadurch den Magen zu stark ausdehnen. Ganz besonders empfohlen wird **roher Kartoffel-Preßsaft.** Der Saft muß tägl. frisch bereitet werden. Man läßt tägl. kleine Mengen vor dem Essen, im ganzen 300—500 ccm trinken. Milch wird bei Superacidität nur in Form von Joghurt, Buttermilch oder Sauermilch gegeben.

Nach der Vitaminforschung scheint ein Versuch mit **Vitamin B$_1$** sehr aussichtsreich zu sein. Jeden 2. Tag 1 Amp. Betaxin forte subcut. Ein Mangel an Vitamin B$_1$ scheint die Bildung von Geschwüren in Magen und Duodenum zu begünstigen, ebenso Vitamin C.

Bei Männern, wenn keine Besserung erzielt werden kann, ist ein Versuch mit der Implantation von 25 mg Cyren A zu machen. S. u. Cyren A.

Akutes Magengeschwür mit Hämatemesis. *Therapie:* Völlige Bettruhe, jede unnötige Bewegung ist zu unterlassen, Nahrungszufuhr per os ist verboten. Man beginnt mit der Leube-Ewald-Kur bei Tag 1 mit Traubenzuckerklysma (Dextropur) von 200 ccm (5proz.). Wenn die Kranken es durchhalten können, soll man versuchen, in den ersten 3 Tagen nur 200 ccm Traubenzucker rectal zu geben, da durch diese Durstkur die Blutgerinnungsfähigkeit erhöht wird. Nach Doerfler (Münch. med. Wschr. 34, 1940) gibt man am besten bei großer Magenblutung 6 Tage lang nichts zu essen und zu trinken. Die Kranken nehmen strenge Rückenlage ein, dürfen öfter den Mund spülen und bekommen auf die Magengegend einen feuchtwarmen Umschlag. Nach den 6 schweren Tagen vollkommener Nahrungs- und Flüssigkeitsenthaltung folgen 2 Tage, an denen alle 2 Std. 1 Eßl. eisgekühlte Milch gegeben wird. Vom 8. Tage ab strengste Leube-Ewald-Kur. Gegen die Blutung kann man per os geben: 3mal tägl. 15—20 Tropfen *Adrenalin 1:1000,* oder intrav. 10 ccm einer *10proz. Kochsalzlösung* oder 1 Amp. *Afenil* oder Calcium-Sandoz, Calcinol oder Cantan oder Cebion oder Redoxon forte intrav. Eine sehr gute Wirkung ist immer von **Kongorot** (5—10 ccm intrav.) oder Manetol intramusk. zu erwarten, oder von Haemophobin 5 oder 10 ccm intram., oder langsam intrav., oder von Haemostypticum Fahlberg 10 und mehr ccm intraglut. Von beiden kann man auch peroral mehrmals täglich 1 Eßl. voll geben. Oder auch nach Boas 10—20 ccm einer *10—20proz. Chlorcalciumlösung* rectal. Innerlich kann man *Clauden* oder *Coagulen* oder stündl. 1 Eßl. einer *10proz. Gelantinelösung* geben.

Ist der Kranke schwer ausgeblutet und es besteht Herzschwäche, so kann man die sog. *Autotransfusion* anwenden, indem man aus den vier Extremitäten durch Hochheben das Blut in das Körperinnere laufen läßt und dann die Extremitäten von unten nach oben kräftig umwickelt. Subcutan gibt man *Ol. camphorat., Cardiazol, Cycliton, Hexeton oder Coramin.* Kommt man hiermit nicht zum Ziele, so macht man eine intravenöse *Kochsalz- oder Normosalinfusion* von 500 ccm oder von 500 ccm Tutofusin oder am besten von Periston (s. dies.), wenn die Blutung soweit zum Stehen gekommen ist, oder, wenn dies mit Schwierigkeiten verknüpft ist, eine subcutane Infusion von je 500 ccm physiologische Kochsalz- oder Normallösung mit je 10 Tropfen Adrenalin in jeden Oberschenkel oder, wenn möglich, eine Bluttransfusion (s. S. 128).

Als Kost kann man Clemens-Traubenzucker-Gelee geben: ½ l Wasser, 125 g Dextropur, 7 Blatt Gelatine werden zusammen aufgekocht und dann kaltgestellt. In kleine Würfel geschnitten, werden sie vom Kranken ungekaut hinuntergeschluckt.

Haben die Blutungen nach einigen Tagen aufgehört, aber bestehen noch saures Aufstoßen und Sodbrennen, so kann man abweichend von der Leube-

Ewald-Vorschrift bei den Kranken, die es ohne Widerwillen nehmen können, 3mal tägl. 1 Eßl. *Olivenöl* oder *Lebertran* oder eisgekühlte Butter in Pillenform geben, oder vom 4. Tage ab das Öl in der Milch unterbringen. Da die Milch bei Superacidität wegen grobflockiger Ausfällung meist Beschwerden macht, gibt man am besten Joghurt, Sauermilch oder Buttermilch. S. auf S. 148 Kartoffelpreßsaft. Vom 8. Tage ab streiche man *reichlich Butter* (50 g und mehr) auf die Zwiebäcke und gehe auch in den nächsten Tagen um das Zwei- bis Dreifache über die vorgeschriebene Buttermenge hinaus.

Fast alle Kranken vertragen diese Butter- oder Ölbehandlung ausgezeichnet und nehmen schneller an Gewicht zu. Auch kann man den Caloriengehalt der Kost dadurch erhöhen, daß man vom 4. Tage ab die Milch zu $^2/_3$ als Milch und $^1/_3$ als Sahne verabreicht.

Ich gebe schon so früh wie möglich mit Dextropur gesüßte *Obstsäfte*, entweder selbstausgepreßtes Obst oder die käuflichen Obstsäfte, die weder gefärbt sein noch Konservierungsmittel enthalten dürfen. (In allen Reformgeschäften zu haben.) Diese frühzeitige Zuführung von Vitaminen halte ich für sehr wichtig.

Da ich bei Hämatemesis, entgegen der allgemeinen Anschauung, schon am 2. Tag Dextropur mit Obstsäften gab und eine gute Verträglichkeit beobachtete, so möchte ich hier die Behandlung von Prof. **Meulengracht** (Münch. med. Wschr. 40, 1937), der ich jedoch für die Praxis nicht ganz beistimmen kann, erwähnen, der noch einen großen Schritt weitergeht und dabei die besten Erfolge sah. Bei der sofortigen Ernährung ging die Blutregeneration viel schneller vor sich und erreichte innerhalb eines Monats normale Werte. Vom 1. Tag ab bekommen die Kranken volle Beikost und können soviel essen wie ihnen behagt. Zur Breikost gehört: Morgens 6 Uhr Butterbrot mit Tee. 9 Uhr Hafergrütze mit Milch, Butterbrot. 12 Uhr Mittagbrot. 15 Uhr Kakao. 18 Uhr Butterbrot, Aufschnitt, Tee. — Zwischen den einzelnen Mahlzeiten Milch. Das Mittagbrot kann bestehen aus: Aprikosensuppe, Apfelsuppe, Milchbrei, Grütze, Gemüsesuppen, süße Suppen, legierte Suppen, weiße Sagosuppe u. a. Von Fleischgerichten Fleischkloß, Fleischfarce, Fischfarce, Kartoffelbrei, Gemüsebrei, Kalbskarbonade. Alle Speisen müssen sehr gut gekaut werden. Bei sehr ausgebluteten Kranken wird zuerst eine Bluttransfusion gemacht. Die Kranken können sich im Bett bewegen. Als Arzneimittel werden gegeben: Natr. bicarbon. 15,0, Magn. carbon. 15,0, Ext. Hyoscyam 2,0. D. S. 3mal tägl. 1 Teel. Ferr. lact. 3mal tägl. 0,5 g.

Zuckertherapie bei Ulcuskrankheit (Dr. Recht). Die Kranken erhalten tägl. 200—240 g Dextropur. Bei guter Zuckertoleranz gibt man 3mal tägl. 70—80 g Dextropur in 300 g dünnem Tee oder Wasser gelöst. Bei schlechter Zuckertoleranz und heftigen Ulcusschmerzen gibt man alle 3 Std. 50—60 g in 200—300 ccm Tee gelöst. Kleinere Dosen sind zwecklos. Allmählich steigert man diese kleineren Dosen auf 70—80 g. Bei Obstipation kann man vor dem Schlafengehen 1—2 Eßl. Bienenhonig in Milch oder lauem Wasser geben. Um einen unerwünschten Gewichtsanstieg zu vermeiden, verringert man die Fettzufuhr. Die Zuckerzufuhr wirkt dämpfend auf die Hyperacidität. Auch bei hartnäckigen chronischen Fällen, die immer wieder mit krampfhaften Schmerzen einhergingen, habe ich guten Erfolg gesehen.

Hier mögen auch **Mucin** und Mucitect erwähnt werden, die ein natürliches Schutzmittel für den kranken Magen darstellen und sich bei meinen Ulcuskranken sehr gut bewährt haben. Man läßt die Kranken vor dem Essen 1—2 Teel. voll in Milch nehmen.

Sehr wirksame Mittel, selbst bei „Schlauchkranken", scheinen mir **Larostidin** und Histidin Ifah und Duodentrat (das neben Histidin noch Tryptophan, Cystein und Vitamin C enthält) zu sein, von denen man tägl. eine intragl. Injektion gibt, im ganzen 20 Amp., oder von **Torantil** jeden 2. Tag eine intramusk. Injektion. Im ganzen 8—10 Injektionen.

Ich möchte hier besonders auf die Behandlung mit *Robadin* hinweisen, das als Ampulle und als Tablette im Handel ist. Man gibt tägl. oder jeden 2. Tag 1 Amp. intramusk., nach einigen Tagen kann die Dosis auf 2 ccm erhöht werden. Im ganzen gibt man 12—16 Injektionen.

Eine noch bessere Wirkung scheint man mit den **Geschlechtshormonen Progynon und Testoviron** bei frischen Magen- und Zwölffingerdarmgeschwüren zu erreichen. S. Cyren A. Die subjektiven Beschwerden gehen meist schnell zurück und auch röntgenologisch kann das Ulcus verschwunden sein. Stenosierende Ulcera sind nicht zu beeinflussen. In der 1. Woche tägl. Progynon 1 mg (10000 I.B.E.) (dazu evtl. 2mal pro Woche 25 mg Testoviron), in der 2. Woche jeden 2. Tag, in der 3. Woche jeden 3. Tag 1 intramusk. Injektion von 1 mg Progynon, dann jeden 4. Tag. Oder 2mal wöchentl. 1 Injektion Progynon 5 mg 2—3 Wochen lang, in der 4. und 5. Woche je 1 Injektion.

Die gleichzeitige Verabreichung von Testoviron dient lediglich der Bekämpfung gewisser Nebenerscheinungen, wie besonders der Schwellung und Schmerzhaftigkeit der Brustdrüsen und der Herabsetzung der Potenz. Diese Nebenerscheinungen verschwinden nach kurzer Zeit restlos. Auf der anderen Seite gibt das Auftreten einer Mastodynie einen wertvollen Fingerzeig dafür, daß die Progynondosierung ausreichend gewesen ist. Man sollte stets so viel Progynon verabreichen, bis eine Mastodynie auftritt, gleichgültig, ob man damit die angegebenen Dosen überschreitet. Die Kur dauert 2—4 Wochen. Diät braucht nicht streng eingehalten zu werden. Auch Cyren kann man injizieren. Nicht nur die Magenbeschwerden verschwinden, sondern auch die kalten Hände und Füße, ja ich sah selbst, wie Krampfadern und ein Beingeschwür sich bedeutend besserten.

Hier möchte ich noch auf die *Heilbehandlung mit Impletol oder Novocain* eingehen. Man injiziert unterhalb Sternum 1 Amp. Impletol, indem man mit der Nadel unter die Fascie spritzt. Noch bessere Erfolge sah ich von Injektionen in das Nierenbett (1 Amp. Impletol oder 2 ccm 1proz. Novocainlösung) je rechts und links.

Medikamentöse Behandlung: Sind die Schmerzen heftig, so gebe man besonders reichlich Alkalien (Calc. carbon., Mg. usta [oder Mg. perhydrol 25%] aa 20,0, Dolantin 0,6. D. S. 2stündl. 1 Teel.), damit keine Salzsäure durch Reizung des Geschwürs Schmerzen verursachen kann. Nur im Notfalle gebe man Pantopon oder Dilaudid, 1 ccm subcut., oder Zäpfchen: Dilaudid 0,002, Atropin sulf. 0,0006, Ol. Cacao 1,5, m. f. supp. tal. Dos. VI. D. S. Bei Schmerzen 1 Zäpfchen. Oder Natr. bicarb., Bism. subnitr. aa 25,0, Atropin 0,01, Dilaudid 0,03. D. S. Vor dem Essen 1 Teel. Wenn die Schmerzen nicht nachlassen: MgO 0,3, Neutralon oder Gastro-Sil 0,5, Bism. subnitr. 1,0, Atropin sulf. 0,0004, Dilaudid 0,003 m. f. pulv. tal. Dos. X. D. S. 2mal tägl. 1 Pulv. Man kann auch Atropin + Dilaudid weglassen und setzt dafür Dolantin 0,04—0,05. Gleichzeitig Gaben von Vitamin C als Cebion, Cantan, Redoxon, 3mal tägl. 2 Tabl., sollen die Heilung des Geschwürs begünstigen.

Auch Neutralon mit und ohne Extrakt Belladonn. oder Gastrosil ist zu versuchen. In der letzten Zeit werden auch gegen Hyperacidität die Pankreaspräparate (Pankreon, Pankreas dispert, Pancrazym, Pankrofirm, Festal) gebraucht, oder Decholin, da die Gallensäuren eine stark hemmende Wirkung auf die Magensekretion haben.

Oft werden lauwarme Prießnitzumschläge auf die Magengegend sehr wohltuend empfunden. Ein Eisbeutel wird nicht von jedem Kranken vertragen. Heiße Umschläge sind bei Magenblutungen kontraindiziert.

Besteht keine Gefahr für Magenblutung, so kann Diathermie mit gutem Erfolg angewandt werden. Bleiplatte auf den Magen, eine größere ihr gegenüber auf den Rücken. Stromstärke 1—1,5 Ampere, Dauer 40—60 Min. Vorsichtig beginnen!

Magengeschwüre, die der erwähnten Therapie widerstehen, können oft durch *Reizkörpertherapie* sehr günstig beeinflußt werden.

Nach den Untersuchungen an der Bierschen Klinik ist das Novoprotin dazu sehr geeignet. Man beginnt mit zwei intravenösen Injektionen in der Woche und erhöht allmählich die Dosen (s. unter Novoprotin, zweiter Teil). Bei blutendem Magengeschwür kommt diese Therapie nicht in Frage wegen der Gefahr einer vermehrten Blutung.

Man kann ein Ulcus als geheilt betrachten, wenn die Kranken schmerzfrei sind, sowohl bei leerem als auch gefülltem Magen, und die wiederholte Untersuchung des Stuhles bei fleischfreier Kost auf okkultes Blut stets negativ ausfällt. Man denke daran, daß bei Einnahme von Wismut die Stuhlperiode auf Blut positiv werden kann.

Zu operieren ist:

1. bei blutendem Magengeschwür, wenn die Blutung nicht stehen will;
2. bei Ulcusperforation ist sofort zu operieren.

Chronisches Magen- und Zwölffingerdarmgeschwür. Auch beim chronischen Magen- und Zwölffingerdarmgeschwür soll nach Möglichkeit Bettruhe eingehalten werden, sobald wieder anhaltende Beschwerden auftreten. Die Kur dauert 4—6 Wochen. Die Leube-Ewald-Kur beginnt bei dem 6. Tage mit 800 ccm Milch ohne Traubenzuckerklysma. Bei schwächlichen Personen fügt man jeder Milchportion 2 Teel. voll Tropon, Hygiama, Promonta, Sanatogen oder Somatose hinzu. Man kann auch, um mehr Fett zuzuführen, die Milch zu $^2/_3$ als Milch und zu $^1/_3$ als Sahne geben. Bei schlechter Verträglichkeit der Milch kann dieselbe verdünnt werden mit $^1/_3$ Kalkwasser oder Emser Wasser oder man gibt besser Buttermilch, Sauermilch und Joghurt. Um mehr Calorien zuzuführen, ist es bei schwächlichen Personen statthaft, die Milch als dünne Mehl-, Grieß- oder Mondaminsuppe zu reichen, in die man nach Belieben gute Butter oder ein feingeschlagenes Eigelb geben kann. Vitamine sind stets in Form von frisch ausgepreßten Obstsäften zuzuführen, die man mit Dextropur-Traubenzucker süßen läßt (s. Zuckertherapie bei Ulcuskrankheit, S. 149). Vom 19. Tage der Ulcuskur ab geht man zu gröberer Kost über, vermeidet aber Kohlgemüse, starke Gewürze, zu heiße und zu kalte Speisen, konzentrierten Alkohol, schwarzen Kaffee und Schwarzbrot. Gestattet sind Obstsaft, gesüßt mit Dextropur, oder geriebener Apfel, zerdrückter Pfirsich, Banane, geriebene Möhren, geschälter Tomatensalat mit Öl und Zitronensaft und rohes Sauerkraut (durch den Wolf gemahlen).

Bei *Schmerzen* sind heiße Kompressen, am besten Leinsamenkompressen oder Fangothermkompressen, auf die Magengegend zu legen. Die Haut, die dadurch stark gerötet und leicht verbrannt erscheint, wird mit etwas Borsalbe eingerieben. Auch das elektrische Heizkissen ist zur Wärmezufuhr sehr geeignet. Im übrigen gibt man bei Schmerzen die unter akutes Magengeschwür angegebenen Arzneimittel. Die Hyperacidität kann durch stärkere Zufuhr von guter Butter und Öl, Mandelmilch (öfter 1 Eßl.) oder geschälte geriebene Mandeln oder durch rohen Kartoffelpreßsaft (s. S. 148), oder durch die oben angegebenen Arzneimittel bekämpft werden. Auch Mucin und Mucitect kommen hier in Frage. Morgens nüchtern 1 Teel. von natürlichem Mergentheimer Salz oder von Uricedin in einem Glas warmen Wassers innerhalb 20 Min. trinken oder 3mal tägl. 1 Messerspitze bis gestrichenen Teel. Sepdelen 8 in 1 Glas warmem Wasser ¼ Std. vor dem Essen. Eine Diathermiebehandlung von 15—20 Sitzungen ist von günstiger Wirkung. Die Kranken sollen viele Monate bis zu 1 Jahr nach der Ulcusheilung alle größeren körperlichen Anstrengungen vermeiden, besonders das Tragen und Heben von schweren Gegenständen, wobei die Bauchmuskeln besonders in Anspruch genommen werden. Die Magengegend darf nicht durch Leibriemen, Mieder oder zu enge Röcke eingeschnürt werden. Als Brunnenquellen kommen Mergentheim, Kissingen, Neuenahr, Tarasp und Vichy in Betracht.

Zur Nachkur von anämischen Ulcuskranken sind die Eisenquellen von Franzensbad, Elster, Pyrmont, Reinerz, Schwalbach empfehlenswert.

Die Progynonbehandlung (s. S. 150) führt zu einer schnellen Schmerzfreiheit und steigert die Heilungstendenz außerordentlich.

Pylorusstenose. Anschließend an ein Ulcus ventriculi oder duodeni kann es durch narbige Veränderungen zu einer Passageverengerung an dem Magenausgang kommen. Ist diese Passageverengerung sehr hochgradig, so wird selbst durch eine Hypertrophie der Magenmuskulatur der Magen nicht vollkommen entleert werden können und die zurückbleibenden Speisen gehen in Gärung über. Es kommt allmählich zu einer Ektasia ventriculi mit den subjektiven Beschwerden, wie: Gefühl von Druck und Spannung in der Magengegend, Aufstoßen, Gefühl der Völle, selbst nach kleinen Mahlzeiten, starkes Durstgefühl, Erbrechen.

Therapie: Bei Pylorusstenose *ohne Ektasie* ist eine Kost zu wählen, die nur geringe Anforderungen an den Magen stellt und leicht durch das Passagehindernis hindurchgeht. Man gibt tägl. öfter kleine Portionen. Die Art der Speisen hängt von der Beschaffenheit des Magensaftes ab. Bei normaler Acidität oder Hyperacidität führe man besonders Eiweiß zu in Form von Milch, Eiern, Fischen, Kalbfleisch und Geflügel. Die Kohlenhydrate werden am besten als Weißbrot, Keks, Zwieback oder als die verschiedenen Breiarten zugeführt. Als Zucker: Dextropur oder Hälsana. Gemüse und Kartoffeln sind nur in durchgeschlagener Form zu geben. Mit Fetten jeder Art muß man sehr vorsichtig sein, da dieselben im gestauten Mageninhalt sehr leicht einer Fettsäuregärung anheimfallen. Alkoholica und starke Gewürze sind zu meiden.

Liegt eine Pylorusstenose *vor mit Ektasie* und herabgesetzter Magensaftsekretion, so schränkt man die Eiweißkörper ein und reicht sie nur in ganz feiner Verteilung. Die künstlichen Nährpräparate, wie Sanatogen, Somatose, Promonta, Novo-Tropon, Roboral, sind hierbei sehr wertvoll. Die Kohlenhydrate treten bei den Ektasien mehr in den Vordergrund, da das Ptyalin des Speichels im schwachsauren Magensaft die Kohlenhydrate noch weiter aufschließen kann. Man gibt die Kohlenhydrate und Gemüse ebenfalls in Form von Brei und vermeide dabei die Blähung verursachenden Kohlarten. Die Fette sind wie oben sehr zu beschränken. Die Menge der Getränke soll 1200 ccm pro Tag nicht überschreiten. Kohlensäurehaltige Getränke sind zu vermeiden.

Physikalische Therapie: Neben der erwähnten Diät spült man morgens nüchtern den Magen so lange, bis die Flüssigkeit klar und ohne Speisereste abfließt. Als Spülflüssigkeit dient physiologische Kochsalzlösung, bei Hyperacidität 1—2% Natr. bicarbon., bei Gärungserscheinungen 2% Borsäure, oder 2% Resorcinlösung. Kranken, die über Schmerzen und Beschwerden in der Nacht klagen und dadurch ihre Nachtruhe einbüßen, gibt man abends um 6 Uhr das letzte Essen und spült den Magen um 10 Uhr abends. In schweren Fällen mit Erbrechen, fauligem Aufstoßen, starkem Durstgefühl und verringerter Urinmenge spült man morgens und abends den Magen. Der Erfolg kann bei der narbigen, nicht allzu hochgradigen Pylorusstenose durch Ulcus und dem Pylorospasmus ein sehr guter sein, bei der carcinomatösen dagegen oft ein schlechter. Bei gutartiger Pylorusstenose kann man auch jeden oder jeden 2. Tag 1 Amp. Bellafolin, Eupaverin, Sestron oder Syntropan intramusk. versuchen. Bei Anacidität verordne man 30—40 Tropfen verdünnte Salzsäure oder 2 Tabl. Citropepsin zum Essen in einem Glas Zuckerwasser, bei Hyperacidität: *Magn. ust.* oder *Magnesiumperhydrol,* besser Mucin und Mucitect. Viele Kranke können sich mit dieser internen Behandlung jahrelang wohlbefinden. Aber bei den Kranken, die sich einer solchen diätetischen und physikalischen Therapie aus sozialen Gründen nicht unterziehen können, ist die Operation zu empfehlen, bevor eine zu starke Erschöpfung eingetreten ist.

Carcinoma ventriculi, Magenkrebs. Nur wenn die Diagnose frühzeitig genug gestellt wird, kann die Operation Rettung bringen. In der größten Mehrzahl der Fälle wird die Diagnose zu spät gestellt und es kommt nur die konservative Behandlung in Betracht. (Auch an Magenlues denken, da hierdurch ein Ca. vorgetäuscht werden kann. Behandlung mit Wismut intramuskulär.)

Die Behandlung nähert sich am meisten der der chronischen Gastritis. Bei Sitz des Krebses am Pylorus kommt es zu einer Verengerung des Magenausganges und daran anschließend zu einer Ektasia ventriculi. Hier ist die Behandlung dieselbe wie bei der Pylorusstenose. Man sei jedoch bei Krebs nicht allzu sparsam mit Morphium und ähnlichen Präparaten (Dilaudid, Merzmorf, Eukodal, Polamidon und Dolantin). Eine Gastroenterostomie schafft nur eine vorübergehende Erleichterung, ist aber bei Pylorusstenose doch indiziert. Als Stomachicum kann man *Vin. Condurango*, 3mal tägl. 1 Eßl., geben oder *Extrakt Condurango fluid 50,0* 3mal tägl. 1 Teel.,

oder Decoct. Cort. Condurang. 15,0 : 180,0, Acid. hydrochlor. 0,5, Sirup. simpl. ad 200,0, 3mal tägl. 1 Eßl.

Gegen die bestehende Übelkeit:

Chloroform 1,0, Pantopon 0,2, Bismut subnitr. 5,0, Aq. dest. ad 150, 3—4mal tägl. 1 Eßl. Vorher umschütteln! Oder Anästhesin, Elaeos. Validol., Cort. Condurang. plv. aa 0,5, m. f. pulv. tal. Dos. X. D. S. 2—3mal tägl. 1 Pulver. Larocain 0,5, Aq. dest. ad 25,0. D. S. 3mal tägl. 10 Tropfen in Wasser, oder Dolantin als Tabl. oder Injektion. Durch heiße Kompressen auf die Magengegend können die Schmerzen günstig beeinflußt werden. S. Viprasid.

Nervöse Dyspepsie, Neurastenia gastrica. Die Ursache zu dieser Erkrankung ist wohl sicher in einer abnormen Konstitution zu suchen, die leicht zu Störungen des digestiven Nervensystems führt und öfter mit Gastroptose und Enteroptose kombiniert ist. Meist findet man eine Gastritis. Die Magenstörungen können anfallsweise auftreten nach Aufregungen, nach Speisen, die angeblich schwer verdaulich oder verdorben waren. Die Kranken vermeiden daher oft alle festeren Speisen und setzen sich auf Suppen- und Breidiät, wodurch sie immer mehr geschwächt werden und den Eindruck eines Schwerkranken machen können. Sie bilden sich ein, schwer magenkrank zu sein oder gar an Magenkrebs zu leiden. Bei dieser Erkrankung kann der Magensaft vollkommen normal sein, oder es kann eine Hyperacidität oder eine Anacidität bestehen. Die Diagnose auf nervöse Dyspepsie soll nur gestellt werden, wenn eine genaue Untersuchung (Magensaft- und Röntgenuntersuchung) jede organische Magenerkrankung ausschließt. *Man denke besonders an die Gallenblase.*

Therapie: Voraussetzung für eine sachgemäße Behandlung ist eine gründliche Untersuchung des Kranken, damit derselbe erkennt, daß alles getan werde, um die Ursache seines Leidens festzustellen. Liegt *keine organische Magenerkrankung vor*, so wird man dem Kranken mit Überzeugung darlegen, daß sein Magen vollkommen gesund ist, und daß er alle Speisen vertragen kann, und daß es jetzt vor allem gilt, den Gesamtzustand zu heben und zu kräftigen. Diese Überzeugung muß man dem Kranken bei jedem Besuche erneut einprägen. Allmählich führt man den Kranken mit freundlicher, aber bestimmter Willenseinstellung und unter Betonung seines gesunden Magens von seiner Breikost zu einer allgemeinen Kräftigungskost. Wo es notwendig ist, greift man zu einer Mastkur (s. S. 121—123), die den Kranken meist ausgezeichnet bekommt. Starke alkoholische Getränke und Rauchen sind zu verbieten. Besteht eine lästige *Hyperacidität,* so gebe man rohen Kartoffelpreßsaft (s. S. 148).

Magnes. ust. Ca. carbonic, à 20,0, Atropin sulf. 0,01, Na. sulfuric. 5,0 3mal tägl. 1 Teel. Besteht Verstopfung, so gibt man Na. sulfuric. Mg. sulfur.

Kal. sulfur. à 20,0, Na bicarb. 10,0. D. S. früh und abends 1 Teel. in 1 Glas warmem Wasser.

Bei *Anacidität* 20—30 Tropfen verdünnte Salzsäure oder 1—2 Citropepsintabl. in Wasser oder 1—2 Teel. Enzynorm in Himbeerwasser zum Essen. Bei Appetitlosigkeit gebe man Stomachica (s. S. 140/141). Es mag hier auch auf Prosplen (s. d.) hingewiesen sein, das eine regulierende Wirkung auf die Magensalzsäure hat. Die oft bestehende *Verstopfung* regele man, wenn irgend möglich, durch entsprechende Kost: Morgens nüchtern 1 Tasse Milch mit 2—3 Eßl. Ol. Sesami und einem Stück Vollkornbrot, oder morgens nüchtern 1 Teller gekochte Backpflaumen, oder abends Joghurtmilch mit Vollkornbrot. An unschädlichen Abführmitteln seien erwähnt: Extr. Strychni 0,05, Extr. Chin. fl. 5,0, Extr. frangul. fl., Extr. Sagradae fl. à ad 100,0, 2—3mal tägl. 1—2 Teel. oder Normacol, 3mal tägl. 1 Teel., oder Mitilax, Cristolax, 3mal tägl. 1 Tee- bis Eßl., oder Isacen oder Diopal, abends vor dem Schlafengehen 2—4 Körner oder 1—2 Graphitten, oder Pasta Palm.

Bei Übelkeit und Brechreiz mit starkem Aufstoßen, das bei vielen Kranken besonders morgens beim Aufstehen beginnt, helfen meist folgende Pulver: Anästhesin, Elaeos. Validol, Cort. Condurang. pulv. aa 0,5, m. f. pulv. tal. Dos. X. D. S. Vor dem Aufstehen 1 Pulver. In schweren Fällen fügt man noch Natr. diaethylobarbit. 0,2, Natr. bromat. 0,5 bei.

Physikalisch kann man auf die Magengegend trockene Wärme oder Prießnitzumschläge geben. Auch das Massieren oder die Behandlung mit galvanischem Strom werden oft sehr angenehm empfunden (die eine Elektrode auf den Magen, die andere auf den Rücken). Jeden Abend vor dem Schlafengehen Abwaschen des Körpers mit Franzbranntwein oder kühlem Wasser und anschließend kräftiges Durchfrottieren des Körpers.

Wo in der Familie eine psychotherapeutische Beeinflussung nicht möglich ist, ist der Aufenthalt in einem Sanatorium sehr empfehlenswert.

Pylorospasmus. Liegt dem Pylorospasmus ein Ulcus des Pylorus zugrunde, so ist die Leube-Ewald-Kur einzuleiten. Besonders hat sich aber eine *Ölkur* bewährt, indem man morgens nüchtern mit einem Magenschlauch 100 ccm warmes Sesamöl in den Magen bringt und den Kranken 1 Std. auf der rechten Seite liegen läßt. Dann erst beginnt der Kranke mit seiner Ulcuskost. Um auf den Spasmus einzuwirken, kann man subcut. 1 ccm geben von: Atropin sulf. 0,01 : 10,0, oder 1 Amp. Dolantin oder 1 Amp. Eupaverin, Eupaco oder Sestron. Auch Campher hat eine spasmuslösende Wirkung: Camphora trita 4,0, Tinct. Valer. aeth. ad 20,0. D. S. Bei Bedarf 15 bis 20 Tropfen, oder Cadechol und Perichol. Ist der Pylorospasmus rein nervös bedingt, so gebe man heiße Umschläge auf die Magengegend (Leinsamenmehl), öfter ein warmes Bad und innerlich Stront. bromat. 0,5, Extract. Belladonn. 0,02, m. f. pulv. tal. Dos. X, 3mal tägl. 1 Pulver, oder Stront. bromat. 0,5, Atropin methylobromat. 0,001, m. f. pulv. tal. Dos. X, 3mal tägl. 1 Pulver, oder Eupaverin- oder Eupacotabl.

Diathermiebehandlung bringt sehr gute Erfolge, sie ist daher bei allen Fällen von Pylorospasmus zu versuchen.

Angeborene Pylorusstenose (Pylorospasmus) bei Kindern. Schon in den ersten Lebenswochen oder spätestens bis zum 2. Monat treten heftiges, explosionsartiges Erbrechen und starke Magenperistaltik auf. Dies muß um so mehr auffallen, da es sich großenteils um Brustkinder handelt. Stuhl und Urin werden spärlicher, es tritt Abmagerung, Vorwölbung des Magens und Einsinken der Unterbauchgegend ein. In dem Erbrochenen kann sich Blut befinden, aber so gut wie niemals Galle, was differentialdiagnostisch von Bedeutung ist.

Behandlung: Keine Nahrungsentziehung. Kommt das Kind frühzeitig genug in Behandlung, so läßt sich Heilung erzielen. Brustkinder müssen an der Brust weitergenährt werden, nur legt man das Kind seltener an die Brust und läßt es so viel trinken wie es will. In schweren Fällen gibt man dem Kinde stündl. 10 ccm abgepreßte und gekühlte Frauenmilch. Nach einigen Tagen steigert man die Menge auf 20—30 ccm. Allmählich verringert man die Anzahl der Mahlzeiten, erhöht aber dafür ihre Mengen. Bei Atrophikern sucht man die Erhaltungskost möglichst schnell zu erreichen. Will man der Frauenmilch etwas zusetzen, so nehme man Malzsuppe, Reis oder Maismehl, wodurch ein dickerer Milchbrei entsteht, der nicht so leicht erbrochen werden kann. Ist man auf künstliche Nahrung angewiesen, so kann man holländische Buttermilch, Malzsuppe oder dicken Brei geben.

Auch Klistier mit lauwarmer Frauenmilch (4mal tägl. 50—60 ccm) ins Rectum hat sich gut bewährt. Man führt einen weichen Nélatonkatheter mindestens 10 cm hoch ein.

Da die Wasseraufnahme eine sehr beschränkte ist, so gibt man 3—4mal tägl. 50—100 ccm physiol. Kochsalzlösung als Klysma oder als Tropfklistier (100 ccm in ½ Std.). Wird die Flüssigkeit nicht behalten, so gibt man die Lösung subcutan.

Magenspülungen bringen meist keinen großen Erfolg. Glückt es aber, die Sonde in das Duodenum einzuführen, so kann man 5mal des Tages 120 bis 160 ccm Frauenmilch mit je 2 Messerspitzen Plasmon ins Duodenum geben.

Medikamentös: Vor jeder Mahlzeit kann man 1 Eßl. Karlsbader Mühlbrunnen oder Vichywasser oder 10 ccm Kalkwasser geben. Der Erfolg bleibt zweifelhaft. Am wirksamsten scheint Atropin zu sein, das auch gut vertragen wird. 5mal tägl. 1—3 Tropfen von einer 1prom. Lösung. Auch subcutan durch hohe Dosen, 3mal tägl. ¼ mg, wurden schon gute Erfolge gesehen. Auch Belladonnal ist hier von guter Wirkung. Man löst ¼ Tabl. in Wasser auf und gibt auf 8—10 Portionen verteilt pro die 10 Min. vor jeder Mahlzeit. Tägl. oder jeden 2. Tag wird die Dosis um ¼ Tabl. erhöht, bis die wirksame Dosis erreicht ist, höchstens 2 Tabl. pro die.

Auch sehr schwere Formen von Pylorospasmus lassen sich durch Vasano zur Ausheilung bringen. Man gibt 1—2mal tägl. — Vasano-Zäpfchen, steigend auf 3mal tägl. ⅓ Zäpfchen. Da eine weitere Erhöhung der Dosis zu toxischen Nebenerscheinungen führen würde, diese Erhöhung aber nötig ist, wenn nach 4—5 Tagen keine Besserung eingetreten ist, kann man Vasano mit Lobelin kombinieren. Man injiziert 6—8mal in 24 Std. je 1 mg Lobelin und gibt gleichzeitig 1 Zäpfchen auf den Tag verteilt, also zu jeder Lobelinspritze etwa den 6. Teil eines Vasanosuppositoriums. Nach 8—10 Tagen hört meist das Erbrechen auf. Bei früherer Besserung kann man die Zahl der Injektionen verringern.

Auf den Leib legt man warme Kompressen. — Diathermie. — In schweren Fällen kommt Operation in Frage. Man darf nicht bis zur Abmagerung des Kindes warten.

Darmerkrankungen.

Die Gesundheit des Magens und die normale Vorverdauung der Speisen im Magen sind Vorbedingungen für die Gesunderhaltung des Darmes. Jede Magenerkrankung wird die Verdauungsfähigkeit des Darmes in geringerem oder in höherem Grade mehr beanspruchen und kann bei längerem Bestehen zu einem sekundären Darmleiden führen.

Es gibt aber auch Erkrankungen des Darmes bei vollkommener Gesundheit des Magens, wie es auch Erkrankungen des Magens gibt, die auf ihn beschränkt bleiben und wo der Darm die vermehrte Verdauungsarbeit ohne Schädigung übernehmen kann.

Akute Enteritis, akuter Darmkatarrh. Der akute Darmkatarrh kann ausgelöst werden durch Diätfehler, verdorbene Nahrungsmittel, durch Arzneimittel (Quecksilber, Arsen, durch drastische Abführmittel und andere), durch Erkältung, oder er ist ein Begleitsymptom bei Infektionskrankheiten.

Therapie: Die Behandlung verfolgt eine Reinigung des Darmkanals und eine Schonung der Verdauungsorgane durch eine zweckentsprechende Kost.

Ist der Darmkatarrh durch Arneimittel hervorgerufen, so sind dieselben abzusetzen. Ist er die Folge einer Infektionskrankheit, so gibt man, um eine zu starke Entkräftung des Kranken zu verhindern, stopfende Arzneimittel. Ist der Darmkatarrh hervorgerufen durch Diätfehler oder bestehen akut auftretende Durchfälle unklarer Ätiologie, so wird man den ganzen Verdauungskanal gründlich reinigen durch Verordnung von 2—3 Eßl. Ricinusöl oder 2mal 0,3 g Calomel, das innerhalb 1 Std. zu nehmen ist, oder von einem Glas Bitterwasser (z. B. Apenta). Gleichzeitig sucht man den Darmkanal durch Klistier zu reinigen (1 l warmen Kamillentee). Auf den Leib legt man warme Tücher oder eine Leibwärmflasche, den Thermophor, oder man macht um den ganzen Leib feuchtheiße Packungen. Schwächliche Personen bleiben im Bett. Die ersten 2—3 Tage sind Hungertage.

Wenn die Abführmittel gründlich gewirkt haben und die Entleerungen nicht mehr fäkulent riechen, so gebe man tägl. eine intramusk. Injektion von Lactoflavin und folgender Arznei:

HCl 3,0, Pepsin 2,0, Tct. ratanh. 10,0, Tct. Laudani 3,0, Tct. Valer. 10,0, Sirup. spl. 20,0, H_2O ad 200,0. D. S. 2—3mal tägl. 1 Eßl. zum Essen oder

Carbo med. 30,0, Tct. Laudani 5,0—10,0, Atropin. sulf. 0,005, Cumasina ad 200,0. D. S. 3mal tägl. 1 Eßl. oder

Rp. Bism. β-naphtholic. 5,0, Calc. phosphor., Calc. carbonic. aa 20,0 (Laudani pulv. 0,3), 3mal tägl. 1 Teel. (besonders bei Gärungsdyspepsie),

oder Adsorgan Bolus alb. aa 30,0. D. S. 3mal tägl. 1 Eßl. in Wasser,

oder Rp. Decort. rad. Ratanh. 10,0 : 150,0, Pantopon 0,2, Ol. Menth. pip. gtt. 1, Sirup simpl. 20,0, 3—4mal tägl. 1 Eßl.,

oder Carbo animalis 30,0, Atropin sulf. 0,005, Tct. Op. spl. 6,0, Cumasina ad 200,0. D. S. 3mal tägl. 1 Eßl. Umschütteln!

oder von Tinct. Opii simpl. oder crocata 10—20 Tropfen, oder die Uzarapräparate, oder Rp. Opii pulv. 0,03, Pulv. gummos. 0,5, m. f. pulv. tal. Dos. X, 3—4mal tägl. 1 Pulver,

oder Rhiz. Tormentill. pulv., Cort. Condurang pulv. aa 20,0. D. S. 3mal tägl. 1 Teel.

Sehr gut sind 3mal tägl. 10 Cumacarbo-Dragées oder 3mal tägl. 2 Tabl. Allisatin,

oder man läßt die Kranken tägl. 2—3 Teel. getrocknete Heidelbeeren essen, oder die Heidelbeeren in wenig heißem Wasser aufkochen, mit warmem Rotwein vermischen und dann trinken.

Wegen ihrer großen Zuverlässigkeit in der Wirkung soll hier die **Apfelkur** erwähnt werden, so befremdend sie auch erscheinen mag. Erwachsene oder Kinder essen 2 Tage lang *nur* gute, reife Äpfel in geriebener Form. Schale, Kerne und Kerngehäuse werden entfernt. Pro Mahlzeit 100—300 g je nach Alter. 5 Mahlzeiten tägl., also 500—1500 g Rohapfelbrei. Am 2. Tage hört der Durchfall auf und der Stuhl wird geformt. Vom 3. Tage ab Schonungskost und in den nächsten Tagen allmählicher Übergang zu Normalkost. Die Wirkung soll dadurch bedingt sein, daß diese Füllungsmasse rein mechanisch und als Absorbens den Darm von schädlichen Inhaltsstoffen befreit, ist auch der Gehalt der Äpfel an Gerbstoff von großer Wichtigkeit (s. *Aplona* und *Santuron*).

Auch Kaffeekohle (s. Carbo coffeae), 3mal tägl. 1 Teel. voll, hat sich sehr gut bewährt.

In neuerer Zeit haben sich auch die *Sulfonamide* vielfach bei dieser Erkrankung bewährt. Besonders wenn eine infektiöse Genese der Erkrankung wahrscheinlich ist, empfiehlt sich bei kleinen Kindern Albucid, Resulfon oder Ruocid. Vom 6. Lebensjahre an erhalten die Kinder die Hälfte der üblichen Erwachsenendosis, und vom 14. Lebensjahre an können sie die volle Erwachsenendosis bekommen. Bei Erwachsenen kann ebenfalls Albucid oder noch besser Globucid oder Pyrimal, am besten Resulfon oder Ruocid gegeben werden. Bei den letzteren empfiehlt sich folgende Dosierung: Initialdosis 4 Tabl. und dann in 4stündl. Abständen je 2 Tabl. bis zur Tagesgesamtmenge von 12—16 Tabl. S. auch Formo-Cibazol und Otrhomin.

Bei *kolikartigen Schmerzen* haben die Kranken unbedingt das Bett zu hüten, da nicht immer zu erkennen ist, ob hinter den Schmerzen eine Appendicitis, Cholecystitis usw. verborgen liegt. Man mache heiße Umschläge oder einen Prießnitzumschlag auf den Leib und gebe Dolantintabl. oder Injektionen und nur im zwingenden Bedarfsfall 1 ccm Pantopon oder 1 Amp. Eukodal, Polamidon G, Dolantin oder Dilaudid oder Merzmorf subcutan oder Rp. Dilaudid 0,03, Atropin sulf. 0,01, Aq. dest. ad 10,0, 1 ccm subcut., oder als Suppositorien: Rp. Extract Opii, Extract Belladonn. aa 0,04 (oder 0,04 Bellafolin), Ol. Cac. 2,0, m. f. supp. tal. Dos. X, 2mal tägl. 1 Zäpfchen.

Diät: In allen Fällen mit schweren katarrhalischen Erscheinungen wird man 1—2 Hungertage vorausschicken und nur ungesüßten schwarzen Tee, Pfefferminztee oder Kamillentee mit Vitamin B_1 zu trinken geben. Wenn gleichzeitig Erbrechen besteht und keine Flüssigkeit per os aufgenommen werden kann, muß man im Notfall entweder physiologische Kochsalz- oder Normosal- oder 5proz. Traubenzuckerlösung subcut. oder intrav. zuführen. Auch Magenspülungen mit Karlsbader Wasser kann man versuchen.

Bei *Herzschwäche* injiziere man Campheröl, Cardiazol, Cycliton, Effortil, Coramin, Veritol, Veriazol oder Suprifen. Der *intravenösen* Infusion kann man ¼ mg Strophanthin zusetzen. Wenn der Durchfall nachläßt, so beginne man mit Zufuhr von leichter Kost: Hafer- und Gerstenschleim oder Brei von Kindermehl (Kufeke, Nestle oder Theinhardts lösliche Kindernahrung: Infantina) oder Mondaminbrei. Bei Fortschreiten der Besserung gebe man Grieß- oder Mehlsuppe, durchgetriebenen Reis, Nudeln, Makkaroni, Kartoffelbrei, Keks und Zwieback. Allmählich geht man zu den Gemüsen über die jedoch durch ein Sieb getrieben werden müssen. Erst später gestattet man Brot, Grahambrot, Vollkornbrot. Tritt wieder Verschlimmerung ein, so hilft meist 1 Hungertag.

Gärungsdyspepsie: Zuerst den Magensaft auf Salzsäure untersuchen. Der Stuhl zeigt einen säuerlichen Gestank und mikroskopisch reichlich Stärke. Die Kohlenhydrate als das gärungsfähige Material sind in der Kost zu streichen. In schweren Fällen beginnt man mit 2 Hungertagen, an denen nur ungesüßter schwarzer Tee, Pfefferminztee oder Kamillentee verabreicht werden. Daran schließen sich 8 Tage mit kohlenhydratarmer Kost an. Man gibt Somatose oder Sanatogen in Fleischbrühe gerührt, Eier, zarten Schinken, Joghurt und Kefirmilch und geht dann allmählich zu Mehlsuppen, Brei und Gebäck über und später zu gemischter Kost. 3mal tägl. 2 Tabl. Luizym oder 3mal tägl. 1 Tabl. Festal oder 3mal tägl. 3 Intestinoltabl. oder 6—10 Cumacarbo-Dragées nach dem Essen, während des Essens 3 Tabl. Dymal, gut zerkaut zu nehmen, scheinen in manchen Fällen sehr gut zu wirken. Vor oder zu dem Essen in 1 Glas Wasser ½ Teel. von Acid. hydrochl., Pepsin. sicc. aa 10,0, Aq. dest. ad 50,0. Bei *Durchfall* Rp. Bismut β-naphtholic. 5,0, Calc. phosphoric., Calc. carbonic. aa 20, 3mal tägl. 1 Teel., oder Carbon. animalis 30,0, Atropin sulf. 0,005, Tct. Op. spl. 5,0—8,0, Cumasina ad 200,0. D. S. 3mal tägl. 1 Eßl. Umschütteln, oder Allisatintabl. oder Allotontabl. oder Adsorgan oder Carbo coffeae oder Apfelkur wie bei akutem Darmkatarrh.

Fäulnisdyspepsie. Diese Erkrankung kommt besonders bei Achylia gastrica (S. 144) vor, wenn die Eiweißkörper im Magen nicht genügend vorverdaut werden. Sie werden dann im Dünndarm nicht vollkommen abgebaut und resorbiert und fallen in den unteren Darmabschnitten der Fäulnis anheim. Die Fäulnisprodukte wirken wieder reizend auf die Schleimhaut und rufen dadurch eine stärkere Absonderung von Sekret hervor, das durch seinen Eiweißgehalt das Wachstum der Bakterien noch begünstigt. Der Stuhl zeichnet sich durch Gasblasen und fauligen Gestank aus.

Behandlung: Man hält die Kost möglichst eiweißfrei und gibt besonders Kohlenhydrate, wodurch den Fäulnisbakterien der Boden zur Entfaltung entzogen wird. Auch hier ist ein 1—2tägiges Hungern das wirksamste Mittel, selbst wenn die Kranken schon ziemlich abgemagert aussehen. Mit Dextropur-Traubenzucker gesüßter schwarzer Tee, Pfefferminz- und Kamillentee dienen als Getränk. Sind die Kranken sehr wasserarm geworden, so kann man intrav. oder subcut. eine Infusion von Tutofusin oder physiol. Kochsalz-, Normosaloder 5proz. Traubenzuckerlösung mit Vitamin B_1 machen. Vom 3. Tage an gibt man fast reine Kohlenhydratkost: Suppe oder Brei aus Mehl, Mondamin, Grieß, Hafer, durchgetriebenen Reis, Keks oder Zwieback. Bei eingetretener Besserung kann man Kefir, Joghurt oder saure Milch, weichgekochte Eier und zarten Schinken gestatten. Ganz allmählich geht man erst zur gemischten Kost über. Bei Rückfällen schaltet man sofort 1 Hungertag ein und kehrt zur strengen Kost zurück.

Medikamentös: Besteht Achylia gastrica, so gibt man zum Essen 10—20—30 Tropfen verdünnte Salzsäure oder 2 Tabl. Citropepsin in 1 Glas Wasser und $\frac{1}{2}$—1 Std. nach dem Essen 3 Pankreon- oder Pancrazymtabl. oder 1 bis 2 Festaltabl. Die im Darm bestehende Supersekretion und die lästigen Tenesmen sucht man durch Atropin, Extract Belladonn., Eumydrin oder Bellafolin 1—3 Suppos. tägl. zu beeinflussen.

Carbon. med. 30,0, Tct. Opii spl. 5,0—10,0, Atropin sulf. 0,005, Cumasina ad 200,0. D. S. 3mal tägl. 1 Eßl., oder Rp. Bism. β-naphtholic. 0,5, Eumydrin 0,001, m. f. pulv. tal. Dos. X, 3—4mal tägl. 1 Pulver, oder Bismut. subgall. 0,5, Resorcin 0,2, Extract Belladonn. 0,03, m. f. pulv. tal. Dos. X, 3—4mal tägl. 1 Pulver. Auch Salol, 0,5, 3mal tägl., kann man verordnen. Empfehlenswert sind hier auch Carbo medic., Cumacarbo oder Adsorgan Heyden oder Carbo coffeae, 3mal tägl. 1 Teel. in Wasser angerührt, während des Essens 3 Tabl. Dymal gut zerkaut zu nehmen. Auch Mutaflor und Allisatin und Alloton werden empfohlen. Auf *Nicobion Merck* oder Benicot. Roche und Lactoflavin oder Beflavin Roche mag besonders hingewiesen sein, die in bestimmten Fällen eine schnelle Wirkung zeigen. Im übrigen wie bei akutem Darmkatarrh.

Chronischer Durchfall. Auch hier wird man versuchen, die Behandlung durch gründliches Abführen einzuleiten. Der Erfolg ist aber meist nur ein vorübergehender, und man ist gezwungen, zu Mitteln zu greifen, die stopfend wirken. Hier stehen die Wismut- und Tanninpräparate an erster Stelle: Bismut. subgallic., Tannismut, Tannalbin, Ichthoform, 3—5mal tägl. 1 große Messerspitze voll, Allisatintabl., 3mal tägl. 2 Tabl., oder Bolus alba und Carbo medic. aa 50, 2—3 Eßl. voll in 1 Glas Wasser fein aufgeschwemmt zum Trinken, oder 3mal tägl. 1 Teel. voll von Adsorgan Heyden, oder Rhiz. Tormentill. plv., Cort. Condurango plv. aa 20,0, Acid. tannic. 2,0. D. S. 3mal tägl. 1 Teel., oder Carbo coffeae, 3mal tägl. 1 Teel., Cumacarbo, 3mal tägl. 10 Tabl. Auch auf die Uzarapräparate und besonders auf Santuron sei hingewiesen. Santuron, Rhiz. Tormentill. plv. aa 40,0. D. S. 3mal tägl. 2 Teel. in heißem Wasser. Auch 3mal tägl. 2 Joghurttabl. können versucht werden (zerkauen) (s. S. 156 **Apfelkur**). S. *Betasan*, ein Pektinpräparat von guter Wirkung, besonders für Kinder.

Als *Kost* besonders Hafer- und Gerstenschleim, Kakao, Haferkakao, Eichelkakao, Zwieback, Keks. Abends am besten Joghurt oder Kefir.

Nervöser Durchfall. Er kann nur angenommen werden, wenn eine gründliche Untersuchung eine andere Erkrankung ausschließt und der seelische Zustand des Kranken eine solche Diagnose als richtig erscheinen läßt. Die Durchfälle entstehen durch eine Steigerung der Flüssigkeitsabsonderung des Darmes in den Darm, gleichzeitig ist auch die Motilität des Darmes gesteigert. Die Kost muß eine leichte und reizlose sein, wie bei der spastischen Obstipation. Als Arzneimittel: Calc. chlorat. 10,0 (oder Calc. bromat. 10,0), Tct. Valer. 20,0, Mucilago Salep ad 200,0, 3mal tägl. 1 Eßl. Im Anfang der Behand-

lung kann man 10 Tropfen Tct. Op. spl. der Arznei beifügen, die man allmählich wieder wegläßt, oder Decoct. Colombo 10,0 : 150,0, Na-phenylaethylbarb. 0,1, Ext. Valer. fl. 10,0, Tct. Op. spl. gtt. X, 3mal tägl. 1 Eßl.,
gleichzeitig 4—5mal tägl. 1 Teel. von folgendem Pulver: Calc. carbon., Calc.
phosph. tribas. aa 30,0, Calc. glycerinphosph. 10,0, Bism. subgallic. 5,0,
Kal. bromat. 10,0.

Obstipation (Verstopfung). Die Ursachen, die eine Obstipation hervorrufen können, sind mannigfaltiger Art. Auch die Konstitution scheint nicht
ohne Einfluß zu sein, denn die Neurastheniker stellen einen großen Prozentsatz der Obstipierten. Auch die Domestikation ist nicht außer acht zu lassen,
durch die wir gezwungen sind, einen fein abgestuften Reflexmechanismus
dauernd zu stören. Steht eine schlackenarme Ernährung, wie z. B. Fleisch,
im Vordergrunde, so wird der größte Teil der Nahrung im Dünndarm resorbiert und die die Peristaltik anregende Wirkung auf den Dickdarm geht verloren: Hierdurch entsteht die sog. *alimentäre Obstipation.* Ist die Ansprechbarkeit des Colons und Rectums auf die die Peristaltik anregenden Reize
einer schlackenreichen Kost herabgesetzt (Untererregbarkeit des neuromuskulären Apparates) und tritt dadurch Obstipation ein, so spricht man
von *atonischer Obstipation.* Im Gegensatz hierzu steht die *spastische Obstipation,* wo auch eine abnorme Einstellung des neuromuskulären Apparates
besteht, die zu krampfartigen spastischen Kontraktionen kleinerer oder
größerer Abschnitte des Dickdarms führt, wodurch der Stuhlgang in dünner,
oft nur bleistiftdicker Form entleert wird. Ist hierbei der Stuhlgang mit
Schmerzen verbunden, so denke man an Strikturen als Folge von Geschwüren
des Mastdarmes (Ursache: Dysenterie, Lues, Gonorrhoe, Tuberkulose). Man
achte bei spastischer Obstipation aber auch auf die Gallenblase! Bei jeder
Form von Obstipation, wenn keine entzündliche Erkrankung in der Bauchhöhle vorhanden ist, kommt kräftige Massage des ganzen Leibes in Frage.

Bei jeder hartnäckigen Obstipation sollte es auch der praktische Arzt nicht
unterlassen, zu rectoskopieren.

Alimentäre Obstipation. Da hierbei die Verstopfung, wie oben ausgeführt,
nur auf einem zu geringen Schlackengehalt der Nahrung beruht, so wird eine
richtig gewählte Kost das Übel beseitigen. Im Vordergrund einer gemischten
Kost müssen stehen: Gemüse, Salat, Obst, Vollkornbrot (Grahambrot,
Simonsbrot), man vermeide möglichst alle feinen Backwerke und mageres
Fleisch. Dagegen gebe man viel Fett und gute Butter. Um anregend auf den
Stuhlgang zu wirken, lasse man die Abendmahlzeiten aus Kefir, Joghurt
oder Sauermilch mit Vollkornbrot bestehen oder gebe morgens nüchtern
1 Teller voll gekochte Backpflaumen mit Vollkornbrot oder 1 Tasse heiße
Milch mit 2 Eßl. Sesam- oder Olivenöl oder 1 Glas warmes Wasser mit 2 Eßl.
Milchzucker, oder abends 1—2 Würfel Pasta Palm.

Atonische Obstipation. Da hier trotz normaler Zufuhr von schlacken-
reicher Kost Obstipation besteht wegen herabgesetzter Erregbarkeit des
Darmes, so müssen wir, um zum Erfolge zu kommen, den Darm stärker belasten mit peristaltikanregenden Mitteln. Außer Gemüse, Salat, Obst (Feigen
und Datteln, Backpflaumen), Vollkornbrot werden wir reichlich Butter, gutes
Öl wählen, und zwar morgens nüchtern 2—3 Eßl. Öl in 1 Tasse heißer Milch
oder Extr. Strychni 0,05, Extr. Chin. fl. 5,0, Extr. Frangul. fl., Extr. sagrad.
fl. à ad 100,0. D. S. 2—3mal tägl. 1—2 Teel. Bei Kindern gibt man Lebertran.
Das früher öfter verabreichte Paraffin, liquid. kann man auch ersetzen durch
die Paraffin enthaltenden Präparate *Mitilax* und *Cristolax,* 3—6 Eßl. tägl.,
und *Paraffinal,* 1—3mal tägl. 1 Eßl. Auch der *Milchzucker* hat eine peristaltikanregende Wirkung. Man läßt abends vor dem Schlafengehen oder morgens
nüchtern 1 Glas Wasser mit 2 Eßl. Milchzucker trinken. Kindern kann man
Bienenhonig teelöffelweise geben oder in heißer Milch lösen. Saure Milch,
Kefir und Joghurt mit Vollkornbrot haben ebenfalls eine abführende Wirkung. Im Herbst ist eine Kur mit frischem Traubensaft sehr empfehlenswert.

Ein sehr gutes Stuhlregulierungsmittel ist noch *Normacol* oder *Regulin* oder *Zellogen* oder Leinsamen (Semen Lini) oder Flohsamen (Semen Psylii), von dem man abends 1—2 Teel. unzerkaut mit Wasser hinunterspült; oder 1 bis 2 Würfel Pasta Palm oder Isacen, von dem man abends 2—4 Kügelchen nehmen läßt. Von Hormonpräparaten sind hier besonders geeignet Tonephin und Prostigmin (Dosis 1 ccm). Da die Hormone eine mehr tonussteigernde als peristaltikanregende Wirkung haben, gibt man vorher ein kräftiges Abführmittel (3 Leopillen). Auch Doryl kann versucht werden, da es Tonus und Darmbewegung wiederherstellt. Bei manchen Kranken bringt eine gutsitzende Leibbinde eine Besserung.

Spastische Obstipation. Da bei dieser Erkrankung schon eine Übererregbarkeit im Darme vorliegt, die zu spastischen Kontraktionen führt, so müssen wir eine cellulosearme Kost wählen, durch die jeder Reiz auf den Darm möglichst verhütet wird.

Therapie: Die Kranken bleiben die ersten Tage der Behandlung am besten im Bett. Um auf die *Spasmen* lösend zu wirken, gebe man Wärme auf den Leib: Wärmflasche, Kompressen mit heißem Leinsamen, Kamillen oder Fango; besonders wirksam ist *Diathermiebehandlung.* Der Kranke legt sich mit dem unteren Teil des Rückens auf eine größere Bleiplatte, auf den Bauch wird eine kleinere Platte gelegt. Stromstärke 1,0—1,5 Ampere. Dauer 30 bis 40 Min.

Bei diesen spastischen Schmerzen hat sich Carbo coffeae, 3mal tägl. 1 Teel. in Wasser, sehr gut bewährt.

Subcutan injiziere man 1 ccm von Atropin. sulf. 0,01 : 10 oder 1—2 ccm Sestron subcut. oder

Extract. Belladonn. 0,03 (oder Bellafolin 0,03), Bismut. subnitr. 0,5, m. f. pulv. tal. Dos. X, oder

Eumydrin 0,002, Sacchar. alb. 0,5, m. f. pulv. tal. Dos. X, 3mal tägl. 1 Pulver, oder als Suppositorien

Rp. Eumydrin (greift neurogen an) 0,003, Papaverin (greift muskulär an) 0,08, Ol. Cac. 2,0, m. f. supp. tal. Dos. X, morgens und abends 1 Zäpfchen, oder

Rp. Dolantin 0,04, Ol. Cac. 2,0, m. f. supp. tal. Dos. X, morgens und abends 1 Zäpfchen. Auch die *Trousseauschen Pillen* haben sich mir sehr gut bewährt:

Extract. Opii 0,2, Extract. Belladonn. 0,6, Mass. pil. q. s. ut f. pil. XXX, 3mal tägl. 1 Pille, oder

Rp. Extract. Belladonn. 0,3—0,6, Papaverin hydr. 2,0, Rad. Liquirit. q. s. ut f. pil. Dos. XXX, 3mal tägl. 1 Pille, oder morgens und abends 1 Atropinpille (0,0005).

Bestehen stärkere Schmerzen, so kann man Euvaperin mit Dolantin kombinieren:

Euvaperin 0,06, Dolantin 0,04, Ol. Cacao 1,5, m. f. supp. tal. Dos. X. D. S. 2mal tägl. 1 Zäpfchen

oder Rp. Narcophin 0,015, Eumydrin 0,002, Ol. Cac. 1,5, m. f. supp. tal. Dos. X, abends und morgens bei Bedarf 1 Zäpfchen.

Diät: In den ersten 8—14 Tagen sei die Kost so schlackenarm wie möglich: Eier, Milch, Schleimsuppe, Brei, geschabtes Fleisch, geschabten Schinken, Keks und Zwieback. In die Suppe kann man Sanatogen, Promonta, Somatose, oder Tropon geben. Allmählich geht man dann über zu Kartoffeln und Gemüsen, die aber nur in Breiform gegeben werden dürfen. Erst nach einigen Wochen, wenn die Beschwerden verschwunden sind und der Stuhl normal geworden ist, gehe man zu gemischter Kost über, suche aber doch immer sehr schlackenreiche Nahrungsmittel (Schwarzbrot, viel Obst und Gemüse) zu vermeiden.

Um den Stuhlgang zu fördern, verordne man 2 Eßl. Sesam- oder Olivenöl, in 1 Tasse heißer Milch morgens nüchtern zu trinken. Auch die Paraffinpräparate Mitilax, Cristolax, Agarol, Paraffinal oder Regulin und Belladonna-Regulin, Normacol, Pasta Palm können gegeben werden. Am besten verordnet man Ol. Menth. pip. gtts. II, Paraff. liquid. puriss. ad 300,0. D. S. 3mal tägl. 1—2 Eßl. oder Atropin sulf. 0,01, Extr. Frangul. fl., Extr. sagrad. fl. à ad 100,0. D. S. 2mal tägl. 1 Teel. bis Eßl. Wenn der Stuhlgang trotz dieser Mittel sehr träge bleibt, so habe ich schon öfter sehr gute Erfolge gehabt mit 2 bis 3 intrav. Injektionen von *Neohormonal*, die innerhalb von 8—10 Tagen gegeben werden (pro Injektion 20 ccm, langsam injizieren). Auch Einläufe von 200 ccm warmen Olivenöls oder Paraffinöls sind empfehlenswert. Am besten abends vor dem Schlafengehen. Das Öl soll über Nacht im Darm behalten werden. Singer empfiehlt: Chinin. bihydrochl. 0,2, Ol. Cacao 2,0, m. f. supp. tal. Dos. C. D. S. Morgens und abends 1 Zäpfchen.

Chronische Obstipation. Liegt diese Erkrankung in jüngeren Jahren vor, so ist die Ursache klarzustellen. Es könnte an einer zu cellulosearmen Kost, aber auch an einer Untererregbarkeit des Darmkanals liegen. Bei schwächlichen asthenischen Personen könnte auch der Druck von den Bauchdecken aus nicht stark genug sein. Auch hier kommt Diathermie zur Anwendung, wie bei spastischer Obstipation angegeben, besonders aber täglich Massage des Bauches. Bei habitueller Obstipation Stuhlgang untersuchen und Verdauungskanal röntgen, um festzustellen, ob nicht eine Gastroenteritis vorhanden ist.

Die chronische Verstopfung hat in den letzten 20—30 Jahren stark zugenommen und ist zur Ursache anderer pathologischer Erscheinungen geworden, die die Gesundheit der Kranken immer ungünstiger beeinträchtigen und die Arbeitsfähigkeit und -lust stark herabsetzen. Vor allem treten entzündliche Erscheinungen im Darm, Gärungen, Meteorismus, aufgetriebenes Gefühl mit allgemeiner Nervosität, Herzbeschwerden, Schwindelgefühl, unruhigem Schlaf, Migräne, Neuralgien auf. Wahrscheinlich sind diese Gärungs- und Fäulnisprozesse im Dickdarm häufiger als man glaubt, die Ursache zu den auffallend zunehmenden Erkrankungen an Leber und Gallenblase.

Die chronische Verstopfung finden wir besonders bei Menschen mit sitzender Lebensweise, dann aber auch bei einer Ernährung, die zu wenig Schlacken enthält, die also eine unnatürliche und unphysiologische ist, da bei einer solchen Ernährung nicht genügend Schlacken in den Dickdarm kommen, die einen genügend starken Reiz- und Füllungszustand bedingen.

Therapie: Man wird durch 2—3 Eßl. Ricinusöl und 1 Einlauf mit schwacher Seifenlösung den Darmkanal reinigen und dann zu cellulosereicher Kost übergehen. Morgens nüchtern 1 Teller gekochte Backpflaumen mit Vollkornbrot. Viel Gemüse, Obst, Salat, Sellerie, Radieschen, Tomaten, überhaupt Rohkost, Kompott, Joghurt, Kefir und Sauermilch. Die Fleischrationen schränke man ein, so daß wir fast eine vegetarische Ernährung haben. Alle Abführmittel, die bei den vorhergehenden Obstipationen erwähnt sind, gelten auch hier. Sie sollen jedoch möglichst vermieden und nur in Ausnahmefällen gebraucht werden, damit der Darm auf eine natürliche Weise von innen her zu einer gesteigerten Tätigkeit angeregt wird. Wenn der Darm eine so plötzliche Umstellung nicht verträgt, so gebe man als Abführmittel Leinsamen und Flohsamen (Semen Lini, Semen Psylii aa 50,0. D. S. 2—3 Eßl. tägl. mit etwas Wasser) oder Normacol, das durch seine starke Quellfähigkeit einen voluminösen Stuhl erzeugt. Oder morgens nüchtern 1 Teel. von natürlichem Mergentheimer Salz in 1 Glas warmen Wassers innerhalb 20 Min. zu trinken. Auch die Pasta-Palm-Würfel und Cumasina ADL kann ich empfehlen. Abends 1—2 Würfel. Wöchentl. 1 Einlauf mit 1 l warmem Kamillentee zur Entfernung von Schlacken, Giftstoffen und Gasen bringt den Kranken eine wohltuende Befreiung,

oder Mg sulfuric., Kal. sulfuric., Natr. sulfuric. à 30,0, Natr. bicarb. 10,0. D. S. Früh und abends 1 Teel. in 1 Glas warmem Wasser.

Liegt eine *Untererregbarkeit* des Darmes vor, so verfährt man wie bei atonischer Obstipation. Sind die Bauchdecken sehr schwach, so läßt man tägl. 2 Std. nach dem ersten Frühstück den Leib massieren und abends eine warme Leinsamenkompresse auf den Leib legen, die über Nacht liegenbleibt. Die Kost ist ebenfalls eine cellulosereiche. Als Abführmittel dienen die obenerwähnten. Bei allgemeiner körperlicher Schwäche läßt man morgens den ganzen Körper mit Franzbranntwein abreiben, verordnet Fichtennadelbäder, Eisen und Arsen.

Rp. Ferr. reduct. 10,0, Acid. arsenicos. 0,05, Ext. Rhei 2,0 f. pil. Dos. C, 3mal tägl. 1—2 Pillen, oder

Rp. Liq. Kal. arsen. 4,0, Ext. Frangul. fl. 30,0, Tinct. Ferr. pomat. ad 100,0, 3mal tägl. 1 Teel., oder

Extr. Strychni 0,05, Extr. Chin. fl., Lq. Fowl. à 5,0, Extr. Frangul. fl. 50,0, Tct. Fe pomat. ad 100,0. D. S. 2—3mal tägl. 1 Teel. Umschütteln!

Rp. Liq. Kal. arsen. 4,0, Liq. Ferr. albuminat. ad 200,0, 3mal tägl. 1 Eßl., umschütteln, oder Arsen-Feometten oder Ferro 66.

Die Obstipation bei älteren Leuten beruht meist auf Erschlaffung des Darmes. Man kann versuchen, durch eine schlackenreiche Kost und die obenerwähnten Abführmittel zum Ziel zu kommen. Sehr oft erlebt man aber Enttäuschungen, und man ist gezwungen, zu Abführmitteln zu greifen, die man sonst vermeiden kann und soll: *Spec. laxant.*, 1—2 Teel. auf 1 Tasse heißen Wassers und 15—20 Min. ziehenlassen, morgens nüchtern zu trinken. *Follicul. Sennae*, 6—10 Schoten abends in 1 Tasse kalten Wassers ansetzen und morgens trinken, oder 2—4 Dragées Pursennid vor dem Schlafengehen, oder

Rp. Fol. Senn., Cort. Frangul. conc. aa 25,0, Herb. Absynth. 10,0, abends 2—3 Teel. auf 1 Tasse kalten Wassers und morgens trinken, oder

Pilul. laxant. oder Pilul. laxant. fort., abends nach Bedarf 1—2 Pillen, oder

Rp. Podophyllin 0,5, Extract. Rhei comp., Extract. Aloes Sap. jalap. aa 2,5 f. pil. L, 3—5 Pillen tägl. (Ewald), oder

Ext. Belladonn. 0,2, Extr. Aloe 2,0, Extr. Rhei 3,0, m. f. pil. Dos. XXX, D. S. abends 1—2 Pillen, oder

Pursennid, abends 1—2 Tabl., oder Isacen, abends 3—4 Kügelchen, oder Laxagetten 1—3 Tabl., oder Frangula-Dispert, abends 3 Tabl., oder Extr. Cascar., Sagrad fl. Extr. frangul. fl. à 50,0 D. S., 3mal tägl. 1 Teel. Zeitweise kann man auch durch Seifenklistier, am besten mit 1 Ltr. Kamillentee und dabei auf die rechte Seite legen, oder 40 ccm Glycerin rectal nachhelfen oder als Trinkkur: Mg. sulfuric., Natr. sulfuric., Kal. sulfuric. aa 30,0, Natr. bicarb. 15,0. D. S. Morgens und abends 1 Teel. auf 1 Glas lauwarmes Wasser, schluckweise trinken, oder Mg citric., Natr. phosphoric. sicc., Natr. sulfuric. sicc., Tart. depur., Natr. citric., Dextropur aa 20,0. D. S. Früh und abends 1 Teel. in 1 Glas lauwarmen Wassers schluckweise trinken.

Akuter Ileus, akuter Darmverschluß. Hier soll man nicht warten, bis die Symptome voll ausgeprägt sind, sondern den Kranken sofort einem Chirurgen überweisen. Ist dies in abgelegenen Gegenden nicht sofort möglich, so suche man die Zeit auszunutzen mit einer Behandlung, die manchmal schon zum Erfolg geführt hat. Man spüle den Magen aus und mache einen gründlichen Einlauf, dann gebe man subcut. 1 ccm von *Atropin. sulf. 0,02, Aq. dest. ad 10,0* oder *intrav. 20 ccm Neohormonal* oder subcut. 5 Einh. Hypophysin stark oder 2 Amp. Tonephin oder Prostigmin. Die Schmerzen sind durch Morph. 0,02 zu bekämpfen.

Beim *chronischen Ileus* ist zuerst Ursache und Sitz der Erkrankung festzustellen und dann dem Kranken die Operation vorzuschlagen. In der Zwischenzeit mache man Einläufe mit 500—1000 ccm schwachen Seifenwassers, dem man etwas Glycerin zusetzen kann, oder mit 300 ccm warmen Sesamöls. Um den Speisebrei dünn zu erhalten, läßt man Apenta, Friedrichshaller oder Karlsbader Wasser trinken. Bei stärkeren Beschwerden und Meteorismus macht man heiße Umschläge auf den Leib, führt ein Darmrohr möglichst hoch ein und gibt subcutan Morphium oder Morphium mit Atropin: Morph. hydr. 0,2, Atropin. sulf. 0,01, Aq. dest. ad 10,0, steril! ½—1 ccm subcut. Die besten Erfolge hatte ich mit 2 Amp. Tonephin intram.

Darmtuberkulose. Sie ist meist verbunden mit einer Lungentuberkulose. Die Tuberkulösen sollen ihren Auswurf restlos in die Sputumflasche entleeren und nicht hinunterschlucken. Die Tbc-Bazillen können durch nekrotisierende Entzündungen im unteren Ileum starke Durchfälle hervorrufen, oder im Anfangsteil des Dickdarms, der geschwürig erkrankt mit dem Peritonealüberzug einen derben Tumor bildet. Bei Erkrankung des Mastdarms entstehen krampfhafte Schmerzen mit schleimig, eitrigen Entleerungen.

Behandlg.: Allgemeine gute Ernährung und Tb I, Conteben, durchschnittlich tägl. 0,05—0,2 g, gelegentlich bis 0,4 g über eine Zeit von 8—40 Wochen.

Darmkrebs. Wird die Diagnose frühzeitig genug gestellt, so kann eine Operation oft von gutem Erfolg sein. Liegt ein inoperables Carcinom vor, so muß man symptomatisch behandeln und darf mit Linderungsmitteln nicht sparsam sein (abwechselnd Dolantin, Morphium, Pantopon, Dicodid, Dilaudid, Eukodal, Narcophin). S. Viprasid.

Colica mucosa. Die Krankheit ist der Ausdruck eines allergischen Reizzustandes („Asthma bronchiale des Dickdarms"). Der Darm zeigt eine vermehrte Neigung zu Spasmen und zu starker Schleimabsonderung in Form von Schleimmembranen mit eosinophilen Zellen und spitzen Kristallen (Ausdruck neuromuskulärer und neurosekretorischer parasympathischer Erregung). Die Erkrankung kann zusammen mit Asthma bronchiale und nervösem Schnupfen vorkommen. Die Colica mucosa zeigt keine entzündlichen Veränderungen im Darm. Es kommt aber manchmal vor, daß aus Colica mucosa eine Colitis entsteht.

Therapie: Behandlung des ganzen Menschen, besonders auch durch psychotherapeutische Beeinflussung. Morgens Abwaschen des Körpers mit kühlem Wasser oder mit Franzbranntwein. Abends ein lauwarmes bis kühles Sitzbad (5 Min. lang). Auf den Leib mache man für die Nacht einen Prießnitzumschlag. Bei Kolikschmerzen lege man heiße Kompressen auf den Leib und gebe tägl. 3mal 1 Teel. Carbo coffeae in etwas Wasser oder öfter 10 Cumacarbo-Dragées. Wenn dies versagt, dann folgende Stuhlzäpfchen: Extract. Opii 0,03, Extract. Belladonn. 0,03, Papaverin 0,08, Ol. Cacao 2,0, m. f. supp. tal. Dos. X, oder Sestronzäpfchen.

Ganz besonders wohltuend wird von den Kranken Wärme auf dem Leibe empfunden. So habe ich einen Kranken eine Leibwärmflasche, die mit einem Gurt über die Schulter befestigt war, auch stets bei Tage tragen lassen. Er empfand dadurch eine ganz bedeutende Erleichterung.

Bei Verstopfung morgens nüchtern 1 Tasse heiße Milch mit 2 Eßl. Olivenoder Sesamöl. Auch Klistiere mit 200 ccm warmen Sesamöls, die die Kranken möglichst lange im Darm behalten sollen, sind sehr empfehlenswert, oder man gibt ein Klistier von 500 ccm warmen Wassers, dem man 5 Eßl. Kalkwasser oder 3 Eßl. Kamillosan zusetzt.

Innerlich ist die Darreichung von Kalkpräparaten zu versuchen: Calcium-Sandoz als Pulver und Tabletten, Kalzantabletten, Tricalcoltabletten, oder besser Vitaplasgen, ein leichtlöslicher Kalk mit natürlichen Vitaminen, oder Calc. glycerin. phosphoric. 10,0. Calc. citric., Calc. lact. aa 20,0, 3mal tägl. 1 große Messerspitze voll und 3mal tägl. ½ Tabl. *Ephetonin.* Die tägl. intrav. Injektion von Tecesal hat zu recht guten Erfolgen geführt.

Auch hier sollte die S. 156 erwähnte Apfelkur versucht werden.

Sehr empfehlenswert ist **Torantil,** von dem man 3mal wöchentl. 1 Amp. intramusk. und 3mal tägl. 2 Dragées gibt.

Desgleichen sind die Injektionen mit Solvitren nach Prof. Bier zu erwähnen; vielfach kann schon 1 Injektion zur Heilung führen. 5 ccm H-Solvitren in 8tägigen Zwischenräumen werden empfohlen.

Diät: Nach *von Noorden* ist eine schlackenreiche Kost zu verabreichen, die den Dickdarm stark in Anspruch nimmt: viel Vollkornbrot, Hülsenfrüchte einschließlich der Kernschalen, Gemüse, Johannisbeeren, Stachelbeeren, Weintrauben. Große Gaben von guter Butter und Speck haben sich besonders gut bewährt. Bei den Kranken, die stark abgemagert sind, ist eine Mastkur von guter Wirkung.

Um die allgemeine Stimmungslage der Kranken zu ändern und anregend auf sie zu wirken, ist ein Aufenthalt im Gebirge oder an der See oder in einem gutgeleiteten Sanatorium zu empfehlen.

Enteroptose. Diese Erkrankung findet man bei stark abgemagerten und bei allgemein schwächlichen und neurasthenischen Personen. Sie gehen oft mit starken Verdauungsstörungen, Appetitlosigkeit und Schmerzen einher, so daß die Kranken sehr elend werden.

Therapie: Hier ist die Allgemeinkräftigung von allergrößter Wichtigkeit. Man setzt die Kranken auf eine Mastkur (s. S. 121—123) und gibt besonders viel Kohlenhydrate, Butter und Speck oder Lebertran. Da Magen- und Darmatonie durch Mangel an Vitamin B_1 verursacht sein kann, so gibt man gleichzeitig subcutane Injektionen von Betaxin, Betabion oder Benerva forte oder fortissimum. Als Arznei gebe ich Liq. Kal. arsenicos. 4,0, Tct. Strychni 3,0, Extr. Chin. fl. 5,0, Tct. Fe pomat. ad 100,0. D. S. 3mal tägl. 1 Teel. Jeden Morgen wird der Leib massiert. Auch Diathermie und Vibrationsmassage wirken hier sehr günstig, doch scheint der galvanische Strom eine noch bessere Wirkung zu haben. Abends reiben sich die Kranken mit kühlem Wasser oder Franzbranntwein am ganzen Körper ab und frottieren den ganzen Körper kräftig durch. Älteren Kranken kann man eine Leibbinde verordnen, deren Wirkung *das fehlende* Fettpolster z. T. ersetzen kann. Die Binde wird im Liegen angezogen, nachdem die Kranken mit der Hand durch Druck auf den Leib die Eingeweide hochgehoben haben. Bei dieser Behandlung habe ich meist sehr gute Erfolge gesehen. Am besten ist Tiefbauchmassage.

Appendicitis (Blinddarmentzündung). Appendicitis ist ähnlich einer Tonsillitis eine Infektionskrankheit. Ein spezifischer Erreger ist nicht vorhanden. Sie kann sich daher auch anschließen an eine Angina und andere Infektionskrankheiten. Überschreitet Enteritis die Bauhinsche Klappe, so ist nach Ansicht einiger Autoren der Wurmfortsatz stets gefährdet. Man soll daher bei Kindern, deren Eltern an Blinddarmentzündung erkrankt waren, alle Darmstörungen ganz besonders sorgfältig behandeln und vollkommen zu beseitigen suchen.

Akute Appendicitis. Wenn irgend möglich, sollte jeder akute Fall dem Chirurgen überwiesen werden, denn der Grad der klinischen Symptome läßt keinen Schluß auf einen leichteren oder schwereren Entzündungszustand des Blinddarms zu. Bei leichten Beschwerden kann oft schon ein nekrotischer Blinddarm vorhanden sein, der nahe vor der Perforation steht. Abgesehen von diesen diagnostischen Schwierigkeiten, ist es nicht in unsere Macht gegeben, spätere Rezidive zu verhindern, so daß der Kranke stets in einer gewissen Lebensgefahr schwebt.

Am sichersten ist der Erfolg, wenn die Operation innerhalb der ersten 48 Std. ausgeführt wird. Ist dies nicht möglich und die Entzündung klingt nicht ab, die Temperatur steigt höher, das Allgemeinbefinden wird schlechter und ein deutlicher Tumor wird fühlbar, so ist immer die Indikation zur Operation gegeben. Ist dagegen die Entzündung allmählich zurückgegangen und der Kranke ist wieder beschwerdefrei geworden, so operiert man am besten im Intervall.

Wenn aus äußeren Gründen, z. B. wegen Transportschwierigkeiten auf dem Lande, eine Operation schwer durchführbar ist, so ist man zur internen Therapie gezwungen.

Der Kranke muß in Rückenlage vollkommen ruhig im Bett liegen und darf auch bei .Urinentleerung das Bett nicht verlassen. Um den Darm ruhigzustellen, gibt man Opium.

Entweder Tinct. Op. simpl. 3stündl. 20 Tropfen, oder Pantopon 3stündl. 10—20 Tropfen, oder Pantopontabletten 3stündl. 1—2 Tabl. (bei Kindern von Pantoponsirup 3stündl. 1—2 Teel.), oder Holopon 3stündl. 15—20 Tropfen, oder Holopontabletten 3stündl. 1—2 Stück. Sowohl Pantopon als auch Holopon in Ampullen können auch subcutan injiziert werden.

Als Suppositorien: Holopon sicc. 0,025 (oder Extract. Opii 0,03), Ol. Cac. 1,5, m. f. supp. tal. Dos. X, 3stündl. 1 Stück. Wenn die Beschwerden nachlassen, setzt man die Opiumpräparate ab. Über den 3. bis 4. Tag hinaus soll man überhaupt keine schmerzlindernden Mittel geben. Bestehen nach dieser Zeit immer noch schwere Symptome, so ist eine sofortige Operation unbedingt notwendig.

Wenn die Beschwerden nachlassen, so kann man vom 6. Tage ab mit Öleinlauf (200—300 ccm körperwarmes Sesamöl) Stuhlgang erzielen. Die Kranken behalten den Öleinlauf solange als irgend möglich im Darm (mehrere Stunden). Auch Einlauf mit 1 l Kamillentee, dabei auf die rechte Seite legen, kann angewandt werden, dagegen sei man mit Abführmitteln per os sehr vorsichtig und vermeide Glycerin rectal am besten ganz.

Auf die Blinddarmgegend lege man entweder ein Wolltuch und darauf einen Eisbeutel oder mache kühle Umschläge oder auch je nach Verträglichkeit so heiße Kompressen, wie der Kranke nur ertragen kann. Wenn die Beschwerden vorüber sind, aber noch ein deutliches Tumor zu fühlen ist, so mache man weiter heiße Umschläge mit Leinsamenmehl oder bestrahle mit Fön.

Kost: Je nach der Schwere des Falles und dem Kräftezustand des Kranken gebe man in den ersten 2—3 Tagen am besten gar keine Nahrung. Den Durst stillt man durch Eisstückchen oder schluckweises Trinken von kaltem schwarzem Tee. Dann beginnt man die Kost mit eisgekühlter Milch, der man allmählich Haferschleim oder irgendein Nährpräparat, wie Sanatogen, Promonta, Somatose, zusetzt.

Ist der Kranke beschwerdefrei und befindet sich außerhalb der Gefahrzone, so gebe man Fleischbrühe mit Ei, Mehlsuppe mit 1 Teel. Eatan, dünnen Grieß-, Zwieback- oder Mondaminbrei, als Getränk schwarzen Tee, Kakao mit Milch oder Hygiama mit Milch. Beim Fortschreiten der Besserung erweitert man die Kost durch Huhn, Tauben, Kalbshirn mit Kartoffelbrei und Apfelbrei. Alle schwereren Fleischsorten, wie Rauchfleisch, geräucherten Fisch, Aal, Wurst, schwer verdauliche Gemüse und Obst in rohem Zustande und Schwarzbrot sind verboten. Diese Kost soll auch nach wiedererlangter Gesundheit noch eine ganze Zeitlang beibehalten werden. Auf regelmäßigen Stuhlgang muß täglich geachtet werden.

Chronische Appendicitis. Hier hat sich die Therapie besonders gegen eine bestehende Obstipation und den chronischen Darmkatarrh zu richten.

Die Verstopfung suche man zu bekämpfen durch 2 Eßl. Milchzucker, in kaltem Wasser aufgelöst und morgens nüchtern getrunken, oder durch 1 Tasse heiße Milch mit 2—3 Eßl. Oliven- oder Sesamöl oder 3—4 Eßl. Paraffinöl tägl. Abends gebe man saure Milch, Buttermilch, Kefir- oder Joghurtmilch. Wenn diese Mittel versagen, mache man einen Einlauf mit Seifenwasser oder gebe abends 1—3 Eßl. Mitilax oder Cristolax oder 2—4 Kügelchen Isacen oder Diopal oder 1—3 Leopillen. Am besten sind wöchentl. 1—2mal ein Einlauf mit 1 l warmen Kamillentee. Bei Kindern behebt man die Verstopfung durch Bienenhonig, Kompott und Apfelsinen, Butter und Sahne in größeren Mengen. Schwer verdauliche Speisen, blähende Gemüse und Schwarzbrot sind möglichst zu vermeiden.

Die *Kost* besteht am besten aus leicht verdaulichem Fleisch oder Fisch, durchgesiebten Möhren, Spinat oder Blumenkohl, Kartoffel- oder Apfelbrei, Eier- oder Mehlspeisen, Brot, Butter, weißem Käse, Schleimsuppen von

Hafer oder Gerste, Grieß- und Reisbrei, Nudeln und Makkaroni. Als Getränk Rot- oder Weißwein, Apfelwein, Traubensaft, leichte Biere. Auf die schmerzhaften Stellen der Blinddarmgegend lege man heiße Kompressen mit Leinsamenmehl oder Fango. Auch Bestrahlungen mit der Solluxlampe und Diathermie können von günstiger Wirkung sein. Von Bädern und Trinkkuren sind oft von gutem Einfluß die Quellen von Karlsbad, Marienbad, Kissingen und Wiesbaden.

Colitis ulcerosa (suppurativa). Die Ätiologie der Krankheit ist noch nicht klar. Wohl sicher liegen Störungen im neuro-vegetativen System vor, zu denen sich eine sekundäre Avitaminose (Vitamin C und B-Vitaminkomplex „Roche") gesellt. Vor allem sind Infektionen mit Ruhr, Paratyphus, Tuberkulose, Lues auszuschließen. Bei schwerer Erkrankung ist meist das ganze Colon ergriffen, bei leichter nur die rektosigmoidale Region. Die Krankheit beginnt im allgemeinen mit Durchfall, Abgang von Blut und Schleim. Perioden von Besserung wechseln mit Perioden einer fortschreitenden Verschlechterung. Bei schweren Fällen kann auch Fieber auftreten. Durch den großen Flüssigkeitsverlust in den Stühlen, die tägl. 30—40mal mit kleinen wäßrigen Abgängen, in denen Schleim und Blut enthalten sind, auftreten können, kommt es zu einer gewaltigen Gewichtsabnahme und einem rapiden Kräfteverfall. Durch die abgemagerten Bauchdecken kann man den Dickdarm als wurstförmigen Tumor fühlen. Öfter ist der Leib von Gasen aufgetrieben, wodurch die Kranken besonders zu leiden haben. Vor dem Abgang von Blut und Schleim tritt ein krampfender Schmerz im unteren Bauch nach dem After zu ein. Der After wird wund und schmerzhaft.

Therapie: Die Ernährung der Kranken muß kräftig, dabei aber reizlos sein. Man gibt vor allem Hafer- und Gerstenschleim, Grieß-, Reis-, Mondaminbrei und Pudding, Milch am besten als Joghurt oder Kefir, Nudeln, Makkaroni, Weißbrot, Keks, Zwieback, weichgekochte Eier, geschabtes Fleisch oder geschabten Schinken. Rohes Eigelb (tägl. 2—3) mit Traubenzucker und Zitronensaft sind ein gutes Kräftigungsmittel und werden gern genommen. Man kann auch 1 Teel. Rotwein hinzufügen. Alle Speisen sind mit möglichst viel Butter oder Rahm zuzubereiten. Leicht verdauliche Gemüse, wie Blumenkohl, Spinat, Möhren (durchgeschlagen), sind gestattet, dagegen Kohl, Hülsenfrüchte und rohes Obst verboten. Säfte von roh ausgepreßten Heidelbeeren und schwarzen Johannisbeeren werden gut vertragen. Die Speisen sind nicht zu kalt und zu stark gewürzt zu genießen. Feingeschabte *rohe Leber,* wie überhaupt Leberdarreichung als Hepsit, Hepatrat oder Hepracton B als Injektion hat mir sehr gute Dienste geleistet und selbst schwere Fälle weitgehend gebessert, so daß die Kranken wieder ihrer Arbeit nachgehen konnten.

In letzter Zeit sind hervorragende Berichte über prompte Heilung von Colitisfällen mitgeteilt worden, und zwar einmal durch **Follikelhormon** (Progynon), zum anderen durch **Sulfonamide** (s. Resulfon und Ruocid). Die epitheliotrope Wirkung des Progynon soll die Darmschleimhaut widerstandsfähiger machen, die Sulfonamidtherapie bekämpft die als Ursache angenommene Infektion. Neben der soeben skizzierten unspezifischen Therapie erscheint die kombinierte Progynon/Sulfonamidbehandlung (Globucid oder Pyrimal) besonders zweckentsprechend.

Dosierung: 2mal wöchentl. 1 Injektion Progynon B ol. forte 5 mg (bei Frauen Cyclus beachten: 8 Tage vor und während der Menstruation aussetzen). Zusätzlich zur Follikelhormonbehandlung tritt die chemotherapeutische in folgender Dosierung: Initialdosis 4 Tabl. und dann in 4stündl. Abständen je 2 Tabl. bis zur Tagesgesamtmenge von 12 Tabl. Die Sulfonamidbehandlung soll etwa 5 Tage lang durchgeführt und bei Bedarf nach 4—5tägiger Pause noch einmal wiederholt werden. Es empfiehlt sich, während der Behandlung den Patienten reichlich Flüssigkeit zuzuführen.

Chloromycetin hat sich mit Gaben von 3 g über den Tag verteilt gut bewährt.

Hier möchte ich auch besonders auf die günstige Wirkung von subcut. Injektionen von **Vitamin B₂** (Lactoflavin und Beflavin in Amp.) hinweisen.

Besonders günstig fand ich die intrav. Injektion von 5 ccm Vitamin C forte, 1 ccm Nicobion Merck und 20 ccm 25proz. Traubenzucker, tägl. 1—2 Injektionen.

Von Nährpräparaten können Sanatogen, Promonta, Somatose, Eatan, Hygiama oder Nutrose in die Suppe gerührt werden.

Um Leib und Rücken wird täglich öfter eine feuchtwarme Packung gemacht. Oft wird trockne Wärme auf dem Rücken oder Leib angenehmer empfunden.

Um auf den Darm beruhigend und auch etwas stopfend einzuwirken, fand ich Santuron von äußerst günstiger Wirkung. Ich habe es zu gleichen Teilen mit Carbo coffeae gegeben. Verstopfung, die nur selten vorkommt, kann man durch Bienenhonig, Milchzucker, Apfelbrei beheben. Bei Appetitlosigkeit vor oder zu jedem Essen 1 Tabl. Citropepsin in ½ Glas warmem Wasser oder 1—2 Teel. voll Enzynorm liq. in etwas warmem Wasser oder HCl Pepsin à 1,0 Atropin sulf. 0,005, Tct. arom., Tct. Chin. cps. à 5,0, Sirup spl. 40,0, Tct. fe. comp. ad. 200,0. D. S. Zum Essen 1 Likörgläschen voll.

Bei **Schmerzen** im Leibe: Dolantin liq., Tct. Valer. aa 10,0. D. S. 3mal tägl. 20 Tropfen, auch Padutin 3mal tägl. 20 Tropfen hatte eine allgemein günstige Wirkung. Weiterhin macht man den Kranken einen kleinen Einlauf von 100 ccm warmer physiol. Kochsalzlösung, der man ½ Teel. Kamillosan und 1 Eßl. einer Larocainlösung 0,5/200,0 hinzufügt, oder Einlauf mit 100 ccm Cumasina liq. (unverdünnt). Dieser kleine Einlauf bringt den Kranken eine wohltuende Erleichterung, da der Stuhlzwang und der Afterkrampf abnehmen und dadurch auch eine ruhigere Nacht bringen. Von allen anderen Einläufen, sei es mit Kohle, Adsorgan, Wismut, Tannin in Öl oder Wasser, habe ich keine so günstige Wirkung gesehen. Das viel empfohlene und teure Mutaflor hat immer versagt.

Bei **gestörtem Kreislauf** gibt man in die obengenannten Spritzen kleine Mengen Strophanthin mit Cardiazol oder Cycliton.

Mit dieser Therapie — natürlich mit individueller Anpassung — habe ich selbst den Schwerstkranken geholfen.

Eine andere Behandlungsmethode, die viele Fürsprecher hat, ist die Bluttransfusion.

Eine Bluttransfusion von etwa 500 ccm bringt oft schon eine schlagartige Änderung des Allgemeinzustandes. Gerade in solchen Fällen, wo die Krankheit jahrelang ergebnislos und hoffnungslos behandelt wurde, kann der Erfolg durch Transfusion besonders deutlich und erfreulich hervortreten. In den meisten Fällen sind 2—3 Transfusionen notwendig, manchmal führt *eine* Transfusion schon zum Erfolg. In allen Fällen wird die direkte Bluttransfusion vom Spender zum Empfänger vorgenommen, nachdem vorher die Blutgruppen bestimmt worden sind. Die Blutübertragungen werden in Zwischenräumen von 3—4 Wochen verabfolgt. Der Erfolg bleibt leider oft aus.

Weiter sei die Behandlung der Krankheit durch Erzeugung einer Anaphylaxie erwähnt, da sie bedeutend einfacher ist und in der von Bergmannschen Klinik, Berlin, zu sehr günstigen Erfolgen führte. Ich habe selbst durch dies Verfahren eine Schwerkranke, bei der andere Mittel versagten, so weit wiederherstellen können, daß sie täglich nur noch 2mal weichen Stuhlgang ohne Blut und Eiter hat.

Man gibt dem Kranken 20—30 ccm Pferdeserum intraglutäal, um ihn zu sensibilisieren. Nach 10—20 Tagen injiziert man wieder 20 ccm Pferdeserum intraglutäal. Treten hierauf keine ausgesprochenen Erscheinungen einer Anaphylaxie ein, so gibt man nach einigen Tagen 5 ccm Serum intrav., bei ausbleibender Wirkung 10 ccm intrav. Beim anaphylaktischen Schock ist der Kreislauf zu überwachen und bei Bedarf Cardiazol, Campher, Coffein zu geben.

Glückt es, eine kräftige anaphylaktische Reaktion hervorzurufen, so ist die Beeinflussung der Krankheit meistens eine sehr günstige. Anstatt bei den sensibilisierten Kranken durch intravenöse Seruminjektion eine Anaphylaxie auszulösen, kann man auch einen Einlauf mit 200 ccm Pferdeserum geben. Durch Berührung des Serums mit den Wundflächen im Darm wird genügend Serumeiweiß resorbiert, um Fieber und Heilwirkung zu erzeugen. Die Kost bleibt vorerst noch eine schonende. Zur Hebung des Kräftezustandes ist ein Leberpräparat zu verordnen.

Die richtigen Arzneimittel für den betreffenden Kranken zu finden, ist die Kunst der Behandlung, denn fast jede Colitis ulc. muß anders behandelt werden.

Ist die Colitis durch Lues bedingt, so kommt spezifische Kur in Betracht.

Ist mit der inneren Therapie kein Erfolg innerhalb von einigen Monaten zu erzielen, so kommt die Operation in Frage, obgleich hier die Aussichten auf Heilung auch nur gering sind.

Sigmoiditis, Entzündung des S-Romanum. Es mag auch kurz auf diese Krankheit hingewiesen werden, die differentialdiagnostisch gegenüber Erkrankungen der weiblichen Genitalien von Wichtigkeit ist.

Symptome: Der Leib ist aufgetrieben. Schmerzen im linken Unterbauch, bei nicht zu dicken Kranken kann man eine wulstartige Masse im Unterbauch fühlen, öfter Fieber. Da die Erkrankung meist anschließend an Verstopfung und Verdauungsstörungen auftritt, kann sie von einer Parametritis leichter abgegrenzt werden.

Behandlung: Man gibt tägl. öfter (4—6mal) ½ Teel. Ol. Ricin. und abends einen warmen Kamilleneinlauf (entweder von Kamillentee oder 1 Eßl. Kamillosan auf ½ l Wasser). Dieser Einlaufsflüssigkeit setzt man so viel von der Mischung Ol. Lini, Aq. calc. aa zu, daß der Einlauf aus 2 Teilen Tee und 1 Teil Ölmischung besteht. Vorher kräftig umschütteln und lauwarm einlaufen lassen. Über Nacht im Darm behalten. Sehr gut sind auch Einläufe von 200 ccm Cumasina liq. (100 Cumasina liq., 100 Wasser). Gegen Schmerzen kann man Zäpfchen geben: Ichthyol 0,2, Ext. Bellad. 0,03 (wenn nötig, Dilaudid 0,003), Ol. Cac. 1,5, m. f. supp. tal. Dos. X. Auf die linke Bauchseite macht man warme Umschläge. Die Kost muß schlackenfrei sein. Tritt Peritonitis auf, dann Laparatomie.

Peritonitis acuta. Jede akute diffuse Bauchfellentzündung ist sofort einem erfahrenen Chirurgen zu überweisen. Bei akuter circumscripter Bauchfellentzündung verhalte man sich abwartend.

Therapie: Wo eine chirurgische Operation nicht durchgeführt werden kann, muß die interne Behandlung einsetzen. Bei der akuten diffusen Peritonitis stelle man den Darm durch Tinct. Opii simpl., Pantopon oder Holopon still. Man gibt 2stündl. 15—20 Tropfen von diesen Mitteln oder als Suppositorien: Extract. Opii 0,03 (oder Pantopon 0,03 oder Holopon 0,03), Ol. Cac. 1,5, m. f. supp. tal. Dos. X, öfter ein Zäpfchen einführen.

Auf den Leib mache man kalte Umschläge, Prießnitzumschläge oder auch heiße Umschläge oder lege eine Eisblase auf (die Eisblase niemals direkt auf die Haut legen, sondern stets ein wollenes Tuch unterlegen), je nachdem es die Kranken am besten vertragen. Man kann auch ein Stück Leinen mit Ungt. Credé bestreichen, auf den Leib legen und mit einem warmen Wolltuch überdecken. Innerlich gibt man Kollargol 2,0, Aq. dest. ad 200, 2stündl. 1 Eßl.

Bei einer *circumscripten Peritonitis acuta* kann man oft mit Erfolg zur Linderung der Schmerzen über den Entzündungsherd kleinere blutige Schröpfköpfe aufsetzen. Bei Puerperalerkrankung kann man auch 50 ccm folgender Lösung rectal geben: Kollargol 10,0, Tinct. Opii simpl. 1,0, Aq. dest. ad 200,0. S. **Tibatin** und Pyrimal. Hier steht obenan Penicillin. 120000 bis 240000 i. E. in 24 St.

Bei starkem *Meteorismus* führe man ein Darmrohr ziemlich hoch ein. Bei

Erbrechen Eisstückchen, dann Anästhesin 0,5 oder am besten Chloroform 2,0, Bismut. subnitr. 5,0, Aq. 120, umschütteln, 2stündl. 1 Eßl.

Bei Herzschwäche und Kollapserscheinungen kommen Ol. Camphorat., Coffein, Cardiazol, Hexeton und Strophanthin in Anwendung. Bei Bedarf können auch subcutane oder intravenöse Infusionen von physiologischer Kochsalz- oder Normosal- oder 5proz. Traubenzuckerlösung gegeben werden.

Kost: Die Nahrungsaufnahme ist in den ersten Tagen so gut wie ganz zu beschränken. Als Getränke dienen kalter Tee, Himbeerwasser, frisch ausgepreßter Obstsaft und eisgekühlte Milch. Wenn Besserung eintritt, kann man leichte Suppen reichen, wie Mehl-, Grieß- oder Reissuppen, denen man Sanatogen oder Promonta hinzufügen kann.

Peritonitis tuberculosa. *Therapie:* Besonderes Gewicht ist auf die Allgemeinbehandlung zu legen. Wenn möglich, eine Freiluftliegekur mit kräftiger Ernährung und Solbädern, wie es bei Lungentuberkulose ausführlich erörtert ist. Lokal reibt man täglich die Bauchhaut mit Schmierseife oder Liniment. terebinth., oder Sapo. kalin. 95,0, Ol. Terebinth 5,0 ein und wäscht am 5. Tage wieder ab. Von ganz besonders günstiger Wirkung ist Bestrahlung des ganzen Körpers und besonders des Abdomens mit Höhensonne. Ist die Ansammlung von Ascites sehr groß und macht dem Kranken Beschwerden, so punktiert man und gibt 3 Tage vor und noch 3 Tage nach der Punktion ein Diureticum. Gleichzeitig ist die Flüssigkeitszufuhr einzuschränken. Meist versagen die Diuretica und eine 2. Punktion kann oft nicht umgangen werden. Hieran schließt sich dann ebenfalls die Bestrahlung mit Höhensonne oder auch mit Röntgenstrahlen.

Hämorrhoiden. In den Familien, wo Hämorrhoiden vorkommen, soll besonders auf regen Stuhlgang geachtet und eine Kost gewählt werden, in der Fleisch, Gewürze und Alkohol besonders eingeschränkt sind und Vegetabilien, Obst, cellulosereiche Gemüse, Schwarzbrot und dann auch viel Butter im Vordergrund stehen. Um den Blutkreislauf im kleinen Becken anzuregen, sind regelmäßige Spaziergänge, Turnen, allgemeine Körpergymnastik und *allabendlich ein kühles bis lauwarmes* Sitzbad von größtem Wert. Reiten und Radfahren wirken nachteilig.

Wenn trotz reichlicher Bewegung und cellulosereicher Kost noch Stuhlbeschwerden bestehen, so muß man mit Abführmitteln nachhelfen. Alle Drastica sind dabei zu vermeiden. Man verordne entweder Bitterwasser (Friedrichshaller, Ofener, Apenta usw.) oder ein mit Schwefel kombiniertes Pulver:

Pulv. Haemorrhoidal. oder Pulv. Liquirit. comp. abends 1 Teel. voll oder morgens 1 Tasse heiße Milch mit 2 Eßl. Sesam- oder Olivenöl. Dann können die Abführmittel wie

Ol. Menth. pip. gutt. II, Paraff. liq. puriss. ad 200,0. Abends 2 Eßl., oder

Normacol 1—2 Teel. abends, oder Mitilax, Cristolax mehrmals tägl. 1 Eßl., oder von Isacen abends 2—4 Kügelchen und mehr gegeben werden. Sehr empfehlen kann ich Pasta Palm, abends 1—2 Würfel. Als Rezept kann man aufschreiben:

Natr. sulfuric., Kal. sulfuric., Mg. sulfuric. aa 30,0, Natr. bicarb. 10,0, Ol. Menth. pip. gtt. III. D. S. Früh, wenn nötig auch abends, 1 Teel. voll auf 1 Glas warmes Wasser schluckweise zu trinken, oder

Inf. Rhiz. Rhei. 10,0 : 150,0, Magnes. sulfuric. 10,0, Ol. Menth. pip. gutt. 1, Sirup. simpl. 20,0, 3mal tägl. 1 Eßl. Auch kleine kalte Klistiere oder auch Ölklistiere können mit der notwendigen Vorsicht gegeben werden.

Lokale Behandlung. Nach jedem Stuhlgang ist der After mit kaltem Wasser und Seife zu reinigen und dann mit Lanolin oder besser mit Lanolin 20,0, Ungt. hydrarg. pracc. alb. 5,0 einzufetten. Besser sind Ausspülungen des Afters mit lauwarmem Wasser. (Anikure von Lenhosséks, notwendige Spritze zu beziehen von B. B. Cassel, Frankfurt a. M.). Abends ein kühles Sitzbad ist schon oben erwähnt.

Treten entzündliche Erscheinungen auf, so ist Bettruhe notwendig, und man macht Umschläge mit essigsaurer Tonerde oder 2proz. Borsäurelösung. Als Salben werden empfohlen:

Extract. Hamamelid. 10,0, Lanolin ad 50,0 oder

Chrysarobin 0,3, Bism. subgall. 3, Extract. Belladonn. 0,5. Vaselin 25,0 oder Panthesinbalsam, der schmerzstillend und entzündungshemmend wirkt.

Bei starkem Juckreiz: Beta Eucain 1,0, Menthol 0,2, solve in Oleo, Lanolin ad 10.

Anästhesin 2,0, Bellafolin pulv. 0,1, Extract. Opii 0,2, Ungt. cerei ad 20,0 oder

Anästhesin 2,0, Ext. Hamamelid. virg. 1,5, Acid. tannic. 1,0, Vasel. am. pur. 25,0 oder

Pantocain 0,25, Menthol 0,2, Anästhesin 1,0, Lanolin 15,0, oder als Suppositorien: Anästhesin Bism. subgall. à 0,2, Suprarenin sol. $^1/_{1000}$ 0,4, Digit. 0,15, Atropin sulf. 0,0006, Ol. cacao 2,0, m. f. supp. tal. Dos. X, Suppositoria haemorrhoidalia FM oder Anusolsuppos., oder Acetonal-Hämorrhoidalsuppos. oder Siponsuppos. und -salbe, oder Rektoserol, Noridalsuppos., oder Nohaesasuppos., oder Posterisansupp., oder Lenirenin-zäpfchen und -salbe, Philoninzäpfchen, oder 2proz. Eucupinsuppos.

In den Hämorrhoidalknoten kommt es fast immer zur Thrombenbildung, die jedoch nur selten zu embolischer Verschleppung führt. Die Embolien äußerer Hämorrhoiden machen Lungeninfarkte, die innerer Hämorrhoiden Infektionen der Leber, Gallenblase oder höherer Darmabschnitte. Die Gerinnsel sind meist infiziert.

Bei Schmerzen Extract. Belladonn. 0,04, Aminophenazon 0,5, Dolantin 0,03 und Ol. Cac. 1,5, m. f. supp. tal. Dos. X, bei Bedarf 1 Zäpfchen.

Da nach Feststellungen der Krausschen Klinik bei Hämorrhoidalknoten sehr oft *Stauungen im rechten Herzen* bestehen, so werden Suppositorien mit Digitalis oder Scilla empfohlen. 2—3mal tägl. 1 Zäpfchen = 0,1 Digitalis 3 Tage lang, dann noch weitere 3 Tage tägl. 1 Zäpfchen. Ich verordne mit sehr gutem Erfolg: Fol. Digit. pulv. 0,1, Ichthyol 0,3, Bism. subgall. 0,2, Anästhesin 0,2 Ext. Hamamel. 0,2, Ol. Cacao 1,5 ,m. f. supp. tal. Dos. X. D. S. 2—3mal tägl. 1 Zäpfchen.

Treten *Blutungen* an den Hämorrhoidalknoten auf, so mache man entweder kleine ganz heiße oder sehr kalte Wasserklysmen, oder ein Klysma von 10—20 ccm Extract. Hamamelid. fl. oder von 1—3proz. Tanninlösung, oder 200 ccm einer 5proz. Gelatinelösung, oder 15 ccm gebrauchsfertige Claudenlösung (2,5proz.), oder 20 ccm 5proz. Coagulenlösung, oder 20 ccm 10proz. Chlorcalciumlösung. Die Wirkung von Ergotinpräparaten ist sehr zweifelhaft. Zäpfchen, die zwar sehr teuer sind, aber bei Blutung nicht versagen, sind folgende: Coagulen 0,5, Cotarnin hydr. 0,1, Ext. Bellad. 0,03, Ol. Cacao 1,5, m. supp. tal. Dos. X. D. S. Abends 1 Zäpfchen.

Um größere Hämorrhoidalknoten zur **Verödung** zu bringen, führt man gut ab, macht noch einen Einlauf und gibt dann Opium. Jodanstrich! Die Knoten werden zuerst mit einem fünfmarkstückgroßen Saugnapf angesaugt. Nach Abnahme des Saugnapfes spritzt man in die Knoten mit feiner Nadel 3—5 Tropfen Carbolglycerin (Acid. carbolic. liq. 2,0, Glycerin 10,0) oder 2—5 Tropfen einer Lösung von 10% Carbolsäure in flüssigem Hamamelisextrakt. Nach der Injektion tritt eine aseptische Entzündung ein. Die Kranken bleiben 8 Tage im Bett. — Treten häufige Blutungen und schmerzhafte Beschwerden mit entzündlichen Erscheinungen auf, so ist zur Operation zu raten.

Diese Verödung hat eine bedeutende Vereinfachung erfahren durch **Antiphlebin.** Der Kranke nimmt Knieellenbogenlage ein und stützt sich auf den Kopf. Mit beiden Händen zieht er die Gesäßbacken auseinander und preßt, so daß die Hämorrhoiden heraustreten. Ist der Hämorrhoidalknoten gut hervorgetreten, dann desinfiziert man gut mit Alkohol und geht mit dem linken Zeigefinger in den Darm ein, um den Knoten zu fixieren. In kleine Knoten (erbsengroß) spritzt man 3 Tropfen, in größere 4—8 Tropfen. Bei einer Sitzung sollen nicht mehr als 2 Knoten behandelt werden. Nach 4—5 Tagen wird die Behandlung fortgesetzt. Nach der Injektion legt sich der Kranke in Hockstellung einen Wattebausch mit Lanolin so tief als möglich in die Analfalte ein. Kommen durch das Pressen die Knoten nicht gut zum Vorschein oder bestehen innere Hämorrhoiden, so setzt man kleine Saugnäpfe auf und saugt die Hämorrhoiden kräftig an. Die hervorgetretenen Knoten werden mit dem Finger vom Darm aus fixiert. Darauf Injektion wie oben beschrieben. Bei nässendem Ekzem in der Umgebung kann Fissanpasta und Vitrisol-Zinköl gebraucht werden. S. auch Varicocid

Kontraindikation: Herzkrankheiten, Diabetes, Schwangerschaft und Nierenkrankheiten.

Darmschmarotzer. *Bandwurm:* Vorbereitung des Kranken für eine Bandwurmkur: Der Kranke nimmt an dem Tage vor der Kur nicht viel Nahrung zu sich und reinigt seinen Darm durch Abführmittel und Einlauf. Am Abend vor der Abtreibung bekommt er Heringssalat mit Zwiebeln und Sauerkraut oder auch einige rohe Möhren. Am nächsten Morgen trinkt der Kranke 1 Tasse gesüßten Kaffee und nimmt darauf 8—10 g Extract. Filicis maris aethereum. Wegen seines schlechten Geschmackes kann man es aufschreiben: Extract. Filicis maris aeth. 10,0, Ol. Menth. pip. gutt. 1, Sirup simpl. ad 50,0, kräftig umschütteln und dann trinken, ad vitr. ampl., oder man verordnet es in 10 Gelatinekapseln mit je 1 g Extract. Filic. und in besonderen Kapseln Ol. Ricini (Helfenberger Bandwurmmittel), oder man gibt Bandwurmmittel Tritol (Helfenberg) oder 10—15 g Filmaronöl.

In hartnäckigen Fällen, wo der Kopf nicht mit abgeht, verordne ich mit gutem Erfolg: Ext. Filicis m. 8,0, Ol. Chenopodii gtt. IV, Sir. simpl. ad 50,0. Umschütteln, auf 1mal zu nehmen.

Bei *Kindern* rechnet man 0,5 g Extract Filicis auf 1 Lebensjahr.

1—2 Stunden nach dem Wurmmittel gibt man 1—2 Eßl. Ricinusöl oder 1—2 Eßl. Infus. Senn. comp. oder 1 Glas Bitterwasser. Auch Acranil, ein ungiftiges Akridinderivat, sei besonders empfohlen. S. u. Acranil. Die anderen Mittel, wie Kamala, Kusso usw., sind weniger zuverlässig. Während der Kur liegen die Kranken am besten im Bett.

Ascaris lumbricoides (Spulwürmer). Gegen die Spulwürmer wurde früher stets der Wurmsamen gebraucht. Wegen seines schlechten Geschmackes wird in der Rezeptierkunst nur noch das aus ihm dargestellte Santonin verordnet. Im Handverkauf existieren die sog. Trochisci Santonini aus Zucker mit 0,025 und 0,05 Santonin. Die einmalige Dosis von Santonin für Kinder von 1—8 Jahren beträgt 0,01—0,03. Die Tagesdosis 0,06. Man schreibt daher Santonin auf:

Santonin 0,05, Ol. Ricin. 15,0, morgens nüchtern 1—2 Kaffeel. voll bei Kindern.

Santonin 0,05, Sacch. Lact. 0,5, m. f. pulv. tal. Dos. X, morgens und abends 1 Pulver für Erwachsene, oder

Santonin 0,01, Calomel 0,02, Sacch. Lact. 0,5, m. f. pulv. tal. Dos. V, in den ersten 3 Morgenstunden je 1 Pulver. Am selben Tage wird noch ein Abführmittel gegeben, um die Würmer herauszubefördern.

Auch Ol. Chenopodii, 3mal tägl. 6 Tropfen in Ricinusöl bei Kindern und 15 Tropfen bei Erwachsenen, ist zu versuchen.

Ein anderes gutes Wurmmittel ist **Helminal,** von dem man Erwachsenen 3mal tägl. 3 Tabl. und größeren Kindern 3mal tägl. 2 Tabl. gibt. Für kleinere Kinder existieren Kügelchen, von denen man 3mal tägl. 1 Kinderlöffel voll gibt. Diese Gaben sind 3 Tage lang anzuwenden. Die Packungen enthalten auch Abführtabl. Von Santoperonin gibt man Erwachsenen 3mal tägl. 1 Tabl. mit 0,03 und Kindern 3mal tägl. 1 Tabl. mit 0,01 Santoperonin oder von Oxyaskarin 3mal tägl. 1—2 Tabl., Kindern 3mal tägl. 1 Tabl., Kindern bis zu 1 Jahr tägl. 1 Tabl. nach dem Essen. Auch Allotondragées kommen in Betracht durch die Wirkung des Knoblauchöls und die die Peristaltik fördernde Dioxycholansäure.

Oxyuris Vermicularis (Madenwürmer). Mit inneren Mitteln ist den Madenwürmern schwer beizukommen. Am meisten gebraucht man Knoblauchklistiere: Eine Knoblauchzwiebel wird in 200 ccm Milch gekocht und dann als Klistier gegeben, oder auch um die Oxyuren aus dem Mastdarm zu entfernen: tägl. 1—2 Klistiere mit 200—300 ccm lauwarmen Wassers, dem man etwas Kochsalz, 1 Eßl. Essig und ½ Eßl. Glycerin zusetzt. Die Sauberkeit des Afters und der Finger ist von ganz besonderer Wichtigkeit, um eine erneute Selbstinfektion auszuschließen. — Nach dem Stuhlgang, vor dem Essen, Händewaschen nicht vergessen. — Kinder tragen am besten nachts eine Badehose, die morgens an der Innenseite heiß geplättet wird. Den After reibt man zweckmäßig tief mit Ungt. Hydrarg. cin. ein. Das Fortbestehen des Leidens wird zum großen Teil dadurch bedingt, daß die Wurmeier im unteren Dünndarm sowie im Dickdarm zur Reife gelangen. Auch gegen die Oxyuren werden als innere Mittel Santonin, Helminal, Butolan, Oxymors, Cupronat u. a. empfohlen. Die Zuverlässigkeit ist jedoch keine sehr große. Sehr wirksam sind die Egressintabl. Man kann auch von **Ol. Chenopodii** 3mal tägl. 6 Tropfen für Kinder und 10—15 Tropfen für Erwachsene in Gelatinekapseln oder am besten in Ol. Ricini geben. Nach 2 Stunden muß unbedingt ein kräftigeres Abführmittel gegeben werden, da sonst schädliche Wirkung eintreten kann. **Oxylax** ist nichts als eine nicht immer harmlose Abführkur. 20 Tage lang werden morgens nüchtern 1—4 Tabl. Oxylax gegeben. Breiiger Stuhl soll 2—3mal tägl. entleert werden. Jeder Packung liegt eine ausführliche Beschreibung bei. Ohne schädliche Nebenerscheinungen und doch von sehr guter Wirkung ist *Butolan*, bei Säuglingen 3mal tägl. ¼ Tabl., bei Kindern bis 10 Jahren 3mal tägl. ½ Tabl., bei Kindern über 10 J. und Erwachsenen 3mal tägl. 1 Tabl. Auch täglich mehrere rohe Möhren sollen eine ausgezeichnete Wirkung haben. Sehr gute Dienste haben mir in der Praxis die Allisatintabletten getan, durch deren Wirkung die Madenwürmer massenhaft den Darm verließen. Bei Kindern 3—4mal tägl. 1 Tabl., bei Erwachsenen 3—4mal tägl. 2 Tabl. Empfehlenswert sind auch die Gelonida aluminii subacetici. Die Gebrauchsanweisung ist genau zu befolgen. Am 4. und 7. Tage als Abführmittel Ricinusöl, da es auch schon im Dünndarm wirkt. Siehe auch *Daucarysatum*. Bei all diesen Kuren sind die Klistiere unerläßlich. Als Klistier gegen Madenwürmer möchte ich empfehlen 1—2 Teel. **Allicepan** auf ¼ l warmes Wasser mit ½ Eßl. Glycerin. Oder von Oxyaskarin 3mal tägl. 1—2 Tabl., Kindern 2mal tägl. 1 Tabl., Kindern bis zu 1 Jahr tägl. 1 Tabl. nach dem Essen.

Campiol hat sich bei Oxyuren gut bewährt und ist von angenehmem Geschmack. Ohne besondere Diät, ohne Abführmittel und Einläufe gibt man bei Kindern bis 6 Jahre 3mal tägl. 1 Eßl. vor dem Essen an 3 aufeinanderfolgenden Tagen, bei älteren Kindern und Erwachsenen gibt man 3mal tägl. 1½ Eßl. In hartnäckigen Fällen nach einigen Tagen Wiederholung. Kontraindiziert bei Magen-Darmgeschwür.

Leberkrankheiten.

Um die Therapie bei Leberkrankheiten und besonders die diätetische Behandlung zu verstehen, muß man sich die verschiedenen Funktionen der Leber ins Gedächtnis rufen. Die im Verdauungskanal zu Aminosäuren aufgespaltenen Eiweißkörper und die in Traubenzucker verwandelten Kohlenhydrate werden auf dem Blutwege der Leber zugeführt. In der Leber wird das aus den Aminosäuren frei werdende NH_2 in NH_3 und durch Bindung an CO_2 in Harnstoff verwandelt. Aus den der Leber zuströmenden Aminosäuren baut die Leber arteigenes Eiweiß auf. Der der Leber zugeführte Zucker wird als Glykogen in ihr abgelagert. Bei Bedarf tritt wieder Rückverwandlung in Traubenzucker ein, um als Energiequelle an irgendeiner Stelle des Körpers zu dienen. Eine glykogenarme Leber ist leichter einer Erkrankung ausgesetzt, daher bei Lebererkrankungen die Anwendung der Leberzellschutzbehandlung mit Traubenzucker oder besser Laevosan oder Nebennierenrindenhormon (vgl. S. 175). In bezug auf die Fette hilft die Leber durch die abgesonderte Galle mit dieselben zu verdauen, indem durch die Gallensäuren die Fette in eine fein disperse Emulgierung gebracht werden. Dann spricht man der Leber noch eine allgemein entgiftende Rolle im Körper und eine große Bedeutung für den Vitaminstoffwechsel zu.

Wenn auch bei *parenchymatöser Krankheit* der Leber eine Störung der oben angeführten Funktionen nur selten deutlich ausgeprägt ist, so hat doch die Erfahrung gelehrt, daß hierbei eine übermäßige Zufuhr von Eiweiß und ganz besonders von Fleisch am schädlichsten wirkt. Im Harn und Stuhl tritt beträchtliche Urobilinerhöhung auf; auch unterliegt das tierische Eiweiß im Darm viel leichter der Fäulnis und wirkt durch diese Zersetzungsprodukte schädlich auf die schon kranke Leber. Es soll daher am besten ganz vermieden werden und nur vegetabilisches Eiweiß sowie Milch, Eier und Käse gegeben werden. Die Kohlenhydrate, wie Mehl, Grieß, Hafer, Reis, Gemüse und Obst (Rohobst und Rohgemüse, auch als frisch ausgepreßte Säfte), werden gut vertragen und sind daher am reichlichsten in der Kost vertreten. Die Zufuhr von Fett ist bei parenchymatöser Leberkrankheit mit Ikterus zu beschränken. Bei mechanischem Ikterus, wo durch Steinverschluß die Galle vollkommen vom Darm abgesperrt ist, ist die Fettzufuhr ebenfalls einzuschränken, aber nicht zu verbieten. Am besten gibt man gute Butter 50 bis 60 g oder Eigelb, Milch und Sahne. Fettes Fleisch wird schlecht vertragen. Die im Stuhl von Ikterischen reichlich auftretenden Fettsäuren können durch Darreichung von gallensauren Alkalien (Decholin) verringert werden. Weiterhin sind alle scharfen Gewürze und besonders Alkohol und Mokka zu vermeiden. Alle anderen Getränke, mit Maß und Ziel genossen, sind gestattet. Das Kochsalz ist nur bei Lebercirrhose mit Ascites zu beschränken.

Hepatopathien.

Icterus catarrhalis. Ikterische Hepatopathie. Unter parenchymatösem Ikterus wurden früher nur die akute gelbe Leberatrophie und die verschiedenen mit Ikterus einhergehenden Lebercirrhosen verstanden. Neuerdings reiht man aber auch einen Teil der Icterus catarrhalis-Fälle in die Gruppe der parenchymatösen Leberkrankheiten ein. Die frühere Anschauung, daß sich anschließend an einen Magendarmkatarrh an der Einmündungsstelle des Ductus choledochus ein Schleimpfropf bilden soll, der sozusagen einen mechanischen Ikterus verursacht, hat in der letzten Zeit immer mehr an Anhängern verloren. Die Leberschädigung ist aber wahrscheinlich durch im Darm entstehende Toxine bedingt. Oft bleibt die Ätiologie unklar. Wir erblicken gegenwärtig in dem Icterus catarrhalis ein leichtes Vorstadium zur akuten gelben Leberatrophie oder in der akuten gelben Leberatrophie die schwerste Form des parenchymatösen Ikterus. Aus alledem folgt, daß der Icterus catarrhalis als eine viel ernstere Krankheit aufzufassen ist, als man in früheren Zeiten wohl glaubte, und daß er entsprechend diätetisch zu behandeln ist.

Therapie: Die Kranken gehören ins Bett. 2mal wöchentl. einen Einlauf mit 1 l warmem Kamillentee. Auf den Leib und besonders auf die Lebergegend lege man feuchtwarme bis heiße Kompressen und darauf das elektrische Wärmekissen oder eine Wärmeflasche oder Fangotherm-Kompresse, oder man gibt tägl. Diathermie.

Wie oben gesagt wurde, soll Eiweiß, besonders das Fleisch, eingeschränkt werden und hauptsächlich eine kohlenhydratreiche Kost verabreicht werden.

Als Zucker wird nur Traubenzucker, Dextropur, verwandt: 3mal tägl. 2—3 Eßl. voll in Wasser oder Obstsäften **(Leberzellschutzbehandlung)**. Die Fettmenge ist ebenfalls herabzusetzen und nur in Form von Butter, Milch, Sahne und Eigelb zu verabreichen. Die Kost könnte demnach ungefähr folgende sein:

Kost. Morgens: Kaffee (schwach) oder Tee (bei schwächlichen Personen Hygiama mit Milch gekocht), Brot mit Marmelade, Gelee, Bienenhonig oder Butter.

Frühstück: Obst, besonders gekochtes.

Mittags: Grieß-, Reis-, Mehl- oder Hafersuppe, 50 g Fleisch (fettfrei oder 75 g Fisch) mit Kartoffeln, leicht verdaulichem Gemüse (Blumenkohl, Möhren, Spinat, Spargel), Obst oder Obst mit Sahne oder Pudding oder Omelett mit Spinat und Kartoffeln und Kompott.

Nachmittags: Wie morgens.

Abends: Kartoffeln, Salat und 2 Eier, Quark. Oder Nudeln, Makkaroni mit Kompott oder Brot mit Quark oder Joghurt, Kefir oder saure Milch mit Brot.

Bei Appetitlosigkeit verordne man Tinct. Rhei vin. 70,0, Tinct. Strychni 5,0, 3mal tägl. 1 Teel., oder Tinct. Chin. comp., Tinct. amar. aa 15,0, 3mal tägl. 15—20 Tropfen, oder Vin. Pepsin oder HCl Pepsin aa 1,0, Tct. arom., Tct. chin. cps. aa 5,0, Sir. simpl. 30,0, Tct. fe comp. ad 200,0. D. S. Während des Mittag- und Abendessens 1 Likörglas voll.

Ganz besonders achte man auf regelmäßigen Stuhlgang und suche ihn zu fördern durch Karlsbader Wasser. Entweder trinken die Kranken nach Naunyn morgens um 9, 10, 11 Uhr und nachmittags um 4, 5 und 6 Uhr je 100 g Karlsbader Mühlbrunnen, oder sie lösen sich 1 Eßl. Karlsbader Salz in 500 ccm Wasser und trinken es ebenfalls im Laufe des Tages. Das Karlsbader Wasser hat einen günstigen Einfluß auf einen oft bestehenden Magen- und Darmkatarrh und regt die Sekretion einer dünnflüssigen Galle an. Außer Karlsbader Wasser kann man auch die Brunnen von Neuenahr, Kissingen, Mergentheim, Hersfeld, Marienbad und Homburg gebrauchen. Um die Gase und Giftstoffe im Darm zu binden, kann man auf 1 Glas Brunnen 1 Teelöffel Carbo coffeae nehmen. Ist die Verstopfung hartnäckig, so gebe man Friedrichshaller Wasser, Apenta oder Ricinusöl oder Infus. Rhiz. Rhei 10,0:175, Magnes. sulfuric. 5,0, Ol. Menth. pip. gutt. 3, Sirup simpl. ad 200, 3—4mal tägl. 1 Eßl., oder Pasta Palm (Früchtewürfel). Abends 1 Würfel. Oder Inf. Senn. comp. 150,0. D. S. 2—3mal tägl. 1 Tee- bis Eßl. Auch Einläufe mit 1 l Kamillentee, die die Darmperistaltik anregen, werden von den Kranken sehr wohltuend empfunden.

Medikamentös sucht man auf die Gallensekretion fördernd einzuwirken durch gallensaure Salze, die in folgenden Präparaten enthalten sind:

Degalol, Decholin, Cholasa, Agobilin, Bilival, Cholispillen, Felamin oder Fel Tauri sicc. 0,1—0,4 oder besser Decholin als Tabletten oder in 5- und 20proz. Lösung im Handel zur intravenösen Injektion. Am besten intravenös: 1 Amp. Tecesal, 1 Amp. Traubenzucker und 1 Amp. Decholin 20proz. Hier soll auch auf die Cholotonon-Longetten und Ampullen zur intramuskulären Injektion hingewiesen werden.

Auch *Choleval* kann man intravenös geben. (In Amp. 0,1:10,0 und 0,2:10,0.) Dem *Pfefferminzöl* und *Natr. salicyl.* schreibt man ebenfalls eine anregende Wirkung auf die Gallensekretion zu. Präparate, welche Pfefferminz enthalten, sind *Choleflavin, Degalol, Cholaktol* und *Cholelysin.* Man kann auch ein gallensaures Salz mit Pfefferminzöl und Natr. salicyl. kombinieren:

Ol. Menth. pip. 1,5, Natr. salicyl. 20,0, Decholin 5,0 (oder Fel. Tauri sicc. 5,0, billiger), Dextropur 60,0. 3mal tägl. 1 Teelöffel voll.

Ein ähnlich zusammengesetztes Präparat sind die *Probilinpillen.* Auch auf das *Chologen* mag hingewiesen sein, das schon öfters von guter Wirkung war. In hartnäckigen Fällen führe man die **Duodenalsonde** ein und injiziere durch sie in das Duodenum (150—220 ccm körperwarme 15proz. *Magnesium-sulfatlösung* (Magn. sulfuric.)). Der Erfolg ist oft ein ausgezeichneter. Am selben oder am nächsten Tage bekommen die Kranken Durchfall.

In der letzten Zeit hat man auch das *Insulin* zusammen mit *Traubenzucker* bei Leberkrankheiten herangezogen, um den Glykogenbestand der Leber zu steigern. Hiermit hat man bei Icterus catarrhalis schon sehr gute Erfolge gesehen. Man gibt den Kranken 2mal tägl. 40—50 g Traubenzucker und mehr in Tee und 10—15 E. Insulin subcutan.

Leberzellschutzbehandlung. Das Wesentliche jeder Leberschutz-therapie besteht darin, in den Leberzellen eine Glykogenanreicherung hervor-zurufen, deshalb sind alle die Präparate, die eine derartige Glykogen-speicherung bewirken, für diesen Zweck geeignet. Man gibt Invertzucker mit B-Vitamin-Komplex „Roche" oder Laevosan intraven. u. intram. oder, was anscheinend von größter Bedeutung ist, das ist das Nebennierenrinden-hormon (Cortiron, Percorten). Sehr empfehlenswert ist auch Cystocholin, das eine Verbindung von Lecithin, Cystin und Eiweiß darstellt. Teelöffel-weise zu nehmen oder Methionin-Merck oder Thiomedon-Homburg 3mal tägl. 2 Tabl. nach dem Essen. Von Aminotrat (Nordmark), das reich an Methionin und Cystin ist 3mal tägl. 2—3 Teel. Körner oder 4—6 Eßl. Aminotrat liq. Thiomedon kann auch intrav. injiziert werden. Auch Hepaphil 3mal tägl. 1—2 Bohnen ist bei allen Leberparenchymschäden angezeigt.

Da im Eigelb reichlich Lecithin enthalten ist, so gibt man am besten tägl. 3—4 Eigelb mit Traubenzucker und frischem Zitronensaft gemischt oder Lecithin (Witte) 20,0, Vitell. ovi I, Ol. Menth. pip. gtt. I, Sirup. simpl. 40,0, Aq. dest. ad 125,0. D. S. 3mal tägl. 1 Eßl. Schütteln! Oder 3mal tägl. 1 Teel. Lepetin, eine Lecithinemulsion.

Die neuere Therapie ist die mit organeigenen Präparaten, die von sehr gutem Erfolg zu sein scheint. S. *Cholotonon* und unter Cholelithiasis. Das Präparat hat sich inzwischen bei Leber- und Gallenblasenerkrankungen aus-gezeichnet bewährt.

Bei *Desinfektion* der Gallenblase kommen intravenöse Injektionen von Choleval, Urotropin, Neohexal oder Cylotropin in Betracht.

Liegt eine **akute Gallenblasenentzündung** mit Fieber vor, so macht man feucht-kühle bis kalte Kompressen und gibt nach Blanckenburg 5 ccm 40proz. Urotropinlösung mit 10 ccm 20proz. Decholinlösung intrav. tägl. 1—2mal. Der Erfolg ist ein sehr günstiger. Ich gebe gern tägl. 8 Eleudron-, Supronalum oder Cibazoltabl. mit Natr. bicarb. und viel Tee. Auch 1—2 Amp. Badional mit Traubenzucker intravenös scheint von guter Wirkung. Bei allen Lebererkrankungen sind intrav. Injektionen mit 40% Invertzucker (s. Inversol) oder M_2Woelm oder Melven oder Laevosan und Thiomedon zu geben. S. o.

Hepatitis epidemica (infektiöse Gelbsucht). Die epidemische Hepatitis ist seit einigen Jahren in Deutschland epidemisch geworden. Ihre Über-tragung geschieht wahrscheinlich nur von Mensch zu Mensch durch eine filtrierbare Virusart. Kinder und Jugendliche werden bevorzugt befallen.

Die Inkubation dauert 14 Tage und länger. Öfter geht eine Angina voraus. Als erste Krankheitszeichen treten auf: Müdigkeit, Lustlosigkeit, mattes, krankes Gefühl, Appetitlosigkeit, auch Erbrechen, Magenschmerzen, Druck in der Lebergegend, der sich zu stärkerem Schmerz mit Ausstrahlung zur Blinddarmgegend steigern kann. Die Temperatur schwankt zwischen 37,5 und 39°. Sehr oft besteht Verstopfung. Nach einigen Tagen schwillt die Leber stärker an, oft handbreit unterhalb Rippenbogen, auch die Milz wird tastbar. Es treten nun die ersten Zeichen der Gelbsucht auf, die aber im Verhältnis zur großen Leber nur gering ist und auch niemals die Intensität wie bei Icterus catarrhalis annimmt. Der Harn ist dunkel gefärbt und zeigt eine Ver-mehrung der Urobilinkörper. Der Stuhl ist acholisch. Die Blutsenkung ist beschleunigt, es besteht eine Leukocytose. Wenn die Gelbsucht auftritt, verschwindet das schwere Krankheitsgefühl und das Fieber fällt langsam, oft sehr langsam ab. Der Leberschmerz läßt nach, aber die Schwellung bleibt noch bestehen. Die Krankheit kann einige Wochen, aber auch viele Wochen dauern. Da die Erkrankung eine interstitielle Hepatitis (Hepatitis serosa!) ist, muß man auch an einen späteren Ausgang in Lebercirrhose denken. Die Krankheit tritt besonders im Herbst und Winter auf.

Zum Unterschied der Hepatitis epidemica von Icterus catarrhalis soll hervorgehoben werden: Das schwere Krankheitsgefühl, Fieber, am Anfang der Krankheit Verstopfung, starke Anschwellung und Konsistenzvermehrung der Leber bei relativ geringer Gelbsucht. Starke Schmerzen in der Lebergegend, die manchmal bis zur Blinddarmgegend ausstrahlen. Bei auftretender Gelbsucht plötzliches Wohlbefinden. Leukocytose und Beschleunigung der Blutsenkung.

Behandlung: Strenge Bettruhe, keine Abkühlung. Feuchtheiße Kompressen auf die Leber oder Diathermie. Für regelmäßige Stuhlentleerung sorgen. Am besten wöchentl. 2mal einen Einlauf mit 1 Liter warmem Kamillentee. Intrav. Invertzucker (Inversol) oder M_2 Woelm oder Melven 40% oder Laevosan mit Vitamin C und B_1 und B_2 als Benicot und Beflavin. Vor allem sind Methionin und Cystin anzuwenden, wie auf S. 175 unter Leberzellschutzbehandlung beschrieben ist. Per os Traubenzucker und allgemeine strenge Diät. Weißbrot, Hafer, Grieß, Reis, Pudding, Obst, roh und gekocht. Möhren roh gerieben oder gedämpft, Spinat, Spargel, Kartoffelbrei. Alle gefärbten Gemüse, Früchte und Marmeladen sind verboten. Nur eingekochte Konserven verwenden. Alles blähende Gemüse vermeiden. Nur wenig Butter und Milch.

Zu frühes Aufstehen, Diätfehler oder Erkältung bringen langwierige Rückfälle. Die Kranken werden am besten isoliert und man betrachtet die Krankheit als meldepflichtig.

Hämolytischer Ikterus, hepatolienaler Ikterus, anhepatozellulärer Ikterus. Die Grundlage ist eine vererbte Anlage, die auch erst im Erwachsenenalter durch eine äußerlich einwirkende Schädlichkeit ausgelöst werden kann. Hier finden wir einen allgemeinen Ikterus, der schon Jahre hindurch bestehen kann, weiterhin einen Milztumor und häufig eine Anämie. Im Urin fehlen Gallenfarbstoff und Gallensäuren, dagegen besteht eine ausgesprochene Urobilinurie. Der Gallenfarbstoff ist wegen seiner noch vorhandenen Bindung an Eiweiß (Bilirubinoglobulin) nicht harnfähig. Seine Entstehung ist daher extrahepatisch. Der Stuhl ist dunkel gefärbt und gibt eine starke Urobilinogenreaktion. Die Resistenz der Erythrocyten ist gegenüber Kochsalzlösung herabgesetzt. Die Hämolyse tritt etwa bei 0,54% (normal bei 0,45%) ein und ist bei etwa 0,36% (normal bei 0,24%) total.

Gegen die Anämie kann man Arsen und Eisen versuchen, besser ist eine Spritzkur mit Hepsit, Hepatrat, Hepracton B oder Campolon, die sich auf Monate erstrecken muß.

Bestrahlungen der Milz haben keinen besonderen Nutzen. Wenn sich das Befinden der Kranken sehr verschlechtert und intern kein Erfolg mehr zu erzielen ist, so kommt die Splenektomie in Frage, die meist Anämie und Ikterus beseitigt und das Allgemeinbefinden außerordentlich hebt. (Die Hämolyse findet in dem Retikuloendothelial-Apparat der Milz statt.) Die Leberschutztherapie mit Nebennierenrindenhormon (vgl. S. 175) hat sich auch bei dieser Erkrankung bewährt.

Akute gelbe Leberatrophie. Liegt der Erkrankung eine Lues zugrunde, so ist eine spezifische Behandlung manchmal von günstigem Einfluß. Sonst kann nur eine symptomatische Behandlung eingeleitet werden, wie kalte Umschläge auf den Kopf, gegen das Erbrechen Eisstückchen und Magenspülungen. An Getränken Karlsbader Wasser und Tee mit Traubenzucker. Täglich mehrere Eßlöffel voll Traubenzucker. Die Behandlung mit Traubenzucker und Insulin hat bis jetzt bei schweren Fällen noch keine praktische

Bedeutung, da der Erfolg nur ein schnell vorübereilender ist. Bei leichten Fällen sollte es jedoch stets angewandt werden (s. am Schluß von Icterus catarrhalis).

Bei **Coma hepaticum** haben sich intravenöse Infusionen von Milchsäure in physiol. NaCl-Lösung (5,0 Acid. lact. in 50,0 NaCl physiol.) sehr bewährt. Gleichzeitig muß man Traubenzuckerinfusionen und Insulindarreichung damit kombinieren. Die Insulintherapie wird heutzutage bei Lebererkrankungen abgelehnt. Man kann dafür intrav. Injektionen von *Thiomedon* (s. d.) und tägl. noch mehrere Tabletten davon geben oder ebenfalls von *Methionin*-Merck oder von Cystocholin oder Aminotrat-Körner 3mal tägl. 2 Teel. und mehr. S. S. 175 unter Leberzellschutzbehandlung. Bei dieser Behandlung erwachen die Kranken aus dem Coma zum vollen Bewußtsein. Man macht täglich eine Infusion von Acid. lact. mit Invertzucker. Die Infusion ist langsam auszuführen. In der letzten Zeit hat man bei diesen Hepatosen (hepatoxischen Ikterusformen), wenn sie diagnostisch frühzeitig genug erfaßt werden, mit vagotropen Mitteln sehr gute Erfolge erzielt. Zu diesen vagotropen Mitteln zählt: Cholin, Lecithin (das in seinem Molekül Cholin enthält). Man gibt tägl. 2 Eigelb (Lecithin), 30—50 g Dextropur.

Lebercirrhose. Als Ursache für die Lebercirrhose stehen an erster Stelle der Alkohol, Nikotin und Lues. Nicht alle Alkoholiker erkranken an Lebercirrhose, es scheint dazu eine gewisse Organdisposition notwendig zu sein. Viel schädlicher als Alkohol wirkt Nikotin bei vorliegender Organdisposition. Bei der Lues kommt es im tertiären Stadium zu einer luischen Erkrankung der Leber. Im jugendlichen Alter läßt sich eine Lebercirrhose meist auf eine kongenitale Lues zurückführen (Lues hereditaria tarda). Weiterhin kann bei chronischer Malaria eine Lebercirrhose auftreten; ein Icterus catarrhalis und eine subakute oder chronische, in Schüben verlaufende Leberatrophie kann in Lebercirrhose übergehen. Man muß aber auch bei der Lebercirrhose in jüngeren Jahren an eine früher durchgemachte Hepatitis epidemica denken. Besteht lange Zeit eine Stauungsleber, so kann es zur intra- und interlobulären Bindegewebsentwicklung, zur Stauungsinduration kommen, ein Bild, ähnlich der atrophischen Cirrhose (Ikterus, Milzvergrößerung, Ascites). Wenn man auch dem Alkohol eine Bedeutung bei Erkrankung an Lebercirrhose zuschreibt, so stellt man doch heute die schädliche Wirkung der endogen entstehenden Substanzen in den Vordergrund. Neben der Fokaltoxikose spielt die Gastroenteritis mit ihren Fäulnisprodukten, die hämatogen zur Leber gelangen, die größere Bedeutung. Es kommen hier besonders Phenol, Kresol, Indol, Skatol und histaminartige Substanzen in Betracht. Es ist daher die Gastroenteritis die Ursache, nicht aber die Folge einer Lebercirrhose.

Therapie. Kost: Vor allem sind Alkohol und Nikotin vollkommen zu verbieten. Die Nahrungszufuhr ist allgemein einzuschränken, und Gewürze, wie Pfeffer, Senf, Zwiebeln, Rettich, Fleischextrakt, sind am besten ganz zu vermeiden. Da besonders die Eiweißfäulnisprodukte die Leber schädigen, so schränkt man den Fleischgenuß ein und gibt dafür Milch, Eier und Quark. Die Milch ist am besten als Joghurt, Kefir, Sauermilch oder Buttermilch zu reichen. Im übrigen stehen die Kohlenhydrate (besonders der Gebrauch von Traubenzucker), frisches Gemüse und Obst im Vordergrunde der Kost, also am besten Rohkost. Als Fett ist gute Butter, Rahm und Eigelb gestattet. Die Kost ist also die gleiche wie beim Icterus catarrhalis. Auch Milchkuren in Form der Karellschen Kuren sind zu versuchen. Der Magen- und Darmkatarrh muß bei der Wahl der Kost richtunggebend sein.

Am besten hat sich eine Kur mit *Rohkost* bewährt, die wochen- und monatelang streng durchgeführt, scheinbar eine heilende Wirkung hat. Gleichzeitig werden feuchtheiße Kompressen auf die Leber gemacht und 2mal wöchentl. 1 Einlauf mit 1 l warmem Kamillentee. Als intramuskuläre Injektion gibt man Campolon oder ein anderes Leberpräparat, gleichzeitig intrav.

50 ccm 40proz. Invertzucker (Inversol), Laevosan, M₂Woelm oder Melven mit Vitamin C forte und B₁ forte, Benicot und Beflavin. Auch Nebennieren-rindenhormon ist zu empfehlen, desgleichen intrav. und perorale Gaben von *Thiomedon* (s. S. 175 unter Leberzellschutzbehandlung).

Um eine rege Peristaltik zu erzielen und dadurch reinigend auf den Ver-dauungstraktus zu wirken, verordne man den Kranken Bittersalz oder Karls-bader Mühlbrunnen, Marienbader Kreuzbrunnen, Neuenahrer oder Mergent-heimer Brunnen oder Hersfelder Lullusbrunnen. Reichen diese Wässer nicht aus, so kann man von Friedrichshaller oder Apenta Gebrauch machen. Um den Darm von Zersetzungsprodukten und Giften zu befreien, gibt man 3mal wöchentl. 1 Einlauf mit 1 l warmem Kamillentee (dabei legt sich der Kranke auf die rechte Seite oder auf den Rücken).

Die großen Hoffnungen, die man auf Torantil setzte, haben sich nicht erfüllt.

Auch die Leberpräparate (Campolon, Hepsit, Hepatrat, Hepracton B usw.) werden als recht wirksam empfohlen.

Da die Lebercirrhose zu den Krankheiten zählt, die einen hohen Vitamin-C-Verbrauch zeigen, so gibt man am besten tägl. 1—2 Amp. Vitamin C forte (Cebion, Cantan forte und Redoxon) intrav. Gleichzeitig wird hierdurch die Diurese angeregt. Ganz besonders werden Lactoflavin und Nebennierenrinden-hormon empfohlen.

Der starke Meteorismus wird bekämpft mit Enzypan, Festal, Intestinol, Luizym und Combizym. Sehr empfehlenswert: 3mal tägl. 6—8 Dragées Cumacarbo oder 3mal tägl. 1 Teel. Carbo coffeae in 1 Glas Karlsbader, Mergentheimer oder Hersfelder Brunnen.

Physikalische Therapie: Auf die Lebergegend sind heiße Kompressen (Lein-samen oder Fangotherm-Kompressen) zu legen unter gleichzeitigem Trinken von heißem Mergentheimer Wasser oder Mühlbrunnen oder Hersfelder Lullus-brunnen. Auch Bestrahlung der Lebergegend mit Fön oder Sollux ist von Vorteil. Stets ist Diathermie zu versuchen. Wo es möglich ist, sind Dampf-duschen von 38—42° C zu geben, die unter zunehmendem Druck ½—1 Min. lang auf die Lebergegend gerichtet werden. Im Anfangsstadium der Krank-heit ist viel Bewegung, Turnen, Reiten, überhaupt Sport, dann auch Massage des ganzen Körpers und besonders des Abdomens und der Leber von großem Vorteil (Vibrationsmassage).

Ist die Krankheit schon weiter fortgeschritten und es besteht *Ascites,* so sind die Flüssigkeitszufuhr und auch das Kochsalz einzuschränken. Im Anfang hat man oft noch Erfolg mit diuretischem Tee: Spec. diuret. oder Fruct. Phaseoli immat. conc., 1 Eßl. voll auf 1 Tasse Wasser und 10 Min. ziehen lassen, oder Rad. Ononid, Lign. Junip., Fruct. Junip. conc., Fruct. Petro-selini aa 20,0, 1 Eßl. auf 1 Tasse Tee, oder

Infus. Fruct. Junip. 15,0 : 140,0, Liq. Kal. acet., Oxymellis Scillae aa 30,0, 3mal tägl. 1 Eßl. voll.

Auch *Tartarus depuratus,* 3mal tägl. 1 Teel. voll, hat oft eine ausgezeichnete Wirkung. Von *Harnstoff* kann man 2mal tägl. 30 g geben (s. Ituran), ebenso wirksam ist Galaktose 60,0 in 100 ccm Tee. Dann kann man *Diuretin, Agurin, Theacylon* oder *Euphyllin* verordnen. Auch Calomel 0,2, Opii 0,015, 3mal tägl. 1 Pulver 3 Tage lang, wurde früher viel verordnet, ist aber heut-zutage verdrängt durch die intrav. oder intramusk. Injektionen von 1—2 ccm *Novurit, Esidron* oder *Salyrgan.* Bei schwerem Darmkatarrh, Nephritis und Kachexie sind diese kontraindiziert. Die Wirkung dieser Hg-Präparate kann erhöht werden durch Ansäuerung des Organismus mittels Ammon. chlorat. Man gibt 3mal tägl. 1 Eßl. nach dem Essen in etwas Mineralwasser von fol-gender Mixtur: Ammon chlorat. 8,0, Aq. dest. ad 100,0. Die intravenösen *Decholininjektionen* (10 ccm der 20proz. Lösung) sind ebenfalls von guter Wirkung. Der Diureseeffekt ist meist nicht so hoch wie bei Salyrgan, klingt aber oft nicht so schnell ab. Am besten Decholin und Salyrgan zusammen als Mischspritze intravenös. Auch Vitamin C forte mit Nicobion und Lactoflavin intravenös scheinen wichtig zu sein. Liq. Kal. acet. hat bei manchen Kranken eine besonders gute Wirkung: Lq. Kal. acetic. 40,0, Scilloral 10,0, Aq. Petroselini ad 200,0. D. S. 3mal tägl. 1 Eßl.

Versagen diese Diuretica, so muß man zur Punktion greifen, sobald das Befinden des Kranken es erfordert. Das Herz muß durch Strophanthin mit Traubenzucker gekräftigt werden. Einige Tage vor der Punktion beginnt man am besten wieder mit Diuretica und gibt sie nach der Punktion noch weiter, da sie dann oft wieder von Wirkung sind. Am Schlusse der Punktion gibt man 2—3 ccm Salyrgan in die Bauchhöhle. Nach der Punktion wird der Bauch gewickelt.

Zur Stillung *cholämischer Blutungen:* Vitamin C (Cebion, Cantan) und besonders Karan (Vitamin K) und Synka-Vit als Injektionen.

Zur Beseitigung des *Juckreizes* Darmeinläufe, Hautpflege.

Luische Lebercirrhose. Im Anfangsstadium sind die Erfolge gut. Bei fortgeschrittenen Fällen können die Leberveränderungen nicht mehr rückgängig gemacht werden. Man gibt besonders Jodkalium und leitet vorsichtig eine kombinierte Quecksilbersalvarsankur ein, auch wenn Ikterus besteht. Gegenwärtig vermeidet man Salvarsan beim Auftreten von Ikterus und behandelt mit Wismut intramuskulär. Bei Ascites ist meist Novurit oder Salyrgan von sehr günstiger Wirkung, wöchentl. 1—2 Injektionen intramuskulär oder intravenös.

Cholelithiasis (Gallensteine). Ein Gallensteinanfall, der meist plötzlich gegen Abend oder nachts auftritt, verlangt wegen seiner unerträglichen Schmerzen vom Arzt eine sofortige Hilfe. Eine *Dilaudid- oder Eukodalspritze* vermag die Schmerzen zu lindern, den Krampfzustand zu lösen (so daß die gestaute Galle abfließen und gelegentlich auch einen kleinen Stein mitnehmen kann) und auf den Kranken beruhigend zu wirken. Am besten kombiniert man es mit Atropin: Rp. *Dilaudid 0,02—0,03, Atropin. sulf. 0,01, Aq. dest. ad 10,0* subcut. 1—2 ccm, da Atropin auf den Vagus, der die Motilität fördert, lähmend wirkt. Besonders zu empfehlen ist *Dolantin.* Man gibt 1 Amp. intramusk. oder verdünnt intrav. Bei schwächlichen Kranken nur ½ Amp. intrav. und nach einigen Min. die andere Hälfte intramusk. Ebenso wirksam, vielleicht noch wirksamer, 1—2 ccm = 1—2 Amp. von Polamidon oder Polamidon C ,,Höchst" subcut. oder sehr langsam intrav. Bei intrav. Injektion hört der Anfall sofort auf, oder 2 Amp. Papaverin = 0,08 g oder 2 Amp. Eupaverin oder 2 Amp. Syntropan oder 1—2 Amp. Sestron oder 1 Amp. Bellafolin zusammen mit 0,003 Dilaudid subcut. oder Spasmalgin oder Papavydrin, Eupaco oder Syntropan in Form von Zäpfchen oder Injektionen. Sehr wirksam ist eine Spritze, die 0,02 Eukodal und 0,03 Euvaperin enthält. Sie wird langsam intrav. gegeben.

Auf die Lebergegend oder auf den Rücken legt man feuchte heiße Kompressen (Fangotherm-Kompresse) oder das elektrische Wärmekissen, oder man macht um Leib und Rücken feuchte heiße Umschläge, auch heiße Sitzbäder wirken oft sehr angenehm. Gleichzeitig kann man auch heiße Getränke trinken lassen. Wenn der Anfall sehr lange dauert, bringt oft ein Senfmehlumschlag auf die Gallenblasen-Lebergegend. der so lange liegenbleibt, wie es der Kranke ertragen kann, oder ein blutiger oder unblutiger Schröpfkopf auf die Lebergegend eine erleichternde Wirkung für den Kranken (hierzu kann jedes Wasserglas genommen werden). Öfter helfen auch 20—30 ccm folgender Mixtur:

Extract. Belladonn. 0,3—0,6, Glycerin ad 200,0.

Die Gallensteinanfälle kann man sofort unterbrechen durch eine **paravertebrale Injektion** *nach Laewen.* Die entsprechenden Nervensegmente, deren Ausschaltung am Foramen intervertebrale den schmerzaufhebenden

Erfolg verspricht, sind für die Gallenblase und die großen Gallengänge der rechte 10. Dorsalnerv. Die Einspritzung wird gemacht rechts von der Spitze des 9. Brustwirbeldornfortsatzes mit 5 ccm einer 1proz. Pantocainlösung.

Anstatt dieser paravertebralen Injektionen kann man in die rechte Oberbauchgegend 2 Amp. *Impletol* unter die Fascien geben. Der Schmerz verschwindet oft sofort. Auch kann man mit langer Nadel auf der rechten Rückenseite ins Nierenbett eingehen und 1 Amp. Impletol injizieren. Diese letzte Behandlung wende ich fast immer an.

Wenn der Anfall vorüber ist, richte man sein Hauptaugenmerk auf die **Darmtätigkeit** des Kranken, denn meist besteht im rechten Dickdarm ein Stauungsherd, in dem Gärungs- und Fäulnisprozesse vor sich gehen und den Darm mit Gasen auftreiben. Zwischen diesen Darmstörungen und der Gallenblasenerkrankung und den Koliken besteht ein ursächlicher Zusammenhang. Ich lasse daher wöchentl. 1 Einlauf machen, auch wenn der Stuhlgang in Ordnung ist, denn der Stauungsherd wird weder durch den regelmäßigen Stuhlgang noch durch Abführmittel beseitigt. Er ist eine Erkrankung für sich und fast bei allen Leber- und Gallenblasenerkrankungen zu finden. Von diesem Stauungsherd hängt das Schicksal des Gallensteinträgers ab, da durch das Hinaufwandern der Darmbakterien Entzündungsprozesse und Koliken ausgelöst werden können. Meist liegt eine Verstopfung vor, die wohl bedingt ist durch einen spastischen Reizzustand. Zuerst einen warmen Einlauf mit 1 l Kamillentee, dabei auf die rechte Seite legen, der gleichzeitig krampflösend wirkt. Nach einigen Tagen, wenn keine Gefahr des Erbrechens mehr besteht, trinken die Kranken zur Regelung des Stuhlgangs und gleichzeitig zur Anregung des Gallenflusses morgens nüchtern ein Glas von warmem Karlsbader Mühlbrunnen oder Hersfelder Lullusbrunnen oder 1 Teel. Uricedin in einem Glase heißen Wassers, oder Mg sulfuric., Na sulfuric., Kal. sulf. Tart. dep. aa 30,0, Na bicarbonic. 20,0. D. S. morgens und abends 1 Teel. in warmem Wasser. Die unten erwähnten Decholintabletten wirken ebenfalls stuhlfördernd. Tritt trotzdem noch kein Stuhlgang ein, so lasse man abends 1 Tasse heiße Milch mit 2 Eßl. Oliven- oder Sesamöl oder ein Glas Wasser mit 1—2 Eßl. Milchzucker trinken. Oder Ceadontabl. oder die Boxberger-Kissinger Pillen. Abends 1—2 Pillen oder abends 1 Würfel Pasta Palm, oder besser, da gleichzeitig eine krampflösende Wirkung: Ext. Bellad. 0,3, Ext. Rhei 3,0, Ext. Aloe 2,0, m. f. pil. Dos. XXX. D. S. Abends 1—2 Pillen oder Dolantin 0,4, Extr. Frangul. fl., Extr. Sagrad. fl. à ad 100,0. D. S. 2—3mal tägl. 1 Teel. Umschütteln! Auch die Paraffinpräparate Mitilax, Paraffinal und Cristolax u. a. kommen in Betracht, desgleichen Normacol, Belladonna-Regulin, Peristaltin, Isacenkügelchen.

Die ersten 2—3 Tage sind Hungertage. Es gibt nur Pfefferminz-, Kamillen-, Baldrian-, Löwenzahntee zu trinken. Zu jeder dieser Teearten gebe man etwas Wermut, Tausendgüldenkraut oder Schafgarbe. Vom 3. oder 4. Tag ab Brei.

Fast jede Gallenblasenerkrankung ist mit einer *Gastritis, Duodenitis und dem Stauungsherd im rechten Dickdarm verbunden*. In diesem Stauungsherd gehen Gärungs- und Fäulnisprozesse vor sich, wodurch Gase und Giftstoffe entstehen. Diese Giftstoffe rufen gar oft Schwindelgefühle und psychische Veränderungen hervor, wie große Müdigkeit (trotzdem unruhiger Schlaf), Lustlosigkeit, keinen Lebensschwung, keine Arbeitslust und große Neigung zum Weinen. Diese Symptome sind meist schon bei der latenten Cholecystopathie vorhanden und zeigen den Weg zur Diagnose. Die Kranken klagen sehr oft über Herzschmerzen und Herzstechen, die aber nicht durch eine Herzerkrankung, sondern durch die Interkostalnerven bedingt sind, die sehr druckschmerzhaft sind. Durch Massage sind die Schmerzen leicht zu beseitigen. Die übrigen Herzbeschwerden, die selbst als Herzanfall mit starker Erregung und Todesangst auftreten (besonders am späten Abend nach „Feiertagen"), können durch Einlauf schnell beseitigt werden. Auf die

Schmerzen am rechten oberen Rücken, wo auch starker Druckschmerz besteht, sei noch hingewiesen.

Besteht eine *Achylie* oder eine *Hypacidität*, so verordne man verdünnte Salzsäure oder Acidoltabletten oder Citropepsintabletten oder Enzynorm, besonders Dymaltabl. oder ein Likörgläschen folgender Mixtur, die während des Essens getrunken wird: Acid. hydrochl. 1,5, Atropin sulf. 0,005, Tct. arom., Tct. chin. comp. aa 5,0, Tct. fe comp. ad 200,0. Bei vielen Kranken besteht starkes Sodbrennen: Hier gibt man Mg. perhydrol., Neutralon, Alucol usw. Oft schwindet das Sodbrennen vollkommen, wenn die Kranken nur morgens 1 Glas warmes Wasser mit 1 Teel. Uricedin trinken. Auch auf **Enzypan, Pankreon, Festal,** Luizym-Dragées und Intestinoltabletten mag hingewiesen sein, die hierbei öfter von guter Wirkung sind.

Gegen den oft starken Meteorismus 3mal tägl. 1 Teel. Carbo coffeae in 1 Glas Hersfelder Lullusbrunnen oder Karlsbader oder Mergentheimer oder tägl. öfter 6 Dragées Cumacarbo oder Cumasina ADL, das auch abführende Wirkung hat. Man gibt 3mal tägl. 1—3 Tabl. Auch abends 1—2 Teel. Allicepan wirken sehr günstig.

Kost: Die *Kost* kann niemals an ein Schema gebunden werden, sondern muß sich auch nach den oft bei Gallenerkrankungen zugleich bestehenden Magenbeschwerden richten, z. B. ob eine Hyper- oder eine Hypo- oder Anacidität vorliegt. Weiterhin soll man bei schon länger bestehender Krankheit seine Aufmerksamkeit auch auf die funktionelle Leistung der Leber und des Pankreas lenken. Diese Erkenntnis ist auch wichtig für eine richtige Behandlung der postoperativen hepatischen Residualbeschwerden.

Die *Kost* muß eine leicht verdauliche und nicht blähende sein.

Kalte Getränke und Eis sind zu vermeiden. Nie viel auf einmal essen, sondern häufige kleine Mahlzeiten, um den Gallenabfluß zu fördern.

An *Getränken* sind *nicht erlaubt:* Champagner, Weißwein, Liköre, Bier, Obstweine, Kaffee.

Erlaubt: Rotwein, Wermut, Tee, Kamillen-, Pfefferminztee, Milch, Kakao, alle Mineralwässer (Kohlensäure entweichen lassen).

An *Fleisch verboten:* Schweine- und Hammelfleisch, Räucherfleisch, Wild, Hering, Räucherfisch, Bratentunke, Fleischextrakt, Leber, Niere, Gehirn.

Erlaubt: Kalbfleisch, Geflügel (keine Gans), überhaupt vom Geflügel nur magere Brust, keine braune Kruste und kein Fett, gekochter Fisch (nicht geräuchert oder gebacken), roher und gekochter Schinken ohne Fett, Kalbszunge, rohes Schabefleisch.

An *Fetten* sind nur gute Butter und Öl erlaubt (kein Gänsefett).

An *Gebäck erlaubt:* Weißbrot, Zwieback, Keks, Königskuchen. Später ein gutes Vollkornbrot. Kein frisches Brot! Keinen Hefekuchen!

An *Gemüsen sind erlaubt:* Spinat, Möhren, Spargel, Blumenkohl (nur die Blumen), Schwarzwurzel, Teltower Rübchen, junge Erbsen (Kaiser-Erbsen), zarte Wachsbohnen.

Verboten: Alle blähenden Kohlarten: Rot-, Weiß-, Grün-, Rosenkohl, Wirsing, Winterkohl, grüne Bohnen, getrocknete Erbsen, Bohnen und Linsen, Pilze, saure Gurken, Gurkensalat, Zwiebel.

An *Obst erlaubt:* In den ersten Tagen, wo noch Beschwerden bestehen, am besten nur in Form von frisch ausgepreßten Obstsäften, mit Traubenzucker gesüßt. Später können an rohem Obst versucht werden: Äpfel, Apfelsinen, Bananen, Erdbeeren, Himbeeren, Pfirsich, Ananas, keine Tomaten.

Erlaubt sind alle Kohlenhydrate, wie Kartoffeln (keine Bratkartoffeln), Hafer, Grieß, Reis, Mehl, Mondamin, Maizena, Nudeln, Makkaroni, Sago. Weiterhin Eier, Quark, Gervais und alle Käsesorten, außer den Gewürzkäsen.

Verboten: Kartoffelpuffer, Kartoffelsalat, Kartoffelklöße und Hefeklöße.

Das *Rauchen* ist zu verbieten und bei Besserung nur nach dem Essen zu gestatten.

Nach einem schweren **Gallensteinanfall** fasten die Kranken am besten 2—3 Tage und trinken nur heißen Pfefferminz- und Kamillentee zu gleichen Teilen mit etwas Bittertee: Wermut, Schafgarbe oder Tausendgüldenkraut. Am 3. Tag Haferschleim mit Milch gekocht, abwechselnd mit Grießbrei. Anstatt Brot am besten Zwieback und Keks. Allmählich gibt man etwas Rührei mit Schinken und Zwieback oder ein weich gekochtes Ei oder etwas Kalbfleisch mit Kartoffelbrei und Möhren. Die feucht-heißen Kompressen werden täglich öfter auf die Leber gemacht. Bei noch geringem krampfhaftem Ziehen unterhalb des rechten Rippenbogens tägl. 1 Zäpfchen von:

Ext. Bellad.	0,03	Ol. Cacao 1,5
Dilaudid	0,003	m. f. supp. tal. Dos. X.
Natr. diaethylbarbit.	0,2	

Medikamentös: Um auf die Gallensteine im Körper lösend einzuwirken, steht uns kein Arzneimittel zur Verfügung. Wir vermögen höchstens einen sehr kleinen eingeklemmten Stein durch verschiedene Arzneimittel ins Gleiten zu bringen, entweder bewegt er sich in den Darm weiter oder in die Gallenblase zurück. Wir wollen uns aber auch darüber im klaren sein, daß sehr viele Cholelithiasisanfälle nur cholecystische Anfälle sind, daher vergebliches Suchen nach Gallensteinen im Stuhl.

Ziel der Behandlung soll die Überführung der akuten Störung in ein Ruhestadium sein, wozu die oben angeführten Zäpfchen dienen.

Am ältesten und bekanntesten ist die **Ölkur,** von der immer wieder Günstiges berichtet wird. Sie ist nur auszuführen, wenn längere Zeit kein Kolikanfall vorgekommen ist, also die Gallenblase sich im Ruhezustand befindet. Man gibt 3 Tage lang morgens nüchtern je 100—200 ccm besten Olivenöls. Bei den Kranken, die das Öl nicht trinken können, kann man es durch Duodenalsonde einführen. *Im Stuhl halte man aber nicht die mit Cholesterin vermengten Kalkseifen für Gallensteine!* Auch warme Ölklistiere sind von guter Wirkung. *Ölkur* nach Prof. G. Singer: Morgens nüchtern 1 Eßl. feinsten Provenceröls mit 2 Tropfen Zitronensaft. Danach 150 g heißen Karlsbader Wassers langsam trinken. Dann feuchtheiße Kompresse auf die Leber und ½ Std. rechte Seitenlage. Hierauf erst Frühstück. Mit jedem Tag steigt man um 1 Eßl. bis zu sechs. Diese Kur kann im Jahre 2—3mal durchgeführt werden und bringt in den meisten Fällen bedeutende Erleichterung, bisweilen auch Steinabgang. Wirksamer gestaltet sich die Ölkur mittels der Duodenalsonde, durch die man 80—100 ccm heißen Olivenöls in das Duodenum spritzt. Auch auf *Gallestol* sei hingewiesen, das mir schon sehr gute Dienste, besonders bei Korpulenten, getan hat. Die vielen anderen Präparate gegen Leber- und Gallensteinerkrankungen sind auf S. 206 unter Cholagoga aufgeführt, man setze aber keine allzu große Hoffnung auf solche Spezialpräparate, da doch eine ganz individuelle Behandlung notwendig ist.

Mineralwasserkur: Nach Abklingen der Anfälle soll man nicht sofort eine Mineralwasserkur anschließen, sondern zuerst die Gallenblase durch die obenerwähnten Zäpfchen in einen Ruhezustand bringen. Am geeignetsten für eine solche Kur sind Kranke, die nur selten Anfälle oder überhaupt noch keine gehabt haben. Bei Fieber und Choledochusverschluß sind Mineralwasserkuren nicht angezeigt. Kranke mit Anacidität gehen am besten nach Kissingen oder Vichy (Kochsalzquellen), die mit Hyperacidität nach Mergentheim oder Karlsbad.

Gute Erfolge konnte ich auch mit *Sepdelen* 7 erzielen.

Seit Jahren spielen die *Gallensäuren* eine wichtige Rolle, da sie eine starke Vermehrung der Gallenausscheidung in quantitativer und qualitativer Beziehung bewirken. Am wirksamsten und unschädlichsten ist die Dehydrocholsäure, die als Tabletten und in 5- und 20proz. Lösung in Ampullen als Decholin zur intravenösen Injektion im Handel ist. Man gibt 10 ccm der 20proz. Lösung. Da es so stark auf die Gallensekretion einwirkt, so kann es auch die Infektionskeime mit ausschwemmen und bei infektiöser Erkrankung der Gallenwege von guter Wirkung sein. Man gebraucht es daher mit Vorteil in allen Fällen, wo entzündliche Leber- und Gallenwegerkrankungen vorliegen. Auch 5 ccm Curcumen intravenös oder Synthobilin intramusk. oder intrav. verdünnt mit Aq. bidest. halte ich für sehr wirksam. Bei solchen **Gallenblasenkrankheiten mit schleichendem Infekt** dienen zur *antiseptischen Behandlung* Salicylsäure und Hexamethylentetramin peroral. Zur intravenösen Injektion dienen Cylotropin und Choleval sowie Eleudron oder Globucid, die beide nachgewiesenermaßen mit der Galle ausgeschieden und in der Gallenblase konzentriert werden. Ich verordne, wenn nach Spritze die Gallenblasenkoliken abgeklungen sind:

Dolantin	0,03	Hexamethylentetramin
Fel Tauri sicc.	0,3—0,6	Elaeos M. pip. aa 0,4
Eumydrin	0,001	m. f. pulv. tal. Dos. X.
		D. S. 2—3mal tägl. 1 Pulver.

Besteht Sodbrennen, so kombiniere ich noch mit 0,5 Magn. perhydrol (25%) oder Calc. carbon. 0,5. Oder billiger:

Magn. usta	0,3	(Dilaudid 0,002—0,003)
Natr. bicarb.	0,4	Hexamethylentetramin 0,4
Natr. sulfuric.	0,4—0,8	Ol. Menth. pip. gtt. ½
Natr. diaethylbarbit.	0,2	m. f. pulv. tal. Dos. X.
Atropin sulfuric.	0,0005	D. S. Nach dem Essen 1 Pulver in Wasser

oder als Schachtelpulver:

Magn. usta	6,0	(Dilaudid 0,03)
Natr. bicarb.	8,0	Atropin sulfur. 0,008—0,01
Natr. sulfuric.	4,0—10,0	Hexamethylentetramin 4,0
(Cort. Frangul. plv.	5—10,0)	Ol. M. pip. gtt. V.
(Ext. Aloes	0,1—2,0)	D. S. Nach dem Essen 1 Teel.
Natr. diaethylbarbit.	2,0	in Wasser.
Fel. Tauri sicc.	5,0	

Später ersetzt man Dilaudid durch Codein phosph. oder läßt es überhaupt weg.

Bei Erbrechen gebe ich folgende Zäpfchen:

Eumydrin	0,002	Ol. Cacao 1,5
Natr. diaethylbarbit.	0,25	m. f. supp. tal. Dos. V.
Dilaudid	0,003	D. S. 1—2mal tägl. 1 Zäpfchen.
(oder Dolantin 0,04 teuer!)		

Hat das Erbrechen nachgelassen, so gibt man nach dem Mittag- und Abendessen, die aus Brei bestehen, das obige Pulver, angerührt in lauwarmem Wasser. S. auch Taurosan und Spasmocholan.

Das Hypophysin oder Pituitrin üben eine auspressende Wirkung auf die gefüllte Gallenblase aus.

Sowohl Decholin als auch Hypophysin mögen besonders in den Fällen prophylaktisch zur Anwendung kommen, wo *Gallengrieß* nachgewiesen worden ist. Hier können die Mittel evtl. verhindern, daß größere Gallensteine und damit Gallensteinanfälle entstehen.

Allen Gallensteinleidenden sind viel körperliche, aber vorsichtige Bewegungen und besonders tiefe Bauchatemübungen, wodurch die Leber massiert wird, zu empfehlen. Auf eine geregelte Verdauung ist oben ausführlich hingewiesen. Eine bestehende Fettsucht ist möglichst zu beseitigen. Wie stark seelische Einflüsse (Aufregungen, Ärger, Schreck) Störungen in der Gallenproduktion begünstigen, ist bekannt. Daher das häufige Vorkommen von Gallenleiden bei Basedow.

Auch die **Duodenalsonde** hat man zur Bekämpfung der Gallensteinanfälle herangezogen und damit recht Erfreuliches erreicht. Werden auch nicht in allen Fällen die Steine aus dem Choledochus zur Austreibung gebracht, so gehen doch die Beschwerden zurück und der Ikterus verschwindet ziemlich schnell. Ist nach 4—6 Wochen die Passage nicht frei geworden, so ist Operation angezeigt. Man legt den Kranken auf die rechte Seite mit Beckenhochlagerung und führt die Duodenalsonde ein. Ist sie im Duodenum angelangt, so spritzt man durch sie 150—200 ccm einer körperwarmen 25proz. Magnesiumsulfatlösung (Magn. sulfuric.) in das Duodenum. Am selben oder nächsten Tage tritt Durchfall ein, der auf Konkremente zu untersuchen ist.

Das Allerwichtigste bei der Behandlung ist das Vermeiden eines Anfalles, da sich nach jedem Anfall das Leiden verschlimmern kann.

Um die Gallensteine röntgenologisch darzustellen, siehe unter Jodtetragnost und Biliselectan.

Ein gutes Mittel ist **Cholotonon** (s. dort). In den ersten 4—6 Wochen der Behandlung wird Cholotonon „stark", danach Cholotonon „schwach" gegeben. Die Cholotononkur ist 3—6 Monate über die erzielte Beschwerdefreiheit hinaus auszudehnen. Die Cholotononkur darf nicht plötzlich abgebrochen, sondern muß allmählich abgebaut werden, d. h. zum Schluß sind noch 2 Longetten, danach 1 Longette tägl., zuletzt eine Longette jeden 2. Tag zu nehmen. In leichteren Fällen ist eine Diät nicht erforderlich, während sie in schweren Fällen die Wirkung des Cholotonons beschleunigt und sichert. Bei einem Kolikanfall, bestehenden Schmerzen oder entzündlichen Reizerscheinungen mit Fieber gebe ich zuerst eine Spritze und dann die obenerwähnten Pulver bis zur vollkommenen Schmerz- und Fieberfreiheit. Dann beginne ich erst mit Cholotonon. Scheinbar erhöht eine Kombination mit Mergentheimer Wasser die Wirkung. Meine ziemlich große Erfahrung mit Cholotonon läßt mich das Präparat sehr empfehlen. Seit einiger Zeit ist auch Cholotonon zur intraglutäalen Injektion im Handel. Man gibt tägl. 1 Amp., kann aber steigern bis 5 Amp.

Das Hormonpräparat **Cholecysmon,** das aus der Gallenblasenwand dargestellt wird, scheint bei Störungen der Gallenblasenfunktion eine sehr günstige Wirkung zu haben. Tägl. 1—2 Amp. intramusk. oder in Pillenform 2mal tägl. 2 Pillen. Ganz besonders in den Fällen, wo nach Entfernung der Gallenblase wieder Beschwerden eingetreten sind.

Wenn sich die inneren Behandlungsmethoden als erfolglos erwiesen haben und es bestehen Schmerzanfälle und Ikterus weiterhin, so wird man zur *Operation* raten. Besteht seit Wochen Ikterus ohne Schmerzanfälle, so sichere man die Diagnose und rate bei Steinverschluß ebenfalls zur Operation und warte nicht, bis eine cholämische Blutung die Operation fast unmöglich macht. Um diese Blutungen zu vermeiden, gibt man Vitamin K (s. unter Karan und Synka-Vit). Ist der Ikterus mit Schüttelfrost oder hohem Fieber verbunden, so ist sofortige Operation angezeigt.

Pankreaserkrankungen.

Akute Pankreasnekrose. Ursache: Eine intravitale Fermenteinwirkung aktivierter Pankreasenzyme auf die eigentliche Drüse. Bei dieser Autodigestion entstehen Eiweißzerfallsprodukte, die eine Autointoxikation des Körpers verursachen. Die schweren Erkrankungsformen treten plötzlich nach reichlichen, fetten Mahlzeiten auf. Ist die Pankreasdrüse sekretarm, so sind die Symptome viel schwächer ausgeprägt und die Krankheit ist schwerer zu erkennen. Sehr häufig sind Gallengangserkrankungen oder Gallensteine damit vergesellschaftet oder selbst die Vorbedingung zur Entstehung der Pankreasnekrose. Fettleibige Vielesser, Astheniker und Frauen werden bevorzugt befallen. Im Vordergrund steht ein plötzlicher heftiger diffuser Schmerz im Epigastrium von ununterbrochener Dauer, der besonders nach der linken Rückenseite ausstrahlt. Weiterhin beschleunigte Atmung, Blässe, anhaltendes Erbrechen, reflektorischer Gefäßspasmus. Der Puls ist anfangs noch gut gefüllt und langsam. Im Gegensatz zur Perforationsperitonitis und dem Ileus besteht kein kotartiges Erbrechen, auch gehen Winde und Stuhl ab. Im Oberbauch besteht meist ein erheblicher Meteorismus, besonders Blähung des Querkolons. Temperatur ist anfangs nur wenig erhöht. Infolge der Intoxikation wird der Puls schneller und ist weniger gefüllt. Gesicht, Hände und Füße zeigen bläuliche Verfärbung. In den zwei ersten Tagen ist die Wohlgemuthsche Diastaseprobe positiv.

Behandlung: Vor allem Stützung der Herzkraft durch $\frac{1}{2}$ mg Strophanthin mit Traubenzucker, mehrmals täglich. Um den reflektorischen Gefäßspasmus zu unterbrechen, gibt man intrav. 2 Amp. Eupaverin $= 0,06$ g. Es wird so oft wiederholt, bis der Erfolg erkennbar ist. Hierdurch wird gleichzeitig der Schmerz gelindert, auch kann man noch Novalgin hinzufügen, vermeide aber Morphium. Völliger Nahrungs- und Flüssigkeitsentzug. Auf das schmerzhafte Epigastrium Antiphlogistica und Wärmflasche. Vom 2. Tage ab schluckweise warme Milch. Ist hierdurch der Kranke über den akuten Schock hinweggebracht worden, ist er fast immer außer Lebensgefahr. Der Kranke muß nun bis zum 7. Tage bei gleichzeitiger dauernder Herzstützung und absoluter flüssiger Ernährung zur Kräftigung gebracht werden, um dann den sich stets bildenden Absceß operativ entfernen zu lassen. (Seine Lokalisation ist durch Perkussion oder Röntgen festzustellen.)

Chronische Pankreatitis. Jede leichte Pankreatitis kann in eine chronische Form übergehen, auch kann sich eine Nekrose als sekundäre Komplikation anschließen. Auch Lues, Tuberkulose und Alkohol verursachen chronische Veränderungen des Drüsengewebes. Die Fettverdauung ist dabei meist stark gestört, die Kranken magern daher trotz reichlicher Nahrungszufuhr ab. Im Urin kann Zucker auftreten.

Behandlung: Bei Lues spezifische Kur.

Der Alkohol ist vollkommen zu verbieten, die Fettzufuhr ist zu beschränken und besonders durch cellulosearme Kohlenhydrate zu ersetzen. Rohes Fleisch und Wurst sind möglichst zu vermeiden. Um das ausfallende Pankreassekret künstlich zu ersetzen, verordne man *Pankreontabletten, Festal, Panpeptal, Pankreatintabletten Brunnengräber, Pankreasdisperttabletten, Pankrofirmtabletten* 3mal tägl. 2 Stück, oder Pancrazymtabletten zu 0,25 3mal tägl. 2 Stück, oder Enzypantabletten 3mal tägl. 2 Tabl., oder Festal 3mal tägl. 1 Tabl. nach dem Essen. Tritt im Harn Zucker in größerer Menge auf, so gebe man Insulin. Neuerdings hat sich bei akuten und chronischen Pankreatitiden Cholecysmon bewährt. Tägl. 1—2 Amp. intramusk. oder intrav. oder Cholecysmonpillen. Diathermiebehandlung ist zu versuchen. Die Kost ist ausführlich in der Modernen Ernährungstherapie besprochen.

Nervenkrankheiten.

Neuralgien. Man strebe danach, die Ursache der Erkrankung festzustellen, und leite dann nach Möglichkeit eine kausale Behandlung ein. Man denke an mechanische Einwirkungen durch Druck oder Tumoren auf einen Nerven oder durch Narbenzerrung oder an eine benachbarte Entzündung. Auch toxische Schädigungen durch Infektionskrankheiten, wie Malaria, Typhus, Lues, oder Stoffwechselkrankheiten, wie Gicht und Diabetes, oder Gifte, wie Alkohol, Blei, Arsen und Nicotin, kommen in Betracht. Ältere Leute mit Arteriosklerose leiden öfter an Neuralgien. Oft ist die Erkältung ein auslösendes Moment. Auf schlechte Zähne und die Nebenhöhlen ist stets zu achten.

Die mechanischen Ursachen können meist operativ mit gutem Erfolg beseitigt werden. Ist als Ursache eine Infektionskrankheit erkannt, so ist diese zu behandeln, andere einwirkende Schädlichkeiten sind zu entfernen. Neben dieser kausalen Behandlung hat auch sofort die symptomatische einzusetzen, um den Kranken nach Möglichkeit von Schmerzen zu befreien.

Behandlung: An B₁-Avitaminose denken und B₁ zuführen, sei es in Form von Hefe (Levurinose, Cenovis-Extrakt) oder als Betaxin, Betabion, Benerva und B-Vitamin-Komplex „Roche" als subcutane Injektion. *Physikalisch:* Vor allem Wärme in jeder zur Verfügung stehenden Form, entweder heiße Kompressen mit Leinsamenmehl oder Fango oder Sandsäcken, Antiphlogistine oder Glykylol oder auch heiße Tücher, Wärmflaschen, elektrisches Wärmkissen, Fönbestrahlung, Solluxlampe, Blaulicht oder Diathermie, auch Massage und vorsichtiges Elektrisieren sind zu versuchen.

Sehr gute Erfolge erzielt man bisweilen durch Injektionen von *Impletol* oder *Novocain* entlang den Nerven, die man täglich wiederholen muß. Auch Aminophenzon-Injektion intrav. kann empfohlen werden (s. Kateuxol und Pareuxol).

Medikamentös: Man gebe 5mal tägl. *0,5 Atophan* oder *Melubrin* oder *Novacyl* oder 6mal tägl. *0,2 Pyramidon* oder 3—4mal tägl. 0,5 *Veramon*, oder tägl. 3mal 2 *Allionaltabletten* oder 3mal tägl. 1 Doralgintablette oder -zäpfchen oder 6mal tägl. 0,1 g *Novalgin*, das in dieser häufigen kleinen Dosis dasselbe leisten soll wie 3—4mal tägl. 0,5—1 g Novalgin oder Citrosulf und Causyth, Optalidon, mehrmals tägl. 1—2 Tabl. Wenn diese Mittel versagen, kombiniere man: *Artamin, Melubrin aa 0,5* 4mal tägl. 1 Pulver, oder *Artamin, Melubrin aa 0,5, Chinin. sulfur. 0,3, Codein phosph. 0,02* (oder *0,03 Dionin*), *m. f. pulv. tal. Dos. X,* 3—4mal tägl. 1 Pulver, oder *Acid. acetyl. salic. 0,5, Phenac. 0,3, Dolantin 0,03, m. f. pulv. tal. Dos. X,* 3—4mal tägl. 1 Pulver, oder *Dimethylaminophenazon 0,4, Phenac. 0,3, Pyrazol. phenyl. dimethyl. 0,4, Dilaudid 0,003, m. f. pulv. tal. Dos. X,* 2mal tägl. 1 Pulver, oder *Artamin, Acid. acetyl. salic. aa 0,5, Phenac. 0,3, Codein. phosphor. 0,02, m. f. pulv. tal. Dos. X. D. S.* 3mal tägl. 1 Pulver,

oder *Doralgin, Novacyl, Novalgin aa 0,3, Dionin Ers. 0,03* (evtl. *Dilaudid 0,002*), *Ol. cacao 2,0, m. f. supp. tal. Dos. X. D. S.* früh und abends 1 Zäpfchen,

oder von *Gelonida antineuralgica* 3mal tägl. 1—2 Stück.

Von Aconitysatum 3mal tägl. 4—8 Tropfen habe ich gute Erfolge gesehen. Als Einreibung:

1. Camphor 5,0, Ol. Eucalypt., Ol. Pini silvest. aa 20,0, Acid. formic. 1,0, vorher umschütteln.

2. Camphor, Chloralhydrat aa 10,0, Menthol 1,0, Acid. formic. gtt. X.

3. Camphor, Chloralhydrat aa 20,0, Pyraz. phenyl. dim. 2,0.

4. Extract. Cannab. ind. 0,3, Spirit. Sinap. 25,0.

5. Extract. Belladonn. 6,0, Tinct. Op. croat. 3,0, Chloroform 4 (vorher umschütteln).

6. Menthol 1,0, Chloroform 20,0, Spir. Meliss. cps. ad 100,0.

7. Das früher öfter verordnete Veratrin, das aber nicht so zuverlässig ist: Veratrin 0,5, Chloroform 10,0, Spirit. 50,0 (Vorsicht). Nach der Einreibung bedeckt man die kranke Stelle mit Watte, oder man massiert mit Panthesinbalsam und bedeckt mit warmem Tuch.

Wenn all diese Mittel versagen, schreibe ich *Chloroform pur.* auf, mit dem ich unverdünnt einen kleinen Lappen tränken und auf die Schmerzstelle auflegen lasse. Hiermit habe ich die besten Erfolge.

Zum Schlafen verordne man: Adalin 0,5, Luminal 0,1, Narcophin 0,01, m. f. pulv. Dos. X. D. S. abends 1 Pulver,

oder Na. diaethylbarb. 0,2—0,3, Aminophenazon, Pyrazol. phenyl. dimethyl., Phenac. aa 0,3, m. f. pulv. tal. Dos. X. D. S. abends 1 Pulver.

Besonders muß hier auf die Injektion mit *Impletol* hingewiesen werden, da diese oft eine auffallend günstige Wirkung hat. Auch Lacarnol- und Padutinjektion wirken sehr gut.

Auch *Reizkörpertherapie* kann versucht werden, z. B. Vaccineurin, *Neuro-Yatren* intramuskulär, oder man umspritzt damit den kranken Nerven alle 3—4 Tage (0,5—2 ccm). Auch durch eine Ponndorfimpfung (B) habe ich schon öfter gute Erfolge erzielt. Der Erfolg ist wohl auch nur als „Reizkörperwirkung" aufzufassen.

Bei *Occipitalneuralgien* denke man auch an Erkrankungen der oberen Halswirbel. Bei doppelseitigen Armneuralgien besteht Verdacht auf Erkrankung der unteren Halswirbel oder auf Meningealtumor. Bei Kribbeln, Kältegefühl und Schmerzen in den Händen und Vorderarmen denke man bei älteren Leuten besonders an arteriosklerotische Gefäßveränderungen (Behandlung siehe intermittierendes Hinken S. 69). Bei Frauen, bei denen diese Erscheinungen häufiger auftreten, spielen meist die Wechseljahre eine große Rolle.

Trigeminusneuralgien. Die oben angegebenen Ursachen müssen auch hier berücksichtigt werden, gleichzeitig ist aber auch nach cariösen Zähnen und Nebenhöhlenerkrankungen zu forschen. Lues, Malaria und Influenza kommen als Ursache am häufigsten in Betracht. Die Trigeminusneuralgie ist fast stets einseitig. Meist wird nicht der Nervenstamm, sondern seine Äste betroffen. Die Behandlung geschieht mit den gleichen physikalischen und medikamentösen Mitteln, die oben angegeben sind. Auch *Chlorylen*, 20 Tropfen auf das Taschentuch, kann man einatmen lassen. Man versuche auch 2 ccm einer *2proz. Pantocainlösung* auf den Nerven an seiner Austrittsstelle zu injizieren; auch Injektionen mit *Impletol* sind zu empfehlen. Injektionen von 80proz. Alkohol sind oft sehr wirksam, doch sei man vorsichtig, da sie eine spätere vielleicht notwendige Operation erschweren. Neuerdings hat man von *Vitamin B_1* oft plötzliche Besserung und Heilung gesehen. Jeden 2. Tag 1 Amp. Betaxin und Benerva fortissimum, hochwirksamer B-Vitamin-Komplex „Roche", subcutan, besser intrav. Auch Röntgenbestrahlung des Ganglion Gasseri der erkrankten Seite ist manchmal von gutem Erfolge. Hier sei noch auf *Schlangengift* hingewiesen, das oft eine auffallend schnelle und heilende Wirkung hat (s. Viprasid). In schweren Fällen gibt man Dolantin, wenn dies versagt, Dilaudid, Eukodal, Narcophin, Cliradon, Polamidon. Wenn trotz all dieser Mittel keine Erfolge erzielt werden, so ist zur Operation zu raten.

Intercostalneuralgien. In ätiologischer Hinsicht denke man an Wirbelcaries oder Tumoren, Aneurysmen der Aorta, Pleuritis und besonders an die toxischen Schädigungen durch Grippe. An die neuralgischen Beschwerden schließt sich häufig ein Herpes zoster an. Die benachbarten Achseldrüsen können dabei anschwellen. Behandlung ist dieselbe, wie unter Neuralgien angegeben ist. Am wirksamsten ist hier die Nervenstreichmassage, indem man zwischen den Rippen entlang streicht. Auch *Chloräthylspray* kann versucht werden. Tritt **Herpes zoster** auf, so reibe man ein mit *Pantocain 0,5, Lanolin 25,0* oder bepudere mit Zinkpuder. Kräftiges Einpudern mit Anaestheform plv. scheint mir am wirksamsten zu sein. Am besten umspritzt man den kranken Nerven mit Impletol. Innerlich *Chinin hydr. 0,5* bis *1 g* tägl. Injektionen von *Vitamin B_1* fortissimum (Betaxin) subcutan, intramuskulär, noch besser intrav. haben oft eine ausgesprochen schmerzlindernde Wirkung (tägl. 1 Amp. mit Betaxin oder Betabion fortissimum), auch Ultraschallbehandlung wirkt günstig.

Ischias. Sie ist die häufigste Erkrankung unter den Neuralgien. Auch hier kommen die unter Neuralgien angegebenen Ursachen in Betracht. Bei Tätigkeit der Bauchpresse (Husten, Niesen) treten Schmerzen im Bein oder Gesäß auf. (Wichtig zur Abgrenzung gegenüber anderer Krankheiten, z. B. Intermittierendes Hinken, Coxitis, Rückenmarksaffektionen.) Man denke aber namentlich bei doppelseitiger Ischias an Beckentumoren, die bei Männern häufig von der Prostata, bei den Frauen von den inneren Genitalien und anderen Genitalerkrankungen, wie parametrisches Exsudat, ausgehen, sowie an Caries des Kreuzbeins, daher rectale oder vaginale Untersuchung.

Behandlung. Physikalisch: Die Kranken bleiben im Bett. Auf regen Stuhlgang ist zu achten. In den ersten 8 Tagen am besten tägl. oder jeden

2. Tag einen gründlichen Einlauf. Man behandle besonders mit Wärme. Im Verlaufe des Nerv. ischiadic. besonders in seinem oberen Teil macht man heiße Kompressen mit Leinsamenmehl, Fango oder Sandsäcken, oder man legt das elektrische Wärmekissen auf oder bestrahlt mit Fön oder Sollux. Oft hat ein Senfpflaster eine sehr gute Wirkung. Auch heißes Einwickeln des ganzen Beines kann versucht werden. Oder man läßt den Kranken 20 Min. unter dem Schwitzkasten schwitzen. Sehr gute Erfolge habe ich fast immer gesehen von großen unblutigen *Schröpfköpfen* (8 cm Durchmesser, jedes Wasserglas ist dazu geeignet). Über dem schmerzhaften Punkt wird kräftig mit Äther abgewaschen und dann der am Rande eingefettete Schröpfkopf 20-30 Min. lang draufgesetzt. Bessere Erfolge habe ich erzielt mit Baunscheidtismus entlang dem Nerven. Eingerieben habe ich hierbei mit Ol. Croton. 2,0, Ol. Lauri ad 10,0. Auch *heiße Bäder* mit anschließender Massage mit Chloroformspiritus oder Sandbäder sind oft von sehr gutem Erfolg. Weiterhin kommt der galvanische Strom in Betracht, Bestrahlung mit künstlicher Höhensonne oder Blaulicht. Auch Diathermie und Röntgenbestrahlung und neuerdings Ultraschallbehandlung brachten guten Erfolg.

Bei häufig wierderkehrenden Ischiasschmerzen bringt eine Radiumkompresse (Uraneuxen-Kompresse) oft erfreuliche Erfolge.

Medikamentös: Hier verordnet man ebenfalls die bekannten *Antineuralgica* (s. unter Neuralgien). Zur Durchführung einer *Schwitzprozedur* packt man die Kranken warm ein und legt Wärmflaschen an den Körper. Dann gibt man ihnen 1 Tasse Fliedertee mit 1 g Aspirin zu trinken. Außer den unter Neuralgien angegebenen Einreibungsmitteln kann man noch verordnen *Ol. Terebinth. 10,0, Acid. salicyl. 5,0, Spirit. Sinap. ad 100,0* oder *Salit, Spirosal* oder *Chloroform 40,0, Acid. acetic. 10,0* zum Einreiben oder *Chloroform 20,0, Spirit. russic. ad 100,0*. Auch Analgit stark zum Einreiben ist von ausgezeichneter Wirkung. Bei unerträglichen Schmerzen gebe man subcutan 1 Amp. *Dolantin, Dilaudid, Cliradon, Polamidon* oder *Eukodal* oder 1 Amp. einer *2proz. Pantoponlösung* oder 1 Amp. *Novalgin* oder 5—6 ccm Rectidon als Klysma oder ein Rectidonzäpfchen oder Allionalzäpfchen.

Am wirksamsten halte ich immer noch die Injektionen mit Impletol und 1%iger Novocainlösung an die druckschmerzhaften Stellen im Verlaufe des Nerven. Bei Beginn der Behandlung kann man 1—2 Amp. Impletol an den Nervenstamm injizieren.

In ganz schweren Fällen führt eine Dehnung der Nerven in Narkose zum Erfolg, wobei das kranke Bein mehrfach taschenmesserartig auf den Rumpf gedrückt wird.

Von *Reizkörperpräparaten* können versucht werden 5—10 ccm sterile Milch intramusk. oder *Aolan, Caseosan, Omnadin, Vaccineurin, Nifalmilch, Olobintin* und andere. Veraltete Fälle von Ischias haben schon öfter auf eine Sanarthritkur günstig reagiert.

Wenn mit all diesen Mitteln kein Erfolg erzielt werden kann, so ist mit *Vitamin B₁* ein Versuch zu machen, das oft in manchen Fällen schlagartig wirkte. Jeden Tag intramusk. oder subcut. 1 Amp. mit Betaxin oder Betabion fortissimum.

Neuritis. (Berücksichtigung der Ursache: Alkohol, Blei, Arsen.) Bei akutem Beginn mit Fieber und Gelenkschmerzen und -schwellungen verordne man 3mal tägl. 3 Tabl. Causyth oder 3mal tägl. 1 Pulver von *Melubrin*. *Atophan aa 1,0* oder *4—5 g Aspirin* oder *2—3 g Novacyl* pro Tag oder *Novalgin* 4mal tägl. 0,5—1 g und mache auf die schmerzhaften Stellen heiße Verbände von Glykylol oder Antiphlogistine. Lassen die Schmerzen nicht nach, so injiziere man subcut. 1 Amp. *Eukodal* oder *Dilaudid* oder *Novalgin* oder *Impletol*. Als Einreibungen sind die unter Neuralgien und Ischias angegebenen Rezepte zu verordnen. Warme Bäder und Schwitzkuren sind oft von guter Wirkung, auch Ultraschallbehandlung wirkt günstig.

Man sorge durch Linderungsmittel immer für ausreichenden Schlaf (Veramon, Novalgin, Chin. hydr. aa 0,3, Codein phosphor. 0,02—0,03, m. f. pulv. tal. Dos. X. D. S. 2mal tägl. und abends 1 Pulver).

Oder Narcophin 0,015, Luminal (Phenylaethylbarbit.) 0,1, Adalin 0,5, m. f. pulv. tal. Dos. X. D. S. abends 1 Pulver, oder Doralgin, Novalgin, Novacyl aa 0,3, Codein phosphor. 0,03 oder Dolantin 0,04, Ol. Cacao 1,5, m. f. supp. tal. Dos. X. D. S. Früh und abends 1 Zäpfchen (teuer).

Neben einer kräftigen Kost kann man noch Tonica verordnen. *Chinin sulf., Triferrin aa 5,0, Strychnin. nitr. 0,1 f. pil. Dos. C*, 3mal tägl. 1 Pille bis steigend auf 4 mal täglich 3 Pillen. Oder *C'hinin ferro citric. 10,0, Strychnin. nitr. 0,1 f. pil. Dos. C*, 3 mal täglich 2—4 Pillen.

Bei *alkoholischer Neuritis* ist der Alkoholgenuß vollkommen zu verbieten. Im übrigen ist die Behandlung wie oben angegeben. Hier, wie bei Diabetiker- und Schwangerschaftsneuritis kommt die Behandlung mit B_1 in Frage. Man gibt tägl. 1 Injektion Vitamin B_1 fortissimum. Zur *Nachkur* kommen in Betracht Teplitz, Wiesbaden, Nauheim, Oeynhausen.

Neurasthenie. Die Therapie hat entsprechend den Krankheitserscheinungen sowohl das Seelenleben als auch das körperliche Befinden des Kranken zu berücksichtigen. Die *Psychotherapie* soll stets die führende Rolle in der Behandlung behalten. Nur der Arzt, der sich eine Kenntnis des Seelenlebens von Gesunden und Kranken erworben hat und sich in das Seelenleben anderer einzufühlen vermag, ist imstande, Psychotherapie zu treiben. Da den Neurasthenikern die festgefügte Kraft und Ordnung beim Ablauf aller seelischen Vorgänge fehlt, so muß der Arzt versuchen, dem Kranken die innere Geschlossenheit, die Kraft der Selbstbeherrschung und des Selbstbewußtseins wiederzugeben. Er muß es verstehen, den Willen des Kranken wieder in normale Bahnen zu lenken und in ein gesundes Verhältnis zur Umgebung und zum Lebenskampf zu setzen. Um dies Ziel zu erreichen, ist es notwendig, daß man vor allem durch häufige Untersuchungen jede organische Erkrankung ausschließt und dem Kranken immer wieder mit Überzeugung und tröstenden Worten versichert, daß er organisch voll gesund sei und keine besorgniserregende Krankheit vorliege. Man hüte sich aber vor der Diagnose: „Eingebildeter Kranker", denn damit würde man sich jedes Vertrauen des Kranken verscherzen.

Eine Konstitution ändern können wir nicht, aber wenn wir beim Kranken eine gesunde Einstellung des Willens auf seine Körperlichkeit zu erreichen vermögen, so werden wir immerhin eine bedeutende Allgemeinbesserung erzielen. Mit dieser selbstverständlichen und von jedem wahren Arzt geübten Psychotherapie ist nicht eine einseitge und zum Teil auf eine schiefe Bahn geratene Psychotherapie zu verwechseln, die allen Störungen des Seelenlebens lediglich nur eine *sexuelle Ursache* zugrunde legen will. Eine hierauf gerichtete Psychotherapie mag in manchen Fällen auch den Kern des Leidens treffen, aber eine Verallgemeinerung dieser seelischen Einstellung kann schweren Schaden stiften.

Neben der Psychotherapie sucht man kräftigend und anregend auf den Kranken einzuwirken. Man verordne wöchentl. 2 Fichtennadel-, kohlensaure oder Neurogenbäder. Sehr empfehlenswert sind die natürlichen Reichenhaller Solbäder mit Latschenkieferzusatz (Kilopackung). Täglich wäscht sich der Kranke am besten abends am ganzen Körper kühl ab, reibt sich trocken und legt sich zu Bett. Ist der Kranke schwächlich und blutarm, dann läßt man ihn mit Franzbranntwein abreiben und den Körper gründlich frottieren. Der Aufenthalt an der See (vorwiegend Ostsee) hat oft eine äußerst günstige Wirkung. Schwächliche Neurastheniker sollen jedoch Seebäder nur als Wannenbäder nehmen und nach jedem Bad längere Zeit ruhen. Für wohlgenährte Neurastheniker sind größere Wanderungen empfehlenswert.

Bestehen *sexuelle Störungen* (häufige Pollutionen, Impotenz usw.), so sind kühle Sitzbäder sehr zu empfehlen. Der Kranke beginnt mit 25°C und geht allmählich auf 15°C herunter. Allabendlich ein Bad von 5—10 Min. Dauer und danach ins warme Bett. Bei *Pollutionen* versuche man tägl. 3mal 1 Tabl. *Adalin* und abends 2 Tabl. oder 3mal tägl. 2 *Styptoltabl.* Bei *Impotenz* verordne man *Testitotal* oder *Testimbin, Testifortan* oder *Testiglandol,* 3mal tägl. 1 Tabl., oder *Testogan,* 3mal täglich 1 Tabl. und tägl. 1 Amp. subcut. oder *Testoviron* intramusk und Sublingual-Tabl. Der Erfolg bleibt leider oft ein zweifelhafter, da fast immer eine ,,seelische Impotenz'' vorliegt. Die besten Erfolge sah ich noch von Testitotal liquid. Man gibt 3mal tägl. 10 Tropfen und steigert allmählich auf 3mal tägl. 25 Tropfen. Nach 3 Wochen wurden schlaffe Hoden wieder fest und gespannt, und einige Wochen später schwand die Impotenz. Auch von Erugon, dessen Injektion so gut wie schmerzlos ist, sah ich gute Erfolge, besonders von Testoviron. Bei Frauen *Thelygan,* 3mal tägl. 1 Tabl. und tägl. 1 Amp. subcut., oder *Cyren, Oestromon, Progynon intram.,* *Ovibion, Ovavisal,* oder von *Menolysin* 2—3mal tägl. ½—1 Tabl., oder Progynon 3mal tägl. 1 Tabl., oder Oototal liquid., von dem man 3mal tägl. 10 Tropfen, allmählich steigernd auf 3mal tägl. 20 Tropfen gibt. S. Cyren und Oestromon. Zur Kräftigung bei Frauen können noch 3mal tägl. *2 Menogentabl.* gegeben werden.

Als Allgemeinkräftigungsmittel kann man verordnen: Chin. hydrobromic. 4,0, Natr. arsenic. 0,1, Strychn. nitr. 0,05, Ext. Valer. 2,0, m. f. pil. Dos. C. D. S. 3mal tägl. 2 Pillen, oder folgende Mixtur:

Natr. glycerino-phosphoric. 50 % 20,0 oder (Natr. phosphoric. 20,0) Extract. Chin. fluid. 10,0, Liq. Fowl 5,0, Sirup. simpl. 40,0, Aq. ad 300, 3mal tägl. 1 Eßl. oder Ext. Colae. fl. 20,0, Natr. glyc. phosph. 50% 15,0, Tct. Strychn. 5,0, Extr. Chin. fl. 10,0, Sirup. simpl. 20,0, Tct. Fe comp. ad 200,0. D. S. 3mal tägl. 1 Eßl. oder Neurosmon.

Bei *Kopfschmerzen*: Pasta Guarana 0,5, Pyramidon 0,1, m. f. pulv. tal. Dos. X, bei Bedarf 1 Pulver.

Bei **Schlaflosigkeit** vermeide man Morphium, Chloral und ähnliche Präparate. Man versucht zuerst feucht-kühle Wadenpackungen oder eine feuchtwarme Leibpackung oder — besonders wirksam — einen Umschlag auf die Schilddrüse, der folgendermaßen zubereitet wird: Man rührt aus Luvos-Heilerde (zum äußerlichen Gebrauch) mit kaltem Wasser einen dicken Brei an, streicht ihn auf ein zusammengelegtes Taschentuch und legt dies auf die Schilddrüse, darüber ein Wolltuch. Am nächsten Morgen wird der Breiumschlag abgenommen. Fast alle Kranken schlafen hierdurch ausgezeichnet. Auch kann man die Kranken in der Badewanne 5 Min. Wasser treten lassen. Das Wasser ist kühl und steht 20 cm hoch. Wenn diese versagen, beginnt man mit ganz unschuldigen Mitteln, wie *Tinct. Valerian., Physival, Brosedan, Caleibronat-Grenulat, Neobornyval, Sedobrol, Brom-Nervacit, Hovaletten,* abends 2—3 Stück, oder *Mixt. nervin,* abends 1—2 Eßl. in Milch, oder Natr. bromat. 0,3, Pyramidon 0,1, m. f. pulv. tal. dos. X, abends 1 Pulver. Weiterhin Adalin, Bromural, Allional, Noctal, Eldoral, Medinal, Persedon, Pernocton per os, Phanodorm, Somnifen oder Natr. diaethylbarb. 0,3, Na phenylaethylbarb. 0,01—0,2, Natr. bromat. 0,5 MgO 0,3, m. f. pulv. tal. Dos. X. D. S. Abends ½ Pulver.

Die Kost soll abends leicht verdaulich und doch kräftig sein. Bei Neurasthenikern, die sehr mager und heruntergekommen aussehen, empfiehlt sich eine Mastkur, die oft von ausgezeichneter Wirkung und auch nicht ohne suggestiven Wert ist. Um schneller zu einem Ziele zu kommen, ist die Kombination mit Insulin ratsam (siehe Mastkur S. 121—123). Auch eine Kur mit 6—8 Eigelb tägl., geschlagen mit Zusatz von Zucker und Rotwein, hat eine ausgezeichnete Wirkung und übertrifft alle Nervenkräftigungsmittel.

Bei schweren Fällen von Neurasthenie ist der Aufenthalt in einem Sanatorium zu empfehlan. Man denke bei neurasthenischen Beschwerden auch daran, daß eine versteckte organische Erkrankung, wie Tuberkulose, Lues oder Gallenblasenerkrankung zugrunde liegen kann, auch messe man öfter den Blutdruck, der vormittags normal und nachmittags erhöht sein kann. In diesem Anfangsstadium der Hypertonie (latente Hypertonie) kommen öfter Beschwerden über nervöse Herzschwäche, Kopfschmerzen und leichte Ermüdbarkeit vor.

Hysterie. Auch hier ist auf die psychische Behandlung der allergrößte Wert zu legen (s. Neurasthenie). Ist jede organische Erkrankung ausgeschlossen, so ist mit unerbittlicher Konsequenz gegen das Leiden vorzugehen. Die Hysterie ist als eine *Krankheit* zu betrachten. Man soll daher nicht den Kranken lächerlich machen und über seine Krankheit spotten. Bei *Lähmungen* ist es eine besondere Kunst für den Arzt, in den Vorstellungskreis des Kranken wieder den normalen Gebrauch seiner Gliedmaßen einzureihen. *Hypnose* sollte nur von älteren und darin erfahrenen Ärzten zur Heilung herangezogen werden.

Die übliche Behandlung besteht wie bei Neurasthenie in Bädern und kalten Abwaschungen. Bei einem *hysterischen Anfall* wirkt oft ein kaltes Bad oder ein Bad mit kalten Übergießungen ernüchternd. Die Anwendung des elektrischen Stromes hat wohl zum größten Teil eine suggestive Wirkung.

Als Arzneimittel werden meist gebraucht: *Tinct. Valerian, Tinct. Castorei, Tinct. Asa foetid.* All diese Mittel haben nur eine Wirkung, wenn der Kranke daran glaubt und in ihnen das Mittel erblickt, das ihm helfen kann. Man wähle die Arznei nicht zu wohlschmeckend:

Natr. bromat., Tinct. Castor., Tinct. Valer. aa 5,0, Ol. Menth. pip. gutt. 2, Aq. dest. ad 200,0, umschütteln, 3mal tägl. 1 Eßl.

Bei *hysterischem Erbrechen:* Chin. hydrobromic. 0,25, 3mal tägl. 1 Pulver oder Tinct. Jod., Chloroform aa 5,0, 2—3stündl. 5 Tropfen in Wasser (Ewald).

Migräne, Hemikranie. Es ist hier zu unterscheiden zwischen einer Allgemeinbehandlung und einer symptomatischen Behandlung. Man achte auf Krankheiten der Nase. Die gewöhnlichen Kombinationen mit Antipyrin, Phenacetin, Aspirin und Codein sind meist von guter Wirkung. Wo diese versagen, können die unten angeführten Pulver versucht werden.

Behandlung: Zur Allgemeinbehandlung verordne man:

Chinin. sulf. 5,0, Coffein 1,0, Natr. arsenicos 0,1, f. pil. Dos. C, 3mal tägl. 1—2 Pillen, oder

man mache mit dem Kranken eine Bromarsenkur durch:

Stront. bromat. 20,0, Liq. kal. arsen. 5,0, Aq. dest. 150,0, 3mal tägl. 1 Eßl.

Auf leichte Kost und regelmäßigen Stuhlgang ist zu achten. Eine Kur mit Karlsbader Wasser war schon öfter von großem Nutzen. Aufenthalt im Gebirge von 1000 m Höhe beseitigt öfter die Migräneanfälle, aber auch nur vorübergehend. Gleichzeitig sind kalte Abreibungen, Halbbäder mit Übergießungen und Fichtennadelbäder zu empfehlen, auch ein heißes Fußbad bringt manchmal Erleichterung.

Machen sich die Vorboten eines Migräneanfalls bemerkbar, so binde man ein in kaltes Wasser getauchtes Handtuch so kräftig als möglich um Stirn und Hinterkopf. Auch Einreiben der Stirn mit 2proz. Mentholspiritus (Vorsicht bei den Augen) wirkt sehr wohltuend.

Als Pulver gebe man: Menthol, Acetanilid aa 3,0, Sacchar. 5,0. Div. in part. aeq. Dos. XX ad caps. gelat., bei Bedarf 1—2 Kapseln, oder

Pasta Guarana 0,5, Pyramidon 0,3, Dolantin 0,02 m. f. pulv. tal. Dos. X, bei Bedarf 1—2 Pulver, oder

Novalgin 0,5, Doralgin 0,3, Natr. nitros. 0,04, Codein phosphor 0,02, m. f. pulv. tal. Dos. X, 3mal tägl. 1 Pulver, oder

Adalin, Antipyrin aa 0,35, Diuretin 0,5, Papaverin. hydr. 0,06, m. f. pulv. tal. Dos. X, bei Bedarf 1 Pulver, oder

Melubrin 0,4, Luminal-Natr. 0,1, Aconitin 0,0001, Sacchar. 0,5, m. f. pulv. tal. Dos. X, bei Bedarf 1—2 Pulver, oder

Validol 5,0, Tinct. Valer. aether., Tinct. Belladonn. aa 10,0, 3mal tägl.
15—20 Tropfen, vorher umschütteln, oder

Extract. Cannabis indic. 0,3, Tinct. Belladonn. ad 30,0, umschütteln,
3mal tägl. 20—30 Tropfen.

Auch auf Magnesium-Resorpta, 3mal tägl. 1 Teel., mag hingewiesen
werden (bei der spastischen Form).

Von *Thelygan* habe ich bei Frauen schon ausgezeichnete Erfolge gesehen,
auch *Gynergen* und die Eierstockpräparate *Klimova* und *Prokliman* können
empfohlen werden. Auch Prolan hat in vielen Fällen Besserung gebracht.
Progynon und Testoviron in geschlechtsspezifischer oder gekreuzter Anwendung wirken oft bei jahrelang hoffnungslos behandelten Fällen vor-
züglich, tägl. 1 Injektion mit „forte".

Tägl. subcut. Injektion von ½—1 ccm von einer 20proz. Luminal-Natrium-
Lösung, mehrere Wochen gegeben, sind von Erfolg.

Auch mit **Impletol** kann ein Versuch gemacht werden, indem man es in
die Kopfschwarte einspritzt. Tritt nach der 1. Einspritzung nur ein Teil-
erfolg ein, so gibt man in Zwischenräumen von einigen Minuten 2 Spritzen.
Tritt kein Erfolg ein, so gibt man 2 ccm Impletol langsam intrav. oder
periarteriell um die Kubitalarterie.

Von Injektionen mit *Vitamin B*$_1$ (Betaxin fortissimum, Betabion fortissimum) hat man eine schnelle Beseitigung der Kopfschmerzen und des Erbrechens gesehen.

Noch besser scheint Prostigmin oder Priscol oder besonders Triadenyl zu
wirken. 3mal wöchentl. 1 intram. Injektion und 3mal tägl. 1 Tabl. Von
Triadenyl 3mal tägl. 2 Tabl.

Da bei der Migräne eine Störung im Spannungs- und Gleichgewichts-
zustand der Gefäße besteht, so hat man die *Nitrokörper* (s. Moloid) therapeutisch mit gutem Erfolg herangezogen. Sie wirken regulatorisch auf die
Blutgefäße.

Man gibt in den ersten 5 Tagen nach dem Mittagessen 1 Tabl., an den
weiteren Tagen je 1 Tabl. nach dem Frühstück und nach dem Mittagessen
(Tabl. zerkauen). Diese Behandlung wird einige Monate streng durchgeführt. Der Erfolg ist meist ein ausgezeichneter, in schweren Fällen tritt er
erst nach 2—3 Wochen ein. Ebenso wirksam bei Augenmigräne, Flimmer-
migräne, ferner bei Beteiligung des Magens oder der Nieren. Sollte der Erfolg
ausbleiben, so gebe man wöchentl. noch 2 Injektionen Vaccineurin, im
ganzen 12 Injektionen.

Ein ziemlich sicheres Mittel gegen den Migräneanfall ist oft eine subcut.
oder intramusk. Injektion von ½—1 ccm **Gynergen** oder ½—3 ccm Dihy-
droegotamin-Sandoz, welches sich auch zur Migräne-Prophylaxe eignet:
3mal tägl. 10—30 Tropfen während längerer Zeit.

Wenn all diese Mittel versagen, so habe ich in den schwersten Fällen, selbst
bei der sog. ausgearteten Migräne (mit Augenerscheinungen, Sprach- und
Empfindungsstörungen), eine vollkommene Befreiung von Anfällen erzielt
durch tägl. Injektion von 10 ccm 20proz. **Decholinlösung** (10—20 intrav.
Injektionen). Gleichzeitig wurde auf 6 Wochen jede Art von Zucker oder
Süßigkeiten einschließlich Obst und Fruchtsäften verboten. Auftretende
kleine Störungen nach Abschluß der Kur können jedesmal leicht durch
Bellergal beseitigt werden.

Leider eröffnet sich bei der Migränebehandlung eine Polypragmasie, die
der geringen Zuverlässigkeit der empfohlenen Mittel entspringt. Wir haben
nicht ein Mittel, das als das wirklich helfende Mittel empfohlen werden
könnte.

Epilepsie. Wenn auch die Epilepsie unheilbar ist, so steht es doch in
unserer Macht, symptomatisch allgemein bessernd auf die Kranken zu wirken und dadurch die Heftigkeit der Anfälle zu mildern und die Zahl herabzusetzen. Bei bestehender Lues ist eine spezifische Kur, bei Würmern eine

Wurmkur einzuleiten. Auf adenoide Wucherungen ist zu achten. Bei traumatischer Epilepsie ist Operation in Erwägung zu ziehen. Wenn ein älterer Mensch seinen ersten Anfall bekommt, muß man vor allem an Lues denken.

Behandlung: Im Essen und Trinken ist maßzuhalten. Alkohol, besonders Liköre und Branntwein, und starker Kaffee sind zu meiden. Das Rauchen ist einzuschränken. Die Kost ist am besten eine vegetabilische, möglichst viel frisches Obst, Gemüse und Eier. Blähende Gemüse sind zu vermeiden. Als Getränk steht obenan die Milch (in jeder Zubereitung), dann folgen Kakao und leichter Tee. Alle Speisen sind nur leicht zu würzen. Das Kochsalz ist auf 5 g pro die zu beschränken. Besonders ist auf Obstipation zu achten. Zur Regelung des Stuhlgangs ist morgens und abends 1 Glas Bitterwasser zu trinken. Krankheiten der Verdauungsorgane (Atonia ventriculi) sind zu beseitigen, da sie das Auftreten der Anfälle begünstigen. Schwächliche und blutarme Personen läßt man möglichst viel ruhig liegen, am besten im Freien, die Hautatmung wird durch Massage angeregt und Eisen und Arsen verordnet. Vor geistigen und körperlichen Überanstrengungen sollen sich alle Epileptiker in acht nehmen. Für ausreichenden Schlaf ist Sorge zu tragen. Bei kräftigen Epileptikern sind dagegen Turnübungen (jedoch nicht an Geräten, auch alle Übungen, die eine starke Durchblutung des Schädels verursachen, sind zu vermeiden) und Wanderungen oft von Nutzen. Landaufenthalt, Bäder, Anstaltsbehandlungen sind stets zu empfehlen.

Nach O. Binswanger sieht der **Kost**zettel folgendermaßen aus:

1. Frühstück: Hafer oder Kakao, Malzkaffee mit Milch oder Weizenschrotsuppe; Semmel mit Butter, Marmeladen oder Honig;

2. Frühstück: Grahambrot mit viel Butter und weichem Käse oder ein weichgekochtes Ei, Milch (evtl. mit Nährpräparaten) oder Joghurt, Obst;

Mittagessen: 1 Teller Wassersuppe, gebratenes Fleisch (selten!), Fisch, reichlich frisches oder eingemachtes Gemüse, wenig Kartoffeln, Kompott.

Nachmittag: Milch, Joghurt, Kefir oder Kakao mit Zwieback.

Abends: Reis-, Grieß-, Mehlspeisen usw. mit Fruchtsäften, Eierspeisen mit Salat und dergleichen.

Physikalische Therapie: Morgens und abends Übergießungen mit stubenwarmem Wasser oder ein kühles Brausebad, wobei der Kopf verschont bleibt. Danach 1 Std. Ruhe. Auch kühle Ganzpackungen können versucht werden. Leichte Ganzmassage ist meist von wohltuender Wirkung.

Medikamentös: Die Behandlung der Epilepsie muß sich vor allem auf die Verhütung der epileptischen Anfälle konzentrieren, da eine kausale Therapie vorderhand nicht möglich ist. Die Anticonvulsiva, wie Brom und Luminal, die dem Arzt bis vor kurzem zur Verfügung standen, ermöglichen jedoch die Erreichung des notwendigen therapeutischen Zieles nur bei einer verhältnismäßig geringen Zahl der Patienten, da eine genügend hohe Dosierung durch das Auftreten eines stark sedativen bis hypnotischen Effektes verunmöglicht wird. Die Einführung der Hydantoinkörper in die Epilepsietherapie im Jahre 1938 eröffnete neue Aspekte, weisen doch diese Stoffe eine große antikonvulsive Wirkung bei geringstem sedativen Effekt auf. Allerdings zeigte es sich bald, daß der Verwendung des Diphenylhydantoins wegen des Auftretens verschiedenster Nebenwirkungen und der verhältnismäßig geringen therapeutischen Breite Grenzen gesetzt waren. Das *Mesantoin*, ein 3-Methyl-5,5-phenyläthylhydantoin, ermöglicht dagegen infolge seiner guten Verträglichkeit und wegen des Fehlens toxischer Nebenwirkungen die volle Ausnutzung seiner anticonvulsiven Wirkung. Dosierung und genaue Verhaltungsmaßregeln s. unter Mesantoin und „Hydantal-Sandoz“.

Von den Brompräparaten ist Natr. bromat. zu bevorzugen, da es am besten vertragen wird. *Die Kochsalzzufuhr schränkt man in der Kost ein auf 5 g pro die und gibt tägl. 5—8 g Natr. bromat.* In 16 Tagen soll das Bromgleichgewicht erreicht sein. Die Dosis, bei der sich die Kranken am wohlsten fühlen, behält man als Tagesdosis bei. Bei Bromintoxikation verringert man die Bromdosis auf 1—2 g tägl., bei Bromacene gibt man Solut. Fowleri. Anstatt einer Brommixtur:

Natr. bromat. 10,0:150,0, tägl. 5—8 Eßl., kann man auch 5—8 Würfel von *Sedobrol* in heißem Wasser aufgelöst trinken lassen oder auch morgens und abends Sedobrol und in der Zwischenzeit die Brommixtur. Oder 5mal tägl. 1 Teel. Brodesan oder 3mal tägl. 1 Eßl. Brom-Nervacit. Auch von *Brocanal*, 3mal tägl. 1—2 Tabl., hat man besonders bei jungen Epileptikern gute Erfolge gesehen. Ein besonders gut verträgliches, dabei angenehm schmeckendes Brompräparat ist **Calcibronat**, das gleichzeitig die anti-allergisch und sedativ wirkende Ca-Komponente enthält.

Wo Brom allein versagt, kann man es mit *Opium* kombinieren (Flechsig). Man beginnt mit 3mal 0,05 Opium pro die und steigt jeden 2. Tag um 0,01 pro dosi, bis man am 51. Tag auf 3mal 0,3 angelangt ist. Dann setzt man das Opium plötzlich ab und beginnt mit 2mal tägl. 2 g Natr. bromat. und steigt bis 9 g pro die. Während der hohen Opiumdosen und des Überganges vom Opium zum Brom bleiben die Kranken im Bett.

Öfter werden auch verordnet: *Natr. bromat. 10,0:150,0, Pantopon 0,2*, 4mal tägl. 1 Eßl., vorher umschütteln, oder *Natr. bromat. 10,0, Chloral. hydrat. 5,0, Aq. dest. 150*, 4mal tägl. 1 Eßl., oder nach *Bechterew Infus. Adonis 5,0:180,0, Natr. bromat. 10,0, Codein. phosphor. 0,2*, 4mal tägl. 1 Eßl.

Andere Präparate, die versucht werden können, sind Lubrokal oder Comital, 3mal tägl. 1 Tabl., oder **Zentropil**, 2—3mal tägl. 1 Dragée nach oder zu dem Essen, man gibt am besten gleichzeitig etwas Salzsäure. Man soll die zuerst gegebenen Mittel langsam abbauen und dafür Zentropil geben und allmählich auf 2—3 Dragées steigern. 1 Amp. *Somnifen* intravenös soll imstande sein, öfter einen Anfall zu coupieren.

Besonders muß hier hingewiesen werden auf die Schlangengiftbehand-lung, die die günstigsten Erfolge aufweist. Man beginnt mit subcut. besser intramusk. Injektionen von 0,3 ccm **Epileptasid** und steigt in wöchentl. Intervallen auf 1—2 ccm., bei durchschnittlicher Erhöhung von 0,1 ccm. S. u. Epileptasid.

Auch das früher so oft mit Erfolg angewandte Zinc. oxydatum soll man nicht ganz in Acht und Bann tun: Zinc. oxydat. 5,0, Extract. Valerian. 1,0, m. f. pil. Dos. LX. D. S. 3mal tägl. 2 Pillen. Es besteht hierbei der Vorteil, daß die Kranken nicht unter der depressorischen Wirkung von Narkotica stehen.

Schon lange ist besonders *Luminal* in der Epilepsiebehandlung in den Vordergrund getreten. Man verordnet 3mal tägl. 0,1—0,15 Luminal. Tritt eine zu große Schläfrigkeit ein, so verringert man die Dosis auf 3mal tägl. 0,06 g. Man kann auch kombinieren mit Veronal: Rp. *Veronal 0,3, Luminal 0,1, m. f. pulv. tal. Dos. X*, 3—4mal tägl. 1 Pulver, oder man gibt tägl. 1—4 Tabl. von Belladenal. Ich schreibe gerne auf: Natr. bromat. 10,0, Natr. phenylaethylbarb. 0,1—1,0, Tct. op. spl. 3—5,0, H_2O ad 200,0. D. S. 2—3mal tägl. 1 Eßl. Luminal kann durch *Prominal* ersetzt werden, das weniger narkotisierend, aber ebenso stark krampfmindernd wirkt. Man gibt tägl. 1—3mal 0,1 g Prominal. Die Dosis von 0,4 g soll nicht überschritten werden. Besonders für epileptische Kinder geeignet. Früh und abends ½ Tabl. nach dem Essen, wenn kein Erfolg, dann 2mal 1 Tabl. Allmählich geht man aber wieder in der Dosierung zurück. Auch 4 ccm Pernocton intramusk. können bei Erwachsenen versucht werden.

Zur Zeit, wo die Anfälle auftreten oder durch die Aura vorausverkündet werden, kann man eine subcutane Injektion von 1 ccm einer *40proz. Luminal-Natrium-Lösung* geben. Auch *Phanodorm*, 3mal tägl. 1 Tabl., ist zu versuchen. Weiterhin kann eine Kur mit Xifalmilch gemacht werden. Man gibt 3mal wöchentl. intramusk. 2 ccm Xifalmilch und 3mal tägl. 0,1—0,2 Luminal. Tritt keine Wirkung ein, so erhöhe man die Xifalmilchdosis auf 4—5 ccm.

Bei traumatischer Epilepsie sollte man die Anästhesiebehandlung mit *Impletol* versuchen. Man injiziert 2mal wöchentlich 2 ccm Impletol unter die Kopfschwarte, an jede Kopfbasis 1 ccm.

Die *Krampfanfälle in frühester Kindheit*, die auch fälschlich mit Zahnkrämpfen bezeichnet werden, haben meist eine günstige Prognose. Man achte auf Würmer und richtige Ernährung. Psychopathische Neigungen sind durch liebevolle Strenge einzudämmen. Mit Arzneimitteln sei man zurückhaltend.

Chorea minor (Veitstanz). Bei leichter Erkrankung brauchen die Kinder nicht im Bett zu liegen, sie sollen aber auch nicht zur Schule gehen, da körperliche und geistige Anstrengungen den Zustand verschlimmern. In schweren Fällen bleiben die Kranken im Bett. Das Bett ist gut zu polstern, damit sie sich nicht verletzen.

Liegt Verstopfung vor, so gibt man *Ricinusöl, Pulvis magnesiae c., Rheo oder Pulvis Liquiritae comp.* oder besser Paraff. liquid abends 1 Eßl. voll.

Behandlung: Die Kost sei leicht, aber doch kräftig, hauptsächlich vegetabilisch. Bei Schwerkranken muß man durch sorgfältige Fütterung die notwendigen Speisen zuführen.

Länger ausgedehnte warme Bäder wirken oft sehr beruhigend, oder wo ein Bad nicht zur Verfügung steht, packt man den Körper heiß ein. Vor dem Schlafengehen kann man den ganzen Körper des Kranken mit lauwarmem Wasser oder Franzbranntwein abreiben. Die elektrische Behandlung bringt meist keinen Erfolg. Mehr Erfolg versprechen dagegen systematische Bewegungsübungen, z. B. ruhige Streck- und Beugeübungen in den Armen oder taktmäßige Schrittübungen. Überhaupt soll mit liebevoller Strenge erzieherisch auf die Kinder gewirkt werden.

Medikamentös: Das *Arsen* nimmt hier noch immer eine souveräne Stellung ein. Am besten verordnet man *Acid. arsenicos. 0,1:100,0.* Erwachsene beginnen mit 5 Tropfen 3mal tägl., steigen tägl. um 5 Tropfen bis auf 25 Tropfen und gehen auf die gleiche Weise wieder zurück. In 9 Tagen soll die Kur beendet sein. Oder von Nucleogentabl. 3mal tägl. 2 Tabl. Bei Kindern unter 7 Jahren beginnt man mit 3 Tropfen Arsenlösung und steigt tägl. um 3 Tropfen bis zu 15 Tropfen, dann geht man wieder rückwärts. Oder 3mal tägl. 1 Nucleogentabl. Bei Kindern achte man auf die Gefahr der Arsenintoxikation (Arsenneuritis). Auch *Neosalvarsan* wurde scheinbar verschiedentlich mit gutem Erfolg angewendet. Gesamtdosis 1,5 g. Besonders ist auf **Benadon** und **Hexobion** (Vitamin B6) hinzuweisen.

Von gutem Erfolg ist meist auch eine *Brombehandlung. Natr. bromat. 10,0, Aq. dest. ad 150,0,* 3mal tägl. 1 Kinder- bis Eßl. Auch in Kombination mit Antipyrin: *Natr. bromat. 10,0, Antipyrin 3,0, Sirup. Rubi Id. 20,0, Aq. dest. ad 150,* 3mal tägl. 1 Kinder- bis Eßl. voll. In Fällen, wo die *Chorea* mit *Rheumatismus* verbunden ist, gibt man mit Vorteil *Aspirin, Atophan aa 0,3, tal. Dos. X,* 3mal tägl. 1 Pulver.

Gerne wird Belladenal gegeben. Größere Kinder 4mal tägl., kleine 2mal tägl. 1 Tabl. für 5—6 Tage, dann Dosen abbauen.

Auch die Proteinkörper wurden zur Behandlung herangezogen und sollen eine Verkürzung der Krankheit bewirkt haben. Es wurden in 5tägigen Intervallen 5—10 ccm sterile Milch intramusk. gegeben.

In frischen Fällen wird die *Lumbalpunktion* empfohlen, die die Bewegungen oft schlagartig zum Verschwinden bringen soll. Wenn der Lumbaldruck erhöht ist, kann man mit Leichtigkeit 30—50 ccm Liquor entnehmen.

Mit *Narkotica* sei man zurückhaltend und verordnet nur in den schwersten Fällen Chloralhydrat: Rp. *Chloralhydrat 2,0, Mucilag. Gi. arabc. 20,0, Aq. dest. ad 100,* tägl. 2 Eßl. rectal, bei Erwachsenen das Ganze rectal. Wenn in den schwersten Fällen all diese Mittel versagen und die Kranken nicht zur Ruhe kommen können, gebe man *Morphiuminjektionen.* Bei Kindern so viel Milligramm, wie das Kind Jahre zählt, jedoch nicht über 10 mg hinaus, tägl.

2—3 Spritzen. Oder Pantopon in Ampullen als Injektion, bei Kindern als Pantoponsirup, je nach Alter ¼ bis 3 Teel. voll öfter am Tage.

Die Behandlung mit **Nirvanol** ist nur bei großer Vorsicht anzuraten. Als toxische Reaktionen treten Fieber und ein masernähnliches Exanthem auf. „Bedenklich ist bei der Therapie die stark hypnotische Wirkung, die bis zu einem gewissen Sopor des Kranken führen kann."

Man gibt tägl. 0,2—0,3 Nirvanol. Wenn Fieber oder Exanthem auftreten, was meist am 8. bis 12. Tage geschieht, ist das Präparat sofort abzusetzen. Auch ohne diese Symptome ist Nirvanol in jedem Falle nach 12—14 Tagen abzusetzen. Bei der Behandlung tritt in den ersten Tagen eine stärkere choreatische Unruhe ein. Die Kur darf innerhalb eines Monats nicht wiederholt werden. Liegen bei den Kranken irgendwelche infektiöse Prozesse wie Tuberkulose oder eine gleichzeitig auftretende Endokarditis vor, so ist ganz besondere Vorsicht geboten. Ein Blutbild vor dem Behandlungsbeginn ist ratsam.

Man nimmt auch an, daß Chorea minor wahrscheinlich eine B_1-*Mangelerkrankung* ist. Darreichung von 15—30 g Levurinose tägl. soll Heilung gebracht haben, oder mit Betaxin oder Betabion oder Benerva als subcut. Injektion.

Als Nachkur ist ein Aufenthalt an der See oder im Mittelgebirge zu empfehlen.

Bei der *Chorea gravidarum* kommen dieselben Mittel in Betracht wie oben. Bleiben sie wirkungslos, so kommt die Einleitung der Frühgeburt in Betracht.

Paralysis agitans. Heilung nicht möglich, daher nur symptomatische Behandlung: Warme Bäder, elektrische Bäder, passive Bewegung der Glieder. Am wirksamsten gegen alle bestehenden Symptome ist das *Scopolamin. hydrobromicum.* Von einer Lösung 0,01 auf 10 gibt man 3mal tägl. 6—8 Tropfen oder subcut. 0,5—1 ccm oder von Syntropan-Forte-Tabl. 3—4mal tägl. 1 Stück. Auch Neurosmon *schwach*, 3mal tägl. 2 Tabl., hat sich bewährt. S. auch Homburg 680. *Benadon* und *Hexobion* (Vitamin B 6) sind ebenfalls zu versuchen, tägl. 1—4 Amp. intramusk. desgl. auch Atosil.

Multiple Sklerose. Die multiple Sklerose, die als chronische Krankheit zahlreiche zerstreute „sklerotische Herde" im Gehirn und Rückenmark verursacht, ist therapeutisch nur sehr wenig angreifbar. — *Immer erst Lues ausschließen!*

Behandlung: Schonung, Ruhe und Kohlensäurebäder stehen im Vordergrund. Kleine Arsendosen wirken scheinbar günstig. Auch Pillen von Secale cornut. haben mir in einem Falle einen günstigen Erfolg gebracht (Ext. Secal. cornut. 8,0, Mass. pil. q. s. f. pil. Dos. C. D. S. 3mal tägl. 1—2 Pillen). In der zweifelhaften Annahme, daß die Krankheit durch eine besondere Art von Spirochäten bedingt sei, hat man auch Silbersalvarsan gegeben. Ich habe hiervon keinen Erfolg gesehen, ebensowenig von den in letzter Zeit empfohlenen Antimonpräparaten. S. u. Neostibosan. In der letzten Zeit sind auch Erfolge mit Germanin (Bayer 205) erzielt worden. Man gibt in der 1. Woche einmal 3,8 g und in den nächsten Wochen bis zur 12. Woche je 0,5 g intrav. Eine Kur besteht aus 12 Injektionen. Man soll im Jahre nur eine Germaninkur durchführen. Der Urin ist stets zu kontrollieren. Die Erfolge sind sehr wechselnd, was bei der Verschiedenheit des Krankheitsverlaufs verständlich ist. In manchen Fällen scheint wieder Solganal B oder Auro-Detoxin von guter Wirkung zu sein. Man beginnt mit 0,1 g alle 3—5 Tage und steigert langsam um 0,1 bis zu 0,6 g. Dann setzt man 14 Tage aus und wiederholt die Kur. Die Injektionen werden intramuskulär gegeben. Schädliche Nebenwirkungen treten nicht auf, manchmal ein leichtes Goldexanthem. Da angeblich gute Erfolge mit Neurosmon erzielt werden, so kann dies vor einer anderen Behandlung versuchsweise gegeben oder mit anderen Behandlungen kombiniert werden. Gute Erfolge wurden neuerdings mit *Magnesium-*

Resorpta, 3mal tägl. 1 Teel., erzielt. Die Kloni und Spasmen verschwanden fast vollständig und es trat eine wesentliche Besserung der Bewegungshinderung ein. Eine sehr gute Wirkung auf die spastische Beinversteifung sollen tägl. Injektionen von 2 ccm Betaxin (*Vitamin B_1*) subcut. oder intramusk. haben (12 Tage lang). Nach meiner Erfahrung ist die Wirkung keine allzu ausgesprochene, auch reichen 12 Spritzen nicht aus. Am besten gibt man Betaxin fortissimum oder Betabion fortissimum oder Benerva fortissimum jeden 2. Tag 1 Amp., gleichzeitig 5 ccm Cebion, Cantan oder Redoxon intrav. Das Mittel unserer Wahl scheint doch **Solustibosan** zu sein. Es ist vollkommen unschädlich und scheint von günstiger Beeinflussung der Krankheit zu sein. Man gibt tägl. oder jeden 2. Tag pro kg Körpergewicht 0,04 ccm intram. oder intrav. Im ganzen 10—15 Injektionen mit einer Gesamtdosis von 0,4—0,6 ccm Solustibosan pro kg Körpergewicht. Nach 2 Wochen Wiederholung. Durch methodische Übungen kann man die Unsicherheit in der Bewegung öfter günstig beeinflussen. Badeorte: Wiesbaden, Gastein, Teplitz.

Zur Behandlung der **Miktionsstörungen,** wodurch besonders nachts der Schlaf gestört wird, haben sich am besten männliche oder weibliche Sexualhormone bewährt. Entweder 3mal tägl. 3 Tabl. Androstina oder 3mal tägl. 2 Dragées Oestromon oder 3mal tägl. 3 Dragées Progynon oder ähnliche Präparate.

Apoplexie (Schlaganfall). Die Ursache der Apoplexie beruht meist auf einer arteriosklerotischen Veränderung der Hirngefäße. Eine allgemeine Arteriosklerose und eine Blutdrucksteigerung sind meist vorhanden, können in nicht ganz seltenen Fällen auch fehlen. Gichtkranke, Fettsüchtige, Nephrosklerotiker, Syphilitische und Arbeiter, die viel mit Blei zu tun haben, sind besonders gefährdet.

In all diesen Fällen hat der Arzt prophylaktisch die Aufgabe, die primären Krankheitserscheinungen zu bekämpfen und Alkohol, Kaffee, starkes Rauchen, starke Gewürze und heiße Bäder zu verbieten.

Liegt bei einem Kranken eine chronische Endokarditis (Mitralfehler) vor, so kann die Apoplexie durch eine embolische Verstopfung der Gehirnarterien verursacht sein.

Behandlung: Der Kranke wird ruhig gelagert mit erhöhtem Oberkörper. Bei stark gerötetem Kopfe, lebhaftem Pulsieren der Carotiden und gespanntem Puls mache man einen *Aderlaß* von 300—400 ccm, oder man binde alle 4 Extremitäten bis zu stark venöser Stase ab und löse erst nach 2 Std. wieder die Binden (*unblutiger Aderlaß*). Da eine konzentrierte Traubenzuckerlösung auf den Körper eine entwässernde Wirkung hat, so hat man bei Blutungsapoplexie, wo in der Umgebung stets ein Ödem besteht, durch eine *intravenöse Infusion* von 50—100 ccm 50proz. *Traubenzuckers* eine wesentliche Besserung erreicht.

Wenn der Kranke erwacht, kann man ihm etwas Wasser oder Tee einflößen, Nahrungszufuhr vermeide man aber für die ersten 12—24 Std. vollkommen, um Schluckpneumonie zu verhüten. Man achte auf die Blase und katheterisiere, wenn notwendig. Bei *Verstopfung* helfe man mit Einlauf oder, wenn der Kranke gut schlucken kann, mit leichten Abführmitteln. Man reibe täglich den Körper mit Franzbranntwein oder Campherspiritus ab, besonders an den Stellen, die für Decubitus gefährdet sind. Wenn das Herz zu versagen droht, gebe man Campher, Cardiazol, Coramin oder Strophantin.

Besonders achte man auf die **Blase**, die meist nicht entleert werden kann. Sollte sich nach häufigem Katheterisieren eine Cystitis mit zurückbleibendem Harnträufeln eingestellt haben, so kann das Harnträufeln meist durch Sexualhormone, die scheinbar günstig auf den Mechanismus des Blasenverschlusses wirken, beseitigt werden. 3mal tägl. 3 Tabl. Androstina oder tägl. 1 Amp. Testoviron 10 mg intramusk. für Männer, 3mal tägl. 2 Dragées Oestromon oder 3mal tägl. 1 Tabl. Cyren oder tägl. 1 Amp. Progynon B. ol. 1 mg intramusk. oder Cyren für Frauen.

Bei Verdacht auf *Lues* ist *Jodkalium* oder die *Ricordsche Mixtur* zu geben (*Hg. bijodat. rubr. 0,1, Kal. jodat. 10,0, Aq. dest. ad 200,0, 3mal tägl. ¹/₂ bis 1 Eßl.*).

Bei bestehender *Unruhe* und *Schlaflosigkeit* versuche man zuerst 3mal tägl. 1 Tabl. *Adalin* oder *Bromural, Theominal, Luminal, Abasin, Profundol*, abends 1—2 Tabl. *Dicodid*. Sollten diese Mittel versagen, so gebe man eine *Morphium*- oder *Pantopon-Inj.*

2—3 Wochen nach dem Insult, wenn die Reizerscheinungen abgeklungen sind, beginnt die *Behandlung der Muskeln*, die voraussichtlich *später in Kontraktur* geraten. Man wird z. B. den gelähmten Oberarm tägl. 5—10 Min. abduzieren, den Unterarm, die Hand und Finger strecken und spreizen, den Daumen abduzieren, desgleichen den Unterschenkel strecken, Fuß und Zehen dorsalflektieren. Ist der Kranke dazu selbst in der Lage, mit der gesunden Hand die Bewegungen an der gelähmten Seite auszuführen, so lege man ihm diese Übungen als eine dringende Notwendigkeit ans Herz, um dadurch spätere Kontrakturen weitgehend zu vermeiden. Gleichzeitig beginnt man mit vorsichtiger Massage und läßt sie allmählich immer energischer werden. Auch die elektrische Behandlung mit faradischem Strom ist nicht zu unterlassen.

Bei Schmerzen an der kranken Körperseite sind Einreibungen mit Chloroformspiritus, Campher- und Senfspiritus von guter Wirkung. Länger als 4 Wochen soll ein Apoplektiker, wenn möglich, nicht im Bett liegen. Er soll nach dieser Zeit mit vorsichtigen Bewegungsübungen (Geh- und Steh- übungen) anfangen.

Von der 3. bis 4. Woche an kann der Kranke baden. Man gibt am besten kohlensaure Bäder oder Neurogenbäder (2—3 kg auf ein Bad) von 32—33°. Badedauer nicht über 10 Min. In dem Bade üben die Kranken am besten die Bewegungen an den gelähmten Gliedern. Als Arzneimittel kann man Jodkalium geben. Zur Bekämpfung der Hypertension s. S. 71. Auch sollte immer ein Versuch mit Xipoid- cerebrale gemacht werden, da dadurch öfter noch eine günstige Wirkung auf die noch bestehenden Beschwerden ausgeübt wird.

Zur Nachkur kommen in Betracht Wildbad, Teplitz, Wiesbaden, Oeynhausen, Nauheim, Gastein, Tölz.

Tabes dorsalis. Wurde durch die Untersuchung eine beginnende Tabes festgestellt, so bringe man dem Kranken die Diagnose, wenn dies aus bestimmten Gründen überhaupt erforderlich sein sollte, in schonender Weise und mit beruhigenden Worten bei. Oft ist es vielleicht angebracht, die Diagnose vorerst zu verschweigen, um eine seelische Erschütterung und damit eine ungünstige Beeinflussung des Krankeitsverlaufes zu vermeiden. Hat man die Diagnose dem Kranken mitgeteilt, so hat der Arzt Mut und Hoffnung des Kranken immer wieder neu zu beleben, damit eine seelische Depression nicht Platz greift.

Allgemeine Verhaltungsmaßregeln: Die Kranken sollen möglichst viel ruhen, am besten im Freien, vor seelischen Erregungen und geistigen Überanstrengungen bewahrt bleiben. Sie sollen sich warm kleiden und vor Erkältungen in acht nehmen. Die Nahrung sei kräftig und leicht verdaulich. Alkohol und Nicotin sind einzuschränken. Auf regelmäßigen Stuhlgang ist zu achten. Wöchentl. 3 lauwarme Fichtennadelbäder mit anschließendem Frottieren des Körpers. Danach 1 Std. Ruhe.

Behandlung: Bei beginnender fortschreitender Tabes soll jedesmal ein Versuch mit einer *spezifischen Kur* gemacht werden. Sei es, daß man dadurch die schon bestehenden Beschwerden bessert, sei es, daß man vielleicht durch die Kur das Weiterschreiten der Erkrankung verzögert oder vollkommen zum Stillstand bringt. In fortgeschrittenen Fällen ist von einer spezifischen Kur gar kein Erfolg zu erhoffen, es sei denn, daß echt syphilitische gummöse Prozesse im Rückenmark bestehen, die der Kur zugänglich sind. Die qualvollen Zustände der tabischen Krisen werden meist gar nicht beeinflußt. Ob bei einer sog. *rudimentären Tabes*, die sich lediglich im Fehlen von Pupillen- und Sehnenreflexen äußert, aber keine sonstigen Beschwerden macht, eine Behandlung überhaupt am Platze ist, ist noch nicht sicher entschieden. Die Liquoruntersuchung ist hierbei von Bedeutung, aber auch nicht allein als ausschlaggebend zu bewerten. Im präataktischen Stadium der Tabes ist Malariabehandlung zu empfehlen. S. unter progr. Paralyse S. 204.

Die spezifische Kur ist gegenwärtig eine kombinierte *Quecksilber-Neosalvarsanbehandlung*. Man läßt tägl. *3—4 g Ungt. hydrarg. ciner.* kräftig in die Haut des Kranken einmassieren (abwechselnd rechter Arm, linker Arm, rechter Oberschenkel, linker Oberschenkel, Brust, Rücken). Am 7. Tage ein Reinigungsbad, dann beginnt das Einreiben in der gleichen Weise von neuem. Bei Beginn der 3. Woche kombiniert man mit *Neosalvarsan*. Gewöhnlich wählt man als Anfangsdosis 0,3 g Neosalvarsan, bei ganz schwachen und elenden Kranken kann man mit noch geringerer Dosis beginnen. Man gibt wöchentl. 1—2 Injektionen intrav. und geht in jeder Woche zur nächsthöheren Dosis über, bis man 0,6 g pro dosi erreicht hat. Bis zu 0,9 g pro dosi zu steigern, möchte ich für die Allgemeinpraxis nicht raten. Am besten löst man das Neosalvarsan in 10 bis 20 ccm warmer 40—50proz Traubenzuckerlösung oder 10 ccm Septojod, wodurch man gleichzeitig eine Jodkur mit der Salvarsankur verbindet. Die ganze Kur besteht aus *6 g Neosalvarsan und 36 Einreibungen*. An diese Kuren schließt sich noch eine *Jodbehandlung* für einige Monate an. Am empfehlenswertesten ist das *Dijodyl* in Tabl. von 0,3 g, von denen man 3mal tägl. 1—2 Tabl. gibt, oder auch *Merjodintabl.*, 3mal tägl. 1—2 Stück, oder Bismutrat, 2—3mal tägl. 1 Stück. Sehr empfehlenswert zur Intervallbehandlung ist Spirocid. Jeden 2. Tag 3—4 Tabl., 4 Wochen lang. Nach ½—1 Jahr kann die kombinierte Quecksilber-Salvarsankur wiederholt werden.

Für Kranke, die ambulant behandelt werden, ist eine Schmierkur äußerst unbequem und unsauber. Hier wählt man am besten die *einzeitigen kombinierten Neosalvarsan-Quecksilberinjektionen* (Mischspritze, intravenös).

Neosalvarsan in Wasser gelöst, vermischt mit 1—2 ccm *Novurit* oder *Salyrgan*, alle 5 Tage 1 Spritze.

Die Wirkung der vielgebrauchten *Wismutpräparate* ist ähnlich der des Quecksilbers. Man kombiniert die Wismutpräparate ebenfalls mit Neosalvarsan und gibt 2mal wöchentl. 1 Wismutpräparat intraglut. und 1mal wöchentl. Neosalvarsan intrav. oder gleichzeitig eine intrav. Spritze Neosalvarsan und eine intramusk. Spritze von Wismut 2mal wöchentl. Wismutpräparate: *Liulan forte, Bismogenol, Milanol* und andere (bezüglich der Dosierung dieser Präparate s. Teil II). Bei Quecksilber- und Wismutbehandlung ist auf die Mundpflege besonders zu achten. Da nach Wismutinjektionen oft Zahnschmerzen auftreten, so kann man vor der Injektion Pyramidon oder Trigemin geben. Der Urin ist öfter auf Eiweiß zu untersuchen.

Auch tägl. 500 000 iE Depot-Penicillin 10 Tage lang, auch kombiniert mit Fiebertherapie (Pyrifer, Pyrasid.)

Da durch eine **Malariakur** die Tabes dorsalis (besonders die Ataxie) günstig beeinflußt wird, so überweise man die Kranken beizeiten einem Krankenhause zur Durchführung der Kur. Siehe Paralyse S. 204. Auch eine Behandlung mit *Pyrifer* oder *Pyrasid* kann durchgeführt werden.

Physikalische Behandlung: Hat die spezifische Kur versagt oder weigern sich die Kranken, eine solche durchzumachen, so versucht man die Behandlung mit *Bädern* oder, wo die Elektrizität aus psychischen Gründen erforderlich sein sollte, mit schwachem elektrischem Strom. Bei Blasen- und Mastdarmschwäche ist periphere Galvanisation zu versuchen.

Bäder: Vor allem ist vor heißen Bädern oder gar vor Schwitzbädern zu warnen, da hierdurch die Krankheit meist ungünstig beeinflußt wird. Man verordne dem Kranken Fichtennadel-, Kohlensäure- oder Solbäder (Neurogenbäder), die jedoch 26—28° C nicht überschreiten sollen. Badedauer 5 Min., danach 1 Std. Ruhe. Abends kühle bis lauwarme Abwaschungen des ganzen Körpers mit anschließendem Trockenreiben. Wer über die notwendigen Hilfsmittel verfügt, kann zur Kur Oeynhausen, Nauheim, Kissingen, Pyrmont, Elster oder Münster am Stein aufsuchen.

Medikamentös: Die physikalische Behandlung kann man versuchen zu unterstützen durch das früher viel gebrauchte Ergotin: *Ergotin 5,0, Strychnin nitr. 0,06, Mass. pil. q. s. ut. f. pil. Dos. C,* 3mal tägl. 1 Pille bis steigend auf 3mal tägl. 2 Pillen.

Dieses Mittel muß man viele Monate mit kürzeren Unterbrechungen nehmen lassen. Auch Extr. Strcvhni kann verordnet werden: *Ferr. lact. 5,0, Extract. Chin. aquos. 5,0, Extract. Strychni 0,4—0,8, Extract. gent. q. s. ut. f. pil. Dos. C,* 3mal tägl. 1—2 Pillen nach dem Essen (Erb.)

Bei tabischer Areflexie und tabischen Blasenstörungen wird mit Tetrophan oft ein günstiger Effekt erzielt.

Symptomatische Behandlung: Hier fällt dem Arzt die besonders schwere Aufgabe zu, die *tabischen Schmerzen* und *Krisen* zu lindern bzw. abzukürzen. Die Schmerzen lassen sich in der ersten Zeit meist durch *Aspirin, Antipyrin, Phenacetin, Pyramidon, Optalidon, Novalgin,* besonders *Dolantin, Polamidon, Eukodal, Dilaudid* oder durch deren Kombination günstig beeinflussen. Auch heiße Packungen oder Prießnitzumschläge um die schmerzenden Glieder werden oft als Linderung empfunden, dann Einreibungen mit Chloroformspiritus oder Chloralhydrat., Camphor. aa 20,0 oder Umschläge mit reinem Chloroform wirken oft sehr wohltuend.

Bei den *tabischen Krisen* versagen die oben angeführten Pulver meist vollkommen. Man macht bei gastrischen Krisen feuchtheiße Umschläge um Leib und Rücken und gibt 3—4 Tabl. *Veramon* oder 3 Tabl. und mehr *Allional* oder *Doralgin* oder *Cibalgin.* Wenn diese versagen, gebe man 1 Spritze *Dolantin, Dilaudid, Pantopon, Narcophin* oder auch Morphium oder intrav. oder intramusk. Pernocton. Bei älteren Leuten gebe man ohne Bedenken sofort Morphium. Auch Injektionen von 10 ccm einer 1proz. Pantocainlösung rechts und links vom 7. bis 10. Wirbel werden empfohlen. Zu versuchen ist eine Behandlung mit *Suprarenin* 1:1000,0, 3mal tägl. 10 Tropfen per os. Man vergesse auch nicht *Vitamin B_1,* das als Betaxin fortissimum tägl. subcut. injiziert wird. Die Schmerzen werden oft auffallend gebessert. Eine besonders auffallende und schmerzstillende Wirkung hat das Schlangengift. S. Viprasid. Man beginnt mit $\frac{1}{2}$ ccm intramusk. und steigert in mehrtägigen Intervallen allmählich auf 1—2 ccm. Außerdem Diathermie mit großen Platten, jedoch prüft man vorher, ob die Temperaturempfindlichkeit bei dem Kranken eine normale ist. Auch durch *Röntgenbestrahlung* des Dorsallumbalteiles der Wirbelsäule sind schon Erfolge erzielt worden. Wenn die Krisen sehr häufig wiederkehren, so wäre die *Förster*sche Operation in Vorschlag zu bringen (Durchschneidung von hinteren Dorsalwurzeln). Auch die Communicansdurchschneidung wird empfohlen, die gewisse Vorzüge gegenüber der Försterschen Operation hat.

Die *Ataxie* kann durch die methodischen Bewegungsübungen nach G. *Frenkel* bis zu einem gewissen Grade günstig beeinflußt werden. Die Kranken müssen täglich öfter in allen Gelenken ruhige gleichmäßige Bewegungen ausführen, mit den Fingern bestimmte Punkte berühren, auf Kreidestrichen oder zwischen den Sprossen einer Leiter gehen. Gleichzeitig wird hier *Tetrophan* empfohlen. Man beginnt mit 1 Tabl. zu 0,1 tägl. und steigt auf 3mal tägl. 1 Tabl.

Bei tabischer Arthropathie ist, wenn irgend möglich, orthopädische Hilfe in Anspruch zu nehmen.

Myelitis. Je nach den erkrankten Teilen des Rückenmarks wird das klinische Bild stets ein verschiedenes sein müssen, aber das Hauptsymptom werden immer die motorischen Lähmungserscheinungen bilden. Der Blase ist besondere Aufmerksamkeit zu widmen, da entweder Harnretention oder unfreiwillige Harnentleerung auftreten. Ebenso kann auch die Mastdarmentleerung gestört sein und eine hartnäckige Verstopfung bestehen.

Behandlung: Besteht Verdacht auf Lues, so ist eine spezifische Kur mit Neosalvarsan, Wismut, Quecksilber und Jod durchzuführen (siehe unter Tabes). Rückenmarkstumoren kommen differentialdiagnostisch in Frage.

Tritt die Erkrankung plötzlich mit Fieber auf, so läßt man den Kranken kräftig schwitzen. Man gibt 3mal tägl. 1—2 g *Aspirin* oder *Natr. salicyl.* in 1 Tasse Fliedertee. Vor allem versuche man die Sulfonamide in hohen Dosen. Auch *Jodkalium* wird meist verordnet oder Einreiben der Wirbelsäule mit *grauer Salbe.* Tritt keine Besserung ein und die Krankheit geht in das chronische Stadium über, so gebe man vorsichtig 3mal wöchentl. warme Bäder von 30—35°C, am besten mit Zusatz von 2 bis 5 kg Staßfurter Salz, Kochsalz oder Neurogenbadesalz. Auch Kohlensäure- und elektrische Bäder sind zu versuchen. Auch kann man das Rückenmark mit konstantem Strom elektrisieren. Die Blasenschwäche ist durch faradischen Strom zu beeinflussen. Ist *Cystitis* aufgetreten, so behandelt man nach den bei Cystitis angegebenen Richtlinien. S. 90.

Von inneren Mitteln kommen in Betracht: Strychnin und Ergotin: Rp. *Strychnin. nitr. 0,01:10,0,* 3mal tägl. ½ ccm subcut. oder *Ergotin 5,0, Mass. pil. q. s. ut. f. pil. Dos. C,* 3mal tägl. 1—2 Pillen. Die Behandlung muß monatelang fortgeführt werden und kann dann immer noch zu günstigen Ergebnissen führen. Um Decubitus zu verhindern, ist der Körper täglich mit Franzbranntwein oder besser mit Campherspiritus abzureiben, besonders an den gefährdeten Stellen.

In allen Fällen ist **Neurosmon** zu versuchen.

Sind die Kranken so weit hergestellt, daß sie reisefähig sind, so ist eine Nachkur in Oeynhausen, Nauheim, Kissingen, Wiesbaden, Wildbad oder Gastein angebracht.

Akute Poliomyelitis, spinale Kinderlähmung, Heine-Medinsche Krankheit. Die Krankheit ist eine ausgesprochene Infektionskrankheit, die wahrscheinlich durch eine besonders kleine Coccusart bedingt ist. Da sich die Entzündung an der vorderen grauen Substanz des Rückenmarks verankert, so muß als Hauptsymptom eine schlaffe atrophische Lähmung auftreten. Die Sensibilität ist dabei fast stets vollkommen erhalten.

Prophylaxe. Die Übertragung der Krankheit erfolgt von Mensch zu Mensch entweder durch unmittelbare Berührung oder durch Tröpfcheninfektion. Auch im Harn und Darminhalt befinden sich Krankheitserreger. Es erwächst hieraus für den Hausarzt die Aufgabe, besonders auf eine sorgfältige Mundpflege zu achten, Gurgeln mit Kaliumpermanganat oder Wasserstoffsuperoxyd. Als Schnupfpulver: Salol pulv. subt., Acid. boric. pulv. subt. aa 5,0, Menthol 0,1. Auch auf den Magen- und Darmkanal ist zu achten und Diätfehler sind zu vermeiden. Gebrauchte Taschentücher sind sofort auszukochen. (Am besten Papiertaschentücher, die verbrannt werden.) Die Ausscheidungen des Kranken sind zu desinfizieren. Nach der Krankheit Desinfektion des Zimmers mit Formalin. Kinder sollen erst 6 Wochen nach Ablauf des akuten Stadiums in die Kinderheime oder Schulen geschickt werden. Die Geschwister sollen 3 Wochen lang von dem Erkrankten abgesondert werden und dann erst zur Schule gehen.

Besonders werden Kinder im 2. bis 4. Lebensjahr befallen, aber auch ältere, ja selbst Erwachsene. Inkubationszeit beträgt 9 Tage. Die Krankheit beginnt mit fieberhafter Erkältung (38—39°C, auch höher), meist Mandelentzündung, Verdauungsstörungen, Lungenentzündung. Da die Krankheit mit einer Entzündung der weichen Rückenmarkshaut beginnt, so finden sich anfangs Reizerscheinungen der Hirnhäute, wodurch Nackensteifigkeit, Kopfschmerzen in Stirn und Hinterkopf und Lendenschmerz auftreten, der sich beim Vorwärtsbeugen verstärkt. Auch Kernigsches Symptom vorhanden. Neigung zum Schwitzen. Bewußtsein bleibt meist frei. Auf dieses Vorstadium folgt die „Zeit der Lähmungen".

Behandlung: Im akuten Anfangsstadium mit hohem Fieber am besten kühle Einpackungen des Körpers oder laue Bäder mit kühlen Übergießungen. Um den Darm von Infektionskeimen zu reinigen, wird für gewöhnlich 4mal tägl. 0,03—0,05 Calomel gegeben. Auch Einreibung des Rückens mit grauer Salbe oder Aufsetzen von blutigen Schröpfköpfen werden empfohlen.

Wenn die Krankheit frühzeitig genug erkannt wird (bevor Lähmungen aufgetreten), gibt man sofort 50 ccm Vollblut intramusk., das man irgendeinem gesunden Erwachsenen entnommen hat. Inzwischen besorgt man sich **Rekonvaleszentenserum,** von dem man 20 ccm intramusk. einspritzt und nach 12 Std. wiederholt, wenn noch keine Besserung eingetreten ist. Sind schon Lähmungen eingetreten, so ist die Anwendung von Rekonvaleszentenserum zwecklos.

Innerlich kommt außer *Antipyrin, Phenacetin, Aspirin* besonders *Urotropin* als intramuskuläre oder intravenöse Injektion in Anwendung ($\frac{1}{4}$—$\frac{1}{2}$ Amp. der 40proz. Lösung). Gleichzeitig Ganzpackungen zum gründlichen Schwitzen. Wegen der gelegentlich beträchtlichen Vermehrung des Liquors kommt auch Lumbalpunktion in Betracht. Im reparativen Stadium, sobald das Fieber abgeklungen ist, versuche man auch *Tetrophan,* tägl. $\frac{1}{2}$—1—2—3 bis 4 Tabl., neuerdings auch intralumbal empfohlen. tägl. 2 Amp. *Vit. B*$_1$ *fortissimum* subcut. oder intram. oder intrav.

Nach Ablauf des akuten Stadiums (1 Woche nach dem Fieberabfall) sucht man den Körper zu kräftigen durch lauwarme Fichtennadel- oder Solbäder. Die Nahrung soll leicht verdaulich und kräftig sein. Innerlich kann man geben:

Liq. Kal. arsen. 5,0, Aq. Menth. pip. ad 20,0, 3mal tägl. 3 bis steigend auf 10 Tropfen, oder

Tinct. Rhei vinos. 25,0, Tinct. Strychni. 5,0, 3mal tägl. 5—15 Tropfen. Besonders mag auch auf **Glykokoll** hingewiesen sein.

In manchen Fällen brachte das Leberextrakt **Campolon** ganz überraschend schnell einen Rückgang der Lähmung. Man injizierte jeden 2. Tag 2 ccm Campolon, im ganzen 12 Injektionen.

Auch *Röntgenbestrahlungen* unmittelbar nach Abklingen des Fiebers werden empfohlen. Bei Lähmung der oberen Extremitäten wird der Rückenmarksabschnitt zwischen 3. und 6. Halswirbel, bei Lähmung der Beine zwischen 11. Brust- und 1. Lendenwirbel bestrahlt. Gleichzeitig soll auch die Behandlung der gelähmten Muskeln mit *Diathermie* beginnen. Die Erfolge scheinen sehr günstige zu sein.

Gleichzeitig beginnt man mit der Behandlung der *Lähmungen* durch *Massage, Bewegungen* und *Elektrizität.* Diese Behandlung ist monatelang, ja selbst jahrelang fortzusetzen. Bei der elektrischen Behandlung mit konstantem Strom setzt man die große breite Elektrode an der Stelle der Wirbelsäule auf, wo man entsprechend der Lähmung den Krankheitsherd vermutet, die andere Elektrode wirkt auf den gelähmten Muskel ein. Dauer 2—3 Min. An den Muskeln, die nicht vollkommen gelähmt sind, sollen leichte aktive Bewegungen ausgeführt werden. Auch tägliches Massieren der gelähmten Glieder mit passiven Bewegungen ist sehr empfehlenswert, desgleichen Einreibungen sowohl des Rückens als auch der gelähmten Muskeln mit Campher, Senfspiritus oder Mixt. oleos. bals.

Mit **Glykokoll** sind bei frischen, noch im Stadium der Regeneration befindlichen Fällen gute Erfolge erzielt worden. Der unvollkommen innervierte und auch trophisch gestörte Muskel vermag sich bei Zufuhr von Glykokoll leichter zu erholen.

Zur Nachkur kommen als Badeorte in Betracht Reichenhall, Kreuznach, Kösen, Nauheim, Oeynhausen.

Ist eine weitere Besserung der gelähmten Glieder hoffnungslos, so kann oft durch orthopädisch-chirurgische Behandlungsmethoden Besserung gebracht werden.

Die Krankheit, auch der Verdacht dieser Krankheit, ist anzeigepflichtig!

Die *Landrysche Paralyse* ist eine besondere Verlaufsform der Poliomyelitis. Hier steigt die Erkrankung rasch im Rückenmark aufwärts bis ins verlängerte Mark und geht mit mannigfachen Erscheinungen, fliegendem Puls, Blausucht und Atemnot einher. Nach 2—3 Tagen tritt der Tod ein.

Encephalitis epidemica (Lethargica). Diese Erkrankung, die besonders in der Nachkriegszeit zusammen mit der Grippe epidemisch auftrat, hat jedoch nichts mit der Grippe zu tun, sondern ist wohl sicher durch eine besondere Virusart bedingt, die bis jetzt noch nicht bekannt ist. Der Krankheitsprozeß hat seinen Sitz vorwiegend in der Vierhügelgegend und im Corpus striatum. Die auffälligsten Symptome sind Schläfrigkeit, Bewegungsarmut, mimische Starre, Muskelrigidität, Salbengesicht. Fieber gering.

Behandlung: Im akuten Stadium wurden fast alle Mittel, die wir sonst bei Infektionskrankheiten gebrauchen, vergeblich angewandt. Verhältnismäßig am meisten soll noch von *Trypaflavininjektionen* zu erwarten sein. Von der 2proz. Lösung gibt man tägl. 5—10—20—50—60 ccm intrav. Von *Netter* wird das Anlegen von Abscessen mit *Terpentinöl* empfohlen. Auch hiermit will man Heilung erzielt haben. Wie bei der Meningitis hat man auch hier besonders das *Urotropin* intravenös gegeben. Von der 40proz. Lösung zuerst 2—3 ccm und dann tägl. 10—15 ccm. Es treten danach öfter Blasentenesmen auf. Die Erfolge waren nicht eindeutig. Auch die *Preglsche Lösung* intravenös soll zu guten Erfolgen geführt haben. Es wurden zuerst 10 ccm, dann 50—100—180 ccm gegeben. *Billigheimer* empfiehlt die *Quecksilberbehandlung*, von deren Anwendung ich selbst schon befriedigende Erfolge gesehen habe. Man führt mit dem Kranken die übliche Schmierkur mit Ungt. Hg. cin. durch. Lehnen die Kranken die Schmierkur ab, so wird sie ersetzt durch intragl. Injekt. von *Hydrarg. salicylic. 1,0, Paraff. liq. ad 10,0*, wöchtl. 2mal 1 ccm, vorher gut umzuschütteln, 6 Wochen lang zu geben. Diese Injektionskur wirkt bei weitem nicht so stark wie die Schmierkur. Dieser Kur geht am besten eine *Lumbalpunktion* voraus, besonders wenn Verdacht auf Liquordruckerhöhung besteht. **Sulfonamide** sind stets zu versuchen.

Symptomatische Behandlung: Bei Schmerzen kann man die allgemeinen Antineuralgica geben, dann auch *Veramon 0,5* oder *Allional* oder *Doralgin* 3 Tabl. Bei motorischer Unruhe *Luminal* oder *Luminalnatrium* als 20proz. Lösung zur subcutanen Injektion (1 ccm) oder Chloralhydrat 10,0, Mucil. Gi. arab. 30,0, Aq. dest. ad 150,0, bei Bedarf 2 Eßl. oder 30—50 ccm rectal.

Versagen diese Mittel, so kommen *Morphium, Somnifen, Pernocton* und besonders *Scopolamin hydrobrom.* in Betracht: *Scopolamin hydrobromic. 0,01:10,0*, 3mal tägl. 4—8 Tropfen.

Neuerdings hat sich *Magnesium-Resorpta*, 3mal tägl. 1 Teel., zur Herabsetzung des Tremors und der Rigidität sehr gut bewährt.

Gegen den öfter auftretenden *Singultus*, der sehr hartnäckig ist, kann Knieellenbogenlage versucht werden, andererseits sollen subcutane Injektionen von 2 ccm einer 2proz. Lösung von *Carbolsäure* von Wirkung sein. Wieweit diese Angaben richtig sind, muß dahingestellt bleiben. Dolantin ½—1 Amp. intramusk. oder verdünnt intrav. ist von guter Wirkung.

Kommt der Kranke erst im *chronischen Stadium* zur Behandlung, so soll man die Quecksilberbehandlung ebenfalls versuchen. Auf das Herz ist zu achten. Die bestehende *Muskelrigidität* ist zu bekämpfen durch warme Bäder mit Bewegungsübungen. Gegen die Impulslosigkeit oder Bewegungsarmut ist Spopolamin in der oben angegebenen Dosis am wirksamsten. Man kann es zeitweise durch Atropin ersetzen. Vor allem sind noch Bulbocapnin und Harmin zu versuchen. Auch *Calciuminjektionen* werden empfohlen, jedoch habe ich davon keinen Erfolg gesehen. Stößt die Ernährung auf Schwierigkeiten, so ist künstliche Ernährung notwendig.

In der letzten Zeit findet die Behandlung mit der sog. **Bulgarischen Kur** eine immer steigende Beachtung. Ein entsprechend dargestelltes Mittel ist Homburg 680 D. Die Dosierung ist folgende: 1. Tag abends 1 Tropfen, 2. Tag mittags und abends 1 Tropfen, 3. Tag morgens, mittags und abends 1 Tropfen, 4. Tag morgens und mittags je 1 Tropfen, abends 2 Tropfen, 5. Tag morgens 1 Tropfen, mittags und abends je 2 Tropfen, 6. Tag morgens, mittags und abends je 2 Tropfen. Tritt Unruhe ein, dann ist das Präparat nicht abzusetzen, sondern ein Sedativum zu geben. Die Kost soll möglichst eine lacto-vegetabile sein. Verboten: Rindfleisch, Schweinefleisch, Fleischbrühe, Wurstwaren, Pökelfleisch und Fische, Alkohol, Kaffee, Nicotin. Erlaubt: Kalbfleisch, wenig Eier, Quark, Käse, Butter, frische Fische, Gemüse, roh und gekocht, mit Butter oder Öl zubereitet, Teigwaren, Kartoffeln, wenig Hülsenfrüchte, alle Süßigkeiten. — Gymnastik und Massage gehören zur Kur. Auf regen Stuhlgang ist zu achten.

Progressive Paralyse. Die Paralyse war stets eine unheilbare Erkrankung und ist es auch trotz der Erfindung des Salvarsans geblieben.

Man hat in den letzten Jahren Versuche gemacht, durch fiebererzeugende Injektionen auf die Krankheit einzuwirken. Da aber das entstehende Fieber nicht lange genug anhielt und daher nicht nachhaltig genug wirkte, suchte man nach Methoden, die einen Fieberanfall von mehreren Stunden Dauer auslösten. Hierzu schien besonders eine künstlich hervorgerufene *Malariaerkrankung* (nach Wagner-Jauregg) geeignet zu sein. Die Literatur berichtet über derart günstige Erfolge, daß bei sonst noch kräftigen Kranken ein Versuch mit Malariaimpfung immer angezeigt erscheint. Kontraindikation: Diabet. mellit., Tuberkulose, schwere Veränderung an Herz- und Gefäßsystem, Marasmus und galoppierende Paralyse.

Je frühzeitiger die Gefahr für das Zentralnervensystem erkannt wird, desto günstiger ist die Wirkung der Malariakur. Positiver Liquor und klinische Symptome einer beginnenden Erkrankung des Zentralnervensystems sind die Indikationen zur Durchführung einer Malariakur. Je jünger die Kranken sind, um so ungefährlicher ist die Kur. Die Malariakur ist das wirksamste Prophylacticum gegen Tabes und Paralyse.

Therapie: Man entnimmt einem Malariakranken (Tertiana) 2 cm Blut und injiziert es einem Paralytiker subcutan oder intravenös. Man soll niemals Blut nehmen von solchen Kranken, die in den Tropen waren, um Tropicafälle auszuschließen, da dieselben fast stets tödlich verlaufen. Das Blut kann von der Neurolog. Abteilung des Krankh. Hamburg-Friedrichsberg fertig zur Injektion bezogen werden. Bei subcutaner Injektion beträgt die Inkubationszeit 6—17 Tage, bei intravenöser 4—10 Tage. Es treten dann typische Malariaanfälle auf mit Schüttelfrost, hoher Temperatur und nachfolgendem Schweißausbruch. Man richtet sich nach dem Kräftezustand des Kranken und läßt ihn 8—12 Anfälle durchmachen. Treten keine Anfälle auf, dann Provokation durch Schwitzen, Stangerotherm auf Milz oder an 3 aufeinanderfolgenden Tagen je 1 Amp. Novoprotin intravenös.

Die Kranken werden durch diese Behandlung schwer mitgenommen, sie nehmen stark an Gewicht ab, werden anämisch und oft subikterisch und leiden an Appetitlosigkeit. Die Herzfunktion ist sorgfältig zu überwachen und, wenn notwendig, durch Herzmittel zu unterstützen (Cardiazol). Man gebe den Kranken reichlich zu trinken. Wird der Zustand des Kranken gefahrdrohend, so ist die Kur durch *Chinin* zu unterbrechen. Nach beendeter oder frühzeitig abgebrochener Kur gibt man 4mal tägl. *0,25 Chinin hydr.* 5 Tage lang, dann noch 5 Tage lang 2mal tägl. 0,25. Anschließend macht man mit den Kranken noch eine *Salvarsankur* durch und beginnt mit *0,15 Neosalvarsan.* Die Besserung zeigt sich bei den Kranken erst 1—3 Monate nach der Malariakur, aber nach eigenen Erfahrungen auch noch später. Serum- und Liquorbefund brauchen der klinischen Besserung nicht parallel zu gehen. Wenn notwendig, kann nach einem Jahr die Kur wiederholt werden

Nach Gruppen geordnete Arzneimittel.

Antiarthritica,
Antineuralgica,
Antipyretica
Acetanilid (Antifebrin)
Acetopyrin.
Acetylcholin.
Acetylin.
Aconit-Dispert.
Aconitysatum.
Alcacyl.
Analgit.
Antineuralgicum cps.
Antineurin.
Antipyrin.
Apicosan.
Apyron.
Arcanol.
Aristamid.
Aristochin.
Artamin.
Aspiphenin.
Aspirin.
Atophan.
Atophanyl.
Attritin.
Azoangin.
B_1-Vitamin.
Bykoffin.
Bykonon.
Cafaspintabl.
Causyth.
Chinaspin.
Chinfortan.
Chinin.
— bihydrochl.
— hydrobromic.
— hydrochl.
— salicyl.
— sulfur.
— valer.
Chinin-Redoxon.
Chinin. Weil.
Chinolysin.
Chinoplasmin.
Citrodon.
Citrosulf.
Coffeminal.
Coffetylin.
Colchicin.
Colchysat.-Bürger.
Complamin.
Compral.
Coryfin.
Diplosal.
Ditonal.

Dolantin.
Doloresum-Tabl.
Dolormin.
Dolosin.
Dolveran.
Doralgin.
Esterdermasan.
Eumed.
Fineural.
Forapin.
Gardan.
Gelonida antineuralgica.
Hexophan.
Histamin.
Impletol.
Irasphan.
Irgapyrin.
Iriphan.
Jod-Dermasan.
Kephalosan.
Kryazon.
Lactophenin.
Leukosalyt.
Lopirin.
Melubrin.
Mesotan.
Migränin.
Minudol.
Mixt. sulfur. acid.
Natr. salicyl.
Neohexal.
Neosal.
Neuramag.
Neurischian.
Neurit.
Novacyl.
Novalgin.
Novalgin-Chinin.
Novatophan.
Ophinal.
Optalidon.
Panthesin-Balsam.
Penicillin.
Phenacet.
Phenan.
Phenocoll hydr.
Phenyl. salic.
Polamidon.
Piperazin.
Polyphlogin.
Pyralcid.
Pyramidon.
Quadronal.
Quinisal.
Radacyltabl.

Radiophan.
Salipyrin.
Salol.
Sanarthrit.
Saridon.
Sedal.
Sepdelen 7.
Solvochin.
Spiroprotasin.
Spirosal.
Stront. bromat.
— lact.
— salicyl.
Sufrogel.
Sulfartan
Sulfonamide.
Temagin.
Tinct. Colchic.
Treupelsche Tabl.
— Suppos.
Trigemin.
Uricedin.
Vaditon.
Veramon.
Veramon. B.
Verasulf.

Antisyphilitica
Bigrol.
Bismogenol.
Casbis.
Diasporal-Wismut.
Dijodyl.
Endojodin.
Esidron.
Hydrargyrum-Glidine.
Jodipin.
Lecibis.
Liulan.
Merjodin.
Myo-Salvarsan.
Neobigrol.
Neobismol.
Neo-Salvarsan.
Neosilbersalvarsan.
Novurit.
Sajodin.
Salvarsan.
Salvarsan-Natrium.
Salyrgan.
Solu-Salvarsan.
Spirobismol.
Ungt. Hydrg. cin.
Wismutdiasporal.
Zittmannintabletten.

Antispasmodica
(Asthma usw.)

Acetylcholin.
Aludrin.
Antistin.
Aspasan.
Asthmaform.
Asthmakräuter.
Asthmapulver-
  Neumeyer.
Asthmatrin.
Asthmolysin.
Asthmosan.
Atoxatrin.
Atropaverin.
Atropin methylobro-
  mat.
Atropin sulf.
Belladenal.
Belladonna-Dispert.
Belladonna-Exclud-
  Zäpfchen.
Belladonnin.
Belladonnysatum.
Belladonorm.
Bellafolin.
Bellergal.
Bellusecal.
Bronchalen.
Bronchovydrin.
Comital.
Commotional.
Daturatropin.
Dehydasal.
Dismenol.
Diuretin.
Dolantin.
Doryl.
Ephedralin.
Ephedrin \
Ephetonin } bes.
Ephetonal / Asthma.
Epokan
Eumydrin.
Eupaco.
Eupaverin.
Euphyllin.
Felsol.
Fol. Stramon.
Gastretten.
Glycirenan.
Iminol.
Jerrofan.
Jocapral.
Jod-Ca-Diuretin.
Labotropin.

Luminaletten.
Moloidtabletten
  (Migräne).
Neuro-Trasentin.
Padutin.
Papatropin.
Papaverin.
Papavydrin.
Pathosan.
Paverysat.
Pavyco.
Perasthman.
Peremesin.
Peripherin.
Perparin.
Perphyllon.
Polamidon C.
Ponopasin.
Racedrin.
Rephrin.
Rhinasthman.
Salvamin.
Sedospasmol
Sestron.
Solvosal.
Spasmalgin.
Spasmopurin.
Spasmyl.
Spec. antiasthmatic.
Sympatol.
Syntropan.
Theominal.
Thiothyr.
Trasentin.
Troparin.
Uzara.
Zematone.

Cholagoga

Agobilin.
Bilagit.
Bilimed.
Bilitropin.
Bilival.
Bili-Zetton.
Chelidonatum comp.
Cholagutt.
Cholaktol.
Cholasa.
Cholecysmon.
Choleflavin.
Cholefrey.
Cholelysin.
Cholin-Höchst.
Cholin-Honigwürfel.
Cholispillen.
Chologen.

Chologmagnol.
Cholosan.
Cholotonon.
Cystocholin.
Decholin.
Degalol.
Dehydrochol.
Enatin.
Eunatrol.
Felamin.
Flavugal.
Gallestol.
Gallidon.
Hepalidon.
Hepaphil.
Hypophysin.
Laevocholin.
Laevosan.
Liophtal.
Nigraphan.
Orthosichol.
Probilinpillen.
Raphabil.
Raphanose.
Sepdelen 7.
Splanchnicin.
Synthobilin.
Taurosan.
Temoebilin.
Thermochol.
Zettagall.

*Blutdruck-
senkungsmittel*

Acecolin.
Acetylcholin.
Animasa.
Animasa forte.
Antihyperton.
Aortalgin.
Coli-Antigen.
Dorital.
Doryl.
Erythroltetranitrat.
Esdesan c. nitro.
Hefe-Antigen.
Hydergin.
Jocapral.
Jodocalcit.
Josicol.
Na. nitros.
Nitroglycerin.
Nitro-Riletten.
Nitroscleran.
Nitro-Tabl. Schering
Otosclerol.
Pacyltabletten.

Padutin.
Rhodan-Ca-Diuretin.
Rhodapurin.
Sklerocholin.
Sulfartan.
Telatuten.
Triadenyl.
Vasoklin.
Viscophyll.
Viscysat.
Vitamin K (Synka-Vit

Blutarmut

Artose.
Ceferro.
Cobolt-Eisen
Cupracmon.
Feometten, auch mit
  As.
Ferfersan.
Ferrasid.
Ferripan.
Ferro 66.
Ferronascin.
Ferronovin.
Ferrophor.
Ferrophyllin.
Ferro-Redoxon.
Ferrostabil.
Ferrum injektabile
  ,,Vitis".
Ferrum-Nordmark.
Leberpräparate
  weiter hinten.

Magen und Darm
Antidiarrhoica

Acidol.
Acidol-Pepsin.
Acid. tannic.
Acilacton.
Acinormal.
Adsormed.
Adsorgan.
Allicepan.
Allisatin.
Alloton.
Aplona.
Arbuz.
Asafoetin.
Belladonna-
  Neutralon.
Betasan.
Be-Vitrat.
B-Vitamin-Komplex
  ,,Roche".
Bisflatan.

Bismutose.
Bismutum.
Bolus alba.
Boviscrin.
Carbarom.
Carbo animal.
— Coffeae.
— Ligni.
Carbobolusal.
Carboluphen.
Carbo-Ormalon.
Carnacid.
Colivit.
Citropepsin.
Comallysatum.
Cumarcarbo.
Cumasina ADL.
Daucaron.
Dermatol.
Dymal.
Eldoform.
Entero-Vioform.
Enzynorm.
Enzypan.
Equiserin.
Eucarbon.
Ext. Opii.
Formo-Cibazol.
Gastrase.
Gastronetten.
Gastro-Sil.
Gatrovit.
Hainangin.
Histidin.
Holopon.
Hydronal.
Ichthoform.
Intestinol.
Kamillargen.
Kamillosan.
Kohlegranulat.
Larosan.
Larostidin.
Laudanon.
Laudopan.
Magn. perhydrol.
Maldiaet.
Mixt. gummosa.
Mucin comp.
Mucitect.
Mutaflor.
Opium.
Opran.
Otrhomin.
Panpeptal.
Pantopon.
Paractol.

Peptozon.
Peristaltin.
Prosplen.
Prostigmin.
Pursennid.
Resorcin.
Resulfon.
Robadin.
Ruocid.
Sanacarbon.
Santuron.
Sennatin.
Sellagen.
Sepdelen.
Siodan.
Sonin.
Stomachysatum.
Supronalum.
Tannalbin.
Syntrogel.
Tannismut.
Tannoglobin.
Thioform.
Tinct. carminativa.
— colombo.
— Op. spl.
Tostacoff.
Uzara.
Yatren 105.
Yxin-Kohle.

Diuretica

Adovern.
Aivosan.
Aq. Petroselini.
Calciumdiuretin.
Coffein et ejus salia.
Cycliton.
Decholin.
Deriminal.
Deriphyllin.
Diathen.
Digilanid.
Digistrophan-
  diureticum.
Diukal.
Diuretin.
Diuretysatum.
Esidron.
Euphyllin.
Euphyllin-Calcium.
Euphyllin-Jod-Cal-
  cium.
Ginstasan.
Ituran.
Liq. Kal. acetic.
Nephrisan.

Novophyllin.
Novurit.
Salyrgan.
Scillaren.
Spec. diuret.
Theacylon.
Theobrom-Na. acet.
— — salicyl.
Theobromin-Sedo-
calcium.
Theocal.
Theocin.
— Natr. acet.
Theophyllin.
Urea pura.

Haemostatica

Adrenalin.
Afenil.
Calcinol.
Calcium.
Calcium-D-Redoxon.
Calc. gluc. Merck.
Calcium-Homburg.
Calcium-Nordmark.
— -Resorpta.
— -Sandoz.
Calmed.
Clauden.
Coagulen.
Cornutinum citricum.
— ergoticum.
Cotarnin. hydrochlor.
— phthalicum.
Epirenan.
Ergotin.
Ergotin Denzel.
Erystypticum.
Euphyllin.
Extr. secal. cornut.
Extr. secal. cornut.
fluid.
Finestal.
Gelatina sterilisata
Merck.
Gravitol.
Gynergen.
Haemophobin.
Haemostatikum-
Nordmark
Haemostypt.
Haemostyptikum-
Fahlberg.
Hydrastinin, hydro-
chlor.
Hydrastinum.
— hydrochlor.

Karanum (Vitamin K).
Kongorot.
Liquidrast.
Liq. ferri sesqui-
chlorat.
Manetol.
Menostaticum.
Methylhydrastinin.
cps.
Nateina.
Percalcit.
Polygonorm.
Sango-Stop.
Secacornin.
Secale cornut.
— -Dispert.
— -Exclud.
Secalysatum.
Suprarenin.
Stypticin.
Styptol.
Styptisatum.
Synka-Vit.
Tecesal.
Tinct. haemostyptica.
Tuffon.
Vitamin C u. K.

*Harnantiseptica,
Antigonorrhoica*

Acidolamin.
Acykal.
Albargin.
Albucid.
Ammonium-
Mandelat.
Amphotropin.
Argent. nitr.
— proteinic.
Argolaval.
Arthigon.
Buccosperin.
Buccotean-Tee.
Chloramin.
Choleval.
Cibazol.
Cumasina liq.
Cylotropin.
Eleudron.
Eubasinum.
Euvernil.
Gonargin.
Gonovitan.
Hegonon.
Helmitol.
Hexamethylentetra-
min.

Mandelsäure.
Mg-Mandelat.
Necaron.
Neotropin.
Neo-Uliron.
Ol. Santali.
Partagon.
Pellidol-Stäbchen.
Penicillin.
Phenyl. salicyl.
Protalbin.
Prontosil.
Protargol.
Pyrimal.
Pyridium.
Rivanol.
Salol.
Subcutin.
Sulfonamide.
Supronalum.
Targesin.
Transargan.
Trypaflavin.
Uromed.
Uronovan.
Urotropin.
Uvalysatum.
Vesicaesan.

Herz- und Gefäßmittel

Acetylcholin.
Acid. benzoic.
Adonidinum.
Adonigen.
Adonis-Perpurat.
Adovern.
Adrenalin.
Adrenasid.
Benerva-Salbe mit
Acetylcholin,
„Roche".
Calcio-Coramin.
Camphedrin.
Camphora.
Cardiacum Delicia.
Cardiazol.
Cardiopon.
Cardiotonin.
Cardiotrat.
Cedilanid.
Chinidin. sulfuric.
Citosedan.
Coffein.
Coffetylin.
Convallan.
Convallaria-Perpurat.
Coramin.

Coramin-Adenosin.
Coramin-Ephedrin.
Corhormon.
Cormed.
Corydalon.
Crataegysat.
Cycliton.
Cynosid.
Dehydasal.
Deriminal.
Deriphyllin.
Deumacard.
Digalen.
Digalimed.
Digifolin.
Digilanid.
Diginorm.
Digipurat.
Digitalis-Dispert.
Digitalis-Exclud-
   Zäpfchen.
Digitalysatum.
Digitoxin.
Disotrin.
Diuretin.
Doryl.
Effortil.
Embran.
Ephedralin.
Ephedrin.
Ephetonin.
Euphydigtal.
Euphyllin.
Euphyllin-Calcium.
— -Jod-Calcium.
Eutonon.
Fol. Digital.
Ginstasan.
Glucadenose.
Hexeton.
Invocan forte.
Ituran.
Jod-Ca-Diuretin.
Kombetin.
Lacarnol.
Lanatadispert.
Lanatysat.
Lobesym.
Melostrophan.
Multisaccharid.
Myokombin.
Myoston.
Myotrat.
Neospiran.
Nor-Ephedrin.
Novophyllin.

Oleander-Perpurat.
Ol. camphorat.
Padutin.
Pandigal.
Pentedrin.
Perphyllon.
Pervitin.
Priscol.
Prostigmin.
Prostrophanta.
Recorsandragées.
Scilla-Perpurat.
Scillaren.
Scillicardin.
Scilloral.
Sklerocholin.
Stillacor.
Strophadenyl.
Strophalen.
Strophantin Boeh-
   ringer.
Strophanthin comp.
Strophanthin
   Güstrow.
Strophantose.
Strophil.
Strophoral.
Strophosid.
Suprarenin.
Sympatol.
Theominal.
Tinct. Digital.
Tonophosphan.
Triadenyl.
Valodigan.
Valostrophan.
Veriazol.
Veritol.
Verodigen.
Viscratyl.
Xipoid coreale.

*Herzhormon-
präparate*

Corhormon.
Embran.
Eutonon.
Lacarnol.
Myoston.
Myotrat.
Padutin.
Triadenyl.

Jodpräparate

Agontan.
Biozyme-Jod.
Dijodtyrosin.

Dijodyl.
Eigon.
Endojodin.
Esjodin.
Euphyllin-Jod-
   Calcium.
Jodarin.
Jod-Ca-Diuretin.
— -Dermasan.
— -Elarson.
Jodella.
Jodex.
Jodferratin.
Jodferratose.
Jodferroglidine.
Jodfortan.
Jod-Glidin.
Jodgorgon.
Jodipin.
Jodlecin.
Jodocalcit.
Jodoform.
Jodomenin.
Jodonascin.
Jodopyrin.
Jodoscleran-Calcium.
Jod-Prothaemin.
Jodtropon.
Jodtropon-Struma-
   tabletten.
Jodum.
Jodurecal.
Jodvasogen.
Jothion.
Kal. jodat.
L 39.
Lipojodin.
Lugol-Lösung.
Natr. jodat.
Preglsche Lösung.
Presojod.
Sajodin.
Septojod.
Sirup. ferri jodat.
Sozojodol.
Tinct. Jodi.
Yatren 105.

Lokalanaesthetica

Anaestheform.
Anaesthesin.
Cocain.
Impletol
Larocain.
Novocain.
Nupercain.
Pantocain.

Percain = Nupercain.
Psicain-Neu.
Subcutin.

*Narkotica, Hypnotica,
Sedativa, Nervina*

Abasin.
Acedicon.
Adalin.
All(i)onal.
Alluval.
Ammon. bromat.
Atropin. methylobromat.
Avertin.
Baldrian-Dispert.
Baldrinorm.
Belladenal.
Bellafolin.
Bellergal.
Belosin.
Bornyval.
Brojosan.
Bromglidine.
Brom-Nervacit.
Bromural.
Bromatil.
Brom-Validol.
Brosedan.
Calcibronat.
Calc. bromat.
Camphora monobromata.
Castoreum.
Chin. valer.
Chloral. hydrat.
Chloroform.
Cibalgin.
Cliraden
Codein phosph.
Codeonal.
Coffeminal.
Compral.
Dicodid.
Dilaudid.
Dionin.
Ditonal.
Dodonal.
Dolantin.
Doralgin.
Dormisan.
Dormovit.
Epokan.
Esdesan.
Eukodal.
Eunarcon.
Eunervin.

Eusedan.
Evipan.
— Natr.
Ext. Bellad.
— Cannab. ind.
— Hyoscyam.
Foligan.
Heroin hydrochl.
Holopon.
Hovaletten.
Hyoscin.
Hyoscyamin.
Impletol.
Kal. bromat.
Laudopan.
Lith. bromat.
Lubrokal.
Luminal.
Luminaletten.
Luminal-Natrium.
Lupulin.
Luvasyl.
Medinal.
Merz-Morf.
Morphin. hydr.
Narconumal.
Narcophin.
Natr. bromat.
Neobornyval.
Neodorm.
Nervanon.
Nervobromin.
Nervophyll.
Neurostrontyl.
Nirvanol.
Nitrovalan.
Noctal.
Novonal.
Opium conc.
— pulv.
Optalidon.
Ovobrol.
Pantopon.
Paracodin.
Paraldehyd.
Pasta Guarana.
Pavium forte.
Pernocton.
Persedon.
Phanodorm.
— -Calcium.
Polamidon
Profundol.
Prominal.
Quadro-Nox.
Rad. Valer.
Recorsan.

Recresal.
Rectidon.
Recvalysat.
Scopolamin hydrobromic.
Scopolamin-Eukodal-Ephetonin.
Scophedal.
Secatropin.
Securodorm.
Sedaphen.
Sedobrol.
Sedovegan.
Sekundal.
Somnacetin.
Somnifen.
Somnysat.
Spasmalgin.
Spasmo-Cibalgin.
Spasmosan.
Spec. nervin.
Stront. bromat.
Tetrophan.
Theominal.
Tct. Op. crocat.
— — simpl.
Thiothyr.
Trigemin.
Trivalin.
Valeriana-Digitalysatum.
Validol.
— -Bromtabletten.
Valergen.
Valinervin.
Valyl-Perlen.
Veramon.
Verasulf.
Veronal.
Voluntal.
Zentronal.
Zentropil.

*Organotherapeutische
Präparate*

Adrenalin.
Agomensin.
Androstina.
Anertan.
Animasa.
— forte.
Anteron.
Antithyreoidin Moebius.
Apondon.
Asthmatrin.

Asthmolysin.
Asthmosan.
Campolon.
Cholotonon.
Coagulen.
Cortenil (synth.).
Corticophyson.
Cortidyn.
Cortineurin.
Cortiron.
Cyren (synth.).
Cyren-B kristall.
Duodentrat.
Dymal
E. K. Bürger.
Elityran.
Enzynorm.
Enzypan.
Erugon.
Eticyclin.
Eutonon.
Farmacyrol.
Fenocyclin.
Ferronovin.
Ferrovarial.
Flavolutan.
Follovin.
Fontanon.
Glandosane.
Glycirenan.
Gynolett.
Gynormon.
Heparin.
Hepatrat.
Hepaventrat.
Hepsit forte.
Homoseran.
Hormoglandulae.
Hormonal.
Horpan.
Hypophen.
Hypophysen-
  Glandosan.
Hypophysin.
Inkretan.
Insulin.
Intestinol.
Katalysin.
Klimakton.
Klimax.
Klimova.
Lacarnol.
Leptormon.
Luteogan.
Luteoglandol.
Luteo-Glandosan
Luteototal.

Lutocyclin.
Lutren.
Menogen.
Migräneserum.
Mucin.
Mucotrat.
Myotrat.
Neo-Hormonal.
Neurosmon.
Novarial.
Novochimosin.
Ocenta.
Oestrasid.
Oestroglandol.
Oestromon.
Oestroral.
Orasthin.
Orchibion.
Orchicithin.
Ovanorm.
Ovaraden.
Ovaraden-Triferrin.
Ovario-Glandosan.
Ovavisal.
Ovibion.
Ovobrol.
Ovocyclin.
Ovoglandol.
Padutin.
Pancortex.
Pancrazym.
Pancrofirm.
Pankreatintabletten.
Pankreon.
Pankrostasetabletten.
Panpeptal.
Parathormon.
Perandren.
Percorten.
Perlatan.
Pernämyl.
P-Hormon.
Physormon.
Pituchinol.
Pituglandol.
Pituigan.
Pituitrin.
Praehormon.
Praelacton.
Praephyson.
Pregnon.
Pregnyl.
Preloban.
Progynon.
Progynun B oleosum.
Prokliman.
Prolan.

Proluton.
— C.
Pro Ossa.
Prosplen.
Prostakrin.
Quotientin.
Rejuven.
Robudin
Rodagen.
Sanarthrit.
Sistomensin.
Solvitren.
Spermin.
Splenotrat.
Stilbetan.
Stilbochol.
Stilboestrol.
Stomopson.
Suppletansalbe und
  Suppos.
Suprarenin.
Synfollin.
Tardovario-Glandos.
Telatuten.
Tempestan.
Tenuigen.
Testase.
Testes siccati.
Testesvisal.
Testifortan.
Testiglandol.
Testimbin.
Testitotal.
Testogan.
Testoglandosan.
Testotrat.
Testoviron.
Thelygan.
Thymo-Glandosan.
Thymophysin.
Thyraden.
Thyreoglandosan.
Thyreoid-Dispert.
Thyreoidin Merck.
— - Schering.
— - Sicco.
Thyreoglobulin.
Thyreonal.
Thyreophorin.
Thyreototal.
Thyreohorm.
Thyroxin.
Tokofinal.
Tonephin.
Torantil.
Transannon.
Vaduril.

*Gegen
Thyreotoxikosen*
(Basedow)

Agontan.
Antithyreoidin
 Moebius.
Bellergal.
Capacin.
Dijodtyrosin
 „Roche".
Ergocholin.
Gynergen.
Hämokrinin.
Insulin.
Methylthiouracil.
Pardinon.
Prominal.
Solvitren.
Tithen.
Tyronorman.
Vogan.

Goldpräparate

Au-Bi-Ol.
Auro-Detoxin.
Aurophos.
Auroprotasin.
Gold-Diasporat.
Lopion.
Solganal.
Solganal B oleosum.
Neo-Solganal.

Kupferpräparat

Ebesal.

*Hypophysenpräparate
Vorderlappen*

Anteron.
Lutocrescin.
Pregnyl.
Praehormon.
Praephyson.
Preloban.

Hinterlappen

Hypophysin.
Orasthin.
Oxytocin.
Partophysin.
Physormon.
Pituchinol.
Pituglandol.
Pituhorm.
Pituigan.
Pituitrin.

Pitraphorin.
Posthypin.
Tonephin.

Hypophyse total

Hypophysen-Glando-
 san total.
Hypophysis cerebri.

Leberpräparate
(bei perniziöser
Anämie)

Campolon.
Ferronovin.
Hepaferron.
Heparhorm.
Hepartonyl.
Hepatrat.
Hepaventrat.
Hepracton.
Hepsit forte.
Loparol.
Neo-Hepatrat forte.
Pernämyl.
Pernical.

Magentrockenpulver
(gegen perniziöse
Anämie)

Hepaventrat.
Mucotrat.
Stomopson.
Ventraemon.

*Nebennierenrinden-
hormone*

Cortenil.
Cortidyn.
Cortin.
Cortineurin.
Cortiron.
Iliren.
Pancortex.
Percorten.

Gegen Magengeschwür

Duodentrat.
Histidin Ifah.
Larostidin.
Novoprotin.
Progynon.
Torantil.

*Eisenpräparate zur
intravenösen Injektion*

Ferri-Amphiolen.
Ferrilecit Amp.

Ferro-Calcium Sandoz
Ferronascin.
Ferrophor.
Ferrotrat.
Ferrum injektabile-
 Vitis.

Vitaminpräparate

Arovit.
Vogan (Vit. A).

Vitamin B_1

Benerva.
Berizym.
Betabion.
Betaxin.
B-Vitrat.

Vitamin B_2

Beflavin.
Lactoflavin.
Benicot
Nicobion } Pellagra
Nicotin- } heilender
 säure- } Faktor.
 amid
B-Vitamin-Komplex
 „Roche".

Vitamin B_6

Benadon.
Hexabion.

Vitamin B_{12}

B_{12} Vicotrat.
Cytobion.
Docigram.
Pernipur.

Vitamin C

Cebion.
Cevilat.
Cevit.
Fructamin.
Redoxon.
Cerviplant.
Trivitan.

Vitamin D

Debevit.
Dekristol.
Deparal (D_3).
D_2 Vitan.
Mykostin.
Vigantol.
Viosan.

Vitamin E

Ephynal.
Ereton.
Evion.
E-Viterbin.
E-Vitrat.
Tokopharm.
Vitemonta.
Vitamin-F „99".

Vitamin K

Karanum.
K-Vitrat.
Synka-Vit.

Vitamin P

Birutan.
Citrin.
Rutabion.
Rutin.
Rutinion.
Vitamin P Nordmark

*Vitaminpräparate
mit verschiedenen
Vitaminen*

Adef
Bryonon.
Debevit.
B-Vitamin-Komplex.
Detavit.
Dibionta.
Dynaton.
Monavit.
Nestrovit.

Omnival.
Polybion.
Priovit.
Provitina.
Sanostol.
Symbion.
Tritipharm.
Tritisanol.
Vitamultin.

*Schlangengift-
behandlung*

Epileptasid.
Viperan.
Viprasid.

*Präparate zur
Reizkörpertherapie*

Abijon.
Arthigon.
Auroprotasin.
Caseosan.
Compligon.
Detoxin.
Gonargin.
Helpin.
Lipatren.
Myrmekan.
Novoprotin.
Olobintin.
Omnadin.
Perprotasin.
Pollantin.
Pyrasid.
Pyrifer.

Sanarthrit.
Schwefel-Diasporal.
Spiroprotasin.
Sufrogel.
Sulfartan.
Telatuten.
Terpichin.
Trichophytin.
Vaccineurin.
Xifalmilch.
Yatren-Casein.

*Gefäßerweiternde
Mittel*

Acetylcholin.
Dilatol.
Nicodan.
Priscol.
Ronnicol.
Sklerocholin.
Triadenyl.
Vasculat.

*Antiallergica und
Antihistaminica*

Antistin.
Atosil.
Avil.
Casantil.
Hibernon.
Luvistin.
Neadon.
Neo-Bridal.
Pyribenzamin.
Thephorin.
Thiantan.

ZWEITER TEIL.

Arzneimittelbesprechung.

Abasin. Acetylbromdiäthylacetylcarbamid. Weiße, schwach bittere Tabletten zu 0,25. Als Sedativ bei Nervosität, Angstzuständen und Depressionen, 3mal tägl. 1—2 Tabl. Packungen mit 10 und 20 Tabl. 0,95, 1,70 DM Farbenfabriken Bayer, Leverkusen a. Rh.

Abijon. Sterile Milch zur parenteralen Eiw.-Therapie subcut. und intramusk. Packungen 3 Amp. à 2 ccm und à 5 ccm. Sächs. Serumwerk, Dresden.

Abrodil s. Per-Abrodil.

Acecolin (Acetylcholinchlorid durch Zusatz von wasserfreier Glykose stabilisiert). Anwendung bei Raynaudscher Krankheit, intermittierendem Hinken, Gangrän, Angina pectoris, Blutdrucksteigerung, bei profusen Schweißen der Tuberkulösen (Dosis 0,02—0,05), trophischen Störungen. Man gibt täglich eine intraglut. Injekt. von 0,1—0,2 g Acecolin. Packungen mit 5 Amp. mit je 0,02 cder 0,05 oder 0,1 oder 0,2 g Acecolin. Jede Schachtel enthält ferner 5 Amp. Aq. bidestill. Ich kann das Präparat aus eigener Erfahrung empfehlen. Simons-Apotheke, Berlin.

Acedicon. Salzsaures Salz des Acetyl-dimethylo-dihydrothebain (ein Isomeres des acetylierten Kcdeins). Unterliegt dem Opiumgesetz. Es können pro Tag und Patient 0,2 g Acedicon verordnet werden. Es bewirkt eine beträchtliche Einschränkung des Hustenreizes, die Hustenstöße werden seltener, der Effekt des einzelnen Hustenstoßes aber größer, so daß die Tagesmengen des Auswurfs gleichbleiben. Das Atemzentrum wird nicht ungünstig beeinflußt, die Darmtätigkeit nicht gehemmt. Eine Gewöhnung an das Präparat ist kaum vorhanden. Die Dosierung ist 0,0025. Es tritt hierbei nur selten Schläfrigkeit auf. Bei *Husten* reichen die Dosen 0,0025 bis 0,005 = ½—1 Tabl. 1—3mal tägl. aus. Im Handel Tabletten zu 0,005 in Packungen mit 10 und 20 Tabl. (75 Dpf., 1,15 DM). C. H. Boehringer Sohn, Ingelheim a. Rh.

Acetanilidium. Antifebrin. Weißes, geschmackloses Pulver, schwer löslich in Wasser. Analgeticum und Antipyreticum in Dosen von 0,25—0,5. Acetanilid. Antipyrin, Phenac. aa 0,25, Coffein 0,1, tal. Dos. X. Größte Einzelg. 0,5, größte Tagesg. 1,5.

Acetonal-Hämorrhoidenzäpfchen. 10% Aceton-Chloroform-Salicylsäureester und 2% Alsol bei Hämorrhoiden und Proktitis. 12 St. 1,73 DM, 6 St. 0,87 DM. Als Salbe Tube 1,31 DM. Auch als Vaginalkugeln bei Adnexerkrankungen. 12 St. 1,24 DM. Chem. Fabrik Athenstaedt & Redeker, Hemelingen b. Bremen.

Acetopyrin. Acetylsalicylsaures Antipyrin. Schwer lösliches Pulver. Wie Salipyrin.

Acetum. 6proz. Lösung von Essigsäure. Zur Abreibung des Körpers bei Schwächezuständen und Fieber.

Acetum aromaticum. Eine Auflösung ätherischer Öle (Lawendel, Rosmarin, Pfefferminz u. a.) in Weingeist und verdünntem Essig. Als Riech- und Waschmittel.

Acetum pyrolignosum crudum. Roher Holzessig. Durch trockene Destillation von Holz gewonnen. Eine braune, nach Teer riechende Flüssigkeit mit mindestens 8,4% Essigsäure. Hauptbestandteile: Methylalkohol,

Aceton, Essigsäure und Phenol. 5—10proz. zu Waschungen und besonders Vaginalspülungen.

Acetum pyrolignosum rectif. Gelbe Flüssigkeit mit mindestens 5,4% Essigsäure zu Pinselungen und Umschlägen.

Acetum sabadillae. Ein Auszug von Semen Sabadillae mit verdünnter Essigsäure 1:1o. Gegen Pediculi capitis.

Acetylcholin „Roche" ist das salzsaure Salz des Essigsäureesters des Cholin. Es erregt stark die parasympathischen Nerven — Erregung glattmuskulärer Organe und der Drüsen, Hemmung des Herzens. Durch Erweiterung der peripheren Gefäße erniedrigt es den Blutdruck. Indikation: Raynaudsche Krankheit, Gefäßspasmen, Gangrän, atonische Zustände von Magen und Darm, Quinckesches Ödem. Es wird am besten intramusk. (nicht intrav.) in Dosen von 0,05 bis 0,2 g tägl. gespritzt. Die Acetylcholinwirkung im Darm wird durch Vitamin B_1 verstärkt. Bei neurovegetativen und chronischen Störungen bei Hypertension kann man tägl. 1—3 Supp. zu 0,3 g Acetylcholinchlorid geben (s. Doryl). Sehr gut bewährt hat sich Acetylcholin bei Gelenkerkrankungen (Arthrosis, Arthritis def., Muskelhärten, zur Belebung gelähmter Muskeln). Man injiziert 2—4mal wöchentl. 1 Amp. in die Muskeln oder in die Gelenke. Münch. med. Wschr. 1. 1940 (Payr). Packungen mit 6 Amp. mit 0,1 g Acetylcholinchlorid und zu seiner Lösung 6 Amp. mit 2 ccm steril. Wasser (3,35 DM). Supposit. 6 St. zu 0,3 g (4,05 DM). S. Sklerocholin und Priscol. Deutsche Hoflmann-La Roche A.-G., 17b Grenzach/Baden.

Acetylin. Acetylsalicylsäure Heyden. Packung von 10 und 20 Tabl. à 0,5 (22 Dpf., 43 DPf.). Chem. Fabr. Heyden, Radebeul-Dresden.

Achillosan Liq. Schafgarbenpräparat mit standardisiertem Wirkstoffgehalt. Der im ätherischen Öl enthaltenen Apulinverbindung ist in erster Linie der entzündungswidrige und heilende Effekt zuzuschreiben (vgl. Kamillosan). Unverdünnt zur Pinselung bei Gingivitis, Stomatitis, krankem Zahnfleisch. Verdünnt als Gurgelwasser, zu Einläufen. 10—15 Tropfen auf 1 Glas Wasser. Zum Einlauf ½—2 Eßl. auf 1 Liter warmes Wasser. Zu feuchten Verbänden, Wundbehandlung, Scheidenspülungen, Ohrspülungen. Zur Teebereitung bei Blähungen, Magen-Darmkatarrh. ½—1 Teel. voll auf 1 Tasse heißes Wasser. Packungen mit 30, 100, 500 ccm. Chemiewerk Homburg AG., Frankfurt a. M.

Acidolamin als Pastillen, Jede Pastille enthält 0,3 Hexamethylentetramin und 0,8 g Acidol (Betainchlorhydrat. Betain = Trimethylaminoessigsäure). Da die therapeutische Wirkung des Hexamethylentetramins auf Abspaltung von Formaldehyd in saurer Lösung beruht, so ist hier Hexamethylentetramin mit Acidol kombiniert, welches durch hydrolytische Spaltung HCl abgibt. Empfehlenswertes Mittel bei Cystitis, Pyelitis. Tägl. 4—6 Tabl. in Wasser vorher gelöst. Packung in Glasröhren mit 15 St. zu 1,1 g und 0,55 g (1,76 DM, 1,07 DM). Curta & Co., Berlin-Britz.

Acidol-Pepsin stellt eine trockene Mischung von Acidol (Betainchlorhydrat) und Pepsin dar. In dieser trockenen Mischung verliert auch bei längerer Aufbewahrung das Pepsin nicht seine proteolytische Kraft gegenüber den Pepsin-HCl-Mixturen oder Pepsinwein, die nach einigen Tagen jede proteolytische Wirkung verloren haben. Überall da zu verordnen, wo früher HCl + Pepsin gegeben wurde. Im Handel als Pastillen zu 0,5 in Röhren zu 10 St. mit 0,4 Acidol + 0,1 Pepsin (entsprechend 8 Tropfen verdünnter HCl). Man gibt zu den Mahlzeiten 2—3 Pastillen, bei Achylie gastr. gibt man mit Vorteil 1 Std. nach dem Essen noch 3 Pankreontabl. 10 St. zu 0,5 g 1,— DM, 50 St. 4,60 DM. Farbenfabriken Bayer, Leverkusen a. Rh.

Acidum aceticum. 96proz. Essigsäure, die in der Kälte krystallisiert. Äußerlich zur Ätzung.

Acidum aceticum dilutum enthält ungefähr 30% reine Essigsäure.

Acidum acetylosalicylicum. Weiße Krystallnädelchen von schwach säuerlichem Geschmack. In Wasser schwer löslich. Durch Alkalien wird es in Salicylsäure und Essigsäure gespalten. Sein Calciumsalz ist in Wasser löslich. Als Analgeticum und Antipyreticum, Antirheumaticum und Diaphoreticum. In Dosen von 0,5 bis 1 g mehrmals tägl. Bei empfindlichen Kranken entsteht Ohrensausen, Schwerhörigkeit oder auch Sehstörung. Rp. Acidum acetylosalicyl., Phenacetin aa 0,3, Codein 0,02, tal. Dos. X, bei Kopfschmerz 1 Pulver.

Acid. agaricinicum s. Agaricin.

Acidum arsenicosum. Ein weißes, in Wasser schwer lösliches Pulver, leicht löslich in Alkalien. In Dosen von 0,001—0,005 bei allgemeinen Schwächezuständen und zur Hebung des Ernährungszustandes, bei Chlorose und Anämie auch in Verbindung mit Eisen. Bei Psoriasis und Lichen ruber ist es wochen- und monatelang zu nehmen. Auch bei malignen Lymphomen kann manchmal überraschendes Zurückgehen der Tumoren beobachtet werden. Acid. arsenicosi 0,1, Piper. nigri 2,0, Rad. liquirit 5,0, f. pil. 100. 2mal tägl. 1—2 Pillen, allmählich steigend auf 3mal 3 Pillen (asiatische Pillen), oder Pilul. Blaudii c. Acid. arsenicosi 0,1, dos. 100. 1—3mal tägl. 2 Pillen. fe sulfur. Chinin sulf. aa 5,0, Acid. arsenicosi 0,1, f. pil. Dos. C. 3mal tägl. 1—2 Pillen. Größte Einzelg. 0,005, größte Tagesg. 0,015. S. Arsylen, Astonin, Helpin-Arsen.

Acidum benzoicum. Gelbliche Nadeln, durch Sublimation aus Benzoeharz dargestellt. 0,03—0,3 als Expektorans namentlich bei Bronchitis, bei Kindern und alten Individuen. Acid. benzoic. 0,1, Sacchar. alb. 0,5, tal. Dos. X, 3mal tägl. 1 Pulver. (In Wachskapseln.) Acid. benz., Camphor. trit. aa 0,1, tal. Dos. X ad Chart. cerat. 2stündl. 1 Pulver bei Herzschwäche bei Infektionskrankheiten.

Acidum boricum. Glänzende, farblose, sich fettig anfühlende Schuppen, die sich leicht in heißem Wasser lösen. Auch in Weingeist und Glycerin löslich. Asl 2—3proz. Lösung zu Blasenspülungen, als Gurgelwasser und zu Umschlägen, sowohl bei Wunden als auch bei Augenentzündungen. Als Pulver zum Einstäuben in das Ohr oder als Salbe. Acid. boric. 5, Glycerin, Aqu. dest. aa 12,5. Zum Bepinseln bei Soor Menthol. 0,1, Acid. boric., Sacch. lact. aa 5, Schnupfpulver.

Acidum camphoricum. Camphersäure, weiße, in Wasser schwer lösliche, geruchlose Krystalle. In Weingeist und Äther leicht löslich. Bei Nachtschweiß der Phthisiker, 3mal tägl. 0,5—1 g oder abends 2 Pulver in Oblaten. Auch bei Cystitis zu versuchen.

Acidum carbolicum. Im Dtsch. Arzneibuch 6 jetzt nur noch als Phenolum. Weiße Krystalle, die sich an der Luft rötlich färben. Löslich in 15 Teilen Wasser. Leicht löslich in Äther, Chloroform, Glycerin und Alkohol. In 2proz. Lösung zu desinfizierenden Waschungen. 2—5proz. zur Desinfektion der Instrumente Innerlich nur noch sehr selten angewandt. Bei Vergiftungen: Magenausspülungen mit Natr. sulfur. 2proz., und dann Einnehmen von Carbo medic. Größte Einzelg. 0,1, größte Tagesg. 0,3.

Acidum carbolicum crudum. Braune Flüssigkeit zur Desinfektion.

Acidum carbolicum liquefactum (Phenolum liquefact.) besteht aus 100 Teilen geschmolzener Carbolsäure und 10 Teilen Wasser. Klare, farblose, bis schwach rötliche Flüssigkeit. Wie Acidum carbolicum.

Acidum chromicum. Braunrote, wasserlösliche Krystalle. 5proz. wäßrige Lösung zur Bepinselung bei Fußschweiß. Wöchentl. 1mal. Als Ätzmittel 10—50proz. bei Warzen und Kondylomen.

Acidum citricum. Helle, wasserlösliche Krystalle. 1—2proz. zum Gurgeln und Bepinseln des Halses. 1 g gleich dem Saft einer Zitrone. Acid. citric. 4, Aq. dest. 180, Natr. carbon. 9,0, 2stündl. 1 Eßl. (Potio Riveri.)

Acidum cinnamylicum. Zimtsäure. Farblose Krystalle, die in kaltem Wasser schwer, in Weingeist leicht löslich sind. Sein Natriumsalz geht unter der Bezeichnung Hetol. Zur intrav. Injekt. gegen Tuberkulose. Man beginnt mit 1 mg und steigt allmählich auf 10 mg. S. Elbon.

Acidum diaethylbarbituricum s. Veronal. Größte Einzelg. 0,75, größte Tagesg. 1,5.

Acidum formicicum. Stechend riechende Flüssigkeit mit 24—25% wasserfreier Ameisensäure, in Wasser und Alkohol in jedem Verhältnis löslich. Als Spiritus formic. zum Einreiben.

Acidum hydrochloricum. Klare, farblose, in der Wärme flüchtige Flüssigkeit mit 25% HCl. Innerlich bei Verdauungsstörung und Anacidität 8—15 Tropfen in 1 Glas Zuckerwasser oder als Mixtur Acid. hydr. 1,0, Sirup. Rub. Id. 20, Aq. dest. ad 200. Mit Pepsin: Acid. hydr., Pepsin. aa 2, Tct. Aurant. 5, Aq. dest. ad 200, 3mal tägl. 1 Eßl.

Acidum hydr. dilutum enthält 12,5% HCl. Acid. hydr. dil. 30, 20 Tropfen in Zuckerwasser zum Essen. Acid. hydr. dil. gtts. 10, Pepsin. 0,5, Tct. Op. crocat., Tct. Ratanh. aa gtts. 10, Sirup. simpl. 20, Aq. dest. ad. 125, bei Kindern von einigen Monaten bei verdorbenem Magen mit Durchfall 3mal tägl. 1 Teel. voll.

Acidum lacticum. Gärungsmilchsäure. Klare, farblose und geruchlose sirupdicke, sauer schmeckende Flüssigkeit, mit Wasser, Weingeist und Äther mischbar. Enthält 72% Milchsäure. Bei Kehlkopftuberkulose zum Bepinseln zuerst mit 20proz. Lösung und allmählich übergehend zur konzentrierten Säure, Anästhesie durch Pantocain. Bei Säuglingsdiarrhöen Acid. lact. 2, Sirup. Rubi Id. 20, Aq. dest. ad 100, 2stündl. 1 Teel. Bei Erwachsenen: Acid. lact. 10,0, Sir. simpl. 75,0, Aq. dest. ad 250,0, 1—2stündl. 1 Eßl. Acid. lact. in 0,5proz. Lösung zur Spülung bei weiblichem Fluor. S. Acilacton.

Acidum nitricum. Salpetersäure. Klare, farblose Flüssigkeit, mit 25% HNO_3 als Ätzmittel bei Warzen usw.

Acidum nitr. Fumans. Rauchende Salpetersäure mit 86% Salpetersäure. Rotbraune Flüssigkeit, aus der gelbrote, erstickende Dämpfe entweichen. Zur Ätzung.

Acidum phenylaethylbarbituricum s. Luminal. S. Belladenal.

Acidum phosphoricum. Orthophosphorsäure. Klare, farb- und geruchlose Flüssigkeit mit 25% H_3PO_4. Innerlich 10—20 Tropfen in Zuckerwasser oder Acid. phosphor. 5, Sirup. Rub. Id. 20, Aq. dest. ad 200. Bei fieberhaften Erkrankungen, besonders Scharlach, Masern, oder auch bei Cystitis zur Säuerung des Urins zusammen mit Urotropin, 3mal tägl. 1 Eßl.

Acidum Salicylicum. Salicylsäure, Oxybenzoesäure. Weißes krystallinisches, geruchloses Pulver von kratzendem und süßlich-saurem Geschmack. Löslich in siedendem Wasser (15), Fett, Weingeist, Äther und in 50 Glycerin. Spezificum gegen akuten Gelenkrheumatismus. Kaum noch innerlich angewandt, da Erbrechen und andere Reizerscheinungen von seiten des Magens auftreten, ersetzt durch Natr. salicyl., Aspirin und andere Präparate. Äußerlich als Streupulver gegen Schweiß (Pulv. salicyl. c. talc.) oder als 10proz. Salbe bei Rheumatismus. Acid. salicyl., Öl. Terebinth. aa 10,0, Lanolin ad 100 zum Einreiben. S. auch Mesotan, Spirosal. Acid. salicyl. 2, Collodium ad 20 Hühneraugencollodium. Acid. salicyl. 1, Tct. Benzoic. 2, Lanolin ad 50 bei Kopfekzem der Kinder. Acid. salicyl. 1, Menthol 2, Spirit. ad 100 bei Juckreiz. Acid. salicyl. 1, Tct. Myrrhae 10, Ol. Menth. pip. gtts. 4, Spirit. ad 50, 20 Tropfen in 1 Glas Wasser zum Mundspülen. Acid. salicyl., Sulf. praec., Zinc. Oxyd. Amyl. aa 5, Vaselin flav. 30 bei parasitären Hautleiden.

Acidum silicicum. Metakieselsäure. Seine Salze: Kaliwasserglas und Natronwasserglas. Letzteres offizinell als Liquor Natr. silicii, der zu sog. Wasserglasverbänden dient und früher tropfenweise gegen Lungentuberkulose gegeben wurde. Im Muskel sollen 0,06% Kieselsäure enthalten sein. Ein Hauptdepot für Kieselsäure ist der Pankreas, auch das elastische Gewebe enthält viel Kieselsäure. Im älteren Organismus und bei Tuberkulose wurde Kieselsäuremangel gefunden. Hierauf gründet sich seine therapeutische

Anwendung bei Arteriosklerose und Lungentuberkulose. Wie experimentell bewiesen, hat es auch eine entzündungswidrige Wirkung. Anwendung per os und als Injektion: Sklerolsirup, Siliquid, Silistren, Natr. silici, Tebarsil.

Acidum sulfuricum. Schwefelsäure. Farb- und geruchlose, ölartige Flüssigkeit mit 94—98% H_2SO_2. In der Medizin nur Anwendung als Acid. sulfur. dilut. (1 + 5 H_2O). Innerlich als Mixtur. Acid. sulf. dil. 2, Sirup. Rub. Id. 20, Aq. dest. ad 200, 2—3mal tägl. 1 Eßl., oder Acid. sulf. dil. 20,0, 10—20 Tropfen in Zuckerwasser, oder Mixtur. sulfurica acida (1 Acid. sulfuric. und 3 Weingeist) mehrmals tägl. 10—20 Tropfen, oder Mixt. sulf. acid. 5, Sirup. Rub. Id. ad 50, 3mal tägl. 1 Teel. Bei chronischem Gelenkrheumatismus und fieberhaften Erkrankungen.

Acidum tannicum. Tannin, Gerbsäure, dargestellt aus Galläpfeln, schwach gelbliches Pulver von zusammenziehendem Geschmack. Leicht löslich in Wasser, Weingeist, Glycerin, Äther und Chloroform. Innerlich am besten zu ersetzen durch Tannalbin, Tannigen, Tannyl, Tannismut, Tannoform, Ichthalbin. Äußerlich Acid. tannic. 10, Aq. dest., Glycerin aa 25, Tct. Jod. 1. Zum Bepinseln im Hals bei Rachenkatarrh. Acid. tann. 0,25 bis 0,5, Aq. dest. 100,0, Tct. Op. gtts. III, Gummi arab. 2,0. Als Klysma bei Dickdarmkatarrh. Acid. tannic. 2,0, Aq. dest. ad 100,0. Zum Gurgeln oder Inhalieren bei Rachenkatarrh.

Acidum tartaricum. Weinsteinsäure. Farb- und geruchlose Krystalle, in Wasser und Weingeist leicht löslich. Im Pulv. aerophorus zusammen mit Natr. bicarb. und Saccharum enthalten. Acid. tartar. 5, Elaeosacchar. citri 1, Sacchar. alb. 150, Limonadenpulver.

Acidum trichloraceticum. Trichloressigsäure. Farblose, leicht zerfließende Krystalle. In Wasser, Weingeist und Äther löslich. Geruch stechend. Als Ätzmittel, gegen Warzen.

Aciform I besteht aus 0,0018 g Ameisensäure, 0,0004 g Jod, 0,0001 g Terpene und 0,055 Aethylalkohol mit 0,8% Benzylalkohol (zur schmerzfreien Injekt.) in 1 ccm der sterilen Lösung. Es wird in die einem innern Organ entsprechende Headsche Zone appliziert, wo es einen spezif. Reiz setzt, der über sensorisch-viscerale Bahnen weitergeleitet wird und dadurch therapeutisch zur Wirkung kommt. Es wird tief subcutan in die Headsche Zone oder paravertebral in die Nähe der Enden von den seitlichen Processi der zugehörigen Thoraxwirbel gespritzt. Bei Asthma bronchiale, Bronchopneumonie und Pneumonie werden in Höhe des 5. Rippenbogens über der Verzweigung und längs des Verlaufs der Bronchien mehrere Dosen von 0,5—1 ccm paravertebral der oberen Thoraxwirbel gesetzt. Mit dieser letzten Methode habe ich besonders gute Erfolge bei Asthma gehabt. Bei Leber- und Gallenblasenerkrankungen und -entzündungen gibt man tief subcut. 2—4 Inj. von 1 ccm in die rechte obere Bauchdecke tägl. oder jeden 2. Tag. Packungen mit 5 und 10 Amp. zu 1 ccm, 2 und 5 Amp. zu 5 ccm 2,70, 4,95, 4,25, 9,25 DM und 50-g-Fl. 13,35 DM.

Aciform II enthält in 1 ccm 0,0018 g Ameisensäure, 0,0004 g Jod, 0,0002 g Schwefel, 0,0001 g Terpene und 0,055 g Aethylalkohol mit 0,8% Benzylalkohol (zur schmerzfreien Injekt.) zur Behandlung arthritischer und rheumatischer Erkrankungen, Myalgien, Lumbago, Neuralgien. Die Injektionen werden intramusk. perineural oder subcut. gegeben. Bei eindeutigen Schmerzstellen oder Druckpunkten wird tief intram. 0,5—3 ccm injiziert. Die Dosis kann ohne weiteres erhöht werden. Besonders möchte ich die Wirkung bei Ischias erwähnen. Längs des Nerven injiziere ich an ausgeprägten Druckstellen 2—3 ccm und massiere kräftig zur schnelleren Verteilung. Packungen 5 und 10 Amp. zu 1 ccm 2,70, 4,95, 4,25, 9,25 DM. Fl. mit 50 ccm 13,35 DM. Lyss-Aciform, Idstein/Taunus.

Acinormal, ein komplexes Natrium-Magnesium-Aluminium-Silikat, bei Sodbrennen, Hyperacidität ½—1 Teel. in etwas Wasser angerührt vor und nach dem Essen. 40 g 1,45 DM. Promonta, Hamburg.

Aconit-Dispert. Getrockneter, kalter Auszug aus Tubera aconiti. 1 Tabl. 0,05 mg Aconitin und Stärke II mit 0,2 mg Aconitin. Gegen Migräne, Trigeminusneuralgien und Tabes. Gläser mit 20 und 60 St. zu 0,05 mg 1,40 und 2,65 DM, zu 0,2 mg 25 Tabl. 2,65 DM. Von Stärke 0,05 mg 1—3mal tägl. 1—3—5 Tabl., allmählich wieder zurückgehen, von Stärke 0,2 mg 1—3mal tägl. ½—1—2 Tabl. Kali-Chemie A.G., Sehnde/Hannover.

Aconitinum Cryst. In den Wurzelknollen von Aconitum Napellus, eine esterartige Verbindung von Basen mit organischen Säuren. Nur wenig im Gebrauch bei Neuralgien, besonders Trigeminusneuralgien, in Dosen von 0,0001—0,0002 in Pillen. 2—3mal tägl. 1 Pille. S. Dispertaconit.

Aconitysat. Ysat aus Tubera aconiti, von dem 1 ccm 0,5 mg Aconitin enthält. Bei Neuralgien, Migräne, Myalgien 3mal tägl. 4—8 Tropfen (15 Tr. = 0,5 mg Aconitin). Flasche mit 10 ccm 2,20 DM. Salbe 1,10 DM. Ysatfabrik v. Joh. Bürger, Wernigerode a. H.

Acranil, das Dihydrochlorid des Chlormethoxyacridylaminodiäthyl-aminopropanols. Es ist ein Spezificum gegen Infektionen mit Lamblia intestinalis. Kindern bis zu 5 Jahren tägl. 1 Dragée zu 0,1 g, Kindern bis 8 Jahre 2 Dragees. Erwachsenen und älteren Kindern tägl. 3 Dragées 5 Tage lang. Am besten werden 3 Acranilkuren in monatlichen Abständen durchgeführt. Desgleichen gegen Bandwürmer. Der Kranke frühstückt nur und fastet den Tag über. Gegen Mittag 1 Eßl. Ol. Ricin. Am Abend bei Erwachsenen und Kindern über 8 Jahre 3 Dragées, Kindern von 5—8 Jahren 2 Dragées, bis zu 4 Jahren 1 Dragée. Am nächsten Morgen nüchtern dieselbe Dosis. Nach 3—4 Std. 2 Eßl. Ol. Ricin. oder 1—2 Gl. Bitterwasser. Erst nach gründlicher Entleerung kann wieder gegessen werden. Packungen mit 15 St. zu 0,1 g 2,15 DM. Farbenfabriken Bayer, pharm. Abtlg., Leverkusen a. Rh.

Acykal ist eine organische Silbercyanverbindung mit einem Gehalt von 54,3% Ag, die sich als Antigonorrhoicum gut bewährt hat. Es gibt mit Eiweiß keine Fällung, und die Lösungen sind farb- und geruchlos und hinterlassen keine Flecken. Es wird sowohl gegen Gonorrhoe als auch zu Blasen- und Scheidenspülungen gebraucht. Zur Harnröhreninjektion beginnt man mit Lösungen 1 : 10000 oder man löst 1 Tabl. von 0,02 g in 200 g Wasser, dann steigt man auf 1 : 5000 durch Auflösen von 2 Tabl. in 200 Wasser, dann auf 1 : 3000 oder 3 Tabl. = 0,06 : 200. Zu Blasen- und Scheidenspülungen 1 : 10000 Rp. Sol. Acykal 1,0 : 150, 1 Eßl. auf 1 l Wasser zu Spülungen. Acykal ist im Handel als Substanz zu 5, 10, 25, 50 g, dann in Tabletten zu 0,02 Acykal zur Herstellung von Lösungen. 10 Tabl. 82 Dpf., 14 Tabl. 1,62 DM. Merz & Co., Chem. Fabrik, Frankfurt a. M., Eckenheimer Landstr.

Adalin. Diäthylbromacetylharnstoff als Sedativum 0,3—0,5. Bei Neurasthenia sexualis, Pollutionen, auch bei Herzklopfen mit arrhythmischen Anfällen. Als Hypnoticum 0,5—1 g. ½ Std. vor dem Schlafengehen in heißer Flüssigkeit. In Tabletten zu 0,5 g. Packungen mit 10 und 20 St. (1,70, 3,05 DM). Farbenfabriken Bayer, pharm. Abtlg., Leverkusen a. Rh.

Adaptinol (Helenien-Lösung) ist eine 1proz. Lösung des Dipalmitinsäureesters des Carotinoids Lutein (Xantophyll) in Ol. Arachidis. Es normalisiert und steigert die Adaptionsgeschwindigkeit. Gegen Nachtblindheit tägl. 0,5 ccm = 13—14 Tropfen oral über einen Zeitraum von 10 Tagen. Der durch eine solche Kur erzielte Effekt auf die Adaption hält in wechselnder Höhe bis zu 6 Monaten an. Flasche mit 5,5 ccm 5,50 DM. Farbenfabriken Bayer, pharm. Abtlg., Leverkusen a. Rh.

Adeps benzoatus. 2 Teile Benzoe mit 100 Schweineschmalz werden digeriert und dann filtriert.

Adef-Tropfen enthalten die fettlöslichen Vitamine A, D, E, F. In 1 ccm sind enthalten 4000 iE Vitamin A, 4000 iE Vit. D, Vit. E und ungesättigte Fettsäuren (Vit. F). Bei mangelhafter Fettresorption infolge von Magen- und Darmerkrankungen, Lebergallenblasenerkrankungen, in der Rekonvaleszenz, Basedow, Entwicklungsstörungen, Hauterkrankungen tägl. 5 bis

20 Tropfen. 50 ccm 2,93 DM. Dr. Aug. Wolff, Chem. Fabr. K. G., Bielefeld.

Adeps lanae anhydricus. Das gereinigte wasserfreie Fett der Schafwolle. Hellgelbe, salbenartige Masse von zäher Konsistenz, läßt sich mit der doppelten Menge Wasser mischen. Als Salbengrundlage. Liqu. Alumen. acet. 40, Adeps Lan. anhyd. ad 100 Kühlsalbe.

Adeps suillus = Axungia porci. Schweineschmalz als Salbengrundlage.

Adiposetten enthalten Extr. fuc. vesic., Extr. Frangul., Tritetraborylbis-propantriolester. Gegen Fettsucht 3mal tägl. 2—5 Dragées. Packung mit 250 Tabl. 4,15 DM, 90 Dragees 1,75 DM. Dr. Rudolf Reiss, Berlin NW 87.

Adonalis, ein Cardiotonicum und Diureticum aus Adonis vernalis. Es enthält die beiden Glykoside Adonivernosid und Adonidosid. 1 ccm = 30 Tropfen = 200 F.D. Die Glykoside haben digitalisähnliche, tonisierende Wirkung auf den kranken Herzmuskel. Adonivernosid ist der Hauptträger der Herzwirkung: eine sedative und diuretische Wirkung. Bei Kompensationsstörungen, Myodegen. cordis 3mal tägl. 20—30 Tropfen. 20 ccm 1,70 DM. Gehe, Dresden N 6.

Adonidinum. Glykosid aus Adonis vernalis, gelblich-braunes, bitterschmeckendes Pulver. Bei Herzleiden in Dosen von 0,01—0,06, 4mal tägl. 1 Pulver. S. Adonigen.

Adonigen. Aus Herba adonis dargestellt. Es soll ein mildes Cardiacum sein, ohne kumulierende Wirkungen. In Tropfgläschen mit 10 g (1,30 DM), 30 ccm 3,71 DM, 3mal tägl. 8—15 Tropfen. Als Tabletten 30 St. 3mal tägl. 1—2 Tabl. Chemiewerk Bad Homburg in Frankfurt a. M.

Adonis-Perpurat. Biologisch eingestellter, nach einem besonderen Verfahren gewonnener Extrakt, der die gesamten wirksamen Glykoside von Adonis vernalis enthält. Kumuliert weniger als Digitalis, wirkt daher rascher auf das insuffizinierte Herz, verlangsamt die Schlagfolge und erhöht die Diurese, Reizleitungsstörungen werden behoben. Bei Beginn 3mal tagl. 20 bis 30 Tropfen. Zur Dauerbehandlung 3mal tägl. 15—20 Tropfen. Cardiacum, bei dem 5 ccm 1000 FD. entsprechen. Tropfflaschen zu 50 g (1,45 DM). Knoll A.-G., Ludwigshafen a. Rh.

Adovern enthält die physiologisch standardisierten herzwirksamen Glykoside der Adonis vernalis. Bei Herzinsuffizienz verschiedener Ursache, Herzmuskelerkrankungen, Tachykardie, Pulsarrhythmie. 1—3mal tägl. 15—20 Tropfen oder 2—4 Körner und mehr. Packung Flasche mit 10 und 100 ccm (1,75, 10,70 DM) und mit 60 und 500 Körnern (2,70, 13,70 DM), Deutsche Hoffmann-La Roche A.-G., Grenzach/Baden.

Adrenalin s. Suprarenin.

Adrenasid ist eine racemische Adrenalinlösung 1:600, die einer Links-Adrenalin-Lösung 1:1000 entspricht. Es enthält in steriler isotonischer Lösung 0,167% synthetisch gewonnenes, racemisches, zu gleichen Teilen links- und rechtsdrehendes und daher optisch inaktives Adrenalin. Es ist durch Natrium-metabisulfid stabilisiert und mit 0,1% Nipagin-Nipasol konserviert. Nur mit physiologischer Kochsalzlösung zu verdünnen. Anwendung in der Chirurgie, bei Kreislaufkollaps, Serumschock, Serumkrankheit, Urticaria, Quincksches Ödem 0,5—1 ccm subcutan oder intramuskulär, in dringenden Fällen langsam intravenös. Packungen zu 5 Amp. zu 1 ccm 1,95 DM. Asid-Institut, Dessau.

Adrianol-Emulsion ist links-meta-Methylaminoäthanolphenolchlorhydrat (nahe verwandt mit Adrenalin und Sympatol). Eine Emulsion aus flüssigem Paraffin, dest. Wasser, Gummi arabic. mit 0,25% Adrianol und etwas Natriumbenzoat zur Konservierung. Bei katarrhalischen Entzündungen der Nasenschleimhaut und des Rachens. Man tropft in jedes Nasenloch 3—5 Tropfen und beugt den Kopf zurück. Flasche mit 15 g 1,80 DM. C. H. Boehringer Sohn, Ingelheim a. Rh.

Adsorgan. Mischung von 40% Chlorsilberkieselsäuregel (Silargel) mit 10%

Silberkohle (Argocarbon) und 50% gesüßte Kakaomasse. Ag-Gehalt 0,25%). Das Präparat besitzt eine gut absorbierende Wirkung auf Bakterien und ihre Toxine und wird daher bei Cholera, Typhus, Ruhr und allen Magen- und Darmstörungen, die auf bakterieller Infektion beruhen, angewandt. 3mal tägl. 1—2—3 Teel. voll mit Wasser zu nehmen. Packung 25 250 g granuliertes Adsorgan 0,90 DM. Chem. Fabrik von Heyden, Radebeul-Dresden.

Adsormed enthält Aluminiumsilikate in kolloiddisperser Feinheit, Magnesium und Calciumverbindungen als Antidiarrhoicum, Antacidum, Adsorbens bei Magen- und Darmerkrankungen, Gärungs- und Fäulnisprozessen 3mal tägl. 1—3 gehäufte Eßl., Kinder gehäufte Teel. Packung 100 (1,25 DM) und 500 g, Tabletten: 85 g in Tabletten gepreßt. Gassmus, Pharmazeutische Betriebe, Meißen/Elbe.

Aegrosan ist die Verbindung einer alkoholischen Lösung von Ferrosaccharat (8:1000) und Calciumsaccharatum (4:1000). Bei Schwächezuständen und Anämien nehmen Erwachsene 3—4mal tägl. 40—120 Tropfen, Kinder 20—60 Tropfen, Säuglinge 1—20 Tropfen. Packung 125 g 1,11 DM. Aegrosan forte: Ferro-Saccharat 16:1000, Calc.-Saccharat 8:100,0, Tct. aromat. 10 g 1,11 DM. Für Kinder 50 g mit Tropfpipette 72 Dpf. Als Tabletten, die noch Extrakte aus Chenopodiaceen sowie Pflanzenkeime enthalten. 3mal tägl. 1—3 Tabl. 60 St. zu 0,5 g 91 Dpf. Johann G. W. Opfermann & Sohn, Bergisch-Gladbach.

Aether. Äthyläther. Leicht bewegliche, eigentümlich riechende Flüssigkeit, die sich sehr leicht verflüchtigt und sehr feuergefährlich ist, als Riechmittel bei Schwächezuständen und Ohnmachten, oder innerlich in Tropfenform, vermischt mit Alkohol als Spirit. aethereus. 10—20 Tropfen. Bei Kollapszuständen ½—1 Provazspritze vom reinen Äther oder mit Campher. 1 Teil Campher und 9 Teile Äther zur subcut. Injekt. Gegen Gallenstein Aether 20, Ol. Tereb. 5, mehrmals tägl. 15—30 Tropfen. Als Analepticum bei Kindern: Aether gtts. 12, Mixt. gummos. 80, Sirup. simpl. ad 100, 3mal tägl. 1 Teel. Aether pro narcosi zur Inhalationsnarkose.

Aether aceticus. Angenehm riechende und erfrischende Flüssigkeit, innerlich wie Äther. Zum Besprengen von Krankenzimmern, auch bei Pediculi capitis zum Einreiben des Kopfes, danach ½ Std. den Kopf bedecken.

Aether chloratus. Chloräthyl. Wasserhelle, sehr flüchtige und entzündliche Flüssigkeit. Lokalanaestheticum und zur Narkose. Durch Vereisen der an Psoriasis erkrankten Hautstellen mit Chloräthyl kann man die äußere Krankheitserscheinung zum Verschwinden bringen. In Glas- oder Metalltuben mit Spray-Vorrichtung.

Aethylmorphinum hydrochloricum = Dionin. Frei vom Opiumgesetz. Größte Einzelg. 0,1, größte Tagesg. 0,3. Als Tabletten zu 0,01, Packung mit 10 und 25 St. (41 Dpf., 89 Dpf.), zu 0,015 (0,51, 1,13 DM), zu 0,03 (0,85, 1,81 DM). 5 und 10 Amp. zu 0,005 (1,56 und 2,74 DM). C. H. Boehringer Sohn, Nieder-Ingelheim.

Aethylmorphin-Tabletten Knoll. Hustensedativum zu 0,015 g 10, 20 St. 0,65, 1,10 DM, zu 0,03 g 10, 20 St. 1,10, 1,90 DM. Knoll A.-G., Ludwigshafen a. Rh.

Aethyl-Urethan „Bayer“ zur Behandlung lymphatischer und myeloische Leukämien (Leukosen), besonders der chron. Formen, von denen die myeloischen etwas besser als die lymphatischen anzusprechen scheinen. Am besten hat sich eine Tagesdosis von 4 g bewährt. Öfter treten nach einigen Tagen Unverträglichkeitserscheinungen von seiten des Magens (Brechreiz) auf. Hier kann man mit intravenösen Injektionen von 10—20proz. wäßeriger Aethyl-Urethan-Lösungen fortfahren, die man sich in der Apotheke steril herstellen läßt. Oder mit ebenso guter Wirkung gibt man die Tagesdosis auf einmal als Klysma in wäßeriger Lösung mit Zusatz von Salepschleim. Vorher Reinigungsklistier. Durch kurze Behandlungspausen von einigen Tagen kann oft die Verträglichkeit erhöht werden. Die Erfolge sind gut und übertreffen die der früheren Mittel. Leukocyten, Milz- und Drüsenschwellungen gehen zurück, Erythrocyten und Hämoglobin steigen. Blutbild ist zu kontrollieren. Je nach der Schwere der Erkrankung Tagesdosen von 2—6 g, im allgemeinen 4 g oral. Am besten abends vor dem Schlafengehen in Wasser zu nehmen, oder als intrav. Injektion, oder als Klysma. Packungen 100 g und 500 g. Aethyl-Urethan. Bayer, Leverkusen.

Afenil. 10proz. $CaCl_2$-Harnstofflösung in Ampullen mit 10 ccm zur intrav. Injekt. Es enthält 31,6% Calciumchlorid und 68,4% Carbamid. Absoluter Ca-Gehalt in 1 Amp. 0,11 g. *Langsam injizieren.* Überall da anzuwenden, wo Ca-Medikation in Betracht kommt, wie Bronchialasthma, Heufieber, Tetanie, Skrofulose, Rachitis, Urticaria, Pruritus, Blutungen aller Art. Jeden 2. und 3. Tag eine Injektion. Empfehlenswert zur Beseitigung der Nebenerscheinungen nach Salvarsaninjektionen. Man kann bei salvarsanempfindlichen Personen das Salvarsan in 1 Amp. Afenil lösen und dann injizieren. Ampulle zu 10 ccm, 5 Amp. 4,70 DM. Knoll A.-G., Ludwigshafen a. Rh.

Afrutan besteht aus 30% Apfelpektin und 70% aufgeschlossenen, z. T. dextrinierten Kohlenhydraten, Eiweißkörpern, Mineralstoffen (Kalk und Phosphorsäure) und Vitaminen. Bei jeder Art von Darmerkrankungen mit Durchfall. Bei Kleinkindern gibt man tägl. 20—40 g, bei älteren und Erwachsenen 25—50 g in leichtem schwarzem Tee zum dicken Brei angerührt. 100 g 1,74 DM. S. Santuron und Aplona. Bernhard Stempfle, Kindernährmittelfabrik, Oberstdorf, Allgäuer Alpen.

Agaricinum = Acid. agaricinicum, Agaricinsäure. Bestandteil des Lärchenschwammes, Boletus Laricis. Weißes, fast geruch- und geschmackloses Pulver, wenig löslich in kaltem Wasser. Innerlich gegen die Schweiße der Phthisiker in Dosen von 0,004—0,02. Die Wirkung tritt spät ein und ist meist unsicher. Agaricin 0,006, Pulv. Ipecac. opiat. 0,2, f. Pulv. tal. dos. X, abends 1—2 Pulver. Größte Einzelg. 0,1.

Agarol. Abführmittel aus Paraffinöl, Agar-Agar + Phenolphthalein als Emulsion. Abends ½—1 Eßl. Gödecke & Co. Chem. Fabr. A.-G., Berlin, Werk Memmingen.

Agobilin. Überzuckerte Dragées, die 0,088 Stront. Cholic., 0,032 Stront. Salicyl. und 0,04 Phenolphthaleindiacetat enthalten. Bei Gallensteinen und Erkrankungen des Gallensystems früh und abends je 2 Dragées. In Gläsern mit 20 und 40 Dragées, 1,15 und 1,90 DM. Gehe, Dresden-N. 6.

Agomensin. Tabletten zu 0,02 g der menstruationsfördernden wasserlöslichen Ovarialsubstanz. Bei funktioneller Amenorrhoe, Ausfallserscheinungen nach Kastration und bei Klimakterium. 3mal tägl. 1—3 Tabl. Packung mit 20 und 40 Tabl. 2,25 und 4,20 DM. Ciba, A.-G., Wehr, Baden.

Agontan. Injizierbares Dijodtyrosin. Agontan ist eine haltbare, sterile, hitzebeständige, wäßerige Lösung des Dinatriumsalzes des I-Dijodtyrosins, gebunden an eine hochmolekulare Begleitsubstanz (nach einer Anregung von Prof. Dr. Gerl). Infolge der Fähigkeit des Dijodtyrosins, die Thyroxinwirkung zu dämpfen, ist die Anwendung des Agontans angezeigt bei allen Erscheinungen, die auf eine Überproduktion von Thyroxin zurückzuführen sind. Zur konservativen Behandlung leichterer hyperthyreotischer Zustände und zur Operationsvorbereitung des Morbus Basedow. Als besonders wertvoll wird hervorgehoben, daß der Operateur nicht an die Einhaltung eines bestimmten Zeitpunktes zur Vornahme der Operation gebunden ist und daß nach Agontangaben postoperative Tachykardien nur selten auftreten. Die Höhe der Agontangabe richtet sich nach der Schwere des Falles. Bei konservativer Behandlung wird im allgemeinen 3—6mal wöchentl. 1 ccm Agontan intramusk. gespritzt, während in schwereren Fällen die Dosis je nach Bedarf unbedenklich gesteigert werden kann. In schweren Fällen gebe ich tägl. oder jeden 2. Tag intrav. 5 ccm mit Kombetin, Vitamin C und B_1 und Traubenzucker, gleichzeitig intramusk. Cortiron. Die Erfolge sind ausgezeichnet. Agontan-Ampullen zu 1,1 ccm 5 St. 2,50 DM, Agontan-Ampullen zu 5 ccm

2 und 10 St. 3,95 DM und 15,75 DM. Knoll A.-G., Chem. Fabriken, Ludwigshafen a. Rh.

Aktivanad, ein vortreffliches und wohlschmeckendes Stärkungsmittel, enthält Hepatrat (zur Blutbildung), Cola-Fluidextrakt, Hämatoporphyrin, pflanzliche Stoffe mit anregender Wirkung und Bitterstoffe. 3mal tägl. 1 Eßl. Fl. m. 100, 200 ccm 2,65, 4,35 DM. Aktivanad für Kinder ist frei von Cola-Extrakt. Dafür Ferro-Eisen in Verbindung mit Vitamin C. Fl. zu 100, 200 g 1,85, 2,85 DM. Nordmark-Werke, Hamburg 21.

Albargin. Gelatoses Silbernitrat. Antigonorrhoicum. Voluminöses, schwach gelbliches, grobes Pulver, leicht löslich in kaltem Wasser, enthält 15% Silber. Die wäßerige Lösung ist klar. Bei Gonorrhoe 0,1—3proz. Lösung. Bei Urethritis posterior und Cystitis 3%. Bei Blennorrhoe neonatorum 1—10%. Tabletten zu 0,2, Packung mit 20 St. (1,35 DM). Farbwerke Höchst, Frankfurt-Höchst.

Albucid (s. u. Sulfonamide). Para-aminobenzolsulfonacetylamid. Jedes Sulfonamid wird vom Körper in mehr oder weniger ausgedehntem Umfange durch Acetylierung an der paraständigen Aminogruppe entgiftet. Da durch diese Acetylierung gleichzeitig die chemotherapeutische Wirksamkeit verlorengeht, wurde beim Albucid der Essigsäurerest mit der an der Sulfongruppe stehenden Aminogruppe verkoppelt. Dadurch ist eine weitgehende Entgiftung bei Erhaltung der therapeutischen Wirksamkeit erzielt. Nebenerscheinungen sind außerordentlich selten. Die ausgezeichnete Löslichkeit im Urin ist der Grund, weshalb über Konkrementbildungen durch Auskristallisierung noch nie berichtet worden ist. Indikationen: Infektionen der ableitenden Harnwege durch Bact. coli oder Staphylokokken, 3mal tägl. 3—4 Tabl. 8—10 Tage lang; Meningitis epidemica, Mittelohreiterung: in den ersten Tagen tägl. morgens und abends je 10 ccm intrav. oder mehr, nach Besserung Übergang auf Tabletten.Packung mit 20 Tabl. zu 0,5 g 2,10 DM, Packung mit 5 Amp. (30proz. Lösung zu 10 ccm zur intrav. Injektion) 5.— DM. Als Augentropfen bei Katarrh und Ulceration der Hornhaut und Bindehaut, zur Verhütung von Infektionen nach perforierenden Verletzungen des Auges 2—3 Tage alle 1—2 Std. je 2—3 Tropfen in den Bindehautsack. Flasche mit 10 ccm 20% als Natriumsalz 2,10 DM, als Kinderpuder 50 g 1,70 DM. Schering A.-G., Berlin-West und Berlin-Adlershof VVB.

Alcacyl-Tabletten sind eine Kombination der Acetylsalicylsäure mit coll. Aluminiumhydroxyd (Palliacol), wodurch die unangenehmen Nebenwirkungen der Salicylsäure auf den Magen aufgehoben werden. Packung mit 20 Tabl. à 0,5 Acid. acet. sal. Dr. A. Wander, Osthofen, Rheinhessen.

Alcohol absolutus. Farblose, klare Flüssigkeit, auf 100 Teile 99,7 Raumteile Alkohol.

Alexan enthält das Fibrinferment oder Thrombin in hochaktiver, steriler Lösung. Es ist ein direkt wirkendes, lokales Hämostyptikum. Es führt die Gerinnung des Blutes und damit die Blutstillung in etwa 10 Sekunden herbei. Es ist nur lokal anzuwenden, entweder Auftupfen oder Aufsprühen. Es darf niemals injiziert werden. Zur Stillung von Blutungen in der kleinen Chirurgie, Augenheilkunde und Otologie. Es wird am besten im Eisschrank aufbewahrt. Eine Flockung oder Trübung ist bedeutungslos. Hch. Mack, Nachf., Illertissen/Bayern.

Algamon ist Salicylamid in Tabl. zu 0,5 g gegen Erkältung, Rheuma, Myalgien, Neuralgien. 20 Tabl. 1,30 DM. 3mal tägl. 1—2 Tabl. Algamon C enthält noch 0,05 Coffein, 10 Tabl. 0,85 DM. Chemiewerk Leuna.

Algolyt enthält in wasserfreiem Glyzerin Isocain, Benzylalkohol und chlorierte Phenole. Bei beginnender Mittelohrentzündung 4—6mal tägl. den äußeren Gehörgang vollträufeln und mit Watte verschließen. Fl. mit 12 g. Seruminstitut, Dessau.

Allicepan, hergestellt aus frisch gepreßtem, gesüßtem Zwiebel- und Rettichsaft, mit Zusatz von Cascara Sagrada gegen Meteorismus, Magen-

und Darmstörungen, Stauungen der Leber-Gallen-Wege. Man gibt abends 1—2 Teel. Am besten beginnt man bei Kranken mit normalem Stuhlgang mit ½ Teel., da die abführende Wirkung ziemlich stark ist, oder 1—2 Kapseln, die man vorher in Wasser taucht. Bei Madenwürmern 1 Teel. auf ¼ Liter warmes Wasser als Einlauf, oder innerlich abends 1—2 Teel. oder 2—3 Dragées. Fl. mit 125 und 300 g 1,50 und 3,— DM. Dragées 55 St. 1,13 RM. Dr. Willmar Schwabe, Leipzig.

Allional. Tabletten zu 0,16. Entspricht 0,06 Allylisopropylbarbitursäure und 0,1 Phenyldimethyldimethylaminopyrazolon. Die Wirkung ist der des Morphiums ähnlich, aber ohne seine Toxizität. Nach einer Viertelstunde deutliche Schmerzstillung. Auch als Hypnoticum und Sedativum, beim Säugling ½ Tabl. Gegen Schmerzen bei Gallensteinen, Tabes und Carcinom. 3mal tägl. 1—2—3 Tabl. Packungen mit 6, 12 und 100 Tabl. —,90, 1,55, 8,25 DM. 6 Zäpfchen 1,55 DM, 100 Zäpfchen 16,50 DM. Deutsche Hoffmann-La Roche, A.-G., (17b) Grenzach/Baden.

Allisatin besteht aus der durch Kohlezusatz geruchlos gemachten und schonend getrockneten Gesamt-Zellsubstanz von Allium sativum. 1 Tabl. entspricht 1 g von frischer Droge des Allium sativum. Indikation bei Darmkrankheiten und Verdauungsstörungen, Oxyuriasis, arteriosklerotischen Beschwerden, Es übt eine darmberuhigende, diarrhoestillende Wirkung aus. 2—3—5mal tägl. 2 Tabl. Der Atem riecht nach Knoblauch. Packung mit 30 Tabl. 2,— DM, 100 Tabl. 5,80 DM. S. Comallysatum und Alloton. Sandoz A.-G., Nürnberg.

Allonal = Allional.

Alloton enthält 12% Knoblauchöl in chemischer Bindung an Dioxycholansäure (Desoxycholsäure). 1 Dragée enthält neben der Gallensäure die wirksamen Bestandtcile von 1 g frischer Knoblauchzwiebel. Bei Darmerkrankung, Meteorismus, Arteriosklerose, Würmern, Gallenblasenerkrankungen 3—4mal tägl. 1 Dragée. Schachteln mit 30 Dragées zu 0,1 g 1,15 DM. J. D. Riedel-E. de Haën A.-G., Berlin.

Alluval, a-Bromisovalerylcarbamid, ein Sedativum und Hypnoticum bei Neurasthenie, Erregungszuständen und unruhigem Schlaf. Mehrmals tägl. 1—2 Tabl., bei Schlaflosigkeit abends 3—4 Tabl. Alluval forte enthält noch Na diaethylbarbituricum. Packung 10 Tabl. zu je 0,3 g —,70 DM, forte —,95 DM. Schering Adlershof, Berlin-Adlershof.

Aloe. Braune, bittere, in Alkohol und teilweise in Wasser lösliche Masse. Der eingedickte Saft aus den Blättern verschiedener Aloearten. Es enthält neben anderen Antrachinonderivaten das Aloïn. Da es nur in Verbindung mit der Galle purgiert, ist es bei Gallengangsverschluß wirkungslos. In kleinen Gaben von 0,1 bis 0,3 als Abführmittel bei habitueller Verstopfung. Aloe, Sapo medic. aa 5, Ext. Bellad. 0,25, f. pil. 100, 3mal tägl. 2 Pillen, oder Aloe 3, Sapo Jalap. 1,8, Spirit. 0,4, f. pil. 30, tägl. 3—6 Pillen, oder Aloe 3, Tub. Jalap. 1,5, Spirit. sapon. 0,4, f. pil. 30. Pilul. laxantes. Größere Gaben haben drastische Wirkung und rufen eine Kongestionierung der Beckenorgane und reflektorisch ausgelöste Uteruskontraktion hervor. Bei zu lange fortgesetztem Gebrauch auch von kleineren Dosen kann eine Erweiterung der Dickdarmgefäße (Hämorrhoiden) entstehen.

Alphacillin enthält das Penicillin-Kalium oder -Natrium G kristallinisch, gepuffert mit Natriumcitrat. Nach Art und Schwere des Krankheitsverlaufes alle 3 Std. Tag und Nacht 25000—100000 iE intramuskulär. Injizieren bis zur Besserung. In akuten Fällen 1 bis 2 intravenöse Injektionen von 50000 bis 100000 iE in Abstand von 3 Stunden. Bei Meningitis neben der intrav. oder intramusk. Injektion werden täglich 10000 bis 20000 iE in einer Konzentration von 1000 iE pro ccm Lösungsmittel nach Punktion von 10 bis 20 ccm Liquor langsam intralumbal injiziert. Indikation: zu 500000 iE S. Duocillin und Cucillin. O. W. G. Chemie, Kiel-Hassee.

Alsol. Aluminium acetico-tartaricum. Essigweinsaure Tonerde 50% (Liquor alsoli). 80 g 87 Dpf. Auch in Substanz im Handel. Ungiftiges Antisepticum. 1—4 ccm davon auf Wasser zu Umschlägen und Verbänden. Anwendung wie Liquor aluminii acet. Alsolcreme, ½% Alsol enthaltende feine Fettemulsion. ½ Tube 44 Dpf., ¼ Tube 82 Dpf., fettfrei die gleichen Preise. Athenstedt & Redeker, Hemelingen b. Bremen.

Alucoltabletten = Palliacoltabletten. Kolloidales Aluminiumhydroxyd. Bei Hyperacidität, Hypersekretion, Ulcus im Magen. Vor und nach dem Essen je 2 Tabl. oder ½ Teel. voll Pulver. 1 Packung = 48 Tabl. 1,85 DM, 25 g Pulver 1,28 DM, 100 g Pulver 3,69 DM. Alucol mit Belladonna je Tabl. Alucol 0,75 g, Ext. Bellad. 0,01, Papaverin hydr. 0,02, Aethyl. paraaminobenz. 0,02. ½ Std. vor und nach dem Essen je 1—2 Tabl. 48 Tabl. 1,86 DM, 25 und 100 g Pulver 1,28, 3,69 DM. Dr. Wander, G. m. b. H., Osthofen, Rheinhessen.

Aludrin enthält das schwefelsaure Salz des Dioxyphenylaethanolisopropylamin. Es ist also ein Adrenalin, wo an die Stelle der Methylgruppe beim Stickstoff eine Isopropylgruppe getreten ist. Aludrin hat broncholytische Wirkung ohne blutdrucksteigernde Eigenschaft. Die günstigste Wirkung tritt bei der Inhalation nach 2—5 Minuten ein. Zur Inhalation kann jeder beliebige Handzerstäuber Verwendung finden. Nach 2—3 Atemzügen ist meist der Asthmaanfall beseitigt. Fl. mit 10 und 75 g zum Zerstäuben 2,20, 12,95 DM. Zur perlingualen Behandlung des Asthmas gibt es Tabl. zu 0,02 g, von denen man 3mal tägl. 1 Tabl. nehmen läßt, bei Besserung 3mal tägl. ½ Tabl., dann langsam abfallend, bis zu 1mal tägl. ½ Tabl. Die Tabl. werden unter der Zunge langsam zur Auflösung und Resorption gebracht. 20 und 100 Tabl. zu 0,02 g 2,55 DM, 10,75 DM. C. H. Boehringer Sohn, Ingelheim a. Rh.

Aludrin-Elixir enthält in 5 ccm (= 1 Teel.) 0,005 g Aludrin und 0,015 g racem. Adrianol mit Expektorantien. Erwachsene 3—4mal täglich 1—2 Teel., Kinder 3mal täglich ½—1 Teel. Flasche mit 110 g 2,45 DM.

Alumen. Kalialaun. Farblose, süßlich-herb schmeckende Krystalle, löslich in 10,5 Wasser. Wird jetzt nur noch wenig angewandt. Als Gurgelwasser: 1 Teel. auf 1 Glas Wasser, oder als Stypticum bei Magenblutungen: Alumen 0,2, Opii pulv. 0,02, Saccharum 0,5, tal. Dos. X, 3mal tägl. 1 Pulver.

Aluminium Acetico-tartaricum s. Alsol.

Amindan, sulfosalicylsaures p-Aminobenzolsulfonamid, ein Sulfonamidpräparat von guter Verträglichkeit. Zur Behandlung infektiöser Erkrankungen: Pneumonie, Pyelitis, Cystitis, Otitis media, Erysipel, Enteritiden, Ruhr, Cholecystitis, Ulcus cruris und schlecht heilende Wunden. Bei akuten Erkrankungen einige Tage 20—32 Tabletten und nach Besserung in der Dosierung zurückgehen. 20 Tabl. zu 0,5 g 2,55 DM. Salbe 20proz. 10 und 25 g 1,45 DM, 2,55 DM. Streupuder 25%ig. 25 und 50 g 2,45 DM, 4,40 DM. Vial und Uhlmann, Chem.-pharm. Fabrik, Frankfurt/Main.

Aminoforte enthält Polypeptide 50%, Lecithin 15%, Karottenpulver 15%, Zucker 20%, Corrigentia. Bei Dystrophie, hochgradigen Mangelerscheinungen, Migräne, Thyreotoxikose, bei Eiweißmangel, Stoffwechselstörungen. 3mal täglich 5 Dragées und mehr. Packung mit 25 g 2,— DM. Deuma, 19b, Großottersleben b. Magdeburg.

Aminoral ist ein Aminosäure-Polypeptid-Präparat, hergestellt durch hydrolytische Spaltung von Serum-Albumin, Erythrocyten, Milch und anderem tierischem Eiweiß. Bei Eiweißmangel und seiner Nährschädigung, Eiweißverlusten, Hungerödem tägl. 4 Eßl. voll. Flasche 250 ccm 3,05 DM. Sächsisches Serumwerk, Dresden.

Aminopur. Krystallisierte Aminosäure aus tierischem Protein. 0,9 g Aminosäuren je Tabl. Bei erhöhtem Eiweißzerfall, schweren Verbrennungen, Colitis ulcerosa, zur Leberschutztherapie. 40 Tabl. innerhalb einer Woche. Uvocal, chem.-pharm. Fabrik, Hamburg 11.

Aminotrat. Vollwertiger Aminosäurenkomplex, gewonnen durch Kaseinhydrolyse (reich an Methionin und Cystin). Bei allen Eiweißmangelzuständen: Als Ergänzungsnahrung bei qualitativer Unterernährung, bei Hungerödemen und lipophiler Dystrophie, bei allen Erkrankungen mit Eiweißverlusten: Wunden mit schlechter Heilungstendenz, Ulcera, Tumoren, Enterocolitis, Lebercirrhosen, Tuberkulose und anderen Infektionskrankheiten; prä- und postoperativ bei chirurgischen Eingriffen, bei schweren Verbrennungen, in der Schwangerschaft, zur Ernährung frühgeborener und künstlich ernährter Säuglinge. Oral: Erwachsene nehmen 3mal tägl. 2—3 gehäufte Teel. Aminotratkörner bzw. 4—6 Eßl. Aminotrat liquidum; Kinder entsprechend weniger. Die Körner werden unzerkaut mit Wasser geschluckt. Aminotrat liquidum ist ein wohlschmeckender Saft, besonders in der Kinderpraxis. Für Erwachsene 1—2 Eßl. voll Liquidum. Zur Sondenernährung und zu Nährklysmen dient Aminotrat-Pulver. Man gibt es mit gleichen Teilen Zucker in physiologischer Kochsalzlösung. Körner zu 250 g 3,80 DM, 700 g 8,55 DM o. U.St.; liquidum: Flasche zu 100 ccm 1,80 DM, 200 ccm 3,15 DM, 500 ccm 7,05 DM o. U.St. Nordmark-Werke G. m. b. H., Hamburg.

Aminox Pas „Höchst" ist eine p-Aminosalizylsäure als Natriumsalz mit tuberkulostatischer Wirkung und guter Verträglichkeit. Es ist farblos und leicht in Wasser löslich. Das in Ampullen eingeschlossene Aminox darf nur in bidestilliertem Wasser oder in physiologischer Kochsalzlösung gelöst werden. Die Lösung darf nicht erhitzt und muß bald verbraucht werden. Die Lösungen sind gegen Luftsauerstoff sehr empfindlich. Die Tabletten sind mit Lack überzogen und das Granulat in dragierter Form, um Geschmack und Verträglichkeit zu erhöhen. — Die Pas besitzt eine sehr starke bakteriostatische Wirkung auf Tuberkelbazillen. Gegen Pas resistente Tuberkelbazillen konnten noch nicht aufgefunden werden. Streptomycin-resistente Stämme sind gegen Pas noch voll empfindlich, was für die Behandlung Streptomycin-resistenter Tuberkulose von Bedeutung ist. Die Toxicität der Pas ist gering. Bei oraler Applikation tritt schnelle Resorption und schnelle Ausscheidung ein, so daß für die Erhaltung eines dauernden therapeutischen Blut- und Gewebespiegels große und häufige Dosen notwendig sind. — Die exsudativen Formen der Lungentuberkulose sprechen am günstigsten auf die Pas-Behandlung an. Der Appetit wird besser, das Gewicht nimmt zu, die Blutsenkungsgeschwindigkeit nimmt allmählich ab, die Temperatur normalisiert sich. Nach 3—6 Wochen können röntgenologisch nachweisbare Besserungen erwartet werden. Auch die Hilusdrüsentuberkulose läßt sich durch Pas-Behandlung gut beeinflussen, besonders gut reagiert die Tracheobronchialtuberkulose auf Pas. Neben der oralen Medikation kommt auch die Inhalation einer 5—10%igen. Pas-Lösung in Frage. Auch die Darmtuberkulose wurde durch orale Gaben wie auch durch Einläufe mit $2\frac{1}{2}$—5%iger Pas-Lösung günstig beeinflußt. Die Nierentuberkulose ist nicht wesentlich zu beeinflussen, besser die Tuberkulose der ableitenden Harnwege. Augeninfektionen, insbesondere tuberkulöse Uveitis ist mit Pas erfolgversprechend. Neben der oralen Medikation gibt man jeden 2. Tag eine subkonjunktivale Injektion von 1 ccm einer 2,8%igen. Lösung. Auch bei Lupus vulgaris, Otitis tuberculosa und Ulcerationen der Zunge und der Epiglottis sprechen günstig an. Bei Miliartuberkulose kommt eine kombinierte Behandlung von Pas mit Streptomycin in Frage. Bei tuberkulöser Pleuritis und specif. Empyemen kommt die lokale Therapie mit Pas-Lösungen in Betracht. Tuberkulöse Fisteln werden mit einer nicht über 5%igen Lösung instilliert und umspritzt. Tuberkulöse Lymphome werden nach Absaugen des Eiters durch Injektion einer 5—10%igen. Lösung zur Abschwellung gebracht. Bei Hauttuberkulose Umschläge mit 10%iger Pas-Lösung. — Dosierung: die durchschnittliche Tagesdosis von 12 g Pas = 40 Tabl. Aminox oder 5 Teel. Aminox-Granulat hat sich bewährt. Bei besonders akut verlaufenden Fällen muß die Dosis auf 18 g Pas = 60 Tabl. Aminox oder 7½ Teel. Granulat und mehr erhöht werden. Nach einwöchiger Behandlung werden Pausen von 2 bis 3 Tagen eingelegt. Die Kur ist 3—6 Monate durchzuführen. Kinder über 6 Jahre erhalten 9 g Pas, Kinder unter 6 Jahren 4,5 g Pas als Tagesdosis, verteilt auf vormittags, mittags, nachmittags, abends. Jede Tabl. enthält 0,4 g p-aminosalicylsaures Natrium. Packg. mit 200 Tabl. 9,80 DM. Aminox-Granulat Glas mit 120 g = 80 g p-aminosalicylsaures Natrium. Aminox-Trockenampullen: 1 Amp. enthält 2 g p-aminosalicylsaures Natrium. Schachtel mit 10 Amp. Farbwerke Hoechst, Frankfurt-Höchst.

Ammonium bromatum. Farb- und geruchloses Pulver von salzigem Geschmack. Leicht in Wasser, schwer in Weingeist löslich. 80,6% Brom. Innerlich 0,3—1 g mehrmals tägl. bei Epilepsie und Aufregungszuständen, meist kombiniert mit Natrium und Kali bromat. S. Natr. bromat.

Ammonium carbonicum. Hirschhornsalz. Farblose Krystalle, die stark nach Ammoniak riechen. Nur noch wenig im Gebrauch. Ammon. carb. 0,5, Tct. Op. crocat. gtts. 10, Succ. Liquir. 5, Aq. dest. ad 100. 3stündl. 1 Teel. bei Bronchitis kleiner Kinder.

Ammonium chloratum. Salmiak. Weiße, in Wasser leicht lösliche Krystalle zu 0,2—1 g als Expektorans in Mixt. solvens, oder Maceratio rad. Alth. 150, Ammon chlor., Tct. Op. benz. aa 3, Succ. Liquir. 5, 4mal tägl. 1 Eßl. Auch in den Salmiakpastillen enthalten.

Ammonium jodatum. Mit 63% Jod in Wasser löslich. Anstatt Jodkalium.

Ammonium-Mandelat enthält 40 g racemisches, mandelsaures Ammonium sowie 4 g Ammoniumchlorid nebst Geschmackskorrigentien in 100 ccm Lösung. Die Mandelsäure (Phenyloxyessigsäure) entfaltet ihre volle bactericide Wirkung bei genügend saurer Harnreaktion. Salze des Ammoniums mit Mandelsäure wirken im Körper als Säuren. In dem Maße, wie die Mandelsäurekonzentration im Harn zunimmt, werden die Lebensbedingungen für die verschiedenen Keimarten ungünstig, weil der Harn bactericide Eigenschaften annimmt und gleichzeitig sauer wird. Je saurer der Harn, um so geringer kann die Mandelsäurekonzentration sein. Bei allen durch Colibacillen verursachten Infektionen der Harnwege, Cystitis, Pyelitis und Cystopyelitis. Auch der Streptococcus faecalis wird durch die Mandelsäuretherapie abgetötet. Kontraindikation: Bei Niereninsuffizienz, bei schlechter Ausscheidungsfunktion der Nieren. Kur: 1—2 Tage vor der Kur vermeidet man eine basische Kost, also kein Obst oder Gemüse. Während der Kur nicht mehr als 1 Liter Flüssigkeitszufuhr, besser noch weniger. Man gibt tägl. 6—9 Teel. (verdünnt, nicht auf leerem Magen), für Kinder von 5—12 Jahren 3mal tägl. 1 Teel., 2—5 Jahren ½ Teel. Die Kur dauert 5 bis 7 Tage. S. Mg-Mandelat. 100 ccm 3,00 DM. S. Mandelat. Asta A.-G., Chem. Fabr., Brackwede i. W.

Ammonsulfoichthyolicum s. Ichthyol.

Amphotropin. Camphersaures Hexamethylentetramin, Harnantisepticum. Bei Cystitis, Pyelitis 3mal tägl. 1—2 Tabl. zu 0,5 g oder 1 Amp. von 20 ccm 40proz. intrav. steigernd bis 3 Amp. = 60 ccm auf einmal intrav., in Zwischenräumen von 2—3 Tagen. Besonders bei schweren akuten Cystitiden und Pyelitiden, Cholecystitiden. Bei Cystopyelitiden der Graviden mit 5 ccm anfangen. Tabletten zu 0,5, Packung mit 20 St. (2,05 DM). Amphotropinlösung in Schachteln mit 5 Amp. zu 20 ccm 40proz. 6,90 DM, 5 Amp. zu 5 ccm 3,55 DM. Farbwerke Höchst, Frankfurt/M.-Hoechst.

Amygdalae amarae. Bittere Mandeln. Samen von Prunus Amygdalae amarae.

Amygdalae dulces. Süße Mandeln. Samen von Prunus Amygd. dulc. Früher hauptsächlich als Emulsion 50:500.

Amylenum hydratum. Tertiärer Amylalkohol. Farblose Flüssigkeit, in Alkohol und Wasser leicht löslich. Als Schlafmittel 3—4 g, am besten in Bier, oder als Mixt. Amylen. hydrat. 7, Aq. 60, Succ. Liquir. 10, abends die

Hälfte, oder als Klysma Amylen. hydr. 3, Aq. 50, Mucilag. Gi. arab. 20 zum Klistier. Größte Einzelg. 4 g, größte Tagesg. 8 g.

Amylium nitrosum. Amylnitrit. Klare, gelbe, flüchtige, aromatisch riechende Flüssigkeit, wenig löslich in Wasser, leicht in Alkohol. Beim Einatmen des Dampfes entsteht eine starke Erweiterung der Arterien aller Organe der oberen Körperhälfte, soweit sie dem großen Kreislauf angehören. 2—5 Tropfen auf das Taschentuch zum Einatmen bei Angina pect. vasomotor. und Asthma. Größte Einzelg. 0,2, größte Tagesg. 0,5.

Amylum oryzae. Reisstärke. Feines, weißes, geschmackloses Pulver, als Streupulver und zu Klistieren.

Amylum tritici. Weizenstärke. Feines, weißes Pulver als Streupulver und zu Klistieren (mit kaltem Wasser anrühren und dann mit kochendem übergießen und dann aufkochen).

Anaemosan. Chlorophyll-Kieselsäurepräparat. Bestandteile: Chlorophyll 3%, Polysilicate 0,2%, Spir. vin. 15,0, Sacch. 25,0, Ext. Polyg. aq. ad 150,0. In Flaschen von 150 ccm 1,91 DM. 30 Tabl. 1,14 DM. Bei Anämie, Appetitlosigkeit und Neurasthenie. 3mal tägl. 1 Teel. Für Diabetiker gibt es zuckerfreies Anaemosan. Dr. Uhlhorn & Co., Chem. Fabr., Biebrich a. Rh.

Anaestheform ist ein dijodphenolsulfosaures Anaesthesin, das unlöslich ist. Anwendung bei schmerzhaften Wunden, juckenden Ekzemen, Verbrennung, Hämorrhoiden, als 5—20proz. Salbe, als Puder und Zäpfchen. Im Handel als Streupuder: Packung mit 0,25 g 1,17 DM, als Zäpfchen: Packung mit 5 St. 1,04 DM, 12 St. 1,98 DM, als Pulver zur Rezeptverordnung. Anaestheform-Vaselin 5%, 10%, 20%, 20 g 0,84, 1,09, 1,69 DM. Bei Ulcus cruris Anaestheform pur. von glänzender Wirkung. Dr. E. Ritsert, Frankfurt a. M., Moselstr. 40.

Anaesthesin. Para-Amidobenzoesäureäthylester. Weißes, leicht zerstäubbares Pulver, das in Wasser unlöslich ist. 1 Teil löst sich in 6 Teilen Alcohol absolutus. In Mandelöl bis 2%. Innerlich bei Erbrechen und Magenschmerzen, besonders bei Ulcus ventriculi, nervöser Dyspepsie 0,3—0,5 g 3mal tägl. vor dem Essen. Bei Kehlkopfkatarrh, tuberkulösen Kehlkopfgeschwüren und Keuchhusten kann es in den Hals gestäubt oder gepinselt werden. Äußerlich zur Anästhesierung von Wunden bei Hämorrhoiden, Intertrigo, Pruritis vulvae, als 5—20proz. Salbe oder als reines Pulver aufstreuen. Farbwerke Hoechst, Frankfurt/M.-Hoechst.

Anaesthesin	2,0	Ext. secal. corn.	0,3	Acid. carbol.	1,0
Dermatol	20,0	Anaesthesin	0,2	Anaesthesin	2,0
Vasel. flav. ad	200,0	Ol. Cacao	2,0	Spirit.	
Brandsalbe.		f. supp. tal. Dos. V		Aq. dest. aa	20,0
		bei Hämorrhoiden.		Glycerin	10,0
				Nervöser u. diabetischer Pruritus.	

Hydrargyri salicyl.	10,0	Anaesthesin	1,0
Anaesthesin	10,0	Alcohol abs.	10,0
Vaselin. liqu.	100,0	Liqu. alum. ac.	2,0
Zur schmerzlosen Hg-Injektion jeden 3. bis 4. Tag 1 ccm.		Glycerin	30,0
		Bei Otitis med. acut. Lauwarm anzuwenden.	

Anaesthesin-Präparate Dr. Ritsert. 0,2 g als Tabletten. (20 St. 1,38, 10 St. zu 0,2-K.-Packung 0,70 DM.) Bei Brechreiz, Dyspepsie, Vomitus gravidarum. Anaesthesinsalbe 5-, 10proz. (10 g 5proz., 20 g 10proz., 20 g 20proz.). Bei allen Reizzuständen der Haut, Brandwunden, Ulcus cruris, Pruritus und Hämorrhoiden, Anaesthesin-Suppositorien (5 St. und 12 St.). Gegen Hämorrhoiden und Afterjucken. Anaesthesinbonbons und -lakritzen, bei Hustenreiz und Schluckbeschwerden (Originaldose 93 Dpf.). Anaesthesintabl. mit 0,2 g bzw. 0,5 g Anaesthesin. Packung 10 und 20 St. zu 0,2 g, 20 St. zu 0,5 g. Dr. E. Ritsert, Frankfurt a. M.

Analgit. 1—2proz. Lösung von Isothiocyanallyl mit 1% Extr. Capsic., 2,2% Extr. Arnic. und 8% Salicylaten. Klare, braune Flüssigkeit von scharfem Geruch. Zum Einreiben bei Rheumatismus, Neuritiden usw. Im Handel als schwach und stark. Flasche zu 1,30 DM und 2,65 DM. Salbe mit 25% Analgit forte. (Tube zu 65 Dpf. und 1,52 DM.) Krewel, Leuffen & Co., Eitorf.

Anastil. Ein reines, freies, in Wasser gelöstes Guajakol. 1 Amp. zu 1 ccm enthält 0,05 g Guajacol, Anastil stark 0,075 g in 1 ccm. Es wirkt steigernd auf die Drüsensekretion, wodurch der Schleim in Bronchien und Bronchiolen verflüssigt und leichter ausgehustet wird. Bei Bronchopneumonie, fötider und putrider Bronchitis, Bronchiekatasie, Lungenabsceß, schwerer Grippe, auch bei Tuberkulose, wenn gleichzeitig eine Bronchitis besteht. Erwachsene jeden 2. bis 3. Tag 1 ccm, Kinder ½ ccm subcut. oder intramusk. Mit 5 ccm physiol. Kochsalzlösung verdünnt auch intrav. Von „Anastil verstärkt“ gibt man nur 3—4 Injekt. Vom einfachen Anastil im ganzen 6—10 und mehr Injekt. Packung mit 6 und 10 Amp. 1,55, 2,55 DM. Anastil verstärkt: Packung mit 3 und 6 Amp. 1,15 und 2,15 DM. Anastil-Inhalat 20 und 50 ccm 1,65 und 2,55 DM. Inhalator 6,40 DM. Anastil-Calcium mit Calciumglutaminat zur intragl. und intrav. Injekt. 1 Amp. zu 5 ccm enthält 75 mg Guajacol und 125 mg Calcium. Schachtel mit 2 Amp. 1,25 DM, 10 Amp. 5,20 DM, 2 und 10 Amp. zu 10 ccm 1,70 und 7,75 DM. Vial & Uhlmann, Frankfurt a. M., Fabr. chem.-pharm. Präparate.

Andantol. Bad Homburger Abführtabletten. Mineralisch-vegetabilisches Laxativum auf Grundlage des Homburger Salzes vom Elisabethbrunnen. Besteht aus Homburger Salz, Aloe, Pfefferminzöl, Fenchel, Kamille, Baldrian. Morgens nüchtern 2—4 Tabl. Glas mit 25 Tabl. (89 Dpf.). Chem.-Pharm. A.-G., Bad Homburg.

Androstina, ein Vollextrakt aus männlichen Keimdrüsen. Dieser Vollextrakt enthält in den Amp. A den wasserlöslichen Anteil mit den wirksamen Bestandteilen der spermatogenetischen Drüse und in den Amp. B den aus den Zwischenzellen stammenden fettlöslichen Anteil. In den Tabletten sind beide Faktoren vereinigt. Bei Insuffizienz der Keimdrüse, Potenzstörungen, Infantilismus, endokriner Fettsucht, Klimakterium virile, Prostataerkrankung, Miktionsstörung. Dosierung: 3—8 Tabl. mit Wasser während des Essens, oder tägl. 1 Amp. intram., abwechslungsweise 1 Amp. A und den nächsten Tag 1 Amp. B. Die Amp. B ist vorher auf Körpertemperatur zu erwärmen. Packung: Glas mit 30 dragierten Tabl. 4,75 DM. Jede Tabl. enthält 0,075 g Keimdrüsen-Vollextrakt. Schachtel mit 6 Amp. zu 1,7 ccm 5,20 DM (3 Amp. A und 3 Amp. B). 1 Amp. A enthält 0,06 der wasserlöslichen, eine Amp. B 0,03 g der lipoidlöslichen Keimdrüsen-Wirkstoffe pro ccm, die wirksamen Bestandteile aus 16 g frischer Drüse. Ciba A.-G., Wehr-Baden.

Anermon. Testespräparat mit Cholin und Kaliumglycerophosphat in Tabletten und zur Injektion in Ampullen. Jede Tablette und Ampulle enthält die wirksamen Bestandteile aus 2 g männlichen Keimdrüsen mit geringen Mengen von Auszügen aus Schilddrüse und Hypophyse. Bei Neurasthenie, Hysterie, Impotenz 3mal tägl. 1—2 Tabl. oder 1 Amp. intraglut. Packung mit 5 Amp. und 10 Amp. zu 2 ccm (7,45 DM, 8,25 DM) und 28 Tabl. (3,05 DM). Lecinwerke Dr. Laves, Hannover.

Anertan stellt den Proprionsäureester des Testosterons dar als farblose Krystalle, unlöslich in Wasser, löslich in Öl und vielen organischen Lösungsmitteln. Bei Prostatahypertrophie, bei vorzeitigem Nachlassen der Sexualfunktion, bei Infantilismus und Pubertätsstörungen jeden 2. bis 4. Tag 10—25 mg. Desgl. auch bei Neurasthenie 5—10 mg. Schachtel mit 4 Amp. zu je 10 mg 4,95 DM. 4 Amp. zu je 25 mg 9,90 DM. Anertan-Öl zum Einreiben je 1 ccm = 40 Tropfen = 5 mg Testosteronpropionat bei Potenzstörungen, Neurasthenie, Pruritus vulvae. 4mal tägl. 10 Tropfen einreiben.

Flasche 10 g = 50 mg Testosteronpropionat 4,— DM. *Perlinguale* Anertan-Tabl. enthalten das männliche Hormon als Methyltestosteron. Jede Tabl. enthält 5 mg wirksamer Substanz mit Stoffen, die mit der Mundflüssigkeit Kohlensäure entwickeln. Man nimmt 3mal tägl. 1 Tabl. und läßt sie zwischen Zungenrücken und Gaumen oder unter der Zunge zergehen. 20 Tabl. 7,60 DM. Anertan-Implantate mit 50 bzw. 100 mg Testosteronpropionat. 3 Amp. mit je 1 Implantat zu 20 mg 7,85 DM, 1 Amp. mit je 1 Implantat zu 50 mg 6,50 DM bzw. zu 100 mg 11,80 DM. Krystallsuspension pro Ampulle zu 1 ccm 30 mg Anertan mit anästhesierendem Zusatz zur intramuskulären Injektion, 1 Amp. zu 1 ccm mit 30 mg 3,65 DM. O. F. Boehringer & Söhne, G. m. b. H., Mannheim-Waldhof.

Anethol s. Ol. Anisi.

Aneuxol ist ein 20proz. Aminophenazon in saurer Lösung. Es hat eine schmerzlindernde, entzündungswidrige und spasmenlösende Wirkung. 2—10 ccm alle 2 Tage langsam intravenös, Kinder 1—4 ccm. Je langsamer man injiziert, um so größer ist der Erfolg, auch vermeidet man Nebenerscheinungen. Bei empfindlichen Kranken kann man 1 Stunde vor der Injektion 0,1 g Luminal geben. S. intrav. Aminophenazontherapie S. 96. Packungen mit 5 Amp. zu 10 ccm 5,95 DM. Dr. Chr. Brunnengräber, Chem. Fabr. u. Co., Lübeck.

Angiolysin enthält Adenosinphosphorsäure 0,012 g. Dimethylaminophenyldimethylpyrazolonrhodanid 0,125 in Tabl. bei Angina pect., Asthma cardiale. 3mal tägl. 1 Tabl. 25 Tabl. 2,65 DM. Diwag, Chem. Fabr. A. G., Berlin-Waidmannslust.

Anichthol-Zäpfchen und -Salbe (Ichthyol-Hell Zäpfchen und Salbe). Zusammensetzung: „Leuckichthol", Bism. subgall., Bals. Peruv., Grundlage: Butyr Cacao bzw. Lanolin mit sedativen pflanzlichen Zusätzen. Abends und morgens je ein Zäpfchen bei Hämorrhoidalleiden, Uterusentzündungen sowie Prostatitis. „Anichthol"-Salbe bei oberflächlichen Hämorrhoiden und Fissura ani. Packungen: Zäpfchen in Schachteln zu 6 St. 1,09 DM, zu 10 St. 1,70 DM. Salbe in Tuben zu 30 g 1,33 DM mit Kanüle. Ichthyol-Gesellschaft Cordes, Hermanni & Co., Hamburg-Lockstedt.

Animasa. Organotherapeutisches Mittel gegen Arteriosklerose und Hypertensionen in verzuckerten Tabletten. Vorbehandelte Extrakte aus Intima und Media der Adern gesunder junger Schlachttiere und Foeten mit Abbauprodukten und Serum gekuppelt. 1 Tabl. = 0,05 g wirksamer Substanz. 3mal tägl. 1—2 Tabl. Packung mit 50 St. 1,80 DM.

Animasa-forte. 1 Tabl. entspricht 0,1 Animasa, 0,025 g Jodeiweiß 20%, 0,075 Bromeiweiß 15%, 0,001 g Nitroglyzerin. 3mal tägl. 1 Tabl. nach dem Essen. Packung 25 St. Organo-Therap. Werke, Osnabrück.

Antacid, ein Salzgemisch analog der quantitativen Zusammensetzung des Blutserums mit Ausnahme des Na. Zur Alkalisierung des Körpers. Da einfache Säuerung des Körpers zu depressiven Zuständen führt, so muß durch Alkalisierung der depressive Zustand zu beheben oder zu vermeiden sein. Bei menstruellen und prämenstruellen Depressionen 3mal tägl. 1 gestrich. Teel. in Wasser. 50 g. Med.-Chem. Fabrik Helfenberg, Helfenberg i. Sa.

Anteron. Gonadotropes Hypophysenvorderlappenhormon aus dem Serum trächtiger Stuten. Durch intramusk. Injektion wird bei der Frau Follikelreifung und Ovulation, beim Manne Hodenvergrößerung und Spermiogenese bewirkt. Indikation: Sterilität der Frau, die auf mangelnde Follikelreifung und Ovulation zurückgeführt wird. Primäre Amenorrhoe, die auf mangelnder Follikelreifung beruht, ist durch Anregung der Entwicklung der weiblichen Keimdrüsen mit Anteron sehr günstig zu beeinflussen. Bei Sterilität, wo eine Uterushypoplasie vorliegt, kann mit Progynon und Proluton kombiniert das Uteruswachstum beschleunigt werden. Bei Sterilität des Mannes infolge mangelnder Spermatogenese wird durch Anteron das germinative

Epithel der Samenkanälchen angeregt und so die Neubildung und Reifung der Spermatozoen gefördert. Bei Nekrospermie ist mit Testoviron zu kombinieren. Auch bei Impotenz kommt Anteron in Frage, da es sowohl den interstitiellen als auch den gametogenen Faktor enthält, am besten kombiniert mit Testoviron. Dosierung: Bei Frauen 2 Wochen lang 2—3mal wöchentl. je 1 Amp. zu 5000 IE. In leichteren Fällen nur 1000 IE. intram., dann die Menstruation abwarten, beim Ausbleiben eine Wiederholung. Bei Männern wöchentl. 2—3 Amp. zu je 5000 IE. bis zum deutlichen Erfolg. Packung mit 2 Amp. zu je 1000 IE. und 2 Amp. Lösungsmittel 6,80 DM, 2 Amp. zu je 5000 IE. mit 2 Amp. Lösungsmittel 27,— DM. Schering A.-G., Berlin-West.

Anthaesin-Salbe 5 und 10% (P-Aminobenzoesäureaethylester) in Tuben zu 20 g, 1,55 DM, 1,85 DM. Bei Pruritis, Brandwunden, Ulcus cruris. Als Brustwarzenbalsam: Anthaesin 5,0, Kamillenfluidester 5,0, Alumin. acet. 5,0, Vasel. c. Emulg. 10,0, Vaselin ad 100,0, Tuben zu 20,0 g. Als Dragées: Anthaesin 1,0, Menthol-Eucalyptus-Thymol-Gemisch 0,45, Triaethanolammoniumchlorid 1,0, Aluminiumacetat 2,0, Zucker 89,55, Massa ad 100,0. Bei Katarrhen der oberen Luftwege. Schachtel zu 40 g. Gerana-Werke, Gera.

Anthrarobinum. Reduktionsprodukt des Alizarins. Gelbbraunes, geruch- und fast geschmackloses Pulver, in heißem Wasser löslich. Als 10proz. Salbe bei Psoriasis und Herpes tons. Anthrarobin. 10, Ol. Oliv. 30, Ad. Lanae c. Aq. ad 100 (Behrend).

Anthrasol. Entfärbter Teer, hellgelbe, ölige Flüssigkeit, beschmutzt Haut und Wäsche nicht. Wird entweder rein, in Lösung oder als Salbe angewandt, überall, wo Teerbehandlung angezeigt ist. Unverdünnt zum Einpinseln, als 10—20proz. Salbe als Lösung in Alkohol oder Öl. Zur Ekzemnachbehandlung. Anthrasol 1—5, Alcohol. absol. ad 25 zum Einpinseln. Anthrasol 3, Lanolin 6, Zinkoxyd, Amylum aa ad 30,0 oder Acid. salicyl. 2, Hg. praec. alb. 10, Anthrasol 5—10, Vaselin flav. ad 100 bei Psoriasis vulg. Anthrasol, Zinc. oxyd. aa 30, Glycerin 10, Aq. ros. ad 300 bei Pruritus. Anthrasol, Lanolin aa 3, Ungt. Glycerin ad 30 bei Pruritus. Anthrasol, Lanolin aa 3, Ungt. Glycerin ad 30 bei Pruritus ani et pudendi. Knoll A.-G., Ludwigshafen.

Antifebrin = Acetanilidum.

Antihyperton. Theobrominstrontium-Strontiumrhodanid Acid. phenylaethylbarbitur. Carbo laxat. in Pillenform. Gegen Blutdruckerhöhung 3mal tägl. 2 Pillen. Packung mit 25 und 50 St. 1,90 und 3,80 DM. Arzneimittelfabrik G. m. b. H., Frankfurt a. M.

Antineuralgicum comp. Compretten bestehen aus: Phenac. 0,15, Coffein 0,05, Aminophenazon 0,075, Acid. acetylosalic. 0,1, MgO 0,025, Sacch. obduct. Packung mit 10, 20, 100 St. (0,62, 1,14, 4,18 DM). 2 bis 3mal tägl. 2 Compretten bei Grippe, Neuralgien, Migräne. MBK.

Antineurin. Enthält 0,25 Phenacetin und 0,15 Trichlorbuturaldehydhydrat. Bei Neuralgien, Zahnschmerzen 3mal tägl. 2 Tabl. 20 Tabl. zu 0,5 g 1,21 DM, 10 Tabl. 67 Dpf. Merz & Co., Chem. Fabr., Frankfurt a. M.

Antiphlebin. Eine hochprozentige, sterile Chinin-Salz-Lösung mit Zusatz eines Anaestheticums zur Verödung der Hämorrhoiden. Bei kleinen äußeren Knoten wird mit Alkohol gereinigt. Man spritzt 1—2 Tropfen, in größere 2—4 Tropfen. In schweren Fällen zuerst Darmentleerung, 2—3 Tage Bettruhe, bei Entzündung kühle Umschläge. Danach Reinigung mit Alkohol und Ansaugung der Knoten (5—10 Min.). In die prall gefüllten Knoten werden 2—4 Tropfen und mehr gespritzt. Die Einspritzung ist fast schmerzlos. Blutungen sind keine Kontraindikation. Nach Injektion indifferenter Salbenverband. Die Dauer der Heilung schwankt zwischen 6 und 12 Wochen. Bettruhe nicht erforderlich. Emboliegefahr besteht nicht. In einer 1-ccm-Spritze entspricht ¼ Teilstrich ungefähr 2 Tropfen. Packung mit 6 Amp. zu ½ ccm. Sächs. Serumwerk A.-G., Dresden.

Antiphlogistine. Eine schmerzstillende Pasta in Kruken. Zusammensetzung: Alum. silicat. americ. vap. parat., Glycerin q. s. ad 1000,0, Acid. boric. 1,2, Acid. salic. 0,2, Jod 0,15, Ol. aether. q. s. Man stellt die Kruke in heißes Wasser, rührt mit einem Spatel darin um und streicht den Brei so heiß als möglich fingerdick auf die schmerzhafte Stelle. Darüber Watte oder Flanell. Der Umschlag kann über Nacht liegenbleiben. Kruken zu 1,87 DM = 150 g, Kruken zu 3,14 DM = 300 g, Kruken zu 4,49 DM = 500 g, Kruken zu 7,15 DM = 900 g. Kade-Denver Co. m. b. H., Berlin-Lichterfelde.

Antipyrin. Pyrazolonum phenyldimethylicum. Weißes, in Wasser lösliches Pulver, als Antipyreticum und Antineuralgicum. Bei Kopfschmerz, Fieber, Erkältung 0,5—1 g, 3mal tägl. 1 Pulver, oder als Mixtur Antipyrin 5, Sirup. Rub. Id. 30, Aq. ad 200, 2stündl. 1 Eßl. Tabletten: Röhrchen mit 20 St. zu 0,3 und 0,5 g (68 Dpf. und 94 Dpf.). Für Kinder Antipyrin 1, Vin. Tokayense 20, Sirup. c. Aurant. 20, Aq. ad 100, 2stündl. 1 Tee- bis Kinderlöffel voll. Größte Einzelg. 2 g, größte Tagesg. 4 g. Tabl. zu 0,5 g 20 St. 95 Dpf. Farbwerke Hoechst, Frankfurt-Höchst.

Antistin ist ein 2-Phenyl-benzyl-aminomethyl-imidazolin, ein Histamin-Antagonist zur Behandlung allergischer Erkrankungen und anaphylaktischer Reaktionen: Bronchialasthma, Pruritus bei Ikterus, Arzneiexanthem, Urtikaria, Ekzem, Neurodermatitis, Prurigo, nervöser Pruritus. Auch bei Gastritis und Colitis, wenn eine allergische Komponente beteiligt ist. Desgl. bei Serumkrankheit und anaphylaktischem Schock. Man gibt 3mal tägl. 1 Tabl., am Tage höchstens 6 Tabl., oder 3mal tägl. 1—2 ccm Antistin intram. oder langsam intrav. Behandlungsdauer 5—10 Tage. Die Tabl. werden während des Essens genommen. Antistin-Creme 2proz. zur lokalen Behandlung. Packungen mit 10 Tabl. 1,95 DM, mit 20 Tabl. 3,95 DM zu 0,1 Antistin, mit 5 Amp. zu 2 ccm mit 0,1 Antistin 4,95 DM. Ciba A.G., Wehr, Baden.

Antistin-Privin besteht aus $\frac{1}{2}\%$ Antistin und $\frac{1}{4}°/_{00}$ Privin, und bei der Anwendung haben wir eine sich addierende Wirkung. Bei Heuschnupfen genügen meist 3—4mal täglich in die Nase einzuträufeln. Die abschwellende Wirkung auf die Nasenschleimhaut ist stark und die Sekretion wird rasch eingeschränkt. Auch das allgemeine Befinden wird günstig beeinflußt. Anzuwenden bei Heuschnupfen, Rhinitis vasomotorica, Heuschnupfen-Conjunctivitis 3—4mal täglich 2—4 Tropfen in jedes Nasenloch. In hartnäckigen Fällen kann man gleichzeitig 3mal tägl. $\frac{1}{2}$—1 Tabl. oder 3mal tägl. $\frac{1}{2}$—1 ccm intramusk. oder langsam intrav. Antistin geben. Glas mit 10, 20 und 100 ccm Antistin-Privin 2,45 DM, 4,25 DM. Ciba A. G. Wehr/Baden.

Antithyreoidin Moebius. Blutserum von thyreoidektomierten Hammeln. Packungen mit 10 ccm 4,96 DM, mit 20 Tabl. zu 0,05 4,96 DM, mit 5 Amp. zu 1 ccm 3,90 DM. Bei Morbus Basedow, Struma parenchymatosa 3mal tägl. 10 Tropfen, alle 2 Tage um 5 Tropfen steigend bis zu 3mal 30 Tropfen. Dann in derselben Weise abwärts. Tabletten: Am 1. und 2. Tage 3—4mal 1 Tabl., am 3. und 4. Tage 3mal 2 Tabl., am 5. und 6. Tage 4mal 2 Tabl., am 7. und 8. Tage 5mal 2 Tabl. Intramusk. alle 2 Tage 1 ccm, nach 10 Tagen tägl. 1 ccm, nach weiteren 10 Tagen tägl. 2 ccm. Die Tabletten existieren auch in einer Stärke von 0,5 g, so daß diese Tabletten 10mal soviel Trockenantithyrioidin enthalten als die früheren. Man gibt von diesem Antithyreoidin „stark" 2—4 Tabl. tägl. 10 Tabl. zu 0,5 g 12,40 DM. Die flüssige Form ist in ihrer Stärke die gleiche geblieben. Um aber einen Erfolg zu erzielen, empfiehlt es sich, davon 5—10 ccm tägl. zu geben. Merck, Darmstadt.

Anusol. Jodresorcinsulfosaures Wismut. Bei Hämorrhoiden als Suppositorien, die aus Anusol, Zinkoxyd und Perubalsam bestehen. Packungen mit 6 und 10 St. Salbe: Tube mit ca. 40 g. Goedecke & Co., Chem. Fabrik A. G., Berlin, Werk Memmingen.

Apicosan. Eine injizierbare eiweißfreie Bienengiftlösung (Apitoxin, frei von Histamin) in Ampullen (das Bienengift ist keine Ameisensäure, sondern es steht zwischen den eiweißfreien Sapotoxinen, wie dem Krotalotoxin und Ophiotoxin der Schlangengifte und den Giften der Kantharidingruppe). Im Handel sind folgende Stärken: Stärke I schwach (1 Einheit), Stärke II mittel (3 Einheiten), Stärke III (9 Einheiten) in Schachteln zu 5 und 10 Amp., jetzt auch Apicosan N gegen Neuritis, Ischias, Neuralgien. Der Stärke I ist eine braune Probeampulle mit 0,1 ccm der Stärke I beigefügt, um auf Überempfindlichkeit des Kranken gegen Bienengift zu prüfen. Bei Überempfindlichkeit treten innerhalb ¼ Std. Herzstörungen auf. Verläuft die Prüfung ohne Zeichen einer Überempfindlichkeit, so beginnt die eigentliche Behandlung. Man beginnt mit 0,3 ccm von Stärke I und verteilt auf 2—3 intracut. Quaddeln. Tritt keine Herdreaktion ein, so gibt man am nächsten Tage die gleiche Dosis und steigert allmählich auf 0,6 ccm und dann 1 ccm in 3—4 Quaddeln. Jede Reaktion läßt man zuerst abklingen. Wird 1 ccm der Stärke I vertragen, so beginnt man mit Stärke II in der gleichen Dosierung, dann folgt in der gleichen Weise Stärke III. Die Gesamtbehandlung dauert 3—5 Wochen. Da Apicosan durch Alkohol verändert wird, so darf weder Haut noch Spritze mit Alkohol gereinigt werden. *Indikation:* Neuralgien, Neuritiden, Ischias, Rheuma: Myalgien, Iritis rheumatica. *Kontraindikation:* Überempfindlichkeit gegen Bienengift, Lues und Tuberkulose.

Stärke	I	II	III	N
5 Amp.	2,25 DM	2,30 DM	4,33 DM	1,90 DM

Dosierung des Apicosan N: Täglich setzt man mit 0,1 ccm Apicosan N eine Quaddel. Nach 3—4 Tagen tritt öfter völlige Schmerzfreiheit ein. Die Behandlung wird dann abgebrochen. Kurpackung zu 6,15 DM, Apicosan-Salbe 20 ccm 2,90 DM. Dr. Aug. Wolff, Chem. Fabrik Vinces G. m. b. H., Bielefeld.

Aplona. Ein reines, aus frischen Äpfeln dargestelltes Pulver zur Durchführung der Apfeldiät bei Durchfallserscheinungen kleiner Kinder, auch größerer Kinder und Erwachsener. Man gibt einen gehäuften Kaffeel. = 4 g in die heiße Flüssigkeit und läßt unter Umschütteln 5—10 Min. stehen. Säuglinge bekommen 3 Tage lang 20—40 g Aplona tägl. Erwachsene 30 bis 50 g pro die. Nicht mit Zucker süßen! Packung mit 100 g (1 = 30 g Frischapfel) 2,33 DM. S. Santuron und Afrutan. Kali-Chemie A.-G., Sehnde (Hannover).

Apomorphinum hydrochloricum. Ein aus Morphium durch Wasserabspaltung gewonnenes Alkaloid. Unterliegt nicht dem Opiumgesetz. Grauweiße Krystalle, die sich in 50 Wasser lösen. Als Expectorans: Apomorph. hyd. 0,05, Acid. hydrochlor. 0,5, Aq. ad 200, 2stündl. 1 Eßl. Als Emeticum ½—1 ccm subcut. von einer 1proz. Lösung. Bei Kindern 0,02 auf 10, ½—1 Spritze zum Erbrechen. Die Wirkung ist zentral. Größte Einzelg. 0,02, größte Tagesg. 0,06 g.

Apondon besteht aus Thyreoidea stand. entsprechend 0,5 mg Jod, deren nachteilige Wirkung durch Ergocholin weitgehend ausgeglichen wird. Hierdurch kann die Schilddrüsenzufuhr eine wesentlich höhere sein. Man beginnt mit 1—2 Kugeln tägl. und steigert auf 2—4. Bei Fettsucht. Packung mit 25 Kugeln 3,73 DM, 50 Kugeln 7,— DM. Diwag, Chem. Fabr. A. G., Berlin-Waidmannslust.

Apyron ist Acid. acetyl. salic, c. calc. carbon. Jede Tablette enthält 0,25 Acetylsalicylsäure. In der Anwendung wie alle anderen Salicylpräparate. In Packungen mit 40 Tabl. 90 Dpf. Joh. Wulfing, Chem. Fabr., Gronau (Hannover).

Aqua amygdalarum amararum. Bittermandelwasser. Klare Flüssigkeit, aus Mandelsäurenitril hergestellt, enthält 0,1% Blausäure. Innerlich 0,5—2 g mehrmals tägl., meist zusammen mit Morphium oder Codein.

Morph. hyd. 0,1, Aq. Amygd. am. ad 10, 3mal tägl. 10 bis 15 Tropfen, oder als Mixtur Inf. Rad. Ipecac. 0,5:175,0, Morph. hyd. 0,1, Aq. Amygd. am., Ammon. chlorat. aa 5, Sirup. simpl. ad 200, 2stündl. 1 Eßl. Größte Einzelg. 2 g, größte Tagesg. 6 g.

Aqua calcariae. Kalkwasser. Klare, farblose Flüssigkeit, dargestellt aus 1 Teil gebranntem Kalk und 104 Teilen Wasser. Äußerlich bei frischen Brandwunden als Liniment zu gleichen Teilen mit Leinöl. Innerlich 50 bis 100 g in Milch oder Wasser zur Kalkzufuhr, auch bei Diarrhoen.

Aqua carbolisata. 2—5proz. Carbolwasser. 2proz. zur Wundreinigung, 5proz. zu Desinfektionszwecken.

Aqua carminativa. Wäßriges Destillat aus Flor. Chamon. rom., Cort. Aurant., Fol. M. pip., Fruct. Coriandri, Fruct. Foenic. Zusatz zu Carminativmixturen.

Aqua chlorata. Chlorwasser. Mit Chlor gesättigtes Wasser. Klare, gelbgrüne Flüssigkeit zur Pinselung bei Diphtherie 50proz.

Aqua chloroformii. 5 Chloroform, 995 Aqua. Innerlich 1 bis 4 Eßl. voll bei Zersetzung und Gärungsvorgängen im Magen, auch bei Erbrechen.

Aquacillin comp. Bayer, Depot-Penicillin ist ein Gemisch von 75% krystallisiertem Procain-Penicillin G und 25% gepuffertem Penicillin G-Kalium, welches mit bidestilliertem Wasser oder steriler physiologischer Kochsalzlösung gleichzeitig eine wäßrige Penicillinlösung und -suspension ergibt. 1 ccm des injektionsfertigen Präparates enthält 300000 iE krystallisiertes Procain-Penicillin G in Suspension und 100000 iE krystallisiertes Penicillin G-Kalium in Lösung. Die Penicillin-G-Kalium-Lösung erzeugt einen hohen Penicillinspiegel im Blut und Gewebe, der durch die Depotwirkung von Procain-Penicillin für eine Dauer von 24 Stunden sichergestellt wird. In das Fläschchen mit 400000 iE Aquacillin comp. gibt man 1,1 ccm bidestilliertes Wasser oder sterile physiologische Kochsalzlösung, in das Fläschchen mit 2000000 iE gibt man 4,2 ccm Aq. bid. oder sterile physiologische Kochsalzlösung. Es darf nur intramusk. injiziert werden. Bei Gonorrhoe genügt 1 ccm Aquacillin comp., bei Komplikationen 4—5 Tage 1—2 ccm täglich. Bei Pneumokokken, Strepto- und Staphylokokkeninfektionen täglich 1 ccm bis 48 Stunden nach Fieberfreiheit, bei schweren Fällen 2mal täglich 1—2 ccm Aquacillin comp. in zwölfstündigen Abständen. Bei Syphilis täglich 2 ccm Aquacillin comp. während 10 Tagen intramusk. Bei Menningitis gibt man neben Supronalum noch täglich 1—2 ccm Aquacillin comp. Zur intralumbalen Penicillinanwendung ist nur Penicillin G-Kalium verwendbar. Aquacillin ist auch wirksam bei Aktinomykose, Milzbrand, Angina Plaut vincenti, auch zur Unterstützung der antitoxischen Serumtherapie bei Diphtherie und Gasödemen. Bei Penicillin-Überempfindlichen ist die Anwendung kontraindiziert. Es treten Urticaria und angioneurotische Ödeme auf, die durch Antihistaminica nicht beeinflußbar sind. In schweren Fällen wird trotz der Nebenerscheinungen die Behandlung fortgesetzt. Flasche mit 400000 iE und mit 2000000 iE Bayer, Leverkusen.

Aqua cosmetica Kummerfeldi. Camph. trit., Gummi arab. aa 6, Sulf. pr. 25, Aq. Calc. ad 200. Bei Sommersprossen und Hautunreinigkeiten.

Aqua cresolica. Kresolwasser besteht aus Kresolseifenlösung 1,0, Wasser 9,0.

Aqua phenolata = Aq. carbolisata.

Aqua picis. Teerwasser, aus Pix liquida bereitet. Zur Inhalation bei Katarrhen mit profuser Sekretion, Bronchitis putrida. Als Verbandwasser bei Exanthem und Geschwüren.

Aqua plumbi. 1 Teil Liqu. Plumb. subacet., 49 Wasser. Zu Kühlumschlägen, auch als Augenwasser.

Arantil ist Novalgin + Pyramidon-Diaethylallylacetamid in molekularer Bindung. Gegen alle schmerzhaften Zahn-, Mund- und Kiefererkrankungen.

Über den Tag verteilt 6—10 Perlen. Packung mit 20 Perlen 1,34 DM. Farbwerke Hoechst, Frankfurt a. M.-Höchst, Dentalabteilung, Leverkusen a. Rh.

Arcanol. Acidum acet. salic. und Atophan-Methylester aa 0,5. Von hellgelber Farbe, in Wasser unlöslich. Es vereinigt die entzündungswidrige Eigenschaft beider Mittel. Bei allen Erkältungskrankheiten, besonders Grippe. Vorsicht bei Leber- und Gallenblasenkrankheiten. Röhren mit 10 Tabl. à 1 g 1,— DM, 3—5mal tägl. 1 Tabl. Schering, A. G., Berlin West.

Abruz ist aus dem Milchsaft der tropischen Carica papaya (Melonenbaum) hergestellt, der ein Verdauungsenzym enthält, das spezifisch auf Fleisch wirkt und allgemein die Magenverdauung verstärkt und die Darmverdauung verbessert. Bei Dyspepsie, Magen- und Darmstörungen 2 bis 3 Tabl. zu den Mahlzeiten. 60 Tabl. 1,55 DM, 120 Tabl. 2,65 DM. Dr. Schwab, G. m. b. H., München 13.

Argentum chloratum. Chlorsilber. Weißes, in Wasser unlösliches Pulver ohne ätzende Wirkung. Innerlich 0,002—0,1, in Pillen 3- bis 4mal tägl. 1 Pille bei Neurosen und Chorea, oder als subcut. Injekt. Argent. chlor. 0,1, Natr. subsulfuros. 0,6, Aq. 20, tägl. ½—1 Spritze bei Tabes.

Argentum citricum s. Itriol.

Argentum colloidale s. Collargol.

Argentum nitricum. Lapis infernalis, Höllenstein. Weiße, bei 200° schmelzende Stäbchen, in 0,6 Wasser, in 14 Teilen Weingeist und in Ammoniak löslich. Es wurde früher bei Neurosen und Tabes innerlich gegeben. Heutzutage nur noch bei Ulcus ventriculi, katarrhalischen und ulcerierenden Darmaffektionen. Argent. nitr. 1, Bolus alb. 10, f. pil. Dos. 100, 3mal tägl. 1—2 Pillen. Äußerlich als Ätzmittel zur Reizung der Schleimhaut im Rachen, Kehlkopf, Uterus usw., entweder in Substanz an eine Sonde geschmolzen, oder mit Salpeter zusammengeschmolzen als Ätzstifte, oder in 1—5proz. Lösung. Zu Augenpinselung 0,5—2proz., zu Blasen- und Magenspülungen 1:5000 bis 1:1000. Spült man die Blase zuletzt mit 2proz. Lösung, so ist mit 1proz. Kochsalzlösung nachzuspülen. Arg. nitr. 0,1, Aq. dest. 15 ad Vitr. nigr. Augentropfen. Zur Verhütung der Blennorrhoea neonatorum. Arg. nitr. 0,1, Aq. dest. ad 150 ad Vitr. nigr., 3mal tägl. 1 Eßl. vor dem Essen bei Ulcus ventriculi. Arg. nitr. 1, Aq. dest. q. s. Bals. peruv. 3, Vaselin fl. 30. Frostsalbe. Arg. nitr. 0,5, Bals. peruv. 1, Vaselin ad 30. Bei Decubitus. Arg. nitr. 1, Ol. Oliv. 1, Adip. Lan. anh. 10 bei Fissura ani. Größte Einzelg. 0,03, größte Tagesg. 0,1.

Argentum nitricum cum kalio nitrico. Weiße, harte Stäbchen, die aus 1 Teil Silbernitrat und 2 Teilen Salpeter bestehen. Als Ätzstifte.

Argentum proteinicum s. Protargol.

Argolaval stellt eine 2proz. wäßrige Lösung von Hexamethylentetraminsilbernitrat dar. Die Konzentration der im Handel befindlichen Lösung entspricht einer 1proz. Argent. nitric.-Lösung. An keimtötender und katarrhbeschränkender Eigenschaft kommt es dem Argent. nitr. gleich, ja ist ihm noch überlegen, ohne nachteilige Wirkungen zu haben. Im Handel als Lösung. Bei Cystitis, Pyelitis, Conjunctivitis, Hornhautulcus, Tränensackeiterung. Hiervon werden bei Beginn der Cystitisbehandlung 5 ccm mit 500 Wasser vermischt, später 10 ccm in 300—200 Wasser (= einer Argent. nitr.-Lösung 1:1000). 25 ccm 85 Dpf. Als 2proz. Salbe mit Perubalsam bei Ulc. cruris, Decubitus, infizierten Wunden, 20 g 1,10 DM. Als Augensalbe ebenfalls 2proz., 10 g 1,30 DM. Chem. Fabrik Tempelhof, Berlin-Tempelhof.

Aristamid. 1 Tabl. enthält 0,5 g 6 Sulfanilamido, 2,4 dimethylpyrimidin. Bei großer therapeutischer Breite hat Aristamid eine unerreichte Verträglichkeit. Indikationen: Pneumonie, Meningitis, Infektionen der Harnwege, septische Erkrankungen. Dosierung: Je nach Schwere der Krankheit 8—12 g = 16—24 Tabl. tägl., evtl. zu Beginn der Behandlung 2—4 g = 2 bis 4 Amp. intrav. 3 und 10 Amp. zu 3 ccm mit 1 g 2,70 und 7,80 DM, 3 und 10 Amp. zu je 10 ccm mit 3 g 6,70 und 19,75 DM.

Aristamid-Saft (noch besser verträglich) 10proz., 100 ccm = 20 Tabl., öfter einen Kinder- bis Eßl. voll, 100 ccm 3,— DM. Röhre mit 10 und 20 Tabl. 1,65 und 3,05 DM. Zäpfchen mit 1 g, 6 St. 2,60 DM. 30proz. Lösung zur lokalen Anwendung 100 ccm 9,25 DM. Ohrentropfen 30proz., 2,50 DM, Augentropfen 10proz. 5 und 20 ccm 1,15 und 1,90 DM. Augensalbe 10proz. 5 g 1,45 DM. Nordmark-Werke G. m. b. H. Hamburg.

Aristochin. Dichininkohlensäureester. Weißes Pulver, in Wasser unlöslich. Chininpulver ohne schädliche Nebenwirkungen 1—3mal tägl. 0,5—1 g. Kindern 0,2—0,8 pro Tag bei Keuchhusten. Als Pulver und als Tabletten zu 0,5 in Röhren mit 10 und 20 St. 3,25 DM, 6,10 DM. C. F. Boehringer & Söhne G. m. b. H., Mannheim.

Arovit „Roche" (Vitamin A) ist stabilisiertes, auf synthetischem Wege gewonnenes Vitamin A in Form des Acetates. Vitamin A kommt in seiner Vorstufe in Karotten, Spinat, Kohl usw., dann in Lebertran, Milch, Eidotter vor. Diese Vorstufe Carotin ist fettlöslich und wird unter dem Einfluß der Galle mit den Fettstoffen der Nahrung resorbiert und in Vitamin A verwandelt (z. B. in der Leber). Bei seinem Mangel entsteht Nachtblindheit, Geschwürbildung an der Hornhaut (Xerophthalmie), Erkrankungen der Haut, Ozaena, Anfälligkeit für katarrhalische Affektionen, Hyperthyreose, Leberaffektionen. In leichten Fällen täglich 2 Dragées, in schweren Fällen 2—3mal täglich 2 Dragées. Packung mit 30 und 200 Dragées zu 50000 i E Vitamin A (ca. 17 mg Vitamin A-Acetat) 7,60 und 36 DM. Deutsche Hoffmann-La Roche A. G., 17b Grenzach/Baden.

Arsen-Eisentropon. Verbindung von Arsen und Eisen mit Eiweiß. Jede Tablette von 1 g enthält 1 mg As_2O_3 und 50 mg Fe. Tägl. 1 bis 2 Tabl. Packung mit 50 Tabl. 1,26 DM. Troponwerke, Mühlheim a. Rh.

Arsen-Feometten s. unter Feometten.

Arsen-Hepatrat s. Hepatrat. Arsen-Helpin s. Helpin.

Arsen-Präparate zur Injektion. S. Astonin, As-Helpin, Optarson,

Arsen-Promonta s. unter Promonta.

Artamin. Phenylchinolincarbonsäure. In der Wirkung wie Atophan. Packung: Tabl. 0,5 g 20 St. 67 Dpf., 3—4mal tägl. 1—2 Tabl. Alpine chem. A. G. Kufstein, Büro Berlin NW 7, Luisenstraße 41.

Arthigon. Polyvalente Gonokokkenvaccine aus einer großen Zahl von Gonokokkenstämmen verschiedener Herkunft. Es stellt eine leicht getrübte, farblose Flüssigkeit dar, die aus einer Emulsion schonend abgetöteter Gonokokkenbacillen in steriler 40proz. Urotropinlösung besteht. 1 ccm enthält 100 Millionen Gonokokken. Die Behandlung mit Arthigon zeigt besonders günstige Resultate bei gonorrhoischen Komplikationen, vor allem bei Arthritis gon. und Epididymitis. Die Schmerzen lassen bald nach und die Resorption geht schnell vonstatten. Ebenfalls hat es sich bewährt bei Prostatitis und Cystitis gon., Cervicalgonorrhoe und Adnexerkrankungen. Das Fieber, das nach der Einspritzung als Reaktion eintritt, ist meist harmlos. Die Reaktion tritt nach 2 Std. ein und ist nach einigen weiteren Stunden abgeklungen. Man injiziert am besten intrav., wo dies nicht möglich, intramusk. Für *diagnostische Zwecke,* zur Feststellung gonorrhoeverdächtiger Erkrankungen ist die Dosis bei erwachsenen Männern 0,1 ccm = 10 Millionen Gonokokken. Bei schwächlichen, jugendlichen Individuen 0,05 ccm = 5 Millionen Gonokokken. Bei Frauen 0,03—0,05 ccm = 3—5 Millionen. Man injiziert vormittags, läßt den Kranken im Bett und mißt stündlich die Temperatur. Liegt Gonorrhoe vor, so erfolgt nach einigen Stunden Kopfschmerz mit Temperaturanstieg. Bei Nichtgonorrhoikern erfolgt entweder keine Reaktion oder nur ein Temperaturanstieg von 1—1,5°. Höhere Temperatur spricht für Gonorrhoe. Lokale Herdreaktionen werden öfter beobachtet. Für die *therapeutischen Zwecke* in fieberfreien Fällen bei Erwachsenen beginnt man mit 0,1 und steigt in mehrtägigen Intervallen auf 0,3, 0,5 und 1 ccm. Bei Fiebernden, Frauen und Kindern beginnt man mit 0,05 und steigt auf 0,1, 0,2, 0,5. Man braucht 6 und mehr Injektionen. Die Injektionen werden entweder intraglutäal oder intrav. gemacht. Fl. mit 6 ccm pro ccm 100 Millionen Keime 2,50 DM. Extra stark 3 ccm pro ccm 1000 Millionen Keime 2,80 DM. Vor Gebrauch zu schütteln!

Arthigon extra stark. 1 ccm enthält 1000 Millionen Gonokokken-bacillen. Das Präparat löst sehr starke Reaktionen aus und bleibt reserviert für besondere refraktäre Fälle. Man injiziert intrav. und beginnt mit 0,1 ccm = 100 Millionen Keime und steigert innerhalb von 2 bis 3 Tagen, Packungen zu 3 ccm 2,79 DM. Vor Gebrauch umschütteln! Schering A.-G., West.

Asa foetida. Nur als Tinktur im Gebrauch bei Hysterie.

Asafoetin aus Asa foetida, deren Inhaltsstoffe mit denen des Knoblauchs verwandt sind, hergestellt. 1 Tabl. enthält die gleiche Menge organisch gebundenen Schwefel wie 3 g frischer Knoblauch. Bei Gärungsdyspepsie, Flatulenz, Darmkatarrh 3mal tägl. 1—2 Tabl. Der üble Asafoetidageruch ist hier vollkommen beseitigt, so daß auch die Atemluft nicht riecht. 30 Tabl. Hageda A. G., Berlin NW 21.

Askaridol-Lösung „Bayer", eine 2½proz. Lösung von reinem, aus Chenopodiumöl isoliertem Askaridol in Rizinusöl. Gegen Wurmkrankheiten, besonders Askariden und Ankylostomiasis (Hakenwurm). Nach Fasten am Vorabend morgens nüchtern Erwachsene 25 ccm, Kinder bis 12 Jahre 1 ccm pro Lebensjahr, vom 12. bis 18. Jahr 1¼ ccm pro Lebensjahr. Ist spätestens nach 4 Stunden noch kein Durchfall eingetreten, dann sofort kräftiges Abführmittel (Ol. ricini). Nahrungsaufnahme erst nach Stuhlentleerung. Frühestens nach 14 Tagen kann die Kur wiederholt werden. Flasche mit 25 ccm 1,90 DM, 15 ccm 1,30 DM. Farbenfabriken Bayer, pharm. Abtlg., Leverkusen/Rh.

Asparaginum. Diureticum in Dosen 0,05—0,1.

Aspasan-Inhalationslösung gegen Asthma enthält außer 0,5% rac. Dioxy-ephedrin und 1% Suprifen das Diphenyl-piperidinopropanchlorhydrat, das eine langanhaltende bronchospasmolytische Wirksamkeit zeigt. Für die Inhalation genügen meist nur wenig Atemzüge. Jeder Inhalator, der feinst zerstäubt, ist brauchbar. Fl. mit 10 ccm 3,25 DM. Jetzt auch Tabl. mit und ohne Coffein. Ohne Coffein, um einen Nachtanfall zu verhüten. Amp. zu 1 ccm zur intramusk., im Bedarfsfalle zur intrav. Injektion. Kindern ¼—½ Amp. Tabl. T (Tag) mit Coffein 0,33 g, Tabl. N (Nacht) ohne Coffein 0,23 g. Packungen mit 10 St. 1,90 und 1,75 DM, Amp. 1 ccm 10 St. 3,75 DM. Farbwerke Hoechst, Frankfurt a. M.-Höchst.

Aspidinolfilicinum oleo solutum (Filmaronöl), eine 10proz. Lösung von Aspidinolfilicin in neutralem Pflanzenöl. S. Filmaron.

Aspiphenin enthält 0,3 g Aspirin und 0,2 g Phenacetin. Gegen Erkältung 2—6 Tabl. tägl. 20 Tabl. zu 0,5 g —,90 DM. Farbenfabriken Bayer, pharm. Abtlg., Leverkusen/Rh.

Aspirin s. Acid. acetylosalicylicum. Reine, schwer spaltbare Acetylsalicylsäure. Das bekannte Analgeticum, Antirheumaticum und Antipyreticum. Das Originalprodukt zerfällt erst jenseits des Magens, daher frei von Magenstörungen. 2—6 Tabl. tägl. Bei schwerem Gelenkrheumatismus 6—10 Tabl. Packung mit 20 Tabl. zu 0,5 g 1,— DM. Bayer, Leverkusen a. Rh.

Asthmaform. Eine Kombination von Nebenschilddrüsen, Nebennieren und Hypophysenauszug mit Atoxatrin in Ampullen zur intramusk. Injektion gegen Asthma bronchiale. In Schachteln mit 10 Amp. zu je 1 ccm 3,40 DM, als Tropfen, die Extrakt aus Arnika und Potentilla anserina mit alkoholischer Benzylesterlösung enthalten. 3mal tägl. 10—20 und mehr Tropfen. 20 g 1,15 DM. Bei Bedarf 1 Amp. 10 Suppos. 3,50 DM. Labopharma, Berlin W 35.

Asthmakräuter. Bestehen aus Folia Stramonii, Bellad. und Nitraten. 1 Eßl. voll anzünden morgens und abends. Dose mit 75 g 1,09 DM. Temmler-Werke, Berlin-Johannisthal.

Asthmapulver Neumeier zum Räuchern. Packung 1,09 DM. Firma S. Neumeier, Frankfurt a. M. 1, Poststr. 8a.

Asthmatrin. Enthält in 1 ccm 0,0006 g wirksame Nebennierensubstanz, Hypophysenhinterlappenextrakt (= 0,03 Voegtlin-E.), 0,006 g Papaverin hydrochl. In Ampullen zu je 1,1 ccm zur subcut. und intramusk. Injektion bei Asthma. In Schachteln mit 3 und 10 Amp. 1,15 DM, 2,85 DM. Als Zäpfchen 10 St. 2,90 DM. Promonta, Hamburg.

Asthmolysin. Asthmamittel. In Ampullen zu 1,1 ccm mit 0,0008 g Nebennierenextrakt, 0,04 g Hypophysenextrakt zur subcut. Injektion. Packungen mit 3 und 10 Amp. zu 1 ccm. Zur Zerstäubung in 10-ccm-Flaschen. Als Scheibchen in Röhren mit 20 St. Zum innerlichen Gebrauch. 6 und 10 Suppos. Dr. Kade, Berlin SO 26.

Asthmosan besteht aus Adrenalin mit Hypophysenhinterlappenextrakt (Pituigan). 1 ccm enthält 0,5 mg Adrenalin und 1 mg Voegtlin-Standard-Hypophysenhinterlappentrockensubstanz = 7 mg frische Drüse. Bei Asthma, Bronchospasmus, Osteomalacie, Rachitis, Addison, subcut. oder intramusk., 1 ccm tägl. mehrmals. Schachteln mit 12 Amp. zu 1,1 ccm. Dr. Gg. Henning, Berlin.

Astonin, schwach, enthält Natr. glycerinophosphoric. 0,1, Natr. mono-methylarsenicic. 0,05, Strychn. nitr. 0,0005 in 1 Amphiole. Schachtel mit 10 Amp. 1,67 DM. Tägl. oder jeden 2. Tag 1 subcut. Injektion. Nach 8 Tagen Pause gibt man 10 Amp. stark.

Astonin, stark. Natr. glycerinophosphor. 0,1, Natr. monomethylarsenic. 0,075, Strychnin nitr. 0,00075 in 1 Amphiole. Schachtel mit 10 Amp. MBK.

A.T. 10 ist eine ölige 0,5proz. Lösung von hydriertem Tachysterin, einem antirachitisch unwirksamen Derivat eines Bestrahlungsproduktes des Ergosterins. Es dient zum Ersatz des mangelnden Nebenschilddrüsen-hormons und wird ausschließlich nur eingenommen, nüchtern oder nach dem Essen. Die Dosierung zeigt bei verschiedenen Kranken sehr unter-schiedliche Mengen von A.T. 10. Die Höhe der jeweiligen Dosis ist abhängig von der Höhe des Serumkalkspiegels. (Normal 10—11 mg% Ca.) Wesentlich ist das Verhältnis K:Ca. Eine Störung des Kalkstoffwechsels ist nur zu erwarten, wenn das Verhältnis K:Ca über 2 liegt. Z. B. 8,3 mg% Ca + 21,9 mg% K. K:Ca = 2,64 oder 9 Ca + 21 K = K:Ca 2,34. Normal: 8,4 mg% Ca + 16,8 mg% K = K:Ca 2. Bei manifesten **tetanischen** Erscheinungen mit tiefer Hypocalcämie gibt man sofort 8—10 ccm auf einmal und tägl. 1 ccm. Blutuntersuchung am 7. Behandlungstag. Bei leichteren Fällen erneute Kalkanalyse nach 2—3 Wochen. Die Wirkung einer großen A.T. 10-Dosis auf den Kalkgehalt im Blut ist frühestens nach 2—3 Tagen nach-weisbar und ihr Maximum erst am 4. bis 7. Tag. Anfängliche Beschwerden, wie Kopfschmerz, Übelkeit, Herzklopfen, verschwinden auch ohne Unter-brechung der Kur. Bei **Otosklerose** mit einem mittleren Grad von Schwer-hörigkeit bei jüngeren Leuten gibt man mit gutem Erfolg tägl. 5—10 Tropfen 4 Wochen lang, dann 4 Wochen Pause. S. Prostigmin. Auch bei **Sklero-dermie** von ausgezeichnetem Erfolg. 2mal tägl. 10—20 Tropfen. Nach 4 Wochen 8 Tage Pause. 15 ccm 9,85 DM. Farbenfabriken Bayer, pharm. Abtlg., Leverkusen a. Rh., und E. Merck, Darmstadt.

Atebrin ist Dichlorhydrat des 2-Methoxy-6-chlor-α-diaethylamino-δ-pentylamino-acridin, ein gelbes, wasserlösliches Pulver. Atebrin pro injectione ist Atebrin-di-Methansulfonat (Atebrin-Musonat). 0,125 bzw. 0,375 g dieses in Wasser leicht löslichen Atebrin pro injectione entsprechen an wirksamer Substanz 0,1 bzw. 0,3 g Atebrin-Dichlorhydrat. Es wird durch Harn und Stuhl unverändert ausgeschieden. Bei allen Arten von Malaria. Sorgfältige Beobachtung bei gleichzeitiger Leber- und Nierenerkrankung. Dosierung: Erwachsene und Kinder über 8 Jahre tägl. 3 Tabl. Atebrin 5—7 Tage lang, Kinder von 4 bis 8 Jahren 2 Tabl. tägl., Kinder bis 4 Jahre tägl. 1 Tabl. 5—7 Tage lang. Die Tabletten werden nach dem Essen mit viel Flüssigkeit genommen. Atebrin pro inject. wird intramusk. gegeben. 0,1 g wird in 3 ccm, 0,3 g in 5 ccm steril. dest. Wasser gelöst. Kinder bis zu 1 Jahr erhalten tägl. 0,025—0,05 g, Kinder von 1 bis 4 Jahren 0,05—0,1 g tägl., Kinder von 4 bis 8 Jahren 0,2 g tägl., Erwachsene und Kinder über 8 Jahre 0,3 g. Man gibt entweder 3 Injektionen oder nur 2 Injektionen und gibt dann noch 2—3 Tage Tabletten. Die Haut kann sich durch Atebrinablagerung gelb färben. Stets für guten Stuhlgang sorgen. Nach 2—3 Tagen ist bei allen Malariaformen die Temperatur normal. Tritt doch noch Fieber auf, so ist die Kur auf 7 Tage auszudehnen. Die Parasiten aller Malariaformen verschwinden nach ungefähr 3—4 Tagen aus dem peripheren Blut mit Ausnahme von Tropicagameten, die nur durch Plasmochin vernichtet werden können. Bei starkem Parasitenreichtum im Blut und bei den schweren Formen gibt man die intramusk. Injektion. Nach einer Spritze von 0,3 g verschwindet das Fieber, eine 2. Spritze von 0,3 g am darauffolgenden Tage bringt Heilung. Kinder erhalten die weiter oben erwähnte Dosis. Auch bei Milzschwellung und Schwarzwasserfieber wird die Kur durchgeführt. **Prophylaktisch** sehr geeignet, da es lange im Körper verweilt. Erwachsene an 2 Tagen in der Woche je 2 Tabl., Kinder entsprechend weniger. Bei Malaria tropica, tertiana und quartana ist eine Nachkur mit Plasmochin durchzuführen, entweder anschließend oder nach 2—3 Tagen. Dosierung: Erwachsene und Kinder über 8 Jahre 0,02—0,03 g Plasmochin, Kinder von 4 bis 8 Jahren 0,01 bis 0,02 g Plasmochin, Kinder bis 4 Jahre 0,005—0,01 g Plasmochin 3—5 Tage lang. Packungen mit Atebrin per os mit 15 und 300 Tabl. zu 0,01 g. Atebrin pro injectione (Atebrin-di-Methansulfonat) mit 6 Amp. zu 0,1 g und 2 Amp. zu 0,3 g.

Atepe (Atebrin comp.). Jede Tablette enthält 0,1 g Atebrin und 0,005 g Plasmochin. Bei sämtl. Formen der Malaria. Kurdauer 5—7 Tage. Tägl. 3 Tabl. Kinder unter 8 Jahren 2 Tabl., unter 4 Jahren 1 Tabl. 15 Tabl. 2,50 DM. Farbenfabriken Bayer, pharm. Abtlg, Leverkusen a. Rh.

Atophan. Ist 2-Phenylchinolin-4-Carbonsäure. In Wasser unlöslich. Leicht löslich in Alkalien und beim Erwärmen auch in Säuren. Es hat einen bitterlichen Geschmack. Atophan bewirkt sowohl bei Gesunden als auch bei Kranken eine Steigerung der Harnsäureausscheidung und eine Beschränkung des Gesamtpurinstoffwechsels. Es wirkt gleichzeitig schmerzstillend, antipyretisch und antiphlogistisch. Mit Diuretin und Theophyllin sowie mit Digitalis zusammen erhöht es oft beträchtlich die diuretische Wirkung. Da es auf das Lebergewebe schädigend wirkt, so ist es bei Lebererkrankungen nicht zu verordnen. Im Körper wird es übergeführt in Oxyphenylcinchoninsäure und weiter abgebaut zu Pyricincarbonsäure. Im Gichtanfall 1—2 g tägl., die schnell Schmerzen und Schwellung beseitigen. Bei chronischer Gicht tägl. 1—2 g 4 Tage lang, dann eine Woche Pause. Bei akutem Gelenkrheumatismus 1—2 g tägl. 5 Tage hintereinander immer nach dem Essen zu nehmen, am besten mit Na. bicarb. Bei schlechter Magenverträglichkeit gibt man Novatophan (s. d.). Im Handel als Pulver in Beuteln mit 25 g und zu 0,5 g in Röhren mit 20 St. 1,30 DM. Für kleine Kinder Atophan 0,65, Mixt. gummosa ad 100. 3mal tägl. 1 Teel. Umschütteln. Schering A.-G., Berlin West.

Atophannatrium. Zur intrav. und intramusk. Injektion bei Gicht und Gelenkrheumatismus. Lösliches Atophan s. Atophanyl.

Atophanyl zur intrav. und intramusk. Injektion. Jede Ampulle enthält 0,5 Atophannatrium und 0,5 Natr. salicyl. Da die Substanz zur intrav. Injektion in 10 ccm gelöst ist, zur intramusk. in 5 ccm, ist die Konzentration dieser letzteren Ampullen doppelt so stark. Um die intramusk. Injektion schmerzlos zu gestalten, ist den intramusk. Ampullen 0,3 Urethan beigefügt. Die Lösung ist gelbbraun und klar. In der Kälte können sich einige Krystalle ausscheiden, die sich beim Erwärmen wieder lösen, Anwendung bei akutem und chron. Gelenkrheumatismus, Ischias, Neuralgien, schwerer Angina, Grippe, Pleuritis sicca, fieberhaften Entzündungen. Man injiziert langsam

1 Amp. intraven. pro Tag. Zu einer Kur gehören 10—15 Injektionen. Packung mit 5 Amp. zu 5 ccm zur intramusk. Injektion, die einen Zusatz von 0,3 g Urethan enthalten, um die Injektion schmerzlos zu machen 3,70 DM, und mit 5 Amp. zu 10 ccm zur intrav. Injektion 3,70 DM. Schering A. G., Berlin W.

Atosil, ein synthetisches Antihistaminikum, ist das salzsaure Salz des N (2'-Dimethylamino-2'-methyl-aethyl)-phenothiazins. Bei Urticaria, Pruritus, Serumkrankheit, Heufieber, allerg. bedingtem Asthma, Wespen- und Bienenstichen. Mit seiner starken Antihistaminwirkung ist ein hypnotischer und analgetischer Effekt verbunden. Auch Migräne und Neuralgien können günstig beeinflußt werden. Besonders sei auf die gute Wirkung bei Parkinsonismus hingewiesen. Atosil wird allgemein gut vertragen, es kann jedoch bei hoher Dosierung ein Zustand von Somnolenz, ein Gefühl der Trunkenheit mit Schwindel ausgelöst werden. Die Störungen gehen schnell vorüber. In solchen Fällen gibt man am besten tagsüber Neo-Bridal (2—4 Dragées über den Tag verteilt) und am Abend 1—2 Dragées Atosil. Von Atosil gibt man tagsüber kleine Dosen, z. B. 4mal tägl. 1 Dragée und abends 2 Dragées. Die Injektion ist nur für dringende Fälle. Kinder von 2 bis 5 Jahren erhalten tägl. 1—2 Dragées, von 5 bis 10 Jahren tägl. 2—4 Dragées, über 10 Jahren 2—6 Dragées tägl. Die Dragées sollen niemals nüchtern genommen werden. Die Injektionslösung kann man auch lokal anwenden bei Pruritus, Pruritus vulvae et ani. 10 und 20 Dragées zu je 0,025 g. 3 Amp. zu 2 ccm = 0,05 g. Farbenfabriken Bayer, Leverkusen-Bayerwerk.

Atoxatrin. Homatropin-Methylnitrat als 2proz. Lösung. In 1 Amp. oder Tabl. 0,0025 g. Normaldosis 0,001—0,005, Maximaldosis 0,01 pro dosi und 0,05 pro die. Bei Asthma br., Pylorospasmus, Hyperacidität, spastischer Obstipation, Nachtschweiß, auch als Mydriaticum (0,5proz.), 3mal tägl. 1 Tabl. oder Amp. Packung mit 20 Tabl. 1,75 DM oder 5 Amp. 1,75 DM. Als Suppos. mit 0,0025 g, 10 St. 3,10 DM. Labopharma, Berlin W 35.

Atoxyl. Natrium arsanilicum (p-aminophenylarsinsaures Natr.). Weißes, in Wasser leicht lösliches Salz. Arsengehalt 24%. In Gaben über 0,2 führt es zu schweren Intoxikationen (Opticusatrophie). Am besten als subcut. Injektion, da per os leicht Appetitstörungen auftreten. Von einer 20proz. Lösung 0,2 ccm subcut. und allmählich steigend bis 1 ccm = 0,2! g Atoxyl. Bei Anämie, Leukämie und Syphilis.

Atrinal ist Atropinschwefelsäureester. S. Spasmalgin.

Atropinum sulfuricum. Weißes Pulver, in Wasser und Weingeist leicht löslich, von kratzendem Geschmack. Es lähmt das parasympathische Nervensystem (Vagus). Es übt eine hemmende Wirkung auf die Sekretion der Drüsen aus. Bei 0,0005 versiegen Schweiß- und Speichelabsonderung, dann Verdauungsdrüsen und sämtliche Schleimdrüsen. Bei höheren Dosen 0,001—0,002 tritt eine Lähmung der glatten Muskulatur aller Organe ein, Auge, Verdauungstractus, Bronchien, Harnblase. *Therapeutisch:* Bei Kolik, spastischen Zuständen, Hyperacidität bei Ulcus ventriculi, Ileus, Asthma und Schweiß, zur Erweiterung der Pupillen. Atropin. sulf. 0,01, Aq. 10, 2mal tägl. 10 Tropfen, oder ¼—1 Spr. subcut. Atropin. sulf. 0,025, Pulv. et Succus Liquir. q. s. ut f. pil. Dos. 50, abends 1 Pille = ½ mg. Atropin. sulf. 0,01, Cocain. hydr. 0,1, Aq. 10. Augentropfen. Größte Einzelg. 0,001, größte Tagesg. 0,003. Im Handel als Kompretten MBK. zu 0,0005 10 St. 41 Dpf., 25 St. 81 Dpf., als Amphiolen MBK. zu 0,0005 und 0,001, 5 und 10 St. 0,60 und 1,04 DM, Tabletten zu 0,0005 im Glas mit 25 St. 79 Dpf., Ampullen in Schachteln mit 5 und 10 St. zu 0,0005 und 0,001 0,64 und 1,12 DM. C. H. Boehringer Sohn, Nieder-Ingelheim a. Rh.

Atropin. methylobromatum. Ein Antispasmodicum, Sedativum, Analgeticum und Mydriaticum. Weiße Kryställchen, in Wasser und Alkohol leicht löslich. Es ist etwas weniger giftig als Atropin und erzeugt keine so lästige Trockenheit im Mund und Rachen. Indikation wie bei Atropin.

Bei Eclampsia infant. soll es von günstiger Wirkung sein. Erwachsene
1—3mal tägl. 0,001—0,002. Kinder 0,0001—0,0002 mehrmals tägl. Als
Kompretten MBK. mit 0,001 Atrop. methylobrom. im Glas zu 25 St.
79 Dpf. Ampullen zu 0,0002 und 0,001 in Schachteln mit 5 und 10 St. 0,64
und 1,12 DM. Merck, Darmstadt. C. H. Boehringer Sohn, Nieder-Ingelheim a. Rh.

Attritin. Eine Lösung von Natr. salicylicum 17,5, Coffein 2,5, H_2O ad 100.
Kommt in Ampullen mit 4 ccm in den Handel. Zur intrav. und intramusk.
Injektion. Gegen Ischias, Rheumatismus und Pleuritis. Tägl. 1—3 Injekt.
Packung 5 Amp. 2,71 DM. Atmos-Gesellschaft, Mannheim-Waldhof.

Au-Bi-Ol, ein Gold-Wismut-Präparat zur intraglutäalen Injektion. Ein
ccm enthält 50 mg met. Wismut als basisches Subsalicylat und 2,5 mg met.
Gold in organischer Schwefelbindung als Suspension in pflanzlichem Öl.
Bei chronischem Gelenkrheuma, Arthritis deformans, Arthropathien,
Erythema nodosum 2mal wöchentl. ein ccm tief intraglutäal, in schweren
Fällen 2 ccm. Eine Kur = 20 ccm. Nach 2—3 Monaten kann die Kur wieder-
holt werden. Flasche mit 10 ccm 2,90 DM, 100 ccm 18,55 DM. E. Tosse & Co.,
Hamburg 11.

Auramin s. Pyoktanin.

Aureomycin, ein Antibioticum ist das aus dem Kulturfiltrat des Pilzes
Streptomyces aureofacieus isolierte Stoffwechselprodukt, mit einer größeren
therapeutischen Wirkungsbreite und vermag noch dort günstig zu wirken,
wo Penicillin und Streptomycin versagen, Peroral verabreicht, wirkt es auf
eine große Anzahl gram-positiver und gram-negativer Bakterien und ist ein
Spezifikum bei Rickettsienerkrankungen. Bei Viruskrankheiten ist es unwirksam. Es wird vom Magen- und Darmkanal unverändert resorbiert und
ist peroral voll wirksam. Es wirkt auf folgende Erreger: Staphylokokken,
Streptokokken, Pneumokokken, Meningokokken, Gonokokken, Bakterien
der Coli-Aerogenes-Gruppe, Erreger der Paratyphus-Enteritis-Gruppe,
Brucellen, Bact. Tularense, Bordet-Gengouscher Bazillus und andere Krankheiten, besonders Lungenabscesse. Man rechnet pro kg Körpergewicht 25 mg
Aureomycin in 24 Stunden, also bei dem Durchschnittsgewicht eines Erwachsenen 500 mg alle 6 Stunden = 4mal 2 Kapseln innerhalb 24 Stunden
unzerkaut zu schlucken. Sinkt die Temperatur zur Norm ab, so wird noch
1—2 Tage die gleiche Dosis gegeben. Fällt die Temperatur nicht, so gibt
man alle 3 Stunden 2 Kapseln. In schweren Fällen oder wo perorale Verabreichung nicht möglich, injiziert man intrav. Man beginnt mit 5 mg pro
kg Körpergewicht. Packungen mit 16 Kapseln zu 250 mg, mit 25 Kapseln
zu 50 mg. Zur intrav. Injektion 1 Ampulle Aureomycinsubstanz zu 100 mg
und eine Ampulle mit Verdünnungsflüssigkeit (10 ccm 1,95proz. 1-Leucin-
lösung). Fläschchen mit 5 mg Zusatz von 5 ccm Aq. dest. ergibt gebrauchsfertige Lösung. Salbe in Tuben zu 30 g, Mundpastillen 25 St. mit je 15 mg.
Rhein-Chemie G. m. b. H., Heidelberg.

Auro-Detoxin s. unter Detoxin.

Auroprotasin. Kolloidales Goldpräparat mit einem Gehalt von 0,06% Au.
Zur intramusk. und intrav. Injektion bei Lungentbc., Kehlkopftbc., Lupus
erythematosus. Man beginnt mit ½ ccm und kann bis auf 5 ccm steigern.
Wöchentl. 2 Injektionen. Als Reaktionserscheinung tritt geringe Temperatursteigerung auf. Packung mit 5 Amp. zu 1 ccm mit 0,6 mg Au 2,66 DM,
zu 2 ccm mit 1,2 mg Au 3,07 DM, zu 5 ccm mit 3 mg Au 4,10 DM. Troponwerke, Köln-Mülheim.

Avertin. Tribromäthanol, eine weiße, wasserlösliche Substanz. Das
Lösungswasser darf nicht über 40°C erwärmt werden, da sonst eine Spaltung
in Dibromacetaldehyd eintritt, die zu schweren Darmschädigungen führt.
Avertin wird von der Darmschleimhaut schneller aufgenommen als Wasser.
Durch Bindung an Glykuronsäure in der Leber wird es entgiftet und durch
die Nieren ausgeschieden. Nicht ungefährlich! Überdosierung ruft schwere

Blutdrucksenkung hervor, die durch Ephedrin oder Suprarenin bekämpft werden kann. Anwendung: Am Abend vor der Operation: Schlafpulver und Reinigungsklistier (1 ccm Avertin „flüssig" entspricht 1 g Avertin „fest"). Von „Avertin fest" rechnet man 0,08 bis 0,1 g pro kg Körpergewicht und löst es in so viel Wasser (35—40°C), daß eine 2½proz. Lösung entsteht. Man läßt die körperwarm erhaltene Flüssigkeit in 3—4 Min. in den Darm einlaufen. Die im Meßzylinder abgemessene Avertin-„flüssig"-Menge muß in das auf Körpertemperatur vorgewärmte Wasser eingegossen und unter kräftigem Schütteln gelöst werden. Jeder Avertineinlauf muß vor Gebrauch mit Kongorotlösung geprüft werden. Kontraindiziert bei Leber- und Nierenerkrankung, Acidose, Blutkrankheit. Im Handel Avertin flüssig (Ampullen mit 8 ccm 5,10 DM). S. Rectidon. Bayer Farbenfabriken, Leverkusen a. Rh.

Avertox-Dragées gegen Oxuriasis enthält Gentianaviolett (Penta-Hexamethyl-p-rosanilinchlorid) Aluminiumsalze, Laxat. veget. Erwachsene 3mal tägl. 3—4 Dragées, Kinder 3mal 1 bis 3mal 3 Dragées vor dem Essen. 120 St. für Kinder 1,35 DM und 72 St. für Erwachsene 1,35 DM. Karl Engelhard, Fabrik pharm. Präparate, Frankfurt/Main.

Avil, ein Antihistaminicum und Antiallergicum. Es ist das p-aminosalicylsaure Salz des Phenyl-1-pyridyl(2)-3-dimethylaminopropan. Durch die Salzbildung mit p-Aminosalicylsäure wurde eine besondere Potenzierung der Wirkung erreicht. In Wasser 1:10, in Alkohol gut löslich. Da es vorwiegend symptomatisch wirkt, muß in Fällen, bei denen eine Überempfindlichkeit einem Allergen gegenüber vermutet wird, nach der Ursache gesucht und diese möglichst ausgeschaltet werden. Es lassen sich nicht nur allergische Erkrankungen beeinflussen, sondern alle Zustände, die mit Juckreiz einhergehen: alle urticariellen Formen und Quincksches Ödem, Hauterkrankungen, die durch Toxine und Arzneimittel hervorgerufen werden, Pruritus bei Ekzem, Schwangerschaftsdermatosen, Analpruritus bei allergisch bedingtem Asthma, bei Serumschock, bei Schnupfen, Colitis ulcerosa, Heuschnupfen, Rhinitis vasmotorica. Bei leichten Fällen 3mal tägl. 1 Tabl. oder 1—2 Amp. intramusk. bei Erwachsenen und Kindern. Säuglingen und Kleinkindern 1—2mal tägl. ½ Amp. Avil kann auch langsam intrav. injiziert werden. Tabl. 50 mg 20 St. 5 Amp. 2 ccm = 50 mg. Farbwerke Hoechst, Frankfurt a. M.-Höchst.

Azoangin, chemisch ein Azohel (2,4 Diaminoazobenzolmonohydrochloridcitrat) in Tabl. Bei Mund-, Hals-, Mandelentzündung, Grippe, Scharlach, Stomatitis 3mal tägl. 1—2 Tabl. in Wasser, Kindern 1—2mal tägl. 1 Tabl. in süßem Tee oder Wasser, Säuglingen tägl. 1 Tabl. aufgelöst in süßem Fencheltee, jede ½—1 Std. ein paar Schluck. Tabl. mit 0,05 g Azohel. Packungen mit 10 und 25 Tabl. 1,— DM, 1,95 DM. Chem.-pharm. Fabrik Dr. med. Hubold & Bartsch, Grünheide/Mark.

Azohel-Lösung. 4% Azohel (2,4 Diaminoazobenzolmonohydrochloridcitrat) in 15proz. Alkohol zur lokalen und internen Behandlung. Bei Laryngitis, Pharyngitis, Angina, Stomatitiden mit Originallösung bepinseln und gleichzeitig 2mal täglich 10 Tropfen einnehmen. 10 ccm, 15 ccm, 50 ccm. Pharmazeutisches Werk Grünheide b. Berlin.

Azoman zur Konvulsionstherapie der Schizophrenie. Es ist ein 3-Aethyl-4-Cyclohexyl-1, 2, 4-Triazol, das in Wasser leicht löslich ist. Es können durch intrav. wie auch intramusk. Injektionen Anfälle ausgelöst werden. Eine genaue Dosierungstabelle liegt den Packungen bei. Packungen mit 6 und 30 Amp. Azoman 0,1:2 ccm 3,20, 12,80 DM. C. H. Boehringer Sohn, Nieder-Ingelheim a. Rh. — Hamburg.

Badil gegen Oxyuriasis, ist reines Krystallviolett (Hexamethyl-p-rosanilinchlorid) in einer den physiologischen Verhältnissen angepaßten Schutzhülle. Erwachsene 3mal tägl. 3 Dragées, Kinder 1—3 Dragées 7 Tage lang während des Essens. Packungen mit 63 Dragées zu 0,02 g 1,80 DM. Bayer Farbenfabriken, Leverkusen a. Rh.

Badional ist ein p-Aminobenzolsulfothiocarbamid, ein weißes, geruch- und geschmackloses Pulver. Die Verträglichkeit ist gut und gestattet die Anwendung höherer Einzel- und Gesamtdosen. Es zeichnet sich durch eine besonders rasche und vollständige Resorbierbarkeit und Ausscheidung aus. Es wird peroral eingenommen, ungefähr 10mal so schnell ausgeschieden wie Sulfapyridin. Bei schweren Infektionen, wie Pneumonie, Staphylokokken- und Streptokokken-Allgemeinerkrankungen ist zur raschen Erzielung maximaler Badional-Spiegel im Blut und den Gewebeflüssigkeiten die intrav. Anwendung vor der oralen zu bevorzugen. Die intrav. Injektion soll langsam erfolgen. Die Ampulle ist etwas zu erwärmen. Die Amp. zu 6 ccm enthält 3 g Badional, die Lösung ist also 50proz. und kann mit Aq. bidest. verdünnt werden. Da bei Säuglingen und Kleinkindern die intrav. Injektion oft unmöglich ist, kann der Amp.-Inhalt verdünnt und in kleinen Mengen intram. gegeben werden. 6 ccm des Amp.-Inhalts und 64 ccm Aq. bidest. = 70 ccm einer 4,3proz. Lösung. Indikation: Besonders bei schweren Staphylokokken- und Streptokokken-Erkrankungen, Pneumonie und Coli-Infektionen der Harn- und Gallenwege. Gegen eine Verabfolgung bei Schwangerschaft bestehen keine Bedenken. Auch bei bazillärer Ruhr und anderen infektiösen Erkrankungen hat sich Badional gut bewährt. *Dosierung:* Für die ersten 2—3 Behandlungstage als maximale Tagesdosis in schweren Fällen, verteilt auf 3—4 Einzeldosen: Säuglinge von 8 kg 2—2,5 g, Kinder von 1 bis 2 Jahren von 12,5 kg 2,5—3 g, Kinder von 3 bis 6 Jahren von 20 kg 4 g, ältere Kinder 6 g, Erwachsene 7—10 g. Ist Besserung eingetreten, so reduziert man die Dosis um 25%. Bei schweren Erkrankungen empfiehlt sich, sofort mit maximalen intrav. Dosen zu beginnen. Später orale Medikation. Packungen mit 20 und 50 Tabl. zu 0,5 g 3,75 und 8,65 DM, mit 6 Amp. zu 6 ccm der 50proz. Lösung 7,45 DM. Farbenfabriken Bayer, Leverkusen a. Rh.

Baldrian-Dispert. Rezepturname: Valdispert. Nach Krause-Verfahren getrockneter, haltbarer Auszug aus Radix Valerianae. Es ist geruch- und geschmacklos. 1 Pille = 20—30 Tropfen Valerianae. Bei allen Erregungszuständen und nervöser Schlaflosigkeit 1—3 Dragées. Packungen mit 30, 100 und 200 Dragées 1,15, 2,65, 3,70 DM. Kali-Chemie AG., Sehnde, Hannover, S. Dispert.

Baldrian-Exclud-Zäpfchen enthalten Valeriana, Gland. Lupul., Monobrom-isovalerianylurea, Camph. monobromata, Bromsalze. Gegen Nervosität 1—3 Zäpfchen pro die. 6 St. und 10 St. 1,70 und 2,71 DM. Dr. Rudolf Reiss, Rheumasan-Lenicet-Fabr., Berlin.

Baldrinorm. Geruchloses Baldrianpräparat mit 10% Natrium bromatum, 55% der sedativ wirkenden Baldrianstoffe und 35% Geschmackszusatzstoffe. Sedativum und Nervinum bei nervösen Erscheinungen aller Art. 2mal tägl. 10—15 Tropfen, abends 20—35 Tropfen oder 3 Tabl. In Packungen zu 10 und 20 ccm 0,95 DM, 1,75 DM. Tabletten in Packungen mit 12 und 25 St. 0,75 DM, 1,65 DM. Zäpfchen in Packungen mit 6 St. 1,75 DM. Dr. Degen & Kuth, Düren, Rheinl.

Balsamum copaivae. Gelbbraune, ölige Flüssigkeit. Bei chronischer Gonorrhoe 0,5—1 g tägl. mehrmals in Tropfen oder in Kapseln. Bals. Copaiv., Tct. amar. aa 15, 3mal tägl. 20—30 Tropfen, nur noch wenig im Gebrauch.

Balsamum mentholi compositum. Menthol 3,0, Methyl. salic. 3,0, Aq. dest. 3,0, Cer. flav. 2,0, Adip. Lanae 9,0. In den Apotheken vorrätig und kann lose aufgeschrieben werden.

Balsamum peruvianum. Dunkelbraune, zähe Flüssigkeit von angenehmem Geruch, löslich in Alkohol. Früher bei chronischen Bronchialkatarrhen 0,2—1 g innerlich in Kapseln, auch zusammen mit Guajacol. Äußerlich bei wunden Brustwarzen, Beingeschwüren und zum Einreiben bei Krätze: Mit 10—15 g wird der Körper eingerieben, nach einigen Stunden ein Bad, nach 2 Tagen zu wiederholen. In Salben 1—10proz.

Balsamum vitae Hofmanni = Mixt. oeoso-balsamica.

Bandwurmmittel. Extractum Filic. mar. aether. recenter parat. 8—10 g auf einmal zu nehmen.

Bandwurmmittel Filmaronöl s. Filmaron.

Bandwurmmittel Funck in 6 Kapseln, pro Kapsel 0,3—0,35 Rohfilicin. Die Kapseln werden frühmorgens im Bett mit etwas Kamillentee genommen. 2,27 DM. Für Kinder 1,57 DM. Laborat. Funck, Radebeul-Oberlößnitz.

Bandwurmmittel Helfenberger (Farnotän). In Kapseln mit Extr. Filicis und in Kapseln mit Ol. Ricini. Packungen für Erwachsene und für Kinder. Für Erwachsene 8 g Extr. Filicis und 37 g Ol. Ricini gemischt in 8 Kapseln, und 21 g Ricinusöl in 7 Kapseln. Für Kinder 2,65 g Extr. Filicis in 4 Kapseln und 12,3 g Ricinusöl in 6 Kapseln. Chem. Fabrik Helfenberg, Helfenberg i. Sa.

Bandwurmmittel Tritol s. Tritol.

Basica. Mineralstoffpräparat, hergestellt aus Früchten und Gemüsen, anorganische Säuren (Zitronen, Apfel-, Milch-, Weinsäure) gebunden und von Milchzucker aufgesaugt. Infolge seines Basenüberschusses dient es zur Alkalisierung der Körperflüssigkeiten (bei Gicht). Packung mit 200 g. Tägl. 3 Teel. nach angegebener Vorschrift zu nehmen. Auch als Tabl. mit Ca. Mg. K und Na Salzen und Vitamin C. 3—5 Tabl. tägl. 90 Tabl. Dr. Klopfer, Dresden.

Bayer 205 s. Germanin.

Beatin besteht aus Lactocreosot. solub. 3,0, Calc. lactophosphor. gelat. sol. 1,6, Codein 0,12, Alcoholat. Aconiti 3,0, Sirup. Citri e Alcoholat. ad 310,0. Bei Bronchialkatarrh, Husten usw. 3mal tägl. 1 Eßl., Kinder 3mal tägl. 1 Teel. Fl. 3,64 DM, ½ Fl. 1,83 DM. Deutsche Beatin-Fabrikation, Berlin N 54.

Beflavin ist synthetisches, reines krystallisiertes Vitamin B_2 (Laktoflavin), im Vitamin-B-Komplex enthalten. Laktoflavin nimmt als Bestandteil der sogenannten gelben Fermente an physiologischen Oxydoreduktionsvorgängen teil und greift regulierend in den Zucker-, Fett- und Eiweißstoffwechsel ein. Das Laktoflavin-Mangelsyndrom beim Menschen wird vornehmlich durch Erscheinungen am Epithel und am Auge gekennzeichnet; außerdem kommen häufig Fettresorptionsstörungen vor. Es wird daher angewandt bei Schleimhautleiden, Cheilosis an Mundwinkeln und Lippen, Rhagaden, Stomatitis, abnormer Rötung der Lippen und Zungenschleimhaut, bei Magen-Darmleiden, Dysphagie, chronischen Enteritiden, Steatorrhoe, Zoeliakie, Sprue, Porphyrinurie, bei allgemeinen und dystrophischen Störungen bei Säuglingen, ferner bei Turgorverlust, Asthenie, schlechter Gewichtszunahme bzw. Gewichtsverlust. Man läßt täglich 2—3 oder auch mehr Tabletten Beflavin = 3 mg Laktoflavin pro Tablette unzerkaut nehmen, bei Resorptionsstörungen 1 Ampulle Beflavin = 10 mg Laktoflavin intramusk. tägl. oder 2—3mal wöchentl. Packungen mit 20 Dragées zu 3 mg 1,95 DM, 100 Dragees 7,30 DM, mit 6 Amp. zu 10 mg Beflavin in 2 ccm 2,85 DM, 50 Amp. 17,15 DM. Deutsche Hoffmann-La Roche A.G., 17b Grenzach, Baden.

Belladenal. Jede Tablette enthält 0,25 mg Bellafolin und 0,05 g Phenyläthyl-Barbitursäure. Durch diese Kombination wird die Wirkung der beiden Faktoren beträchtlich verstärkt. Bei Erregungszuständen und Krämpfen, Migräne, Asthma, Hyperemesis usw. Erwachsene tägl. 1 bis 4 Tabl. Man beginnt am besten mit ¼ Tabl. und verteilt in solch kleinen Dosen die Gesamttagesmenge, Kinder von 5 bis 10 Jahren tägl. 1—4 halbe Tabl. oder 1—2 Zäpfchen im Tag. Packung mit 20 Tabl. 1,80 DM. 6 Zäpfchen 1,60 DM. 1 Zäpfchen = 2 Tabl. Sandoz A.G., Chem.-pharm. Fabrik, Nürnberg.

Belladonna-Dispert. 1 g Pulver entspricht 15 mg Atropin, 1 Tabl. entspricht 0,25 mg Atropin, 1 Suppos. entspricht 0,3 mg Atropin, 1 Amp. = 1 ccm entspricht 0,5 mg Atropin. Bei Spasmen aller Art 3mal tägl.

1—2 Tabl. oder 12—25 Tropfen oder 1—2mal tägl. 1 Zäpfchen oder 1 Amp. Vom Pulver 0,01—0,03 g pro dosi. Packung mit 30 Tabl. 2,25 DM, 12 Tabl. 90 Dpf., 6 und 12 Supp. 1.50 DM, 2,65 DM. 10 ccm 1,75 DM. 6 Amp. 1,75 DM. Kali-Chemie A.-G., Sehnde/Hannover.

Belladonna-Exclud-Zäpfchen enthält Fol. Belladonna 0,06 (aufgeschlossen nach dem Exclud-Verfahren), Papaverin 0,05, Ephedrin 0,001, Neurit 0,11, Stront. jodat. 0,02, Eumydrin 0,001, Cerit. ox. 0,05, Silicalcium 0,01. Als Spasmolyticum tägl. 1—3 Zäpfchen. Schachtel mit 10 Zäpfchen 2,75 DM, mit 6 St. 1,70 DM. Dr. R. Reiss, Rheumasan- und Lenicet-Fabrik, Berlin NW 87.

Belladonorm. Kombination der isolierten Gesamtalkaloide der bulgarischen Belladonnawurzel mit Baldrinorm (s. d.). Es hat besonders eine krampflösende und beruhigende Wirkung. Bei Schwindel, Ohrensausen, Magen- und Darmkrampf, vegetativer Neurose, postencephalitischen Zuständen 3mal tägl. 8—10 Tropfen oder tägl. 1—2 Zäpfchen. Lösung 1 ccm = 0,5 mg Gesamtalkaloide. 7,5 ccm, 15 ccm als Tabl. Packungen mit 12 und 25 St. 1 Zäpfchen = 0,2 mg Gesamtalkaloid. 5 Zäpfchen und 10 Zäpfchen. Dr. Degen & Kuth, Düren (Rhld.).

Belladonnysat. Ysat aus Atropa-Belladonna. 1 ccm = 15 Tropfen = 0,5 mg Gesamtalkaloide. Als Spasmolyticum wie Ext. Bellad. 3mal tägl. 10—15 Tropfen oder 3—4mal tägl. 1 Tabl. (1 Tabl. = 0,25 mg) oder Supposit. = 0,25 mg oder in Amp. zu 1,1 ccm mit 0,25 mg. Packung mit 7,5, 15 ccm 0,80 DM, 1,45 DM, mit 3 Amp. 1,— DM, mit 6 Supp. 1,20 DM, mit 20 Tabl. 0,80 DM. Joh. Bürger, Ysatfabrik, Wernigerode, Harz.

Bellaval flüssig enthält: native Gesamtalkaloide der Radix Belladonnae 0,25 mg, Scopolamin hydrobromicum 0,05 mg/ccm, Na Bromat. 0,1 mg/ccm, dazu Wirkstoffe der Baldrianwurzel. Die Tablette zu 0,5 g enthält: Gesamtalkaloide der Rad. Bellad. 0,125 mg, Scopolamin hydrobromic. 0,025 mg, Kal. bromat. 50 mg. Rad. Valer. 25 mg. Bei spastischen Zuständen des Magen- und Darmtraktus, Cholecystitis, Cholelithiasis, Nephrolithiasis, Bronchitis, Angina pectoris 3mal tägl. 15—20 Tropfen, bzw. 1—2 Tabl. 12,5 ccm 1,25 DM. Unisana, Fabrik chem.-pharm. Präparate, Freital.

Bellafolin Sandoz. Antispasmodicum, im Gebrauch wie Extr. Belladonnae. Es enthält die Gesamtalkaloide der Belladonna. Als Tabl. zu 0,00025 in Schachteln mit 10 und 20 St. —,95 DM, 1,75 DM, in Amp. zu 1 ccm mit 0,0005 g, in Schachteln mit 6 Amp. 1,75 DM. Als Suppositorium zu 0,75 mg in Schachteln mit 6 St. 1,60 DM. In Lösung 1:2000, in Flaschen mit 10 ccm 1,95 DM, 3mal tägl. 1—2 Tabl. oder 10—20 Tropfen oder 1—2 Amp. subcut. Kleinkindern und Kindern ½—1½ Tabl. oder 6—15 Tropfen pro dosi. Sandox A. G., Nürnberg.

Bellatotal enthält die isolierten Gesamtalkaloide der folia Belladonnae in reiner Form. Bei Spasmen und Koliken des Magens und Darmes, der Gallenwege und Ureteren, Nierensteine, Asthma bronchiale, Parkinsonismus 2- bis 3mal tägl. 1—2 Tabl. oder 1—2mal tägl. 1 Zäpfchen. Tabl. mit 0,25 mg, Zäpfchen mit 0,5 mg. Packung mit 20 Tabl. und 6 und 12 Suppositorien. Bellatotal comp. enthält außer 0,25 mg Bellatotal noch 20 mg Papaverin hydr. Die Supposit. 40 mg 20 Tabl. 1,35 DM, 5 Suppos. 1,40 DM. Gehe, Pharmazeutische Werke, Dresden-N. 6.

Bellergal besteht pro Tabl. aus 0,1 mg Bellafolin, 0,3 mg Gynergen und 20 mg Phenyläthylbarbitursäure. Als Anfangsdosis morgens und mittags je 1 Tabl., abends 2 Tabl., bei schweren Zuständen 3mal tägl. 2 Tabl. Bei vegetativen Erscheinungen (Kopfschmerz, Hyperhidrosis, kalte Hände und Füße, Schwindelgefühle mit Übelkeit, Schwächegefühl, vasomotorischer Übererregbarkeit, Druck- und Beklemmungsgefühl in der Herzgegend, Tachykardie), Migräne. Packung mit 25 Tabl. 3,— DM, 100 Tabl. Sandoz A.-G., Nürnberg 25.

Bellusecal, pro Dragée enthält Ext. Bellad. 0,002, Ext. hyoscyam

0,003, Ext. Secal. corn. 0,0015, Acid. phenyl aethyl. barb. 0,02. Zu gebrauchen wie Bellergal. 25 Dragées 1,65 DM. Dr. Hugo Remmler, Berlin N 4.

Belosin, ein Sedativum mit 0,08 g Phenylamino-essigsäure-isoamylester-hydrochlorid und 0,02 g Phenylaethylbarbitursäure bei vegetativer Dystonie, vasomotorischer Übererregbarkeit, Tachykardie, Migräne, Ulc. vent. et duod. 3mal tägl. 1—2 Dragées, 20 und 200 Dragées 2,— und 12,80 DM Asta-Werke, Chem. Werke, Brackwede/Westf.

Benadon „Roche" ist reines Vitamin B_6; in Wasser leicht löslich und sehr lichtempfindlich. Es besitzt einen fördernden Einfluß auf den Stoffwechsel-Fett- und Eiweißhaushalt, auch ist es für eine normale Muskel- und Nervenfunktion notwendig. Bei Mangel kann Dermatitis, Haarausfall, Nervosität, Schlaflosigkeit, Schwäche, Leibschmerzen, Paralysis agitans, Chorea minor, Emesis gravidarum eintreten. In schweren Fällen 1—2 Amp. intramusk. oder intrav. tägl. und 2—4 Tabl. In leichten Fällen nur 1—3 Tabl. tägl. Packungen 20 und 100 Tabl. zu 20 mg Vit. B_6. 4,75 und 18,05 DM. Deutsche Hoffmann-La Roche A.-G., 17b Grenzach/Baden.

Benerva ist Vitamin B_1, das einen regulierenden Einfluß auf den Kohlehydratstoffwechsel ausübt. Eine besonders günstige Wirkung hat es auf die verschiedenen Neuritisarten nach Nicotin- und Alkoholabusus, Malaria, Diabetes, Schwangerschaft, auch bei Ischias und Trigeminusneuralgie, multipler Sklerose, Myelose, bei perniz. Anämie, Herpes zoster, Magen-Darm-Atonie, Colitis ulcerosa, zur Anregung der Callusbildung. Man gibt tägl. 1—3 Amp. subcut. oder intramusk. und intrav., die Tabletten während der Gravidität und Lactation tägl. 2—4 St. 3 und 15 Amp. zu je 5 mg 0,95 und 3,25 DM. Tabl. 20 und 100 St. zu je 3 mg 0,65 und 2,20 DM. Benerva forte: Tabl. mit 50 mg 20 und 100 St. 3,50 und 12,40 DM. Amp. zu 1,1 ccm mit 25 mg. Packung mit 3 Amp. 3,05 DM, 15 Amp. 11,40 DM. Benerva fortissimum zu 2 ccm mit 100 mg. 3 und 15 Amp. 4,60 und 17,45 DM. Deutsche Hoffmann-La Roche A.-G., 17 b Grenzach/Baden.

Benerva-Salbe mit Acetylcholin enthält 1% Bernerva und 5% Acetylcholinchlorid „Roche" in einer fetthaltigen Salbengrundlage. Vit. B_1 wirkt günstig bei krankhaften Nervenaffektionen (Neuritiden). Acetylcholin erweitert die peripheren Gefäße und dadurch tritt eine bessere Durchblutung und Erwärmung ein. Bei Rheuma, Frost, Migräne, Raynaudscher Krankheit, Akroparaesthesien, Neuralgien, Ischias kräftig einmassieren. Tuben mit 20 und 200 g 3,90 und 26,— DM.

Benicot ist reines Nikotinsäureamid, ein Bestandteil des Vitamin-B-Komplexes. Mangel an Nikotinsäureamid, der im Extremfall zu Pellagra führt, findet seinen Ausdruck in Erkrankungen der Haut, des Verdauungstraktus und des Nervensystems. Benicot wird verwendet bei Krankheiten der Mundschleimhaut, wie Stromatitis, Glossitis, Stomatitis aphthosa, bei Magen-Darmleiden (profuse Diarrhoen, hartnäckige Obstipation, Enteritis, Sprue, Steatorrhoe, Kolitis), ferner bei neuritischen und psychischen Affektionen, speziell manisch-depressiven Psychosen, außerdem bei Porphyrinurie und Röntgenkater. Täglich 2—4 Tabl. Benicot und mehr oder 1 bis 2 Ampullen subcutan oder intramuskulär. Tabletten mit 100 mg, 20 und 100 Stück zu 2,80 und 9,30 DM. Ampullen mit 100 mg, 6 und 50 Stück zu 1,75 und 10,50 DM. Deutsche Hoffmann-La Roche A.-G., 17 b Grenzach-Baden.

Benzinum petrolei. Farblose, leicht flüchtige und leicht entzündliche Flüssigkeit. Früher 0,2—1 g mehrmals tägl. bei Bronchitiden.

Benzoe. Resina Benzoe. Stücke von rötlich gelber Farbe und vanilleartigem Geruch, früher als Expectorans 0,3—1 g in Pillen.

Benzolum. Steinkohlenbenzin, löslich in Weingeist, Äther, Chloroform. Früher als gärungswidriges Mittel bei Digestionsstörungen, 2mal tägl. 20 Tropfen, auch bei Erbrechen. Bei Leukämie Benzol, Ol. Oliv. aa 0,5 in Geloduratkapseln, auch bei frischen Infektionen des Darmes mit Trichinen.

Benzylbenzoat ist ein wirksamer Bestandteil des Perubalsams. Es ist ein farbloses, fast geruchloses Öl. Eine 25proz. Emulsion, die die Haut nicht stark reizt, wird zur Skabiebehandlung vom Hals bis zu den Zehen auf den Körper dünn aufgetragen und mit der Hand eingerieben. Einmalige Behandlung reicht meist aus. Flasche mit 200 ccm 2,95 DM. Farbwerke Hoechst, Frankfurt/M.-Höchst.

Bepanthen „Roche" enthält den der Panthothensäure entsprechenden Alkohol (Panthenol), welcher im Körper leicht in Pantothensäure übergeht. Die Pantothensäure ist ein im Pflanzen- und Tierreich weit verbreiteter Bestandteil des Vitamin B-Komplexes. Sie ist für den Aufbau und die normale Funktion der Gewebe unentbehrlich. Bei ihrem Fehlen entstehen Stoffwechselstörungen. Indikationen: Hepatopathien, infektiöse Hepatitis, chron. Magen- und Darmentzündungen, allergische Dermatosen, Dishydrosis an Händen und Füßen, Erkrankungen der haarbildenden Organe, Rhinitis acuta und Rhinitis vasomotorica, Heuschnupfen, chron. Katarrh und Bronchitiden tägl. 2—4 und mehr Tabl. zu 25 mg. Bei Resorptionsstörungen, Hepatitis und chron. Darmentzündungen tägl. 1—2 Amp. zu 50 mg oder mehrmals wöchentlich 1 Forte-Ampulle zu 0,5 g subcut. intram. oder intrav. 20 u. 100 Tabl. zu 25 mg. 6 u. 50 Amp. zu 50 mg, 3 u. 25 forte Amp. (5,3 ccm) mit 0,5 g 50 u. 100 ccm Lösung (5%). 30 u. 180 g Salbe (5%). Bei Bronchitiden gibt man mehrmals tägl. 20—30 Tropfen. Bei Haarausfall Alopecia areata, diffusem Haarausfall reibt man mit der Lösung früh und abends die erkrankten Haarstellen kräftig ein. Die Salbe bei Brandwunden, Decubitus, schlecht heilenden Wunden. Deutsche Hoffmann-La Roche, 17 b Grenzach/Baden.

Berizym in Dragées enthält 0,2 g Trockenhefe mit dem Gesamt-Vitamin-B-Komplex, angereichert mit Vitamin B_1. 1 Dragée = 100 I.E. Vitamin B_1 in Amp. zu 1 ccm mit den Fermenten und Amiosäuren (Glutathion) der Hefezellen (1 ccm = 5 mg kryst. Vitamin B_1). 3mal tägl. 2—5 Dragées oder 2 bis 4 Amp. intramusk. bei Neuritis, Neuralgie, Ischias, Myelose, Magen-Darm-Schwäche. Packung 100 Tabl. 1,23 DM. 6 Amp. 1,61 DM. Berizym forte 3 und 12 Amp. mit 25 mg. Vitamin B_1 3,10 und 10,11 DM. 6 Amp. zu 2 ccm mit 100 mg B_1 extra stark 9,08 DM. Vitamin B_1 4,90 und 15,— DM. Blaes, München 25.

Betabion, antineuritisches Vitamin B_1 als Hydrochlorid. Es spielt auch bei Magen-Darm-Leiden, Hyperthyreosen und dem Kohlehydratstoffwechsel eine Rolle. Abgesehen von seiner Wirkung bei Beriberi, kommt es bei uns hauptsächlich bei Polyneuritis, Alkoholneuritis, Ischias, Trigeminusneuralgie, auch bei funikulärer Myelose zur Anwendung. Auch bei hartnäckiger Appetitlosigkeit und Magen-Darm-Atonien und Schwangerschaftserbrechen von günstiger Wirkung. Man gibt tägl. 1 oder 2 Amp. intramusk., subcut. oder intrav. Einige wenige Injektionen genügen. Packungen mit 3 und 15 Amp. zu 0,005 g in 1 ccm 1,05 und 4,19 DM, mit 3 und 15 Amp. zu 0,025 g in 1 ccm *forte* 3,31 und 13,80 DM, mit 20 Tabl. zu 0,005 g 0,95 DM, 100 Tabl. 3,95 DM. Betabion forte Tabl. zu 50 mg 10 und 50 St. 2,— und 8,26 DM. Betabion „fortissimum", eine Amp. zu 2 ccm enthält 100 mg krystallisiertes Vitamin-B_1-Hydrochlorid zur subcut., intram. und intrav. Injektion. Packung mit 3 Amp. 4,75 DM. E. Merck, Darmstadt.

Beta-Cholin. *Zusammensetzung:* β-methyl-acetyl-cholin. Jede Amp. enthält 100 mg und 0,8 mg Vit. B_1. *Wirkungsweise:* Die Cholinester finden zur Bekämpfung atonischer Zustände der glatten Muskulatur des Magen-Darm-Kanals und zur Beeinflussung aller derjenigen krankhaften Erscheinungen, die mit mangelnder Durchblutung der peripheren Gefäße einhergehen, eine immer ausgedehntere klinische Anwendung. Nach neueren Untersuchungen von Minz und Abderhalden wird die physiologische Aktivität des Acetylcholins durch das Vitamin B_1 verstärkt. *Indikationen:* Bei atonischen Zuständen der glatten Muskulatur des Magen-Darm-Kanals, Gefäßspasmen,

Migräne, Gangrän, Arthritis deformans, Claudicatio intermittens, Krampf-
adergeschwüren, Sklerodermie. Zur Unterstützung der Lebertherapie bei
perniziöser Anämie. *Dosierung:* 3mal wöchentl. 2—4 ccm tief intraglut.
Handelsformen: In Ampullen zu 2 ccm mit 25 mg β-Methylazetylcholin und
0,8 mg = 270 iE. Vit. B_1 zur tief intraglut. Injektion. 3 und 10 Amp. 2,50
und 7,20 DM. Nordmark-Werke, Hamburg.

Betasan. Ein Pektinpräparat. Da das aus den Pflanzen isolierte Pektin
nur eine geringe antidyspeptische Wirkung hat, wurde das Pektin im Ver-
bande mit den Pflanzenmembranen gelassen. Als Rohstoff wurden die bei der
Zuckergewinnung übrigbleibenden Bestandteile, die Pektin enthalten, verwandt. Es stellt ein äußerst feines Pulver dar, dem noch Zusätze beigegeben
werden, um Wirkung und Geschmack zu verbessern. Man gibt es in 5proz.
Lösung, also eine Packung von 50 g wird in 1 l Wasser ½ Std. lang gekocht.
Bei älteren Kindern und Erwachsenen gibt man 50 g auf ½—¾ l Wasser.
Der *schwerkranke Säugling* erhält als Tagestrinkmenge ¹/₇ seines Körper-
gewichtes, das auf 5 Mahlzeiten verteilt wird. Hat das Kind noch Durst, so
bekommt es noch mit Saccharin gesüßten Tee. Nach 12—24 Std. können die
Stühle schon fest und geformt sein. Es muß trotzdem diese Diätnahrung
weitergegeben werden. Aber man beginnt durch Zusatz von Milch, Schleim.
Zucker allmählich die Nahrung aufzubauen, die das Kind vor der Krankheit
hatte. Betasan läßt man allmählich ganz aus der Nahrung weg (8—10 Tage).
In *leichten Fällen* gibt man zur bisherigen Kost 5 g Betasan auf 100 ccm
fertige Nahrung. Man kocht zuerst 50 g Betasan in ½ l Wasser ½ Std. lang
und setzt dann Milch und die übrigen Bestandteile zu. *Erwachsene* erhalten
50 g Betasan in 500 g Wasser zur Normalkost. Bei schwerem Durchfall nur
die Diätnahrung. — Das Präparat hat scheinbar eine günstige, die Entzündung dämpfende Wirkung auf die Darmschleimhaut. Packung 50 g. Firma
Stefan Deubel, Leipzig-Engelsdorf.

Betaxin, antineuritisches Vitamin (Vitamin B_1), das synthetisch in reiner
krystallisierter Form als Chlorhydrat dargestellt wurde. Es heilt Beriberi
und die ihr typischen Krankheitserscheinungen, wie Polyneuritis, Lähmungen usw. Es werden aber auch Neuritiden und Neuralgien verschiedenster
Ätiologie und Lokalisierung mit Erfolg behandelt. Gewöhnlich sind 5—6
Injekt., in hartnäckigen Fällen 15 und mehr notwendig. Auch die funikulären
Myelosen bei perniziöser Anämie sprechen günstig an. Tägl. 1—2 Amp.
subcut. oder intramusk. Betaxin-Tabl. zu 5 mg 20 St. —,95 DM, zu 50 mg 10
und 20 St. 2,— und 3,60 DM. Packungen mit 3 und 15 Amp. zu 1 ccm =
5 mg Betaxin 0,99 und 3,33 DM. Betaxin forte: 1 ccm mit 25 mg 3 und 15
Amp. 3,15 und 11,64 DM. Ampullen mit 100 mg Betaxin pro Amp. für schwer
zu beeinflussende Neuritiden. 5 Amp. = 7,60 DM. 1. Tag intrav. oder intram.
3 Amp. = 300 mg. 2. Tag 2 Amp., die folgenden Tage je 1 Amp. 5 Amp. zu
1 ccm 7,60 DM, 25 Amp. 32,05 DM. Tabletten mit 5 mg Vitamin B_1 20 und
100 St. 0,95 und 3,91 DM. Bayer, Farbenfabriken, Leverkusen a. Rh.

B-Vitamin-Komplex „Roche“ enthält die fünf wesentlichen Faktoren
des Vitamin-B-Komplexes in reiner Form und zweckmäßiger Dosierung in
den Gewichtsverhältnissen, die sich im biologischen Versuch zur Aufrechterhaltung von Wachstum und Entwicklung als optimal erwiesen haben.
Gehalt einer Tablette: 0,001 g Aneurin, 0,002 g Laktoflavin, 0,020 g Nikotinsäureamid, 0,002 g Adermin, 0,003 g pantothensaures Kalzium. Eine Injektionsdosis (= 2 ccm) zur Erzielung einer raschen und intensiven Wirkung
enthält die doppelte Menge. Die im B-Vitamin-Komplex „Roche“ enthaltenen B-Vitamine sind Bestandteile von Fermentsystemen, die in Geweben
und Zellen verschiedene Stufen des Kohlenhydrat-, Fett- und Eiweißstoffwechsels regulieren, wobei jedem dieser Faktoren eine spezifische, biologische
Bedeutung zukommt. Die von den Vitaminen des B-Komplexes gesteuerten
Stoffwechselvorgänge greifen aber so eng ineinander, daß bei Störungen,
die auf den Mangel eines Vitamins des B-Komplexes zurückgehen, oft auch

andere Faktoren dieses Komplexes benötigt werden. Der B-Vitamin-Komplex wird verwendet bei Kolitis, Steatorrhoe, Sprue, Glossitis, bei Stomatitis, Stomatitis aphthosa, ferner bei Neuritiden und Neuralgien, Ischias, Herpes Zoster, postinfektiösen und medikamentösen Nervenschädigungen, tabischen Schmerzen, psychischen Störungen, z. B. bei perniziöser Anämie, zur Steigerung der Diurese und Ausschwemmung von Oedemen, bei Vergiftungen industriellen und medikamentösen Ursprungs, Porphyrie, ferner bei allergischen Erkrankungen, Röntgenkater, Röntgenleukopenie, bei Appetitlosigkeit, Asthenie und Gewichtsverlust. 2—3 Dragées täglich und mehr; 1—2 Ampullen intramuskulär oder intravenös 2mal wöchentlich bis täglich, vor allem zur Einleitung der Behandlung bei gestörter Resorption durch die Darmwand, z. B. in Fällen von hartnäckiger Diarrhoe, Enteritis, Kolitis, Steatorrhoe und Sprue. Besonders bei *Commotio cerebri* 14 Tage lang 2mal tägl. 1 Amp. und dann noch 2—4 Wochen 3mal tägl. 2 Dragées 20 und 100 Stück zu 2,85 und 10,55 DM. Ampullen (I und II) mit 6 und 25 Ampullenpaaren zu 4,60 und 13,95 DM. B-Vitamin-Komplex Roche forte Dragées enthält 15 mg Vitamin B_1, 15 mg Vit. B_2, 50 mg Nicotylamid, 10 mg Vit. B_6, 25 mg Pantothensäure, 2—3 Dragées tägl. 20 und 100 Dragées 5,70 und 21.45 DM. Deutsche Hoffmann-La Roche A.-G., 17b Grenzach/Baden.

Be-Vitrat. Vitamin B_1, antineuritisches Vitamin. In diesem Präparat liegt der gesamte Vitamin-B-Komplex vor, in dem Vitamin B_1 besonders angereichert ist, gleichzeitig mit Salzsäure beladene, körpereigene Peptide, die die Magensekretion anregen. Von Be-Liquid 3mal tägl. 1 Eßl., von den Bohnen 3mal tägl. 2—3 Bohnen. Packungen mit 100, 200, 500 ccm 2,25, 4,05, 7,75 DM. In den Ampullen zur intramusk. Injektion ist nur Vitamin B_1 enthalten. Packungen mit 3 und 15 Amp. zu 1 ccm 2,05 und 7,10 DM, zu 2 ccm 2,90 und 12 DM. Be-Vitrat-Bohnen: 25 und 50 St. 2,45 und 4,35 DM. Nordmark-Werke, Hamburg 21.

Biliselectan zur peroralen Darstellung der Gallenblase enthält Diphenylpropionsäure mit chemisch festgebundenem Jod, so daß eine intermediäre Abspaltung von Jod nicht stattfindet. Das Präparat wird auch durch den Harn ausgeschieden, so daß nach 24 Std. der Körper davon frei ist. Das Präparat ist ohne Nebenwirkung. Die Packung enthält 7,5 g weißes Granulat (enthaltend 3 g Biliselectan), die mit Wasser am Abend unzerkaut hinuntergespült werden. Nach 14—16 Std. die erste Aufnahme. Weitere Aufnahmen gegebenenfalls nach Provokation der Gallenblasenentleerung wie üblich, die sonstige Aufnahme wie üblich. Fl. mit 4 g 5 DM. Schering A.-G., BerlinWest.

Bilival. Lecithincholsaures Natrium mit 25% Lecithin. Tägl. 2—4 Pillen, besonders bei Gallensteinen, Icterus catarrhalis, Gallenblasenentzündungen. Kontraindiziert bei Gallenblasenempyemen, eingeklemmten Gallensteinen. In Packungen mit 50 Pillen zu 0,15 g (3,20 DM). C. H. Boehringer Sohn, Ingelheim a. Rh.

Biozyme. Trockenhefe als kleine bräunliche Blättchen gegen Acne, Furunkulose und allgemeine Hautunreinigkeiten. 2—3mal tägl. ½ Teel. Packung 1,90 DM, K.-Packung 1,35 DM.

Biozyme bolus. Zur Vaginaltrockenbehandlung weiblicher Gonorrhoe, Cervixkatarrh, Kolpitis und Vulvitis. Mit Pulverbläser einblasen, oder als Vaginalkugeln. Packung mit 12 St. zu 1,65 DM, K.-Packung mit 6 St. 84 Dpf. 65 g und 35 g Pulver 1,68 und 0,84 DM. Vial & Uhlmann, Inh. Apoth. Rath, Frankfurt a. M.

Biozyme-Jod enthält Jod an Hefe gebunden zur Behandlung von Lues, Arteriosklerose, Struma usw. 3mal tägl. 1—2—3 Tabl. zu 1 mg oder 3mal tägl. ½—1 Tabl. zu 0,25 mg Jod. Packung mit 20 Tabl. zu 0,001 g Jod 80 Dpf., zu 0,025 g Jod 1,— DM.

Birutan. Rutin ist das Rhamnoglukosid (Rutinosid) des Quercetins, das ein 5, 7, 3', 4'-Tetraoxyflavanol darstellt. In Alkohol leicht, in kaltem

Wasser schwer löslich. Es ist offenbar für die lebende Zelle so wichtig wie Vitamin P (Citrin). Es normalisiert eine erhöhte Permeabilität der Kapillargefäße und führt eine erhöhte Kapillarzerreißlichkeit (Neigung zu kapillären Blutungen) zur Norm zurück. Bei essentieller und nephrogener Hypertonie, um durch Erhöhung der Kapillarresistenz Netzhautblutungen, sowie cerebrale Blutungen und damit Apoplexie zu verhüten. Da die Birutanwirkung durch gleichzeitige Zufuhr von Vitamin C erhöht wird, so verordnet man gleichzeitig Cebion-Tabletten oder gibt einige Injektionen. 3mal tägl. 1 bis 2 Tabl. Birutan. 20 u. 100 Tabl. zu 50 mg 1,10 DM und 4,15 DM, zu 100 mg in Amp. zu 2 ccm 3 und 10 St. 1,70 und 4,25 DM. E. Merck, Chem. Fabr., Darmstadt.

Bisflatan enthält Wismut und Eisen, Natr. salicyl., ein Alkaloid aus der Nux-vomica-Gruppe, MgO und Abführmittel. Gegen Meteorismus. Nach dem Essen 2 Tabl. in etwas Wasser. Packungen mit 20 und 50 Tabl. 1,05 und 2,22 DM. Chem. Fabr. Franz Itting, Probstzella (Thür.).

Bismobellal enthält Bismoterran (Bismut. silicici), $MgO + 0,5\%$ Extr. Belladonna sicc. Teelöffelweise zu nehmen bei Ulcus und Gastritis. Packung mit 25 g Pulver 2,10 DM. Chem. Fabr. Tempelhof, Berlin-Tempelhof.

Bismogenol. Überbasisches Wismutsalicylat in öliger Suspension (0,05 mg Bi pro ccm). 2mal wöchentl. eine Injektion intramuskulär von 1 ccm. Gesamtdosis 20—30 Spritzen. 15 Injekt. 2,05 DM, 30 ccm 3,45 DM. E. Tosse & Co., Hamburg 11.

Bismolan. Bism. oxygall., Zinc. oxyd., Eucain, Suprarenin, Menthol. Als Suppositorium und Salbe gegen Hämorrhoiden. Schachtel mit 12 St. 2,15 DM, 6 St. 1,15 DM, Salbe in Tube 1,65 DM. Vial & Uhlemann, Inh. Apoth. Rath, Frankfurt a. M.

Bismoterran. Ein Wismutsilicat mit 25% Bi_2O_3. Es ist ein weißes lockeres, sehr voluminöses Pulver. Bei Gegenwart von Salzsäure wird die Kieselsäure frei, und das Wismutoxyd geht über $BiCl_3$ in Bismutoxychlorid über. Bei Hyperacidität, Ulc. ventric. et duodeni. 3mal tägl. 0,5 g = 1 Messersp. mit Wasser vor dem Essen. Packung mit 25 g 2,10 DM, als Tabletten zu 0,5 g 20 St. 1,15 Dpf. Chem. Fabrik Tempelhof, Berlin-Tempelhof.

Bismutum bitannicum = Tannismut.

Bismutum carbonicum an Stelle von Bismutum subnitr., auch zur Röntgenuntersuchung.

Bismutum β-naphtolicum (Orphol) wird als Darmdesinfiziens bei Durchfällen gebraucht: Bismut. β-naphtholic. 5,0, Calc. phosphoric., Calc. carbonic. aa 25,0. D. S. 3mal tägl. 1 Teel.

Bismutum oxyjodatum. Rotes Pulver als Jodoformersatz.

Bismutum oxyjodogallicum s. Airol.

Bismutum phosphoricum solubile. Darmantisepticum, 0,2 bis 3 g mehrmals täglich.

Bismutum subgallicum. Dermatol. Mit 46% Wismut. Gelbes, geruch- und geschmackloses Pulver, unlöslich. Ersatzmittel des Jodoforms. Innerlich 3mal tägl. 0,5—1 g bei Magengeschwür und als Darmadstringens, äußerlich als Streupulver und Salbe. Bismut subg. 10, Talc. 35, Amyl. trit. 5 gegen Fußschweiß. Bismut subg. 5, Vaselin flav., Lanolin aa ad 50 Wundsalbe.

Bismutum subnitricum. Weißes, sauer reagierendes Pulver. Magisterium Bismuti. 70% Bismut. Innerlich bei Magengeschwür mehrmals tägl. 0,5—1 g, äußerlich als Wund- und Brandsalbe. Bismut. subnitr., Mg. usta aa 10, 3mal tägl. 1 Messerspitze bei Ulc. ventr. Bismut. subnitr., Natr. bic., Mg. usta aa 25, Ext. Bellad. 0,4 3mal tägl. eine große Messerspitze bei Hyperacidität und Magengeschwür. Bismut. subnitr. 10, Ol. Oliv. ad 100 rectal bei Dickdarmkatarrh. Bismut. subnitr. 10,0, Chlorof. 1,0, Tct. Chin. comp. 3,0, Sirup. spl. 20, Aq. dest. 150. Bei Erbrechen 1 Eßl. Umschütteln.

Bismutum subsalicylicum. Weißes, geschmack- und geruchloses Pulver. 56% Bismut, bei chron. Magen- und Darmleiden 0,3—1 g.

Bismutum tribromphenylicum s. Xeroform.

Bismutum valerianicum. Weißes, nach Baldrian riechendes, unlösliches Pulver. Innerlich 3mal tägl. gegen Gastrodynie, wo es von guter Wirkung ist.

Blaudsche Pillen = Pilul. fe. carbonici.

Blennosan-Pohl enthält die wirksamen Bestandteile des Bals. Copaiv. in Geloduratkapseln. Antigonorrhoicum. Packung 30 St. 1,95 DM. G. Pohl & Schönbaum, Berlin NW 87.

Boluphen. Formaldehydphenolkondensationsprodukt mit Bolus alba. Das geruch- und geschmacklose Pulver hat sekretionseinschränkende Eigenschaften, besitzt ein sehr großes Absorptionsvermögen und nimmt den Geruch stinkender Wundflächen, besonders bei jauchendem Krebs und Ulcucruris. Seine Wirkung beruht auf Abspaltung von Formaldehyd und uns giftigem Phenolderivat. 25 g 80 Dpf., 50 g 1,30 DM. Vial & Uhlmann, Frankfurt a. M., Fabr. für Pharm. Präparate.

Bolus alba. Für medizinische Zwecke. Der weiße Ton ist wasserhaltige kieselsaure Tonerde. Durch die feinen Massenteilchen des Tons, die noch kleiner sind als viele Bakterien, werden die Krankheitserreger eingehüllt und dadurch an der weiteren Entwicklung und Gifterzeugung gehindert. Daher seine Anwendung bei infektiösen Darmerkrankungen, Brechdurchfall, Ruhr, Cholera, Fleisch-, Konservenvergiftung. Man gibt Erwachsenen auf einmal 200 g Bolus, die in ½ l Wasser gleichmäßig aufgeschwemmt werden. Kindern 50—100 g und Säuglingen 25—30 g Bolus auf einmal. Bei stärkeren anatomischen Veränderungen der Darmschleimhaut ist die Darreichung kontraindiziert. 200-g-Beutel 60 Dpf. Merck, Darmstadt.

Borax. Natr. biboracicum. Weiße, in Wasser lösliche Krystalle zum Einblasen in Nase und Kehlkopf bei Katarrh, zu Pinselungen im Hals und Mund. Borac. 5, Glycerin ad 30 zum Bepinseln bei Soor. Natr. sozojodolic., Borac. aa 5 bei Angina zum Einstäuben in den Hals, täglich mehrmals. Innerlich 0,5—2 g 3mal tägl. als Entfettungskur.

Bornyval s. Neobornyval.

Boviserin und **Equiserin** sind die von gesunden Rindern bzw. Pferden hergestellten sterilen Normalsera ohne Phenolzusatz zur oralen Serumtherapie. Besonders bei Ernährungsstörung und Infektionskrankheiten des Säuglings- und Kindesalters, da dem Serum eine resistenzsteigernde Wirkung zukommt, die sich besonders gut bei den Anämien des Säuglingsalters beobachten läßt, die zum größten Teil Infektionsanämien enteraler und parenteraler Art sind und mit der Überwindung des Infektes ausheilen. Bei schwer dystrophischen Säuglingen hat sich die orale Serumtherapie als sehr wertvoll erwiesen. Auch bei akuten Infektionen (Pneumonien, Masern usw.) des Säuglings- und Kleinkindesalters tritt eine günstige Beeinflussung durch die Sera ein. Bei Ulcus ventr. und duodeni und Gastritis der Erwachsenen sind die Erfolge sehr erfreuliche. Die Pufferwirkung des Serums stellt einen hervorragenden Schutz des Geschwürgrundes dar, auch bei schweren Magenblutungen kann es versucht werden. Bei Kindern gibt man vor den Mahlzeiten allein oder zusammen mit ihnen das Serum als Zusatznahrung. Tägl. 20 bis 60 ccm. Dient das Serum als alleinige Nahrung, so gibt man die doppelte Menge. Erwachsene nehmen 2mal tägl. 50 ccm vor dem Essen. Bei schweren Magenblutungen 200 ccm und mehr. Packungen zu 100 ccm Behringwerke, Marburg-Lahn.

Brocanal s. Sedaphen.

Brojosan. Eine Kombination von Jod und Brom in Verbindung mit Eiweiß. Jedes Dragée enthält 0,005 J und 0,03 Br. Bei Arterio- und Otosklerose 3mal tägl. 2—4 Dragées, Packung mit 40 Dragées 1,10 DM. Troponwerke, Köln-Mülheim a. Rh.

Brojunival s. Junicosan.

Bromaex. 1 Teel. voll enthält 1 g NaBr und Nährhefeextrakt, Stroma-chica. 3mal tägl. 1 Teel. in ¼ Tasse heißen Wassers. Bei nervösen Erschei-nungen. Packungen zu 100, 175 und 300 g 1,25, 2,25 und 2,58 DM. Bero G. m. b. H., Darmstadt.

Bromglidine. Brom an nucleinfreies Pflanzeneiweiß gebunden in Ta-bletten. 1 Tabl. enthält 0,05 g Brom. 3mal tägl. 1 Tabl. Packung mit 22 Tabl. Flüssig: 1 Teel. auf 1 Tasse heißen Wassers. 1 Teel. = 5 g enthält 1 g Brom-natrium und Aminosäuren. 150 ccm 1,64 DM. Dr. Klopfer, Dresden.

Brom-Nervacit enthält besonders Kal. bromat., Naphodyl 3% (eine chem. Addition der Diäthylbarbitursäure mit Pyraz. phenyl. dim. im Ver-hältnis 1+2), 0,1% Natr. phosphor. und homöopathische Mengen von Extr. Valer. Bei allen Nervenerkrankungen 2—3mal tägl. ½—1 Eßl., zum Schlafen 1—2 Eßl. Packung 2,10 DM, K.-Packung 1,45 DM. Apotheker A. Herbert, Wiesbaden.

Bromocoll. Bromtanninleimverbindung mit 20% Brom. Gelblich bis bräunliches Pulver, geruch- und geschmacklos, unlöslich in Wasser. Als juckreizstillendes Mittel bei parasitären Hauterkrankungen, Pruritus usw. Im Handel als Salbe mit 20% Bromocoll in Tuben mit 25 g (1,70 DM). Curta & Co., G. m. b. H., Berlin-Britz.

Bromoformium. Farblose, angenehm riechende, süßlich schmeckende Flüssigkeit, in Alkohol löslich, bei Keuchhusten der Kinder so viel Tropfen, als sie Jahre zählen. Bromoform 5, Glycerin 15, Spirit. 30. 6 Tropfen = 2 Tropfen Bromoform. Größte Einzelg. 0,5. Größte Tagesg. 1,5.

Bromostrontiuran. 10proz. Natriumbromid-Strontiumchlorid-Carba-minsäure-Aethylester. Bei chronischem Ekzem, Urticaria, Pruritus usw. Zur intrav. Injekt. Täglich oder jeden 2. bis 3. Tag 1 Amp. = 10 ccm. Packung mit 3 Amp. zu 10 ccm (2,40 DM), mit 2mal 5 ccm 1,50 DM zur intram. und intrav. Injekt. Als Tabletten Packung mit 25 Tabl. (1,75 DM). 3mal tägl. 2 Tabl. 36 Dragées 2—3mal tägl. 3 Dragées 1,75 DM. Arzneimittelfabrik G. m. b. H., Frankfurt a. M.

Bromural. a-Monobromisovalerylcarbamid. Nervenberuhigungs- und Einschläferungsmittel. Es ist ein weißes, krystallines Pulver und in Wasser nur wenig, in Alkohol leicht löslich. Das Präparat zeichnet sich durch schnell eintretende und mehrstündige Wirkung aus und ist frei von Kumulations-erscheinungen, da es im Organismus zum Teil abgebaut, zum Teil ausge-schieden wird. Nervöse Erscheinungen, Herz- und Kreislaufneurosen, Neu-rasthenie, nervöse Störungen in der Menopause und während der Menses, Angstzustände, Keuchhusten der Kinder, Chorea minor, nächtliche Unruhe während des Zahnens, Schlaflosigkeit, erschwertes Einschlafen, zu frühes Erwachen. *Dosierung.* Für Erwachsene: Zur *Beruhigung* gibt man 3—4mal tägl. 1—2 Bromuralbohnen zu 0,3 g in etwas Wasser, zum *Einschlafen* 3—4 Tabl. zu 0,3 g, zweckmäßigerweise in 2 Absätzen vor dem Schlafen-gehen. Für Kinder: 1. bis 2. Monat 0,15 g, 3. bis 6. Monat 0,15—0,45 g, 7. bis 12. Monat 0,3—0,6 g, 2. Jahr 0,3—0,6 g, 3. bis 14. Jahr 0,3 g (—0,9 g) 2—3mal tägl. 10 Tabl. zu 0,3 g 70 Dpf., 20 Tabl. zu 0,3 g 1,25 DM. Knoll A.-G., Chem. Fabriken, Ludwigshafen a. Rh.

Bromutil, ein Bromhefepräparat mit 0,9 g Brom und 0,3 g Hefe. Bei nervösen Zuständen und Schlaflosigkeit 2—3mal täglich 1 Tabl., abends 1 Tabl. Packung mit 20 Tabl. Isis-Chemie G. m. b. H., Zwickau.

Brom-Validol s. Validol.

Bronchalen als Sprayflüssigkeit enthält: Psicain, Adrenalin, Ephedrin, Atropin, Papaverin, Lobelin. 10 g. Hierzu Inhalationsapparat. Die Inha-lationskur kann durch Tabletten unterstützt werden, die Ephedrin, Papa-verin, Atropin, Lobelin enthalten. 10 und 20 Tabl. Gegen Asthma und Heu-fieber. Dr. Aug. W. Gubler, Lörrach-Stetten (Baden).

Bronchisan Asthma-Tabl. Eine Tablette enthält 25 mg L. Ephedrin, 20 mg Calciumbenzylphthalat, 100 g Amidopyrin, 50 g Theophyllin. Bei

Asthma, Bronchitis, Heuschnupfen tägl. 1—2 Tabl. Beim Anfall 2—3 Tabl. Packungen mit 12 und 20 Tabletten. „Atmos" Fritzsching & Co. G. m. b. H., Mannheim.

Bronchovydrin enthält Papavydrin und die Hormone aus Hypophyse, Nebenniere mit Nitraten. Zum Kaltvernebeln und Inhalieren (3—5 Min. tägl. öfters) bei Asthmaanfällen und Krampfhusten. 7 ccm 1,90 DM, 12,5 ccm 3,30 DM. Arzneimittelfabrik G. m. b. H., Frankfurt a. M.

Brosedan. Flüssiges Bromhefepräparat, enthält 10% Bromnatrium, Hefeextrakt. Bei Neurasthenie, Schlaflosigkeit, Epilepsie 2mal tägl. 5—10 bis 15 ccm in salzloser Suppe. Packung mit 150 g 1,76 DM. Temmler-Werke, Berlin-Johannisthal.

Brothyral. Sirup. Brothyrali enthält Extr. Thymi, Primul. (Na-Salz des Primulasaponins) und Malz. Für Kinder 1 Fl. 1,23 DM, mit 0,1% Kodein und 0,3% Ipec. 1 Fl. 1,53 DM, mit 7% Guajacol 1 Fl. 1,53 RM, mit Bromoform 0,12% und Extr. Drosera bei Keuchhusten 1,30 DM, c. KJ 1,5% (Jothyral) 1 Fl. 1,53 DM. 3—4mal tägl. 1 Teel. Kinder die Hälfte. Elixir Brothyrali enthält außer den Brothyralbestandteilen Extr. Ipecac. und 1% Codein. phosphor. 15 ccm 1,06 DM. 3—5mal tägl. 15—20 Tropfen. Brothyral-Hustentropfen: Elix. pectoral c. Brothyral et Ipecac. 3—5mal tägl. 20 bis 30 Tropfen. 25 g 84 Dpf. Brothyral-Pastillen enthalten Katadynsilber, Menthol., Extr. Thymi, Extr. Primul., Germinis, Ol. Foenic., Ol. Anis. 1 Packung 87 Dpf. 3—5mal 1—2 Pastillen. Brothyral-Tee Herb. Thym., Fruct. Foenic., Flor. Verbasci, Flor. Tiliae, Fol. Eucalypt., Rad. Liquir und Althaeae. Packung 84 Dpf. Chem. Fabr. Kyffhäuser, Bad Frankenhausen (Kyffh.).

Brufalgin enthält 10% Aminophenazon mit 5% der Ca- und Na-Salze der Salicylsäure. Besonders bei chronischen Neuritiden, Neuralgien und rheumatischen Erkrankungen. Einmal wöchentlich 8—10 ccm langsam intravenös 5 Wochen lang. Wiederholung nach 4 Wochen. Bei akuten Erkrankungen täglich langsam 5—8—10 ccm, bei Besserung nur 2 Injektionen wöchentlich. 5 Amp. zu 10 ccm 4,80 DM. Dr. Chr. Brunnengräber, Chem. Fabrik u. C., Lübeck.

Bryonon. Natürlicher Vitaminkomplex aus enteiweißten Roggenkeimen. Enthält die wasser- und fettlöslichen Vitamine, von denen besonders hervorzuheben sind: Provitamin A und D, Vitamin E, Vitamin-B-Komplex und andere Wachstumsvitamine. Das fettlösliche Provitamin A und Vitamin E ist an die im Keim vorhandenen Lipoide und Sterine adsorbiert. Ferner sind Kohlehydrate und kohlehydratphosphorsaure Salze, Aminosäure und Mineralstoffe (Kalium, Calcium, Magnesium, Mangan, Kupfer) und andere Spurenelemente des Keimes vorhanden. Bryonon ist eine gelbliche Emulsion, die vor dem Gebrauch umgeschüttelt werden muß. Indikat: Neuritis, Hypo-Vitaminose, funikuläre Myelose, Colitis, Chlorose, Thyreotoxikosen, als Roborans und Neurotonicum. Packungen: 50 ccm (eine gelbliche, etwas absetzende Emulsion) 3mal tägl. 30—60 Tropfen, als Tabletten tägl. 3—9 Tabl. 24 und 120 Tabl., als Amp. zu 2,2 ccm. Klare, bräunliche Flüssigkeit, enthält nur die wasserlöslichen Wirkstoffe. 2—3 intramusk. Injekt. wöchentlich. 3 und 10 Amp. Chem. Werk Dr. Klopfer, Dresden-A 20.

B-Tabletten. B-Tabltten stellen einen vitaminisierten Traubenzucker dar. Jede Tablette enthält 100 γ Vitamin B_1, 5 mg Vitamin C, 0,1 g Calciumphosphat sowie 17,5 mg primäres Natriumphosphat. Bei Abspannung, Müdigkeit, Vitaminmangel, Rekonvaleszenz ½—1 Tabl. Packung: 12 Tabletten zu je 2,5 g 0,90 DM. Troponwerke, Köln-Mülheim.

B-Tropon ist ein B-vitamisierter Traubenzucker. Bei Ermüdungs- und Schwächezuständen. Bei körperlicher und geistiger Anstrengung teelöffelweise zu nehmen. 200 g mit 8% B-Vitaminkonzentrat und 88% Traubenzucker 2,30 DM. S. B-Tabl. Troponwerke, Köln-Mülheim.

Buccosperin. Extr. bucco, Ol. Men. pip., Acetylsalic., Salol, Hexamethylentetramin fol. uv. ursi, Benzoesäure, Camph. monobromat., Mg
boric., Na biphosph. Bei Gonorrhoe, Cystitis, Pyelitis 2—3stündl. 1—2 Tabl.
Packung mit 40 Dragées 1,45 DM, mit 80 Dragées 2,75 DM. Rheumasan-
und Lenicet-Fabrik, Berlin NW 87.

Buccotean-Tee. Ein diuretischer Tee, siliciumhaltig und imbibiert mit
Hexamethylentetramin und Natr. benz. Bei Cystitis, Pyelitis, Gonorrhoe.
Besondere Mischung für Diabetiker. 2—3mal tägl. 1 Teel. voll aufbrühen.
Schachtel mit 65 g 1,40 DM. Labopharma, Berlin W 35.

Buccotramin. Dragées aus Extr. bucco, Hexamethylentetramin, Natr.
benz., Papaverin, Camph. monobromata, Calc. benzylophtalic. Junip. und
andere ätherische Öle. Bei Cystitis, Pyelitis, Go., Urethritis post. mit den
lästigen Erektionen, gegen schmerzhafte Tenesmen bei Cystitis. Tägl. 3 bis
6 Dragées. Packung: Schachtel mit 40 Dragées 70 Dpf. Labopharma, Berlin
W 35.

Bulbus scillae. Meerzwiebel. Scilla maritima hat eine diuretische und
digitalisartige Herzwirkung. Da es auf die Niere reizend wirkt, ist es bei
Nephritis kontraindiziert. Innerlich als Pulver in Dosen von 0,3—0,1 oder
als Dekokt 1—2:100. S. Scillaren und Scillikardin und Cardiacum Delicia.

Bulb. Scillae plv.	0,15	Bulb. Scillae plv.	0,15
Codein phosph.	0,03	Theobromin pur.	0,5
m. f. plv. tal. Dos. X		Codein phosph.	0,03
ad caps. amyl.		tal. Dos. X	
3mal tägl. 1 Pulver.		ad caps. amyl.	
		3mal tägl. 1 Pulver.	

Bulbus Scillae Stada. Ein standardisiertes Meerzwiebelpulver zur
Receptur: Bulb. Scillae Stada 0,15, Theobromin na salic. 0,5, m. f. plv. tal.
Dos. X. D. S. 2—3mal tägl. 1 Pulver. Einzeldosis 0,1—0,3. Ernst Freyberg,
Chem. Fabr. Delicia, Delitzsch.

Bulgarische Kur. S. Homburg und Belladonorm.

Butolan. Carbaminsäureester des p-Oxydiphenylmethans. Ein geschmackfreies und unschädliches Oxyurenmittel, das selbst für den Säugling gut und
verträglich ist. Säuglinge 3mal tägl. $\frac{1}{4}$ Tabl., kleine Kinder 3mal tägl.
$\frac{1}{2}$ Tabl., Erwachsene und Kinder über 10 Jahre 3mal tägl. 1 Tabl. Packung
mit 20 Tabl. zu 0,5 g 2,30 DM. Bayer, (22c) Leverkusen/Rh.

Bykoffin enthält Coffein 0,025, Acid. acetylsalicyl 0,45 Spasmolytic.
„Byk" 0,025 in indifferentem Adsorptionskolloid als Analgeticum und Anti-
neuralgicum 3—4mal tägl. Packungen mit 10 und 20 Tabl. 0,80 und 1,55 DM.
Byk-Gulden, Lomberg, Chem. Fab. G. m. b. H., Konstanz-Weilheim Obb.

B_{12}-Vicotrat (B_{12}-Vitaminconcentrat). Es ist der Vitamin B_{12} genannte,
kristallisierte Antiperniciosa-Faktor. 1 ccm der B_{12} Vicotrat-Lösung enthält
20 gamma reines Vitamin B_{12}. Vitamin B_{12} enthält 4,5% Kobalt. Der gesunde Organismus braucht einen bestimmten Mindestbestand an Vitamin
B_{12}, um ein normales Blutbild zu sichern. Von größter Wichtigkeit ist
Vitamin B_{12} für die perniciöse Anaemie, die durch Mangel an diesem Vitamin
entsteht. Es ist aber auch gleichzeitig angezeigt bei makrocytären Anaemien,
Schwangerschaftsanaemie, Leukämien, Wachstumsstörungen bei Frühgeburten und normalen Säuglingen, auch soll es eine starke Antihistaminwirkung haben. B_{12} Vicotrat wird intramusk. gegeben. Die Injektion ist
schmerzlos. 1 Amp. zu 1 ccm mit 20 gamma B_{12}-Vicotrat genügt meistens zur
Auslösung einer maximalen Reticulocytenkrise. Steigt der Hämoglobin-
spiegel zu langsam an, so ist Eisen zuzuführen. Meistens genügen 1—3 Injektionen und zur Erhaltung des Blutbildes in Abständen von 4—8 Wochen
eine Injektion, 3 und 10 Amp. zu je 1 ccm mit je 20 gamma Vitamin B_{12}
10,10 und 28,85 DM. Heyl u. Co. Chem. Fabr. G. m. b. H., Berlin-Dahlem.

Bykonontabletten enthalten: Diamidopyrin 0,25, Phenacet-Bromsalze
in einer leicht resorbierbaren Phosphorverbindung. Gegen Schmerzen mehr-

mals tägl. 1—2 Tabl. Packung 10 Tabl. 95 Dpf. Als Supposit.: 10 Supp. 1,65 DM. Byk-Guldenwerke, Abtlg. Lomberg G. m. b. H., Konstanz a. Bodensee und Weilheim i. Obb.

Cafaspin. Jede Tablette enthält 0,5 Aspirin und 0,015 Coffein. Wie Aspirin. Röhre mit 15 Tabl. zu 0,55 (1,20 DM). Bayer, Farbenfabriken, Leverkusen a. Rh.

Calcaria chlorata. Chlorkalk. Weißliches Pulver, nur teilweise löslich in Wasser, riecht nach Chlor. Wirksamer Cl-Gehalt 25%, findet nur zu Desinfektionszwecken Verwendung.

Calcaria usta. Gebrannter Kalk, Ätzkalk. Weiße Stücke, die, mit Wasser besprengt, unter starker Wärmeentwicklung zu einem alkalisch reagierenden, ätzenden Pulver zerfallen.

Calcibronat ist Ca-Br-Lactobionat, eine neuartige Bromverbindung von angenehmem Geschmack und ausgezeichneter Verträglichkeit, leicht löslich, gut haltbar; es besitzt eine eigenartige, durch den Synergismus von Br und Ca verstärkte sedativ-neurotonische Wirkung. Indiziert bei Epilepsie, organischen Hirn- und Nervenleiden, Psychoneurosen und Psychopathien, Übermüdung und Reizbarkeit, Schlaflosigkeit, Urticaria, Ekzem, Pruritus. 1—3 gestrichene Eßlöffel Granulat. Kinder: Je nach dem Alter und Körpergewicht $^1/_3$—$^2/_3$ der Gaben für Erwachsene. 100 g Granulat = 3,85 DM. Amp. zu 10 ccm zur intramusk. und intrav. Injek. 2—3mal wöchentl., in akuten Fällen 1—2mal tägl. 1 Amp. zu 10 ccm. Sandoz A.-G., Nürnberg.

Calcifor-Merzetten. Wohlschmeckende Tabletten, die aus Ca-phosph., Ca-glycerinophosph., Ca-chlorat., Ca-sulfoichtyol. und Ca-sulfurat., Formaldehyd und Menthol bestehen. Überall, wo Kalktherapie angezeigt ist, dann aber auch bei Mund- und Rachenerkrankungen. Zuerst stündl. 2 Tabl., vom 2. Tage ab weniger. Merz & Co., Chem. Fabr., Frankfurt a. M.

Calcipot. Wohlschmeckendes Kalkpräparat mit 28% Calciumcitrat und 2% Calciumglycerinophosphat. Tägl. öfter 2—3 Tabl. oder 1 Teel. voll. Packungen mit 50 und 100 g Pulver (1,05, 1,90 DM) oder 50 Tabl. zu 1 g (1,10 DM). 200 Tabl. 3,90 DM. **Calcipot C** enthält 700 mg% l-Ascorbinsäure sowie 30% organische Kalksalze mit Zusatz von 200 mg% Vitamin P. Bei C-Hypovitaminosen, Blutungsneigung, Frühjahrsmüdigkeit, bei Magen- und Darmerkrankungen. Kinder: 3mal tägl. ½—1 Tabl. Erwachsene: 3mal tägl. 2—3 Tabl. Pulver: mehrmals tägl. ½—1 Teel. bzw. mehrmals tägl. 1—2 Teel. Packungen: 50 Tabl. zu 1 g —,91 DM. 100 g Pulver 1,60 DM. **Calcipot D,** ein Kalk-Vitaminpräparat mit 8,4% Kalk. Jede Tablette zu 1 g enthält 600 I E. D-Vitamin. Mehrmals tägl. 1—2 Tabl., Erwachsene mehrmals 2—3 Tabl. 50 Tabl. zu 1 g 1,01 DM. Calcipot-C-Tabl. 50 Tabl. zu 1 g 1,36 DM. Troponwerke, Köln-Mülheim a. Rh. und Weiß & Co. K.-G., Döbeln i. Sa.

Calcio-Coramin. S. u. Coramin (12 und 24 Tabl.).

Calcium Boehringer ist das leichtlösliche Calciumsalz der Sulfaminsäure mit 17,24% Ca. Bei allergischen Zuständen wie Urticaria oder Asthma bronchiale, Arzneimittelexanthem zur intravenösen Injekt. 5 bis 10 ccm 10%, zur intram. Injekt. 5 ccm 5%. Schachtel mit 5 Amp. 5 ccm 5% 2,30 DM, Schachtel mit 5 Amp. 10 ccm 10% 3,05 DM. C. F. Boehringer & Söhne G. m. b. H., Mannheim.

Calcium bromatum. Weißes, körniges, geruchloses Salz von bitterem Geschmack, in Wasser leicht löslich. Calc. brom. 20, Succ. Liquirit. 10, Aq. ad 300. 3mal tägl. 1 Kinderlöffel bei Tetanie und Laryngospasmus. Bei Dysmenorrhoe und Metrorrhagien gibt man 10 ccm einer 5proz. Lösung intrav. in Amp. als Calcium Bromatum Nordmark 2,5proz. zu 5 und 10 ccm Pckg. mit 3, 5 und 10 Amp. zur intragl. oder langsamen intrav. Injekt. 1,95, 3,10, 5,10, 2,45, 3,90, 7,— DM.

Calcium carbonicum praecipitatum. Weißes, geruch- und geschmackloses, in Wasser fast unlösliches Pulver. Bei Hyperacidität und Ulcus ventr.

mit Mg. carbon. zusammen, auch bei Acidosis der Diabetiker. Äußerlich mit Zinkoxyd und Amylum als Streupulver.

Calcium chloratum cryst. Farblose, zerfließliche Krystalle Calciumchlorid. Nicht zu verwechseln mit Calcaria chlorata! Innerlich bei Tetanie, Serumkrankheit, Urticaria, Heuschnupfen und Hämophilie. Als Gegenmittel bei Atemlähmung durch Magn.-sulfuric.-Injekt. Calc. chlorat. cryst. 30, Succ. Liquirit. 30, Aq. ad 300. 3mal tägl. 1 Kaffeel. Oder als intrav. Injekt. von 10proz. Lösung 10 ccm langsam injizieren (die Kranken auf das dabei im Körper entstehende Wärmegefühl aufmerksam machen). Besonders auch bei Lungen- und Magenblutungen intrav. Injekt. Calc. chlorat. 20, Aq. ad 200. 2stündl. 1 Eßl. in 1 Glas Milch. Als 10proz. Lösung (10-ccm-Amp. Merck) zur intrav. Injekt. Ganz langsam injizieren. Dosis 5—10 ccm. Auch bei Kreislaufschwäche hat sich Calc. kombiniert mit Digital. sehr bewährt. Die Diurese wird dadurch stärker angeregt. Man gibt bei Herzinsuffizienz mit Ödemen 1—2 ccm Digipurat + 5 ccm einer 10proz. Calc.-chlorat.-Lösung intrav. Calc. chlorat. pur. cryst. 0,1 als Kompretten MBK. 50 St. 62 Dpf. Calc. chlorat. pur. cryst. 10% 0,5:5 ccm. 5 Amphiolen 1,17 DM. Calc. chlorat. pur. cryst. 10% 1:10 ccm. 5 Amphiolen 1,63 DM. S. Afenil, Calcinol, Percalcit.

Calc. citricum. Weißes Salz, löslich in Wasser und Weingeist. Mit anderen Kalksalzen zusammen bei Rachitis.

Calc. Clavipurin s. Clavipurin.

Calcium-Coramin s. Coramin.

Calciumdiuretin. Theobr. calcium salicylicum enthält etwa 11% Calcium, 48% Theobromin und 38% Salicylsäure. Es hat keinen laugenhaften Geschmack und löst sich zum größten Teil erst im Darm. Es wird empfohlen bei essentieller Hypertonie, wo es öfter von guter Wirkung ist. Bei Asthma, Angina pectoris sowie als Diureticum, auch kombiniert mit Digitalis. Empfindliche Kranke nehmen es am besten in Milch oder mit Natr. bicarb. In Tabletten zu 0,5. Packung mit 20 St. (1,60 DM). Dosis tägl. 3—6 Tabl. Knoll A.-G., Ludwigshafen a. Rh.

Calcium-D-Redoxon enthält 0,25 g Calcium = 0,35 CaO, 0,18 g Phosphor (als Phosphat) = 0,41 g P_2O_5, 0,017 g Vitamin C und 300 i E. Vit. D in 1 Tabl. Zur Behandlung von Rachitis, Spasmophilie, z. Zt. der Schwangerschaft, bei Knochenbrüchen, Paradentose, Caries, haemorrhag. Diathese, exsudativer Diathese, allerg. Zuständen, Ekzeme, Urtikaria 4 Tabl. und mehr tägl. Packung 20 und 100 Tabl. 1,50 und 5,60 DM. Deutsche Hoffmann-La Roche A.-G., (17b) Grenzach/Baden.

Calcium gluconicum Merck zur Kalktherapie. Amp. zu 5 ccm 10proz. 1,11 DM. Amp. zu 10 ccm 10proz. 1 und 5 St. 0,53 und 1,51 DM, zu 20 ccm 1 und 10 St. 0,68 und 4,10 DM. Amp. zu 5 ccm 20proz. 1,26 DM, zu 10 ccm 1 und 5 St. 0,58 und 1,70 DM. Tabletten zu 1,5 g 50 und 100 St. 2,78 und 4,98 DM. E. Merck, Darmstadt.

Calcium glycerino-phosphoricum. Gehalt mindestens 84% wasserfreies glycerinphosphorsaures Calcium. Weißes, etwas bitter schmeckendes Pulver, 1:40,0 löslich in Wasser. Zur Kalktherapie und als Nerventonicum. Calc. glyc.-phosph. 30, Calc. citr., Calc. lact. aa 20, 3mal tägl. 1 kleine Messerspitze, oder Calc. glyc.-phosph. 5, Calc. chlorat. 30, Calc. lact. 15.

Calcium-Homburg ist eine wäßerige Lösung von Calciumglutaminat zur intrav. und intramusk. Injekt. 1 Amp. zu 5 ccm enthält 60 mg Ca, zu 10 ccm 120 mg. Calcium forte ist doppelt so stark. 5 ccm = 120 mg, 10 ccm = 240 mg Ca. Ca einfach: Packung mit 2 und 10 Amp. zu 5 ccm, mit 1 und 5 Amp. zu 10 ccm 0,96 und 3,41 DM. Chemiewerk A.-G., Homburg in Frankfurt a. M.

Calcium jodatum. In Wasser leicht lösliches Salz, an Stelle von Jodkalium.

Calcum lacticum. Weißes, geruchloses, in Wasser lösliches Pulver, bei Rachitis und Skrofulose, in Verbindung mit anderen Kalksalzen. In überzuckerten Tabletten à 0,25 in Packungen mit 50 und 100 Stück, zu 0,5 g. In Beuteln mit 50 und 100 g für Kassen. Calc. lact. 0,5 sacch. obd. MBK. 50 St. C. H. Boehringer Sohn, Ingelheim.

Calcium-Mandelat in Pulverform, dem 25proz. Ammoniumchloridlösung beigegeben ist, 6—8mal tägl. 1 gestrichenen Teel. zusammen mit 2—4 Teel. Ammoniumchlorid, 5—10fach verdünnt. 93 g Pulver und 100 ccm 25proz. Ammoniumchloridlösung. S. Magnesium-Mandelat. Asta, A.-G., Chem. Fabr. Brackwede i. W.

Calcium-Nordmark. Isotonische Calciumgluconat- und -lävulinatlösung zur intramusk. und intrav. Injekt. 3 und 5 Amp. mit 10 ccm 10proz. Calciumglukonat 2,15 und 3,50 DM. 5 Amp. mit 5 ccm 2,50 DM, 10 Amp. 4,70 DM. Calcium forte mit 20% Caglukoviat 3, 5 und 10 Amp. zu 10 ccm 2,90, 4,70 und 8,85 DM. Nordmark-Werke, Hamburg 21.

Calcium phospho-lacticum solubile wirkt besonders bei Migräne und bei azotämischem Erbrechen in Dosen von 0,2—0,3 g. 3mal tägl. empfohlen.

Calcium phosphoricum. Weißes, krystallinisches, in Wasser unlösliches Pulver. Innerlich bei chronischer Diarrhoe und Rachitis 1—5 g mehrmals täglich.

Calcium-Resorpta ist ein Kombinationspräparat aus Calciumchlorid und einer einheitl. Saponinkomponente (bewirkt eine resorptionssteigernde Wirkung). In dünnflüssiger Sirupform mit 6,6% Calc. chlorat. cryst. mehrmals tägl. 1 Eßl. voll. Fl. 1,20 DM. In Form von Dragées, die 0,4 g Calc. lact. enthalten, mehrmals tägl. 2 Dragées. 50 St. 1,05 DM. Überall, wo eine Kalktherapie angezeigt ist. Gehe & Co. A.-G., Dresden-N 6.

Calcium-Sandoz. Eine Verbindung von Ca und Glukonsäure, mit 9% Ca = 12,6% CaO. Als Pulver, geruch- und geschmacklos, leicht löslich in warmen Getränken. 3mal tägl. 1 Kaffeel. voll und mehr. Packungen mit 50 und 100 g (2,90 und 5,50 DM) oder als Tabletten zu 1,5 g in Chokoladenmasse in Schachteln mit 30 St. (3,20 DM). 3mal 2 Tabl. Als 10proz. Lösung (als Calciumgluconatlactobionat) in Amp. zur intramusk. und intrav. Injekt. Schachteln mit 2 Amp. zu 5 ccm 1,80 DM, mit 1 Amp. zu 10 ccm 1,25 DM. Amp. 20proz.: 1 Amp. zu 10 ccm 0,99 DM, 2 St. zu 5 ccm 1,45 DM; Sandoz A.-G., Chem.-pharm. Fabrik, Nürnberg.

Calcium sulfuratum. Kalkschwefelleber. Durch Glühen von Gips und Holzkohle bereitet. Hellgraues Pulver, welches nach Schwefelwasserstoff riecht. Da es mindestens 35% Calciumsulfid enthält, besonders als Enthaarungsmittel im Gebrauch. Calc. sulfurat., Ungt. glycerin. aa 20, Enthaarungsmittel.

Calcium sulfuricum ustum. Gebrannter Gips. Weißes, amorphes Pulver, das, mit der Hälfte seines Gewichtes Wasser gemischt, innerhalb 5 Min. erhärten muß.

Calmed = Calcium malonicum mit einem resorbierbaren Kalkgehalt von etwa 22%. Indikation wie bei allen Ca-Präparaten. 3mal tägl. 1—3 Tabl., bei Säuglingen als Pulver. Packung mit 48 Tabl. (1 Tabl. = 1 g Ca malonic.), 60 g Pulver = 50 g Ca malonic., 125 g Pulver = 100 g Ca malonic. Med. Fabr. chem.-pharm. Präparate, Berlin-Neukölln.

Calomel s. Hydrarg. chlorat.

Calorose. Eine Mischung gleicher Teile Glucose und Fructose. In Flaschen 70proz. Flasche mit 50 g Invertzucker, mit 100 g. Aufzulösen in 1 l Wasser. In Amp. 10proz. Packung mit 5 Amp. zu 10 ccm (2,55 DM), 20proz. 5 Amp. zu 10 ccm 2,65 DM, 35proz. in Amp. mit 10 ccm. Packung mit 5 Amp. (2,85 DM). Zur subcut. und intrav. Anwendung, auch als Dauertropfinfusion. 5proz. 1—3 l innerhalb von 10—15 Std. nach schweren Blutverlusten. **Varico-Calorose** zur Varicenverödung. 50proz. Packung mit 5 Amp. zu 10 ccm 3,45 DM. Kali-Chemie A.-G., Sehnde/Hannover.

Calorose. Amp. mit 10 ccm 10%, 5 Amp. 1,50 DM, 20% 1,65 DM, 35% 1,80 DM, 40% 1,90 DM, 60% und 50% als Varico-Calorose 2,70 DM (zuzüglich 0,35 DM für 5 Amp. Verteuerungszuschlag). Kali-Chemie VEB, Berlin-Niederschöneweide.

Calvisal enthält 50 mg Calciumcitrat, 250 mg Dicalciumphosphat, 0,1 mg Vitamin B_1, 5 mg Hefe, Peptide und Proteine. 3mal tägl. 1—2 Tabl., Erwachsene 2—3 Tabl. bei Kalkmangel, Gravidität, Allergien. 60 Tabl. 1,75 DM. Chem. Werke Albert, Wiesbaden-Biebrich.

Camphedrin ist eine Lösung von 15% Campher und 0,5% Ephedrin in sterilem, neutralem Öl als zentrales Analeptikum und peripheres Kreislaufmittel. 1 ccm enthält 0,15 Campher und 0,005 Ephedrin. Bei Infektionskrankheiten, Herzschwäche, Pneumonie 1—3mal tägl. 2—4 ccm intram. Packung mit 5 u. 50 Amp. zu 1 ccm 1,90 und 16,30 DM. Asid-Serum-Institut, Dessau.

Campher-Henning, eine wasserlösliche Campherverbindung. In Amp. zu 2 und 5 ccm mit 0,2 und 0,5 g Campher zur subcut., intramusk. und intrav. Injekt. 12 Amp. zu 2 ccm 2,80 DM, 5 Amp. zu 5 ccm 2,61 DM. Campher forte 3 Amp. zu 5 ccm mit 1,5 g Campher = 7,5 ccm Ol. camphorat. forte. 3 Amp. 2,45 DM. Campher-Coffein mit 0,3 g Campher und 0,25 g Coffein zur subcut. intramusk. und intrav. Injekt. 3 und 12 Amp. zu 2 ccm 1,25 und 3,85 DM. Dr. Fz. Henning, Berlin-Tempelhof.

Camphora. Die durch Sublimation gereinigte Ausscheidung des Holzes von Cinnamomum Camphora. Weiße, krystallinische Masse von durchdringendem Geruch und brennend scharfem Geschmack, unlöslich in Wasser, leicht löslich in Weingeist, Äther, Chloroform und Öl. Der mit Äther durchfeuchtete und dann gepulverte Campher wird als **Camphora trita** bezeichnet. Er hat eine zwar geringe, aber sehr lang dauernde Wirkung, die sich nicht nur auf die Zentren von Kreislauf und Atmung, sondern auch auf den Herzmuskel selbst erstreckt. Die langdauernde Wirkung macht ihn während der Nacht bei Infektionskrankheiten zur Unterstützung des Kreislaufes nahezu unentbehrlich. Mit Chloralhydrat 1+1 zusammengerieben, verflüssigt er sich: auf Watte in den hohlen Zahn bei Zahnschmerzen. Er regt das Atemzentrum an, die Herzschläge werden gekräftigt und die Coronargefäße erweitert. Innerlich 0,05—0,3 mehrmals tägl. Camphor trit., Acid. benz. aa 0,1 ad caps. amyl. tal. Dos. X, zur Kräftigung der Herzaktion öfter ein Pulver. Camph. trit. 1, Äther 5, 1 Spritze subcut. bei Herzschwäche. Camph. 2, Ol. Oliv. 8, öfter 1—2 Spritzen bei Herzschwäche. Camph., Bals. peruv. aa 2, Vaselin fl. ad 30 Frostsalbe. S. Hexeton, Cardiazol, Coramin, Cadechol, Cormed, Sympatol.

Camphora forte in Amp. zu 5 ccm mit 1,5 g Campher = 7,5 ccm Ol. camph. forte. Zur Campher-Depotbehandlung 5—10 ccm intram. Packungen: 3 und 12 Amp. zu 2 ccm 0,98, 3,09 DM, 5 Amp. zu 5 ccm 2,87 DM. Packungen mit forte: 3 Amp. zu 5 ccm 2,66 DM. Dr. Georg Henning, Berlin-Tempelhof.

Camphora monobromata. Farblose Nadeln, in Wasser fast unlöslich. 0,1—0,5 3mal tägl. als Kompr. MBK 0,2. 25 St. (87 Dpf.). Bei sexueller Neurasthenie.

Camphora synthetica, aus dem Pinen des Terpentinöls gewonnen, ist jetzt offizinell und kann anstatt des natürlichen Camphers verschrieben werden.

Campiol, ein Extrakt aus Pyrethrumblüten. Ein unschädliches Präparat gegen Madenwürmer (Oxyuren) in flüssiger Form, von angenehmem Geschmack. Campiol wird vor Gebrauch umgeschüttelt. Man gibt Kindern bis zu 6 Jahren 3mal tägl. vor dem Essen 1 Eßl. 3 Tage lang, Kindern über 6 Jahren 1½ Eßl. In hartnäckigen Fällen kann nach einigen Tagen die Kur wiederholt werden. Fl. mit 100 ccm 2,55 DM. Promonta, Hamburg.

Campoferron enthält Campolon sowie etwa 0,1% Eisen und etwa 0,003% Kupfer. Bei sekundärer Anämie, anschließend an eine Campolon-Injektionskur bei perniziöser Anämie, als Kräftigungsmittel 3mal tägl. 1—2 Teel. Kinder die Hälfte. Fl. zu 100 g 3,05 DM. Bayer, Farbenfabriken, Leverkusen a. Rh.

Campolon. Ein injizierbares Leberpräparat nach Prof. Gänsslen gegen perniziöse Anämie, Stoffwechselstörungen, Lebererkrankung, zu Mastkuren. 1 ccm enthält 6 γ Vitamin B_{12}. Im Vollstadium tägl. eine Injektion von 2 ccm Campolon, später, mit eintretender Besserung alle 8 Tage 5—10 ccm Campolon, dabei aber noch wöchentliche Kontrolle des Blutstatus, um zu sehen, ob der Kranke auf seiner erreichten Höhe bleibt. Gegen Ende der Behandlung ist die Dosierung zu reduzieren. Bei der Depotbehandlung werden 2 Amp. (10 ccm) auf einmal injiziert und dann erst wieder nach 8 Tagen weitere 2 Amp. Man injiziert am besten in jeden Glutaeus 5 ccm. Die Injektionen werden nur intramusk. gemacht. Bei leichteren Fällen kann man sofort mit der Depotbehandlung beginnen. Bei schweren Fällen geht man erst nach Besserung des Blutbildes zur Depotbehandlung über. Packungen mit 5 Amp. zu 2 ccm 4,60 DM, 25 Amp. zu 2 ccm, mit 3 Amp. zu 5 ccm 6,40 DM. Bayer, Farbenfabriken, Leverkusen a. Rh.

Cantan ist reines Vitamin C (l-Ascorbinsäure), das besonders bei Skorbut und allen Hypovitaminosen indiziert ist, wo das Daniederliegen des Stoffwechsels auf einem C-Vitaminmangel beruht. Bei künstlich genährten Kindern, in den Wintermonaten, wo Obst und Gemüse knapp sind, zur Erhöhung der Widerstandskraft und der Abwehrkräfte, bei Hämophilie. 3mal tägl. 1 Tabl., prophylaktisch tägl. ½—1 Tabl. Packungen mit 20 Tabl. zu 0,05 g 75 Dpf., 100 Tabl. 2,75 DM, und mit 5 Amp. zu 2 ccm mit 0,1 g 1,50 DM. Cantan forte in Amp. 5 ccm = 0,5 g, 3 Amp. zu 5 ccm 1,30 DM, 15 Amp. S. Cevilat.

Cantharides. Spanische Fliegen. Hauptbestandteil Cantharidin (0,7%). Größte Einzelg. 0,05, größte Tagesg. 0,15. Nur im Gebrauch als blasenziehendes Pflaster und als Tinktur.

Capsicum-Pflaster. Durchlöchertes Pflaster gegen rheumatische Leiden.

Carbarom enthält colloidales Aluminium-Hydroxyd 55% und Kohle 25% und Apfelzellstoff 20%. Bei Hyperacidität, Ulcus ventric., Blähungen, Gärungs- und Fäulnis-Dyspepsie. 3mal tägl. 1—2 Tabl. Röhren mit 20 Tabl. (1,05 DM). 25 g Granulat 1,05 DM. Chem. Werke Albert, Wiesbaden-Biebrich.

Carbo coffeae. Ein unter besonderen Vorsichtsmaßnahmen überrösteter bis verkohlter Kaffee, der dabei seinen typischen Kaffeegeruch nicht verliert. Coffein- und Gerbsäuregehalt werden nicht auffallend verändert. Anwendung bei Angina, Paradentose, Cholecystitis, besonders Darmaffektionen mit Gärungs- und Fäulnisprozessen und Meteorismus, Colitis, Colitis ulcerosa. Man gibt mehrmals tägl. 1 gehäuften Kaffeel. voll in etwas Wasser. Bei Angina oder Paradentose bringt man die Kohle mit einem Wattetupfer auf die Tonsillen, bei Paradentose reibt man Zitronensaft und Kohle in das Zahnfleisch kräftig ein. 10, 30 g. Dr. Willmar Schwabe, Leipzig.

Carbo medicinalis Merck. Bei akuten und chronischen Diarrhoen, bei Vergiftungen und Botulismus hat man gute Erfolge erzielt. 20—40—80—100 g aufgeschwemmt in Wasser pro Tag. Auch als Kohlegranulat im Handel. 20 g 95 Dpf. Compretten zu 0,25 g in Packungen mit 20 und 50 St. (0,65 und 1,35 DM). 2—4 St. bei Gärungserscheinungen, Meteorismus. Auch versilberte Compretten zu 0,1. 50 St. 1,80 DM. Merck, Darmstadt.

Carbobolusal. Blutkohle, Kieselsäure, Aluminium, Kalk, Magnesia und Wismut. Feines, schwarzes, ziemlich geschmackloses Pulver. Absorbierendes Darmdesinfiziens und Antidiarrhoicum. 3mal tägl. ¼ Std. vor dem Essen 1—2 Teel. oder 3—4 Tabl. Packung 50 g (1,55 DM), 125 g (3,04 DM). Als Tabletten zu 60 St. à 0,5 1,36 DM. Dr. Reiss, Rheumasan- und Lenicet-Fabr., Berlin NW 87.

Carboluphen ist ein Kondensationsprodukt des Formaldehyds und Phenols mit Carbo medic. (75%) und Bolus alba (15%). Bei Blähungen, Darmgärung und Fäulnis, Dysenterie, Vergiftungen. 3mal tägl. 1 Tee- bis Eßl. in Flüssigkeit oder 2—3 Tabl. à 0,5 g. Packung mit 20 Tabl. à 0,5 70 Dpf., Packung mit 50 g granul. 1,75 DM. Vial & Uhlmann, Fabr. chem. pharm. Präp., Frankfurt a. M.

Carboneum tetrachloratum puriss. Ein vorzügliches Antihelminthicum. Besonders zum Abtreiben von Haarwürmern. Es soll völlig gefahrlos und ohne subjektive Nebenerscheinungen sein. Durch geringen Zusatz von Ol. Chenopodii läßt es sich auch gegen Ascariden verwenden. Dosis für Erwachsene 3 ccm, für Kinder 0,2 ccm pro Lebensjahr. Am besten in Gelatinekapseln. Nach 2—3 Std. Abführmittel (Magn. sulfur.).

Carbo-Ormalon s. Ormalon.

Cardiacum-Delicia enthält die herzwirksamen Stoffe der Scilla maritima in natürlichem Verhältnis. Frei von Magen- und Darmreizstoffen. Es bewirkt eine gute Diurese. 3mal tägl. 20—25 Tropfen, Kumulation sehr gering. 20 ccm 1,55 DM. Ernst Freyberg, Chem. Fabr. Delicia in Delitzsch bei Leipzig

Cardiazol. Pentamethylentetrazol, eine dem Campher chemisch wenig nahestehende wasserlösliche Verbindung, die ausgesprochen anregende Wirkung auf Atmung und Kreislauf zeigt. Es erzeugt eine mächtige Erregung des Atemzentrums und des Vasomotorenzentrums, daher bei Störungen des Atemzentrums, bei zentral bedingter Gefäßschwäche und bei kreislaufbedingter Herzinsuffizienz indiziert. Bei schwerer Schlafmittelvergiftung und sonstigen Vergiftungen, bei Infektionskrankheiten (Pneumonie, Typhus, Scharlach, Diphtherie) muß die Dosierung erhöht werden. Cardiazol wird subcut. fast so rasch resorbiert wie bei intrav. Injekt. Die Lösungen können sterilisiert werden. Im Handel als 10proz. Lösung auch in Ampullen zu 1,1 ccm zur subcutanen oder intravenösen Injektion, in Tabletten 0,1 g tägl. mehrmals 1—2 St. oder Cardiazol 1,0, Aq. dest. ad 10,0. D. S. 3—5mal tägl. 20 Tropfen, oder Cardiazol 1,0, Eumydrin 0,005, Aq. dest. ad 10. D. S. 4mal tägl. 20 Tropfen. Cardiazol 1,0, Nitroglycerin 0,01—0,03, Spirit. 10,0, Sirup. c. Aurant. ad 30,0. D. S. 2—3mal tägl. 20 Tropfen (teuer). Älteren Kindern gibt man 20 Tropfen = 0,1 g Cardiazolpulver oder 1 Tabl. oder ½—1 Amp. zu 1,1 ccm. Säuglingen und Kleinkindern 10 Tropfen = 0,05 g Cardiazol oder ½ Tabl. oder ¼—½ Amp. als Einzeldosis. Packung mit 10 Tabl. à 0,1 Cardiazol (1,60 DM). Tabletten mit 0,05 g Cardiazol mit Traubenzucker und mit Zitronengeschmack zur perlingualen Resorption. Auf der Zunge zergehen lassen, nicht schlucken. 6 und 30 St. 0,85 und 3,60 DM. Als Ampullen zu 1,1 ccm in Schachteln mit 6 St. (1,20 DM), zu 3 ccm 2 Amp. 1,65 DM. Cardiazol-Ampullen zu 3 und 5 ccm für Schizophreniebehandlung. 2 Amp. zu 5 ccm. 1,85 DM. Auch als Pulver für Rezeptur. 5 Amp. zu 10 ccm 6,10 DM. Als Cardiazol. **Liquid.** 10proz. zum Einnehmen, 10 ccm 1,60 DM. 20 ccm 2,75 DM, 10 ccm 10proz. zur Injektion, 10 ccm 1,60 DM. Cardiazol-Traubenzucker-Infusionslösung zur Aufzucht von Frühgeburten. 1 Amp. zu 50 ccm 1,75 DM. **Cardiazol-Dicodid-**Tropfen stellen eine Lösung dar mit 10% Cardiazol und 0,5% Dicodid. 10 ccm 2,10 DM. Bei Keuchhusten von Säuglingen 3mal tägl. 1—2 Tropfen, von großen Kindern 3mal tägl. 5—10 Tropfen, besonders bei Husten, Bronchitis, 10—20 Tropfen bei Erwachsenen. **Cardiazol-Chinin-Bohnen,** die überzuckert sind und je 0,05 g Cardiazol und 0,1 g Chinin enthalten. Bei Grippe, Infektionskrankheiten, die mit Fieber und Kreislaufstörungen verbunden sind. 2—3mal tägl. 2 bis 3 Bohnen, größere Kinder 2—3mal tägl. 1 Bohne. Bei Herzunregelmäßigkeiten 2—4mal tägl. 1 Bohne, als Wehenmittel ½—1stündl. 1 Bohne und mehr. Packung mit 10 und 20 Bohnen 0,95 und 1,75 DM. Ampulle mit Cardiazol 0,1, Chinin. lact. 0,25. Aq. dest. ad 1,1 ccm zur intramusk. Injektion, 5 Amp. 2,20 DM. Als Suppos. mit 0,1 Cardiazol und 0,25 g Chinin valerian. 5 St. 1,40 DM. **Cardiazol-Coffein.** Jede Tablette enthält 0,1 g

Cardiazol und 0,1 g Coffein. Zur Kompensation körperlicher und geistiger Leistungsminderung infolge von Ermüdung und Erschöpfung, zur Beseitigung von Antriebshemmungen durch Besserung der Stimmungslage, zur präoperativen und allgemeinen Kreislaufprophylaxe, zur oralen Coffein-Therapie beim innerlich Kranken, bei Überdigitalisierung des Herzens, Digitalisüberempfindlichkeit, bei Insuffizienzerscheinungen in Digitalispausen, Astheniebeschwerden und Altersherz. In der Regel ist $\frac{1}{2}$—1 Tablette als ausreichende Einzeldosis anzusehen. Bei besonders coffeinresistenten Personen steht einer Verdoppelung der Gabe nichts im Wege. Medikation auf nüchternem Magen ist zu vermeiden. 10 St. 1,75 DM. **Cardiazol-Ephedrin** enthält in 1 Tabl. und in 1 ccm 0,1 g Cardiazol und 0,015 g Ephedrin hydrochl. Knoll. Angezeigt bei Kreislaufschwäche, Hypotonie, Kollaps, Asthma bronchiale. Packung mit 10 Tabl. 1,70 DM, mit 10 ccm als Tropfen 1,55 DM, mit 6 Amp. zur subcut. Injekt. 2,40 DM. Bei Bedarf 1 Tabl. oder 20 Tropfen. Cardiazol-Strophanthin s. u. Kombetin. Knoll A.-G., Ludwigshafen a. Rh.

Cardiopon. Jedes Dragée enthält 0,017 Digit. plv., 0,033 Chinidin. sulf., 0,0158 gMol. Verbindung Papaverin-Dipropylbarbitursäure, 0,07 g Jodtropon (= 3,5 mg Jod in organ. Bindung), 0,033 g Ext. Valer. sicc. Bei Herzarrhythmien mit beschleunigtem, unregelmäßigem Puls, bei Hypertonie auf arteriosklerotischer Basis, Coronarsklerose, 6 Tage lang tägl. 1—2 Dragées nach dem 1. Frühstück, dann 3 Tage Pause. Im ganzen 4- bis 6mal wiederholen. Röhre mit 20 Tabl. 1,50 DM. Tropon-Werk, Köln-Mülheim.

Cardiopurin-Kapseln. Jede Kapsel, die erst im Darm löslich ist, enthält neben 0,1 g Digitalis noch Theobromin und Theophyllin. Bei Herzkrankheiten, Asthma bronchiale 2—3mal tägl. 1 Kapsel oder Zäpfchen. Packungen mit 3 und 12 Zäpfchen 1,50 und 4,25 DM. Arzneimittelfabrik G. m. b. H. Frankfurt a. M.

Cardiotonin. Hergestellt aus Convall. Majal. mit 2,5% Coffeinum. In Tabletten und Lösungen. Bei Herzerkrankungen, Herzschwäche infolge von Infektionskrankheiten und Herzneurose 3mal tägl. 10—20 Tropfen oder 3mal tägl. 1—2 Tabl. Packung mit 20 ccm und 10 ccm (2,40 und 1,35 DM), mit 12 und 25 Tabl. (0,95 und 2,15 DM), mit 6 Supp. (1,75 DM). Dr. Degen & Kuth, Düren (Rheinl.).

Cardiotrat. Nitrite der Chinaalkaloide, 1, 2-Dioxypropyltheophyllin und Phenylaethylbarbitursäure. Cardiotrat ökonomisiert die Arbeit des Herzmuskels und steigert die Durchblutung der Herzgefäße. Zur Herabsetzung der Anfallsbereitschaft bei Angina pectoris und zur Überwindung des akuten Anfalls; ferner bei Herzasthma, stenokardischen Beschwerden bei Herzatrophie und nach Digitalisgebrauch bei Herzinsuffizienz, Status anginosus bei Coronarthrombose, angiospastischen Beschwerden im Klimakterium und bei Hochdruck sowie bei gewissen Formen der Extrasystolie, vor allem bei vegetativ labilen Patienten. Dauerbehandlung: 3mal tägl. 1 bis 2 Pillen; Sofortbehandlung: 2,2 ccm Cardiotrat intragl. Cardiotrat-Amp. (zu 2,2 ccm): 3 Amp. 2,05 DM, 10 Amp. 5,20 DM, 50 Amp. 17,45 DM. Cardiotrat-Pillen: 25 St., 50 St. 1,85, 3,20 DM. Nordmark-Werke, Hamburg 21.

Caricae. Getrocknete Feigen, s. Califig.

Carnacid, ein aminosäurehaltiges Protein-Hydrolysat, das die Aminosäuren in Form der Chlorhydrate enthält. Seine Wirksamkeit bei achylischen Zuständen beruht auf seinem Gehalt an Peptonen und Aminosäure-Chlorhydraten. Es ruft ein salzsäurereiches, fermentaktives Magensekret hervor. Bei allen sub- und anaciden Zuständen, Appetitlosigkeit, Blähungen. Vor dem Essen 1—2 Teel. in $\frac{1}{2}$ Glas Wasser oder 2 Dragées. Carnacid liq. 100 ccm 1,95 DM, 50 Dragées 2,25 DM. Uvocal chem. pharm. Fabrik, Hamburg 11.

Carrageen. Irländisches Moos. Früher als Abkochung 3:100 mit Sirup. Rb. Id. Bei Katarrhen der Verdauungs- und Atmungsorgane.

Caryophylli. Flores Caryophylli. Gewürznelken, als Geschmackskorrigens und Emmenagogum wie Safran, Vanille, Pfeffer, Ingwer, Anis, Fenchel usw.

Casantin, ein synthetisches Antihistaminikum, das salzsaure Salz des N-Diaethylaminoaethyl-phenothiazins. Es ist ein weißes, krystallinisches Pulver, das sich leicht in Wasser löst. Neben seiner starken Antihistaminwirkung vermag es gleichzeitig schwach analgetisch zu wirken. Bei allen allergischen Zuständen: Heuschnupfen, allergisches Asthma bronchiale, Urtikaria, Quincksches Oedem, bei der Gefahr durch Reinjektion artfremden Serums, Pruritus, Schwangerschaftstoxikosen, Hyperemesis gravidarum und Eklampsie. Man gibt tägl. 2—4 Tabl. nach dem Essen. Eine intram. Injektion schafft meistens eine sofortige Erleichterung. 20 Tabl. zu 0,05 g, 5 Amp. zu 2 ccm, enthaltend 0,05 g Substanz in physiol. Kochsalzlösung. Casella Farbwerke Mainkur, Frankfurt/Main-Fechenheim.

Casbis. Wismutpräparat. Wismut in feinster öliger Emulsion von stabiler Homogenität zur intragl. Injekt. 1 ccm enthält 0,1 g einer reizlosen Wismutverbindung. Erwachsenen jeden 3. Tag eine Injektion von 1 ccm. Gesamtdosis 12—15 ccm. Kindern entsprechend weniger, bei Kleinkindern beginnend mit 0,05 ccm, dann 0,1—0,2 ccm in 3tägigen Intervallen bis zur Gesamtdosis von 1,5—2 ccm. Bei Angina tonsillaris genügt eine einzige Injektion. Es wird lokal und allgemein sehr gut vertragen. Glas mit 15 ccm (2,20 DM). Packung mit 10 Amp. zu 1,5 ccm (5,80 DM). Farbwerke Hoechst, Frankfurt-Höchst.

Caseosan. Sterile Caseinlösung mit 5% Casein ohne Reizwirkung zur parenteralen Proteinkörpertherapie, wobei bestimmte Zellen oder Zellkomplexe gereizt und zu einer erhöhten Tätigkeit angeregt werden. Subcut., intramusk. oder intrav. zu injizieren, wöchentl. 2 Injektionen. Man beginnt mit 0,5, steigend bis 5 ccm intramusk., intrav. von 0,25—2 ccm alle 2—3 Tage. Bei Infektionen örtlicher und allgemeiner Natur, wie Ischias, Erysipel, Adnexerkrankungen, Ulcus ventriculi, Gelenkrheumatismus. Bei gonorrhoischen Gelenkentzündungen am besten 2—6 ccm intramusk. Auf Allgemein- und Herdreaktionen ist zu achten, die in Temperaturerhöhung, Abgeschlagenheit und Kopfschmerz bestehen. Schachteln mit 6 Amp. zu 5 ccm (5,55 DM) und 10 Amp. zu 1 ccm 3,45 DM. Chem. Fabr. Heyden, Radebeul-Dresden.

Castoreum. Bibergeil. Hellbraunes, eigenartig riechendes, bitter schmekkendes Pulver, als Stimulans und Antispasmodicum früher viel gebraucht. Castor. 0,05—0,1, Kal. bromat. 0,25, Sacchar. 0,5, Dosis 10, 3mal tägl. 1 Pulver, bei Krämpfen und Hysterie.

Catamin. Zinkschwefelsalbe mit kolloidaler Verteilung des Schwefels. 5% Schwefel und 10% Zinkoxyd mit jucklindernden Stoffen in Vaselinen. Gegen Krätze, desgleichen bewährt bei Herpes tonsurans, Pityriasis versicolor. Bei Krätze an 3 aufeinanderfolgenden Tagen einzureiben und am 4. Tage ein Bad. Schachtel mit 30 g (67 Dpf.), mit 50 g (1,17 DM), Topf mit 130 g (2,35 DM). Catamin flüssig enthält 20% Kolloidelin Schwefel. Besonders gegen Krätze. Fl. 100 g 1,50 DM. Chem. Fabr. Riedel-E. de Haën, A.-G., Seelze b. Hannover.

Catenal enthält 0,15 g Theophyllin, 0,1 g Prominal und 0,03 g Luminal. Bei Cerebralsklerose, Hypertonie, Durchblutungsstörungen der Coronargefäße, Klimakterium 2—3mal tägl. 1 Tabl., 20 Tabl. 2 DM. Farbenfabr. Bayer, Leverkusen.

Causat enthält Novocain 0,1, sowie komplexgebundene Phenyaethylberbitursäure und Atropin zur Umstimmung des vegetativen N.S., zur antiallergischen Therapie und Schmerzbekämpfung. Jeden oder jeden 2. Tag 1 Amp. intrav. 5 Amp. zu 10 ccm 6,40 DM. Dr. Rudolf Reiß, Berlin NW 87.

Causyth. Cyclohexatrienpyridinsulfonsaures Pyrazolonderivat (oxychinolinsulfosaures Dimethylaminophenazon). Bei akutem und chronischem Rheuma, fieberhafter Grippe, Neuralgie, Migräne, besonders Bangscher

Krankheit. Man beginnt mit hoher Dosierung und setzt die Dosis erst allmählich herab. 3mal tägl. 3—4 Tabl. Das Präparat zeigt keine schädlichen Nebenwirkungen. Bei Morbus Bang muß es 8—14 Tage in hohen Dosen gegeben werden. Packung mit 20 Tabl. zu 0,5 g. Oesterreichische Heilmittelstelle, Wien 3.

Ceadon enthält 0,1 g Dioxycholansäure und Aloin (das 0,05 g Ext. Aloe aq. entspricht) pro Dragée. Bei Verstopfung 1—2 Dragées. Schachtel mit 30 und 200 Dragees à 0,15 g 1,20 und 4,99 DM. J. D. Riedel-E. de Haën A.-G., Seelze b. Hannover.

Cebion Merck ist krystallisiertes Vitamin C, ist identisch mit l-Ascorbinsäure und wird synthetisch gewonnen. Es besitzt ein starkes Reduktionsvermögen, 1 Cebiontabl. enthält 50 mg Ascorbinsäure, die ungefähr 30 ccm Zitronen- oder Orangensaft entspricht. Bei Skorbut und ähnlichen Krankheiten, Schwangerschaft, Zahnkrankheiten, Lungen-, Magen- und Genitalblutungen, Infektionskrankheiten. 3mal tägl. 2 Tabl. im Munde zergehen lassen, oder 1—2 Amp. tägl. intrav., um eine rasche nach nachhaltige Wirkung zu erzielen. Packung mit 20 Tabl. zu 0,05 g 75 Dpf., 100 St. 2,75 DM. Cebion forte Tabl. zu 0,2 g 10 und 50 Tabl. 1,30 und 4,75 DM. 5 Amp. zu je 2 ccm (0,1 g) 1,50 DM; mit 3 Amp. zu je 5 ccm (0,5 g Cebion *forte*) 1,80 DM. **Cebion-Paste** zur Massage des Zahnfleisches. Tube 15 g 0,90 DM. Zum Nachweis von Vitamin C im Urin dienen die Dichlorphenolindophenol-Tabletten Merck, 1 Tabl. entspricht 1 mg Ascorbinsäure. Röhre mit 20 Tabl. Merck, Darmstadt.

Ce-Chinin-Perlen enthält Prochinin 0,03 g, Vitamin C 0,03 g. Bei Erkältungskrankheiten 3mal tägl. 1—4 Dragées. 25 und 50 Dragées 1,30 und 2,40 DM. Nordmark-Werke, Hamburg.

Cedilanid besteht aus Lanatosid C, dem wirksamsten der drei von Stoll isolierten genuinen krystallisierten Reinglykoside der Digitalis lanata, und ist ausschließlich dieser Pflanze eigen. Es besitzt eine rasch einsetzende, starke Wirkung, einen ausgeprägten diuretischen Effekt und zeichnet sich durch eine große therapeutische Breite aus. Während schon verhältnismäßig kleine Dosen des Glykosids die gewünschte Wirkung zeitigen, führen bedeutend größere noch nicht zu Unverträglichkeiten. Enteral wird es besonders günstig resorbiert; mittlere Dosierung: 7—10 Tropfen 3mal tägl. 1—2 Supp. tägl., intrav. 2—4 ccm tägl., intramusk. 1—2mal tägl. 2 ccm. Packungen: Tropflösung (1 ccm = 30 Tropfen = 1 mg Lanatosid C) 10 ccm = 3,45 DM. Suppositorien zu 1 mg: 6 Stück = 2,95 DM, Ampullen zu 2 ccm: 6 Stück 3,45 DM. Sandoz A.-G., Chem. pharm. Fabrik, Nürnberg.

Ceferro enthält Eisen in zweiwertiger Form gebunden an Ascorbinsäure (Vitamin C) und ferner den stark reduzierend wirkenden Vitamin-Korrelationsstoff Cystein (s. Hormodyn). Ferro-Eisengehalt einer Ampulle Ceferro 3,3 ccm = 30 mg Eisen, 1 Pille = 22 mg Fe. 1 Teel. Ce-Ferro-Saft = 22 mg Fe. Bei allen Anämien, Chlorose, als Roborans bei Erschöpfung, Asthenie und Adynamie, bei blutenden Magengeschwüren. 3mal tägl. 3 Pillen oder 2—4mal tägl. 1 Teel. Saft oder tägl. 1 Amp. langsam intrav. Packung mit 50 und 100 Pillen 1,30 und 2,35 DM, 3 und 10 Amp. zu 3 ccm 1,50, 3,50 DM. 2, 5, 10 Amp. zu 5 ccm 1,40, 2,90, 4,90 DM. Als Saft mit 100 und 200, 500 ccm 1,80 und 3,30 DM. Für Kinder teelöffelweise. Ceferro verhindert die alimentäre Anämie der Flaschenkinder.

Ce-Ferro-Pillen mit Arsen. Eine Pille enthält 22 mg Eisen und 1 mg As_2O_3. 3—4mal tägl. 2—3 Pillen. Packung mit 50, 100, 1000 St. 1,50, 2,60, 16,15 DM.

Ce-Ferro-Pillen mit Chinin. Eine Pille enthält 22 mg Eisen und 25 mg Chinaalkaloide. 6—12 Pillen tägl. bei Pneumonie und andern Infekten. Glas mit 50, 100, 1000 St. 2,25, 3,15, 24,60 DM.

Ce-Ferro-Milch-Tabletten. Zusammensetzung: Säure-Magenferment-Komplex mit durch Vitamin C stabilisiertem Ferro-Eisen (je Tablette

8 mg Fe). Eigenschaften: Ce-Ferro-Milch-Tabletten bringen die Milch zur feinsten Flockung und sichern eine ausreichende Eisen- und Vitamin-C-Zufuhr des künstlich ernährten Säuglings. Indikationen: Zur Herstellung einer Dauernahrung für den gesunden, künstlich ernährten Säugling, besonders auch bei Verdauungsstörungen. Dosierung: Eine ausführliche Gebrauchsanweisung liegt jeder Packung bei. Ce-Ferro-Milch-Tabletten mit 12, 36, 504 St. 0,55, 1,25, 14,20 DM o. U. St. Nordmark-Werke, Hamburg.

Cera Alba und Flava. Nur als Konstituens zu Pillen, Salben und Bougies.

Cerussa. Plumb. carbonic. Bleiweiß zu Salben und Pflastern.

Cerviplant, ein natürliches, standardisiertes Vitamin-C-Präparat, hergestellt aus Hagebutten, Gladiolen usw. Es enthält Vitamin C mit all seinen therapeutisch wichtigen Begleitstoffen. Bei hämorrhag. Diathesen, Infektionskrankheiten, Paradentose. 3mal tägl. 1—2 Dragées. 20 und 50 St. Dr. Willmar Schwabe, Leipzig.

Cevilat. C-Vitamin Bayer bei Hypo- und Avitaminose, bei Infektionskrankheiten, Blutungen, Status haemorrhagicus, bei anacider und subacider Gastroenteritis, bei künstlich genährten Kindern, bei allergischen Krankheiten, Gingivitis, Stomatits. Cevilat forte bes. bei Skorbut und schweren Verbrennungen intramusk. und intrav. 1—2mal tägl. 1—2 Amp. oder 2 bis 3mal tägl. 1—2 Tabl. Packungen mit 20 und 100 Tabl. zu 0,05, 0,75 und 2,75 DM. Amp. zu 2 ccm mit 100 mg 1,50 DM, 3 Amp. forte zu 5 ccm mit 500 mg Vit. C 1,80 DM. Bayer, Farbenfabriken, Leverkusen/Rh.

Cevit. Reines Vitamin C (l-Ascorbinsäure). Bei allen Vitamin-C-Mangelstörungen. 3mal tägl. 1 Tabl. und mehr, Kinder die Hälfte, oder intram. oder intrav. 1 und mehr Amp. Packungen: 20 und 120 Tabl. zu 0,05 g. 5 Amp. zu 0,1 g in 2 ccm. Chem. Fabr. und Seruminstitut Bram G. m. b. H., Berlin-Lichterfelde.

Cesol. Chlormethylat des Pyridin-β-Carbonsäuremethylesters. Ist jetzt ersetzt durch **Neucesol**, welches ein Brommethylat des N-Methylhexahydropyridin-β-Carbonsäuremethylesters ist. Farblose Krystalle, leicht löslich in Wasser. In überzuckerten Tabletten zu 0,05 g in Röhrchen mit 20 Tabl. (1,75 DM). 3mal tägl. 2—3 Tabl. bei starkem Durstgefühl, wo die Kranken nicht viel trinken sollen. Merck, Darmstadt.

Chamomillysat-Bürger (Chamo Bürger). Ysat aus Flores Chamomill. als Antiphlogisticum, Desinfiziens und Carminativum. Bei entzündlichen Erkrankungen des Darms bei Proktitis, Ruhr, Colica mucosa, zum Mundspülen und Gurgeln. Darmerkrankung: 1 Eßl. auf ½ l warmes Wasser zum Einlauf. Munderkrankung: ½ Teel. auf 1 Glas Wasser. Bei Entzündungen der Mund- und Rachenhöhle, der oberen Luftwege 3—6mal tägl. eine Perle langsam im Munde zergehen lassen. Packungen: Flüssig zu 30, 50, 150 ccm (1,10, 1,60, 4,10 DM), Perlen in Gläsern zu 25 St. (85 Dpf.), Puder in Streudose (90 Dpf.), Salbe in kleinen und großen Tuben (0,55, 1,25 DM), Zäpfchen 6 St. (1,30 DM), Zäpfchen für Kinder 6 St. (1,05 DM). Joh. Bürger, Ysatfabrik, Wernigerode i. Harz.

Charta nitrata. Salpeterpapier. Weißes Filtrierpapier, das mit einer Lösung von 1 Teil Salpeter in 5 Teilen Wasser getränkt und dann getrocknet wurde. Das Papier wird angezündet und die Dämpfe bei Asthma eingeatmet.

Charta sinapisata. Senfpapier. Mit entöltem, schwarzem Senfpulver überzogenes Papier, in Wasser getaucht und dann aufgelegt zum Hautreizen.

Chelidonatum comp. enthält Fluidextrakt 1,2:1,0 aus Chelidonium majus (90 Teile), Taraxac. offic. (20 Teile), Arnica montana (10 Teile) mit Natr. choleinic. (5%). Bei Leber- und Gallenblasenerkrankung 3mal tägl. 25—30 Tropfen in Wasser, 20 g. E. Tosse & Co., Hamburg 22.

Chemodyn enthält als Wirksubstanz p-aminobenzolsulfamid. Als Derivat des Benzolsulfamids weist Chemodyn eine in vieler Beziehung diesem ähnliche bactericide Wirkung bei Infektionen mit Streptokokken, Staphylokokken, Meningokokken und Gonokokken auf. Als Vorteil gegenüber dem Benzolsulfamid kann die geringere Toxizität bei gleicher therapeutischer Wirksamkeit gelten. Anwendung bei puerperaler Infektion mit hämolytischen Streptokokken. Zur oralen Behandlung der Gonorrhoe sowie bei allen Arten von Infektionen mit Staphylokokken, Pneumokokken, Meningokokken. Bei Cystopyelitiden, erzeugt durch Colibacillen, Bacterium proteus und andere Keime. Erysipel und Gelenkrheumatismus. Zu vermeiden ist die gleichzeitige Gabe schwefelhaltiger Therapeutica, wie Glaubersalz, Bittersalz, Karlsbader Salz, sowie auch die äußerliche Anwendung von Sulfaten. 3—4mal tägl. 1 Tabl., Kindern entsprechend weniger. Bei schweren Erkrankungen sind alle 6 Std. 1—3 Tabl. zu verabfolgen. Packung mit 10 und 20 Tabl. zu je 0,5 g wirksamer Substanz 0,90 und 1,70 DM. S. Gombardol. Nordmark-Werke, Hamburg.

Chenopodium-Öl. Von stechendem Geruch und kratzendem Geschmack. Gegen Würmer bei Kindern. An 2 Tagen je 2—3mal ebensoviel Tropfen, als das Kind Jahre zählt. Erwachsene 3mal tägl. 10 Tropfen am besten in Ol. Ricin. Nach 2 Std. muß Abführmittel gegeben werden, damit gründliche Entleerung erfolgt.

Chenoposan. Stärke I für Kinder. Inhalt: 4 gehärtete, dünndarmlösliche Gelatinekapseln mit je 6 Tropfen Ol. Chenopod. anthelmintic. und salin. Abführmittel (1,20 DM). Stärke II für Erwachsene. Inhalt: 4 gehärtete, dünndarmlösliche Gelatinekapseln mit je 16 Tropfen Ol. Chenopod. anthelmintic. und salin. Abführmittel (1,45 DM). 5 Tage lang tägl. 1 Kapsel (nicht mehr!) 1 Std. vor dem Schlafengehen mit einem Schluck Wasser. Gegen Ascariden. Fabr. Pharm. Präp. von K. Engelhard, Frankfurt a. M.

Chinalecit, ein Stomachikum u. Specifikum bei Grippe, besteht aus Lecithin, essent. Nattermann, Auszug aus Cort. Chinae, Aurant., Citri, Cinnamon, Rad. Cent., Rhiz. Calami, Dimethyl. phenyl. pyraz., Spir. Corrig. 3mal tägl. 30 Tropfen bis $\frac{1}{2}$ Teel. unverdünnt vor dem Essen, bei Grippe 5mal tägl. 50 cm 2,20 DM. Nattermann u. Co., Köln-Braunsfeld.

Chinaspin enthält 0,03 Chinin. hydr. und 0,25 Aspirin gegen Grippe und Erkältungen 2—3mal tägl. 1—2 Dragées, 10 und 20 Dragées 1,30 und 2,05 DM. Bayer, Farbenfabriken, Leverkusen/Rh.

Chinfortan, eine sterile Lösung von Solvochin und p-Aminophenylsulfonamid zur intram. und intrav. Injekt. 1 Amp. zu 2 ccm enthält 0,25 g Chinin, berechnet als Hydrochlorid (= 1 ccm Solvochin) + 0,1 g p-Aminophenylsulfonamid. Es ist der Anwendung von Chinin allein überlegen und hat sich bewährt bei Mischinfektionen von Pneumokokken und Streptokokken und bei Grippepneumonien. Bei Erwachsenen 1—2mal tägl. 1 bis 2 ccm intramusk. oder intrav. Säuglingen und Kindern 0,15—1 ccm. Packung mit 3 und 15 Amp. zu 2,2 ccm. Tabl. enthalten 0,05 Chinin und 0,3 g p-Aminophenylsulfonamid und Campherguajacolestersaures Chinin (entbittert) zu 10 und 20 St. Chemiewerk Homburg A.-G. in Frankfurt a. M.

Chinidinum sulfuricum. Alkaloid der Chinarinde. Weißes, bitteres Pulver, in 100 Wasser löslich. Es vermag die Erregbarkeit am Herzen herabzusetzen, Flimmern und Flattern zu beseitigen und die Kammertätigkeit des Herzens zu regulieren. Bei Vorhofflimmern und Vorhofflattern mit einem Kreislauftonicum in folgender Dosierung: 0,1—0,2 g 3—4mal tägl. oder am Abend 0,2 Chinidin, am nächsten Morgen 0,4, am nächsten Tage 3mal 0,4 5 Tage lang und dann langsam heruntergehen. Am 8. Tag aussetzen. Bei gleichzeitiger Dekompensation zuerst 3mal tägl. 0,3 Bulb. Scillae pulv. oder Fol. Digit. pulv. 0,1, Coffein 0,1, Cardiazol 0,06. Es ist streng kontraindiziert, wenn die Dekompensation weiter besteht und das Herz und besonders die Vorhöfe stärkere Dilatation aufweisen. Absolut verboten bei jeder Form des Herzblocks. 10 und 25 Tabl. zu 0,1 g —,80 und 1,60 DM, zu 0,2 g 0,74 und 1,14 DM, zu 0,3 g 0,89 und 1,74 DM. Perlen zu 0,1 10 und 25 Stück 1,20 und

2,50 DM. Chinidinum sulfuric.-Tabl. zu 0,3 10 und 25 Tabl. (1,55 und 3,40 DM). Chinidinum **Purum**, als Kompr. MBK. zu 0,05 und 0,2, 20 St. C. F. Boehringer & Sohn G. m. b. H., Mannheim. S. Chinin. bihydrochl.

Chinin. Alle löslichen Chininsalze dürfen in Lösungen nicht zusammen verordnet werden mit: stärkeren Alkalien, auch nicht mit Liq. Ammon. anis., Acid. tannic., Jod, Brom, Hg, Borax.

Chinin Weil. Ein Chinin. phenylcinchonat, fast geschmacklos. Anwendung und Dosierung wie Chinin. sulf., jedoch so gut wie frei von jeder Nebenwirkung. In Substanz zu verordnen in Dosen von 0,15—0,25—0,5—1,0. 3 bis 4mal tägl. 1 Pulver, oder in Kombination mit Digital, Coffein usw. In Tabletten zu 0,25g. Packung mit 10 Stück 1,75 DM, 4 St. 90 Dpf. Arzneimittelfabrik G. m. b. H., Frankfurt a. M.

Chinin-Calcium-Nordmark enthält 1,5% Chinin und 10% Ca-Glukonat. Bei Pneumonie, Grippe, Bronchitis tägl. 10—30 ccm intramusk. oder intrav. Packungen mit 3 und 10 Amp. zu 5 ccm und zu 10 ccm 2,25 und 6,15, 3,— und 8,85 DM. Nordmark-Werke, Hamburg 21.

Reducto: Chinindihydrojodid 0,025 g 10 mg Jod pro Tabl. Bei Grippe, Infektionskrankheiten 3mal tägl. 1—2 Tabl. 10 und 20 Tabl. 0,62 und 1,22 DM. Temmler-Werke, Ver. chem. Fabr., Abt. Sicco, Berlin-Johannisthal.

Chinin-Redoxon s. unter Redoxon.

Chininum bihydrochloricum. Farblose Krystalle, in Wasser und Weingeist leicht löslich, mit 73,3% Chinin. Bei keuchhustenkranken Kindern, die kein Chinin einnehmen können, als subcut. Injekt. so viel Dezigramm, als das Kind Jahre zählt. In Ampullen zu 2 ccm mit 0,25, 0,5 und 1 g (Merck oder Ingelheim). Auch bei Unregelmäßigkeit der Herztätigkeit als Pulver oder Injektion. Chin. bihydrochloricum 25proz. 2 ccm = 0,5 Chinin, intramuskulär, seltener intravenös. In der Gynäkologie als wehenanregendes Mittel bei der Geburt.

Chininum dihydrochloric. carbamidatum. Indikation wie Chinin, in Lösung gegen Keuchhusten so viel Dezigramm, als das Kind Jahre zählt. Bei Pneumonie 0,75 g 2—3 Tage hintereinander subcutan zu geben. Bei Herzunregelmäßigkeiten 0,5 subcut., auch intravenös, in fertigen Amphiolen von 1 ccm mit 0,1 (5 und 10 Amp., 0,3 (5 und 10 Amp.) und 2 ccm mit 0,75 g (5 und 10 Amp.).

Chininum hydrobromicum mit 77% Chinin und 19% Brom. Weiße, glänzende Krystalle, innerlich zu 0,1—1 g, in Pillen, Pulver und Lösung. Bei Magenneurose, hysterischem Erbrechen, Neuralgien und Kopfschmerzen, auch bei Basedow, Tachykardien 3mal 0,25.

Chininum hydrochloricum. Weiße, bittere, in Wasser lösliche (1:34) Krystalle mit 81,7% Chinin. Als Tonicum 0,03—0,15 mehrmals tägl. Fe. sulfur. Chinin hydr. aa 5, f. Pil. 100, 3mal tägl. 1 Pille. Bei Neuralgien, Trigeminusneuralgien, Sepsis, Malaria, besonders bei Pneumonie in Dosen von 0,5 3mal tägl. Am besten in Oblaten oder Capsul. amylac., auch intrav. oder intramusk. und als Klysma (0,3—2 g). Chinin. hydr. 0,6—1 g, Glycerin Aq. aa 2, lauwarm einspritzen (Köbner). Chininum hydr. 10, Natr. chlor. 0,75, Aq. 100, lauwarm 5 ccm intrav. Chin. hydr. 3, Antipyrin 2, Aq. ad 10 1 ccm intramusk. Chin. hydr. 5, Urethan 2,5, Aq. ad 50, 5 ccm intramusk. Chin. hydr. 0,1, Extr. Bellad. 0,05, Sacchar. 1, tal. Dos. X, 3mal tägl. ein Pulver bei Keuchhusten. Als Kompr. zu 0,1 Sacchar. obd. 10 und 20 St. zu 0,25 Sacchar. obd. 10 und 20 St., zu 0,3 Sacchr. obd. 10 und 20 St., zu 0,5 in 10 und 20 St. Als Amphiolen mit Chinin-Urethan = 0,25 Chinin in 1 ccm und 0,5 Chinin in 2 ccm in Schachteln mit 5 und 10 St. zur intramusk. oder intrav. Injekt. bei croupöser Pneumonie.

Chininum salicylicum mit 68,8% Chinin. Farblose, bitter schmeckende Krystalle, in Wasser schwer löslich. Es vereinigt die Wirkung beider Kinstituenten.

Chininum sulfuricum mit 72,1% Chinin. Weiße, bitter schmeckende Krystalle, schwer löslich in kaltem, in 25 Teilen siedendem Wasser. Im Gebrauch wie Chininum hydrochl. Letzteres ist jedoch vorzuziehen.

Chininum tannicum mit 30—32% Chinin, in Wasser wenig löslich, von schwach bitterem und kaum zusammenziehendem Geschmack. Wird in den Fällen gegeben, wo gleichzeitig Diarrhoe besteht. Dosis 0,1—2,5.

Chininum valerianicum mit 76% Chinin. Schuppige, weiße Krystalle von sehr bitterem Geschmack, nach Baldrian riechend, bei hysterischen Neuralgien und großer Reizbarkeit des Magens. 0,05—0,5 in Pulver oder Pillen.

Chinolinum. Farblose, bitter schmeckende alkalische Flüssigkeit, wenig löslich in Wasser, mit Alkohol, Äther, Chloroform und fetten Ölen mischbar. Als 5proz. Lösung in Alkohol und Wasser zum Bepinseln des Rachens.

Chinolysin ist eine sterile Lösung von Chinin und Antipyrin. Die 2-ccm-Ampulle enthält 1 g Chinin. hydrochl. und 0,5 g Antipyrin. Die intragl. Injekt. ist so gut wie schmerzlos. Angezeigt bei croupöser Pneumonie, Grippenpneumonie, Bronchopneumonie, Angina tonsillaris, Neuralgien, Ischias, Herpes zoster, Wehenmittel, paroxysmaler Tachykardie. Bei Infektionskrankheiten gibt man 2 ccm intramusk., sonst beginnt man mit 1 ccm. Bei paroxysmaler Tachykardie gibt man 1 ccm intrav., evtl. nach 2 Stunden zu wiederholen. 10 Amp. zu 1 ccm, 3 und 10 Amp. zu 2 ccm. Silten-Gesellschaft, Mannheim-Waldhof.

Chinoplasmin ist eine Kombination des synthetisch dargestellten Chinolinderivates: Plasmochin mit Chinin im optimalen Verhältnis 1:30. Zur Behandlung und Prophylaxe sämtlicher Formen der Malaria, auch bei Schwarzwasserfieber und Chininidiosynkrasie. Neuartiges Malariamittel mit spezifischer Wirkung auf die durch Chinin nicht beeinflußbaren Tropicagameten. Die Tabletten 0,01 g Plasmochin und 0,3 g Chinin müssen immer nach dem Essen mit viel Flüssigkeit genommen werden. Zur Therapie: Erwachsene 3mal tägl. je 1 Tabl. Kinder von 1—5 Jahren 1—2mal tägl. ½ Tabl. Kinder von 6—10 Jahren 3mal tägl. ½ Tabl. Kinder über 10 Jahre erhalten dieselben Dosen wie Erwachsene. O. P. Chinoplasmintabl. 12 und 50 St. (1,34 und 4,68 DM). Chinoplasminlösung: Ampullen mit 2 ccm = 0,02 g Plasmochin und 0,6 g Chininhydr. Tägl. 1—2 Amp. intramusk. Kindern bis 5 Jahren 0,5 ccm, 3—10 Jahren 1 ccm. 5 Amp. 5,15 DM. Bayer Farbenfabriken, Leverkusen a. Rh.

Chloralum hydratum. Farblose Krystalle von stechendem Geruch und schwach ätzendem Geschmack. Leicht löslich in Wasser, Weingeist und Äther. Als Hypnoticum in Dosen von 1—3 g, bei Delirium potatorum 6—8 g! pro die. In kleinen Dosen 0,2—1 g 2stündl. ist es ein gutes Sedativum bei Neurosen, auch in Verbindung mit Natr. bromat. In konzentrierter Form soll man Chloralhydr. nicht einnehmen lassen wegen seiner reizenden und ätzenden Wirkung auf die Magenschleimhaut. Auch bei Eclampsia gravidarum abwechselnd mit Morphium in großen Dosen. In der Kinderpraxis bei Eklampsie als Klysma: im akuten Anfall 0,5 g pro dosi in Schleim. Nach dem Einlauf läßt man das Darmrohr noch 1 Min. liegen und klemmt es ab, gleichzeitig drückt man dem Kinde die Glutäen zusammen. Chloralhydr. 10, Aq. ad 150 abends 1—2 Eßl. in Wasser oder Milch. Chloralhydr. 5, Aq. calc. ad 200 2 Eßl. in Stärkeabkochung als Klistier bei Dickdarmkatarrh. Chloralhydr., Camphor. aa 20 zum Einreiben bei Neuralgien und Rheumatismus. bei Zahnschmerz auf Watte in den hohlen Zahn. Chloralhydr. 2, Mucil. Gi, arab., Aq. aa ad 50 zum Klysma. Größte Einzelg. 3 g, größte Tagesg. 6 g.

Chloramin (Clorina)-Heyden. Paratoluolsulfonchloramidnatrium, weißes, in Wasser weitgehend lösliches Pulver, praktisch ungiftig, koaguliert Eiweiß nicht. Stark bactericid, entspricht in seiner antiseptischen Wirkung etwa dem Sublimat, reizlos, rasch desodorisierend, besonders geeignet zu desinfizierenden Spülungen, z. B. Vaginal- und Körperhöhlenspülungen,

Wundberieselung, ferner zur Händedesinfektion usw. 1. Als Verband- und Wundwasser, zu Spülungen von Wundhöhlen sowie zu Scheidenspülungen 0,2proz., 2. Zur Hände- und Instrumentaldesinfektion 0,2—0,5proz., 3. Zu Blasen- und Harnröhrenspülungen 0,02—0,1proz. In Pulver zu 50 g. v. Heyden, Radebeul-Dresden.

Chloroformium. Klare, farblose, flüchtige Flüssigkeit von süßlichem Geschmack, wenig löslich in Wasser, mit Weingeist, Äther und Öl mischbar. Innerlich in Dosen von 0,2—1 g! mehrmals tägl. bei hartnäckigem Erbrechen, Kardialgien und Neurose des Magens. Chloroform 2, Ol. Menth. pip. gtts. 3, Bismut. subnitr. 5, Aq. ad 150 öfter am Tage, bei starkem Erbrechen 1 Eßl., vorher umschütteln. Chloroform 3, Spirit. 12, Tct. aromat. 15. 20—60 Tropfen auf Zucker bei Kolik, Migräne und Seekrankheit. Chloroform 1,5, Tct. Valerian. aeth. ad 15, bei Bedarf 20—30 Tropfen bei hysterischen Krämpfen und Neuralgien. Äußerlich: Chloroform 80, Morphii 0,1, Aceti 2, Spirit. dilut. 20 zum Einreiben. Chloroform. acid., acetic. aa 25, kräftig einreiben und mit warmem Tuch bedecken. Vorsicht, da Blasen entstehen. Chloroform 20, Ol. Rap. 80 zum Einreiben. Chloroform 20, Linim. volat. 80 zum Einreiben. Größte Einzelg. 0,5, größte Tagesg. 1,5.

Chloromycetin ist ein krystallines, vom Streptomyces venezuela entwickeltes Antibiotikum. Chemisch ist es das D-threo-1-p-nitrophenyl-2-dichlor-acetylamino-propandiol (1,3). Es ist in Kapseln zu 250 mg. Bei Infektionen der ableitenden Harnwege tägl. 2—3 g (in 2—4 Einzeldosen) während 1—3 Tagen. Sobald der Urin negativ, wird die Behandlung mit 3—4mal tägl. 250 mg über 5—7 Tage fortgesetzt. Bei Nierentuberkulose nicht wirksam. Chloromycetin kann mit Penicillin, Streptomycin oder Sulfonamid verwendet werden. Typhus abdominalis spricht auf Chloromycetin gut an. Fieberfreiheit wird oft in 2—3 Tagen und das Negativwerden vom Urin und Stuhl meist in 10 Tagen erreicht. Man gibt als Tagesdosis nicht unter 60 mg/kg Körpergewicht. Diese Dosen werden dann in 4—6stündigen Intervallen bis zur Fieberfreiheit verabfolgt. Hieran anschließend noch 7 bis 10 Tage 3 g Chloromycetin pro die auf mehrere Einzeldosen verteilt. Ist der Stuhl nach 16 Tagen noch positiv oder es treten Recidive auf, so ist mit 3 g pro die während drei und mehr Tagen fortzufahren. Typhus-Bazillenträger werden nicht bazillenfrei. Bei Paratyphus B haben sich Tagesdosen von 50—100 mg/kg Körpergewicht, verteilt auf Einzeldosen während 5—7 Tagen gut bewährt, auch bazilläre Dysenterie spricht auf die gleiche Dosis gut an. Bei Gonorrhoe hat sich eine Tagesdosis von 60 mg/kg Körpergewicht am wirksamsten erwiesen. Bei Colitis ulcerosa haben sich Tagesdosen von 3 g Chloromycetin in mehreren Einzelgaben bewährt. Bei Lobär- und Bronchopneumonie, bes. bei Jugendlichen, hat es sich bewährt. Tagesdosen von je 100 mg/kg Körpergewicht in Einzeldosen alle 4—6 Stunden. Nach Fieberfreiheit noch einige Tage 20—30 mg/kg Körpergewicht. Erwachsene 50 mg/kg Körpergewicht pro Tag. Bei Brucellosen (Bangscher Krankheit und Maltafieber) beträgt die Tagesdosis 50—100 mg/kg Körpergewicht, am besten in 3—4stündigen Abständen über den Tag verteilt bis zum Schwinden des Fiebers, dann geht man auf 1,5—2 g pro die zurück. Um Rückfälle zu vermeiden, gibt man über 6—10 Tage insgesamt 15—20 g. Bei Rückfällen Kur wiederholen, bei chronischen Brucellosen 8—10tägige Behandlung mit einer Gesamtgabe von 20—25 g. Die Kur kann nach 8 Tagen wiederholt werden. Bei Fleckfieber und anderen Rickettsiosen sind Tagesdosen von 1—3,5 g zu empfehlen. 12 Kapseln zu 250 mg 46,50 DM. Farbenfabrik Bayer, Leverkusen, Bayerwerk.

Chloroform Puriss. Zur Narkose ist das aus Chloralhydrat dargestellte Chloroform „Anschütz". Hersteller: Bayer, Leverkusen a. Rh.

Chlorosan Bürgi. Chlorophyllpräparat. In Tabl. mit Chlorophyll, Silicea, Calcium und Ferrum phosph. Ein blutbildendes Mittel bei Chlorose und Anämie. Packung 36 Kerne 1,45 DM, und 72 Tabl. 2,45 DM. Chlorosan mit Arsen (0,6 mg pro Tabl.) zum gleichen Zweck 2—3mal tägl. 3 Tabl. Kindern zu jeder Mahlzeit 1—2 Tabl. Dr. E. Bell, Fabr. pharmaz. Präp., Magdeburg-Neustadt.

Cholagutt, ein standardisiertes Frischpflanzenextrakt aus Chelidonium majus, Lavandula spica, Carduus marianus und Podophyllin gegen Leber- und Gallenleiden, 3—4mal tägl. 5—10 Tropfen. Bei Kolik 15 Tropfen und dann stündl. 5 Tropfen. 10 ccm 1,45 DM. Chem. Werke Albert, Wiesbaden-Biebrich.

Cholaktol enthält die wirksamen Bestandteile von Ol. Menth. pip. In Dragées zu 0,25 als gallentreibendes Mittel bei Gallensteinen, auch zu versuchen bei Erbrechen von Schwangeren. Packung mit 60 St. 1,50 DM. Dr. Deiglmayr, Chem. Fabr. A.-G., München 25.

Cholasa. Ein Dragée enthält: Magn. glycocholic. 0,1, Mg. oleinic. basic. 0,033, Hexamethylentetramin 0,017, Podophyllin 0,007, Ol. M. pip. 0,002. Bei Gallensteinen, Gallenentzündungen und Lebererkrankungen 3mal tägl. 1 Dragée. Packung 20 u. 50 Dragées 1,85 und 4,25 DM. Organotherapeut. Werke.G. m. b. H., Osnabrück.

Cholecysmon. Ein Stoff von hormonartigem Charakter mit lipolytischer Aktivatorenwirkung, hergestellt aus der Gallenblasenwand. Es ist standardisiert, und zwar als Einh. der Hormonwert, der imstande ist, innerhalb von 3 Std. die Lipasewirkung auf das Doppelte zu erhöhen. Anwendung: Bei allen Störungen der Gallenblasenfunktion und nach Entfernung der Gallenblase, auch bei Hepatitiden und Leberinsuffizienz, desgl. wo eine Störung der Fettverdauung besteht. Ferner bei Pankreatitiden. Man gibt tägl. 1—2 Amp. intramusk. 2—3 Wochen lang, dann 2mal tägl. 2 Pillen und später 1mal tägl. 2 Pillen. Packung mit 3 Amp. zu 2 ccm 4,80 DM,, 24 Amp. zu 2 ccm 30 DM. Als Pillen tägl. 4 Pillen. Packung mit 20 Pillen 2,80 DM. Sächsisches Serumwerk A.-G., Dresden.

Choleflavin. Ein Cholagogum, das aus Trypaflavin, Papaverin, Podophyllin und Ol. Menth. pip. besteht. Bei Cholecystitis, Cholangitis und Erkrankungen des Darmtractus. Es wirkt schmerzlindernd, krampflösend, galleaustreibend und abführend. 3mal tägl. 2—3 Perlen $\frac{1}{4}$ Std. vor dem Essen. Schachteln mit 30 und 60 versilberten Perlen (1,60 und 2,90 DM). Farbwerke Hoechst, Frankfurt/M.-Höchst.

Cholefrey enthält Resorcin, Podophyllin, Extr. Belladonn., Extr. Aloes, Bism. subnitr., MgO, Mg peroxyd., Camphor., Na sulfuric., Kal. sulfuric., Rhiz. Rhei, Ol. M. pip., Calami, Carvi, Junip., Foenicul. in Pillenform. Gegen Gallenblasenerkrankungen und Flatulenz, 2 Pillen nach dem Essen. Packung mit 30, 50 und 100 Pillen 1,14, 1,57 und 2,85 DM. Apotheker R. Freytag, Bad Frankenhausen (Kyffh.).

Choleval. Kolloidales Silber mit gallensaurem Natrium als Schutzkolloid. Dunkelbraunes Pulver, sehr leicht löslich, Silbergehalt 10%. Gegen Gonorrhoe: Stäbchen für Cervix und Urethra 2½proz. 25 St. 1,65 DM, 10proz. 25 St. 2,30 DM, Vaginaltabl. 20 St. 1,35 DM. E. Merck, Darmstadt.

Cholin „Hoechst". Es wurde zuerst aus Galle und Senfsamen isoliert, ist aber allgemein weit verbreitet in tierischen ind pflanzlichen Geweben. Als gut verträgliche Wasser-Öl-Emulsion kommt es als Kapseln mit 0,5 g Cholinchlorid in den Handel. Es ist leicht in Wasser und Alkohol löslich. Cholin ist ein Antagonist des Adrenalin und befindet sich ebenfalls reichlich in der Nebenniere. Es stellt ein starkes Parasympatikomimetikum dar und greift als Acetylcholin in das vegetativ nervöse Geschehen ein. Es hat daher eine blutdrucksenkende Wirkung, setzt die Frequenz des Herzschlags herab, die Pankreassekretion und die Gallenproduktion werden verstärkt. Magen- und Darmtätigkeit werden angeregt, und im Stoffwechsel der Leber spielt Cholin eine besonders wichtige Rolle. Anwendung bei entzündlichen und degenerativen Hepatopathien tägl. 2—3 g (= 4—6 Kapseln). Es kann durch

Vagusreiz ein Blutdruckabfall mit Bradycardie und Schweißausbruch auftreten, wodurch die Kur nicht unterbrochen werden soll. Auch bei akuter gelber Leberatrophie mit beginnendem Koma ist Cholin wirksam. Man gibt gleichzeitig viel Eiweiß oder Methionin. Bei fettiger Degeneration der Leber ist es besonders wirksam. Bei malignen Tumoren gibt man langsam steigend 5—15 g Cholin. Diese höchste Dosis wird 3 Wochen verabreicht, dann mehrere Monate 3—5 g tägl. In der gleichen Zeit ist eine Strahlenbehandlung durchzuführen. Da durch Cholin die Strahlenempfindlichkeit des Tumorgewebes erheblich erhöht wird, ist meist nur die Hälfte der üblichen Strahlendosis notwendig. Auch bei Lymphogranulomatose und chronischer Leukämie zusammen mit Bestrahlung. Packung mit 20 und 100 Kapseln zu je 0,5 g Cholinchlorid 6,30 und 27,25 DM. Farbwerke Hoechst, Frankfurt/M.-Höchst.

Cholin chloratum Merck zur Behandlung von Leberparenchymschäden. Es ist eine weiße, krystallinische Substanz, leicht in Wasser löslich. Cholin wird von manchen Forschern als ein Vitamin (Faktor des Vitamin-B-Komplexes) betrachtet, weil sich bei ungenügender Zufuhr von Cholin oder cholinbildender Substanz bald charakteristische Mangelerscheinungen einstellen, vor allem fettige Degeneration der Leber und haemorrhagische Nekrose der Nieren. E. Abderhalden schreibt nur dem im Cholinmolekül dreimal vertretenen Radikal Methyl (CH_2) Vitamincharakter zu, da der Organismus nur dieses nicht zu bilden vermag, während er das Gesamtmolekül des Cholins mit Hilfe des die Methylgruppe liefernden Methionins aufbauen kann. Cholin ist Baustein des Phosphatids Lecithin. Bei Cholinmangel können infolge mangelhafter Phosphatidbildung die Fettdepots der Leber nicht abtransportiert werden. Es kommt zur Leberverfettung. Cholin soll die Bildung von Phospholipoiden anregen, ermöglicht die Bildung von Acetylcholin und liefert labile Methylgruppen. Niedrige Lipoidspiegel wurden bei Lebercirrhose gefunden, Cholin erhöhte deutlich den Anstieg des Blutlipoidspiegels. Die beste Nahrungsquelle für Cholin ist Eigelb, weniger gut Sojabohnenmehl, Leber, Trockenhefe, Pankreas, Gehirn und Nieren. Es kommen für die Cholin chloratum-Therapie folgende Krankheiten in Frage: hepatozellulärer Ikterus, akute gelbe Leberatrophie, Leberkoma, hypertrophische Formen der Lebercirrhose, auch bei malignen Tumoren soll es von Wirkung sein. Die Tagesgaben betragen 1—2—4 g Cholin chloratum = 5—10—20 ccm der Ampullenlösung, verdünnt mit steriler, physiolog. Kochsalzlösung oder steriler 5proz. Invert- oder Traubenzuckerlösung. Man verwendet 1proz. Cholinchloridlösungen, 1 Amp. zu 10 ccm + 200 ccm Infusionsflüssigkeit und läßt 40—60 Tropfen pro Minute einfließen, bei stärkeren Lösungen entsprechend langsamer. (Bei Tumoren 5—15 g tägl.) Per os gibt man 3—4mal tägl. oder öfter 0,5—1 g. Man verordnet eine 10proz. wäßrige Lösung: Cholin chlorat. medicin. Merck 10,0 Aq. dest. ad 100,0 D. S. 1—2mal tägl. 1 Eßl. Die Arznei soll nur für höchstens 3 Tage reichen wegen der schlechten Haltbarkeit. Sie ist kühl aufzubewahren. S. Methionin. 5 Amp. (2 g in 10 ccm Lösung). 6,40 DM. Anstaltspackg. von 50 und 100 Amp. Substanzpackungen mit 25 und 100 g. 3,25 und 10,20 DM. E. Merck, Chem. Fabr., Darmstadt.

Cholis-Pillen bestehen aus Gallensäuren und ölsauren Salzen. Gallensteinmittel. Auf einmal 3—5 Pillen im Anfall zu nehmen, sonst 3mal tägl. 1—2 Pillen. In Schachteln mit 30 Pillen. Temmler-Werke, Ver. Chem. Fabr., Berlin-Johannisthal.

Chologen, ein Cholereticum und Cholagogum. Zu einer Kur gehören folgende Tabletten: Nr. I enthält Podophyllin 0,0035, Podoph. merc. chlor. 0,001, Mercurochl. 0,0045, Ext. hyoscyam 0,005, Ext. bellad. 0,0025 pro Tabl. Nr. II Podophyllotoxinmercurochlorid 0,001, Calomel 0,0045, Ext. Hyoscyami 0,0075, Ext. Bellad. 0,0025. Kur: 10 Tage morgens und mittags je 1—2 Tabl. Nr. I. 50 Tage morgens und mittags je 1—2 Tabl. Nr. I, abends 2 Tabl. Nr. II. Bei einem drohenden Anfall nehme man sogleich 3 Tabl. Nr. II. Röhre Nr. I oder II mit je 50 Tabl. pro Röhre 1,65 DM, mit je 100 Tabl. 2,95 DM. Asta A.-G., Chem. Fabr., Brackwede i. W.

Cholosan, ein Cholagogum folgender Zusammensetzung: Raphanus sativ. niger. aether. Öle, Fette, Zucker, Eiweiß, Mineralstoffe, org. Schwefel, Enzyme. 3—6mal tägl. 1 Likörglas nach dem Essen bei Cholelithiasis, Cholecystitis. Fl. zu 150 u. 250 g 2,—, 2,83 DM. Dr. L. Naumann, Dresden-N. 15.

Cholotonon. Organpräparat aus dem gesamten Leber-Gallenwegsystem (Leber, extrahepatische Gallenwege einschließlich akzessorischer Drüsen und Gallenblasenschleimhaut und Galle). „Cholotonon schwach" ist schwächer und „Cholotonon stark" stärker gallensäurehaltig. „Cholotonon pro injectione" zur intramusk. Darreichung. Bei Erkrankungen der Leber und der Gallenwege, Ikterus, Cholecystitis, Cholangitis, entzündlicher Cholelithiasis, prä- und postoperativ nach Gallenblasenoperationen. Die orale Behandlung wird mit „Cholotonon stark" begonnen, und zwar etwa 6 Wochen über die erzielte Besserung hinaus tägl. 3 Longetten. Später Verminderung auf 2 oder 1 Longette, schließlich wöchentl. 1—2 Longetten. Die Longetten werden vor den Mahlzeiten genommen. In Wasser erweichte Longetten (3—5 Min.) werden auch von empfindlichen Patienten leicht genommen. „Cholotonon pro injectione" wird in Einzeldosen von 1 ccm (ausnahmsweise 2 ccm) intramusk. verabreicht. Mehrere Injektionen in kurzen Zeiträumen (5 Injektionen in den ersten 24 Std. im Abstand von je 2 Std., vom 2. Tage ab 2 Injekt. tägl.) oder regelmäßig 1 Injekt. tägl. längere Zeit hindurch oder kurze Injektionsserien einmal oder in Abständen wiederholt. Die Kombination mit der oralen Darreichungsform ist empfehlenswert. Schachtel mit 21 Longetten „Cholotonon stark" oder „schwach" 3,15 DM, Schachtel mit 3 und 10 Amp. 1,55 und 3,70 DM. Promonta, Hamburg.

Chrysarobinum, gewonnen aus den Stämmen von Andira Araroba. Gelbes, krystallinisches Pulver, in Wasser wenig, in Alkohol schwer, in Äther, Chloroform leicht löslich. Innerlich zu vermeiden wegen der Reizwirkung auf die Nieren, auch bei äußerer Anwendung Vorsicht. Als Salbe Collodium oder Gelatine 5-, höchstens 10proz. bei Herpes tonsur. und Psoriasis. Chrysarobin. 2, Lanolin ad 20, Salbe. Chrysarobin., Gelatin. alb. aa 10, Glycerin 80, Erwärmen und Aufpinseln bei Psoriasis (Unna). Chrysarobin. 2,5, Collodii ad 25, zum Aufpinseln.

C-H-W Cholin-Honig-Würfel „Duisberg" zur oralen Medikation, enthalten in einem Würfel von 10 g ca. 2,5 g Glukose, 4 g Fruktose und 200 mg Cholinchlorid. Man kann über den Tag verteilt 8—10 Würfel geben, so daß der Leber beständig Cholin und Honigzucker geboten werden. Zur Behandlung von Parenchymschäden, Hepatitis, akuter Leberatrophie, Lebercirrhose. Für schwere Fälle dient die intraduodenale Sondenbehandlung. Im Originalglas sind enthalten 100 g Honigzucker und 8 g Cholinchlorid. ¼ dieses Glasinhaltes wird mit ¼ Lit. körperwarmem, abgekochtem Wasser verdünnt und mit der Gutzeitsonde ins Duodenum gegeben. Man gibt vorher 100—200 ccm einer 10proz. Magnesiumsulfatlösung. Nach 20—30 Min. läßt man die C-H-Flüssigkeit einfließen. Später kann man zur oralen Medikation übergehen. S. Cholin. Dr. Herwarth Duisberg, Chem. pharm. Fabrik G. m. b. H., Eystrup/Weser.

Cibalgin. Dimethylaminophenyldimethylpyrazolon-Dial (Acid. diallylbarbit.). Ein wirksames Mittel gegen Schmerzen, Schlaflosigkeit und Nervosität in Tropfen, Tabletten und Injektionen (intramusk. und intrav.). 1—4mal tägl. 1 Tabl. resp. 30 Tropfen oder ½ Std. vor dem Schlafengehen 2—3 Tabl. resp. 60—75 Tropfen in 1 Glas warmen Wassers oder 1 Tasse Kamillentee, oder 1—2 Zäpfchen, oder intrav., oder intramusk. 2 Amp. à 2 ccm pro die. Bei besonders starken Schmerzen ½—1 Amp. intrav. Im Handel Tabletten zu 0,25 g Cibalgin in Packungen mit 20 St. 1,65 DM und 10 St. 90 Dpf. Glas mit 10 ccm 3,05 DM, 3mal tägl. 15—20 Tropfen. Sup-

posit.: Packung mit 5 und 10 Zäpfchen 1,40 und 2,55 DM. Amp. zu 2 ccm
mit 0,5 g. Intrav. oder intram., *nicht* subcut. 5 und 20 St. 4,95 und 14,40 DM.
S. **Spasmo-Cibalginzäpfchen.** Ciba A.-G., Wehr, Baden.

Cibazol, ein Sulfanilamidothiazol (s. u. Sulfonamide), ein etwas süßlich
schmeckendes Pulver. Sein Na-Salz ist wasserlöslich. Bei chron. Darreichung
werden tägl. im Urin 50—75% ausgeschieden. Bei Verabreichung hoher Dosen
von über 6 g, mehrere Tage hindurch, muß die Flüssigkeitszufuhr erhöht
werden. Cibazol diffundiert gut in den Liq. cerebrospinalis. Die Verträglichkeit des Präparates ist sehr gut. Seine Verwendung erstreckt sich besonders
auf Pneumonien, Meningitiden und Gonorrhoen. Man gibt sofort 4 Tabl.,
dann alle 2—4 Std. 2 Tabl., bis zum Abfall des Fiebers, dann allmähliche
Senkung der Dosierung. Bei schwerer Erkrankung höhere Dosierung. Ältere
Kinder die Hälfte dieser Dosen, Kinder bis zu 2 Jahren $\frac{1}{4}$ der Dosen. Bei
Gonorrhoen 3 Tage 3mal tägl. 2 Tabl., 3 Tage 2mal 2 Tabl., 3 Tage 2mal
1 Tabl. Weitere Indikationen: Erysipel, Furunkel, Pyelitis, Cholecystitis,
Milzbrand, Maltafieber, Bangsche Krankheit. Das Präparat wird am besten
intrav. eingespritzt. Die Dosis muß die gleiche sein, wie peroral (1 Amp.
= 2 Tabl.). Man verdünnt mit Aq. dest. Packungen: 20 Tabl. zu 0,5 g
Cibazol 2,30 DM, 250 Tabl. 23,30 DM, mit 5 Amp. zu 5 ccm (20proz. Lösung) 3,95 DM. **Cibazol-Wundstreupulver,** 20proz., zu 10 und 100 g
1,00 und 7,10 DM. Cibazolsalbe 10proz., Tube mit 20 g 0,90 DM, Topf mit
500 g 15,45 DM. Ciba A.-G., Wehr i. Baden.

Cignolin. Dioxyanthranol. Synthetischer Ersatz für Chrysarobin als
0,1—1—2proz. Lösung in Benzol oder als ebenso starke Salbe. Bei Psoriasis,
Trichophytie, Herpes tonsurans, Lichen ruber, Alopecia areata. Bayer,
Farbenfabriken, Leverkusen a. Rh.

Citrin „Hoechst" kann als Vitamin P (Permeabilitäts-Vitamin) bezeichnet werden, wenn auch sein Vitamincharakter noch nicht einwandfrei
feststeht. Es muß aber in therapeutischer Hinsicht als ein wichtiger Diät-
faktor angesehen werden, der vielleicht nicht für sich allein wirksam ist,
dessen Wirkung aber nach der Art eines Aktivators zur Aufrechterhaltung
des normalen Funktionszustandes der Capillarwand anzusprechen ist. Diese
Wirkung beruht auf einer Beeinflussung der erhöhten Permeabilität der
Capillaren sowie der verminderten Capillarresistenz. Beide Phänomene
kehren unter Vit.-P-Behandlung zur Norm zurück. **Indikation:** Bei solchen
Krankheiten, die unter dem Bilde der vasculären Purpura (Schoenlein-
Henochsche Purpura) zusammengefaßt werden, sowie den hämorrhagischen
Diathesen, die auf eine alleinige Behandlung mit Vit. C nicht ansprechen.
Citrin ist nicht nur bei der vasculären, sondern auch bei der thrombopeni-
schen Purpura wirksam. Weitere Anwendung: bei frischen Fällen hämorrhagischer Nephritis sowie bei urologischen Blutungen infolge von Schleim-
hautentzündungen, auch bei Magen-Darm-Lungenblutungen, bei Pleuritis
exsudativ., Empyem, Endokarditis, Polyarthritis, auch nach Catel bei
idiopathischer Pachymeningosis haemorrhagica interna. Tägl. 1 bis mehrere
Amp. intrav., am besten zusammen mit Vit. C. Zur Nachbehandlung 3mal
tägl. 1 Dragée. Packung mit 5 Amp. zu 3 ccm (= 75 mg Citrin) 7,20 DM,
mit 20 Dragées (= 25 mg Citrin) 2,85 DM. Farbwerke Hoechst, Frank-
furt/M.-Höchst.

Citrodon forte enthält Dimethylaminophenozon, Semen Colac. Acid.
citr. Bei Kopfschmerzen 1—2 Tabl. Packung mit 10 Tabl. Desitin-Werk
Carl Klinke G. m. b. H., Hamburg.

Citrofinal. Chloridfreies, im Kationenbestand äquilibriertes, klar lösliches, kochbeständiges, stark salzendes Diätsalz. Es ist frei von Kochsalz
und praktisch nicht hygroskopisch. Streuglas zu 30 g und 100 g. Chemie-
werke Homburg A.-G., Frankfurt a. M.

Citropepsin. Magenfermentpräparat, enthält Zitronensäure und Pepsin
in haltbarer Form. Dient als Ersatz für die Salzsäure-Pepsin-Verordnungen,

die wenig haltbar sind und überdies bei höherer Dosierung Störungen verursachen können. Zitronensäure vermag die Salzsäure vollwertig zu ersetzen und zeichnet sich durch gute Bekömmlichkeit aus. Dosierung: 1—2 Tabl. am besten in ½ Glas Wasser aufgelöst während oder kurz nach jeder Mahlzeit. Packung: Röhre mit 20 Tabl. 85 Dpf., 100 Tabl. 3,95 DM. Promonta G. m. b. H., Hamburg.

Citrosulf ist Cystein-amidopyrin. 1 Amp. enthält 0,12 Amidopyrin und 0,015 Cystein, 1 Bohne 0,2 Amidopyrin und 0,05 Cystein. Citrosulf forte enthält 10% Amidopyrin. Bei akuter und chron. Arthritis jeglicher Erscheinungsform. 2—3mal wöchentl. 1 intraglut. Spritze, an den injektionslosen Tagen peroral 1—2mal tägl. 3—4 Bohnen. Packungen mit 3 und 10 Amp. zu 3 ccm 2,20 und 5,50 DM, mit 10, 25 und 50 Bohnen 1,75, 3,80, 6,25 DM. Nordmark-Werke, Hamburg.

Clauden. Aus tierischem Lungengewebe isolierte blutstillende Substanz als graubraunes Pulver. Die Gerinnungszeit soll um das 10—15fache verkürzt werden. Es wird lokal als Pulver, per os als Tablette und als Lösung in Ampullen subcut., intramusk. und intrav. angewandt. Von den Tabletten werden 2—4mal tägl. 2 Stück genommen. Von der Lösung injiziert man 10—20 ccm subcutan, in schweren Fällen intrav. Lösung vorher auf Körpertemperatur erwärmen. Bei allen lokal erreichbaren Blutungen, z. B. Magen- und Darmblutungen, gibt man am besten 15 ccm der Lösung per os, bei Blasenblutungen bringt man die Claudenlösung in die Blase, bei allen nicht lokal erreichbaren Blutungen, Lungenblutungen, hämorrhagischen Diathesen, Hämophilie usw, kann man Tabletten oder Lösung per os oder als Injektion geben. Blutdruckerhöhung verbietet intrav. Anwendung. Auch zur Injektionstherapie von Bursitiden, Ganglien, Hygrome, Hydrocelen, Halscysten. Im Handel Tabletten in Packungen mit 15 St. à 0,25 g 1,88 DM, mit 30 Tabl. zu 0,25 g 3,04 DM, als Pulver in Röhrchen zu 0,5 g 1,14 DM. Als Lösung in Packungen mit 5 Amp. zu 10 ccm 4,31 DM, mit 1 Amp. zu 10 ccm 1,31 DM, mit 5 Amp. zu 2,5 ccm 2,43 DM. Auch als gebrauchsfertige Claudengaze. **Claudemor** enthält Clauden, Aethyl. aminobenz. und Menthol, Ichthyol, Bi subgall. und ZnO als Zäpfchen gegen Hämorrhoiden. Packung mit 5 Zäpfchen 1,71 DM, als Balsam in Tube. Luitpold-Werk, Chem.-pharm. Fabrik, München.

Cliradon, ein synthetisches Analgeticum bei schweren Schmerzzuständen. Es ist ein Chlorhydrat des 1-Methyl-4-(m-oxyphenyl)-piperidin-4-aethylketons. Es hat in seiner Wirkung Ähnlichkeit mit Morphium. Es vermag die Coronardurchblutung zu steigern. Man versucht mit geringen Dosen auszukommen. Durchschnittliche Dosis 1 Amp. subcutan oder intramusk., wenn notwendig ½—1 Amp. langsam intrav. oder 1—2 Tabl. oder 1 Suppositorium. Es können Übelkeit und Schwindel auftreten. Herz, Blutdruck, Puls werden nicht beeinflußt. Bei prädisponierten Personen kann Süchtigkeit auftreten. Bei allen Koliken, Neuritis, malignen Tumoren und zur Schmerzstillung während der Geburt mit Scopolamin 0,025—0,05 mg. 5 und 20 Amp. zu 7,5 mg, 10 Tabl. zu 5 mg, 5 Suppositorien zu 10 mg. Ciba A. G., Wehr/Baden.

Clorina s. Chloramin.

Cobalt-Nordmark eine organische Cobalt-Komplex-Verbdg. Die Wirksamkeit des Cobalt und seine Rolle als Faktor bei der Blutbildg. ist in den letzten Jahren erkannt worden. Bei allen Anämien, die durch Eisen nicht gebessert werden, auch bei Infektanämien, Schwangerschaftsanämien, Man injiziere intragl. 1—2—4 ccm = 3—6 mg. Cobalt 10—20 Tage je nach Erfolg, danach 3—4mal tgl. 2—3 Pillen, die Cobalt und Eisen enthalten. 3 × 10 Amp. zu 2 ccm mit 3 mg. Co. Pillen mit 5 mg. Cobalt und 22 mg. Eisen. 50, 100, 200 St. Nordmark-Werke G. m. b. H., Hamburg.

Cocainum hydrochloricum. Unterliegt besonderen Bestimmungen und darf nur in Lösung oder als Augentabletten abgegeben werden. Farblose, durchscheinende Krystalle, leicht löslich in Wasser und Weingeist. Beim Kochen der Lösung zersetzt sich das Salz und wird unwirksam. Die Lösungen rufen auf der Zunge Gefühllosigkeit hervor. Äußerlich als Lokalanaestheticum und Analgeticum 2proz. zu Einträufelungen ins Auge; für Nase, Rachen und Kehlkopf 5—10proz. Größte Einzelg. 0,05, größte Tagesg. 0,15. Stets zu ersetzen durch: Anästhesin, Pantocain, Percain, Novocain, Subcutin, Anästheform, Diocain.

Codeinum. Morphinmethyläther. Farblose Krystalle, in Wasser schwer, in Weingeist leicht löslich. Wird fast nur als Codeinum phosphor. gebraucht.

Codeinum hydrochloricum. In Dosen von 0,03—0,1. Weniger im Gebrauch als Codeinum phosph.

Codeinum phosphoricum. Unterliegt nicht dem Opiumgesetz. Feine, weiße, bitter schmeckende Nadeln, welche leicht in Wasser, schwerer in Alkohol löslich sind. Innerlich in Dosen von 0,02—0,05 in Pulver, Lösungen oder Suppositorien. Als Sedativum und Hypnoticum, besonders bei Husten der Phthisiker, bei Neuralgien und Gastralgien, auch bei Menstruationsschmerzen. Codein. phosph. 0,4, Aq. Amygd. am. ad 20, 3mal tägl. 20 Tropfen bei Husten. Infus. Rad. Ipecac. 0,5:150, Codein. phosph. 0,2, Aq. amygd. amar. 5, Sirup. simpt. 20, 2stündl. 1 Eßl. Codein. phosph. 0,02, Sacch. alb. 0,5, tal. Dos. X, 1—2 Pulver tägl. Codein. phosph. 0,25, Aq. Menth. pip. 50, Aq. dest. ad. 200, 2—4mal tägl. 1 Eßl. Codein. phosph. 1,0, Aq. 20, Acid. carbol. 0,02, 1—2 Spritzen tägl., auch als Ersatz bei Morphiumentziehungskur. Größte Einzelg. 0,1, größte Tagesg. 0,3. Codeintabletten zu 0,015 g, 10 und 20 Tabl. 38 und 68 Dpf., zu 0,03 g, 10 und 20 Tabl. 0,68 und 1,28 DM. Auch als Kompr. MBK. zu 0,015—0,03—0,05, 10 und 20 St. (39, 69 Dpf.; 0,70, 1,29 DM; 0,96, 1,74 DM). S. Acedicon, Dicodid und Paracodin. C. H. Boehringer Sohn, Ingelheim a. Rh.

Codein-Tabletten Knoll enthalten Codein phosph 0,025 g (bläulich gefärbt), 10 St. 70 Dpf., 0,05 g (weiß), 10 und 20 St. 1,15 und 2,90 DM. Knoll A.-G., Ludwigshafen.

Codeonal besteht aus Natr. diaethyl. barbitur. 0,15 g und 0,02 g Codeinum diaethyl. barbitur. pro Tabl. Geschmack bitter. In Tabletten zu 0,17 g und in Pulverform. Als Hypnoticum und bei Aufregungszuständen und Schlaflosigkeit infolge Hustens. Die Wirkung tritt nach ungefähr ½—1 Std. ein. 2—3mal tägl. 1 Tabl., abends 2 Tabl. zum Schlafen. Im Handel als Tabletten zu 0,17 in Packungen mit 10 St. (1,80 DM). Knoll A.-G., Ludwigshafen.

Codyl-Sirup. Morphinfreie Alkaloidmischung nach dem Laudanonprinzip mit einem Gesamtgehalt von nur 0,15% Alkaloide als salzsaure Salze, von denen 55% auf Codein, 30% auf Narkotin und 15% auf Papaverin entfallen. Bei Reizzuständen der Atemwege, besonders bei Kindern. 1 Teel. = 5 g = 0,004 g Codein. In dem vorliegenden Codyl-Sirup einer Wirkung von 0,03 Codein entsprechend. Erwachsene 1 Teel., Kinder bis zu 12 Jahren ½ Teel., Kinder bis zu 6 Jahren ⅓ Teel. Flasche mit 110 g 1,95 DM. C. H. Boehringer Sohn, Ingelheim a. Rh.

Coffein. Trimethylxanthin, zu 0,5% in den Kaffeebohnen, zu 2% in den Blättern des Teestrauches, auch in den Colanüssen. Weiße, glänzende Nadeln, in 80 Wasser und 50 Weingeist, nur wenig in Äther löslich. Es wirkt erregend auf das Zentralnervensystem, steigert die absolute Herzkraft und bewirkt eine Erweiterung der Arterien des Hirns, Herzens und der Nieren, die Respiration wird verstärkt und beschleunigt. Zusammen mit Strophanthin intrav. als Coffein. natr. benz. (0,1 in 2 ccm H_2O), da es die Verträglichkeit der intrav. Strophanthingaben erhöht und dem Strophanthin eine größere Wirkungsmöglichkeit geben kann. Das eingenommene Coffein wird zu 20 bis 30% als Purinverbindungen ausgeschieden, der Rest wahrscheinlich im Körper zersetzt. Als Herzstimulans bei Insuffizienzsymptomen. Bei akuter Herzschwäche im Verlaufe fieberhafter Erkrankungen als subcutane

Injektion in großen Dosen. Auch bei Vergiftungen mit Morphium, Opium, Chloral und Alkohol. Innerlich 0,1—0,5 als Pulver und Pillen. Coffein 0,1, Antipyrin 1,0, f. pulv. tal. Dos. X. 1 Pulver bei Migräne. Packungen mit 10 und 25 Tabl. zu 0,1 g (27 und 40 Dpf.), zu 0,2 g (30 und 69 Dpf.). Auch als Kompr. MBK. zu 0,1 und 0,2, 10 und 20 St. (27 und 37 Dpf.; 30 und 60 Dpf.). C. H. Boehringer Sohn, Ingelheim a. Rh.

Coffeinum citricum. Weißes, krystallinisches Pulver von bitterlichem Geschmack, leicht löslich in 4 Teilen heißen Wassers. Enthält 50% Coffein. Coffeinum citr. 0,2, Phenacetin 0,3, tal. Dos. X, 1—2 Pulver tägl. Größte Einzelg. 1,0, größte Tagesg. 3,0.

Coffeinum natrium benzoicum. Weißes, amorphes Pulver von bitterem Geschmack, in 2 Teilen Wasser und in 50 Teilen Weingeist löslich. Enthält 38% Coffein. Innerlich 0,3—1 g mehrmals tägl. als Analepticum und Diureticum. Zur Erzielung einer guten diuretischen Wirkung gibt man 3mal 0,5 g. Coffeinum natr. benz. 5, Aq. 10, 1 ccm subcut. bei Herzschwäche. Größte Einzelg. 0,5, größte Tagesg. 1,5. Packungen mit 5 und 10 Amp. mit 0,1 g (0,65 und 1,11 DM), mit 0,2 und 0,25 (0,67 und 1,17 DM). MBK.

Coffeinum natrium salicylicum. Weißes Pulver mit 40% Coffein, das sich in 2 Teilen Wasser und in 50 Teilen Alkohol löst. Innerlich 0,3—1 g. Coffein. natr. salic. 0,4, Fol. Digit. titrat. pulv. 0,1, Sacch. alb. 0,5, tal. Dos. X, 3mal tägl. 1 Pulver bei Herzschwäche und Hydrops. Coffeinum natr. salic. 0,1, Acid. acetyl. salic., Phenacetin. aa 0,25, tal. Dos. X, 3mal tägl. 1 Pulver. Coffein. natr. salic. 2,0, Aq. dest. 8,0, zur subcutanen Injektion. Größte Einzelg. 1,0, größte Tagesg. 3,0. Schachtel mit 5 und 10 Amp. zu 0,1 g (0,69 und 1,17 DM) und zu 0,2 und 0,25 g (0,73 und 1,25 DM). C. H. Boehringer Sohn, Ingelheim a. Rh. MBK.

Coffeminal. Kombinationspräparat von 0,05 g Luminal und 0,025 g Coffein. Tägl. öfter 1 Tabl. Packungen mit 50 Tabl. zu 0,075 g (3,05 DM). Bayer, Farbenfabriken, Leverkusen a. Rh.

Coffetylin. Tabletten mit 90% Acetylin und 10% Coffeinum purum. *Stimulierendes* Analgeticum, Antineuralgicum, Antipyreticum. 1—2 Tabl. mehrmals täglich. Packung zu 10 Tabl. zu 0,5 g 55 Dpf. v. Heyden, Dresden-Radebeul.

Colchicin. Colchicum autumnale. Die Herbstzeitlose enthält Colchicein und dessen Methylverbindung Colchicin. Colchicin findet hauptsächlich Verwendung bei akuten Gichtanfällen. Löslich in 20 Teilen Wasser und 2 Teilen Alkohol. Ob es die Harnsäureausscheidung vermehrt, ist unbestimmt. Loewe glaubt, daß die spezifische Wirkung in Verbindung mit einer Wirkung auf die Capillaren der erkrankten Gelenke steht. Bei akutem Gichtanfall gibt man 3mal tägl. 1 mg, 2 Tage lang. Wenn Durchfall schon früher eintritt, so wird es weggelassen. Schmerzen und Entzündungen gehen meist sehr rasch zurück. Unangenehme Nebenwirkungen sind Übelkeit, bisweilen Erbrechen, schmerzlose Durchfälle, die bei zu starken Dosen blutig werden können. In toxischen Dosen lähmt es das Zentralnervensystem. Bei chronischer Gicht und Rheumatismus wird Colchicin gern mit Atophan kombiniert. Novatophan 0,5, Colchicin 0,0005, f. pulv. tal. Dos. X. Colchicin. puriss. Merck als Kompretten zu 0,001 in Packungen mit 10, 25 und 50 Stück (0,44, 0,87, 1,46 DM). 3mal tägl. 1 St. Größte Einzelg. 0,002, größte Tagesg. 0,005. Oder in Tropfenform 0,05 Colchicin, Spirit. 10,0, 3mal tägl. 8—12 Tropfen. Tct. Colchic. ist nicht empfehlenswert wegen der wechselnden Stärke an wirksamer Substanz. S. Liq. Colchici comp.

Colchicum-Dispert. Trockenextrakt nach dem Krause-Verfahren aus Semen Colchici. 1 Dragée = 0,5 mg Colchicin. Bei Gicht. Im Gichtanfall 4—5mal tägl. 1 Dragée. Bei längerem Gebrauch 2—3mal tägl. 1 Dragée. Packungen zu 20, 60 Dragées 1,75, 3,75 DM. Kali-Chemie A.-G., Sehnde-Hannover.

Colchysat Bürger. Ysat aus Colchicum autumnale. 1 ccm enthält 0,5 mg Colchicin. Bei akuter und chronischer Gicht 3mal tägl. 10—15 Tropfen. 10 ccm 1,35 DM. Ysatfabrik, Wernigerode a. Harz.

Coli-Antigen. Die im menschlichen Dickdarm heimischen Colibakterien werden isoliert und auf Ascites gezüchtet. Die Reinkulturen werden in menschlichem Ascites, Trans- oder Exsudatflüssigkeit bei 37° bebrütet, filtriert und die in der klaren Flüssigkeit befindlichen arteigenen Stoffwechselprodukte der Bakterien therapeutisch angewandt. Anwendung: besonders bei Heufieber, wobei es, soweit bis jetzt meine Erfahrung reicht, alle anderen Präparate übertrifft, Urticaria, Asthma, Angina pectoris ohne Blutdruckerhöhung. Die ersten 3 Tage tägl. 1 Amp. intramusk., dann jeden 2. Tag 1 Amp., wenn kein Erfolg tägl. auf einmal 2 Amp., im ganzen 6 bis 12 Amp. In dieser Zeit keine Alkoholica, Narkotica und keine rohen Erdbeeren. Die Amp. können auch peroral gegeben werden. Man gibt 3 Std. vor der ersten Mahlzeit 2 Amp. = 4 ccm mit einem Schluck Wasser. Im ganzen 12—16 Amp. 3 Amp. zu 2 ccm 5,45 DM, 6 Amp. zu 2 ccm 9,90 DM. Lecinwerk Dr. E. Laves, Hannover.

Citosedan als Dragée und Oblate. Ein Dragée enthält 0,05 g Theophyllin, 0,03 g Benzylium amygdalic., 0,03 g Magn. oleinic. 0,012 g Acid. phenylaethylbarb. Eine Oblate enthält die doppelte Dosis, nur von Acid. phenylaethylbarb. 0,02 g. Bei Herz- und Gefäßstörungen im Alter. 21 Dragées 1,68 DM, 12 Oblaten 1,58 DM. Dr. A. Hense, Hüls b. Krefeld.

Colivit, ein Bakterientrockenpräparat zur Normalisierung der Darmflora. Es enthält Coli- und Milchsäurebakterien mit ihren Stoffwechselprodukten und Milchzucker, um eine Normalisierung der Dünndarm- und Dickdarmflora zu erreichen. Die Ernährung soll eine vollwertige, vorwiegend pflanzliche aus Rohkost sein. Bei Erkrankungen, die auf einer Dysbakterie beruhen, bei Dyspepsie, Colitiden, Obstipationen und Diarrhoen, Störungen des vegetativen Systems, Migräne, Asthma, Heuschnupfen, allergischen Ekzemen, die auf Dysbakterie zurückzuführen sind. Anfangs tägl., später jeden 2. oder 3. Tag eine Kapsel 2 Std. vor dem Frühstück. 14 Kapseln 4,25 DM. Lecinwerk Dr. E. Laves, Hannover.

Collargol (Argent. colloidale) ist ein auf chemischem Wege hergestelltes kolloides Silberpräparat, das 70% Ag und 30% aufgeschlossene Eiweißstoffe enthält. Blaugrünlich metallisch glänzende Lamellen. Es ist ein Antisepticum, ein chemotherapeutisches Mittel zur Bekämpfung von allgemeinen Infektionskrankheiten. Intravenös übt es einen Reiz auf das Knochenmark aus und bewirkt eine Leukocytose. Es hat eine große Adsorptionswirkung durch das äußerst fein verteilte Metall und die dadurch bedingte enorme Gesamtoberfläche. Indikation: Sepsis, Rheumatismus, Pneumonie, Endokarditis, Erysipel usw. Man injiziert anfangs 2 ccm einer 1—2proz. Lösung und steigt um 1—2 ccm, bis man ein Maximum von 8—10 ccm erreicht hat. Man injiziert tägl. oder nur 1—2mal wöchentl. Nach der Injektion treten je nach der Größe der Dosis Reaktionen des Organismus auf, die in vorübergehender Temperatursteigerung, Frösteln und Kopfschmerz bestehen. Wo auf Injektionen verzichtet wird, gibt man Collargol rectal. 50 ccm einer 2- bis 10proz. Lösung, der man 8 Tropfen Opiumtinktur zufügen kann, tägl. 2mal. Die Applikation per os, auch bei Darmerkrankungen, wird meist bei subchronischen und chronisch verlaufenden Erkrankungen (Tabes) angewandt, entweder als Lösung Collargol 2, Mucilag. Gi. arab. 30, Aq. ad 200, 3mal tägl. 1 Eßl., oder in Pillenform Collargol 1, Sacchar. lact. 10, Glycerin q. s. ut. f. pil. Dos. C, tägl. 10 Pillen. Man hat auch versucht, 1—3 g einer 15proz. Collargolsalbe (Ungt. Credé) 15 Min. in die gereinigte Haut einzureiben (tägl 1—4 Einreibungen), bei Staphylo- und Streptokokkeninfektionen, Puerperalerkrankungen, Erysipel, infektiösen Drüsenschwellungen und akutem Gelenkrheumatismus, öfter mit gutem Erfolg. Auch auf die gleiche Art wie eine Quecksilberkur ausführbar. Da die schwachen Collargollösungen bis 2% sich wegen Ausflockungen nur wenige Tage halten, so sind sie zu Injektionszwecken stets frisch zu bereiten. Im Handel als Substanz, in Flaschen mit 5, 10 g (3,—, 5,74 DM), Packung mit 3 und 10 Amp. zu 1 g (2,54 und 6,39 DM). **Electro-Collargol.** Durch elektrische Zerstäubung hergestelltes kolloidales Silberpräparat in Ampullen zu 5 ccm mit 0,06% Ag. Mit der gleichen Indikation wie Collargol. 1—2 Amp. intrav. In Schachteln mit 3 und 6 Amp. zu 5 ccm (1,95, 3,35 DM). Heyden, Radebeul-Dresden.

Collargol-Salbe s. Ungt. Credé.

Collodium. Farblose, sirupdicke Flüssigkeit, aus 2 Teilen Collodiumwolle in 6 Teilen Weingeist und 42 Teilen Äther. Zum Bedecken kleiner Wunden. Acid. salicyl. 1,0, Collodii 10, tägl. 1mal auf die Hühneraugen pinseln. Jodoform 1, Collodii 10, bei Wunden und Erysipel.

Collodium cantharidatum. Als blasenziehendes Mittel.

Collodium elasticum besteht aus 97 Collodium und 3 Ol. Ricin. wie Collodium.

Colsil, ein Cholesterin-Lipoid-Präparat gegen Röntgenkater, Spasmen, Erschöpfung, 3mal tägl. 1 Tabl. oder Zäpfchen. Packung mit 12 Tabl. zu 0,6 g 1,52 DM, 8 Suppos. 1,96 DM. Chem. Fabrik Grünau, A.-G., Berlin-Grünau.

Comallysat. Ysat aus Bärenlauch (Allium ursinum) 1 = 1. Bei Darmkrankheiten, Darmkolik, Durchfall, Arterienverkalkung 2—3mal tägl. ½ Teel. und mehr oder 3 Dragées. Flasche mit 30 und 50 ccm (0,95 und 1,55 DM), mit 50 Dragées (1,65 DM). Joh. Bürger, Ysatfabrik, Wernigerode a. Harz.

Combizym enthält Amylase, Proteasen und Esterasen tierischen und pflanzlichen Ursprungs, sowie Cellulasen, Hemicellulasen, Cellobiase, Lipase und Phosphatase pflanzlichen und tierischen Ursprungs, dient also zur fermentativen Aufspaltung der Gesamtnahrung. Bei dyspeptischen Störungen, Gärungs- und Fäulnisdyspepsie, Meteorismus, Pankreasschwäche während oder nach der Mahlzeit 1—2 und mehr Dragées. Packung mit 30 Dragées 1,84 DM, 150 Dragées 6,87 DM. Luitpold-Werk. München.

Comital besteht pro Tabl. aus 0,05 g Diphenylhydantoin, 0,1 g Prominal. Hier ist der Versuch gemacht, die verschiedenen angreifenden Körper zu kombinieren und ihre unerwünschte Nebenwirkung auszuschalten. Bei Epilepsie, Absencen, Pyknolepsie 1—3 Tabl. tägl. 10 und 50 Tabl. 0,90 und 3,20 DM, 100 Tabl. 6,— DM. **Comital „L„** enthält Diphenylhydantoin 0,05 g, Prominal 0,05 g, Luminal 0,05 g, das bei schwerer Epilepsie in gleichen Dosen zu geben ist. Packungen mit 10 und 100 Tabl. 0,90 und 6,— DM. Bayer, Farbenfabriken, Leverkusen/Rh.

Commotional enthält Papaverin hydr., Acid. phenylaethylbarbit., Coffein, Dimethylaminophenazon, Phenacetin. Bei Folgen von Gehirnerschütterung, chron. Kopfschmerz, 3mal tägl. 1—2 Tabl. Packung 10 und 20 Tabl. Desitin-Werk Carl Klinke G. m. b. H., Hamburg.

Complamin. Ein Kern enthält 0,25 Phenac., Coffein 0,05, Dimethylaminophenazon 0,1 und 0,1 Calc. citr. Gegen Rheuma und Gicht 3mal tägl. 2 Tabl. Packung mit 10 Tabl. zu 0,35 g (0,95 Dpf.) Joh. A. Wülfing, Chem. Fabrik, Berlin SW 48.

Conteben TB I ist das 4-Acetylaminobenzaldehyd-thiosemicarbazon. Es ist ein gelbliches, feinkrystallines Pulver, in Wasser unlöslich, in den üb- . lichen organischen Lösungsmitteln schwer löslich. Lösungen können hergestellt werden in Propylenglycol, Methylacetamid und in wäßriger Antipyrinlösung. Sein Geschmack ist bitter. Dieses antituberkulöse Chemotherapeutikum kann die alte Tuberkulosetherapie, wie Liegekur, Ernährung und Klima, Pneumothorax und Plastik sowie die sozialhygienischen Maßnahmen nicht verdrängen. Für die Contebenbehandlung müssen die Kranken entsprechend Konstitution, Sitz und Schwere der Erkrankung geeignet sein. Es darf in keinem Fall der Zeitpunkt für einen chirurgischen Eingriff versäumt werden. Jede Behandlung soll in der Klinik oder in der Heilstätte begonnen werden. Wenn der Kranke in der Klinik eingestellt ist, kann er ambulant weiterbehandelt werden, bis seine Aufnahme in die Heilstätte möglich ist. Während der Behandlung ist genau auf die Verträglichkeit, auf das subjektive und objektive Befinden des Kranken zu achten: Kontrolle des Blutbildes, der Leberfunktion und des tuberkulösen Lungenprozesses durch Röntgen. Die Dosierung muß der Verträglichkeit und dem Heilungserfolg angepaßt sein. Bei schweren Leberstörungen soll Conteben nur mit Vorsicht angewandt werden. Vor der Behandlung soll man Blut, Leber und Niere prüfen. Während der Behandlung verdienen interkurrente Infektionskrankheiten besondere Beachtung und können das Absetzen der Medikation erfordern, besonders bei kindlicher Tuberkulose. — Von den **tuberkulösen Lungenerkrankungen** sprechen die frischen entzündlichen Prozesse, frische Infiltrate und frische Aspirationsherde am besten an, also Herde, die noch gut durchblutet sind und wo das Gewebe noch keine irreversiblen Schädigungen erfahren hat. Hier ist durch Conteben eine Heilung zu erwarten. Ist aber das Gewebe durch Nekrose schwer geschädigt, so kann nur eine Vernarbung oder Abriegelung des Prozesses erwartet werden. Bei **tuberkulösen Diabetikern** ist die Ansprechbarkeit auf Contaben herabgesetzt. Tritt der Erfolg jedoch ein, so wirkt er gleichzeitig insulinsparend. Schwangerschaft stellt keine Gegenindikation dar. — Die Contebenbehandlung muß über das Stadium der klinischen Erscheinungsfreiheit hinaus ausgedehnt werden, um Recidive zu vermeiden. — **Dosierung:** „Je schwerer die Lungentuberkulose und damit auch der Abwehrkampf des Organismus ist, oder je sensibilisierter, exsudationsbereiter der Organismus auf die pathogene Wirkung der Tuberkelbazillen-Infektion ist, desto vorsichtiger muß dosiert werden." (Sturm.) So muß die Dosierung der Verträglichkeit, der Ansprechbarkeit des Kranken auf Conteben und der Erkrankung mit tuberkulösen Gewebsveränderungen angepaßt werden. Man soll die Therapie mit kleinsten Anfangsdosen, z. B. 12,5—25 mg = ¼—½ Tabl. Conteben zu 0,05 g pro die beginnen und unter Beachtung des subjektiven und objektiven Befindens allmählich steigern, bis bei guter Verträglichkeit des Mittels eine Hebung des Allgemeinbefindens mit Gewichtszunahme, Senkung des Fiebers und Besserung des Röntgenbefundes eintritt. — Im Durchschnitt kann man wohl eine Tagesdosis von 2 mg pro kg Körpergewicht annehmen. Als oberste Grenze für die tägliche Contebendosis gelten 200 mg = 4 Tabl. zu je 0,05 g Conteben, in Ausnahmefällen 300 mg = 6 Tabletten. Man muß also die kleinste Dosis herausfinden, die einwandfrei verträglich ist und einen deutlichen Einfluß auf das Krankheitsgeschehen ausübt. — Unter dem Einfluß der Conteben-Behandlung beginnt der B.S.G. auf normale Werte zu sinken, aber dies bedeutet noch nicht mit Sicherheit eine Heilung oder Besserung der tuberkulösen Erkrankung, vor allem muß die Seroreaktion zu normalen Werten absinken. (Knüchel, Beiträge zur Klinik der Tuberkulose, Heft 5, 1948, S. 441.) — **Lungentuberkulose:** frische, noch gut durchblutete Prozesse, Herdbildungen mit perifokalen Entzündungsvorgängen mit noch weitgehend reversiblen geweblichen Veränderungen werden am günstigsten beeinflußt, während ausgedehnte, käsige Prozesse (exsudative Tuberkulosen) nur hin und wieder eine aussichtsreiche Behandlung erwarten lassen. Chronische, vom Blutstrom weitgehend abgeschaltete Lungentuberkulose (cirrhotisch, kavernöse Formen) bieten ganz geringe Aussichten für die Conteben-Behandlung. Hier leistet die Lokalbehandlung noch Vorzügliches. Frühkavernen werden unter der Conteben-Behandlung oft günstig beeinflußt. Sie können sich stark verkleinern und manchmal zur Abheilung kommen. Chronische haematogene Streuungstuberkulose spricht auf Conteben recht gut an. Die progrediente Tendenz kann meist aufgehalten werden und der Lungenprozeß geht in seiner Ausdehnung zurück. Man kann die hochaktiven, exsudativen Formen durch Conteben in mehr produktive Formen und

schwere kavernöse Phthisen in das Stadium der Operationsreife überführen·
Die käsigen Pneumonien sollen ebenfalls mit Conteben behandelt werden,
obwohl sie prognostisch eine außerordentlich ungünstige Erkrankungsform
darstellen. Die knotige, vorwiegend käsig exsudative Lungen-Tbc (käsige
Bronchopneumonie) ist auch nur wenig beeinflußbar, besonders wenn gleichzeitig spezifische Kehlkopf- und Darmprozesse hinzukommen. — *Akute
Pleuritis*, wenn sie ihre Entstehungsursache perifokalen, auf die benachbarte Serosafläche übergreifenden Entzündungsvorgängen verdankt oder
tuberkulotoxisch bedingte Pneumothoraxexsudate scheinen günstig auf
TB I anzusprechen. — Bei **Empyem oder Pyopneumothorax** bietet die
intrapleurale Anwendung einer Suspension von 0,1—0,25 g Conteben in physiologischer Kochsalzlösung die besten Erfolgsaussichten. Die akute allgemeine
Miliartuberkulose und auch Mennigitis tuberculosa werden durch TB I nicht
genügend beeinflußt (s. Streptomycin). — Die **Tracheobronchitis tuberculosa und Bronchustuberkulose** sind ein dankbares Gebiet für Conteben.
Weiterhin ist die *Kehlkopftuberkulose* ein günstiges Anwendungsgebiet für
orale und lokale Anwendung von Conteben. Es muß noch erwähnt werden,
daß unter der Conteben-Therapie tuberkulöse Neuherdbildungen auftreten
können, während die bereits vorhandenen, umschriebenen Kehlkopfpartien
wirkungsvoll durch die Therapie beeinflußt werden. — Die **Darmtuberkulose**
ist immer eine gefährliche Komplikation der Lungentuberkulose und kündet
ein Finalstadium an. Die Darmtuberkulose ist durch Conteben gut beeinflußbar. Zuerst schwinden Schmerz und Krampfanfälle, die Temperatur
kehrt zur Norm zurück, die Durchfälle lassen nach. Die Dosierung muß hier
höher sein, da wegen des Dünndarmdurchfalls die Resorption des Conteben
herabgesetzt ist. — Auch die **Nierentuberkulose** zeigt günstige Behandlungsergebnisse, besonders bei der Frühdiagnose, wo noch keine Pyurie, Funktionsschwäche der Niere und nachweisbare Defekte bestehen. Ist die einseitige tuberkulöse Nierenerkrankung ernster Natur, so wird die Conteben-
Behandlung eingeleitet, um die Kranken bald operativen Maßnahmen zuzuführen. Während der ersten 6 Wochen gibt man Dosen von 25 mg, die allmählich auf 100 mg erhöht werden. — Bei **Blasentuberkulose,** die auch ein
dankbares Anwendungsgebiet für Conteben darstellt, ist die gleiche hohe
Dosierung wie bei Nierentuberkulose. — **Genitaltuberkulose:** parenchymatöse Herde der männlichen Adnexe, Epididymitis tuberculosa und Spermatocystitis werden mit gutem Erfolg behandelt. In den ersten 4—6 Wochen
25 mg mit allmählicher Steigerung auf 150—200 mg. — *Serosatuberkulosen*
(Peritonitis tuberculosa, insbesondere die fistelnde Peritonealtuberkulose)
sprechen auf Conteben günstig an. Auch die Behandlung der Pericavatis
tuberculosa und der akuten Pleuritis erscheinen aussichtsreich. Dosierung
wie bei Lungen-Tbc. — **Hauttuberkulose.** Lupus vulgaris: hier vermag die
orale Medikation von Conteben zu einer klinischen Erscheinungsfreiheit zu
führen, und durch gleichzeitige Finsen- oder Krohmeyer-Bestrahlung ist
eine raschere Rückbildung der lupösen Veränderung zu erreichen. Dosierung
2—3mal tägl. 2 Tabl. zu 0,05 g Conteben, bei Verträglichkeit auch Steigerung auf 400—500 mg möglich. Strengere Kontrolle. — **Lymphknotentuberkulose** wird durch Conteben günstig beeinflußt. Fisteln schließen sich
häufig rasch und die Lymphome gehen zurück. Nicht fistelnde tuberkulöse
Halslymphknoten reagieren meist nicht so schnell. Dosierung wie Lungentuberkulose. — **Knochen- und Gelenktuberkulose.** Hier sind nicht so eindrucksvolle Ergebnisse erzielt worden, da es hier schwieriger ist, Conteben in
genügender Konzentration auf dem Blutweg an den tuberkulösen Herd heranzubringen. — Bei **Kapsel- und Synovialtuberkulose des Kniegelenks** ist
Conteben von guter Wirkung. Die deformierten Gelenke nehmen ihre normalen
Konturen an, der Erguß geht zurück, die Schmerzen verschwinden, die
Beweglichkeit nähert sich dem Normalen. Die Behandlung nicht zu früh
unterbrechen, da sonst leicht Recidive eintreten. — *Analfisteln* werden bei

oraler und lokaler Behandlung sehr gut beeinflußt. — **Nebenwirkungen.** Im Vordergrund stehen Appetitlosigkeit, Magenbeschwerden und Übelkeit, wodurch im Anfang Gewichtsabnahme eintreten kann. Man soll deswegen Conteben nicht absetzen, da die Beschwerden wieder verschwinden. Bei empfindlichen Kranken kann man kleine Dosen Luminal, besser Antihistaminika (Avil, Antistin, Hibernon, Thephorin u. a.) geben, auch Injektionen von NNR-Hormon zeigen eine günstige Wirkung. Treten diese Nebenerscheinungen im Laufe einer längeren Behandlung ein und sind verbunden mit Kopfschmerzen, Augendruck und Somnolenz (Warnsymtome für ein sich entwickelndes Hirnödem), dann ist die Behandlung sofort zu unterbrechen. Durch intravenösen Traubenzucker kann man diese Symptome beherrschen. In diesen Fällen liegt immer eine Überdosierung vor. Exantheme und Conjunktivitis können durch Ca-Injektionen oder Antihistaminika beherrscht werden. Das Blutbild kann bei der üblichen Dosierung eine Anaemie hervorrufen. Das weiße Blutbild wird nur wenig beeinflußt, wenn auch schon Agranulocytosen beobachtet wurden. (Blutbildkontrolle!) Bei Agranulocytose ist sofort Conteben abzusetzen, keine Analgetica, Sedativa oder Narkotica außer Morphium und Dolantin zu geben. Bluttransfusion und die therapeutische Anwendung von Penicillin, Antihistaminica und Vitamin C. Leberschäden treten bei normaler Dosierung von TB I nicht auf. — Conteben plv. subt. Glas 5 g 8,10 DM. Conteben-Tabl. Röhrchen mit 100 Tabl. zu 0,025 g und 100 Tabl. zu 0,05 g 4,65 und 8,10 DM. — **Solvoteben** enthält Diaethanolaminsalz der Benzaldehydthiosemicarbonsäure zur parenteralen, intrapleuralen, intravesicalen und intralumbalen Behandlung der Tuberkulose. 10 Amp. 10proz. zu 1 ccm 3,95 DM, zu 3 ccm 6,60 DM, 10 Amp. 20proz. zu 2 ccm 6,90 DM. Bayer, Farbenfabriken, Leverkusen a. Rh.

Compligon enthält die während des Lebens der Gonokokken ausgeschiedenen Ektotoxine neben den beim Absterben freiwerdenden Endotoxinen. Es enthält keine Bakterienzellen und ist vollkommen stabil, verträgt selbst Erhitzen auf 100° und ist tropenbeständig. Zur Haltbarmachung enthält es 0,5% Carbolsäure. Die Wirkungsstärke ist eine gleichmäßige, da es immer auf den gleichen Komplementbindungstiter eingestellt wird. — Zur Behandlung gonorrhoischer Komplikationen: Adnexerkrankungen, Arthritis gon. zu diagnostisch-provokatorischen Zwecken. Meist genügen 8 subcut. Injekt. in 3—4tägigen Intervallen. Man beginnt mit 0,1 ccm.

Die Flaschenpackung enthält 6 ccm unverdünntes Compligon. Aus dieser wird das Compligon in unverdünntem Zustande, und zwar in folgenden Dosen injiziert: 0,1; 0,2; 0,4; 0,8 ccm und schließlich 4mal 1 cc. — Dieses Dosierungsschema stellt natürlich nur allgemeine Richtlinien dar und kann, dem Einzelfall Rechnung tragend, entsprechend variiert werden. Als Reaktion treten Abgeschlagenheit, Temperaturerhöhung bis 39° und erhöhte Schmerzen an den erkrankten Organen auf. An der Injektionsstelle entsteht eine ödematöse Rötung mit Druckempfindlichkeit, die nach 1—2 Tagen abklingt. Zu diagnostischen Zwecken injiziert man subcut. 0,5—0,6 ccm des unverdünnten Compligon. Flasche mit 6 ccm unverdünntes Compligon 3,20 DM. Schering, Berlin-West.

Compral. Eine Vereinigung von Trichloraethanolurethan mit Pyramidon in äquimolekularem Verhältnis 1:1. Bei Neurasthenie, Schmerzen, Kopfschmerz, Zahnschmerz 3mal tägl. 1—2 Tabl. Tabletten zu 0,5. Packung mit 10 Tabl. 0,95 DM. Bayer, Farbenfabriken, Leverkusen a. Rh.

Coniinum. Alkaloid aus Conium maculatum, Fleckschierling. Etwas gelb gefärbte, ölige Flüssigkeit von betäubendem Geruch und brennendem Geschmack. Innerlich zu 0,0001—0,001 mehrmals tägl. bei Neuralgien, Kardialgien, Angina pect. und Asthma. Wegen Vergiftungsgefahr größte Vorsicht. Bei Vergiftung Brechmittel, Coffein und künstliche Atmung.

Coniinum hydrobromicum. Mit 61% Coniin. Innerlich 0,002—0,005 3—5mal tägl. in Lösung oder Pulver. Bei Hyperästhesie, chronischer

Entzündung der Atmungsorgane, Keuchhusten, Neuralgien und zur Zerteilung von Drüsenschwellungen. Coniinum hydrobr. 0,02, Sirup. simpl. ad 100, 3mal tägl. 1 Teel. bei Keuchhusten. Coniinum hydrobr. 0,02, Aq. 10, subcutan 1 Spritze.

Convallan enthält die Gesamtglykoside der Convallaria majalis nach Prof. Straub. Es zeigt eine gute herzdiuretische Wirkung ohne jede Nebenwirkung, selbst bei hohen Dosen. Kumulationsgefahr besteht nicht, so daß ohne weiteres eine Strophanthinkur angeschlossen werden kann. 3mal tägl. 1—3 Dragees. Packungen mit 20 und 40 Dragees. Gödecke & Co., Chem. Fabrik, Berlin, Werk Memmingen.

Coramin. 25proz. Lösung von Pyridin-β-Carbonsäurediäthylamid. Fast geruchlose, etwas gelbliche Flüssigkeit, mit Wasser in jedem Verhältnis mischbar. Als Analepticum mit Campherwirkungen bei Herzschwächen, Kollapszuständen, Infektionskrankheiten, Coma diabet., subcut., intrav. oder intramusk. 1—2 ccm pro dosi. Per os 30—70 Tropfen. In Schachteln mit 5 und 20 Amp. à 1,7 ccm 2,70 und 9,80 DM, mit 2 Amp. zu 5 ccm 2,45 DM, 10 Amp. zu 5 ccm 10,50 DM und Flaschen mit 10 und 15 ccm. Tabl. Röhrchen mit 10 und 20 St. zu 0,4 g 1,65 und 2,95 DM.

Coramin-Adenosin, ein Antistenocardicum, enthält neben dem Analepticum Coramin, das eine erregende Wirkung auf das Vasomotorenzentrum und eine unmittelbare Herzwirkung besitzt, das Adenosin, das seine stark gefäßerweiternde Wirkung besonders an den Coronararterien hat, weiterhin Theophyllin, das ebenfalls eine günstige Wirkung auf Herz und Coronargefäße hat. Anwendung bei Coronarinsuff., Angina pect. Asthma cardiale, Myodegeneratio cordis. 2—3mal tägl. $\frac{1}{2}$—1 Tabl. oder 10—20 Tropfen nach dem Essen, bei akuten Zuständen 1—2 Amp. subcut., intramusk. oder auch intrav., bei Bedarf mehrmals tägl. 1 Tabl. enthält 0,325 g Coramin R, 0,075 g Theophyllin und 0,001 g Adenosin in Packungen zu 10 und 20 Tabl. 2,65 und 4,85 DM. 1 ccm der Tropfen oder Amp. enthalten 0,2 g Coramin, 0,075 g Theophyllin und 0,001 g Adenosin. Packungen mit 10 und 20 ccm 2,95 und 5,40 DM und 5 Amp. zu 1 ccm 4,25 DM.

Coramin-Coffein in Tabl. mit je 0,2 Coramin R, 0,05 Coffein und 0,00025 Strychninsulfat. Packung mit 10 und 20 Tabl. 1,75 und 3,05 DM. 2—3mal tägl. $\frac{1}{2}$—1 Tabl. Als Tropfen: 1 ccm enthält 0,1 g Coramin, 0,1 g Coffein-Natriumsalicylat und 0,00025 Strychninsulfat. Zu 10 und 20 ccm 2,20 und 4,25 DM, 3mal tägl. 10—20 Tropfen. Als Amp. zu 1 ccm, 5 Amp. 3,30 DM.

Coramin-Ephedrin enthält 0,4 g Coramin und 0,015 g Ephedrinhydrochlorid. Durch Ephedrin wird die Atmung anregende Wirkung des Coramin noch verstärkt, gleichzeitig besteht die tonisierende Wirkung auf den Kreislauf. Besonders bei Asthma bronchiale und asthmoider Bronchitis 2—3mal tägl. $\frac{1}{2}$—1 Tabl. oder 10—20 Tropfen nach dem Essen, parenteral tägl. 1—2 Amp. subcut. oder intramusk. beim Asthmaanfall langsam intrav. 1—2 Amp., evtl. höhere Dosierung. Packungen 10 und 20 Tabl. 1,80 und 3,20 DM. Tropfen zu 10 und 20 ccm 2,35 und 4,40 DM. Amp. zu 1 ccm 5 Amp. 3,90 DM.

Calcio-Coramin ist eine wasserlösliche Verbindung von 2 Mol. Coramin mit 1 Mol. Calciumrhodanid. Besonders bei Pneumonie und Bronchitis. 3mal tägl. 1—2 Tabl. Packungen mit 12 und 24 Tabl. zu 0,4 g. Ciba, Aktienges., Wehr, Baden.

Corhormon, ein Extractum cordis embryonalis. Zur aktiven und kausalen Herztherapie. Im Laufe des Lebens tritt immer ein Faktor auf, der die Keimteilung im Herzmuskel hindert, dadurch vermehren sich im fortschreitenden Alter die großen Kerne. Der die Kernteilung hemmende Stoff kann seine Wirkung im Herzen des Embryos noch nicht entfalten, deshalb wurde sein Antagonist gesucht und im embryonalen Herzen gefunden. Im Corhormon liegt dieser Stoff in hochwirksamer und standardisierter Form vor.

Er bewirkt eine gesteigerte Kernteilung als Regenerationserscheinung. Corhormon fördert den Stoffwechsel der Herzmuskelzellen, es befähigt das Herz zu andauernder Arbeit, verbessert die Verwertung der zum Herzen gelangenden Nahrung. Am gesunden, aber älteren Herzen bewirkt es eine Kernerneuerung, wodurch seine Arbeitskraft gesteigert wird. Bei allen Infektionskrankheiten, die das Herz gefährden, bei Arteriosclerose, Myodegeneratio cordis, Endocarditis, bei gesteigerter Beanspruchung des Herzens. Man gibt 1—2 Amp. zu 1 ccm bis zu 3 Amp. täglich intramusk., subcut., in dringenden Fällen intrav. und verdünnt mit Traubenzucker. Kur von 14 Tagen. Packungen mit 10 und 50 Amp. zu 1 ccm. Chemie-Werk Homburg A.-G., Frankfurt a. Main.

Convallaria-Perpurat. Biologisch eingestellter, nach einem besonderen Verfahren gewonnener Extrakt, der die gesamten wirksamen Glykoside von Convallaria majalis enthält. Cardiacum mit großer therapeutischer Breite. Durchschnittlich können 10—30 Tropfen, im Bedarfsfalle auch 1 Teel. voll, genommen werden. 5 ccm entsprechen 1000 FD. Eine Flasche zu 50 g kostet 1,45 DM. Knoll A.-G., Ludwigshafen a. Rh.

Cormed. 25proz. wässerige Lösung von Pyridin-β-carbonsäure-Diäthylamid, ein Campherersatzpräparat, das das Atem- und Vasomotorenzentrum anregt, also eine vertiefte Atmung und gesteigerte Herzleistung zur Folge hat. Bei labilem Gefäßsystem, Kollaps, Hypotonie. Intrav. 0,5—5 ccm, am besten mit Traubenzucker, langsam injizieren. Intramusk. 1—5 ccm, öfter am Tage, bis zu 1—2stündl. Oral 3—5mal tägl. 10—20 Tropfen. Packungen: 3 Amp. à 1,7 ccm 1,60 DM, 5 Amp. 2,55 DM, 2 Amp. zu 5,5 ccm 2,25 DM. Flasche 10 ccm 1,70 DM. Dr. Rudolf Reiss, Berlin.

Cornutinum Ergoticum Bombelon = Ergotin Bombelon. Haemostaticum aus alkaloidreichem, physiologisch geprüftem ausländischem Mutterkorn, auf eine bestimmte Wirkung eingestellt. Flasche mit 5, 10 und 25 g (1,08, 1,84 und 4,10 DM), 3mal tägl. 10—15 Tropfen. 1 ccm = 1 g Extractum Secale spiss. Ampullen für subcut. Injekt. zu 1,1 g. Packungen mit 3 und 10 St. (1,11, 2,96 DM.). Dragees à 0,5 zu 20 St. (1,11 DM). 1 Dragee = 1 g Mutterkorn = 0,25 Extractum Secalis spiss. 2mal tägl. 1—2 Tabl. Bei Uterusblutungen während der Nachgeburtsperiode, Aborten, Atonia uteri, Menorrhagien, bei Magen-, Darm-, Lungenbluten. C. F. Asch & Co., Hamburg-Altona.

Cortenil, ein synthetisches Nebennierenrindenhormonpräparat. 1 Amp. zu 1 ccm enthält 5 mg Desoxycorticosteronacetat in Öl gelöst. Bei Morbus Addison, bei Schwächezuständen, leichter Ermüdbarkeit, Magersucht, schweren Infektionskrankheiten, z. B. Diphtherie, Typhus, Tuberkulose, schweren Verbrennungen, Eiterungen, Hepatopathie, Akne rosacea. 1—3mal tägl. 1 Amp. Packungen: 3 Amp. zu 1 ccm 7,60 DM. 3 Amp. zu 2 ccm mit 10 mg in Öl. Cortenil zur Implantation: 1 Steril-Rörchen mit 1 Tabl. zu 50 mg 22,10 DM. **Corteniletten** zur perlingualen Anwendung 1 mg Desoxycorticosteronacetat pro Tabl. 40 St. 12,10 DM. Farbwerk Hoechst, Frankfurt-Höchst.

Cortex cascarae sagradae. Amerikanische Faulbaumrinde. Die Rinde muß mindestens 1 Jahr alt sein. Als Abführmittel Decoct. 10—20:200. Am besten als Extract. fluid.

Cortex cascarillae. Graue Fieberrinde. Bestandteile: Ätherische Öle, Harz und Bitterstoff Cascarillin. Wurde früher bei Fieber, Magen- und Darmkatarrh als Decoct. 10:100 gebraucht.

Cortex chinae. Die Rinde von Cinchona succirubra. Alkaloid mindestens 6,5%. Alkaloide: Chinin, Chinidin, Cinchonin und Cinchonidin. Als Roborans, Tonicum und Stomachicum. Acid. hydrochlor. dil. 1,0, Cort. Chin. 10, f. decoct. ad 175, Sirup. c. Aurant. ad 200, 2stündl. 1 Eßl. Decoct. Cort. Chin. 15:175, Acid. phosphor. 5, Ol. Menth. pip. gtt. 2, Sirup. simpl. ad 200, 2stündl. 1 Eßl.

Cortex cinnamomi. Zimt. Wird besonders in Magentinkturen und Zahn-
pulvern gebraucht.

Cortex condurango. Als Stomachicum von süßlichem Geruch und
bitterem Geschmack. Enthält das Glykosid Condurangin, das durch Erregung des Sympathicus die Peristaltik herabsetzt. Es hat appetitanregende
Wirkung und gilt als gutes Stomachicum. Am besten als: Cort. Condurang.
30, Maceratio c. aqua p. hor. 12, Colatur ad 150 adde Acid. hydrochlor. 5,
Pepsin 5, Sirup. simpl. ad 200, 3stündl. 1 Eßl.

Cortex frangulae. Faulbaumrinde. Bitter schmeckende Rinde, die vor
ihrer Verwendung 1 Jahr gelagert haben muß, da die frische Rinde brechen-
erregende Wirkung hat. Die Rinde enthält das Glykosid Glykofrangulin,
das bei der Spaltung Emodin und Rhamnose liefert. Entweder als Tee zum
Selbstkochen oder als Decoct. Cort. Frangul. 25:175, Magn. sulf. 20, eßlöffelweise zum Abführen. S. Extract. Frangul. fluid. und Frangula-Dispert.

Cortex fructus phaseoli s. Fruct. Phaseoli.

Cortex quassiae. Wurde früher als Stomachicum gebraucht. Decoct.
Cort. Quass. 3:150, Tinct. Cinnam., Tinct. Chin. comp. aa 5, Sirup. simpl.
20, 3mal tägl. 1 Eßl.

Cortex quebracho. Am besten als Tinktur und Extrakt. Linderungsmittel bei Dyspnoe, bei Asthma und Fieber.

Cortex quercus. Eichenrinde. Enthält 15% Gerbsäure und 1,6% Gallussäure, ferner Pektin und Harz. Wird noch zu Bädern gebraucht: ½ kg Rinde
mit mehreren Litern Wasser abgekocht und dem Bade zugesetzt.

Cortex quillaiae. Seifenrinde von kratzendem Geschmack. Enthält
Quillaiasäure, Sapotoxin und Saponin. Innerlich als Expectorans: Decoct.
Cort. Quillaiae 2—5:170, Liqu. Ammon. anis. 5, Sirup. simpl. ad 200,
2stündl. 1 Eßl.

Cortex simarubae. Enthält einen Bitterstoff. Als Abkochung 10:150
gegen Dysenterie und Durchfall.

Cortidyn. Ein konzentriertes, gereinigtes Extrakt aus Nebennierenrinde
— frei von Adrenalin. 1 ccm = 5 C.M.E. (Corticodynamische Mäuseeinheiten). Bei innersekretorischen Störungen mit Beteiligung der Nebennierenrinde, Morbus Addison, Adynamie, Muskeldystrophie, Verbrennungen,
Hyperemesis gravidarum, Ikterus, Cholangitis, Acne rosacea, maligner
Diphtherie (mit Vitamin C). Jeden 2. Tag 1—10 ccm subcut. je nach Schwere
des Falles, gegebenenfalls auch intrav. Packungen mit 3 und 10 Amp. zu
1 ccm 7,90 und 23,75 DM. Promonta, Hamburg.

Cortineurin. *Zusammensetzung:* Gesamtwirkstoffe der Nebennierenrinde
in Verbindung mit Vitamin B_1 (in Form von Co-Carboxylase) und Vitamin C.
Wirkungsweise: Die Wirkung des Nebennierenrindenhormons wird, wie aus
neueren Arbeiten bekannt ist, durch die wasserlöslichen Vitamine B_1 und C
synergistisch gesteigert. *Indikationen:* Addisonismus, Adynamie und bei
allen Schwächezuständen, die auf Unterfunktion der Nebennierenrinde
zurückzuführen sind, z. B. bei Schwangerschaftsintoxikationen, Magersucht,
Hypotonie, Hypoglykämie, postdiphtherischen Komplikationen, Kachexien
usw. *Dosierung:* Tägl. oder 3mal wöchentl. 2 ccm intraglut. Bei ausgedehnten
Verbrennungen schwersten Grades in den ersten beiden Wochen mehrmals
tägl. hohe Dosen (2—3mal tägl. 2—3 Amp. injizieren) und außerdem tägl.
10 ccm Cebion forte oder Cantan oder Redoxon injizieren. *Handelsformen:*
3 und 15 Amp. zu 2 ccm 5.35 und 22,75 DM. Nordmark-Werke, Hamburg.

Cortiphyson, ein weitgehend gereinigtes adrenocorticotropes Hormon
(ACTH). Zwischen ACTH und Nebenniererinde (NNR) bestehen Wechsel-
wirkungen. Durch ATCH wird die NNR zu vermehrter Hormonproduktion
angeregt. 1 R.E. = 5 mg ACTH. Die Extraktmenge, die bei einer Serie von
5 Ratten nach einer 3tägigen Behandlung am 4. Tag eine Gewichtszunahme
der Nebenniere um 50% bewirkt, ist eine Ratteneinheit. 1 Amp. Cortiphyson
= 1,5 R.E. = 7,5 mg ACTH. Es wurde mit Erfolg angewandt bei akuter

und chronischer Infekt-Arthritis, Gicht, Psoriasis, Asthma, Heufieber, Urticaria. Anfangsdosis 20—30 mg pro die, nach Besserung als Erhaltungsdosis 6—7 mg pro die. 3 Amp. zu 1 ccm mit 7,5 mg und mit 22,5 mg ACTH 90,05 und 266,80 DM zur intramusk. Injektion. Promonta, Hamburg.

Cortiron, Desoxycorticosteronacetat, synthetisch hergestelltes Hormon der Nebennierenrinde in öliger Lösung zur intramusk. Injektion. Cortiron ist angezeigt bei all den Zuständen, bei denen entweder eine gesteigerte Beanspruchung oder eine Schädigung der Nebennierenrinde vorliegt. Außer beim Morbus Addison, einer primären Zerstörung der Nebennierenrinde, wobei durch Cortiron eine vollkommene Beseitigung aller Symptome möglich ist, kommt es zu einem erhöhten Nebennierenrindenhormonbedarf überall da, wo durch äußere oder pathologische Einwirkungen Giftstoffe entstehen, deren Beseitigung bzw. Entgiftung erforderlich ist. Die wichtigste Rolle scheint hierbei das Histamin zu spielen. Zu diesen autogen entstandenen Intoxikationen, die auf die Zufuhr von Cortiron günstig reagieren, gehören: schwere Infektionskrankheiten (wobei eine Kombination mit Vitamin C und B_1 empfehlenswert ist), Verbrennungen, Erfrierungen, Bekämpfung des postoperativen und posttraumatischen Schocks, Hyperemesis gravidarum, postinfektiöse Schwächezustände, Magerkeit, besonders in Verbindung mit Hypotonie, Röntgenkater, Rekonvaleszenz. Cortiron ist ferner angezeigt bei Leberschädigungen, bei Icterus catarrhalis und zur Leberschutztherapie. Man gibt bei Addison tägl. 15—20 mg, bei leichteren Zuständen entsprechend weniger (5—10 mg pro Tag), bei erhöhtem Bedarf z. B. Infektionskrankheiten, Schock usw. entsprechend mehr (30—40 mg pro Tag). Bei starker Überdosierung können Ödeme, die nach Aussetzen der Behandlung schnell wieder zurückgehen, auftreten. Die Injektionen werden nur intramusk. gegeben. Packung mit 4 Amp. zu 5 mg 8,10 DM, und zu 10 mg 13,60 DM. Implantat zu 100 mg 34,70 DM. Schering A.-G., Berlin-West.

Corvitol, Pyridin-β-Carbonsäurediaethylamid in 25%iger wässeriger Lösung. Ein Analeptikum mit zentralem Angriffspunkt, Kreislauf und Atemzentrum. Bei Kollapszustand, Atemlähmung. Auf die Coronargefäße wirkt es erweiternd. Von den Ampullen kann je nach Bedarf 3mal tägl. und öfter eine Ampulle zu 1,7 ccm oder 5,5 ccm gegeben werden, in lebensbedrohlichen Fällen noch mehr. Man injiziert subcutan und intramuskulär. Von den Tropfen öfter tägl. 30—40 Tropfen. 3 Amp. zu 1,7 ccm 2,70 DM, 20 Amp. 12,35 DM, 2 Amp. zu je 5,5 ccm 4,30 DM, Flasche zu 10 ccm 3,40 DM. Schering Adlershof, Berlin-Adlershof.

Corydalon. Enthält Extr. Bellad. 0,01, Phenac. 0,3, Coffeinum natr. benz. 0,2. In Tabletten. Packung mit 20 St. à 0,5 1,11 DM. Bei Herzneurose, Angina pect., nervosa et vera 4mal tägl. 1 Tabl. Goedecke & Co., Chem. Fabr., Berlin-Charlottenburg.

Coryfin. Äthylglykolsäurementholester. Ölige, fast geruchlose Flüssigkeit, kaum in Wasser löslich, dagegen in Alkohol, Äther und Chloroform. Zur äußerlichen Mentholbehandlung evtl. verdünnt mit Ol. Oliv. bei Kopfschmerz, Neuralgien und zum Inhalieren bei Schnupfen und Heiserkeit. Innerlich in Form von Bonbons bei Halskatarrh, Husten und Verschleimung oder einige Tropfen auf Zucker. Packung mit 2 und 5 g, ½ Packung Bonbons. Curta & Co., Berlin-Britz.

Coryza-Serol. Besteht aus Menthol-Novocain, organisch gebundenem Formaldehyd in wasserlöslicher Salbengrundlage. Bei Schnupfen, Stockschnupfen von wohltuender und befreiender Wirkung. In Tuben mit aufsitzender Olive zur Einführung in die Nase. Tube 94 Dpf. Merz & Co., Frankfurt a. M.

Cotarninum hydrochloricum. Cotarnin wird aus dem Opiumalkaloid Narcotin durch Spaltung und Oxydation gewonnen. Löslich in 1 Teil Wasser und 4 Teilen absolutem Alkohol. 10 St. zu 0,05 g (Ingelheim) 64 Dpf., 20 St. zu 0,05 g (Ingelheim) 1,16 DM. S. Stypticin.

Cotarninum phthalicum s. Styptol.

Crataegysat Bürger, Ysat aus Crataegus oxyacantha 1 = 1. Ein Kardiotonikum und Kardiosedativum 3mal tägl. 30—40 Tropfen. Flasche 30 ccm und 150 ccm 1,10 und 4,10 DM. Ysatfabrik, Wernigerode/Harz.

Creolinum. Ein Gemenge von verschiedenen Kresolen, die mit Wasser eine weiße Emulsion bilden. Eine dunkle, dicke Flüssigkeit von teerartigem Geruch. Wurde früher innerlich angewandt bei Gärungserscheinungen in Magen und Darm. Jetzt nur noch äußerlich 1—2proz. zur Desinfektion.

Creosotal. Creosotum carbonicum. Gelbe, schwerfließende Flüssigkeit mit 90% Kreosot. Löslich in Alkohol, Äther und Ölen. Bei Pneumonie, Bronchitis und Lungentuberkulose. 3mal tägl. 20—40 Tropfen. Am besten in heißer Milch. Flasche zu 25, 50, 100 g (1,04, 1,81, 3,35 DM). Chem. Fabrik v. Heyden A.-G., Radebeul-Dresden.

Cresolum crudum. In Liqu. Cresol. sapon. enthalten.

Creta alba praeparata. Zartes weißes Pulver, besonders aus Calcium carbon. bestehend. Innerlich gegen Sodbrennen, äußerlich im Zahnpulver.

Cristolax. Paraffin und Malzextrakt zu gleichen Teilen, in trockener Form, Laxativum. 3—6 Eßl. voll tägl., Kindern 2mal tägl. 2 Teel. voll. Packung zu 110 und 220 g 1.99 und 3,08 DM. Dr. Wander, G. m. b. H., Osthofen in Rheinhessen.

Crocus. Safran. Die Blütennarben von Crocus sativus, obsolet.

Cubebae. Schwanzpfeffer. Die unreifen, getrockneten Früchte in Körnerform. Sie werden entweder ganz verschluckt wie Pillen oder kommen als Pulver oder als Extrakt zur Anwendung bei Gonorrhoe. Camphor. trit. 0,4, Cubeb. pulv., Extr. Cubeb. spirit. aa 5,0, m. f. pil. Dos. L. 3mal tägl. 3 Pillen bei Gonorrhoe mit Harndrang und Pollutionen.

Cumasina. Silber, das auf elektrolytischem Wege durch den elektrischen Strom in kolloidale Form gebracht und dabei mit höchstmöglichster bakterizider Kraft begabt wurde, wobei es vollkommen ungiftig und gewebefreundlich im Gegensatz zu $AgNO_3$ ist. Vermöge seiner langsamen Löslichkeit (aus seiner kolloidalen in die ionisierte Form) ist seine bakterizide Wirkung lange anhaltend, ohne jede ätzende Wirkung.

Cumasina A-D-L, ein Adsorbens-Desinfiziens-Laxans, enthält Aloe mit gallensauren Salzen, sowie Cort. Yohimbe und Ext. hippocastan. mit Cumacarbozusatz. Bei übermäßiger Gasbildung und Verstopfung 1—3mal tägl. 1—2 Dragees und mehr.

Cumasina liquid. stellt eine kolloidale Lösung in flüssiger Form dar. Es ist eine trübe, bräunliche Flüssigkeit von fadem Geschmack, die vor dem Gebrauch umgeschüttelt wird. Man kann es unverdünnt verwenden, da es vollkommen ungiftig ist, oder verdünnen 1 + 1, 1 + 2, 1 + 3, 1 + 4 oder 1 + 5. Indikation: Zum Gurgeln, zum Spülen von Nasen- und Kieferhöhlen, von allen Wunden und Körperhöhlen (Brusthöhlen, Blase usw.). Zum Ausspülen und Verbinden, besonders von diphtherieinfizierten Wunden. Zum Einträufeln in die Ohren bei Otitis med. chron., Ozaena, Augenentzündung; bei Soor, Stomatitis, Alveolarpyorrhoe. Flasche zu 200, 500 und 1000 ccm.

Cumasina liquidum forte:

Cumasina liq. forte anginae ist doppelt so stark und wird zum unverdünnten Einsprayen bei Angina, Diphtherie und allen Hals- und Mundentzündungen gebraucht. Auch zum Gurgeln, Nase- und Mundspülen 1 + 1 verdünnt. In der Zwischenzeit Cumangin-Dragees lutschen.

Cumasina liq. forte B. Bei Brandwunden, Verbrühung, zur Verhütung von Eiterungen. 200, 500 g.

Cumasina liq. forte Diph. Bei bakteriellen Rachenerkrankungen, bes. Diphtherie, bei Diph.-Baz.-Trägern. 200 g. S. Cumadiph.

Cumasina liq. forte-gastro. Bei allen akuten und chron. entzündlichen Erkrankungen des Magens und Darms, Gastritis, Ulcera, Enteritis, Ruhr, Typhus, auch bei Typhusbazillenträgern als Darmantisepticum. 200, 500 g.

Cumasina liq. forte-W. Bei Verletzungen, frischen und alten Wunden, Wunddiphtherie. Die Wunde mit Cumasina auswaschen und reinigen, dann mit Cumasina-Wundpuder dick bestreuen. 200 g.

Cumasina liq. forte-P. Mit der unverdünnten Flüssigkeit werden die Zähne 3—4mal tägl. gebürstet, dann streut man zwischen Ober- und Unterlippe Cumasinapulver. 200 g.

Cumasina liq. forte oculi. Bei entzündl. und bakteriellen Erkrankungen der Augen. Unverdünnt als Augentropfen. 1:10 wasserverdünnt zu Augenbädern und -spülungen. 200 g.

Cumasina liq. forte-OB. Bei Ulc. cruris unverdünnt Watte tränken und über Nacht auf die Wunde legen. Früh dasselbe wiederholen. Danach bei nässender Wunde mit Cumasina plv. OB dick bestreuen, bei trockener Wunde mit Salbe bestreichen (Cumasina-Salbe OB). 200 g.

Cumasina liq. forte-O. Bei Otitis med., ext. Dünnen Wattebausch mit der unverdünnten Flüssigkeit tränken und tief ins Ohr einführen und stundenlang liegenlassen. 100, 200 g.

Cumasina liq. forte vaginalis. Bei Entzündungen und Katarrhen des Unterleibs. Zu Spülungen 1:20 Wasser, wenn nötig auch unverdünnt. 200 g.

Cumasina liq. forte-H. Bei Furunkeln und Geschwüren, Dekubitus. Auswaschen und Umschläge mit Cumasina unverdünnt. 200 g.

Cumasina-Mixtur MD. Bei Durchfall, Ruhr, Typhus. 2—3mal tägl. 1 Eßl. und mehr. In hartnäckigen Fällen: Atropin 0,005, Tct. Opii spl. 5—10,0, Cumasina-Mixtur MB ad 200,0. D. S. 3mal tägl. 1 Eßl.

Cumasina-Hustensaft bei Bronchitis, Bronchiektasien. 3mal tägl. ½—1 Eßl. 200 g.

Cumasina liq. forte-GO. Bei Entzündungen, Katarrhen der Schleimhäute und Blase, zur Behandlung der männlichen und weiblichen Go. 200, 500 g 3,30, 6,30 DM.

Cumasina liq. forte zur Wälzkur zur günstigen Beeinflussung der akuten und chron. Gastritis und Duodenitis mit und ohne Ulcus. 3 Eßl. mit der gleichen Menge Leitungswasser verdünnt früh nüchtern trinken. Darauf je 5 Min. auf den Bauch, auf die linke, auf die rechte Seite, auf den Rücken legen. Dann aufstehen und 1 Teller Brei oder Mehlsuppe essen. Dies wird 4 Tage fortgesetzt, dann treten 4 Tage Pause ein. Darauf Wiederholung der Kur.

Cumaven enthält Ext. Castan, Na salic., Ext. frangul. fl., Cumasina liq. forte. Bei Venenentzündung, Krampfadern, Haemorrhoiden 3mal tägl. 1 Teel. Packung zu 200 g.

Cumasina pulv. IV gibt es ebenfalls mit den gleichen Buchstaben bezeichnet wie Cumasina liq.

Cumacarbo. Cumasinasilber mit Tierkohle. Bei Magen- und Darmverstimmungen, Meteorismus, Lebensmittelvergiftung. Öfter tägl. 4—6 Dragées oder 1—1½ Kaffeelöffel „Cumacarbo lose".

Cumanetten. Cumasinasilber in kleinen Tabl. zum Lutschen bei Angina, Heiserkeit, Rachenkatarrh, zur Vorbeugung gegen Ansteckung. 200 St. 93 Dpf.

Cumangina-Dragées. Besonders bei Angina, Diphtherie, infektiösen Rachen- und Mundkrankheiten. Öfter nach Belieben. 15—30 St. 0,80 und 1,50 DM.

Cuma Diph. stark dosiert in Tabl. bei Diphtherie und Angina. Nach Belieben. 15 St. 1,80 DM.

Ungt. cumasinae. Zur Wundbehandlung, Verbrennung und Ulc. cruris. 50 g 1,73 DM, 100 g 3,28 DM; forte 50 und 100 g 2,05 und 3,94 DM.

Globuli cumasinae. Zur Desinfektion der Scheide bei allen entzündlichen Erkrankungen. Weiterhin gibt es Cumasina-Verbandstoffe.

Cuprex. Kupferpräparat. Farblose, geruchlose Flüssigkeit. Gegen Pediculosis. Haar und Haarboden werden damit unverdünnt eingerieben, nach

4 Std. durch Waschung entfernt. Nisse und Läuse sind dann getötet. In Flaschen zu 25, 50, 200 (0,70, 1,60, 2,20 DM). E. Merck, Darmstadt.

Cupronattabletten à 0,002 Cu, an Eiweiß gebunden. Bei Oxyuren und Ascariden. Erwachsene 4—5mal tägl. 1 Tabl., Kinder 3mal tägl. ½—1 Tabl. Packung 32 Tabl. à 1 g mit 10 Abführpillen (95 Dpf.). Troponwerke, Köln-Mülheim a. Rh.

Cuprum aceticum. Krystallisierter Grünspan. In 14 Teilen Wasser löslich. 0,4—1proz. bei Tripper, 0,1proz. als Gurgelwasser. 0,1:10,0 Vaselin. alb. als Augensalbe.

Cuprum aluminatum. Kupferalaun oder Augenstein. Besteht aus Alaun, Kupfersulfat, Kaliumnitrat und Campher. Äußerlich als Ätzstift, als Augenpulver. 1 auf 5 Teile Zucker bei chronischer granulöser Conjunctivitis und Papillarhypertrophie der Bindehaut.

Cuprum sulfuricum. Blaue, in Wasser leicht lösliche Krystalle. Innerlich: Durch Erregung der Magennerven tritt Erbrechen nach 5 bis 10 Min. ein. Bei Kindern in Dosen von 0,05—0,1. Als Brechmittel bei Kehlkopfcroup, um die Membranen abzustoßen. Bei Phosphorvergiftung als Antidot in Dosen von 0,1—0,2. Äußerlich als Ätzmittel, 0,1—1:10—100 Aqua zum Bepinseln. 0,1:100 als Augenwasser, 0,3:10 Vaseline als Augensalbe. Cupr. sulf., Sacchar. aa 0,1, tal. Dos. X, alle 5—10 Min. 1 Pulver bis zur Wirkung. Cupr. sulf. 1,0 Aq. ad 25,0 alle 5—10 Min. 1 Teel. bis zur Wirkung.

Curcumen. Enthält pro Dragée 0,1 g Curcuminnatrium und 0,1 g cholsaures Calcium. Curcumen wird aus der Droge Curcuma longa hergestellt und soll desinfizierend, entzündungshemmend, bilirubinsteigernd und galletreibend wirken. Bei akuten und chronischen Gallenblasenerkrankungen, Ikterus. 3mal tägl. 1—2 Dragées während der Mahlzeiten. Packung mit 30 Dragées 3,30 DM. Temmler-Werke, Hamburg-Neugraben.

Cycliton, ein Diäthylamid der 3, 5-Dimethyl-isoxazol-4-carbonsäure. Ein hellgelbes, fast geruchloses Öl, das in Wasser, Alkohol, Glyzerin, Öl leicht löslich ist. Cycliton ist als eine 25proz. wäßerige Lösung im Handel. Es hat eine ausgesprochen erregende Wirkung auf die Zentren für Atmung und Kreislauf. Durch seine schnelle Resorption hat es eine rasche Wirkung. Die Atmung wird vertieft und beschleunigt. Der Blutdruck bleibt unbeeinflußt. Anwendung bei Atemlähmungs- und Kollapszuständen, bei Infektionskrankheiten und Intoxikationen (Grippe, Pneumonie usw.), bei Vergiftungen. Bei Vergiftung und Kollaps 2—6 ccm subcut. oder intramusk. Bei Bedarf 1—2stündl. 1 Amp. Zur Unterstützung bei Kreislaufschwäche 2—4mal tägl. 1—2 ccm oder 20—40 Tropfen oder 2—5 Tropfen bei Kleinkindern. Pakkungen mit 10 ccm 1,60 DM, 100 ccm 11,65 DM, 10 Tabl. zu 0,1 95 Dpf und 250 Tabl. 13,25 DM, 3 und 15 Amp. zu je 2,2 ccm 1,60 und 5,60 DM, 1 Amp. zu 10 ccm 2,30 DM. Deutsche Hoffmann-La Roche A.-G., 17b Grenzach/Baden.

Cycloform. p-Amidobenzoesäurealkylester. Als Substanz und Pasta im Handel. Cycloformpaste 10proz. in Tuben mit 10 und 30 g 0,92 und 2,28 DM. Eine schmerzstillende Salbe von kühlender und heilender Wirkung bei Brandwunden und Hämorrhoiden. Curta & Co., Berlin-Britz.

Cylotropin enthält Hexamethylentetramin, Na salicyl, Coff. na salic. Die Lösung ist klar und schwach gelblich. Bei infektiösen Prozessen der Harnwege, Pyelonephritis, Pyelitis, Cystitis, bei chronischer Cystitis, die durch Prostatahypertrophie hervorgerufen ist. Besonders wirksam bei Staphylokokkeninfektion. Auch ist es von guter Wirkung bei akuter parenchymatöser Prostatitis und Posteriorgonorrhoe. Man injiziert jeden 2. Tag langsam 1 Amp. intrav. Packungen 5 Amp. zu 5 ccm (3,80 DM), 5 Amp. zur intramusk. Injekt. (3,80 DM), denen eine Amp. zu 0,5 Novocain beigefügt ist, um die Einspritzung schmerzlos zu gestalten. Schering A.-G., Berlin-West.

Cynosid liq., eine herzwirksame Glykosidlösung aus Apocynum cannabinum mit guter diuretischer Wirkung. 1 ccm = 60 F.D. = 0,3 mg Cymarin. Es ist eine alkoholhaltige Lösung, befreit von seinen Begleitstoffen. Seine diuretische Wirkung besonders bei kardialen Ödemen. Eine Gefahr der Kumulation besteht kaum. Bei Herzarrhythmien ist vorsichtiger zu dosieren, besonders bei schweren Fällen. Bei Dekompensationen des Herzens mit Dyspnoe, Cyanose und Lungenkreislaufstörung, sowie bei dekompensiertem Hochdruck 3mal tägl. 20 Tropfen, nach einigen Tagen 3mal tägl. 15 Tropfen. Bei schwerster Dekompensation mit Ödemen 3mal tägl. 30 Tropfen (20 Tr. = 300, 30 Tr. = 450 F.D.). Flasche mit 20 ccm 2,40 DM. Dr. Willmar Schwabe, Leipzig.

Cyren A zur Implantation in sterilen minenförmigen Preßlingen zu 5, 10 und 25 mg Diaethyldioxystilben (Stilboestrol) ohne Zusatz. 1 und 5 Preßlinge zu 5 mg 0,70 und 3,45 DM, zu 10 mg 1,40 und 5,90 DM, zu 25 mg 2,55 und 11,90 DM. Der Wirksamkeitswert eines Oestrogen-Implanats ist 10mal so groß wie die gleiche Menge als Injektion. Die Resorption ist langsam und gleichmäßig, und die Sättigungsdosis des Organismus wird nicht oder kaum überschritten. Die Injektionen in öliger Lösung verlassen den Körper fast zu 90% ungenutzt. Die tägl. resorbierte Menge nimmt in dem Maße ab, wie die Oberfläche des implantierten Preßlings kleiner wird. Ein 25-mg-Preßling ist nach 5 Monaten restlos resorbiert, ein 10-mg-Preßling nach 90 Tagen. Implantationsort: Am besten seitlich oberhalb der Schamhaare, man kann auch Glutaeus und Oberschenkel wählen. Man setzt seitlich oberhalb der Schamhaare eine Novocain = Quaddel, durch die ein Troikart von 2,6 mm lichte Weite ziemlich flach eingestochen wird. Nach Herausziehen des Mandrins und geringem Zurückziehen des Troikarts wird in die hintere Öffnung der Preßling eingeschoben und mit flachem Mandrin in das Unterhautzellgewebe eingeschoben. Nach Herausziehen des Troikarts ein kleiner Verband. Man kann auch nach lokaler Betäubung einen Schnitt machen und die Preßlinge einlegen. Die Wunde wird geschlossen durch Pflasterverband. Indikationen: Ausfallerscheinungen in der künstlichen Menopause nach Exstirpation des Uterus und der Ovarien. Preßling von 25 mg. Wirkung tritt nach 3 Tagen ein und hält 5 Monate an. Dann neue Implantation. Bei Ausfallerscheinungen in der künstlichen Menopause nach Exstirpation der Ovarien. Durch die lange Einwirkung des Cyren auf die Uterusschleimhaut können leicht Blutungen auftreten, die durch Corpus-luteum-Präparate beherrscht werden können. Man implantiert nur 10 mg. Die Ausfallerscheinungen der natürlichen Menopause sollte nur in schweren Fällen mit starkem Pruritus vulvae mit Implantation (10 mg) behandelt werden. Primäre Amenorrhoe, meist durch Infantilismus, läßt sich durch 10 mg Implantat beseitigen. Bei sekundärer Amenorrhoe mit gleichzeitig starker Hypoplasie des Uterus bzw. infantilem Genitalapparat auf der Basis hochgradiger Ovarialinsuff. 10 mg Implantat. Nach einigen Monaten in Wechselbehandlung mit Corpus luteum. Beim männlichen Geschlecht mit 10 mg Cyren A bei Ulc. ventriculi und duodeni, Arthropathien, Arthritiden, Acrocyanosen, Kältegefühl in Händen und Füßen, Thrombangitis obliterans, intermittierendes Hinken, Angina pect. **Prostata-Carcinom.** Hier spricht die Implantationstherapie 25 mg sehr gut an. Schon nach einigen Tagen tritt eine merkliche Erleichterung im Allgemeinbefinden ein. Die durch Metastasen im Becken und Lumbalwirbeln bedingten Schmerzen werden weitgehend gebessert, die Blasenentleerung wird wieder vollkommen, es tritt Gewichtszunahme ein. Auch die Prostata wird weicher und glatter. Die Behandlung mit diesen Dosen ruft fast immer eine Mastodynie hervor, verschwindet sie, so ist sofort wieder eine Implantation nötig, da Recidive auf eine erneute Cyrenbehandlung nicht mehr ansprechen. Tritt keine Mastodynie ein, so gibt man 2 Preßlinge. Die Brustdrüsenschwellung ist als Wegweiser für die Dosierung zu betrachten. Folgende Fälle von Prostata-Ca sind mit Cyren A zu behandeln: inoperable Fälle und solche mit Knochen-Metastasen. Bei fraglich operablen Fällen kann die Cyren A-Implantation zur Operationsvorbereitung dienen. Wird bei Frühfällen, die operiert werden könnten, die Operation abgelehnt, so soll man die Cyrentherapie wegen ihres temporären Effektes erst durchführen, wenn Beschwerden und Metastasen auftreten. Prostatahypertrophie wird durch Implantation von 25 mg behandelt. Bei Brustdrüsenschmerz Testoviron intraglut. Packungen: 1 Preßling zu 5 mg 0,80 DM, 5 Preßlinge zu 5 mg 3,45 DM, 1 Preßling zu 10 mg 1,40 DM, 5 Preßlinge zu 10 mg Cyren A 5,80 DM, 1 Preßling zu 25 mg 2,55 DM, 5 Preßlinge zu 25 mg Cyren A 11,80 DM.

Depot-Cyren enthält als Wirkstoff den Dimethyläther des Diaethyldioxystilben (Cyren A). Der Dimethyläther wird im Körper viel langsamer zu dem physiologisch wirksamen Diaethyldioxystilben (Cyren A) verseift als z. B. der Dipropionsäureester (Cyren B). 1 Amp. zu 2 ccm = 15 mg Diaethyloxystilbendimethyläther. Will man eine sofortige und doch langdauernde Wirkung, so gibt man gleichzeitig eine Ampulle Cyren B forte. Die Wirkungsdauer des Depot-Cyren liegt bei einer Injektion zwischen 6 und 8 Wochen und kann bei 3 Injektionen bei 3tägigem Abstand bis zu mehreren Monaten anhalten. Bei vollkastrierten Frauen und Prostata-Ca. können 4—6 Injektionen notwendig sein. Bei klimakterischen Störungen, primärer und schwerer sekundärer Amenorrhoe, Ulc. ventr. et duod., vegetativen Durchblutungsstörungen. In leichten Fällen 1 Amp. intramusk., nach 8 Tagen 1—2 weitere Injektionen. 3 Amp. zu 2 ccm mit je 15 mg 2,75 DM.

Cyren B, das synthetisch hergestellte Präparat mit allen Eigenschaften des Follikulins, das sämtliche physiologische Wirkungen in vollkommener Ausbildung besitzt. Im Handel als Cyren B = Diaethyldioxystilben-Dipropionat. Es ist mindestens doppelt so wirksam wie gleiche Gewichtsmengen Oestradiolbenzoat, also 0,5 mg Cyren B entsprechen mindestens 1 mg = 10000 I.B.E. Oestradiolbenzoat. 1 Amp. Cyren B forte zu 2,5 mg = 50000 I.B.E. entsprechen der Uteruswirksamkeit von etwa 5 mg Oestradiolbenzoat. 1 Amp. Cyren B zu 0,5 = 10000 I.B.E. entsprechen der Uteruswirksamkeit von etwa 1 mg Oestradiolbenzoat. Indikation wie das Follikelhormon subcut. oder intramusk. oder oral auch bei Ulcus ventric. und duodeni. Cyren B: Packung mit 20 Tabletten mit 0,1 mg Diaethyldioxystilbendipropionat 1,60 DM, Tube mit 20 g Salbe 1,90 DM, 1 g Salbe = 1 mg Diaethyldioxystilben = 25000 I E, 5 und 25 Amp. zu 1 ccm öliger Lösung von 0,5 mg Diaethyldioxystilbendipropionat 2,75 DM. Cyren B forte: 5 und 25 Amp. zu 1 ccm öliger Lösung von 2,5 mg Diaethyldioxystilbendipropionat 4,05 DM. Cyren-forte-Tabl. mit 0,5 mg 20 St. 3,05 DM. **Cyren B Krystall-Suspension** zur Depottherapie bei ovariellen Ausfallerscheinungen, besonders wenn der Uterus noch erhalten ist. Die Wirkungsdauer einer Ampulle beträgt 5 bis 6 Wochen. Indikation: in der natürlichen Menopause und in der künstlichen Menopause nach beiderseitiger Ovariektomie unter Belassung des Uterus und nach Totalkastration. Man gibt 2,5 mg, in schweren Fällen 5 mg, später weniger bzw. orale Medikation, bei Regelstörungen, besonders bei genitaler Hypoplasie, bei Amenorrhoe 5 mg, bei Dysmenorrhoe, Hypomenorrhoe, Sterilität 2,5 mg. Auch bei angiospastischen Durchblutungsstörungen wie Akrocyanosen, Kältegefühl in Händen und Füßen, intermittierendes Hinken, Angina pectoris, Altersschwerhörigkeit, bei Ulcus ventric. et duodeni, endokrinen Arthropathien, Prostata-Ca und -Hypertrophie alle 5—6 Wochen 5 mg. Die Injektionen werden nur intramusk. gegeben. Die Ampullen müssen vorher kräftig umgeschüttelt werden. 1 und 5 Amp. mit je 2 ccm zu 2,5 mg 2,65 DM, Cyren B Krystallsupension und 1 und 5 Amp. mit je 2 ccm zu 5 mg 5,10 DM. Farbenfabriken Bayer, Leverkusen-Bayerwerk.

Cysthion, eine schwefelhaltige Aminoverbindung (Cystein), der als Redoxkatalysator eine besondere Bedeutung im Stoffwechsel zukommt. Zu empfehlen bei Morbus Addison zusammen mit Nebennierenrindensubstanz, bei der Diphtherieintoxikation, auch bei Magersucht. Tägl. 1—2 Amp. intramusk. Besonders muß die günstige Wirkung bei Psoriasis hervorgehoben werden. Packung mit 6 Amp. zu je 2 ccm 4,05 DM. Dr. Georg Henning, Berlin-Tempelhof.

Cystin Diwag als Cystin-Hydrochlorid-Tabl. zu 0,3 g. Bei Hungerödem und Leberschädigung 2—3mal tägl. 1 Tabl. 25 Tabl. 4,90 DM. Diwag. Chem. Fabr. A.-G., Berlin-Waidmannslust.

Cystocholin enthält als lipotrope Faktoren 25% Lecithin und 1% Cystin mit Kohlehydrat und Eiweiß zur oralen Leberschutztherapie bei infektiöser und toxischer Hepatitis und beginnender Lebercirrhose und anderen entzündlichen degenerativen Lebererkrankungen. 3mal tägl. 1 Teel. bis Eßl. voll. Packung mit 80 g und 600 g 1,80 und 11,25 DM. Uvocal, Chem. pharm. Fabr., Hamburg 11.

Cystochrom. Indigocarmin-Hexamethylentetraminlösung zur Nierenfunktionsprüfung ohne Nebenerscheinungen. Amp. zu 5 ccm zur intrav. Injekt. 5 und 20 Amp. 2,81 und 9,33 DM. Chemosan-Union A.-G., Wien.

Cystopurin. Hexamethylentetramin und Na-Acet. Als Pulver und Tabletten zu 1 g. 3mal tägl. 1—2 Tabl. oder 2 g bei Pyelitis, Cystitis usw. Packung mit 20 Tabl. 1,25 DM. Joh. A. Wülfing, Chem. Fabr., Gronau (Hannover).

Cytobion ist ein reines, krystallisiertes Vitamin B_{12} Merck. 1 Amp. enthält 158 in 1 ccm. Es krystallisiert in roten Nadeln und enthält 4,5% Cobalt sowie Phosphor und Stickstoff, jedoch keinen Schwefel. Es ist wohl sicher, daß Vit. B_{12} identisch ist mit dem eigentlichen antiperniciösen Wirkstoff der Leber. Je mehr die Leberextrakte davon enthalten, um so wirksamer sind sie. Vit. B_{12} kann aus Leber nicht gewonnen werden, da sie zu wenig enthält. Zur Gewinnung größerer Mengen von Vit. B_{12} dient Streptomyces griseus. Vit. B_{12} ist die wirksamste antianaemische Substanz, die nach Injektion prompt zu einer Retikulocytenkrise, zur Normalisierung des roten Blutbildes und zum Ansteigen der Thrombocytenwerte führt. Die neurologischen Symptome werden günstig beeinflußt, die Parästhesien verschwinden. Die intramuskulären Injektionen sind schmerzfrei und zeigen keine toxischen Nebenwirkungen. Bei perniciöser Anaemie ohne Komplikationen gibt man 1—2mal wöchentl. 1—2 Amp. Cytobion subcutan oder intramusk., als Erhaltungsdosis wöchentlich oder alle 14 Tage eine Ampulle. In schweren Fällen mit funikulärer Myelose 1—2mal wöchentl. 2—3 Amp., bei Dauerbehandlung 1—2 Amp. pro Woche. Packungen mit 3 Amp. (158 kryst. Vitamin B_{12} Merck in 1 ccm) 3,85 DM. E. Merck, Darmstadt.

Dakinlösung. Besteht aus 200 g Chlorkalk, 10 l Wasser, 140 g Na-Carbonat, 25—40 g Borsäure. Die Lösung enthält 0,5% Na-Hypochlorit. Zur Desinfektion der Hände und Ausspritzen jauchender Wunden.

Daluwal als Kompr. enthält Ext. Rhei comp. 0,13 g, Ext. Aloes 0,03 g, Evonymin. amer. fusc. 0,01 g, Ext. Cascar, sagrad. 0,03 g, Eupaverin 0,0025 g, Ol. M. pip. q. s. sacch. obduct. Bei Verstopfung 1—3 Kompr. vor dem Schlafengehen. Packungen mit 10, 25, 50, 100 St. 0,30, 0,62, 0,98, 1,69 DM. MBK.

Daturatropin enthält Hyoscyamin, Atropin, Scopolamin aus Datura Stramonium. Die Einstellung erfolgt chemisch und biologisch auf den Atropinwert. Bei allen spastischen Erscheinungen am Verdauungskanal, Ulcusbeschwerden, Cholelithiasis, Asthma bronchiale, Nierensteinkolik, Nachtschweiß. 1—2 Tabl. oder 10—20 Tr. 3mal tägl. oder 1—2 Supp. tägl., Kindern die Hälfte. Daturatropin plv. 1,5/100,0 zur Rezeptur wie Ext. bellad. Tabl. (1 Tabl. = 0,25 mg Atropinwert), Packung mit 20 und 200 St. Tropfen (1 ccm 0,5 mg Atropinwert) 10 und 50 ccm Suppositorien (Atropinwert = 0,75 mg) 6 St. Pharmatest G. m. b. H., Querfurt.

Daucaron ist nach Dispertart gewonnen aus Daucus carota in Form eines feinen Pulvers. Die Daucaronsuppe stellte eine feinflockige Suspension dar, die den Flaschensauger bequem passiert. Besonders bei chronischen Ernährungsstörungen im Säuglings- und Kleinkindalter. Darmkatarrhe bei Brust- und Flaschenkindern. Ausgleichung akuter und habitueller Exsiccation. Tagesmenge 40 g = 5 gestrichene Eßlöffel voll in 1 Ltr. heißen Wassers angerührt und unter Umrühren 10 Min. in schwachem Kochen gehalten. Kochsalzzusatz ungefähr 2 g. Weitere Vorschriften auf der Packung. 125 g 2,33 DM. Kali-Chemie A.-G., Sehnde/Hannover.

Daucarysat, ein Ysat aus Daucus carota (Möhre) als Anthelminticum, besonders bei Oxyuren. 3mal tägl. ½—2 Teel. oder mehr. Flasche zu 50 und 150 g (1,20 und 2,75 DM). Joh. Bürger, Ysatfabr., Wernigerode a. Harz.

Debevit-Tabl. enthalten aus Naturstoffen durch Bestrahlung hergestelltes Vitamin D_2; außerdem Lecithin, Lipoide und Kohlenhydrate, als Mineralien: Alkalien, Kalk, Mg. Schwefel, Eisen, Phosphorsäure und Kieselsäure. Bei Kohlenhydratstoffwechselstörungen, Rachitis, Neuritiden, Neuralgien, Intoxikationen, Gravidität, z. Z. der Laktation. 3mal tägl. 2—3 Tabl. 9 Tabl. enthalten 9000 I E. D_2. Packungen mit 30 und 200 Tabl. Sächsisches Serumwerk A.-G., Dresden.

Decholin. Tabletten enthalten die reine Dehydrocholsäure, Amp. die 5- bzw. 20proz. wäßrige Lösung deren Natriumsalzes. Farbloses amorphes Pulver, in Wasser leicht löslich. Von schwach alkalischer Reaktion mit bitterem Geschmack. Im Handel in Ampullen zu je 10 ccm einer 5- und 20proz. Lösung und Tabl. zu je 0,25 Dehydrocholsäure, als Cholereticum, Cholagogum und Diureticum. Zur Behandlung von Leber- und Gallenerkrankungen injiziert man von der 5proz. Lösung an 3 aufeinanderfolgenden Tagen je 5—10 ccm intrav. Am 3. Tage injiziert man 15 ccm. Nach der Injektion tritt ein bitterer Geschmack im Munde auf. Die cholagoge Wirkung setzt sofort ein und hält über 24 Std. an. Die 20proz. Lösung wird ebenfalls ohne schädliche Wirkung vertragen, ist in refraktären Fällen angezeigt. Von den Tabletten gibt man 3mal tägl. 1—2 St. Bei Herzinsuffizienz mit Ödemen haben die Injektionen eine diuretische Wirkung. Vorsicht wegen Blutdrucksenkung! Auf die choleretische, z. T. auf die diuretische Wirkung des Decholin sind die Erfolge bei Versuchen zurückzuführen, Delirium tremens, Melancholie, Schizophrenie und Migräne mit Decholin zu beeinflussen. Packung mit 3 Amp. zu 10 ccm 5proz. (3,90 DM) und 3 Amp. zu je 5 ccm 20proz. und 3 Amp. zu 10 ccm 20proz. (4,25 und 6,25 DM). Tabl. zu 0,25 in Röhren mit 20 Tabl. (3,00 DM). *Decholin comp.* ist Decholin mit Ext. bellad. Schachtel mit 20 Tabl. zu 0,36 g. J. D. Riedel-E. de Haën A.-G., Seelze b. Hannover.

Decoctum sarsaparillae compositum fortius. Eine Maceration von 100 Sarsaparille auf 2500 Wasser mit Zusatz von Alaun, Sennesblätter, Anis und Fenchel.

Decoctum sarsaparillae compositum mitius. Die Rückstände von Decoct. fortius und 50 Sarsaparille auf 2500 mit Geschmackszusätzen ohne Sennesblätter.

Decoctum Zittmanni. Wie Decoctum Sarsaparillae, mit Zusatz von geringen Mengen Hg. Man läßt morgens 3—400 starkes Decoct. warm und des Abends die gleiche Menge kalt trinken, im Laufe des Tages die doppelte Menge schwaches Decoct. Dauer der Kur 3—4 Wochen und länger.

Degalol. Mentha-Dioxycholansäure in Tabl. à 0,1. Dioxycholansäure hat eine starke cholagoge Wirkung. Bei Ikterus, Gallensteinen, Fettstühlen 3mal tägl. 2 Tabl. Bei Anfall 3mal tägl. 3—4 Tabl. Bei Super- und bei Subaciditätsbeschwerden 2mal tägl. 1—2 Tabl. nach dem Essen. In Röhren mit 20 Tabl. à 0,1 20 Dpf., 200 Tabl. 5,40 DM, als Substanz in Gläsern mit 10, 25 und 100 g. J. D. Riedel-E. de Haën A.-G., Seelze b. Hannover.

Dehydasal ist ein Diaethyl-(β-oxyaethyl)-amin. Es hat bes. eine günstige Wirkung bei peripheren Durchblutungsstörungen: Acrocyanose, funktionelle Gefäßkrämpfe, Morb. Raynaud, Frostschäden, Endangiitis obliterans,

Dysbasia intermittens, Hypertension, Angina pect., Asthma bronchiale. Je nach Schwere des Falles 1—2 Amp. verdünnt mit Traubenzucker intrav. entweder tägl. oder jeden 2.—3. Tag. Zur Unterstützung der Kur 2—3mal tägl. 15—25 Tr. oder 1—2mal tägl. 1 Zäpfchen. Packungen zu 5 ccm mit 1 g Dehydasal als 20proz. Lösung. 5 Amp. 3,60 DM. Tropfen als 30proz. Lösung, 30 ccm 2,95 DM und 250 ccm. Suppositorien mit 0,4 g Dehydasal, 6 Supp. 2,20 DM und 50 Supp. Deutsche Hydrierwerke Rodleben b. Roßlau a. d. Elbe.

Dehydrochol enthält pro Tabl. 0,125 g Dehydrocholsäure. Bei Leber- und Gallenleiden 3—4mal tägl. 1 Tabl. unzerkaut mit Wasser nach dem Essen. Packung mit 40 Tabl. 2,05 DM. Tromassolwerk, Erfurt.

Dekristol. Krystallisiertes Vitamin D_2 in öliger Lösung. Zur Verhütung und Behandlung der Rachitis und anderer Knochen- und Zahnerkrankungen. 1 ccm mit 0,5 mg krystallisiertes Vit. D_2, Fl. 10 ccm. Dekristol forte: krystallisiertes Vitamin D_2 in konzentrierter öliger Lösung zur Stoßprophylaxe und Stoßtherapie bei Rachitis und Lupus vulgaris. 10 ccm = 200 000 E. 1,25 DM. 1 Röhrchen zu 1 ccm 1,90 DM, auch Röhrchen zu 1,5 ccm 2,75 DM. Jenapharm, Jena.

Deltacillin Aq. Kombiniertes Depot-Penicillin in wäßriger Suspension. Es enthält 75% Procain-Penicillin G und 25% Penicillin-Kalium oder Natrium G, gepuffert mit Natriumcitrat. Im beigepackten Speziallösungsmittel zu suspendieren. Indikation wie bei Penicillin. Eine einmalige Injektion von 400 000 i E gibt einen wirksamen Penicillinspiegel für 24 Stunden. Hierbei wirken sofort die 100 000 iE Penicillin-Kalium G innerhalb der ersten 2 Stunden, während die 300 000 iE Procain-Penicillin G als Depot die Erhaltung des Penicillin-Titers über 24 Stunden aufrechterhalten. Bei Sepsis tägl. 1mal 400 000 i E bis zur Besserung, bei Gonorrhoe eine einmalige Injektion von 200 000 bis 400 000 i E bei Pneumonie 2—3 Tage hindurch tägl. 400 000 i E bis zur Besserung, Syphilis tägl. 800 000 i E über 7—10 Tage (s. Lucillin). Endocarditis 3 Wochen lang tägl. 400 000 i E bis zur Besserung. Nur zur intramuskulären Injektion. Flasche mit 200 000 i E und 1,8 ccm Speziallösungsmittel, mit 400 000 i E und 1,8 ccm Speziallösungsmittel, mit 2 000 000 i E und 4,5 ccm Speziallösungsmittel. O. W. G. Chemie, Kiel-Hassec.

Deparal, ein Vitamin D_3. Seine künstliche Darstellung geht von 7-Dehydrocholesterin aus. Bei Rachitis, Spasmophilie, Osteomalacie, Hauttuberkulose, schlechter Frakturheilung. 1 ccm Deparal enthält 50 000 i E = 1,25 mg Vitamin D_3 in öliger Lösung. Neugeborene in der 2. Woche 1 ccm Deparal intramusk. im Frühjahr und Herbst. Neugeborene, die April bis Juli geboren sind, erhalten in der 2. Woche ½ ccm und im Herbst 1 ccm, die später Geborenen 1 ccm. 1 und 3 Amp. 1 ccm 1,20 und 3,05 DM. Promonta, Hamburg.

Depocillin enthält 75% krystallisiertes Procain-Penicillin-G und 25% krystallisiertes Penicillin-G-Kalium in gebrauchsfertiger öliger Suspension (Sesamöl). Amp. zu 3 ccm = 300 000 i E, Amp. zu 10 ccm = 1 000 000 i E. Besonders bei leichten und mittelschweren Infektionen. Nur intramusk. zu injizieren.

Depocillin O enthält 75% krystallisiertes Procain-Penicillin-G und 25% krystallisiertes Penicillin-G-Kalium mit 2% Aluminiummmonostearat in gebrauchsfertiger öliger Suspension (Sesamöl). Amp. zu 1 ccm = 300 000 i E., zu 5 ccm 1 500 000 i E *Spezialpackung für Lues* ohne Zusatz von Penicillin-G-Kalium Amp. zu 4 ccm = 1 200 000 i E Bei Lues alle 3—4 Tage 1 200 000 i E Depocillin-O intramuskulär.

Depocillin A enthält 75% krystallisiertes Procain-Penicillin-G und 25% gepuffertes krystallisiertes Penicillin-G-Kalium zur Anwendung in wäßriger Suspension. Amp. zu 400 000 i E und zu 2 000 000 i E. Bei hochfieberhaften akuten Erkrankungen stellt es das Mittel der Wahl dar. Bei Behandlungsbeginn pro Tag im Abstand von 12 Stunden 2 Injektionen. Die 400000 iE werden mit 0,9 ccm Aq. bidest., die 2000000 iE mit 4,5 ccm Aq. bidest. versetzt und kräftig geschüttelt. Für die Depot-Penicilline gelten die gleichen Indikationen wie für Penicillin. Chemie Grünenthal G. m. b. H., Stolberg i. Rheinland.

Depot-Insuline sind zur Erzielung einer gleichmäßigen und langsamen Resorption, so daß der Körper eine möglichst gleichmäßige Insulinzufuhr erhält. Depot-Insulin wird subcut. oder intramusk. gespritzt. Man muß den Bedarf eines Diabetikers an gewöhnlichem Insulin kennen, bevor man ihn auf Depot-Insulin umstellt. Hypoglykämische Zustände treten hier langsam und schleichend auf, daher „kriechender Schock". Es treten auf: Kopfschmerzen, Schwindel, Apathie, Arbeitsunlust. Die Kranken sollen Zucker bei sich tragen.

Depot-Oestromon s. u. Oestromon.

Depot-Penicillin „Göttingen" enthält in 1 ccm 200000 iE Penicillin G. Es ist ein 4-Aminobenzoesäure-(β-di-aethylaminoaethylester)-Hydrochlorid als Ölsuspension. Indikation wie bei allen Penicillinpräparaten. S. u. Penicillin. Amp. zu 300000 iE, 500000 iE und 1000000 iE Penicillin zur intramuskulären Injektion.

Stomacillinetten ist Penicillin-Kaugummi. Bei Erkrankungen der Mundhöhle, bei Angina, Stomatits etc. 3 St. mit je 4500 iE Penicillin. Penicillin-Gesellschaft Dauelsberg u. Co., Göttingen.

Deriminal s. u. Deriphyllin comp.

Deriphyllin enthält Theophyllin an ein Oxyamin gebunden (Theophyllin-Diaethanolamin). Das erstere wirkt gefäßerweiternd, das zweite herztonisierend. Keine akute Blutdruckherabsetzung. Bei Herzdekompensation, Herzasthma, Ödemen, Angina pectoris, cerebralem Schwindel und Ohrensausen und intermittierendem Hinken. Man gibt intramusk. 1—2 ccm oder besser intrav. 0,5—2 ccm, verdünnt mit 10—20 ccm 25proz. Traubenzucker und langsam injiziert. Von den Suppositorien gibt man tägl. bis 4 St. Packung mit 6 und 25 Amp. (1 ccm = 0,4 g Deriphyllin), mit 6 und 25 Supposit. (enthält 0,6 g Deriphyllin), Flasche mit 10 und 30 ccm (1 ccm = 25 Tropfen enthält 0,4 g Deriphyllin). Deriphyllin: Substanz: Inf. Digit. 1,0:150,0, Deriphyllin 2,0, Sirup. simpl. ad 200,0. D. S. 2stündl. 1 Eßl. Oder Deriphyllin plv. 0,3, Fol. Digit. plv. 0,1, Ol. Cacao 2,0 m. f. supp. tal. Dos. X. D. S. 2mal tägl. 1 Zäpfchen.

Deriphyllin comp. (Deriminal). 1 Amp. zu 2 ccm enthält: 0,2 g Deriphyllin und 15 mg Phenyläthylbarbit. 1 Zäpfchen enthält: 0,6 g Deriphyllin und 40 mg Phenyläthylbarb. 1 ccm = 25 Tropfen: 0,2 g Deriphyllin und 7,5 mg Phenyläthylbarbit. intrav. 1—2 ccm, am besten mit 10—20 ccm Traubenzucker, intramusk., nicht subcut. 1—2 ccm. Tägl. 1—4 Zäpfchen, mehrmals tägl. 10 Tropfen nach dem Essen. Packungen 10 ccm und 30 ccm, 6 Amp. zu 2 ccm, 6 Suppos. **Deriphyllin-Strophanthin,** eine Theophyllin-Strophanthin-Traubenzuckerlösung zur intrav. Injekt. 1 Amp. enthält 0,2 g Theophyllin, 0,25 mg Strophanthin und 5 ccm 20proz. Traubenzuckerlösung. 5 und 25 Amp. zu 5 ccm, als Supposit. mit 0,5 g Deriphyllin + 0,5 mg K-Strophanthin. Packungen mit 10 und 50 Zäpfchen, tägl. 1—3 Suppos. Chemiewerk Bad Homburg A.-G., Frankfurt a. M.

Dermaprotin. Ein Eiweißemulsionsgemisch zur Reiztherapie, das percutan anzuwenden ist. Es enthält Casein, ätherische Öle und Eiweißstoffe, die aus verschiedenen Bakterienstämmen gewonnen werden. Bei Schwächezuständen aller Art mit Kopfschmerzen und Schwindelgefühl, akuten Infektionskrankheiten, Gelenkrheumatismus und Furunkulose, nach Gebrauchsanweisung 2mal wöchentl. und öfter 5—10 Tropfen einreiben. Nach 6—24 Std. treten an dem Krankheitsherde Schmerzen und Rötung als Herdreaktion auf, die nach 24 Std. abklingen. Im Handel in Flaschen zu 5 ccm, 1,85 DM. Asta A.-G., Chem. Fabrik, Brackwede.

Dermatol (Bismutum subgallicum). Gelbes Pulver, geruch- und geschmacklos. Unlöslich in Wasser und Weingeist mit 46,6% Wismut. Als Antidiarrhoicum bei Enteritis, auch zusammen mit Opium und bei Ulcus ventriculi. Innerlich 0,25—0,5 pro dosi. 2—6 g pro die. Äußerlich als Streupulver rein oder vermischt als Jodoformersatz, als 5—10proz. Salbe. Dermatol 5, Vaseline fl. ad 50, Salbe Dermatol, Amyli aa 25, äußerlich. Dermatol, Zinc. oxydat. aa 5, Gelatine, Glycerin, Aq. dest. aa 30. Zinkwismutleim. Streupulver 20proz. 25 und 100 g (0,87 und 2,20 DM). Bayer, Farbenfabriken, Leverkusen a. Rh.

Dermazym. Eine Aufschwemmung von frischer, gewaschener und gereinigter Bierhefe in weicher Pastenform. Alle enzymatischen Vorgänge in der Hefezelle, wie Gärung, tryptische Verdauung, sind lahmgelegt. Die Masse fault und schimmelt nicht. Sie ist fettfrei und wasserhaltig, läßt sich mit Fetten, Ölen, Balsamen usw. vermischen und dient als gute Salbengrundlage. Packung mit 100 und 500 g. Chem. Fabrik Blaes & Co., A.-G., München 25.

Dermichthol. Absceßsalbe, besteht aus Leukichthol, Acid. carbol., Acid. salicyl., Terpene, Ungt. Basilicum. Packungen 15 und 150 g 0,80 und 2,93 DM. Ichthyol-Gesellschaft Cordes, Hermanni & Co., Hamburg-Lokstedt.

Dermotherma. Bestandteile: Mixt. camph. thymolisata 2%, Tinct. Arnic. et Capsici aa 4%, Sap. kal. 38%, Adeps. Lan. aqu. 56%. Schwachgelblicher Balsam in Tuben, zur Anregung der Hautdurchblutung besonders bei kalten Füßen empfohlen. Tube 1,70 DM. Luitpold-Werke, München 25.

Detalup-Tabl. mit 2 mg reinem, krystallisiertem Vitamin D_2. Bei Haut- und Schleimhauttuberkulose und anderen extrapulmonalen Tuberkuloseformen. Tagesgaben 2—1—½ Tabl. in fallender Dosierung. Dosierung ist individuell. Es ist zu achten auf Urin, Nierenfunktion, Rest N und Serumkalkspiegel. Die Tabl. zu 2 mg stellen eine haltbare Trockenform dar. 20 St. zu 2 mg 3,85. E. Merck, Darmstadt u. Bayer, Leverkusen/Rh.

Detavit. Eine wohlschmeckende tranfreie Vitamin-Emulsion mit einem gleichmäßigen Gehalt an Vitamin A und D, der doppelt so hoch ist wie der des Lebertrans. Bei Rachitis, Wachstumsstörungen, Unterernährung, Erschöpfungszuständen, Skrofulose, Tuberkulose. Säuglinge ½—1 Teel., Kinder tägl. 1—2 Teel., Erwachsene tägl. 1 Eßl. Flasche mit 125 ccm. Bayer, Leverkusen a. Rh., E. Merck, Darmstadt.

Detoxin-Ampullen. Enthalten als wirksames Agens ein Keratin-Derivat, das durch schonende Hydrolyse aus Deckepithel gewonnen wird. Es stellt die in Wasser lösliche Natriumverbindung dieses Keratinates dar und enthält neben hochwertigen Aminosäuren, wie Phenylalanin und Tyrosin, als wirksamsten Bestandteil die SS-Gruppe des Cystins, die im Organismus in SH-Gruppen übergeht und dadurch das SS-SH-System des Glutathions bildet. Zur intrav. und intramusk. Injekt. bei Rheumatismus auf infektiöser Grundlage (Muskelrheumatismus, akuter und chronischer Gelenkrheumatismus, Ischias, Bechterewsche Krankheit), septischen Prozessen (Grippe, Angina, Puerperalsepsis, Sepsis post abortum usw.), Intoxikationen (medikamentöse Vergiftungen, Arsenschädigungen nach antiluischer Behandlung), allergischen Erkrankungen, infektiösen Hauterkrankungen (vor allem Furunkulose), chronischen Ekzemen. Bei Bang-Infektionen von schneller Wirkung. S. unter Bang. — Im allgemeinen mit 5 ccm beginnen und jeden 2. Tag um 1—2 ccm steigern. In schweren Fällen injiziere man jeden Tag. Bei septischen Prozessen und Intoxikationen intravenös sofort mit mindestens 10 ccm beginnen, *täglich* injizieren und je nach Schwere des Falles auf 15 bis 20 ccm steigern. Keine toxische Dosis! Keine Anaphylaxie! — Packungen: 6 Amp. zu 5 ccm 10,10 DM, 6 Amp. zu 10 ccm 14,15 DM, Klinikpackung mit 20 Amp. zu 10 ccm 34,20 DM.

Auro-Detoxin enthält das Gold an ein Keratinhydrolysat gebunden, das Cystin mit anderen Aminosäuren über die Peptidbindung verknüpft

enthält. Intraglut. ist die Verträglichkeit gut. Stets auf Herdreaktionen, Urin, Exanthem, Gastroenteritis achten. Zur Goldtherapie bei Infektarthritis, primärer und sekundärer chron. Polyarthritis, Spondylarthritis ankylopoetica, Sepsis intraglut., am besten mit 1 ccm 1proz. Novocains. Die Dosierung schwankt von 0,1—1 g alle 3—10 Tage. Den Packungen liegt ein Behandlungsschema bei. In Ampullen als Pulver zu 0,01, 0,02, 0,05, 0,1, 0,2, 0,5 g in Kartons mit entsprechender Menge Aq. bidest.

Auro-Detoxin oleosum als 10proz. Ölsuspension zur besseren Verträglichkeit bei empfindlichen Personen. Packung 5 ccm 4,25 DM.

Auro-Detoxintabl. zur milden Goldbehandlung, wo keine Injektionskur durchgeführt werden kann. 30 Tabl. 7,10 DM.

Cupra-Detoxin ist ein Kupferkeratinat mit ca. 4,2% Kupfer und dient zur Schwellenreiztherapie des Rheuma, besonders bei Monarthritiden und Arthrosen, Ischias u. a. Die Einzeldosis ist durch tastendes Vorgehen festzustellen. Man beginnt mit 0,1 ccm und steigert auf 0,2—0,3—0,5 ccm bis Reaktion eintritt. Die Injektion soll mehr am Krankheitsherd erfolgen, am besten intragl. 2mal wöchentl. Im ganzen 6—10 Injekt. Eine Pulver-Amp. und eine Wasser-Amp. geben eine 5%ige Lösung. Packung 3 Amp. mit 0,1 g Cupro-Detoxin und 3 Amp. zu 2 ccm Aq. Bid. 5 DM., mit 10 Amp. 12,10 DM.

Detoxin-Puder. Enthält organisch gebundenen Schwefel (siehe Detoxin-Ampullen). Detoxin-Puder wirkt kühlend, juckstillend, schmerzlindernd, granulierend. — Indikation: Wundsein und Druckgeschwüre, leichte Verbrennungen und Entzündungen, übermäßige Fett- oder Schweißsekretion, Pruritus, Ekzeme. — Packungen: Streuflaschen zu 20 g 1,65 DM.

Detoxin-Salbe. Enthält das Natrium-Keratinat (s. Detoxin-Ampullen) in indifferenter, völlig reizloser Salbengrundlage. — Indikation: Ekzeme, Verbrennungen der Haut, Röntgenschädigungen, Ulcera cruris, allgemein zur Anregung der Granulation und Epithelisierung. Bei chronischen Hautleiden und in hartnäckigen Fällen in Kombination mit Detoxin-Ampullen und -Tafeln. — Packungen zu 25 und 50 g 1,30, 2,35 DM.

Detoxin-Dragées. Enthalten das Kaliumsalz des Keratin-Derivates (s. Detoxin-Ampullen). — Zur oralen Darreichung für sich allein und als Adjuvans der Injektionen. — Bei organischen und funktionellen Erkrankungen des gesamten Verdauungstraktus, Herz- und Gefäßerkrankungen, allergischen Erkrankungen (Urticaria) und Hauterkrankungen. Im allgemeinen 3mal tägl. 4 Dragées, in schweren Fällen mehr. — Das im Detoxin enthaltene Keratinat wird erst im Darmsaft gelöst und fast restlos resorbiert! — Packungen zu 60 Dragées 2,50 DM. Joh. A. Wülfing, Gronau (Hannover).

Deumacard ist Pentamethylentetrazol. Es hat eine anregende Wirkung auf das Vasomotorenzentrum und das Atemzentrum. Als Analeptikum, Atemstimulans und Kreislaufmittel. Amp. zu 1,1 ccm mit 0,1 g Deumacard zur subcut., intramusk. und intrav. Inj. Tabl. 0,1 g tägl. 1—3 Tabl. Liquidum 15 Tropfen = 0,1 g Deumacard. Öfter 15 Tr. und mehr. Packungen 10 Tabl. zu 0,1 g, 1,60 DM, 10 ccm Liquidum 1,60 DM, 5 Amp. zu 1,1 ccm 1,85 DM. Deuma, Großottersleben b. Magdeburg.

Deumanat = Aminoforte.

Devaricin zur Venenverödung stellt eine 2,5%ige Lösung des Natriumsalzes einer höheren, synthetisch hergestellten Fettsäure dar (α-Hexyldekansäure). Schon mit geringen Dosen von ½—2 ccm erreicht man eine verödende Wirkung. Gleichzeitig kommen dem Devaricin noch bakteriostatische und oberflächenanästhetische Eigenschaften zu. Je nach Größe des zu verödenden Gebietes wird man den Inhalt einer viertel bis einer halben Ampulle = 0,5—1 ccm, nur bei sehr stark erweiterten Gefäßgebieten 2 ccm injizieren. Einige Stunden nach der Injektion tritt ein dumpfes, leicht ziehends Gefühl an der Injektionsstelle auf, und 1—2 Tage später eine mehr oder weniger leichte Schmerzhaftigkeit. Arbeits- und Gehfähigkeit bleiben erhalten. Man kann Devaricin vor der Injektion mit physiologischer Kochsalzlösung verdünnen, z. B. 0,1—0,5 ccm Devaricin mit 2 bis 5 ccm Kochsalzlösung. 3 und 20 Amp. zu 2 ccm. Deutsche Hydrierwerke Rodleben, Post Roßlau/Elbe.

Devegan. Enthält 0,25 g 4-oxy-3-acetyl-amino-phenylarsinsäure mit 0,03 g Borsäure und 0,67 g nach besonderem Verfahren aufgeschlossenem Kohlenhydrat pro Tablette. Indikation: Besonders bei Trichomonaden, Fluor vaginalis und bei jedem Fluor, der durch Funktionsschwäche der Scheidenwand bedingt ist. Man tupft die Scheide aus und führt in das vordere und hintere Scheidengewölbe je 1 Tabl. ein. Später läßt man die Kranken 1—3mal tägl. 1—2 Tabl. einführen. Packung mit 15 und 30 Tabl. 1,75 und 3,05 DM. Farbwerk Hoechst, Frankfurt/M.-Höchst.

Dextropur = Traubenzucker, reiner Traubenzucker aus Mais hergestellt, der wegen seiner Billigkeit reichlich gebraucht werden kann. S. u. Magengeschwür, Insulin-Mastkur, Herzkrankheiten.

Dextrovagin. Besteht aus Dextropur mit Bindemittel in Tablettenform gegen Fluor. Durch die Zuckerbehandlung soll in der Scheide eine Glykogenanreicherung, ein Anstieg der Säurewerte und eine Umstimmung der Vaginalflora erzielt werden. Abends wird beim Zubettgehen eine Dextrovagintablette kurze Zeit in Wasser getaucht und tief in die Scheide eingeführt. Die Behandlung muß 2—3 Wochen durchgeführt werden. Packung: Mit 12 Dextrovaginaltabl. Deutsche Maizena-Gesellschaft m. b. H., Hamburg 15.

Diacetylmorphinum hydrochloricum s. Heroin hydr. Weißes geruchloses Pulver von bitterem Geschmack, leicht löslich in Wasser. Stark wirkendes Mittel zur Unterdrückung von Schmerzzuständen und Husten. *Untersteht dem Opiumgesetz.* Höchste Verordnungsdosis pro Tag und Patient 0,03 g. Als Tabletten zu 0,003 g. C. H. Boehringer Sohn, Ingelheim a. Rh.

Diasporalwismut. Kolloidales, hoch disperses Wismuthydroxyd. Für intrav. Injektion zur Behandlung der Lues. 3 Amp. von 5 ccm = 20 mg Bi und 10 Amp. von 5 ccm.

Diathen. Ein Kalium-Diuretikum, das die Kaliumsalze organischer Säuren, Acid. tartar. und Kal. bicarb. enthält. Es ist ein mildes Gewebsdiuretikum, da es durch Verdrängung des ödemerzeugenden Natriums aus den Geweben eine Verstärkung der Kochsalz- und Wasserdiurese bewirkt. Man löst $\frac{1}{2}$ Teel. in etwas Wasser. Tägl. 5mal. Geschmack angenehm. Packung mit 190 g 3,40 DM. Sepdelen-Werke G. m. b. H., Hamburg 1.

Dibenamin-Nordmark, ein NN-Dibenzyl-β-chloräthyl-amin-chlorhydrat. Bei peripheren Durchblutungsstörungen von guter Wirkung bei guter oraler Verträglichkeit. Die Amp. zur intrav. Injektion sind mehr zum klinischen Gebrauch. 1—3mal tägl. 1 Dragée. 25, 50 und 100 St. 1,60, 2,70, 4,45 DM. Als Amp. zu 2 ccm mit 100 mg 1,75 und 4,15 DM, zu 10 ccm mit 500 mg 4,50 und 12,40 DM. Nordmark-Werke, Hamburg.

Dibionta enthält Vitamin B$_1$ und C zur Nahrungsergänzung in Form von Dragées. 6 Dragées enthalten 30 mg Vitamin C und 1 mg Vitamin B$_1$, was dem Tagesbedarf entspricht. Tägl. 6 Dragées. Packung mit 48 Dragées 0,90 DM. E. Merck, Darmstadt.

Dichloren, ein Cytostatikum zur Behandlung von Tumoren des lymphatischen Systems und Retikuloendothels. Es ist ein Senfgasderivat, bei dem der Schwefel durch eine Methylaminogruppe ersetzt ist. Methyl-bis-chloraethylamin. Indikation: Lymphogranulomatose (Hodgkinsche Krankheit), Lymphosarkom, Retothelsarkom und gewisse Formen von chron. lymphatischen Leukosen. Da es ein stark wirksames Arzneimittel ist, bestimmt man durch kleine Dosen die *Verträglichkeit.* Man geht dabei nicht über *2—3 mg* hinaus. Dann beginnt man mit 0,05 mg und steigert bis maximal 0,1 mg pro kg Körpergewicht. In Abständen von 1—2 Tagen eine intrav. Injektion. Nach 4—6 Injektionen eine längere Pause einschalten. Wenn die Leukocytenzahl auf Werte unter 2000 fällt, was meist nach 1—2 Wochen eintritt, dann muß die Behandlung abgebrochen und abgewartet werden, bis die

Leukocytenzahl wieder angestiegen ist. Jeden 2. Tag Kontrolle des Blutbildes. Nebenwirkung: Übelkeit und mitunter starkes Erbrechen kurz nach der Injektion. Da leicht eine Thrombosierung des Gefäßes entsteht, soll man mit physiologischer Kochsalzlösung oder Traubenzuckerlösung nachspülen. Nicht für ambulante Behandlung. — Die Ampulle enthält 5 bzw. 10 mg wirksame Substanz. Eine Trockenampulle enthält noch 45 bzw. 90 mg Kochsalz. Bei Auflösung entsteht eine 1promillige Lösung von Dichloren in physiologischer Kochsalzlösung. Kurz vor der Injektion zu lösen. Streng intrav. injizieren. Packungen mit 10 Amp. zu 0,005 g und 0,01 g 21,45 DM. Ciba A.-G., Wehr/Baden.

Dichlorphenol-Indophenol-Tabletten Merck und Roche zum Vitamin-C-Nachweis. S. u. Cebion, Redoxon.

Dicodid. Ohne in das Morphinbuch einzutragen, darf der Arzt für einen Kranken an einem Tage verordnen oder für seinen Praxisbedarf an einem Tage verwenden: Dicodidtabl. bis 4mal 10 St. zu 0,005 g oder 2mal 20 Tabl. zu 0,005 g oder 2mal 10 St. zu 0,01 g. Von Cardiazol-Dicodid-Tropfen bis 4mal 10 g. Es ist ein Dihydrocodeinon. Das Dicodid steht in seinem Verhalten zwischen Codein und Morphin, aber letzterem etwas näher. Ausgesprochen ist seine elektiv beruhigende Wirkung auf die Atmung bei geringer allgemeiner Narkose. Es dient wie Morphium zur Schmerzstillung, Bekämpfung des Hustens und zur Beruhigung bei Erregungszuständen. Es ruft geringere Euphorie hervor, und die Gefahr der Gewöhnung ist daher geringer. Es wird innerlich in Form eines sauren weinsauren Salzes (Dicodid bitartaric.) angewandt. Niemals bei nüchternem Magen. Dicodid bitartaric. in Tabletten zu 0,005 und 0,01. Mit ½ Tabl. beginnen und allmählich auf 2 Tabl. steigern. Bei Tuberkulose und starken Schmerzen, Husten. Kinder von 2—5 Jahren bei Keuchhusten 3mal tägl. 0,001 g, von 6—12 Jahren 0,0025 g. Vorsicht! Bei Kindern besser Paracodin oder Cardiazol-Dicodid. Dicodidtabletten zu 0,005 g. Packungen mit 10 und 20 St. (0,70 und 1,25 DM). Tabletten zu 0,01 g. Packungen mit 10 St. (95 Dpf.) Pulv. pro receptura im Handel. S. Dilaudid. **Dicodid-Amp.** mit 0,015 g Dicodid. hydrochloric. 5 Amp. = 2,25 DM. Zuerst ½ Amp., später 1 Amp. subcut. **Cardiazol-Dicodid**-Tropfen mit 10% Cardiazol und 0,5% Dicodid. hydrochl. Bei Husten usw. 20 Tropfen. Packung 10 g 1,47 DM. Knoll A.-G., Ludwigshafen a. Rh.

Dicuman (Dicumarol Boehringer) ist 3, 3'Bismethylen- (4 Hydroxycumarin), ein gerinnungshemmendes Pharmakon durch Verminderung des Prothrombins, bedingt durch Hemmung der Prothrombinbildung in der Leber. Auf orale Einnahme tritt nach einer Latenzzeit von 12—24 Std. ein Abfall der Prothrombinaktivität ein, der in 36—48 Std. ein Maximum erreicht, um in den nächsten 48 Std. zur Norm zurückzukehren. Es ist eine tägliche Prothrombinkontrolle notwendig, da eine Überdosierung zu schweren Blutungen führen kann, die durch Bluttransfusionen oder auch durch intrav. Injektionen von Vitamin K-Gaben (40—60 mg) beseitigt werden können. Indikation: Prophylaxe und Behandlung von Thrombosen, postoperative ·Thrombophlebitis und Lungenembolie u. a. Kontraindiziert bei Schwangerschaft, Leber-Nierenstörung, subcutane bakterielle Endocarditis. Die Dosierung richtet sich nach dem Ergebnis der Prothrombinaktivität. Behandlung nur im Krankenhaus. Packungen mit 25 Tabl. je 100 mg 5,40 DM und 100 Tabl. zu je 100 mg. Boehringer u. Söhne G. m. b. H., Mannheim.

Digalen. Enthält die gesamten herzaktiven Glykoside der Folia Digitalis in gereinigter, haltbarer, zuverlässig eingestellter Form, in demselben Mischungsverhältnis, wie sie in der Droge vorhanden sind. Die lästigen, reizenden Stoffe des Digitalisblattes sind entfernt. Digalen wird nach den Methoden von Houghton-Straub und Hatcher-Magnus stets auf den gleichen biologischen Titer eingestellt. Der Geruch ist schwach nach Digitalis, der

Geschmack bitter. Nach Froschdosen eingestellt, so daß 1 ccm Tropfenlösung = 40 Tropfen = 2 Tabl. = 2 Amp. = 40 Körnchen = 1 Supposit. 150 F.D. entspricht; 1 ccm der Ampullenlösung entspricht 75 F.D. Ein zuverlässiges Herzmittel. Innerlich als kleine Dosis 2—3mal tägl. 8—10 Tropfen, mittlere Dosis 2—3mal tägl. 15 Tropfen, starke Dosis 3mal tägl. 15 bis 20 Tropfen; 1—2 Amp. oder 1 Suppos. Kinder pro Lebensjahr 1—2 Tropfen 1—2mal tägl. Packungen mit 10 ccm (1,40 DM), Tabletten zu 12 St. (1,20 DM). Als Amp. 6 und 50 St. (2,35 und 12,60 DM), Körner (2,35 DM), 6 Suppos. (1,55 DM). — Deriphyllin 3,0, Digalen 10,0, Aq. 150,0, Sirup. simpl. ad 200. D. S. 3—4mal tägl. 1 Eßl. bei Ascites. Digalen 10,0, Solut. Coffein natr. benzoic. 0,2:10, 2stündl. 1 Spritze bei Herzschwäche. Digalen 6,0, Liqu. Kal. acet. 15,0, Aq. 150,0, 3mal tägl. 1 Eßl. Bei Herzasthma Cardiazol 1,0, Dionin 0,2, Digalen ad 15,0, 3—4mal tägl. 20—30 Tropfen (teuer). Deutsche Hoffmann-La Roche A.-G., 17b Grenzach/Baden.

Digalimed enthält die gesamten herzaktiven Bestandteile der fol. Digit. purp. Überall, wo Digitalis zur Anwendung kommt, als Tablette oder Tropfen 3mal tägl. 1—2 Tabl. zu 0,2 g mit 0,05 g Digit. purp. oder 3mal tägl. 10—30 Tropfen. Die Digalimed-Amp. enthalten die gesamten herzaktiven Glykoside der Digitalis lanata zur intrav. Injektion. 1 Amp. zu 2 ccm = 0,1 g Digitalis lanata titr. 3mal tägl. ½—1 Amp. je nach Schwere der Erkrankung. Packungen flüssig zu 10 und 15 ccm 1,05 und 1,45 DM, Tabl. zu 20 St. 2,05 DM, Amp. 10 St. 4,75 DM. Biomed, Berlin C 2.

Digifolin. Enthält die Gesamtglykoside des Digitalisblattes, frei von Saponinen und Ballaststoffen. Als Flüssigkeit zum Einnehmen und zur intravenösen Injektion und als Tabletten. 1 ccm = 0,1 Fol. Digit. titr. in Ampullen zur subcutanen und intravenösen Injektion, 2—3 Amp. tägl. intrav. auch zusammen mit Coramin, oder 3—4 Tabl., oder 3mal tägl. 20 Tropfen mehr. Packungen: Gläschen mit 10 ccm 1,80 DM, Schachteln mit 5 Amp. zu 2 ccm mit 0,1 Digit. titrat. 3,20 DM. Ciba, A.-G., Wehr, Baden.

Digilanid enthält die isomorph krystallisierten genuinen Glykoside A + B + C der Digitalis lanata, einer Fingerhutart, die besonders in Ungarn vorkommt. Die Glykoside werden unter Vermeidung jeder chemischen und enzymatischen Spaltung hergestellt, so daß im Digilanid die ursprüngliche therapeutische Wirkung der Gesamtdroge vorliegt. Das Präparat wird oral gut vertragen. Es ist ferner in Ampullen zur intrav. und intramusk. Injektion sowie in Form von Zäpfchen im Handel und ermöglicht daher — abgesehen von den ganz schweren Fällen, bei denen Strophanthin unersetzbar ist — eine zielsichere, einheitliche Herztherapie parenteral, rectal und per os ohne Übergang zu einem anderen Präparat. Man gibt 3mal tägl. 15 Tropfen oder 1 Tabl., bei starker Dekompensation während 2—3 Tagen 3mal tägl. 20 bis 25 Tropfen und geht dann auf 3mal tägl. 15 Tropfen zurück. Bei den Ampullen beträgt die mittlere Dosierung 2mal 2 ccm intrav. oder 2mal 2 ccm intramusk. tägl. während einiger Tage, rectal 2 Zäpfchen im Tag. 10 ccm Tropflösung (1 ccm = 30 Tropfen = 0,5 mg) 2,20 DM, 20 drag. Tabl. (zu 0,25 mg) 2.— DM, 6 Amp. zu 2 ccm (1 ccm = 0,2 mg) 1,80 DM, 6 Suppos. (zu 0,5 mg) 1,80 DM. S. Fol. Digit. Sandoz A.-G., Nürnberg.

Diginorm. Digitalispräparat, in dem die wirksamen Digitalisglykoside isoliert und die den Magen reizenden Stoffe entfernt sind. Als Lösung zu 7,5 und 15 ccm (1,06 und 1,84 DM). Als Tabletten (1 Tabl. = 0,5 ccm Lösung) in Packungen zu 12 und 25 St. (0,87 und 1,84 DM). In Ampullen zu 1,1 ccm, Packungen mit 5 und 10 St. (1,64 und 3,29 DM), Zäpfchen in Packungen mit 5 und 10 St. (1,23 und 2,48 DM). 3mal tägl. 25—40 Tropfen, oder tägl. 1—3 Tabl., oder 1—3mal tägl. 1 Amp. subcut. Dr. Degen & Kuth, Düren, Rheinland.

Digipuratum. Enthält die Digitalis-Gesamtglykoside. Es sind alle gewebsreizenden Substanzen entfernt, die leicht Magen- und Darmreizungen hervorrufen. Digipuratum passiert den Magen ungelöst und unzersetzt und wird erst im alkalischen Darmsaft in Lösung gebracht. Im Handel als Lösung zum Einnehmen, wovon 1 ccm 0,1 Digipuratum entspricht, dann als Digipuratumlösungen in Ampullen zu 1 ccm, ebenfalls 0,1 Digipuratum entsprechend, zur intramuskulären und intravenösen Injektion. 0,1 g Digipuratum pulv. ist gleichwertig mit 0,1 g Fol. Digit. D.A.B. 6. Als Tabletten mit 0,1 Digipuratum. In schweren Fällen gibt man am 1. Tage 4 Tabl., am 2. und 3. Tage 3 Tabl. u. am 4. Tage 2. Bei digitalisempfindlichen Personen fängt man mit ½ Tabl. an und steigt allmählich auf 4mal 1 Tabl. Von der Lösung gibt man 3mal tägl. 15—20 Tropfen. Von der Injektion kann man mehrmals tägl. 1 ccm intravenös oder intramuskulär geben. Als Suppositorien mehrmals täglich 1 St. einführen. Bei Kindern von 2—5 Jahren 2—3mal tägl. 4—6 Tropfen, von 6—12 Jahren 8—12 Tropfen. Das Präparat hat ausgesprochen kumulierende Wirkung. Digipurat. liquid. 10 ccm 1,10 DM, 20 ccm 1,95 DM. Digipurat.-Tabletten mit 0,1. Packung mit 12 St. 1,10 DM, Digipurat.-Amp. zu 1,1 ccm. Packung mit 6 St. 1,85 DM Digipurat.-Supposit. zu 0,1 g 6 St. 1,65 DM. Knoll A.-G., Ludwigshafen a. Rh.

Rp. Dionin	0,015—0,03		Digipurat.	0,1
Digipurat.	0,1		Natr. nitros.	0,12
Diuretin	1,0		tal. Dos. X.	
tal. Dos. X.			3mal tägl. 1 Pulver.	
4mal tägl. 1 Pulver.			Bei Coronarsklerose.	
Bei Herzfehlern m. Dyspnoe				
und Ödemen.				
			Digipurat.	0,06
Digipurat. liq.	5,0		Acid. benz.	0,15
Tct. Chin. cps.	15,0		Natr. bicarb.	0,3
D. S. 3mal tägl. 20 Tropfen.			tal. Dos. X.	
			D. S. 2—3mal tägl. 1 Pulver.	
Digipurat.	0,1			
Coff. natr. benz.	0,05			
tal. Dos. X.			Digipurat. liquid.	10,0
D. S. 2—3mal tägl. 1 Pulver.			Diuretin	10,0
			Sir. spl.	20,0
Digipurat. liq.	5,0		Aq. dest. ad	150,0
Dilaudid	0,02		D. S. 3—4mal tägl. 1 Eßlöffel.	
Diuretin	10,0			
Aq. dest. ad	150,0			
D. S. 4mal tägl. 1 Eßlöffel.				

Digitalisdispert. Nach Krause-Verfahren hergestellt und enthält die gesamten thermolabilen Aktivglykoside der Fol. Digit. 1 Tabl. = 200 Froschdosen, 1 Supposit. = 300 Froschdosen. 3—6mal tägl. 1 Tabl., 1 bis 3mal tägl. 1 Zäpfchen überall da, wo Digitalis per os nicht vertragen wird. Packungen zu 12 und 25 Tabl. 95 Dpf. und 1,80 DM, zu 6 und 12 Zäpfchen 1,60 und 2,70 DM. Als Tropfen (3mal tägl. 30—60 Tropfen) zu 10 g 1,35 DM. Kali-Chemie-A.-G., Sehnde/Hannover.

Digitalis-Exclud-Zäpfchen mit 0,1 Fol. Digit. pro Zäpfchen, aufgeschlossen unter Verwendung von 0,09 Coffein und Theophyllin 0,02 g. Packungen mit 10 Zäpfchen, für Kinder als Stäbchen 2,40 DM, mit 6 Zäpfchen 1,55 DM. Dr. R. Reiss, Rheumasan- und Lenicet-Fabrik, Berlin NW 87.

Digitalysat Bürger (Kardysat) Ysat aus frischen Harzer Digitalisblättern und stellt die vollkommene Digitaliswirkung dar. Das Präparat wird per os und als Injektion intramuskulär und intravenös gegeben. 1 ccm = 0,15 Fol. Digit. titr. Erwachsene 3mal tägl. 15—25 Tropfen oder 1—2 Ampullen intravenös oder intramuskulär. Kinder 2—3mal tägl. 4—10 Tropfen. Für die protrahierte oder kontinuierliche Kur 1—2mal tägl. 5—10 Tropfen. In Packungen mit 7,5, 10 und 15 ccm (0,65, 0,90 und 1,25 DM), oder mit

3 Amp. zu 1 ccm (0,85 DM), auch als Suppositorien mit einem Digitalysatgehalt = 0,1 Fol. Digit. titr. Packung mit 6 Zäpfchen (1,20 DM), mit 20 Tabl. (85 Dpf.). S. Valeriana-Digitalysat. Joh. Bürger, Ysatfabrik, Wernigerode a. H.

Digitoxin, das wirksamste Glykosid der Digitalis purpurea. Es ist tausendmal stärker als fol. Digitalis titrata. Wo man 1,2 g Digitalis brauchen würde, kann man den gleichen Erfolg durch Anwendung von 1,2 mg Digitoxin erzielen. Ihm kommt die stärkste Wirkung und die größte Haftfähigkeit am Herzmuskel zu. Wenn nicht eine akute Herzerkrankung vorliegt, die Strophanthin verlangt, so ist immer Digitoxin zu verwenden. — Kontraindiziert bei Herzschwäche im Zustande des frischen Myokardinfarktes, beim Anfall von Asthma cardiale, auch bei sehr langsamer Kammertätigkeit, hier ist Strophanthin anzuwenden. — Ein Optimum der Digitoxinwirkung wird durch eine hohe Anfangsdosis erreicht. Besteht bei einer Herzerkrankung eine Tachykardie, so wird man, wenn vorher noch kein Digitalis gegeben wurde, eine einmalige Dosis von 10 Tabl. = 1 mg Digitoxin geben, oder man verteilt sie auf den ganzen Tag. Ist am 2. Tag noch keine Herzberuhigung eingetreten, so gibt man 0,4—0,6 mg = 4—6 Tabl., am 3. Tage 0,3 bis 0,4 mg = 3—4 Tabl. Dann geht man auf die Erhaltungsdosis von 1—2 Tabl. pro Tag zurück. Wurde vorher Digitalis gegeben, so ist 5—8 Tage zu warten, bei Strophanthinbehandlung kann sofort mit Digitoxin begonnen werden. Digitoxin kommt bei allen Formen muskulärer Herzinsuffizienz mit und ohne Stauungserscheinungen in Frage: Mitralfehlern mit hoher und normaler Kammerfrequenz und allen anderen Herzklappenfehlern, Myodegen. cordis, hypertonisch-arteriosclerotisch bedingte Dekompensationszustände, auch der schnellen Form der Flimmerarrhythmie. Behandlung für die Praxis: an den ersten 3 Tagen je 5—6 Tabl. (0,5—0,6 mg) bei täglicher Pulskontrolle. Am 4., 5. und 6. Tage, falls notwendig je 3—4 Tabl. und eventuell noch 1 oder 2 Tage je 2—3 Tabl. Bei erreichter Kompensation Übergang zur Dauerbehandlung tägl. 1—½ Tabl. (0,1—0,05 mg). Digitoxin per os wird gut vertragen und 100proz. resorbiert. Bei schweren gastrointestinalen Erscheinungen kann es intrav. injiziert werden. 20 Tabl. zu 0,1 mg 1,50 DM, 5 Amp. zu ¼ mg in 1 ccm 2,80 DM. E. Merck, Darmstadt.

„Dihydroergotamin-Sandoz" in Form des methansulfonsauren Salzes ist ein chemisch einheitliches, kristallisiertes Alkaloid, das aus dem natürlichen Mutterkornalkaloid Ergotamin durch Hydrierung einer Doppelbindung im Lysergsäureteil gewonnen wurde. „Dihydroergotamin-Sandoz" ist ein stark wirkendes und gut verträgliches Sympathicolyticum, das die Erregbarkeit der zentralen und peripheren vegetativen Funktion für sympathikotone bzw. adrenergische Impulse herabsetzt. Die für Ergotamin typische uteruskontrahierende Wirkung fehlt. Als Tropflösung zu 15 und 100 ccm (1 ccm = 20 Tr. = 2 mg) sowie in Amp. zu 1 ccm (= 1 mg). 3mal tägl. 10—20 Tropfen. Amp.: 0,5—1 ccm intramusk. oder subcut., evtl. intrav.

Indikationen: Migräne, auch menstruell bedingte, Migräneäquivalente, wie Flimmerskotom, vestibuläre Störungen, abdominelle Beschwerden, Histaminkopfschmerz.

Im Anfall 0,5—1 mg subcut. oder intramusk. Bei schweren hartnäckigen Fällen kann die Dosis bis auf 3 mg erhöht, bzw. die Injektion wiederholt werden.

Migräneprophylaxe: 3mal 10—20 Tropfen täglich während längerer Zeit.

Wetterbeschwerden, wie Kopfschmerzen, Übelkeit, Müdigkeit und Arbeitsunlust bei Föhneinbrüchen und brüsken Wetterumschlägen: 3mal 10—20 Tropfen tägl.

Kopfschmerzen nach Commotio cerebri, Lumbalpunktion, Nikotinabusus: 3mal 20 bis 30 Trofen tägl.

Trigeminusneuralgie: 3mal 30—40 Tropfen tägl., in schweren Fällen bis zu 5—6mal 40 Tropfen tägl.

Herpes zoster, Herpes corneae simplex: 0,5—1 mg subc. oder intramusk. tägl., evtl. gleichzeitig 3mal 20 Tropfen tägl.

Cervixspasmen unter der Geburt: Bleibt die Eröffnung des Muttermundes während 1—2 Stunden trotz guter Wehentätigkeit stehen, so ist die intramuskuläre Verabreichung von 0,1—0,2 mg von „Dihydroergotamin-Sandoz" angezeigt. Bei Rigidität des Muttermundes ist keine Wirkung zu erwarten, der Muttermund soll bei rectaler Untersuchung dehnbar sein. Sandoz A.-G., Nürnberg.

Dihydrooxycodeinonum hydrochloricum = Eukodal.

Dihydrostreptomycin-Sulfat ist in seiner Wirkung dem Streptomycin gleichzusetzen, aber seine neurotoxischen Nebenerscheinungen sind um vieles geringer. Es kann auch längere Zeit als Streptomycin angewandt werden, da die toxischen Symptome langsamer auftreten. Die Kranken müssen sorgfältig beobachtet werden. Es wird intramuskulär verabreicht, und zwar in Intervallen von 8—24 Stunden, vorausgesetzt, daß die Einzeldosis 1 g nicht überschreitet. Eine Dosierung von 1—2 g tägl. in verteilten Gaben alle 12 Stunden wird für gewöhnlich die besten Resultate bei einem Minimum von Gefahr (toxischen Erscheinungen) ergeben. Eine Dosis von 3 g tägl. sollte nicht überschritten werden, und diese Dosis sollte nur bei schweren Infektionen (Miliartuberkulose) gegeben werden. Bei exsudativer Lungentuberkulose, Miliartuberkulose, bei pneumonischem Typ 0,5—1 g alle 12 Stunden während 42—60 Tagen, nicht bei primärer und geringfügiger Lungentuberkulose, die auf die gewöhnliche Behandlungsart anspricht. Bei tuberkulöser Menningitis sollte Dihydrostreptomycin nicht intrakraniell oder lumbal angewandt werden. Bei Tuberkulose der Knochen und Gelenke, sowie des Urogenitalsystems kann es wirksam sein (0,5—1 g alle 12 Stunden für 42 bis 90 Tage). Eine primäre Indikation stellen dar: Affektion des Mundes, des Pharynx und Darmtuberkulose. 0,5 g alle 12 Stunden während 60 bis 120 Tagen. Besonders ist noch auf die perorale Einnahme von Streptomycin hinzuweisen. Da es von der Darmschleimhaut so gut wie gar nicht resorbiert wird, so kann es seine volle antibiotische Kraft auf der Darmschleimhaut entfalten. Bei der infektiösen Enteritis der Säuglinge und Kleinkinder ist diese perorale Streptomycin-Therapie sehr wirksam. Es hat hier eine doppelte Wirkung: eine Beruhigung der überstarken Peristaltik und die Entgiftung des Darminhaltes durch Bakteriostase. 4mal tägl. 1 Tabl. zu je 0,025 g reines Streptomycin in Buttermilch ohne Zucker. Wenn bei Strepto- und Staphylokokken-Inhalationen das Mittel der Wahl — Penicillin — versagt, kann Dihydrostreptomycin-Sulfat versucht werden. Man gibt für 3—4 Wochen mindestens 2 g tägl. (bei subakuter bakterieller Endocarditis). Auch bei Penicillin-resistenten Gonorrhoefällen kann man tägl. 1 g Dihydrostreptomycin-Sulfat verabreichen. Das gleiche gilt für Brucellosisfälle. Hier gibt man 1,5—3 g Dihydrostreptomycin-Sulfat über 14 Tage. Flaschen mit Dihydrostreptomycin-Sulfat entsprechen 1 g und 5 g Streptomycinbase 4,55 und 20,55 DM. S. Streptomycin. Bayer, Farbenfabriken, Leverkusen a. Rhein.

Dijoddithymolum s. Aristol.

Dijodoform. Äthylentetrajodid, Jodoformersatz.

Dijodtyrosin Roche. Hier ist das Jod an ein Eiweißspaltprodukt (Tyrosin) gebunden. Diese Verbindung kommt auch in der Schilddrüse vor. Anwendung bei Basedow. 1—2mal tägl. 1 Tabl. zu 0,1 g Dijodtyrosin, auch bei Magersucht, die nicht auf Schilddrüsenerkrankung beruht. Auch zur Anregung der Milchsekretion. Bei Dijodtyrosin scheint es sich nicht um eine reine Jodwirkung zu handeln. Röhre mit 20 Tabl. zu 0,1 g (3,40 DM), 6 Amp. zu 2 ccm mit 0,1 g Dijodtyrosin 3,40 DM. Die Amp. kommen zur Anwendung bei thyreotoxischen Krisen, postoperativem Schock. Einzeldosen von 1—2 Amp. intrav., nach Bedarf in mehrstündigen Intervallen zu wiederholen. Zur Operationsvorbereitung 6—10 Tage je 1 Amp. intrav., nach etwa zweiwöchiger Pause abermals Gaben in gleicher Höhe, ferner zur Verhütung der postoperativen Krise. Möglichst bald nach dem Eingriff 1—2 Amp. intrav. alle 6—8 St. wiederholt, 72 Std. lang; anschließend fallende Dosen und kurzfristige Tablettenmedikation. Deutsche Hoffmann-La Roche A.-G., 17b Grenzach/Baden.

Dijodtyrosin, ein 3,5-Dijod-4-oxyphenylalonin als Antagonist zum Tyroxin. Zur konservativen Behandlung von Thyreotoxikosen und Basedow, auch zur Operationsvorbereitung 1—4 Tabl. pro Tag in steigender Dosis etwa 2—3 Wochen lang. Packung 10 Tabl. zu 0,1 g Dijodtyrosin 1,75 DM. Schering Adlershof, Berlin-Adlershof.

Dijodyl. Ricinstearolsäuredijodid. Farb- und geschmacklose, in Wasser unlösliche Krystallnadeln. Im Gegensatz zu Jodkalipräparaten gute Verträglichkeit und gute Resorptionsfähigkeit. Es ist indiziert bei allen Krankheiten, bei denen Jodpräparate verordnet werden. 1—3mal tägl. 1—2 Kapseln oder Tabletten. Schachteln mit 20 Kapseln zu je 0,3 g (1,90 DM). Röhre mit 100 Dijodyl-Kügelchen zu je 0,0065 g = 0,003 g Jod (1,20 DM). Dijodyl-Kügelchen zur Behandlung und Prophylaxe des Kropfes durchschnittlich eine wöchentliche Gabe von 1 mg Jod. Bei Erkältungskrankheiten nehmen Erwachsene 10—15 Kügelchen zu je 3 mg Jod, Kinder entsprechend weniger. Röhren zu 25 und 100 St. zu je 0,0022 = 1 mg Jod (gelb) und zu 0,0011 = ½ mg Jod (grün) (1,20 DM). J. D. Riedel-E. de Haën A.-G., Seelze b. Hannover.

Dilatol ist das Hydrochlorid des 1-(p-Oxyphenyl)-2-(1'-methyl-3'-phenyl-propylamino)-propanols. Ein neuartiges gefäßerweiterndes Mittel, das besonders die Haut- und Muskelgefäße erweitert. Besonders bei M. Raynaud, Frostschäden, Dysbasia interm. arteriosklerotischem Gangrän, cerebraler Arteriosklerose, Thrombophlebitis, neuralgiformen Beschwerden, Ulc. cruris. Man beginnt mit ½ Tabl. oder ½ Amp. subc. oder intramusk., bes. bei vegetativ Labilen. Bei Verträglichkeit 3mal tägl. 1 Tabl. oder Amp. und mehr. Gegenindikation: Basedow. Vorsichtige Dosierung bei leichten Hyperthyreosen und Angina pect. Packung mit 20 Tabl. 2,10 DM und 6 Amp. 2,40 DM zur subc. und intramusk. Inj. Troponwerke, Köln-Mühlheim.

Dilaudid. Ein salzsaures Dihydromorphinon. Untersteht dem Opiumgesetz, s. unten. In Wasser und Alkohol löslich. Es hat eine stärkere und nachhaltigere Wirkung als Morphin und wird daher in bedeutend geringeren Dosen verordnet. Es hat keine lähmenden Nebenerscheinungen auf den Darmtraktus und wird gut vertragen. 0,002 Dilaudid wirken so schmerzlindernd wie 0,01 Morphin. Man kann es täglich wochenlang geben, ohne daß eine Abnahme der Wirkung eintritt. Im Handel als Amp. zu 1,1 ccm, Tabletten zu 0,0025 g Dilaudid. Packung mit 10 St. 70 Dpf. Bei Bedarf 1 Amp. zu 1 ccm = 0,002 Dilaudid. Packung mit 5 Amp. 1,65 DM. Subcut. ½—1—2 Amp. langsam injizieren. Dilaudid-Suppositorien zu 0,0025 g. Packung mit 6 St. 1,40 DM. Mehrmals tägl. 1—2 Zäpfchen. 1 ccm mit 0,002 g Dilaudid und 0,0003 g **Scopolamin hydrochl.** 1½ u. ¾ Std. vor der Operation je 1 Amp., zur Erzielung eines Dämmerschlafes. 4 Amp. (1,35 DM). Mit 0,002 Dilaudid und 0,0003 **Atropin** in Amp. zu 1 ccm (bei Kolikanfällen). 5 St. 1,70 DM. Mehrmals tägl. 1 Amp. Amp. stark mit 0,004 Dilaudid und 0,0005 Atropin. 5 St. 1,75 DM. Ohne in das Morphinbuch einzutragen, darf der Arzt an einem Tage für einen Kranken oder für seinen Praxisbedarf an einem Tage verordnen: von Amp. mit 0,002 g 3mal 4 Amp., oder 3mal 4 Dilaudid-Atropin-Amp. schwach oder 3mal 4 Dilaudid-Scopolamin-Amp. oder 1mal 5 Dilaudid-Atropin-Amp. stark. S. Dolantin. Knoll A.-G., Ludwigshafen a. Rh.

Dionin. Salzsaures Äthylmorphin. Unterliegt nicht dem Opiumgesetz. Weißes, schwach bitteres Pulver, das sich in 12 Teilen kaltem und in 2 Teilen siedendem Wasser löst mit neutraler Reaktion. Dionin zeigt nicht die schädlichen Nebenwirkungen wie Morphin. Da es Reizzustände mildert, die Sekretion der Bronchialdrüsen unterstützt und die Expektoration befördert, so wird es besonders bei Erkrankungen der Atmungsorgane angewandt. Besonders bei Lungentuberkulose hat es sich als hustenstillendes Mittel bewährt. Auch sonst bei schmerzhaften Erkrankungen ist es von guter Wirkung. Dionin 0,3, Aq. Amygd. am. 15,0, 3mal tägl. 10, abends 20 Tropfen bei Asthma, Husten, pleuritischen Schmerzen. Dionin 0,015, Sacch. alb. 0,5, m. f. pulv. tal. Dos. X, 1—2mal tägl. abends 1 Pulver. Oder als Mixtur Calc. lact. 3,0, Dionin 0,04, Aq. dest. 100,0, Sir. Rub. Id. ad 150,0. Im Laufe eines Tages zu nehmen (nach Deutsch). Dionin 0,015, Atropinsulf. 0,00012, Coffein citr. 0,0057, Sacch. lact. 0,2, ad caps. amyl. tal. Dos. X. Bei Heufieber alle 2 Std., später alle 4 Std. 1 Kapsel, bis die Symptome verschwinden (nach E. Goetz). Dionin 0,015, Bism. subnitr. 0,5, m. f. pulv. tal. Dos. X. Bei Magenschmerzen, Ulcus ventr. 4—5 Pulver tägl. In der Augenheilkunde wird es zur Erzeugung von Lymphstauung gebraucht. Dionin 0,25, Hg. ox. v. h. p. 0,05, Vaselin. flav. 5,0, Augensalbe bei Maculae corneae. Oder Dionin 0,1, Atropin. sulf. 0,05, Aq. dest. 10,0, Augentropfen. Gift! Bei Iritis, Iridocyclitis, Maculae corneae, Ulcus corneae spl. 3—4mal tägl. 1—2 Tropfen einträufeln. Dionintabl. zu 0,03 g in Röhren mit 10 und 20 St. (1,15 und 2,00 DM), in 1-ccm-Amp. mit 0,05 g, Packung mit 10 St. (3,25 DM). Größte Einzelg. 0,1. Größte Tagesg. 0,3. Merck, Darmstadt.

Diopal. m-Caproylaminomethyl-p p'-dioxy-diphenyl(3, 3)-indolinon (2). Diese Verbindung ist an schwer lösliches, aber im Magen- und Dünndarm verdauliches Protein adsorbiert. Gegen Verstopfung 1—3 Tabl. vor dem Schlafengehen. 30 Tabl. 98 Dpf. Chem. Fabr. von Heyden A.-G., Radebeul-Dresden.

Dioxyanthrachinonum s. Istizin.

Diplosal. Salicylsäureester der Salicylsäure. Weiße, geruchlose Nadeln von schwach bitterem Geschmack, unlöslich in Wasser, löslich in Alkohol. Es passiert den Magen unzersetzt und wird im Darm in 2 Mol. Salicylsäure zerlegt. Packung: Röhren mit 10 oder 20 Tabl. 0,5 (0,95 und 1,60 DM). Ersatzmittel für Salicylsäure in Dosen von 0,5—1 g. Salbe 20 g 1,00 DM. Boehringer & Söhne G. m. b. H., Mannheim.

Dismenol enthält Parasulfamidobenzoesäure mit Dimethylamidophenazon. Die Wirkung beruht auf der Beeinflussung der glatten Muskulatur durch das Benzoesäurederivat. Ein ausgezeichnetes Mittel gegen Dysmenorrhöe, gegen krampfhafte Zustände vor Eintritt der Periode. 2—3 Tabl. innerhalb 2 Std. im Beginn der Periode. 15 Tabl. Simons-Apotheke, Berlin C 2.

Disotrin enthält Digitoxin und Gratus-Strophanthin zu gleichen Teilen. Gegen Asthma card., Endokarditis, Myokarditis. Von der Flüssigkeit 3mal tägl. 15—20 Tropfen. 1 ccm = 0,3 mg wirksame Substanz. In Gläsern zu 7,5, 12,5, 15 und 25 ccm 1,02, 1,25, 1,50 und 2,50 DM. Disotrintabletten. 1 Tabl. = 0,3 mg Gesamtglykoside. 3—4mal tägl. 1 Tabl. Packung mit 15 und 30 Tabl. 1,21 und 1,98 DM. Disotrinampullen zu 1 ccm. Dosis 1 Amp. intrav., intramusk., subcut. Packung 5 Amp. 1,98 DM. 5 Suppos. 1,50 DM. **Collaps-Disotrin:** 1,1 ccm Disotrin mit 0,2 mg Adrenalin. Bei schweren und plötzlichen Fällen von Herzschwäche 1 ccm intramusk. oder subcut. 5 Amp. 2,43 DM. Fauth & Co., Mannheim.

Disperte nennt man die nach dem Krause-Trocknungsverfahren hergestellten Präparate. Die fein zerstäubten Teilchen fliegen mit großer Geschwindigkeit einem warmen Luftstrom entgegen und werden dadurch in kürzester Zeit getrocknet. Bei dieser Trocknung finden keine zerstörenden Einflüsse chemischer oder thermischer Natur statt.

Akonit-Dispert. Trockenextrakt aus Tub. aconit. Bei Neuralgien, Tabeskrisen und Migräne. In kleinen Tabletten zu 0,05 mg und 0,2 mg Aconitin. Man beginnt mit 1—3mal tägl. 1 Tabl. und steigert auf 3mal tägl. 2—3. Von 0,2 mg 1—3mal tägl. ½—1—2 Tabl.

Baldrian-Dispert. Trockenextrakt aus Rad. Valer. in Pillenform als Sedativ. 1 Pille entspricht 20—30 Tr. Tct. Valer. 1—3mal tägl. 2 bis 3 Pillen. Bei Schlaflosigkeit u. neurasthenischen Beschwerden. Packungen mit 30 u. 200 Pillen.

Colchicum-Dispert. Trockenextrakt aus Semen Colchici in Pillen. Bei Gicht. 1 Pille enthält 0,5 mg Colchicin. Im akuten Gichtanfall 4—5mal tägl. 1 Pille, sonst 2—3mal tägl. 1 Pille. Packungen zu 20 und 60 Pillen.

Digitalis-Dispert. Trockenextrakt auf Fol. Digit. In Tabletten. 1 Tabl.
= 150 Froschdosen. 3—6mal tägl. 1 Tabl. Als Suppositorium = 300 Froschdosen. 1—3mal tägl. 1 Zäpfchen. Überall da, wo Digitalis per os nicht vertragen wird. Packungen mit 12 und 25 Tabl. Schachteln mit 6 und 12 Zäpfchen. 10 ccm und 20 ccm.
Frangula-Dispert. Trockenextrakt aus Cort. Frangulae. Mildes Abführmittel. Abends 1—3 Tabl. Packungen mit 20, 60 und 100 Tabl.
Pankreas-Dispert. Enthält die Fermente der Drüse in starker Konzentration. Bei Pankreasinsuffizienz, Achylie als Tabl. Packungen mit 20, 50
und 100 Tabl.
Pankreas-Dispert-Ferment-Salbe. Bei Furunkulose und eitrigen Geschwürs-
prozessen. Zur Erweichung und Reinigung der Wunde wird ein dick be-
strichener Salbenlappen aufgelegt, auch bei Lupus zu versuchen. Tube mit
20 g, als Pflaster 9×12 cm 95 Dpf.
Secale-Dispert. Supposit. 1 Zäpfchen enthält 1 mg Secale-Alkaloide.
Tägl. 2—4 Zäpfchen. Packungen mit 6 und 12 Suppos. 2,— und 3,50 DM.
· *Thyreoid-Dispert* ist nach Schilddrüseneinheiten eingestellt und zeigt
daher einen konstanten Hormongehalt. 3mal tägl. 5 Einheiten. In Tabletten
mit 5 und 10 E Packungen mit 20 und 50 Tabl. zu 5 E, mit 25 und 75 Tabl.
zu 10 E Krause-Medico-Ges., München.

Ditonal als Zäpfchen enthält Trichlorbutylsalicylester 0,24 g und Di-
methylamidophenyldimethylpyrazolon 0,3 g mit Zusatz von Alsol. Gegen
jede Art von Schmerzen. Mehrmals tägl. 1—3 Zäpfchen. Packung mit 6
und 12 St. **Ditonal forte** (triplex). Packung mit 4 Supp. Athenstaedt
& Redeker, Hemelingen.

Diukal ist eine 23proz. wässerige Lösung von saurem Kaliumglutaminat.
In Packungen zu 100 und 200 ccm 3,68 und 6,79 DM. Starke diuretische
Wirkung. Störungen im Wasserhaushalt (Ödembildung) bei Herz- und Nie-
renkrankheiten. 3mal tägl. 1 Eßl. Nordmark-Werke, Hamburg.

Diuretin. Theobromino-Natrium salicylicum. Weißes, in heißem Wasser
leicht lösliches Pulver von süßlich-laugenhaftem Geschmack. Es tritt danach
leicht Appetitlosigkeit und Übelkeit auf, dafür besser Calcium-Diuretin.
Innerlich 0,5—1 g öfter tägl., bei Ödemen, Herzleiden und Angina pectoris.
Es wirkt gefäßerweiternd auf Herz und Nieren. Entweder als Pulver 3mal
tägl. 0,5—1 g, oder als Mixtur Infus. Fol. Digit. titr. 1,5:150, Diuretin 5,
Sirup. simpl. 20, 2stündl. 1 Eßl. Diuretin 5, Aq. dest., Aq. Menth. pip,
aa 65, Sirup. Cinnam. 20, 2stündl. 1 Eßl. Diuretin 1, Fol. Digit. titr. 0,1.
f. pulv. tal. Dos. X, 3mal tägl. 1 Pulver. Für Kinder von 2—5 Jahren pro
dosi 0,1—0,25, 6—12 Jahren 0,3—0,5. In Tabl. zu 0,5 g Dos. XX (1,55 DM).
M. Knoll A.-G., Ludwigshafen a. Rh.

Diuretysat Bürger. Ysat aus Bulb. Scill., Fol. Betulae und Fruct.
Junip. als reizloses Diuret. Bei Herzaffektionen mit Ödemen, Nephritis,
Lebercirrhose 3mal tägl. 1 Teel. In Flaschen zu 30, 50 ccm (1,10 und 1,65 DM).
Als Tabletten 3mal tägl. 2 St. Packung mit 20 Tabl. (85 Dpf.). Ysatfabrik
von Joh. Bürger, Wernigerode a. H.

Diursan s. Tunicosan.

Docigram, krist. Vitamin B_{12}, der antiperniciöse Faktor der Leberextrakte, der auch die neurolog. Begleitsymptome der makrocytären Anaemien beeinflußt. Zur subcut. und intramusk. Injekt. ohne allerg. oder andere nachteilige Erscheinungen. 1 Amp. leitet oft schon eine Remission ein.
Man gibt tägl. 2 Amp. bis zum Eintritt der Retikulozytenkrise, dann tägl.
1 Amp. bis zum normalen Blutbild, dann monatl. 2—3 Amp. Zur Nachbehandlung monatl. 1 Amp. Bei perniciöser Anaemie, funikulärer Myelose,
megaloblast. alimentärer Anaemie. 5 Amp. zu 2 ccm mit je 0,015 mg Vit.
B_{12}, 11,90 DM. Rhein-Chemie G. m. b. H., Heidelberg.

Dodonal. Eine Mischung von 0,14 g Urea β-bromallyl-sek. butylma-
lonylica mit 0,11 g Dimethylaminophenazon in molekularem Verhältnis

und 0,05 g Dioxycholansäure. Schlafmittel mit schmerzstillender Wirkung. Abends 1—2 Dragees. Packung mit 10 Dragees zu 0,3 g 1,25 DM. J. D. Riedel-E. de Haën A.-G., Seelze b. Hannover.

Dolantin ist ein Chlorhydrat des 1-Methyl-4-phenylpiperidin-4-Carbonsäureäthylester, das sowohl eine neurotrope (Atropin) als auch muskulotrope (Papaverin) Wirkung besitzt. Leicht löslich in Alkohol und Wasser. Untersteht dem Opiumgesetz. Es darf an 1 Tag für 1 Kranken 1 g aufgeschrieben werden. Ein Spasmolyticum und Analgeticum gegen schwerste Schmerzzustände, das weitgehend Morphium, Atropin und Papaverin ersetzt. Es wird oral und parenteral angewandt. Bei Spasmen von Magen und Darm, Gallenblase und Urogenitalsystem, bei Krampfwehen und Durchtrittsschmerzen (1 Amp. intramusk. und 2 Suppos.), Gefäßspasmen, Angina pectoris, Migräne, Asthma bronch., Neuritiden und allen Schmerzzuständen 1—3mal tägl. 1—2 Tabl. oder 1—3mal tägl. 10—20 Tropfen oder 1—2—3mal tägl. ½—1 Amp. subcut. oder intrav. Bei Koliken intrav. ½—1—2 Amp. langsam injizieren. Am besten ½ Amp. intrav. und die andere Hälfte intramuskulär. Packung mit 10 und 20 Tabl. zu je 25 mg 1,00 und 1,70 DM. Amp. zu 2 ccm mit 100 mg. Schachtel mit 5 Amp. 2,20 DM. Dolantintropfen in Flaschen zu 10 ccm 5%. 1 ccm = 20 Tropfen = 50 mg Dolantin. 1,90 DM. 1—3mal tägl. 10—20 Tropfen auf Zucker. Bei Husten Kindern von ½—2 Jahren 2—3 Tropfen, Kleinkindern 3—5 Tropfen, älteren Kindern 5—7 Tropfen. — Supposit. mit 100 mg 5 St. 1,80 DM. Farbwerke Hoechst, Frankfurt/M.-Höchst.

Dolomocachets enthalten Chinin 0,025, Coffein 0,025, Amidopyrin 0,075, Phenac. 0,1 und 0,3% Vitamin C. Bei Grippe und Schmerzen 1—2 St. Vitamin C. 12 St. 1,45 DM. Labopharma Dr. Joh. Riesenberg & Co., Berlin W 35.

Doloresum-Tabletten enthalten: Tct. Aconit. titr. 0,05 g, Chinin. acetylosalicyl. 0,01 g, Dimethylaminophenazon c. Coffein citr. 0,2 g, Phenac. 0,2 g, Saponin 0,01 g pro Tabl. 10 und 20 St. (57 und 97 Dpf.). Chem. Fabr. Kyffhäuser, Frankenhausen a. K.

Dolormin enthält Coffein, Dimethylaminophenazon, Phenazon, Phenacetin, Mg usta als Antineuralgicum und Antipyreticum. 12 Cachets 1,30 DM oder 12 Tabl. 0,90 DM. Bei Bedarf 1—2 St. Fabr. pharm. Präparate, Karl Engelhardt, Frankfurt/Main.

Dolosin besteht aus Lopirin 0,45 g und Coffein 0,05 g. Gegen Schmerzen, Kopfschmerzen und Erkältungen. 3mal tägl. 1—2 Tabl. Packung mit 10 Tabl. zu 0,5 g 1,— DM. S. Lopirin. Chem. Fabr. von Heyden, Radebeul-Dresden.

Dolveran enthält Aspirin 0,2 g, Phenac. 0,2 g, Codein phosph. 0,01 g, Coffein 0,05 g, Luminal 0,025 g pro Tabl. Bei allen Schmerzzuständen 2—4—5 Tabl. tägl. 10 und 20 Tabl. —,95, 1,70 DM. Bayer, Farbenfabriken, Leverkusen am Rhein.

Doralgin. Butylbrompropenyl-malonylureid-Dimethylamidophenyl-dimethylpyrazolon. Fein krystallinisches, bitter schmeckendes Pulver von gelblicher Farbe. Schwer löslich in Wasser, leicht in organischen Lösungsmitteln. Bei Schmerzzuständen jeder Art kann es oral, rectal oder parenteral verabreicht werden. Bei Neuralgien, Neuritis, Migräne, tabischen Krisen, Dysmenorrhoe, Nierensteinkolik, Angina pectoris usw. 1—3mal tägl. 1 Tabl. à 0,3. Packungen mit 10 Tabl. à 0,3 (85 Dpf.), oder mit 5 Amp. zu je 2,2 ccm (1 ccm = 0,2 g (2,61 DM)) zur subcut., intramusk. oder intrav. Injekt. — J. D. Riedel-E. de Haën A.-G., Seelze b. Hannover.

Doramad. Thorium X. Ein radioaktives Mittel zur Behandlung von Blut- und Stoffwechselkrankheiten. Thorium X ist das direkte Zerfallsprodukt des Radiothors. Es ist ein fester Stoff, der Salze bildet und in Wasser leicht löslich ist. Die Stärke der Lösungen wird nach elektrostatischen Einheiten festgesetzt. Die rasch abnehmende Aktivität der Doramadpräparate verlangt ihre sofortige Verwendung. Es wird als Trinkkuren und als Injektionen gebraucht. Besonders bei sekundärer Anämie, Chlorose, myelogener Leukämie und Lymphdrüsentumoren. Die Gebrauchsanweisung gibt genaue Auskunft über die Anwendung. Chem. Werke vorm. Auer-Ges., Berlin O 17.

Dorital enthält je Tabl. Fel. tauri dep. 0,15, Oxysulfonal 0,015, Atropin. methylobrom. 0,00025, Calc. monoformicic. 0,11. Zur Hypertensionsbehandlung 3mal tägl. 2 Dragées. 30 und 60 Dragées 2,05 und 3,40 DM. C. F. Boehringer & Söhne, G. m. b. H., Mannheim.

Dormisan. Cyclopentenylallylbarbitursaures Calcium, phenylaethylbarbitursaures Natr. Gutes Schlafmittel, abends 1—2 Tabl. Packung mit 10 Tabl. 2,50 DM. Rheumasan- und Lenicet-Fabr. Dr. Rudolf Reiss, Berlin NW 87.

Dormovit ist Furfurylisopropylbarbitursäure. Zum Schlafen abends ½—1 Tabl. 10 Tabl. zu je 0,2 g 1,14 DM. Diwag, Chem. Fabr. A.-G., Berlin-Waidmannslust.

Doryl ist ein Trimethylaminoformyl-β-oxäthylammoniumchlorid (Carbaminoylcholinchlorid). Es ist als Pulver und Lösung haltbar. Seine Wirkung besteht in einer starken Erregung des parasympathischen Nervensystems. Es ist darin dem Acetylcholin überlegen und auch vom Verdauungskanal aus wirksam. Gegenmittel Atropin. Die erregende Wirkung ist direkt auf die Nervenendigungen in der glatten Muskulatur des Erfolgorgans gerichtet. Am Kreislauf ist es ein Antagonist des Adrenalins. Die Sekretion der Verdauungsdrüsen wird durch Doryl in sehr starker Weise erregt. — *Indikationen:* Bei allen funktionell bedingten atonischen Zuständen des Verdauungsapparates, bei funktioneller Hypertonie, Blasenatonie der Wöchnerinnen (0,0002 g subcut.), bei Gefäßstörungen, die durch Dysfunktion des vegetativen Nervensystems bedingt sind (Migräne), *Sinustachykardie,* 3mal tägl. ½—2 Tabl., auch zusammen mit Digit. Da Sinustachykardien bei Infektionskrankheiten auch durch Mangel an Vitamin C und B_1 bedingt sein können, so ist auch an Zufuhr der Vitamine zu denken. Auch bei *paroxysmalen Tachykardien,* Herzjagen hat sich Doryl bewährt, Spasmen peripherer Gefäße (Raynaud), Blutdruckerhöhung, klimakterischen Kongestionen, funktioneller Achylie, Glaukom, Ozaena. — Innerlich ½ bis 2 Tabl. zu 0,002 g. subcutan ½—1 Amp. zu 0,00025 3mal tägl. Bei Eklampsie 1—2 Amp. subcut., erforderlichenfalls öfter am Tage. Rectal pro dosi 0,005 g. Bei Glaukom von der Augenlösung 1—3mal tägl. 1 Tropfen in jedes kranke Auge. In Rezeptur als Zäpfchen 0,005 g, per os 0,001—0,004 g. Doryl 0,005, Na phenyläthylbarbit. 0,02, Theobr. natr. salic. 0,3, Ol. Cacao 1,5 m. f. suppos. tal. Dos. X. D. S. 2mal tägl. 1 Zäpfchen. — *Kontraindikation:* Herzkrankheiten, spast. Obstipation und Achylie bei Perniziosa, bei fixiertem Hochdruck mit Nierenbeteiligung. Bei Überdosierung tritt Übelkeit, Erbrechen, Schweißausbruch und Speichelfluß auf. Gegenmittel: Atropin-Injektion. S. Acetylcholin. Packung: Als Substanz zur Rezeptur. Tabl. zu 0,002 g 20 und 50 St. (1,45 und 3,25 DM), Amp. zu 0,00025 g : 1 ccm, 3 und 10 Amp. (0,75 und 2,40 DM), Doryl-Lösung für die Augen, 10 ccm 2,40 DM. Doryl-Lösung, 0,05proz., zur Ozaenabehandlung, 20 ccm 2,65 DM. E. Merck, Darmstadt.

Droserin. Wirksamer Bestandteil aus Droseraceen gegen Bronchitis und Keuchhusten. Öfter am Tage 1 Tabl. Packung mit 20 Tabl. (1,40 DM). Auch als Sirup mit Ca-Brom-Baldrian in Packungen mit 100 g (1,60 DM). 2stündl. 1 Kinderlöffel bis Eßl. voll. Als Droserin-Liniment und Droserin-Campher-Liniment zum Einreiben von Brust und Rücken. Packungen mit 30 g (1,45 DM). Arzneimittelfabr. G. m. b. H., Frankfurt a. M.

Drosithym. Ysat aus Drosera rotundifolia und Thymus Serpyllum. Als Keuchhustenmittel. Für Säuglinge und Kinder bis zu 2 Jahren morgens und abends je 1 Tropfen in 1 Teel. Wasser. Nach 3 Tagen auf 2—3 Tropfen pro dosi erhöhen. Für Kinder über 2 Jahre und Erwachsene morgens und abends zuerst 2—3 und nach 3 Tagen 3—5 Tropfen. In Flaschen mit 5 und 10 ccm

(0,95 und 1,35 DM) mit genauer Gebrauchsanweisung. Ysatfabr. v. Bürger, Wernigerode a. H.

Dulcin. p-Phenetolcarbamid. Ein weißes, krystallinisches Pulver, in Wasser löslich 0,12:100,0, in heißem Wasser 1:50, in Alkohol 1:25,0. Es kann mit den Speisen gekocht werden. Dulcin hat den reinen süßen Geschmack des Zuckers ohne schädliche Nebenwirkung. Seine Süßkraft ist 250mal größer als die des Zuckers. 1 Tabl. zu 0,05 g Dulcin = 12,5 g Zucker. Packungen mit 20 Tabl. zu je 0,05 g. Deutsche Dulcin Ges., Berlin-Britz.

Duochin enthält Chinin Weil, Somnacetin, Scopolamin, Pyrsulf. Zur Durchführung einer schmerzlosen Geburt. Cachets 2 St. und 10 St. 1,75 und 6,20 DM. Supp. 2 und 6 St. 1,50 und 3,70 DM. Arzneimittelfabrik G. m. b. H., Frankfurt/Main.

Duodentrat enthält die heterocyclischen Aminosäuren der Magen- und Dünndarmschleimhaut (Histidin, Tryptophan, Cystein) und Vitamin C. Gegenüber der Anwendung der isolierten Aminosäure Histidin werden im Duodentrat die gesamten für die Gewebsregeneration wichtigen Aminosäuren der Magen- und Dünndarmwand im natürlichen Verband zugeführt. Außerdem wird der Vitaminarmut der Magen- und Ulcusschonkost durch die Beigabe von Vitamin C Rechnung getragen. Durch die Zufuhr von Vitamin C wird gleichzeitig die Neigung zu Blutungen herabgesetzt. Indikation: Ulcus ventriculi und duodeni, insbesondere bei Dauerschmerzen und bei blutendem Magengeschwür, ferner bei maligner Ulceration des Intestinaltraktes und hämorrhagischer Diathese. Dosierung: Jeden oder jeden 2. Tag eine tief intraglut. Injektion von 3 ccm Duodentrat für eine Zeit von 3—4 Wochen. Duodentrat-Amp. (zu 3 ccm): 3 St. 2,80 DM, 10 St. 7,85 DM, 50 St. 27,90 DM. Nordmark-Werke, Hamburg 21.

Duogynon. Da es möglich ist, bei länger bestehender Amenorrhoe durch Proluton eine Blutung vom Typ der Menstruation herbeizuführen, so empfiehlt man dieses Verfahren zur Amenorrhoe-Behandlung zyklisch labiler Frauen. In dem vorliegenden Präparat ist dem Proluton noch eine geringe Menge Progynon zugefügt, so daß in 1 Amp. zu 1 ccm 20 mg Proluton (Progesteron) und 2 mg Progynon B oleos (Oestradiolbenzoat) in Öl gelöst sind. Bei Frauen, bei denen durch Klima-, Milieu- oder Tätigkeitswechsel eine Amenorrhoe auftritt, kann durch 2 Spritzen von je einer Amp. zu 1 ccm intramusk. an 2 aufeinanderfolgenden Tagen ein Erfolg erzielt werden. Es kann auch Duogynon als Schwangerschafts-Diagnosticum benutzt werden. Treten nach je einer intramusk. Injektion an zwei aufeinanderfolgenden Tagen keine Blutungen auf, so liegt eine Schwangerschaft vor. 2 Amp. zu je 1 ccm (= 20 mg Proluton und 2 mg Progynon B ol.) 12,80 DM. Schering A.-G., Berlin-West.

Duotal. Guajacolum carbonicum mit etwa 90% Guajacol. Weißes, wasserunlösliches Pulver, das den Magen nicht angreift. Es kann daher lange Zeit bei Tuberkulose eingenommen werden. Man beginnt mit 3mal tägl. 0,2 und steigert alle 8 Tage bis 4mal 1,5! Größte Einzelg. 1 g, größte Tagesg. 3 g. In Glasröhren mit 20 Tabl. à 0,5 (82 Dpf.). In Beuteln mit 25 und 100 g (1,23 und 4,48 DM). Heyden, Dresden-Radebeul.

Durandsches Mittel. Besteht aus 1 Teil Ol. Tereb., 3 Teilen Äther und Ol. Camphor. 20 Tropfen auf Zucker bei Gallensteinkolikanfall.

Dymal ist ein Verdauungsferment aus Kulturen von Schimmelpilzen und ist standardisiert auf Proteinasen- und Amylasenwert. Es ist magen- und darmwirksam: bei Verdauungsstörungen, Achylia, Gärungs- und Fäulnisdyspepsie, Meteorismus während der Hauptmahlzeiten. 1—3 Tabl. gut zerkauen. Packungen mit 10 und 20 Tabl. 0,85 und 1,30 DM. C. H. Boehringer & Söhne G. m. b. H., Mannheim.

Dynaton: Polyvitaminpräparat mit optimalen Mengen Vitamin C, B_1 und D_2. In der Tagesdosis von 3 Tabl. sind enthalten: Vitamin C = 100 mg = 2000 I E, Vitamin B_1 = 10 mg = 3333 I E, Vitamin D_2 = 0,045 mg

= 1800 I E, ferner Lecithin, Proteine, Mono- und Disaccharide, Calcium. Anwendung bei Vitaminmangel, körperlicher und geistiger Leistungsminderung, Infektschutz, in der Schwangerschafts- und Laktationsperiode, psychische Disharmonie. Dosierung: 3mal tägl. 1—2 Tabl. vor oder nach den Mahlzeiten kauen. O.P. = 25 Tabl. à 2 g 2,70 DM. Weiss & Co., KG., Döbeln/Sachs.

Dysmenin enthält Ext. Bellad., Scopolamin, Acid. phenyl. aethylbarbit., Pyraz. salicyl., Extr. Casc. sagr., Chinin, Hormone aus Corpus luteum, Placenta, Hypophyse, Ovarium. Gegen Dysmenorrhoe. 3mal tägl. 1 St. Packung mit 12 Tabl. 1,62 DM. Aktienges. f. med. Produkte, Berlin N 65.

Dysmenol s. Dismenol.

Dysmeno-Merzetten. Bestehen aus Phenacet. 0,5 und Codein. phosph. 0,05. Bei Dysmenorrhoe. 6 Tabl. 1,85 DM. Merz & Co., Chem. Fabr., Frankfurt a. M.

Dysmenural. Kombination von Uzara mit Dimethylaminophenazon in Tabl. gegen Dysmenorrhoe. 3mal tägl. 1 Tabl. Röhren mit 10 Tabl. zu 0,35 g 1,22 DM. Uzara-Werk, Melsungen.

Dysphagin in Tabletten mit Tutocain, Anästhesin aa 0,01, Menthol 0,005. Zum Lutschen bei Angina, allen Schluckschmerzen, Laryngitis, schmerzhaften Affektionen im Munde. Packung mit 30 Tabl. 1,66 DM. Goedecke & Co., Chem. Fabr., Berlin-Charlottenburg.

D_2-Vitan „Rhein-Chemie", ein Vitamin D-Präparat von guter Verträglichkeit. Es enthält neben Vitamin D_2 auch die Vitamine der B-Gruppe, etwa 30% Eiweiß, Kohlehydrate und andere Wirkstoffe. 1 Dragée enthält 5000 i E = 0,125 mg Vitamin D_2. Bei Rachitis, Tetanie, Ostemalacie. 2—3mal tägl. 1 Dragée oder 5 g Pulver in Brei jeden 7. oder 9. Tag. 25 und 100 Dragées 0,90 und 3,— DM, 16 g Pulver 1,10 DM. Rhein-Chemie, Heidelberg.

Eatan. Ist ein Hydrolysat von tierischem Eiweiß, Blut, Bindegewebe, Knochen, Gelenken und Organen. Es ist eine bräunliche Flüssigkeit von angenehmem, gewürzigem Geschmack. Es findet mit Erfolg Anwendung bei Erschöpfungszuständen, Unterernährung, Dysfunktionen des Magens und Darmtraktus, bei Rachitis, Skrofulose und Tuberkulose. Es hat eine ausgesprochen appetitanregende Wirkung. Erwachsene nehmen 3mal tägl. 1 Teel., Kinder je nach Alter tropfenweise oder bis zu einem halben Teel., am besten in die Suppe gerührt. 60 g 1,51 DM, 140 g 2,20 DM. Eatinongesellschaft G. m. b. H., München.

Ebesal, ein Kupferpräparat des m-Allylthioharnstoffbenzoesauren Natriums mit etwa 19% Kupfergehalt. Von guter Verträglichkeit und Wirksamkeit. Bei produktiver und exsudativer Lungentuberkulose, Kehlkopftuberkulose und anderen extrapulmonalen Tuberkulosen, auch bei Infektarthritiden. Die Injektionen werden intrav. gegeben. Man beginnt mit 0,01 g und steigert je nach Reaktion des Kranken schneller oder langsamer jeden 3. bis 5. Tag auf 0,025, 0,05, 0,075 und 0,1 g. Gesamtkurdosis 0,6—2 g. Man führt 2 oder 3—4 Kuren durch und setzt nach jeder Kur 2—3 Monate aus. Packungen mit 1 Amp. zu 0,01, 0,025, 0,05, 0,075, 0,1 g 1,—, 1,10, 1,25, 1,45, 1,70 DM, mit 10 Amp. obiger Dosierung als Anstaltspackung. Farbwerke Hoechst, Frankfurt/M.-Höchst.

Echiplant (extern.). Eine Frischpflanzenzubereitung aus Echinacea angustifolia var. pallida und Aristolochia clematitis. Bei eiternden Wunden, Phlegmonen, Panaritien, bes. Ulcus cruris, Furunkeln, entweder 2 Teel. auf ¼ Liter Wasser oder unverdünnt. 100 g 3,12 DM. Dr. Willmar Schwabe, Leipzig.

Effortil ist das salzsaure Salz des rac. 1-(3-Oxyphenyl) 1-oxy-2-aethylaminoaethanols. Effortil ist ein Sympathikomimetikum. Es hat eine lange Wirkungsdauer und ausgezeichnete perorale Wirksamkeit. Neben der deutlichen Blutdrucksteigerung kommt es nach Effortilgaben zu einer kräftigen Steigerung des Schlag- und Minutenvolumens. Das Verhältnis der Herz-

zur Gefäßwirkung ist bei Effortil besonders günstig, da die Herzwirkung verhältnismäßig stärker ist als die Verengerung der Peripherie. Zur subcutanen oder intravenösen Injektion 1 Amp. = 0,01 g. Peroral: Durchschnittsdosis: 2—3 Tabl. zu 0,005 g, Durchschnittstagesdosis: 6 Tabl. zu 0,005 g. Es ist ein peroral stark wirksames Medikament. Die einzelnen Gaben werden am besten eine halbe Stunde vor den Mahlzeiten, abends 4—5 Stunden vor dem Schlafengehen genommen. Indikationen: Kreislaufstörungen bei und nach schweren Infektionskrankheiten, Operationen und Geburten. Bei sekundärer Kreislaufschwäche im Gefolge von chronischen Krankheiten und körperlicher Erschöpfung. Hypotonie. Röhre mit 20 Tabl. zu 0,005 g 1,40 DM, Klinikpackung mit 500 Tabl. Schachtel mit 6 Amp. zu 1 ccm mit 0,01 g 1,70 DM, Klinikpackung mit 100 Ampullen. C. H. Boehringer Sohn, Ingelheim a. Rh.

Egressin zur specif. Behandlung der Oxyuriasis, ist ein Isoamylcarbaminsäure-isopropyl-m-kresylester, in Fetten löslich, in Wasser unlöslich. 1 Tabl. = 0,9 g Reinsubstanz. Ein zuverlässiges und gefahrloses Specificum gegen Oxyuren. Kindern von 2—12 Jahren nach dem Frühstück, sowie mittags und abends nach dem Essen je 1 Tabl. an 2 Tagen, am 3. Tag ein Abführmittel (Duluwal Compr. oder Karlsbader Salz). Größere Kinder und Erwachsene nehmen immer 2 Tabl. 2 Tage lang. Am 3. Tag gründliche Darmentleerung. Man vermeide Alkohol, Rauchen und sehr fette Speisen. Die Kur kann jederzeit wiederholt werden. 6 Tabl. zu 0,9 g für Kinder unter 12 Jahren 1,70 DM, 12 Tabl. zu 0,9 g für Ersachsene 2,20 DM. E. Merck, Chem. Fabr., Darmstadt.

Eisensomatose. Somatose mit 2% Eisen.

Eisentropon. Tropon mit 2,5% Eisen. Packung mit 100, 250 g 1,40, 3,45 DM. Troponwerke, Mülheim a. Rh.

Ektebin s. Tuberkuline.

Elastonon ist eine 0,5proz. β-phenylisopropylaminhaltige wässerige schwefelsaure Lösung. Es untersteht dem Opiumgesetz und der Betäubungsmittel-Verschreibungsverordnung. Es darf für 1 Kranken an 1 Tag 0,2 g aufgeschrieben werden. Elastonon erhöht bei oraler Verabreichung den Blutdruck und die Pulszahl, erzeugt ein Gefühl von Euphorie und erweist sich weiterhin als ein wirksames Mittel gegen Pylorusspasmen unklarer Genese. Pharmakologische Untersuchungen haben ergeben, daß es vorzugsweise am Zentralnervensystem angreift. Indikation: Narcolepsie und postencephalitischer Parkinsonismus, leichte Depressionszustände nichtendogener Natur, Hypotonie und große körperliche und geistige Erschöpfbarkeit, spastische Colitis und Pylorospasmus. Kontraindiziert bei Herzkrankheiten und bei Patienten, die das 60. Lebensjahr überschritten haben; bei erhöhtem Blutdruck, erhöhter Erregbarkeit des Patienten (Manie) und Schlaflosigkeit. Zur Feststellung der Verträglichkeit beginnt man mit kleinen Mengen, etwa 5 Tropfen täglich, die am besten am Vormittag eingenommen werden. Dann gibt man jeden Vormittag 1—2mal 5—10 Tropfen oder ½—1 Tabl. Packungen mit 10, 20 und 100 ccm 1,70, 2,80, 7,25 DM. Tabletten mit 5 mg β-Phenylisopropylaminsulfat 10, 20 und 100 Tabl. 0,85, 1,45 und 3,60 DM. S. Pervitin. Nordmark-Werke, Hamburg.

Eldoform. Verbindung von Hefe mit Tannin. Hellgraues, geruchloses Pulver, kaum löslich in Wasser. Bei dyspeptischen Zuständen der Kinder. Im Handel als Packung mit 10 und 20 Tabl. zu 0,5 (0,75 und 1,40 DM). Erwachsenen 3—4mal tägl. 1—2 Tabl., Kindern ½—1 Tabl. Bayer, Farbenfabriken, Leverkusen a. Rh.

Eleudron (Sulfathiazol) ist ein 4-Aminobenzolsulfonamidothiazol und von sehr guter Wirkung bei Gonorrhoe, Pneumonie und Meningitis, bei allen durch Staphylokokken und Streptokokken hervorgerufenen Infektionen, Schweißdrüsenabsceß, Osteomyelitis, Furunkel, Panaritien, Phlegmonen. Es ist süßlich schmeckend und in Wasser nicht leicht löslich, seine Resorbierbarkeit ist sehr gut, desgl. sein Übertritt in den Liquor. Die Ausscheidung des Präparates durch die Nieren ist nach 24—36 Std. beendet. Bei degenerativen Nierenschäden ist das Präparat nicht zu geben, bei infektiösen Nierenschädigungen bestehen gegen seine Anwendung keine Bedenken. *Anwendung:* Bei jeder Form von Gonorrhoe, Pneumonie, Meningitis, Staphylokokkenerkrankungen (Panaritien, Phlegmonen, Schweißdrüsenabscesse, Osteomyelitis, Furunkel, Karbunkel. *Dosierung:* Man verordnet bei den verschiedenen Infektionskrankheiten 3 Tage lang je Tag 5 g = 10 Tabl. und läßt reichlich dazu trinken, dann geht man zu geringeren Dosen über. Kommt es auf sehr schnellen Wirkungseintritt an oder kann das Präparat aus irgendwelchen Gründen nicht peroral gegeben werden, so injiziert man die gleiche Menge intrav. (1 Amp. = 1 g Eleudron). Nebenerscheinungen sind seltener als bei Sulfapyridin. S. u. Sulfonamide. Während der Behandlung sind alle sulfathaltigen Wasser und Pulver zu vermeiden. Kinder erhalten $\frac{1}{4}$ bis $\frac{1}{2}$ der Erwachsenendosis. Packung mit 20 Tabl. zu 0,5 g 2,30 DM. 5 Amp. zu 5 ccm 20proz. 3,95 DM. Bayer, Farbenfabriken, Leverkusen a. Rh.

Elityran, Schilddrüsenwirksames standardisiertes Hydrolysat eines spezifischen Jodeiweißes (Jodgehalt etwa 45%). 1 g entspricht etwa 15—20 000 M S E Schilddrüseneiweiß; die absolute Jodmenge liegt daher bei gleicher Dosierung in der gleichen Größenordnung wie bei der natürlichen Schilddrüsensubstanz. Elityran hat die gleichen biologischen Wirkungen wie das native Schilddrüsenpräparat und auch dieselben Indikationen: Adipositas und Schilddrüseninsuffizienz (Myxoedem und Kretinismus). Versuch mit kleinen Dosen bei allen anderen Fällen von Hypothyreoidismus (insbesondere im jugendlichen Alter), dessen Hauptsymptome leichte Intelligenzstörungen und Zurückbleiben der geistigen und körperlichen Entwicklung sind. Im allgemeinen beginnt man mit 1 bis 2 Tabletten pro Tag, um dann langsam auf 3mal täglich 1—2 Tabletten und in schweren Fällen auf 3mal täglich 2—3 Tabletten hinaufzugehen. Kindern entsprechend kleinere Dosen. Röhrchen mit 30 Tabletten zu je 10 M S E 2,10 DM. 10 Amp. zu 2 ccm mit 10 M S E zur intramusk. Injektion 7,80 DM. Farbwerke Hoechst, Frankfurt/M.-Höchst.

Elixier amarum. Bitteres Elixier aus Wermut, Pfefferminz, Tinct. arom. und Amar. Dunkelbraune Flüssigkeit, mehrmals tägl. 20 Tropfen.

Elixier auranti compositum. Pomeranzenelixier. Auszug aus Pomeranzenschalen mit Xereswein, in welchem Enzian, Bitterklee und Wermutextrakt gelöst sind. Teelöffelweise zu nehmen.

Elixier chinae calisaya. Aus China, Aurant, Cardamon, Anis. stell., Cinnam., Caryophyll., Lign. Santal, Sacchar., Aqua und Spirit., 2—3mal tägl. 1—2 Eßl. Als Stomachicum und Tonicum.

Elixir E succo liquiritiae. Brustelixier aus 30 Succ. Liqu., 90 Aqua Foenic., 5 Liquor ammoni caust., 1 Ol. Anis., 24 Spirit. Braune Flüssigkeit, als Expectorans teelöffelweise oder als Zusatz zu Mixturen.

Elkosin ist ein heterocyklisch substituiertes Sulfanil-amid-Derivat: 6-Sulfanilamido-2, 4-dimethylpyrimidin. Ein weißes, geruchloses Pulver. Es ist sehr gut verträglich und von geringer Toxizität. Seine Blutkonzentration bleibt ziemlich lange auf einem erhöhtem Niveau. Pneumokokken-Pneumonien werden auffallend gut beeinflußt, auch eine Streptokokken-Pneumonie wird günstig beeinflußt. Bei chron. Bronchitis und Bronchiektasien und bes. bei Menningokokken-Menningitis sind die Erfolge sehr gut. Die Coliinfektion der Harnwege wird ebenso gut beeinflußt wie Erysipel, Impetigo contagiosa, Otitis media, Tonsillitis, Adnexerkrankungen. Anfangsdosis 4 Tabl., dann 4stündl. 2 Tabl., auch intramusk. und intrav. Nach Entfieberung allmählich Verringerung. Packungen mit 10, 20 und 250 Tabl. zu 0,5 g 1,60, 3,05 und 28,75 DM. Amp. zu 5 ccm mit 1 g Elkosin als Natriumsalz, 5 und 100 Amp. 5,05 und 83,15 DM. Ciba A.-G., Wehr/Baden.

Embran. Organextrakt zur Kreislaufbehandlung, bes. bei spastischen Gefäßerkrankungen und für die Durchblutung von Herz, Hirn und Muskulatur bei fixiertem Hochdruck, bei Myokardinfarkt, bei Herzrhythmusstörungen zusammen mit Strophantin. S. Strophil. 3mal tägl. 20—30 Tropfen vor dem Essen oder als Injektion intramusk. oder intrav. 1 Fl. 20 ccm, 2,65 DM., 3 und 24 Amp. zu 2 ccm 2,—, 12,75 DM. Sächs. Serumwerke A.-G., Dresden.

Emenagon. Ext. Pareirae bravae 2,0, Ext. Petrosel. 0,4, Crocus elect. 0,8, Ext. Cascar., Sagrad. fol. Senn. aa 1,0, Myrrha 1,6, Fe lact. 3,0, Dos. pil. XXXX. Von dem Tage, wo die Störungen der Menses einsetzen, tägl. 4—6 Pillen. Packungen mit 30 und 60 Pillen. Progreda Köln, Hansaring 97.

Emetinum hydrochloricum. Emetin ist ein Alkaloid der Radix Ipecac. Chemisch ein Isochinolinabkömmling. Per os eingenommen, tritt durch Reizwirkung auf den Magen Erbrechen ein, parenteral dagegen nicht. Subcut. 0,02—0,05. Bei akuter und besonders chronischer Amöbendysenterie, bei akuter Hepatitis mit drohendem Leberabsceß, bei Abscessen in Leber und Milz, ferner bei Hämoptysis und Bronchitiden. Stets bei Lungenabsceß und Bronchiektasien zu versuchen. In Amphiolen mit 0,01, 0,02, 0,03, 0,05, 0,1 in Schachteln mit 5 und 10 St., auch als Kompretten zum Auflösen in 2 ccm Wasser zur Injektion. Größte Einzelg. 0,05, größte Tagesg. 0,1. MBK.

Emplastra:
Emplastrum cantharidum ordinarium. Spanisch Fliegenpflaster. Um Hautröte hervorzurufen, bleibt es 2—4, um Blasen zu ziehen, 6—8 Std. liegen. Nach Ablösen der Blasen Trockenverband.

Emplastrum cantharidum perpetuum. Wirkt milder als das vorhergehende. Bei Zahnschmerz oder bei Augenentzündung hinter das Ohr.

Emplastrum hydrargyri. Graues Pflaster mit 20% Hg. Bei Drüsengeschwülsten, Venen- und Lymphgefäßentzündung und syphilitischen Geschwüren.

Emplastrum lithargyri. Einfaches Bleipflaster. Als Grundlage für andere Pflaster.

Emplastrum lithargyri compositum. Gelbes Zugpflaster. Als reifendes Pflaster bei Furunkeln und Abscessen.

Emplastrum saponatum. Seifenpflaster. Bei Decubitus und Abscessen.

Emplastrum saponatum salicylatum. Salicylseifenpflaster mit 10proz. Salicylsäure. Bei Schwielen und Hühneraugen.

Empyroform. Formaldehyd-Teerpräparat. Bräunliches, in Wasser unlösliches Pulver. Bei Hautkrankheiten, Ekzemen, Prurigo, als Salben oder Tinktur. Empyroform 10, Zinc. oxyd. 5, Glycerin 10, Aq. 20, umschütteln zum Einpinseln.

Emulsio olei jecoris aselli. 500 Lebertran mit 5 Calc. Hypophosphit. und Geschmackskorrigentien.

Enatin enthält Ol. Terebinth., Juniperi, Menth. piperit. und ein sulfuriertes Öl in weichen Gelatinekapseln. Bei Nieren- und Uretersteinen, Gallensteinen, Gallenblasenentzündung 3—5mal tägl. 1 Kapsel. Packung mit 12 Kapseln. Chem. Fabrik Helfenberg, Helfenberg b. Dresden.

Endojodin, früher Jodisan. 20proz. Lösung von Hexamethyl-diaminoisopropanoldijodid mit 60% Jodgehalt zur subcut., intramusk. und intrav. Injektion. In Schachteln mit 10 Amp. zu 2 ccm (4,35 DM). Überall, wo Jod indiziert ist. Besonders zu versuchen bei Lues der Aorta und der Coronargefäße. Man gibt am 1. Tag 1 ccm, vom 2. Tag an tägl. 2 ccm, am besten intraglut. Bei Asthma bronchiale gibt man im akuten Anfall 2 ccm intrav. und fährt dann fort mit 2 ccm intraglut. tägl. Bei Angina pectoris 1 Amp. zusammen mit ½ Amp. Lacarnol intrav. Bayer, Farbenfabriken, Leverkusen a. Rh.

Entero-Vioform enthält pro Tabl. 0,25 Vioform (Jodchloroxychinolin) mit einem Zusatz von Sapamin (p-Stearylaminophenyltrimethylammoniumsulfomethylat). Zur rectalen und oralen Behandlung infektiöser Darmkrank-

heiten. 3mal tägl. 1—2 Tabl. Auch bei Gärungs- und Fäulnisdyspepsie.
Zum Einlauf 6 Tabl. in 200 ccm warmem Wasser aufgelöst. Packung mit 12
und 24 Tabl. 1,50 und 2,65 DM. Ciba-Aktienges., Wehr, Baden.

Enzynorm. Biologisches Salzsäure-Magenferment-Präparat. Enzynorm
enthält die Gesamtheit der Magenenzyme, einschließlich des Castle-Faktors
des Kathepsins, in unveränderter nativer Form, gebunden an Salzsäure. Vor
den üblichen Pepsin-Salzsäure-Mixturen hat Enzynorm den Vorzug, daß
die Salzsäure nicht stoßweise in den Magen gelangt, sondern erst bei physiolo-
gischer Beanspruchung abgespalten wird. Enzynorm wirkt so aciditätsregulierend. Ferner ist hervorzuheben, daß nicht nur Pepsin in willkürlicher
Menge, sondern auch alle übrigen Magenfermente und, wie klinische Unter-
suchungen ergeben haben, das bei perniziöser Anämie wirksame Castle-
Ferment zugeführt werden. Dadurch ist erstmalig die Gewähr einer wirklich
physiologischen Behandlungsweise gegeben. Bei Achylie, Appetitlosigkeit,
Dyspepsie, mangelhafter Magensekretion, Magenkatarrh mit Anacidität,
Anämie, gastrogenen Diarrhoen. 3mal tägl. 1—2 Teel. voll Enzynormpulver bzw. 1 Eßl. Enzynorm liquid. bzw. 2—3 Enzynormbohnen. Enzynorm liquid. gibt mit Zuckerwasser oder Fruchtsaft vermischt eine angenehm
saure Limonade mit Zitronengeschmack. — *Enzynorm liquid.* (1 Eßl. entspricht 150 ccm verdauungstüchtigem Magensaft): 100 ccm 2,60 DM,
200 ccm 4,70 DM, 500 ccm. *Enzynormpulver* (1 Teel. entspricht 125 ccm
verdauungstüchtigem Magensaft): 100 g 3,30 DM, 250 g 6,80 DM. *Enzynormbohnen* (1 Bohne entspricht 20 ccm verdauungstüchtigem Magensaft):
25 St. 2,10 DM, 50 St. 3,50 DM, 100 St. 5,85 DM, 500 St. 19,40 DM. Nordmark-Werke, Hamburg 21.

Enzypan enthält in der äußeren Schicht der Tabl. Pepsin und Diastase,
im Kern Trypsin, Lipase, Diastase, Galle. Bei Verdauungsstörungen, Dyspepsie, Pankreatitis usw. Während des Essens 2—3 Dragées. Empfehlenswertes Präparat. Packung mit 20 und 40 Dragées (1,49, 2,69 DM). Deutsche
Pharmaz. Ges. Norgine, Berlin W 50.

Eosot = Kreosot. valerianic.

Ephedralin enthält Ephetonin 0,03, Paranephrin 0,0003 in Amp. zu
1 ccm. Bei Asthma bronchiale, Kollaps, Blutdrucksenkung subcut. 1 Amp.,
am Tage bis 3 Amp. Schachteln mit 3 und 10 Amp. zu 1 ccm (0,50, 2,05 DM).
E. Merck, Darmstadt.

Ephedrin, ein Phenyl-methylaminopropanol. Alkaloid aus Ephedra vulg.
helvetica, linksdrehende Modifikation. Es bildet weiße, nadelförmige, in
Wasser und Alkohol lösliche Krystalle. Das Hydrochlorid in 10proz. Lösung
als Mydriaticum. Es hat eine ähnliche Wirkung wie Adrenalin, einerseits
auf die sympathischen Nervenendigungen, andererseits auf die glatte Muskulatur. Vorzüge: Es ist sterilisierbar und als Lösung haltbar, geringe Giftigkeit. Es ist gleich wirksam bei oraler, subcutaner und rectaler Anwendung.
Der Blutzucker wird kaum beeinflußt. — Der Blutdruck steigt langsam an,
als Nebenerscheinungen können ebenfalls Herzklopfen, Zittern, Schweißausbrüche auftreten. Als Nachwirkung tritt keine Blutdrucksenkung auf.
Die Wirkung des Ephedrin hält ungefähr 6—8 Std. an. 15—30 Min. nach der
Einnahme tritt die Wirkung ein. Anwendung: Besonders bei Asthma bronchiale. Versagte hierbei Adrenalin oder Asthmolysin, so ist vom Ephedrin
auch keine besondere Wirkung zu erwarten. Weiterhin bei Herzschwäche,
auch kombiniert mit Digitalis (nicht immer wirksam), bei Hypotonie,
Urticaria, Idiosynkrasien, Quinckeschem Ödem, Dysmenorrhoe. Da es auf
das Atemzentrum anregend wirkt, so kommt es als Gegenmittel bei Mor-
phium- oder Scopolaminvergiftung in Betracht. Man kann auch therapeutisch zum Dämmerschlaf Morphium oder Scopolamin mit Ephedrin
mischen, um die schädliche Komponente der beiden ersteren aufzuheben.
Dosierung: Tägl. 1—3 Tabl. à 0,05 g. Bei den ersten Anzeichen eines Asthmaanfalles 1—2 Tabl. oder ebenso starke subcutane Injektion. Packungen:

Röhren mit 10 und 20 Tabl. à 0,05 g (0,70 und 1,15 DM). Amp. zu 1 ccm mit 0,05 g Ephedrin in Schachteln mit 5 St. 1,10 DM).

Ephedrin „Fahlberg", Tabl. mit 0,05 g synthetisch racemischem Ephedrinchlorhydrat. Bei Bronchialasthma und allergischen Zuständen ½ bis 1 Tabl. 2—3mal tägl. 10 Tabl. 1,48 DM. Organa VVB Fahlberg-List, Magdeburg.

Ephetonal ist ein 1-(p(Amidophenyl-)1-oxy-2-methylamidopropanmonochlorhydrat, das in seiner Wirkung dem Ephedrin sehr ähnlich ist. Löslich in 3 Teilen Wasser und 75 Teilen Alkohol. Es löst den Krampf der Bronchien und hat eine spezifische kranzgefäßerweiternde Wirkung. Der Blutdruck wird für längere Zeit erhöht, die Atmung zentral erregt, die Herztätigkeit verbessert und die Pupille erweitert. Anwendung: Asthma bronchiale, Heufieber, Kreislaufstörungen, stenokardische Anfälle. Kontraindiziert bei Hypertonien und Arteriosklerose. 3mal tägl. ½—1 Tabl., Kinder die Hälfte. Packungen mit 20 Tabl. zu 0,05 g (2,10 DM). E. Merck, Darmstadt.

Ephetonin, das salzsaure Salz des Phenylmethylaminopropanol (synthetisch racemisches Ephedrin). In seiner Wirkung gleicht es dem Adrenalin, ohne die starken Nebenwirkungen zu haben. Es ist gleich dem Ephedrin auch peroral wirksam. Bei Hypotonie, Herzschwäche, Urticaria, Quinckeschem Ödem, besonders bei Asthma bronchiale und dem Asthma der Heufieberkranken. Da es stark erregend auf das Atemzentrum wirkt, so kann es bei Morphium- und Scopolaminvergiftung gegeben werden. Bei beginnendem Asthmaanfall 1—2 Tabl., tagsüber dann öfter ½—1 Tabl. Auch als Suppositorium kann es verordnet werden. Die übliche Dosis, die auch bei der subcut. Injekt. in Frage kommt, ist 0,05. Herzklopfen, Zittern usw. sind viel seltener als beim Adrenalin. In der letzten Zeit gegen Thrombose empfohlen. Am Tage nach der Operation gibt man schon Ephetonin. Als 5proz. Lösung zum Einträufeln in die Augen (als Mydriaticum) und Bepinseln des Naseninnern bei nervösem Schnupfen und Heuschnupfen oder Ephetonin 0,3, Novocain 0,1, Aq. d. ad 10,0. D. S. Morgens beim Erwachen und noch 3—4mal tägl. in die Augen träufeln. Im Handel als Substanz, 3proz. Salbe (10 g 85 Dpf.), als Tabl. mit 0,05 g in Packungen mit 10 und 20 St. (0,90 und 1,65 DM), als Amp. mit 0,05 in 1 ccm in Packungen mit 10 Amp. 2,05 DM, als Perlen zu 0,01 g, 50 St. 1,20 DM. **Ephetonin-Hustensaft** enthält Ephetonin, Sirup. Thym. comp. Erwachsene 3—4mal tägl. ½—1 Eßl., Kinder über 3 Jahre 3mal tägl. ½—1 Kaffeel., unter 3 Jahren 2—3mal tägl. ½ Kaffeelöffel (Packung mit 170 g 1,90 DM), mit Dionin 0,032% 2,10 DM. Kindern über 3 Jahre 3—4mal tägl. ½—1 Kaffeel. E. Merck, Darmstadt.

Ephetonin liquid. comp. Eine Lösung von je 2% Ephetonin und Pyrazincarbonsäure-isopropylidenhydrazid. Das erste verhütet und behebt die Gefäßinsuffizienz und fördert die Herztätigkeit, das zweite verbessert die Gesamtarbeitsleistung des Herzens. Bei Kreislaufschwäche infolge Infektionskrankheiten, nach Operationen, bei Hypotonie, Kollaps. 2—3mal tägl. 8 Tropfen in süßer Flüssigkeit (1 ccm = 15 Tropfen), Kinder 5 Tropfen. Flasche 10 und 20 ccm 1,60 und 2,65 DM, bei Kollaps 1 Amp. subcut., intramuskulär oder langsam intrav. E. Merck, Darmstadt.

Ephynal, ein synthetisch gewonnenes Vitamin E als Acetat des d, l-*a*-Tocopherol. Es ist gegen Sauerstoff nicht empfindlich und zeigt eine unveränderte Haltbarkeit. Anwendung bei Frauen: Habitueller Abort, drohender Abort (s. Flavolutan), Sterilität, Dysmenorrhoe, genitale Hypoplasie. Beim Manne: Störungen der Potenz, Oligospermie, Azoospermie. Zur Aufzucht von Frühgeburten, Dystrophia adiposogenitalis. Dosierung: Bei Schwangerschaft tägl. 2 Tabl. 2—3 Monate lang, bei drohendem Abort tägl. 5—6 Tabl. Bei den neurologischen Fällen höhere Dosen. Nach sehr hohen, unphysiologischen Dosen treten Cyclusstörungen auf. Packungen mit 20 und 200 Tabl. zu je 10 mg 2,35 und 16,10 DM, mit 5 Amp. zu 1 ccm mit 30 mg zur intramuskulären Injektion 2,65 DM, 25 Amp. 9,30 DM. Ephynal forte mit 20 und 100 Tabl. zu je 50 mg 5,70 und 20,15 DM. Deutsche Hoffmann-La Roche A.-G., 17b Grenzach/Baden.

Epihydan Bürger ist ein Diphenylhydantoin-Natr. Gegen Epilepsie 3mal tägl. 1 Tabl. zu 0,1 g nach dem Essen. Höchstdosis 0,6 g tägl. Röhrchen mit 20 Tabl. zu 0,1 g. Ysat-Fabrik, Wernigerode a. Harz.

Epileptasid, aus verschiedenen Colubriden-Arten (Klapperschlangen) gewonnen, zur symptomatischen Schlangengiftbehandlung bei Epilepsie und Chorea, Abscessen und Dämmerzuständen. Diese Behandlung soll bei Epileptikern nur 4,4% Versager haben und übertrifft damit jede andere Methode. Man beginnt die Behandlung mit subcut. besser intramusk. Inj. von 0,3 ccm Epileptasid und steigert in wöchentl. Intervallen auf 1—2 ccm. wenn die vorhergehenden Mengen gut vertragen wurden. Die Gesamtdauer der Behandlung beträgt mindestens ½ Jahr. An der Injektionsstelle kann eine lokale Entzündung auftreten; auch können nach den ersten Injektionen vermehrte Anfälle auftreten. 1 ccm enthält 0,04 mg Crotalus-Toxin (Klapperschlange). Packung 5 Amp. zu 1 ccm 6,— DM. Flasche mit 5 ccm. Asid Serum-Institut, Dessau.

Epithensalbe. Besteht aus Scharlachrot, Perubalsam und Vaselin. Zur raschen Granulation und Epithelisierung von Wunden. In Tuben zu 25 und 40 g (70 und 95 Dpf.). Temmler-Werke, Ver. chem. Fabr., Hamburg-Neugraben.

Epokan enthält Pyrazincarbonsäurehydrazid, cumarincarbonsaures l-Ephedrin und Pseudotropinbenzilsäureesterhydrochlorid. Das erstere steigert die Herzleistung und Atmung, das zweite löst den Bronchialkrampf, das dritte hat Atropinwirkung. Tabletten und Ampullen haben die gleiche Dosierung: von den beiden ersten je 0,03 g, dem dritten 0,0002 g. Besonders bei Asthma bronchiale. Im anfallsfreien Stadium 3mal tägl. 1 Tabl., an schweren Tagen 3mal tägl. 2 Tabl., im Anfall auf einmal 2—3 Tabl. oder 1—2 Amp. subcut. oder intrav. Auch bei Asthma cardiale und chronischer Bronchitis. Schachtel mit 20 Tabl. 2,26 DM. E. Merck, Darmstadt.

Equiserin s. u. Boviserin.

Equisetysat enthält die wirksamen Bestandteile der frischen Herba Equiseti, wie Kieselsäure, Aconitsäure (Equisetsäure), Apfelsäure, sowie eine adstringierende Substanz unbekannter Zusammensetzung. Bei Lungen-Tbc. 3mal tägl. 1 Teel. Packung mit 60 ccm 1,83 DM. Joh. Bürger, Ysatfabrik, Wernigerode a. H.

Ereton. E-Vitamin Bayer — Fertilitäts-Vitamin — enthält das natürliche Vitamin E in angereicherter und biologisch standardisierter Form, ferner die gesamten Phosphatide und den Vitamin-B-Komplex des Pflanzenkeimlings. Bei Sterilität der Frau, wenn keine anatomischen Veränderungen vorhanden sind, bei habituellem und drohendem Abort (s. Lutren und Flavolutan), bei Neigung zu Tot- und Frühgeburten, sowie zur Aufzucht von Frühgeburten, bei Infantilismus mit genitaler Hypoplasie, bei Sterilität des Mannes, wenn sie durch Azoospermie bedingt ist, bei Impotenz zusammen mit Hormontherapie. 1 Perle enthält 10 mg Vitamin E mit natürlichen Begleitstoffen des Pflanzenkeimlings. 3mal tägl. 1 Perle, bei drohendem Abort 1—2 Wochen lang auf 3mal tägl. 3 Perlen steigern. Bei Muskelatrophie 3mal tägl. 1—3 Perlen. Packungen: 20 Perlen 3,19 DM. Farbwerke Hoechst, Frankfurt/M.-Höchst.

Ergocholin enthält Pacyl 0,008 und Secale-Reinalkaloide 0,0005 g. Es soll durch Erhöhung des Vagus- und Erniedrigung des Sympathicustonus die thyreogen bedingte Sympathikotonie günstig beeinflussen. Gegen Tachykardie, Unruhe, Thyreotoxikosen, vegetative Störungen 3mal tägl. 1 Tabl. Packung mit 20 Tabl. 2,35 DM. Diwag, Berlin-Waidmannslust.

Ergotin Denzel. Ein Mutterkornpräparat, von dem 1 ccm das Wirksame von 8 g Mutterkorn enthält. Es ist zähflüssig und wird daher nur in Verdünnung gebraucht. Mixtur: Ergot. D. 2,0, Aq. Cinn. 50,0, Aq. dest. 100,

2—3mal tägl. 1 Eßl., oder Tropfen: Ergot. D. 3,0, Aq. dest. 12,0, 3mal tägl. 15—20 Tropfen. Als Pillen: Ergot. D. 2,0, Mass. pil. q. s. f. pil. Dos. XX, 3mal tägl. 2—3 Pillen. Im Handel als dragierte Tabletten zu 0,1 in Röhren mit 10 und 30 St. Zur Injektion eine 50proz. Lösung in Ampullen in Schachteln mit 6 und 12 Amp. zur intramusk. Injektion Dr. Denzel, Chem. Labor., Tübingen.

Ergotin. Gereinigtes Extrakt aus dem Mutterkorn, dessen Gehalt an spezifischen Mutterkornalkaloiden genau bestimmt ist. Als Haemostypticum. Innerlich 3mal tägl. 10—20 Tropfen oder 0,5—1 ccm intraglut. oder subcutan. Ergotin 1,0, Aq. dest., Glycerin aa 2,0 ½—1 Spritze intramusk. Ergotin 3, Sirup Cinnam. 30, Aq. 150, stündl. 1 Eßl., Packung mit 10 g 2,75 DM. Als Dragées Glas mit 20 St. 1,65 DM. In Ampullen mit 1 ccm Ergotin zur intramusk. oder subcut. Injektion 3 und 10 Amp. 1,55 und 4,25 DM. E. Merck, Darmstadt. Siehe Cornutinum ergoticum Bombelon.

Erugon. Standardisiertes Testikelhormon mit den Gesamtwirkstoffen des Hodens. Als Testobjekt dient der Kamm sowie der Bartlappen des kastrierten Leghornhahnes. Als Hahnen-Einheit gilt die pro Tag injizierte Menge Erugon, die nach 5maliger Injektion am 7. Tage vom Beginn der Injektionen an gerechnet ein Kammwachstum von 30% am kastrierten weißen Leghornhahn hervorruft. Indikation: Die verschiedenen Formen von Impotenz, der psychischen des Neurasthenikers, der Altersimpotenz und der Prostatahypertrophie auch bei körperlicher Abgespanntheit und geistiger Überarbeitung. Man gibt tägl. 1 Amp. intramusk., im ganzen 10—20 Injektionen. Bei schweren Fällen kombiniert man Erugon abwechselnd mit Prolan oder Preloban, das die Hormonbildung im Hoden fördert und die Geschlechtstätigkeit anregt. In leichten Fällen kann man mit Erugon-Dragées auskommen, von denen man 3mal tägl. 1 bis 2 Dragées gibt. Eine Kur = 50—100 Dragées zu je 0,25 HE. Packungen mit 2 und 10 Amp. zu 1 ccm = 2 Hahnen-Einheiten in öliger Lösung (5,90 DM). Packung mit 20 Dragées à 0,25 HE. 3,75 DM. Farbwerke Hoechst, Frankfurt/Main-Höchst.

Erystypticum. Ist eine Kombination aus Secacornin mit Hydrastis-extrakt und Hydrastininum Synth. Gegen pathologische Blutungen des weiblichen Genitale, des Magens, Darmes usw. 1—3mal tägl. 10—30 Tropfen. Eins der besten Styptica. Packung mit 10 g 1,70 DM. Deutsche Hoffmann-La Roche A.-G., 17b Grenzach/Baden.

Erythroltetranitrat. Ist Salpetersäureester des vierwertigen Alkohols Erythrit. Die gefäßerweiternde Wirkung tritt später ein als beim Nitroglycerin, hält dafür aber länger an. Bei Angina pect., Asthma, chronischer Nephritis. In Kompretten zu 0,005 und 0,03. Packung mit 0,005 g 20 St. 74 Dpf., mit 0,03 g 20 St. 1,09 DM. Oder als alkoholische Lösung 1:60, von der man 3mal tägl. einen knappen Teel. voll in 1 Weinglas gibt. MBK.

Esdesan. Besteht aus Extr. Visc.-Valer. fluid. 40,0, Extr. fluid. Papaveris 7,5, Tct. Strophanthi 2,0, Chloralhydrat 0,5. Als Beruhigungs- und Schlafmittel, gegen Angstzustände und nervöse Unruhe. 3mal tägl. 20—25 Tropfen. Flasche 50 g 1,25 DM, 25 g 80 Dpf., **Esdesan C. nitro** enthält noch 0,2 Solut. Nitroglycerin. Dieselben Packungen und Preise. Pharmarium G. m. b. H., Berlin S 59.

Eserin s. Physostigmin.

Esidron, das Natriumsalz des Chinolinsäuremonooxypropylamidmercuri-Theophyllins. Es wirkt sowohl renal als auch gewebsdiuretisch. Die Ampullen zu 2 ccm enthalten eine 10proz. Lösung der Quecksilberverbindung mit 4% Theophyllin (2 ccm = 0,14 g Esidron = 0,043 g Hg). Man gibt 2—3mal wöchentl. 1 Amp. intrav. oder intraglut. Bei kardialen Stauungen kombiniert man mit Strophanthin. Schachteln mit 5 und 20 Amp. zu 2 ccm 3,20 und 10,95 DM. S. Salyrgan und Novurit. Ciba A.-G., Wehr i. Baden.

Esjodin enthält Jodschwefel in molekular feiner Verteilung mit Calc. phosph. citr. Nr. I 1º/ₒₒₒ, Nr. II 1º/ₒₒ. Bei Furunkulose, Geschwüren, Kropf

3mal tägl. 1—3 Tabl. Röhre mit 50 Tabl. 1,19 DM. Dr. Joh. Dietr. Scheel, Brunsbüttelkoog, Bez. Hamburg.

Eskatonik enthält in 8 ccm = 2 Teelöffeln: Saures glycerophosphorsaures Natr. 0,130 g, saures glycerophosphorsaures Calc. 0,130 g, glycerophosphorsaures Strychnin 0,001 g. Die sauren Salze sollen besonders leicht resorbiert werden. Bei Erschöpfungs- und Ermüdungszuständen 3mal tägl. 2 Teel. vor dem Essen. Flasche 250 g 5,12 DM. Simons-Apotheke, Berlin C 2.

Esmodil. $3^0/_{00}$ige isotonische, wäßrige Lösung von Trimethyloxyproperylammoniumbromid. Stark wirkendes Darmperistaltikum ohne Nebenwirkung auf Herzkreislauf, Galle. Bei allen Darmatonien, paralytischem Ileus. 1 ccm intramusk. oder subcut. oder ½ ccm langsam intrav. Wenn keine Besserung nach 2—3 Std. Wiederholung. 5 Amp. zu 1 ccm 2,10 DM. Bayer-Farbenfabriken, Leverkusen/Rh.

Essigsauretonerde-Dispert. Eine nach dem Krause-Verfahren getrocknete essigsaure Tonerde. Leicht löslich in Wasser. Beutel zu 5 g, die in 200 g Wasser gelöst werden, geben eine gebrauchsfertige Lösung. 2mal 5 g 36 Dpf. Kali-Chemie A.-G., Berlin-Niederschöneweide.

Ester Dermasan. Eine weiche, überfettete Seife mit 10% freier Salicylsäure und 10% Phenyl- und Benzol-Salicylsäureestern. Bei Rheuma. Tuben zu 2,05 DM, K.-Packung 95 Dpf. Dr. Reiss, Rheumasan- und Lenicet-Fabr., Berlin NW 87.

Eticyclin, ein Aethinyloestradiol zur perlingualen Anwendung. Es ist ein Derivat des genuinen Follikelhormons. Im Klimakterium und nach Kastration 2mal tägl. eine Linguette einige Wochen lang. Bei Amenorrhoe und Hypoplasia und Hypoplasia uteri mehrmals tägl. 1—3 Linguetten während 2 Wochen. Bei Prostatakarzinom tägl. 5—10 Linguetten. Packungen mit 20 und 100 Linguetten zu 0,05 mg 3,05 und 12,40 DM, zu 0,01 mg 50 St. 1,80 DM. Ciba A.-G., Wehr/Baden.

Eubasinum. *a*-p-aminobenzolsulfonamidopyridin. 0,5 g pro Tablette. Ampullen: 30%ige Lösung von Eubasinum-Natrium (1 Amp. zu 3,3 ccm = 1 g Wirksubstanz). Bei Pneumokokken-Infektionen, vor allem genuine Pneumonie und Bronchopneumonie, ferner bei Pneumokokkenperitonitis, Pneumokokkenmeningitis; Meningitis epidemica, alle Arten von Gonokokken-Infektionen, Sepsis, Endocarditis lenta, Otitis, akute und chronische Ruhr, tuberkulöse Mischinfektionen und grippöse Infekte. Dosierung: *Erwachsene:* 1. und 2. Tag 8—12—16 Tabletten, davon als erste Dosis 4 Tabl. oder 2 Amp. intraglut. oder intrav., 3. und folgende Tage 6—10 Tabl. in fallender Dosis bis über einen fieberfreien Tag hinaus. Parenteral: Sofort 2—3 Amp. (= 2—3 g) intrav. Am gleichen Tage nochmals 2mal 2 Amp. intrav. oder intraglut., 2. und folgende Tage 2mal 2 Amp. bis über einen fieberfreien Tag hinaus. *Kinder:* Bis zu ½ Jahr: 3—4mal ¼—½ Tabl. tägl. ½—2 Jahre: 4mal 1 Tabl. tägl. Nach dem 2. Lebensjahr: 4mal 1—2 Tabl. tägl. bis 1—2 Tage nach Entfieberung oder die entsprechende Injektionsmenge (1 Amp. = 2 Tabl.), sehr langsam injizieren. *Bei Gonorrhoe:* Erwachsene kurze Stoßbehandlung, 2—3 Tage je 10—16 Tabl. tägl. Darreichung stets nach dem Essen. Die Verabreichung in oder zu Schleimsuppen, gleichzeitiges Trinken von Fruchtsäften, Einnahme von Natriumkarbonat kann die Aufnahme erleichtern. Reichliche Flüssigkeitszufuhr ist notwendig. Blutbild und Harnkontrolle bei Überschreiten von 25 g (= 50 Tabl.). Alle Sulfonamidschädigungen können durch B_1-Hepatrat prompt kupiert werden. Wenn wegen Übelkeit oder aus anderen Gründen keine Tabletten eingenommen werden können, injiziert man langsam intrav., verdünnt mit Aqua dest. oder physiologischer Kochsalzlösung, oder intraglut. so viel, wie der peroralen Dosis entspricht (1 Amp. = 2 Tabl.). Auch Einläufe mit wäßriger Eubasinum-Natrium-Lösung, wobei Eubasinum zu 50% resorbiert wird. Packungen: Tabl. zu 0,5 g, 10, 20, 50, 300 St. 1,30, 2,25, 5,—, 23,60 DM. Amp. zu 3,3 cm = 1 g Eubasinum-Natrium 3, 10, 50 St. 1,95, 6,05, 23,25 DM.

Wundstreupuder bei infizierten oder infektionsgefährdeten Wunden: Streudose zu 10, 50, 100 g 1,10, 4,25, 7,35 DM. Eubasinum-Natrium 5—10 g auf 300 Aq. dest. zum Ohrspülen oder Pleuraspülungen. S. Badional, Supronalum, Globucid, Eleudron Gantrisin. Nordmark-Werke, Hamburg.

Eucalyptolum. Farblose, campherartig riechende Flüssigkeit, löslich in Weingeist, Äther, Chloroform und fetten Ölen. Innerlich 0,2—2 g in Tropfen oder Kapseln bei Katarrhen und Entzündungen des Respirationstraktus, Asthma. Äußerlich zu Inhalationen, bei Asthma, Bronchitis putrida und Gangraena pulmonum oder als Einspritzung. Menthol 1, Eucalyptol 2, Paraffin. liquid. steril 8,0, tägl. 1 ccm intramusk.

Eucarbon. Kohlentabletten mit Sulfur, Rheum, Senna, Mentha, Foenicul. Bei Darmgärung und Obstipation. 1—2 Tabl. nach jeder Mahlzeit. 40 Tabl. 90 Dpf., 100 Tabl. 1,95 DM. Trenka, chem.-pharm. Fabrik, Wien.

Eucerinum anhydricum ist ein Gemisch von emulgierenden Wollfettalkoholen und sorgfältig raffinierten aliphatischen Kohlenwasserstoffen. Es nimmt mehr als die doppelte Menge seines Eigengewichts an Wasser auf. Beiersdorf & Co. A.-G., Hamburg.

Euchinin. Ist ein Äthylkohlensäureester des Chinins (mit 82% Chinin). Es sind weiße, feine, geruch- und geschmacklose Nadeln, unlöslich in Wasser, frei von Nebenwirkungen auf Magen, Darm und Herz, Gefäß- und Nervensystem. Es wird in Dosen von 0,5—1 g mehrmals tägl. gegeben bei Pneumonie, Typhus usw. Bei Keuchhusten gibt man 3—4mal tägl. soviel Dezigramm, als das Kind Jahre zählt, jedoch nicht mehr als 1,5 g pro Tag. In Pulvern und Tabletten zu 0,25 und 0,5. Packung mit 20 Tabl. zu 0,5 (7,85 DM), zu 0,25 g 2,60 DM. C. F. Boehringer & Söhne G. m. b. H., Mannheim.

Eucupin basic. Ist ein Isoamylhydrocuprein. Weißes, fast geschmackloses Pulver, in Wasser fast unlöslich. Innerlich zur Behandlung von Grippepneumonie. In Dosen von 0,2—0,3, stets nach dem Essen einzunehmen. Tagesdosis 0,8—1,2 g. Bei Diphtherie und septischer Angina eine 2proz. Lösung in abs. Alkohol zum Aufpinseln. Gegen Schmerzen an Hämorrhoiden als 2proz. Suppositorien. Im Handel als Pulver und Perlen zu 0,1 25 St. = 3,44 DM, 10 St. 1,63 DM. C. F. Boehringer & Söhne G. m. b. H., Mannheim.

Euflat besteht aus 0,02 Rad. Angelic., 0,02 Papaverin, 0,005 Aloe, 0,004 Gallenextrakt aktiv, 0,05 Pankreasextrakt aktiv, absorbiert an Kaffeekohle gegen Gärungsvorgänge und gesteigerte Gasbildung im Darm, Völlegefühl, Spannung, unregelmäßigen Stuhlgang und ihre sekundären Erscheinungen, wie Kopfschmerz, Schwindel, Herzdruck, Atemnot usw. 3mal tägl. 1—2 Dragées nach dem Essen. Packung mit 30 und 150 Dragées 2,43 und 10,78 DM. Sächs. Serumwerk A.-G., Dresden.

Euglissin, ein Laxativum mit Phenolphthalein 0,125, Ext. frangulae 0,06, Ext. bellad. 0,005, Rhiz. Rhei plv. 0,25, abends 1—2 Tabl. Packung mit 30 Tabl. zu 0,5 1,80 DM. Chem. Fabr. Grünau, Berlin-Grünau.

Eukliman. Enthält Belladonna-Alkaloide 0,05 mg, Natr. Phenylaethylbarbib. 20 mg, Nitroglyc. 0,1 mg, aetherische Öle. Bei klimakterischen Beschwerden und vegetativen Neurosen. 3mal tägl. 1 Dragée nach dem Essen. Packung mit 20 und 50 Dragées (1,50 und 3,— DM). Chem. Werke Albert, Wiesbaden-Biebrich.

Eukodal. Unterliegt dem Opiumgesetz. Man darf täglich für einen Kranken bis 0,2 g aufschreiben. Chlorhydrat des Dihydrooxykodeinon, aus dem Thebain dargestellt. Im chemischen Aufbau zeigt es eine gewisse Analogie zum Morphium und Codein, ist aber nicht zu den Morphinderivaten zu zählen. Es ist ein gelblichweißes, krystallinisches Pulver von etwas bitterem Geschmack. In Wasser 1:10 löslich, sterilisierbar, in Alkohol 1:60 löslich. Es ist ein Narcoticum wie Codein und Morphin. Die Wirkung beruht auf zentraler Ursache, sie ist stärker als die des Codeins und kann selbst die des Morphins übertreffen. Ein guter Morphinersatz, doch gibt es auch Eukodalismus! Die Gewöhnungsgefahr ist geringer als bei Morphin. Im Handel als

Tabletten zu 0,005 in Röhren mit 5, 10 und 20 St. (0,45, 0,75 und 1,30 DM).
1 Tabl. entspricht in ihrer Wirkung 0,01 g Morphin. Einzelg. ½—2 Tabl.
Tagesdosis 4 Tabl. Ampullen zu 0,01 und 0,02 in steriler Lösung in Packungen
mit 3 und 10 St. (1,45, 3,60, DM, 1,70, 4,25 DM). Als Pulver: Eukodal 0,005,
Pyramid., Phenac. aa 0,25, f. pulv. tal. Dosis V. Bei Grippe, Neuralgien
1 Pulver. Oder Eukodal 0,005, Acid. acetyl. salic., Pyramidon aa 0,25, tal.
Dos. V. — Eukodal 0,01—0,02, Ol. Cac. 2,0, f. supp. tal. Dos. V. Bei schmerzhaften Abdominalerkrankungen. Inf. Ipecac. 0,5:150, Eukodal 0,05, Succ.
Liquir. 10,0. D. S. 3mal tägl. 1 Eßl. Eukodal 0,03—0,05, Atropin. methylobromat. 0,005, Aq. amyg. am. 15,0. D. S. Bei Asthma bronchiale 15—20
Tropfen. Größte Einzelg. 0,03. Größte Tagesd. 0,1. E. Merck, Darmstadt.

Eumed, enthält Coffein 0,05, Phenac., Pyraz. phenyl. dimethyl., Dimethylaminophenazon à 0,15. Als Antineuralgicum und Antipyreticum
3—5 Tabl. tägl. Packungen mit 10 und 20 Tabl. 0,70 und 1,20 DM. Med.
Fabr. chem.-pharm. Präparate, Berlin-Neukölln.

Eumenol. Extrakt aus der chinesischen Tang-kui-Wurzel in Tabletten,
die 0,6 des flüssigen Extrakts enthalten. In Packungen zu 25 und 50 Tabl.
1,75, 3,— DM und als Eumenol liquid. zu 25 und 50 (3,— und 4,10 DM),
100, 250 g. Unschädliches Mittel zur Regelung anormaler Menses und Behebung der idiopathischen Amenorrhoe. 3mal tägl. 2—4 Tabl. oder 3mal
tägl. 1 Kaffeel. voll. E. Merck, Darmstadt.

Eumydrin. Ist ein Atropinmethylnitrat. Weißes, krystallinisches Pulver,
löslich in Wasser und Alkohol. Es soll 50mal (?) weniger giftig sein als
Atropin und keine Nebenwirkung auf das Zentralnervensystem haben! An
Stelle von Atropin in der Augenheilkunde in 1—5proz. Lösung. Innerlich
gibt man 1—2,5 mg. Im Handel als Pulver und Tabletten von 1 mg. Packung
mit 10 Tabl. 1,25 DM. Rp. Eumydrin (greift neurogen an) 0,0015, Papaverin
(greift muskulär an) 0,08, Ol. Cac. 2,0, f. supp. tal. Dos. X. Bei spastischen
Zuständen, Magenkrampf und Gallensteinkolik. Gibt man intramuskulär
mehr als 0,003, so tritt Pupillenerweiterung, Trockenheit im Munde und
Appetitlosigkeit auf. Bayer, Farbenfabriken, Leverkusen a. Rh.

Eunarcon (Natriumsalz des Isopropyl-β-bromallyl-N-methylmalonyl-
ureid in 10proz. wäßriger, haltbarer Lösung zur intrav. Injekt.). Narkoticum von schneller, tiefer, aber flüchtiger Wirkung. Wird sehr rasch im
Organismus zu unschädlichen Stoffen abgebaut, die keine hypnotische
Wirkung entfalten; daher unter normalen Umständen kein Nachschlaf.
Langsame intrav. Injektion erforderlich. Anwendungsgebiet: Bei kurz
dauernden Operationen (bis zu etwa 20 Min.) als *Vollnarkoticum* (6—8 ccm,
nicht mehr als 10 ccm), bei kleinen Eingriffen als *Rauschnarkoticum* im Sinne
des Chloräthylrausches (3—5 ccm); Verlängerung der Narkose kann unbedenklich durch Nachspritzen oder Zugabe eines Inhalationsnarkoticums
erfolgen. Kontraindiziert bei Sepsis, Ikterus, Leber- und Nierenschädigungen, ferner bei eitrigen (phlegmonösen) Prozessen im Mund, Rachen
und am Kehlkopf. Dosierung nach Alter und Allgemeinzustand des Patienten,
Höchstdosis für 1 Injektion 10 ccm; bei älteren Leuten erreicht man häufig
mit geringen Mengen Narkosen von längerer Dauer. Ampullen zu 5 und 10 ccm,
Packungen zu 3 St. 3,20 DM bzw. 4,85 DM. J. D. Riedel-E. de Haën A.-G.,
Seelze b. Hannover.

Eunatrol. Ist Natr. oleinic. mit freier Ölsäure. Gelbliche, weiche, schwach
alkalisch reagierende und sich fettig anfühlende Masse. In Wasser leicht,
aber trübe löslich. Es ist ein Cholagogum, das die Gallenabsonderung
steigert, die Leberzellen anregt und daher als gallensteintreibendes Mittel
Verwendung findet. Im Handel in Form der Eunatrolpillen, welche 0,25 g
Eunatrol enthalten und mit Schokolade überzogen sind. 50 St. 3,91 DM.
3mal tägl. 4—5 Pillen zu 0,25. Oder als Mixtur: Eunatrol 10, Tinct. Valer.
5,0, Aq. Menth. pip. 150, 2—3mal tägl. 1 Eßl. Die Pillen sind in Gläsern
zu 50 und 100 St. *Eunatrol sicc.* Weißes, trockenes, alkalisch reagierendes

Pulver. In Wasser und Weingeist klar löslich. Dient ebenfalls als Cholagogum. Vereinigte Chininfabr. Zimmer & Co., Mannheim-Waldhof.

Eunervin enthält 0,7% der Molekularverbindung von Noctal-Natrium mit Phenyldimethylpyrazolon, sowie einen Zusatz von 5% Bromnatrium mit Geschmackskorrigentien. Als Nervinum und Sedativum bei nervösen Erregungszuständen. Man verordnet 2—3mal tägl. 1 Teel., in hartnäckigen Fällen 2 Teel., zum Schlafen 1 Eßl. Flasche mit 200 ccm 1,60 DM. Riedel-de Haën A.-G., Seelze b. Hannover.

Eupaco, eine Kombination von Eupaverin 0,03 g, Pseudotropinbenzil-säureesterhydrochlorid 0,00025 g. Dimethylaminophenazon 0,15, Luminal 0,015 g, als Tabletten und als Suppos. Je nach spastischen Schmerzzu-ständen 1—2 Tabl. oder 1—2 Zäpfchen. Packungen mit 10 und 20 Tabl. (1,60 und 2,80 DM), mit 5 und 10 Supposit. (1,25 und 2,20 DM). 5 Supposit. für Kinder (Eupaverin 0,03 g, Pseudotropinbenzilsäureesterhydrochlorid 0,00015 g, Dimethylaminophenazon 0,075 g, Luminal 0,0075 g). Amp. mit 0,03 g Eupaverin und 0,0005 Atropin sulfuric. Schachtel mit 3 und 10 Amp. 1,25 und 3,40 DM. E. Merck, Darmstadt.

Eupaverin (= 1-(3, 4)-methylendioxybenzyl-3-methyl-6, 7-methylen-di-oxyisochinolinhydrochlorid), ein synthetisches Präparat mit allen Wir-kungen und Indikationen des Papaverins; ist chemisch nicht identisch mit Papaverin —. In heißem Wasser löslich. Dosierung 0,03—0,06 g pro dosi. Im Handel in Substanz, Tabl. zu 0,03 g in Packungen mit 10 und 20 St. (1,05 und 1,75 DM). Amp. zu 1 ccm mit 0,03 g. Packungen mit 3 und 10 St. (1,25 und 3,30 DM). Amp. zu 5 ccm mit 0,15 g. 5 Amp. 4,20 DM zur **Em-bolie**behandlung. Zur intrav. oder intraarteriellen Injektion. Die 5-ccm-Amp. wird langsam auf einmal eingespritzt. Die Erfolge sind oft sehr er-freulich, auch bei Hirnembolien im Gefolge von Herzfehlern. Bei Embolien der Art. femoralis ist sofortige Operation indiziert. Auch bei *Endangiitis obliterans* wurden gute Erfolge gesehen. Lebenbedrohende Angina pectoris konnte durch 0,36 g Eupaverin intrav. zum Abklingen gebracht werden. Bei schweren Koliken wurden schon Dosen von 0,12 g = 4 Amp. intrav. gegeben. Auch eine Kombination von 0,03 g Eupaverin und 0,02 g Eukodal intrav. ist von sehr guter Wirkung. In gewöhnlichen Fällen gibt man tägl. 3mal 1—2 Tabl. oder intramusk. 2 Amp. Auch als Pulver pro receptura. E. Merck, Darmstadt.

Euphakin, Hormonpräparat zur Behandlung des grauen Altersstars, besteht aus Extrakten von Thyrcoidea, Parathyreoidea, Testis, Calc. lact. Es ist standardisiert (0,05 mg Jod pro Tabl.) und eignet sich zur Dauer-behandlung. Es verhindert das Fortschreiten der Linsentrübung, eine schon bestehende Trübung wird nicht beeinflußt. 3mal tägl. 1 Tabl. 25 Tage lang, dann eine 25tägige Pause und Wiederbeginn der Kur. Dieser Turnus setzt sich in gleicher Weise fort. Bei Herz- und Basedowkranken 3mal tägl. 1 Tabl. 8 Tage lang, dann 8 Tage Pause, dann Wiederholung im gleichen Turnus. Packung mit 100 Tabl. Diwag, chem. Fabr., Berlin-Waidmannslust.

Euphydigtal, eine Kombination von Euphyllin mit Digitalis in Zäpfchen und Tabletten. Jedes Zäpfchen enthält 0,2 g Euphyllin und 15 g Digitalis, jede Tabl. 0,1 g Euphyllin und 0,1 g Digitalis. 3mal tägl. 1—2 Tabl. oder 2—3mal tägl. 1 Zäpfchen. Packungen mit 10 und 20 Tabl. (1,25 und 2,90 DM), mit 10 Suppos. 3,70 DM.

Euphyllin. Ist ein Theophyllin-Äthylendiamin, ein weißes, krystalli-nisches Salz, das zu 40% in Wasser löslich ist. Theophyllingehalt 78%. Da es schnell resorbierbar und vollkommen reizlos ist, kann es sowohl intramusk. als auch intrav. injiziert werden oder rectal als Klysma oder Suppositorien und per os ohne Nebenerscheinungen gegeben werden. Nach eigener Er-fahrung tritt bei manchen Kranken sowohl bei peroraler als auch intra-venöser Verabreichung Übelkeit auf. Die diuretische Wirkung beruht neben dem starken Quellungsfaktor und der Oberflächenaktivität des Euphyllin auf der Gefäßerweiterung von Nieren und Kranzgefäßen. Bei seiner diuretischen Wirkung scheidet es nicht nur Kochsalz, sondern auch Harnstoff und andere körperfremde Stoffe aus. Die starke vasodilatorische Wirkung des Euphyllin auf die Kranzgefäße erklärt sich durch die Äthylendiaminkomponente, wodurch es zu einer Additionswirkung beider Bestandteile kommt. Das Präparat eignet sich daher auch ganz besonders bei Angina pect. vera. Ein stenokardischer Anfall kann meist durch eine intrav. Injektion sofort beseitigt werden, jedoch erfordert die Behandlung täglich Injektionen mit gleichzeitiger Darreichung von Euphyllin per os. oder rectal. Auch Herzblock mit gehäuft auftretenden Anfällen von Adam-Stokes wurde günstig beeinflußt. Myodegeneratio als Folge von Coronarsklerose mit Herzmuskelinsuffizienz läßt sich durch eine Kombination von Euphyllin mit Strophantin günstig beeinflussen. Weiterhin ist Euphyllin bei Asthma bronch. von sehr guter Wirkung. Euphyllin kann zur intrav. Injektion in der Spritze kombiniert werden, ohne Ausfällung: mit Scillaren, Digalen, Digipuratum, Strophanthin, Lobelin und Salyrgan. Die Euphyllinampulle ist am besten mit 20proz. Traubenzuckerlösung auf 20 ccm zu verdünnen und langsam zu injizieren, damit unangenehme Nebenwirkungen, wie Hitze nach dem Kopfe, Schwindel und allgemeine Beklemmungsgefühle, nicht auftreten. Es ist im Handel als Lösung in Ampullen zur intrav. Injektion zu 10 ccm mit 0,24 g Euphyllin in Schachteln mit 5 Amp. (2,95 DM), zur intramusk. Injektion zu 2 ccm mit 0,48 g Euphyllin in Schachteln mit 6 Amp. (2,95 DM). Auch Ampullen, die nur 0,12 g Euphyllin in 1 ccm Wasser enthalten, zur intrav. Injektion mit Strophanthin und Traubenzucker. 5 Amp. zu 1 ccm 2,15 DM. Innerlich als Tabletten zu 0,1 g in Röhren mit 10 und 20 St. (0,95 und 1,70 DM). Rectal als Suppositorien mit 0,36 g in Schachteln mit 10 St. (3,05 DM). Von den Injektionen kann man tägl. 1—3 besonders bei Angina pect., Herzschwäche, stenokardischen Anfällen und Herzblock geben. Bei Asthma bronch. am besten zusammen mit Papaverin oder Lobelin intramusk. oder intrav. Bei nur 1 Injektion gibt man tägl. noch 4—6 Tabl. oder 2—4 Suppositorien. Als Rezepte kann man Euphyllin noch aufschreiben.

Euphyllin	1,0	Inf. Digit. titr.	1,0:150
Aq. dest.	160,0	Euphyllin	2—3,0
Sirup. simpl.	180,0	Sirup. simpl. ad	200,0
2stündl. 1 Eßl.		2stündl. 1 Eßl.	
Euphyllin	1,0	Natr. sulfocyanat.	1,0
Solve in Aqua fr.		Euphyllin	2,0
Decoct. Salep ad	200,0	Aq. dest. ad	150,0
zu 2 Klistieren.		3mal tägl. 1 Eßl.	
		bei Arteriosklerose.	

Euphillin-Calcium. Durch die Kombination mit Ca wird die Euphyllinwirkung erhöht und die Nebenwirkung auf den Magen herabgesetzt. 3mal tägl. 1 Tabl. oder tägl. 2 Supposit. oder wöchentl. 2—3 Injektionen intrav. Packungen mit 10 und 20 Tabl. (0,95 und 1,70 DM). Eine Euphyllin-Calc.-Tabl. enthält 0,1 g Euphyllin und 0,018 g Calciumlactat. 10 Supposit. mit 0,36 Euphyllin und 0,07 org. geb. Ca 3,05 DM. Eine Euphyllin-Calc.-Amp. zu 10 ccm enthält 0,35 g Euphyllin und 0,045 g Calc. salicyl., langsam intrav. injizieren. 5 Amp. zu 10 ccm 2,95 DM.

Euphyllin-Jod-Calcium, besonders bei Coronarsklerose. Dosierung wie oben. Packungen für beide Präparate: Röhren mit 10 und 20 Tabl. 0,95 und 1,70 DM, Schachtel mit 10 Zäpfchen 3,05 DM, Schachtel mit 5 Amp. zu 10 ccm 2,95 DM. Die Dosis der einzelnen Bestandteile wie bei Euphyllin-Calc. mit Zusatz von 0,005 g Jod bei Tabletten, bei Zäpfchen 0,01, von 0,015 g Jod in der Ampulle. Wöchentl. 2—3 Injektionen intrav. Sehr langsam injizieren. Byk-Guldenwerke, Abtlg. Lomberg G. m. b. H., Konstanz a. Bodensee und Weilheim i. Obb.

Euphyllin vom pharm. Werk Byk, Oranienburg. 5 Amp. zu 1 ccm mit 0,12 g Euphyllin 2,20 DM, als Tabl. zu 0,1 g. 10 und 20 Tabl. 0,87 und 1,60 DM, als Supposit. mit 0,35 g 10 St. 2,92 DM. Euphydigtal mit 0,1 Digit. 10 Tabl. 1,16 DM, Euphyllin-Calcium mit Euphyllin 0,1 g und Ca lact. 0,14, 20 Tabl. 1,64 DM. Euphyllin-Jod-Calcium enthält noch 0,0067 Kal. jodat. 20 Tabl. 1,64 DM.

Eupragin ist eine Lösung mit 4,8% Na. sulfuric. + 1% Kaliumnatriumtartrat mit p-aminobenzoyldiaethylaminoaethanol hydr. gegen akuten und chron. Muskelrheuma, Lumbago, Ischias, Arthritis def., Spondylitis. Jeden 2. Tag 10 ccm intragl. Die Wirkung schreibt man einer tonusherabsetzenden und krampflösenden Eigenschaft zu, aber auch einer Verschiebung des Säurebasengleichgewichts nach der alkalischen Seite. 5 Amp. zu 5 und 10 ccm 2,40 und 4,— DM. Dr. Thilo & Co., Chem. Fabr., Mainz.

Euresol. Ist im wesentlichen Resorcinmonoacetat, eine gelblich-ölige Flüssigkeit, die in Alkohol und Aceton löslich ist. 1 Flasche Haarwasser 90 ccm 1,90 DM. Gegen Acne, Seborrhöe, Sykosis: Euresol 1—10, Aceton ad 20,0, zum Aufpinseln. Als Haarwasser: Euresol 10,0, Anthrasol 1,0, Ol. Lavand. 3,0, Spir. vin. 125, Aq. dest. ad 200. Bei hartnäckigen Kopfschuppen: Anthrasol 3,0, Eucalyptol 2,0, Euresol 3,0, Glycerin 7,0, Spir. 120,0, Mixt. oleos. bals. 15,0. Gegen Seborrhoea: Acid. tannic. 2,5, Euresol 2—5,0, Spir. Lavand. et Rosmar. aa ad 200,0. Euresol wird auch zum Schutz gegen Schnaken empfohlen. Knoll A.-G., Ludwigshafen.

Eusedan enthält Ext. Valer. fl., Ericae, Convallar, Papav., Chlorophyll und Chloralhydrat, ein Nervinum und Sedativum, 3mal tägl. ½ Teel. Zum Schlafen 1—2 Teel. Flasche mit 50 und 100 ccm 1,03 und 1,54 DM. Pharm. Werke Byk, Oranienburg.

Eutirsol, hellfarbiges Destillat aus dem schwefelhaltigen Schieferöl. Es ist von öliger Beschaffenheit und weder Wasser- noch glycerinlöslich. Im Handel als Salbe in Tuben zu 30 g 10 und 20% 1,09 und 1,36 DM, als 5proz. Paste 82 Dpf. S. Leukichtol. Ichthyol-Gesellschaft Cordes, Hermanni & Co., Hamburg-Lockstedt.

Eutonon. Kreislaufwirksamer Leberextrakt. Bei Angina pectoris, spastischen Erkrankungen peripherer Gefäße, intermittierendem Hinken, Vasoneurosen, Kreislaufstörungen bei Infekten. 3mal tägl. 20—30 Tropfen oder 1—2 Amp. intramusk. Eutonon-Tropfen: Tropfflasche mit 20 ccm (3,45 DM). Schachteln mit 3 und 10 Amp. zu 1 ccm (1,80 und 5,— DM). Promonta, Hamburg.

Eutyol-Salbe. Enthält 5% Eutyol, einen besonders ausgewählten und gereinigten Fichtenholzgerbstoffextrakt, der zum überwiegenden Teil aus ligninsulfosaurem Alkalisalz besteht und in einer für die Haut völlig reizlosen, haltbaren Salbengrundlage emulgiert ist. Zur Vorbeugung und Behandlung entzündlicher Veränderungen der Haut, besonders bei Röntgen- und Ultraviolettbestrahlungen. Je nach Bestimmung als Reizschutz oder Medikament wird Eutyol-Salbe etwa ½ Stunde vor oder nach der Belastung sorgfältig in die Haut einmassiert. Bei der Behandlung stärkerer Reizzustände ist das Auflegen eines messerrückendick mit Eutyol-Salbe bestrichenen Lappens zweckmäßig. Es empfiehlt sich, die beschickten Hautpartien abzudecken, um Verunreinigung der Wäsche zu vermeiden. 50 g 1,70 DM. Knoll A.-G., Chemische Fabriken, Ludwigshafen a. Rh.

Eutussol ist eine sirupöse Lösung von Kal. jodat., Kal. sulfoguajac., Natr. bromat., Natr. benzoic., Ammon. chlorat., Ext. Thymi. Bei Bronchitis, Husten, Verschleimung 3—4mal tägl. 1—2 Teel. Flasche 150 ccm 1,80 DM. Pharmaz. Werke Byk, Oranienburg.

Euvernil. Ein N-Sulfanilylcarbamid, also ein Sulfonamidpräparat als Harnstoffderivat, mit dem besonderen Vorzug einer fast vollkommenen Ungiftigkeit. Es wird peroral nach 1—2 Std. zu 70% resorbiert und geht in die gesamte Körperflüssigkeit über, ohne irgendwo gespeichert zu werden.

Die Ausscheidung erfolgt ebenfalls sehr schnell, so daß nach 8 Std. schon 79% der resorbierten Menge ausgeschieden sind, daher keine Konkrementbildung in den Nieren. Zur Chemotherapie von Infektionskrankheiten, bes. auf urologischem Gebiet, Cystitis, Pyelitis. Man gibt je nach Schwere des Falles 1 Std. vor dem Essen tägl. 4mal 2 bis 4mal 3, wenn notwendig selbst 3mal 12 Tabl., die man in kaltem Wasser zerfallen läßt. Intrav. in Einzeldosen von 20—30 ccm, auch intramusk. ist möglich. Tabl. zu 0,5 g 20 St. 1,90 DM. Die Injektionsflüssigkeit ist eine 25proz. Lösung in 5 Amp. zu 10,5 ccm 4,65 DM, 3 Amp. zu 25 ccm 5,35 DM. Chem. Fabrik von Heyden A.-G., Radebeul-Dresden.

Evion. Vitamin E als di-a-Tocopherol. Bei männlicher und weiblicher Sterilität, bei habituellem Abort oder habitueller Frühgeburt, wenn die Ursache auf Vitamin-E-Mangel beruht. Auch bei Potenzstörungen. Tägl. 1—2 Dragées. Bei Muskelatrophie tägl. 10 Dragées. Schachtel mit 20 St. zu je 0,01 g di-a-Tocopherolacetat 2,40 DM. Evion-Amp. zu 0,03 di-a-Tocopherol in 1 ccm Öl, 5 Amp. 2,70 DM. Evion forte Dragées zu 0,05 g 20 St. 5,90 DM. S. E-Vitrat, Vibeta und Vitamin E, Ereton. E. Merck, Darmstadt.

Evipan — ein ungiftiges Einschlafmittel — ist eine N-Methyl-cyclohexenyl-methylbarbitursäure. Ein weißes Pulver, schwer in Wasser, leicht in heißem Alkohol löslich. Indiziert bei schlechtem Einschlafen, unruhigem Schlaf; bei Frühaufwachern führt meist 1 Tabl. noch zu einem guten Schlaf mit erfrischtem Aufwachen. Gewöhnliche Dosis 1—2 Tabl. beim Schlafengehen oder nachts beim Aufwachen 1 Tabl. Packung mit 10 Tabl. zu 0,25 g 1,70 DM.

Evipan-Natrium, das in Wasser leicht lösliche Natriumsalz. Lösung reagiert alkalisch. Es dient zur Kurz- und Rauschnarkose bei Eingriffen bis zu einer Gesamtdauer von 10—20 Min. Für Erwachsene kommen 7—10 ccm der 10proz. Lösung in Frage. Injektionsdauer: In 1 Min. 3 ccm der Lösung. Bei 10 ccm der Lösung *intravenös* beträgt die Dauer des Schlafes durchschnittlich 60 Min., bei intramusk. Injektion 4—6 Std., selbst bis 8 Std. Bei der intramusk. Injektion injiziert man am besten je 5 ccm in die linke und rechte Glutaealgegend, um die Resorption zu beschleunigen. Indikation: Zur Beruhigung von hochgradig Erregten (Geisteskrankheiten), zur Unterstützung von kleinen operativen Eingriffen. Packung: Trocken-Amp. zu 0,5 g Evipan-Na und Amp. zu 5 ccm Aq. dest. steril: Schachtel mit 3 Amp. 3,25 DM, mit 25 Amp. Mit 1 g Evipan-Na und Amp. zu 10 ccm Aq. dest. steril: 1 Amp. 1,80 DM, 25 Amp. Evipan-Na rectal zur Erzeugung eines Dämmerschlafes in der Geburtshilfe: Nach Reinigungseinlauf gibt man bei Seitenlage durch Nélaton-Katheter mit Spritze pro kg Körpergewicht 0,02 g Evipan-Na und verdünnt die Gesamtmenge mit 30 ccm Wasser. Eine Gesamtdosis von 1,5 g soll man nicht überschreiten. Die Wirkung beginnt nach 20 Min. Bei Leber- und Kreislaufkranken ist Vorsicht geboten. Bayer, Farbenindustrie, Leverkusen a. Rh.

E-Viterbin. Standardisiertes Vitamin-E-Präparat, das aus natürlichen Ausgangsstoffen gewonnen und zum Schutze vor Oxydation acetyliert ist. Als Konzentrat aus natürlichem Material enthält es außerdem wertvolle Begleitstoffe, wie sie im Getreidekeim mit den Tocopherolen vergesellschaftet sind. Für seine Verwendung gelten alle Anzeigen der Vitamin-E-Therapie wie Abortus habitualis, Abortus imminens, Sterilität und Potenzstörungen, ferner mit Muskeldystrophie einhergehende Erkrankungen des neuromuskulären Apparates, wie z. B. amyotrophische Lateralsklerose, postdiphtheritische Lähmungen usw. Zur oralen und intramusk. Therapie bestimmt, kommt E-Viterbin in Form von Bohnen zu 5 R.E. und Ampullen mit 1,1 ccm zu 30 R.E. in den Handel. Röhren mit 20 Bohnen 2,80 DM. Amp. zu 1,1 ccm, Schachteln mit 5 St. 3,90 DM. Knoll A.-G., Chem. Fabriken, Ludwigshafen a. Rh.

E-Vitrat. Vitamin-E-Konzentrat aus Weizenkeimlingen, biologisch standardisiert. Neueste physiologische Untersuchungen haben den eindeutigen Beweis dafür erbracht, daß dem Vitamin E (Fruchtbarkeitsvitamin) ein regelnder Einfluß auf die Funktionen der Sexualorgane sowohl beim Mann als auch bei der Frau zukommt. Tatsächlich bewährt sich E-Vitamin zur Behandlung von Zuständen, die mit einer Funktionsuntüchtigkeit der Geschlechtsdrüsen zusammenhängen. Fehlen von Vitamin E zerstört beim männlichen Tier das Samenepithel (Aufhören der Spermatogenese) und läßt den Geschlechtstrieb erlöschen. Beim weiblichen Tier kommt es im letzten Drittel der Schwangerschaft zur Resorption der Föten ex utero. Indikationen: Bei der Frau: primäre Sterilität, genitale Unterentwicklung, habitueller Abort und zur Förderung ungenügender Milchsekretion. Beim Mann: nicht nervös bedingte Sterilität, Oligo- und Azoospermie, genitale Hypoplasie. 3mal tägl. 1 Teel. nach den Mahlzeiten. In Flaschen zu 120 und 300 g 3,37 und 6,75 DM o. Ums.-Steuer. Nordmark-Werke, Hamburg.

Exiturin, hergestellt aus Cannabis africana mit Jod, Semen Colchici und Herb. und Rhiz. filicis gegen Gicht, Harnsäurediathese, rheumatische Erkrankung. 3mal tägl. 1 Teel. in Milch. Flasche mit 100 g 1,74 DM. Chem. Fabr. Dr. Uhlhorn & Co., Wiesbaden-Biebrich.

Expectal enthält 0,033 g einer Molekularverbindung aus Codein und Dipropylbarbitursäure, Kal. sulfoguajac. 4 g und Extr. Thymi fl. 7,5 g in 125 g Gesamtlösung. Bei Bronchitis und Husten 3mal tägl. 1 Kinderlöffel. Kinder die Hälfte. Packung 125 g 1,80 DM. Als Tropfen 25 g 1,20 DM. Mehrmals tägl. 20 Tropfen. Troponwerke, Köln-Mülheim.

Expektysat. Ysat aus Rad. Primulae, Rad. Violae, Herb. Thymi mit Zusatz von Kal. sulfoguajac. als Tropfen und Sirup. Bei Husten mehrmals tägl. 15—20 Tropfen oder 1 Teel. Packungen 20 ccm 65 Dpf., 185 g als Sirup 1,30 DM. *Expektysat c. Ephedrin* 15 Tropfen = 1 ccm = 0,02 g Ephedrin hydr. 3mal tägl. 10—20 Tropfen 20 ccm = 85 Dpf. Expektysat cum Dihydro-Codein 15 Tropfen = 1 ccm = 0,01 g Dihydro-Codein bitart. 3mal tägl. 10—20 Tropfen. 15 ccm 95 Dpf. Als Sirup 1 Teel. = 5 g = 0,01 g Dihydro-Codein bitart. 3mal tägl. 1 Teel. 100 g = 1,50 DM. Ysatfabrik, Wernigerode a. H.

Expit s. Pro-Expit.

Extin. 1 Tabl. zu 0,53 g enthält 0,25 g Adipinsäure, 0,05 g saures adipinsaures Hexamethylentetramin, 0,2 g Ammoniumchlorid, 0,03 g Stärke. Es soll Phosphatsteine lösen oder aus zusammengesetzten Steinen die Phosphatkomponente herauslösen. Der Urin wird stark sauer. Bei Konkrementbildungen in den Harnwegen. Bei Cystitis, Pyelitis, Phosphaturie. 3—4mal tägl. 1—3 Tabl. in Wasser vor dem Essen. Packungen mit 60 Tabl. 1,57 DM. 20 Tabl. 55 Dpf. Joh. G. W. Opfermann & Sohn, Bergisch-Gladbach.

Extractum absinthii. Wermutextrakt. Als Stomachicum 0,5—2 g.

Extractum aloes. Trockenes, gelbbraunes, bitter schmeckendes Extrakt, in 5 Teilen Wasser fast klar löslich. Innerlich als gelindes Abführmittel in Dosen von 0,05—0,25. Als starkes Abführmittel (Drasticum) 0,25—0,6 in Pillen. Extract. Aloe, Sapon. Medicat. aa 3, Spirit. q. s. f. pil. Dos. L, abends 1—2 Pillen. Extr. Aloe, Extr. Rhei comp. aa 3 (Extr. Strychni spirit. 0,3) f. pil. Dos. XXX, abends 2 Pillen. (Rabow.)

Extractum belladonnae. Tollkirschenextrakt, aus den getrockneten Blättern bereitet. Dunkelbraunes, dickes Extrakt, in Wasser fast klar löslich. Alkaloidgehalt, berechnet auf Hyoscyamin, beträgt 1,5%. Innerlich als beruhigendes, schmerzstillendes Mittel. Die Reflexerregbarkeit und die Sekretion der Drüsen werden herabgesetzt, daher besonders bei krampfhaften Schmerzzuständen in Dosen von 0,01—0,05 2—3mal tägl. als Pulver, Pillen und Tropfen. Äußerlich als Klistier (0,05—0,1 : 25), Inhalationen 0,05—0,25 : 500. Als Augenwasser 0,1—0,2 : 10. Als Augensalbe 0,3—0,6 : 10

bei skrofulöser Lichtscheu. Als Salbe 3—6:25. Extr. Bellad. 0,02—0,05, Ol. Cac. 2,0, f. supp. tal. Dos. X, bei Bedarf 1 Zäpfchen. Extr. Bellad. 1,0, Opii pulv. 0,5, Rad. Ipecac. 2,0, f. pil. 50, 3mal tägl. 1 Pille, allmählich auf 3mal 3 Pillen steigend, bei Asthma. Extr. Bellad. 0,4, Liqu. Ammon. anis, Tinct. Opii benz. aa 3, Aq. Amygd. amar. ad 20, öfter 10—20 Tropfen, bei Asthma und Bronchitis. Magn. ust., Natr. bicarb. aa 15, Extr. Bellad. 0,4 3mal tägl. 1 Messerspitze, bei Hyperacidität und Ulcus ventriculi. Bismut. subnitr., Calc. carb. aa 10, Magn. perhydrol. 20, Extr. Bellad. 0,5, bei Ulcus ventriculi 3mal tägl. 1 Messerspitze vor dem Essen. Größte Einzelg. 0,05. Größte Tagesg. 0,15. S. Bellafolin.

Extractum bursae pastoris (1 = 4 Droge). Im Handel als Kompretten MBK. mit 0,25 Extr. sicc. in Packungen mit 25 und 50 St. Bei Menorrhagie, Endometritis, bei allen atonischen Zuständen des Uterus. Bei Lungen- und Darmblutungen 3mal tägl. 1—2 und mehr St.

Extractum calami. In Pillen 0,5—1 g. Als Stomachicum.

Extractum cannabis indicae. Indisches Hanfextrakt. Schwarzgrünes, dickes Extrakt, löslich in Alkohol, innerlich 0,03—0,1 als Hypnoticum bei Geisteskrankheiten. Als Narkoticum steht es dem Opium ziemlich nahe, wirkt aber nicht verstopfend. Bei Neurosen, Migräne, in Dosen von 0,02 bis 0,03. Unzuverlässig und am besten zu vermeiden. Äußerlich in Salben und Lösungen. Bei entzündlichen neuralgischen und rheumatischen Schmerzen. Auch in Hühneraugenpflaster und Kollodium enthalten. Extract. Cannabis indic. 0,3, Spirit. sinap. 25, zum Einreiben.

Extractum cascarae sagradae fluidum. Als Abführmittel ½—1 Teel. abends zu nehmen. Extr. Cascarae sagr., Sirup. simpl. aa 30, tropfenweise als Stomachicum. Zum Abführen abends 2 Teel. Als Kompretten zu 0,15 und 0,25 in Packungen mit 25 und 100 St. (0,44 und 1,17 DM, 0,53 und 1,63 DM). MBK.

Extractum cascarillae. Innerlich 0,5—1 g mehrmals tägl. in Pillen oder Mixturen. Als tonisierendes Mittel.

Extractum centaurii. Tausengüldenkrautextrakt. Als Amarumi, früher als Fiebermittel.

Extractum chinae fluidum. Rotbraune, herb schmeckende Flüssigkeit. Als Stomachicum 10—30 Tropfen. Extr. Chin. fl. 10,0, Sirup. simpl. 20,0, Aq. d. ad 200,0. Anstatt Decoct. Chinae.

Extractum chinae Nanning. Ein nach besonderem Verfahren hergestelltes Chinaextrakt mit 5% Alkaloidgehalt ohne Alkohol. Als Stomachicum: 3mal tägl. 20—30 Tropfen. Packungen zu 1,— und 2,25 DM. Dr. Nanning, Chinawerke, Den Haag, Holland.

Extractum chinae spirituosum. Trockenes, rotbraunes, bitteres Extrakt, in Wasser trübe löslich. Alkaloidgehalt mindestens 12%. Innerlich als Pillenzusatz und als Stomachicum in Mixturen. Extr. Chinae spir. 5, Tinct. aur. 5, Sirup. simpl. 40, Vinum rubr. ad 200, 2stündl. 1 Kinderlöffel.

Extractum colae fluidum. Rotbraune, mit Wasser trüb mischbare Flüssigkeit von bitterem zusammenziehendem Geschmack. Mindestgehalt an Coffein 1%. 3mal tägl. ½ Teel. als Analepticum.

Extractum colocynthidis. Trockenes, gelbbraunes, in Wasser lösliches Extrakt von bitterem Geschmack. Als Abführmittel. 0,01—0,05 dient als starkes Drasticum. Am besten zu vermeiden. Größte Einzelg. 0,05, größte Tagesg. 0,15.

Extractum Colocynthidis compositum. Enthält noch Extr. Rhei, Aloe und Res. Scamonii. Innerlich 0,01—0,1 zum Abführen. Größte Einzelg. 0,1, größte Tagesg. 0,3.

Extractum condurango fluidum. Braune Flüssigkeit, von kräftigem Geruch und Geschmack nach Condurango. 3mal tägl. ½—1 Teel. bei Appetitlosigkeit.

Extractum conii. Schierlingsextrakt. Braunes, in Wasser trübe lösliches Extrakt. Innerlich 0,03—0,2 in Pillen bei Neuralgie und Bronchialkatarrh. Extract. Conii 1,0, Lanolin ad 10,0. Zum Einreiben von Struma und Drüsenschwellungen. Größte Einzelg. 0,05, größte Tagesg. 0,6.

Extractum ferri pomati. Ist in Tinct. Ferri pomat. enthalten.

Extractum filicis. Farnextrakt. Grünliches, dickflüssiges Extrakt, unlöslich in Wasser. Von widerlichem Geschmack. Bestandteile: Filicin, Filixgerbsäure und reichlich dickflüssiges Öl. Sicherstes Mittel gegen die drei Bandwurmarten. Man gibt 6—10 g entweder in Gelatinekapseln, Emulsion oder als Latwerge. Maximaldosis 10 g. Es können als Nebenerscheinungen auftreten: Durchfall, Sehstörungen und Krämpfe. Extr. Filic. 6—8, Emulge cum Mucilag. Gummi arab. 12, Sirup. cort aur. 20, Aq. Menth. pip. 10, morgens nüchtern zu nehmen. Einige Stunden darauf ein Abführmittel. Extr. Filic. 3, Electuar. e Senna 30, innerhalb ½ Std. zu nehmen für Kinder. Extr. Filic. 6—8. Divid. in part. aequ. dos. 6—8, ad caps. gelatin. innerhalb ½ Std. zu nehmen.

Extractum filicis bombelon mit 25% Filicingehalt. Dosis für Erwachsene 8 g. H. Finzelbergs Nachf., Andernach a. Rh.

Extractum frangulae fluidum. Faulbaumrindenextrakt. Dunkelbraune, bittere, mit Wasser trüb mischbare Flüssigkeit. Teelöffelweise als Abführmittel.

Extractum gentianae. Dickes, rotbraunes Extrakt. Fast klar löslich in Wasser. Hauptsächlich als Pillenkonstituens.

Extractum grindeliae fluidum. Innerlich stündl. 1 Kaffeel., während des asthmatischen Anfalls später 3—4stündl.

Extractum hamamelidis. Dickes, braunes, bitter schmeckendes Extrakt. Innerlich 0,1—0,2. Extr. Hamamelidis 1,0, Ol. cac. 19, f. supp. Dos. X, bei Hämorrhoiden 1 Zäpfchen.

Extractum hamamelidis fluidum. Innerlich als schmerz- und blutstillendes Mittel bei Lungenbluten, Hämorrhoiden, Gastro- und Metrorrhagien. 3mal tägl. 1 Teel., Extr. Hamamelidis fl. 5, Lanolin, Vaselin. aa 20, zum Bestreichen der Hämorrhoiden.

Extractum hydrastis fluidum. Enthält 2,2% Hydrastinin, das den Opiumalkaloiden nahesteht. Als Haemostaticum 3—4mal tägl. 15 bis 20 Tropfen. S. Hydrastinin.

Extractum hyoscyami. Bilsenkrautextrakt mit mindestens 0,5% Hyoscyamin. Als beruhigendes und krampfstillendes Mittel, besonders bei Erkrankung der Respirationsorgane. Innerlich 0,01—0,1 mehrmals tägl. in Pillen oder Mixturen. Größte Einzelg. 0,15, größte Tagesg. 0,5. Extr. Hyoscyami 0,3, Elix. e succ. Liquir. 25, Aq. Foenic. 50, Aq. 100, 3—4mal tägl. 1 Eßl. bei Asthma und chronischen Bronchitiden.

Extractum millefolii. Schafgarbenextrakt. Bei Lungenblutungen, Hämorrhoiden 0,5—1 g mehrmals tägl. als Pillen oder Mixtur.

Extractum opii. Unterliegt dem Opiumgesetz. Bei Mehrverordnung als 1 g tägl. ist Eintragung ins Morphinbuch notwendig. Trockenes, rotbraunes Pulver, das sich trübe in Wasser löst, mit 20% Morphin. Innerlich 0,006 bis 0,1 in Pulvern und Pillen. In der Wirkung wie Opium. Größte Einzelg. 0,075, größte Tagesg. 0,25. Extr. Opii, Extr. Strychni spirit. aa 0,2, Mass. pil. q. s. ut. f. pil. Dos. XXX, 1—4stündl. 1 Pille bei Durchfall. Extr. Opii 0,05, Extr. Bellad. 0,03, Ol. Cac. 2, f. supp. tal. Dos. X, nach Bedarf 1 Zäpfchen.

Extractum pini silvestris. Fichtennadelextrakt. 100—150 g auf 1 Bad. S. Ol. rosmarin.

Extractum quebracho fluidum. 2—3mal tägl. ½—1 Teel. bei Asthma der Emphysematiker und bei akuten Respirationskrankheiten.

Extractum rhei. Als Stomachicum 0,1—0,3, als Purgans 0,5—1,0. Extr. Rhei, Rhiz. Rhei pulv. aa 6, f. pil. Dos. C, einige Pillen zum Abführen.

Extractum rhei comp. Enthält noch Extr. Aloe, Resina Jalap. und Sapo medicat. Wie das Vorhergehende.

Extractum rhois aromaticae fluidum. Gegen Enuresis noct. Kinder bis zu 2 Jahren morgens und abends 5 Tropfen, größere 10—15 Tropfen in Milch. Bei Erwachsenen gegen Nieren- und Blasenleiden. 30—40 Tropfen 4mal tägl.

Extractum scillae. Dosis 0,03—0,2, mehrmals tägl. als Pillen oder Mixtur wie Bulbus scillae. Decoct. Rad. ononidis 10:170, Extr. scillae 0,25, Sirup. simpl. ad 200, stündl. 1 Eßl. bei Herzinsuffizienz und Ödemen. S. Scillaren und Scillicardin.

Extractum secalis cornuti. Ergotin, Mutterkornextrakt. Dickes, rotbraunes Extrakt, in Wasser klar löslich. Die wirksamen Bestandteile sind: Ergotin und Ergotamin, Tyramin, Histamin und Cholin. Innerlich 0,1 bis 0,5 in Pillen und Lösungen zur Blutstillung und zur Anregung von Wehen. Es darf nur in der Nachgeburtsperiode bei Blutungen und Atonia uteri angewandt werden. Auch bei Fibromyomen des Uterus. Zu versuchen bei Diabetes insipidus und Paraplegie. Extr. secal. corn. 4, f. pil. 100, 3mal tägl. 2 Pillen bei Lungen- und Gebärmutterblutungen. Extr. secal. corn. 2, Tinct. chin. comp. 5, Sirup. simpl. 20, Aq. ad 150, 3mal tägl. 1 Kinderlöffel bei Pupura haemorrhagica. Extr. secal. corn., Secal. corn. pulv. aa 1, f. pil. 30, Pilulae haemostaticae (E. Richter). Extr. Secale corn. 3,5. Spirit. dil., Glycerin, Aq. dest. aa 5, subcut. 1—3 Spritzen, gleichzeitig innerlich 10 bis 20 Tropfen.

Extractum secalis cornuti fluidum. Innerlich 20—30 Tropfen. Wie das Vorige.

Extractum secalis cornuti fluidum bombelon. Innerlich 0,5—1 ccm, zur subcut. Injekt. mit 2 ccm Wasser verdünnen.

Extractum senegae fluidum. Innerlich anstatt Infus. Senegae. Extr. Senegae fl. 10, Liqu. amm. anis 5, Sirup. simpl. 20, Aq. ad 200, 2stündl. 1 Eßl. als Expectorans.

Extractum strychni. Bitteres, in Wasser trübe lösliches Extrakt. Innerlich 0,01—0,05 als Tonicum und Stimulans. Bei funktioneller Schwäche der Verdauungsorgane und des Harn- und Geschlechtsapparates. Bei Incontinentia urinae. Extr. strychni 0,02, Bism. subn. 0,5, Magn. peroxyd. (25%) 0,3, bei krampfhaften Magenschmerzen 1 Pulver. Extr. strychni 2,0, m. f. pil. dos. L, bei Spermatorrhoe. Tägl. 1 Pille, tägl. um 1 Pille steigern bis tägl. 5 Pillen. Größte Einzelg. 0,05, größte Tagesg. 0,1.

Extractum taraxaci. Löwenzahnextrakt. Früher bei Leberkrankheiten 0,5—2 g.

Extractum thymi fluidum. Thymianfluidextrakt. 1—3 Teel. gegen Keuchhusten.

Extractum thymi compositum. Wie das Vorige. Enthält noch Sirup und etwas Bromsalz. S. Sirup. Thymi cps.

Extractum trifolii fibrini. 1—2 g als Stomachicum.

Extractum valerianae. 1—2 g als Antispasmodicum und Sedativum.

Extractum viburni prunifolii fluidum. Innerlich 3stündl. ½ Teel. Bei habituellem Abort, immer einige Tage vor und nach der Menstruationszeit, dann bei Dysmenorrhoe und uterinen Krämpfen. Extr. Viburn. prunifol. fl. 3—5, Tinct. Op. simpl. 1,0, Aq. amygd. am. 5, Aq. foeniculi 25, 4mal tägl. 1 Kaffeel.

Extussin mit Ephedrin enthält Extr. Thymi comp. fl., Sacch. alb., Ammon. bromat., Kal. bromat., Aq. dest., Ephedrin hydr. Bei Husten 4mal tägl. 1—2 Teel., Kinder die Hälfte. Fl. mit 120 g 1,85 DM. Mit Codein Fl. mit 120 g 2,10 DM. Organa VVB Fahlberg-List, Magdeburg.

Exvomit. Baldrian mit Cersalzen gegen Erbrechen, bes. gegen Schwangerschaftserbrechen mehrmals tägl. 20 Tropfen auf Zucker. 12 ccm 1,52 DM. Sächsisches Serumwerk A.-G., Dresden.

Faexalin. Ist eine Medizinalhefe. Bei Hautkrankheiten und Darmstörungen. 1 Kaffeel. oder Eßl. in Wasser oder Milch. In Packungen zu 100 g, 20 Tabl. Temmler-Werke, Berlin-Johannisthal.

Faex medicinalis. *Bierhefe, untergärige Hefe*, die ausgewaschen, entbittert und mittelfein gepulvert ist. Bei Furunkulose, allgemeinen Hautunreinheiten, Infektionskrankheiten, Verstopfung und Diabetes. Tägl. 1 bis 3 Kaffeel. voll. S. Faexalin und Levurinose.

Fagusan enthält Kreosot, Alkohol, Ext. Thymi, Vinum Cynosbati, Sacch. alb. 40%. Bei Husten und Bronchitis 3mal tägl. 1 Eßl., Kinder die Hälfte. 100 ccm 1,25 DM, 200 ccm 2,20 DM. Chem. Fabr. Walter & Co., Berlin.

Falichol enthält die natürlichen Wirkstoffe der Ochsengalle (fel tauri sicc.) Hexamethylentetramin, Phenolphthalein, Calomel, Kampfer, Menthol. Bei allen Erkrankungen der Gallenblase in den ersten 3 Tagen nach dem Abendbrot 1 Dragée, dann 3mal tägl. 1—2 Dragées nach dem Essen. 15 Dragées 1,80 DM. Organa VVB Fahlberg-List, Magdeburg.

Falistypt, Hämostyptikum, eine biologisch standardisierte Lösung von Polygalakturonsäureestern und Glykokoll. Bei Blutungen jeder Aetiologie. In Packungen mit 5 Amp. zu 10 ccm (4,20 DM) zur intrav. Injektion. Als sterile Lösung zur rectalen und vesicalen Instillation, zu Blasenspülungen. 6 Amp. zu 25 ccm 8,42 DM. Oral bei Blutungen jeder Aetiologie 3—5mal tägl. 1 Eßl. Flasche zu 150 ccm 3,35 DM. Auch als Puder 15 g 1,80 DM. Organa VVB Fahlberg-List, Magdeburg.

Farmacyrol, ein Dienoestrol-diacetat (1 mg = 10000 i E) ist ein synthetisches, oral voll wirksames Oestrogen mit sämtlichen Wirkungen des natürlichen Follikelhormons. Bei allen ovariell bedingten Störungen und Ausfallerscheinungen. 40 Tabl. zu je 0,1 mg 2,— DM. *Farmacyrol forte* 20 und 40 Tabl. zu je 0,5 mg 2,35 DM und 4,50 DM. Farmacyrol fortissimum 20 Tabl. zu 2 mg 6,60 DM, Farmacyrol-Salbe Tube zu 20 g = 10 mg 1,80 DM. Farmacyrol-V (Vaginaltabl.) enthalten Dienoestrol-diacetat 0,1 mg, Acid. boric. 0,3 g, Calc. lact. 0,6 g, Dextrose 1 g. 6 und 12 Ovarialtabl. zu 2 g 1,65 und 2,70 DM. Farmacyn-Gesellschaft, Berlin-Charlottenburg 2.

Farnotän s. Bandwurmmittel Helfenberg.

Favorin. Ein schwefelfreies Krätzemittel, enthält Benzylbenzoat, Benzylalkohol und Triäthanolamin. Eine geruchlose, ölige Lösung, die nicht schmutzt. Nach Reinigungsbad den ganzen Körper einreiben. 100 ccm 2,80 DM. Schering A.-G., Berlin-West.

Febrivaccin, ein Fiebermittel, das aus abgetöteten Strepto-, Staphylo- und Gonokokken und 2 besonders ausgewählten Colistämmen unter Zugabe von Pyocyaneus besteht und intrav. injiziert wird. Serie I enthält 3 Amp. zu je 100 Einh. und 3 Amp. zu je 250 Einh. Serie II mit 6 Amp. zu je 500 Einh. Man beginnt mit ½ ccm der Serie I mit 100 Einh. Werden mit 100—250 Einh. genügend hohe Fieberzacken erreicht, so bleibt man bei dieser Stärke. Wenn die Wirkung nachläßt, geht man zur nächst höheren Dosis über. Intrav. zu injizieren. Sächs. Serum-Werk, Dresden.

Felamin Sandoz. Ist reine krystallisierte Cholsäure mit Hexamethylentetramin von süßlichbitterem Geschmack. Ein Cholagogum. Dragierte Tabl. zu 0,3. Bei Gallensteinanfall 1—3 Tabl. 3mal tägl., sonst 3mal tägl. 1 Tabl. In Packungen mit 30 Tabl. 1,80 DM. Chem.-pharm. Präp. Sandoz A.-G., Nürnberg.

Felsol Fürstenberg. Es soll enthalten Phenyldimenthylpyrazolon 0,47 g, Jodpyrazolon 0,03, Anilipyrin 0,4, Coffein 0,1, Digitalin 0,0003, Strophanthin 0,0002, Lobelin 0,0001. Es wird gegen Asthma bronch. und cardiale empfohlen. In Packungen mit 8 und 16 Pulvern. 3mal tägl. 1 Pulver. Felsol-Chinin gegen fieberhafte Erkrankungen enthält 1,0 Felsol und 0,1 Chinin. 3—4mal tägl. 1 Pulver. Packung mit 6 Pulvern à 1,1 g. Roland A.-G., Chem.-pharm. Fabr., Essen, Ruhr.

Fel Tauri depuratum siccum. Trockene, gereinigte Ochsengalle. Bei Leberleiden 0,3—0,6 in Pillen, auch gegen Hypertension, da zwischen Leberfunktion und Kreislauf enge Beziehungen bestehen sollen.

Fel Tauri inspissatum. Eingedickte Ochsengalle.

Fenocyclin, ein synthetisches Oestrogen zur peroralen Anwendung. 1 Tabl. enthält 1 mg 1-7-Methyl-bisdehydrodoisynolsäure in Form des Racemates. Die Bisdehydrodoisynolsäure wurde aus Equilenin gewonnen, einer im Stutenharn vorkommenden oestrogenen Verbindung. Beim Klimakterium, nach Kastration, bei Amenorrhoe, Uterushypoplasie, Prostatahypertrophie und Prostatakarzinom. Bei Klimax und nach Kastration 1—2mal tägl. ½ Tabl. einige Wochen, bei Amenorrhoe und Hypoplasia uteri 3 und mehr Tabl. pro die, bei Endometritis post partum 3—5 Tage lang 2 Tabl. pro die. Packung mit 15 Tabl. zu 1 mg 2,75 DM. Ciba A.-G., Wehr/ Baden.

Feometten. Gut verträgliches Eisen-Kupferpräparat. Jede Tablette enthält 0,1 g Ferrum reductum und 0,0002 g Cuprum glycerophosphoricum in Kakaopaste eingebettet. Bei Blutungsanämien, Chlorose, achylischer Chloranämie, agastrischer Anämie, Schwangerschaftsanämie, Wurmanämie, Säuglings- und Kinderanämien. Im allgemeinen 3mal tägl. 1—2 Tabl. stets während oder unmittelbar nach den Mahlzeiten. Schachteln mit 50 und 100 Tabl. (1,30 und 2,15 DM). — **Arsen-Feometten.** Feometten kombiniert mit Arsen. Jede Tablette enthält 0,1 g Ferrum reduct., 0,0002 g Cuprum glycerophosphoric. und 0,0002 g Calcium arsenicosum. Indikation wie Feometten und bei verzögerter Rekonvaleszenz. 3mal tägl. 2 Tabl. während oder unmittelbar nach den Mahlzeiten. Schachteln mit 50 und 100 Tabl. (1,30 und 2,15 DM). Promonta, Hamburg.

Ferfersan. Enthält Eisen als Ferrochlorid (6%), Calcium als Calc. glycerinophosphoric. und Leberextrakt aus dem tranfreien Anteil der Fischleber. Bei Anämie, Neurasthenie, Schwächezuständen 3mal tägl. 10—12 Tropfen. Die Wirkung scheint eine sehr gute zu sein. Flasche mit 50 g. Dr. Oehren & Co., Berlin SW 61.

Ferhepan. Enthält 0,01% Kupfer, 2,6% Eisen als Ferri und Ferro, Lebersubstanz entsprechend 20% Frischleber, Phosphatide und Cholestrine mit den Vitaminfaktoren A und D. Vollwertiges Eiw. 25%. Bei Anämien, bei perniz. Anämie nach erreichter Besserung, bei Störungen des Gesamtstoffwechsels, Rekonvaleszenz. 3mal tägl. 1 gestrichenen Teel. oder 3mal tägl. 2 Tabl. Kindern die Hälfte. 100 und 250 g. 50 Tabl. zu 1 g. Troponwerke, Köln-Mülheim.

Ferri-Amphiolen zur perenteralen Eisentherapie. Sie enthalten die Lösung einer komplexen Eisen(III)-Verbindung von Glukonsäure und Saccharose in Gestalt des Natriumsalzes. Peroral gegebenes Eisensalz kann nur als Ferrosalz resorbiert werden. Bei parenteraler Zufuhr sind „ferro" und „ferri" in der Wirkung praktisch gleichwertig. Eine besonders gute Verträglichkeit zeigt die Ferri-Komplexverbindung bei essentieller hypochromer Anämie, alimentärer Anämie, Blutungsanämien. Man gibt tägl. 1—2 Amphiolen langsam intravenös, man kann auch verdünnen mit Traubenzucker und Vitamin C. 2 ccm = 40 mg Fe. 5 und 10 Amphiolen zu 2 ccm 2,70 und 4,75 DM. E. Merck, Darmstadt; C. F. Boehringer & Söhne G. m. b. H., Mannheim; Knoll A.-G., Ludwigshafen a. Rhein.

Ferrlecit, ein Kupfer-Lecithin-Eisenpräparat mit 6,6% Fe, bei allen Eisenmangelzuständen und secundärer Anämie, Rekonvaleszenz 3mal tägl. 30—40 Tropfen, ältere Kinder 3mal tägl. 20—25 Tropfen nach den Mahlzeiten. 30 und 100 ccm 1,20 und 2,70 DM. Jetzt auch pro injectione mit 1,25% Fe und 0,5% Lecithin. Essent. Nattermann in 20proz. Dextrose-Lävulose-Lösung. Zur schnellen Normalisierung des Blutbildes bei guter Verträglichkeit. Man beginnt mit 1 Amp. zu 3,2 ccm = 40 mg Fe oder zu 5 ccm = 62,5 mg Fe langsam intravenös. Bei guter Verträglichkeit kann man dann 10 ccm = 125 mg Fe langsam intravenös geben. 3 und 6 Amp. zu 3,2 ccm 1,40 und 2,20 DM. 5 Amp. zu 5 ccm 3,45 DM und 5 Amp. zu 10 ccm 6,— DM.

Ferrlecit mit Arsen. 0,2% As_2O_2 und 4% Fe. 3mal tägl. 15 Tropfen. 30 und 100 ccm 1,60 und 3,45 DM.

Ferrlecit mit Brom enthält Auszug aus Valer. flor. Humul. lupul. 12%, Sal. bromat. 1,2%, Phenylaethylbarb.-Dimethylphenylpyraz. (1:2) 1,2%. Bei Schwäche, Erschöpfung, Neurasthenie 3mal tägl. 30 Tropfen, abends 1 Teel. 30 und 100 g 1,60 und 3,45 DM. Nattermann & Co., Köln-Braunsfeld.

Ferro 66. Biologisch unmittelbar wirkendes Eisen, stabilisiert durch die Reduktionskraft des Vitamin C. Enthält pro Pastille 70 mg und pro ccm (= 20 gtt.) 100 mg Ferrochlorid. Bei Blutungsanämien, essentieller hyperchromer Anämie, achylischer Chloranämie, Infektanämien, Chlorose, agastrischer Anämie. Wurm- und Tumoranämien, Schwangerschaftsanämien, Säuglings- und Kinderanämien, Rekonvaleszenz. Bei Säuglingen und Kleinkindern 2mal tägl. 5—10 Tropfen, Erwachsenen 3mal tägl. 15 Tropfen oder 1 Pastille. Die Tropfen werden stets verdünnt in Milch oder Fruchtsäften genommen. Tropfen und Pastillen sollen während oder unmittelbar nach den Mahlzeiten genommen werden. Tropfglas mit 20 ccm (1,10 DM), Flasche mit 30 Pastillen (1,10 DM). 4 Amp. zu 5 ccm 2,00 DM, zur langsamen intrav. Injekt. tägl. 5—10 ccm. Promonta, Hamburg.

„Ferro-Calcium-Sandoz": Ampullen zu 5 ccm. 2, 10 und 50 Stück. 1 Amp. = 0,1011 g Ferrolactobionat, entsprechend 7,5 mg Ferro-Eisen + 0,6875 g „Calcium-Sandoz". Es besitzt den vollen therapeutischen Effekt des aktiven, zweiwertigen Eisens und wird vom Organismus rasch zu Funktionseisen verarbeitet. *Indikationen:* Ferriprive Anämien, die mit oraler Eisenbehandlung infolge gestörter Resorption nicht genügend therapeutisch beeinflußt werden können. Chronische Blutungsanämien, besonders bei Ulcus ventriculi et duodeni und Carcinomen. Normalerweise sind mindestens 10—20 Injektionen für eine Kur notwendig, da die Eisendosis pro Injektion verhältnismäßig klein ist. Täglich oder jeden zweiten Tag eine Ampulle intravenös oder intramuskulär. Bei der intravenösen Injektion langsam spritzen (1 ccm pro Minute). Sandoz A.-G., Nürnberg.

Ferro-Compretten. Enthalten 0,2 g Ferrum gluconicum (Ferroglukonat), entsprechend etwa 22 mg Fe. Anwendung nach Blutverlusten, nach Infektionskrankheiten, bei Schwangeren. 3mal tägl. 3 Compr. nach dem Essen. Verträglichkeit im Magen ist gut. Schachtel mit 50 und 100 St. E. Merck, Darmstadt; C. F. Boehringer & Söhne G. m. b. H., Mannheim; Knoll A.-G., Ludwigshafen a. Rh.

Ferroglidine. Eisenglidineverbindung. Bei Schwächezuständen und Anämie 2—3mal tägl. 1—2 Tabl. mit 0,025 Eisen. Packungen mit 11 und 22 Tabl. Klopfer, Dresden.

Ferro-Hepatrat s. Hepatrat.

Ferronascin enthält in 2 ccm Ampullenlösung 0,02 g Eisen als Natrium-di-(α, γ-dioxy-β-β-dimethylbutyrato)-ferrat (III). Es wird nur intrav. injiziert. Das Eisen wird im Blut in ionisierter Form abgegeben, dies erfolgt allmählich und dadurch ist die Injektion ohne Nebenwirkung. Besonders bei hypochromen Anämien, wo Eisenpräparate oral nicht vertragen werden, auch bei Anämien nach Geburten, während der Gravidität, nach Magenresektion. 1—2mal tägl. 1—2 Amp. nur intravenös. Amp. zu 2 ccm mit 20 mg Fe 3, 12 und 50 Amp. 2,55, 8,35, 22,10 DM. Deutsche Hoffmann-La Roche A.-G., (17b) Grenzach/Baden.

Ferronicum enthält Eisen in der zweiwertigen Form als Ferrogluconat und wird, gemessen am Serumeisengehalt, optimal resorbiert. Das Eisen des Ferronicum wird bei *Blutungsanämien* zu 16—34% zur Hämoglobinbildung verwendet. 1 Dragée = 0,2 g Ferrogluconat, entsprechend 22 mg Ferro-

Eisen in Packungen zu 40, 120 und 500 Stück. *Mittlere Dosierung:* 3mal 2—4 Dragées tägl. *Indikationen:* Akute und chronische Blutungsanämien bei Schwangerschaft und Laktation, larvierte Anämien, essentielle hypochrome Anämie (Chlorose). Sprechen Patienten auf mittlere Eisendosen nur schlecht an, so ermöglicht Ferronicum dank seiner guten Verträglichkeit die Verabreichung größerer Dosen (bis zu 20 Dragées = 440 mg Ferro-Eisen tägl), wodurch eine Resorption und Verwertung des Eisens erzwungen werden kann. Sandoz A.-.G., Nürnberg.

Ferronovin. Blutbildende Ergänzungsnahrung. Enthält Leber und Eisen. Bei Anämien verschiedener Genese, Erschöpfungs- und Schwächezuständen, Rekonvaleszenz. *Ferronovin-flüssig,* Hepatopson mit Eisen in Ferro form. 3mal tägl. 1 Teel. Flasche mit 100 und 250 ccm 1,39 und 2,95 DM. Promonta, Hamburg.

Ferrophor ist ein durch Kohlehydrate stabilisiertes, kolloidales Eisen, 2proz. gelöst. Von guter Verträglichkeit und hoher Wirkung. Bei secundärer Anämie, Schwangerschaftanämie, gynäkolog. Blutungen, nach Magenblutungen. Man injiziert intrav. langsam 2 ccm = 4 mg Eisen, dann tägl. 4 ccm = 2 Amp. 5 Amp. zu 2 ccm (40 mg Fe), 4 Amp. zu 5 ccm (100 mg Fe) 1,85, 3,70 DM. Uvocal, Chem. pharm. Fabr., Hamburg 11.

Ferrophyllin enthält 1% Eisen durch Vitamin C aktiviert, 2% Chlorophyll in 40% Sir. aromat. Bei Anämie und als Tonikum 3mal tägl. 2 Teel. Fl. 250 ccm 2,95 DM. Pharmaz. Werke Byk, Oranienburg.

Ferro-Redoxon enthält ein wasserlösliches Ferro-Salz in stabiler Form mit Vitamin C (Redoxon) kombiniert. Dragées zu 0,04 g Ferro-Eisen und 0,05 Redoxon. Für Kinder zu 0,01 g Ferro-Eisen und 0,0125 g Redoxon. Bei Eisenmangelanämie und Asthenie. 3—4mal tägl. 1 Tabl. Kinder die Klein-Tabl. 20 und 100 Tabl. 1,55, 4,50 DM. 100 Klein-Tabl. 1,85 DM. Deutsche Hoffmann-La Roche A.-G., (17b) Grenzach/Baden.

Ferrosajodin s. Sajodin.

Ferrostabil. Ist stabilisiertes Ferrochlorid. Bei Anämien, Chlorose 3—4mal tägl. 2 Dragées zu 0,05 Ferrostabil nach dem Essen. Packung mit 50 Dragées zu 0,05 g (1,35 DM). Schering A.-G., Berlin-West und Berlin-Adlershof VVB.

Ferrotrat, organischer Eisenkomplex, 1 ccm = 20 mg Fe. Bei Eisenmangelanämie tägl. 1 Amp. intrav. 3 und 10 Amp. zu 2 ccm 1,00 und 2,90 DM, 3 und 10 Amp. zu 5 ccm 2,20 und 6,70 DM. Nordmark-Werke, Hamburg 21.

Ferrum carbonicum saccharatum. Grünlichgraues, süß schmeckendes Pulver mit fast 10% Eisen. 3mal tägl. 1 Messerspitze voll.

Ferrum injectabile „Vitis", ein standardisierter Ferrisaccharatkomplex in stabil-kolloidaler Form. Es ist eine 2proz. Lösung zur intrav. Injektion. Eine Amp. enthält 5 ccm Lösung und entspricht 100 mg elementarem Eisen. Bei Eisenmangelanämien, Chlorose, Hungeranämie. Man beginnt mit ½ Ampulle und injiziert langsam. 1—2mal tägl. 1—3 Amp. zu 5 ccm. Packung mit 5 Amp. zu 5 ccm. B. Braun, Melsungen.

Ferrum jodatum s. Sirupus Ferri jodat.

Ferrum lacticum. Grünlichweißes Pulver, löslich in etwa 40 Teilen kaltem und 10 Teilen kochendem Wasser, mit 19% Eisen. Calc. carbon. praec. 16, Calc. phosphor. 17,5, Ferr. lact. 1,5, Sacch. lact. 25, messerspitzenweise in Milch. Form. mag. Pulvis antirachit. Rp. Ferr. lact. 1,5, Chinin. hydr. 0,75, Extr. Valer. q. s. f. pil. 30, 3mal tägl. 1—2 Pillen. Ferr. lact., Extr. Chin., Aq. aa 1,5, Mass. pil. q. s. f. pil. 30, 3mal tägl. 2 Pillen.

Ferrum oxydatum saccharatum. Eisenzucker. Rotbraunes, süß schmeckendes Pulver, mit 2—3% Eisen. In 20 Teilen heißem Wasser löslich. 3mal tägl. 1 Messerspitze. Ist in Tinct. Ferri comp. enthalten.

Ferrum pulveratum. Fein gepulvertes Eisen mit mindestens 98% Eisen. Innerlich 0,05—0,3. Dafür besser Ferr. reduct.

Ferrum reductum. Graues, mindestens 90% metallisches Eisen enthaltendes Pulver. 0,05—0,5 mehrmals tägl. Pil. Ferr. reduct. F. M. Pil. Ferr. arsen. F. M. Pil. Chinin. cum Ferro F. M.

Ferrum sulfuricum. Krystallinisches, grünliches Pulver. In Wasser löslich. Innerlich 0,05—0,6 mehrmals tägl. Enthalten in Pil. Blaudii und Pil. Aloetic. ferrat. Äußerlich als Augenwasser 0,05—0,2:20.

Festal (Pankreozym). Ein Pankreas-Fermentpräparat, das 1,8 Lipase-Einh., 9 Trypsin-Einh., 20 Amylase-Einh. und das Ferment Hemicellulase enthält. Durch einen besonderen Überzug der Tabletten verlieren die Enzyme durch längere Lagerung nichts von ihrer Wirkung und erhalten eine Säurewiderstandsfähigkeit, daß die Tabletten unbeschädigt den Magen passieren. Bei allen Störungen der Verdauung auf fermentativer Grundlage 3mal tägl. 1 Dragée gleich nach dem Essen. Packungen mit 20 und 50 Dragées 1,90 und 4,45 DM. Bayer, Farbenfabriken, Leverkusen a. Rh.

Filmaron enthält Aspidinolfilicin ol. sol. 2,5 g Filmaronöl entspr. 1 g Ext. filicis. Erwachsene nehmen 8—10 g, in hartnäckigen Fällen bis zu 20 g. Kinder 3—8 g. Auch rectal kann man 10 g, vermischt mit 10 g Olivenöl, als Klysma geben. Im Handel: Gläser mit 10 g und 25 g Filmaronöl 3,60, 8,50 DM Boehringer & Söhne, Mannheim.

Finestal. Orales Haemostypticum. 1 Tablette enthält 0,5 g eines Glykokoll-Ascorbinsäure-Calcium-Präparates. Zur Prophylaxe und Therapie von Blutungsneigung und Blutungen aller Art, auch als Adjuvans bei solchen, die chirurgischen Eingriff oder hormonale Behandlung erfordern. Ebenso bei Haemophilie und anscheinend auch bei Thrombopenien; ferner zur Unterbrechung der Wirkung von Dicumarol in der Thromboseverhütung. Im allgemeinen gibt man 2—3mal 1 Tabl. tägl. In besonderen Fällen kann auf 3mal 2 Tabl. tägl. gesteigert werden. Höhere Dosen haben keinen günstigeren Effekt. Die Tabletten sind jeweils ½—1 Stunde vor den Mahlzeiten *gut zerkaut* mit etwas Flüssigkeit einzunehmen. Zur Prophylaxe postoperativer Blutungen werden etwa 3 Tage lang vor dem beabsichtigten Eingriff 3—4 Tabletten über den ganzen Tag verteilt gegeben. Tabl., 10 St. 2,20 DM. Knoll A.-G., Chemische Fabriken, Ludwigshafen a. Rh.

Fineural. Bromisovalerianylurea, Pyraz. dim. aminophenyldimethyl aa 0,2, Codein phosphor. 0,005, Ext. Belladonn. 0,01. Packungen mit 10 Tabl. à 0,5, 20 Tabl. Antipyreticum und Antineuralgicum. Dr. Oehren Co., Berlin SW 61.

Fissanpuder besteht aus gereinigten Diatomeen mit feinstem Überzug von hochvoluminöser Kieselsäure, daran gebunden ein labiles Milcheiweiß. Präparate: Fissan-Wundpuder, Fissan-Schweißpuder, Fissan-Schwefelpuder, Fissan-Ichthyol-Puder, Fissan-Lebertransalbe mit 20 und 50% Lebertran, 20, 100, 250 g. Fissan-Schwefelpaste mit 10% kolloidem Schwefel, 50, 350 g. Fissan-Schüttelmixtur, Fissan-Öl, Fissan-Hämorrhoidalsalbe Tube, Zäpfchen 6 und 12 St., Fissan-Augensalbe 10-g-Tube, Fissan-Kataplasma, plastischer feuchter Wärmeumschlag bei Schwellungen und entzündlichen Prozessen. Tube mit 115 g, Dose mit 100 g. Sehr empfehlenswerte Präparate. Fissan-Silberpulver zur Behandlung der weibl. Go. Das Pulver wird in die Scheide eingeblasen. Auch bei Ulcus cruris. 25 g. Deutsche Milchwerke A.-G., Zwingenberg, Hessen.

Flavadin ist eine 2proz. wäßrige Lösung der 3,6-Diamino-10-methylacridiniumglycolaminophenylarsinsäure, gelöst mit überschüssigem 3,6-Diamino-10-methylacridiniumchlorid gegen männliche und weibliche Gonorrhoe. Man instilliert tropfenweise ½—1½ ccm, ohne daß etwas von der Lösung in den Uterus gelangt. Das in die Vagina zurückfließende Flavadin wird sorgfältig abgetupft. Man steigert bis 2—3 ccm. Eine Behandlungskur soll aus 8 Instillationen bestehen. Nach Dermat. Z. 67, 1933, bietet die Flavadinbehandlung keine bessere Heilungsaussichten als die Behandlung mit Cervicalstäbchen und Vaginaltampons; sie erreicht aber das gleiche Resultat in einer durchschnittlich um rund 20 Tage verkürzten Zeit. Flasche mit 50 ccm. Curta & Co., G. m. b. H., Berlin-Britz.

Flavolutan enthält das Corpus luteum-Hormon (Progesteron) gelöst in Weizenkeimöl, das besonders reich an Vitamin E (Fruchtbarkeitsvitamin) ist. Bei drohender Fehlgeburt und habituellem Abort. Bei Abortus imminens tägl. 10 mg, bis die Blutungen stehen, anschließend 3—4mal jeden 2. Tag 5 mg. Bei habituellem Abort zur Verhütung 2mal wöchentl. 10 mg 2 bis 3 Monate hindurch. Packungen zu 5 mg: 3 Amp. 6,55 DM, zu 10 mg 11,80 DM. *Flavolutan-Implantate* zu 50 bzw. 100 mg Corpus luteum-Hormon. 1 Amp. mit einem Implantat zu 50 mg bzw. 100 mg 8,75 und 15,— DM. Krystall-Suspensionen pro Amp. zu 1 ccm 30 mg Corpus luteum-Hormon mit anaesthesierendem Zusatz zur intram. Injekt. 1 Amp. zu 1 ccm mit 30 mg 4,75 DM. C. F. Boehringer & Söhne G. m. b. H., Mannheim.

Flavugal ist ein Divanillalcyclohexanon, ein synthetisches Leber- und Gallenmittel, das eine vermehrte Cholerese bewirkt. Bei entzündlichen wie chronischen Erkrankungen der Leber- und Gallenwege. Nach dem Essen 1—2 Dragées. Ein Dragée enthält 0,15 g Divanillalcyclohexanon. Die Amp. zu 4 ccm zur intrav. Injektion enthält 0,1 g Divanillalcyclohexanon-Natr. Tägl. 1 Injekt. 30 Dragées 2,15 DM, 3 Amp. zu 5 ccm. Chem. Fabrik Tempelhof, Berlin-Tempelhof.

Flores althaeae. Die getrockneten Blüten von Althaeae offic. Als Tee bei Luftröhrenkatarrh.

Flores arnicae. Arnika wirkt gefäßerweiternd und gefäßkrampflösend auf die Coronargefäße und den peripheren Kreislauf. Daher gegen Angina pectoris und Myokardschäden durch Arteriosklerose. Auch zur Erleichterung der Expektoration bei Asthma als vaguslösendes bzw. bronchodilatatorisches, sympathicusreizendes Mittel. Am besten von Tct. Arnic. 5—20 Tropfen mehrmals tägl. in Zuckerwasser. Zu Tee als tonisches Mittel bei Schwächezuständen. 2—10:100 als Infusum. 2stündl. 1 Eßl.

Flores chamomillae. Als Tee bei Magen- und Darmbeschwerden, besonders bei kleinen Kindern. Bei Erkältungen zum Schwitzen, zum Gurgeln, als Klysma. Zu Bädern ½—1 kg auf 1 Vollbad. Bei entzündlichen Schwellungen. Säckchen mit heißer Kamillenabkochung auflegen. S. Kamillosan.

Flores chamomillae romanae. Römische Kamillen. Zum gleichen Zweck wie die vorigen.

Flores cinae. Wurmsamen. Die getrockneten Blütenköpfchen von Artemisia cinae. Enthalten 2,5% Santonin und 2% ätherisches Wurmsamenöl. Innerlich 0,5—5 g als Wurmmittel. Am besten mit Latwerge. Zu ersetzen durch Santonin. Bei Bandwurm erfolglos.

Flores koso. Als Bandwurmmittel 10—20 g, am besten in Zuckerwasser eingerührt.

Flores lavandulae. ½—1 kg auf 1 Bad. Auch zu Umschlägen.

Flores malvae. Als Tee zu Gurgelungen.

Flores millefolii. Schafgarbenblüten. Als Tee zum Abführen und als Tonicum.

Flores rosae. Mit leicht adstringierender Wirkung als Gurgelwasser.

Flores sambuci. Holunderblüten, Fliederblüten. Als diaphoretisches Mittel bei Erkältungen als Tee und zu Bädern.

Flores tiliae. Lindenblüten. Als mildes Diaphoreticum im Aufguß 1—2 Teel. auf 1 Tasse Wasser. Zu Mund- und Gurgelwasser und Bädern ½—1 kg auf 1 Vollbad.

Flores verbasci. Wollblumen. Ist im Spec. pectoral enthalten.

Folcidin, ein reines Folinsäurepräparat. Folinsäure kommt in Blättern, Hefe, Eiern, Leber und anderen Organen vor. Für den arzneilichen Gebrauch wird es synthetisch hergestellt. Der Tagesverbrauch für den gesunden Erwachsenen beträgt 1—2 mg. Folinsäure oder Folsäure ist ein gelbes Pulver, in Wasser leicht löslich. Die Wirkung des Folcidin zeigt sich deutlich am roten Blutbild. Es tritt schnell eine günstige Reticulocytenkrise mit einer Regeneration der Erythrocyten ein. Aber Folcidin ist nicht mit dem antianämischen Prinzip des Leberextraktes identisch, da es die nervalen Erscheinungen der Anämie pernic. unbeeinflußt läßt und deren Auftreten nicht verhindern kann. Das Indikationsgebiet des Folcidin sind daher die makrocytären Anämien ohne nervale Begleitsymptome, auch bei Eiweißmangelanämie, Schwangerschaftsanämien, bei den makrocytären Anämie der Kinder und Säuglinge, ebenfalls die Milchanämie und Mehlnährschäden. Die Folinsäure beeinflußt auch die Resorptionsverhältnisse im Magen- und Darmkanal günstig, daher bei allen enteritischen Dysfunktionen, auch bakterieller Genese (Tbc, Ruhr etc.), bei chronischer Gastroenteritis, Stomatitis und Glossitis, bei agastrischer Anämie und der Anämie durch Lues, Malaria und Bleivergiftung, bei Leukämien und Agranulocystose. Tagesdosis für Erwachsene 3—4mal tägl. 1 Tabl. zu 5 mg, in schweren Fällen bis zu 10 Tabl. oder 1 Amp. = 1 ccm mit 15 mg Folcidin intramusk. Kinder und Säuglinge 1—2mal tägl. 1 Tabl. 20 Tabl. zu 5 mg Folinsäure. 5 Amp. zu 1 ccm = 15 mg Folinsäure pro Amp. als Methylglukaminsalz. Bayer, Farbenfabriken, Leverkusen a. Rh.

Folia althaeae. Eibischblätter. Als Aufguß wie Rad. Althaeae.

Folia aurantii. Pomeranzenblätter. Mit Fol. Meliss. und Fol. Menth. pip. als Magen- und Darmtee.

Folia belladonnae. Tollkirschblätter. Mindestgehalt an Alkaloid (auf Hyoscyamin berechnet) 0,3%. Innerlich 0,05—0,2 2mal tägl. bei Asthma, Neuralgien, am besten durch Extr. Belladonnae zu ersetzen. Äußerlich mit Stramon. als Räuchermittel bei Asthma. Größte Einzelg. 0,2, größte Tagesg. 0,6.

Folia betulae. Birkenblätter. Als Teeaufguß 10:100. 2—5 Tassen am Tage zu trinken. Als Diureticum.

Folia bucco. Als Aufguß 5—15:100 als Diureticum. Bei katarrhalischen Erkrankungen der Harnwege.

Folia coca. Hauptbestandteil Cocain. Als Analepticum und Nervinum. Gebrauch als Vin. Cocae.

Folia digitalis. Die getrockneten Blätter des roten Fingerhutes Digitalis purpurea enthalten nach Untersuchungen von Cloetta und Windaus neben anderen Bestandteilen nur 3 herzwirksame Glykoside: Digitoxin cryst. (s. S. 300), Gitoxin cryst. und Gitalinum cryst. Sie werden auch als die Glykoside der Digitoxinstufe bezeichnet. Unter Glykosiden versteht man alle ätherartigen Verbindungen, die sich unter der Einwirkung von Fermenten oder durch Kochen mit verdünnten Säuren oder Alkalien in eine Zuckerart und eine oder mehrere organische Verbindungen spalten lassen. Zu den Glykosiden mit digitalisartiger Wirkung zählt man aber nur diejenigen ätherartigen Verbindungen unter ihnen, die Wirbeltiere unter Vergiftung des Herzens töten. Die Digitalis-Glykoside sind schwer löslich in Wasser. Die Löslichkeit wird noch etwas erhöht durch die gleichzeitige Anwesenheit von den herzunwirksamen Digitalis-Saponinen, die in den Digitalisblättern, besonders reichlich aber in den Samen, enthalten sind. Im wäßrigen Extrakt sind als wirksame Bestandteile besonders die Gitalingruppe (Gitalin und Gitoxin) enthalten, im alkoholischen Extrakt treten diese mehr zurück und die Digitoxine gehen in Lösung. Nach der wäßrigen und alkoholischen Extraktion sind die Blätter an herzwirksamer Substanz erschöpft. Der Glykosidgehalt der getrockneten Blätter beträgt 0,1—0,5%.

In den frischen Blättern sind alle 3 Glykoside nicht nachzuweisen, dagegen 2 genuine Glykoside (Pupurea-Glykosid A und B), die beim Tocknungs- und Aufarbeitungsprozeß durch die Wirkung eines in den Blättern enthaltenen glykolytischen Fermentes — Digipurpidase — in die Glykoside der Digitoxinstufen verwandelt werden.

Die Aufarbeitung der frischen **Digitalis Lanata-**Blätter ergab als krystallisiertes Produkt Digilanid, das die gesamten Blatt-Glykoside in genuiner Form enthält. Aus dem Digilanid konnten 3 krystallisierende Glykoside abgetrennt werden (Digilanid A, B und C). Die Lanata-Glykoside sind den Pupurea-Glykosiden chemisch nahe verwandt. Durch die Wirkung des in den Lanata-Blättern enthaltenen Ferments Digilanidase entstehen um 1 Mol Glukose ärmere Lanata-Glykoside, die sich von den ihnen entsprechenden Purpurea-Glykosiden der Digitoxinstufe durch eine Acetylgruppe unterscheiden.

Die Wirkung der Digitalis-Glykoside ist praktisch enteral und parenteral gleich gut. Digilanid wirkt peroral nur halb so stark wie intravenös. Auch die Digitalis-Tinktur erleidet im Magen keinen Verlust an Wirksamkeit. Die rectale Applikation von Digitalis, die besonders bei Übelkeit und Stauungsleber angezeigt ist, hat den Vorteil, daß hierbei die Leber umgangen wird, da die Resorption durch die Vena haemorrhoidalis media in die Vena hypogastrica und damit in die Vena cava inf. erfolgt.

Die Digitalis-Glykoside besitzen eine besondere Haftfestigkeit am Herzen. Ein Teil bindet sich an das Endokard und das Coronarsystem. Bei Dilatation und Hypertrophie des Herzens ist die Absorptionsfläche sowohl des Endokards als auch des Coronarsystems vergrößert. Da Digitalis auch auf Nieren und Gefäße wirkt, so ist diese Wirkung nur möglich durch eine Bindung der Glykoside an diese Organe. Die Befreiung der Organe von den Digitalis-Glykosiden geschieht durch Abbau oder Ausscheidung. Die stärkste Haftfähigkeit am Herzen besitzt das Digitoxin.

Bei dieser Haftfähigkeit muß bei wiederholt verabfolgten Gaben innerhalb bestimmter Fristen eine Addition der Wirkung auftreten, da die Wirkung der nachfolgenden Dosen sich auf die vorangegangenen Dosen aufpfropfen muß. Diese Erscheinung nennt man **Kumulation.** Die stärkste Kumulation zeigt das Digitoxin. Die Digitalis-Glykoside haben 1. eine systolische Wirkung, die sich in einer schnelleren Anspannung und ausgiebigeren Austreibung des Blutes äußert. Die absolute Kraft des Herzmuskels ist dabei erhöht und das Herz vermag größere Widerstände zu überwinden; 2. eine diastolische Wirkung. Die Diastole ist vertieft, so daß mehr Blut in den Ventrikel aufgenommen und ausgeworfen werden kann. Diese Grundwirkungen der Digitalis entfalten sich auch an den Vorhöfen.

Dadurch, daß die Glykoside eine Dämpfung der Reizbildung und eine Verlangsamung der Reizleitung hervorrufen, tritt eine günstige Wirkung bei einer zu schnellen und unregelmäßigen Tätigkeit des Herzens ein. Eine vasokonstriktorische Wirkung auf die Coronargefäße hat Digitalis nicht, selbst intravenös nicht. Durch spezifische Wirkung der Glykoside auf das Nierenparenchym erfolgt eine Steigerung der Diurese mit verstärkter Chlorid- und Stickstoffausscheidung. Die Wirkung ist erheblich geringer als die der Purinkörper.

Wieviel Fol. Digitalis zu einer Digitalismedikation notwendig ist, läßt sich nicht im voraus sagen. Man rechnet ungefähr mit 1,5—2,5 g, jedoch ist dies individuell verschieden und hängt von der eingetretenen Wirkung ab. Eine Kombination mit einem Theobromin- oder Coffeinpräparat ist empfehlenswert, weil dadurch erweiternd auf die Coronargefäße eingewirkt wird und auch die Nieren zur Tätigkeit angeregt werden.

Fol. Digit. pulv.	0,1	Inf. Fol. Digit.	1,5 : 150,0
Theobr. Natr. salic.	0,5—1,0	Theocin Natr. acet.	1,5
M. f. pulv. tal. Dos. X.		Sirup. spl.	ad 175,0
D. S. 2—3mal tägl. 1 Pulver.		D. S. 3mal tägl. 1 Eßl.
Fol. Digit. pulv.	1,5	Inf. Fol. Digit.	1,5 : 150,0
Coffein. Natr. benz.	3,0	Euphyllin	5,0
Extr. Strychn. sp.	0,6	Ol. Ment. pip. gtts. II.

M. f. pil. Dos. XXX.
D. S. 3mal tägl. 1 Pille.
Fol. Digit. pulv.   0,1
Euphyllin   0,3
M. f. pulv. tal. Dos. X.
ad caps amyl.
D. S. 3mal tägl. 1 Pulver.

D. S. 3mal tägl. 1 Eßl.
Fol. Digit. pulv.   0,1
Theobr. na. salic.   0,3
Ol. Cacao   1,5
M. f. supp. tal. Dos. X.
D. S. 2mal tägl. 1 Zäpfchen.

Digit. pulv.   0,1
Sacch. pulv.   0,5
M. f. pulv. tal. Dos. X.
D. S. 3—4mal tägl. 1 Pulver.

Folia eucalypti. Bestandteile: Ätherisches Öl, Harz und Gerbstoff. Als Infus. 2—3:100 gegen Katarrh, auch als Antispasmodicum. Äußerlich zu Klistier.

Folia farfarae. Huflattich. Als Abkochung bei Erkrankung der Respirationsorgane.

Folia hyoscyami. Bilsenkraut. Alkaloidgehalt auf Hyoscyami berechnet 0,07%. Innerlich 0,05—0,3 bei Neuralgien. Größte Einzelg. 0,4, größte Tagesg. 1,2. Fol. Hyoscyami pulv., Rad. Liquirit. pulv. aa 1,5, f. pil. Dos. XXX. 3mal tägl. 1—2 Pillen.

Folia jaborandi. Wichtigster Bestandteil: Pilocarpin. Bei chronischer Bronchitis mit zähem Sekret und Asthma bronch. 3mal tägl. 1—2 g auf 100 Wasser als Tee.

Folia juglandis. Walnußblätter. Als Decoct 5—10 : 100. Früher gegen Skrofulose. Zu Bädern 500 g auf 1 Vollbad.

Folia Malvae. Zu schleimigen Abkochungen bei Katarrh.

Folia Melissae. Bestandteile: Gerbstoffe, Harz und Melisseöl. Als Aufguß 15:100 als Diaphoreticum, Stimulans und Antispasmodicum. Bei Verdauungsstörung, Durchfall und Kolik. Fol. Meliss., Fol. Menth. pip., Flor. Chamom. aa 25, zum Teeaufguß bei Magen- und Darmbeschwerden und Neigung zu Diarrhoe.

Folia menthae crispae. Wie Fol. Menthae pip. Obsolet.

Folia menthae piperitae. Pfefferminzblätter. Als Aufguß bei Kolik, Flatulenz, Diarrhoe, Magenschmerzen. Auch als Antispasmodicum. Sowohl per os als auch per klysma. Fol. Menth. pip. 60, Fol. Trifol. 30, Rad. Valerian. 15, Spec. nervin. Heimii., Fol. Menth. pip., Rhiz. Calami aa 30, Fruct. Junip. cont. 15, Fol. Senn. 12, zum Teeaufguß bei Hydrops durch Nierenerkrankung. (Frerichs.)

Folia myrtilli. Heidelbeerblätter. Gerbstoffhaltig. Als Infus. 0,5—1:100. Bei Bronchialkatarrh, Blasenkatarrh und Zuckerkrankheit.

Folia rosmarini. Innerlich als Teezusatz, äußerlich zu Waschungen als Augenwasser.

Folia salviae. Salbeiblätter. Als Aufguß 5—15:100. Als Carminativum und Anhydroticum. Zum Gurgeln und Spülen bei frischer Angina und Entzündungen der Mundhöhle, bei Leber-Nierenleiden, Rheuma, Durchfall. Bei Nachtschweiß: Infus. Fol. Salv. 25:200, Boracis 10, Oxymellis 50, Gurgelwasser bei Angina. S. Salvysatum.

Folia sennae. Wirkung beruht auf ihrem Gehalt an Chrysophansäure-Dioxymethylanthrachinon. Bei zu starker Dosierung ist die Wirkung eine drastische, die andererseits eine reflektorische Erregung des Uterus zur Folge hat. Bei Gravidität daher am besten zu vermeiden. Als Pulver 0,3 bis 1,5, meist als Aufguß 5—20:100. Am besten abends kalt angesetzt und morgens nüchtern getrunken. Enthalten in Pulv. Liquirit. comp., Electuar. e Senn., Inf. Senn. comp. und Pulv. Haemorrhoid. Rp. Fol. Senn. pulv. 20, Tartar. dep., Rhiz. Rhei aa 5, Elaeosacch. citri 2, Sacchar. 25, 3mal tägl. 1 Messerspitze. Rp. Infus. Fol. Senn. 15:150, Magn. sulfuric. 30, Sirup.

simpl. ad 200, morgens 1 Eßl. Rp. Fol. Senn. pulv., Magn. ust., Sacchar., Sulf. dep., Tartar. dep. aa 10, 3mal tägl. 1 gestrichenen Teel. voll. (Pulv. Haemorrhoid. F. M.) Rp. Fol. Senn., Fruct. Anis., Fruct. Foenic. cont., Lign. Santali rubri aa 10 (Schrammscher Tee, sächs. Volksmittel).

Folia stramonii. Hauptbestandteil wie bei Fol. Bellad. Innerlich 0,03 bis 0,15 bei Asthma, Neuralgien. Ist im Räucherpulver gegen Asthma enthalten. Größte Einzelg. 0,2, größte Tagesg. 0,6. Fol. Stramonii nitrata: die mit konz. Salpeterlösung getränkten und getrockneten Blätter zum Räuchern bei Asthma.

Folia trifolii fibrini. Bitter- oder Fieberklee. Innerlich 0,5—4 g mehrmals tägl. in Pulver. Am besten als Infus. 1—15:100. Im Volke gegen Wassersucht und Hautkrankheiten. Infus. Fol. Trifol. fibrin. 4:150, Natr. bicarb. 5, Tinct. Rhei aqu. 10, Sirup. simpl. 25.

Folia uvae ursi. Bärentraubenblätter. Sie enthalten Gerbstoff, Gallussäure und Arbutin. Als Pulver 1—4 g. Am besten als Decoct. 15—30:100 bei Nieren- und Blasenerkrankung. Siehe Uvalysat.

Foligan enthält die genuinen Glykoside der Digitalis lanata. Bei allen Formen der Dekompensation 3—4mal tägl. 1 Tabl. zu 0,25 mg. 30 Tabl. 1,32 DM, 6 Amp. zu 2 ccm = 0,4 mg 2,10 DM, 5 Suppos. 1,40 DM zu 0,5 mg. Tropfen 15 ccm, 1 ccm = 0,5 mg, 1,55 DM. Georg Henning, Berlin-Tempelhof.

Folinor. *Zusammensetzung:* Folinsäure, der neue hämatopoetische Faktor des Vitamin-B-Komplexes. *Indikationen: Alle megalocytären Anämien:* macrocytäre Schwangerschaftsanämie, macrocytäre Anämie des Säuglings- und Kindesalters, macrocytäre Ernährungsanämie, tropische Sprue. *Dosierung:* Tägl. 1 Amp. subc., intramusk. oder intrav. oder 1—4 Tabl. 3 und 10 Amp. zu 1 ccm 3,— und 8,50 DM o. U. St. 20 und 50 Tabl. 3,80 und 8,85 DM o. U. St. Nordmark-Werke G. m. b. H., Hamburg.

Folliculi sennae. Sennesschoten. Zum gleichen Zweck wie Fol. Sennae, abends 4—6 Schoten mit Wasser kalt angesetzt und morgens getrunken.

Follovin enthält den gesamten wirksamen Komplex des Ovariums in Form eines eiweißfreien Totalextraktes und Keto-Oestrin. 1 ccm = 25 I E. Gegen Funktionsausfall oder Dysfunktion der Ovarien: Pubertätsstörungen, Ausbleiben der Regel, Pruritus vulvae, Wechseljahre. 3mal tägl. 5 bis 10 Tropfen. Dr. Bauer, Berlin-Grunewald 1.

Folsan enthält die Folinsäure-Rhenania in Tabl.- und Ampullenform. 1 Tabl. = 5 mg, 1 Amp. 15 mg Folinsäure. Bei megoloblastischen Anämien, leberrefraktären und leberempfindlichen Fällen. Bei pernic. Anämie kombiniert mit Leberextrakt 2—4mal tägl. 1 Tabl., tägl. 1 Amp. subcut., intramuskulär oder intrav., 5 Amp. zu 1 ccm 5,70 DM, 20 Tabl. 5,30 DM. Es gibt auch Ferro-Folsan-Dragées mit zweiwertigem Eisen. Kali-Chemie A.-G., Sehnde/Hannover.

Fontanon, feminin zur subcut. oder intramusk. Injekt., enthält in 1 ccm 50 M E des Ovar- oder Oestrushormons, bei klimakterischen Beschwerden, Uterusblutungen; extragenital: bei Rheuma, Hautjucken, Ekzem während der Menses. Wöchentl. 2 Injekt. subcut. oder intramusk. Packungen mit 3 Amp. mit je 100 I E 1,77 DM, mit 10000 I E 1 Amp. zu 1 ccm in öliger Lösung. Zäpfchen zu 1000 I E 6 St. Zur Unterstützung Fontanon-Dragées in Packungen mit 30 St. à 100 I E, mit 500 I E 20 St. mit 1000 I E in Zäpfchen, 6 St. 2,05 DM. Fontanonsalbe mit 10000 M E. Ovarhormon pro g. Bei Hautkrankheiten ovarieller Genese, Brustwarzenrhagaden, Anregung des Mammawachstums, peripheren Durchblutungsstörungen, Ulcus cruris zum Einreiben. Sächs. Serumwerk, Dresden.

Forapin. Eine Salbe, die als wirkenden Bestandteil Bienengift enthält, außerdem 0,2% Allylsenföl als Hyperämiemittel und Acid. salicyl. zur Konservierung und ein Anaestheticum. Bei Myalgien, Neuralgien, Arthritiden. Die Salbe wird mit einem Reiber auf der schmerzenden Stelle eingerieben. Blasenbildung ist für die Heilung günstig. Forapin I (normal) K.-Packung 1,47 DM; Tube 2,74 DM, Kur-Packung 2,74 DM; Forapin II (stark) K.-Packung 1,65 DM, Kur-Packung 3,14 DM. Als Lösung mit je 6 Amp. zu 1 ccm: Stärke A 0,05prom. Lösung 2,33 DM, B 0,15prom. 3,01 DM, C 0,45prom. 3,89 DM, D 1,35prom. 5,80 DM. Sortierte Packung mit 7 Amp. zu 1 ccm (je 2 Amp. A, B, C und 1 Probeamp.) 3,40 DM. Zuerst Probeinjektion (grüne Amp.) 0,1 ccm intracut. als Quaddel. Wenn die Injektion vertragen wird, dann am 2. Tag 3 Quaddeln Stärke B, am 8. Tag 6 Quaddeln Stärke B, dann nach einer Pause Fortsetzung mit C und bei hartnäckigen Fällen mit Stärke D. Zur Heufieberbehandlung nach beigefügtem Schema. *Forapin F* zur drastischen Hautreiztherapie: 5 Amp. zu 0,25 ccm 5°/$_{00}$ 5,80 DM. *Ungt. Forapin* mit 0,2% Histamin zur Iontophorese 40 g 4,06 DM.

Forapin-Liniment enthält das reine Bienengift, sowie Acid. salicyl. und Chloroform mit guter Tiefenwirkung. Bei allen rheumat. und neuralg. Erkrankungen. Man verteilt es dünn auf die Haut und wartet bis ein Brennen spürbar wird und die Haut sich rötet, dann reibt man vollkommen in die Haut ein. 40 g 1,20 DM. Hch. Mack Nachf., Illertissen/Bayern.

Formaldehyd Solutus. Formalin oder Formol. In 100 Teilen 35 Teile Formaldehyd. Mit Wasser und Weingeist mischbar. Seine Dämpfe wirken stark reizend auf die Schleimhäute. Bei Conjunctivalkatarrh 20—30 Tropfen auf 1 l Wasser zum Auswaschen der Augen. In der Gynäkologie 2—3 Eßl. auf 1 l Wasser zu Spülungen, bei Fluor und Gonorrhoe. Bei Cystitis tuberculosa Blasenspülungen mit 1proz. Lösung 2 Eßl. auf 1 l Wasser. Gegen Schweißfüße und -hände: 3 Formaldehyd. sol., Spirit ad 100,0. Zur Desinfektion von Wohnräumen.

Formo-Cibazol ist ein Kondensationsprodukt von Cibazol mit Formaldehyd zur Behandlung infektiöser Darmerkrankungen. Es ist schwer löslich und wird von der Darmwand nur in geringen Mengen resorbiert, so daß es längere Zeit in hoher Konzentration im Darm wirksam sein kann. Es ist daher besonders wirksam bei Enteritis, Entero-Kolitis, Bazillenruhr und Cholera. Um eine gleichmäßige Verteilung der wirksamen Substanz im Darmkanal zu erreichen, enthält Formo-Cibazol 1% Sapamin. An den ersten Behandlungstagen 3—4mal tägl. 3—4 Tabl. mit etwas Tee. Dann reduziert man auf 2mal tägl. 2—4 Tabl. Packungen mit 20 Tabl. zu 0,5 g 2,50 DM. Ciba A.-G., Wehr/Baden.

Frangula-Dispert. Nach dem Krause-Verfahren hergestelltes Extrakt der Cort. Frangulae. Es ist ein schwach aromatisch riechendes, graugrünes Pulver. In Wasser so gut wie unlöslich. Im Handel als Tabletten à 25 mg Emodin. Man gibt 1—3 Tabl. vor dem Schlafengehen als mildes Abführmittel. Packungen mit 20, 50 Tabl. 0,90, 1,90 DM. S. Disperte. Kali-Chemie A.-G., Sehnde/Hannover.

Fructamin, ein natürliches Vitamin-C-Präparat, das den gesamten Vitamin-C-Komplex enthält (Vitamin C und P). Bei Skorbut, Möller-Barlow, hämorrhagischer Diathese, Hämophilie, Lungen-, Magen-, Genitalblutungen, Colitis gravis. 3—4mal tägl. 1—2 Eßl. in Wasser. Fructamin liq. 100 ccm, 200 ccm, 500 ccm 1,95, 3,25, 6,40 DM. Nordmark-Werke, Hamburg.

Fructus anisi. Innerlich 0,5—1,5 in Pulver und Latwerge, als Infus 5—15:100. Hauptsächlich bei Kindern als Carminativum.

Fructus capsici. Spanischer Pfeffer. Innerlich 0,05—0,2 oder als Aufguß 0,1:100. Bei Verdauungsschwäche und Flatulenz. Hauptsächlich äußerlich in Einreibungen und Pflastern: Spirit. russic. und Capsicumpflaster.

Fructus carvi. Als Tee mit Kamillen und Baldrian, oder Infus. Fruct. Carvi 5, Fol. Senn. 5:100, bei Kolik und Blähungen.

Fructus colocynthidis. Koloquinten. Gelbliches, sehr bitteres Pulver. Innerlich 0,01—0,1 in Pulver und Pillen. Als drastisches Abführmittel. Größte Einzelg. 0,3, größte Tagesg. 1,0. Am besten nicht anzuwenden.

Fructus cynosbati. Hagebuttentee. Als Diureticum, enthält reichlich Vitamin C.

Fructus foeniculi. Fenchel. Innerlich 0,2—2 g mehrmals tägl. 5—15:100 als Carminativum, besonders bei kleinen Kindern. Zur Anregung der Milchsekretion und als Expectorans. Fruct. Foenicul. pulv., Cort. Aurant. Fruct. aa 5, Magn. carbon. 40, Sacchar. 10, teelöffelweise zu nehmen.

Fructus juniperi. Wachholderbeeren. 1—2 g mehrmals tägl. oder als Aufguß 5—25:100. Als Diureticum.

Fructus myrtilli. Getrocknete Heidelbeeren. Wirksames Mittel bei Durchfall.

Fructus papaveris immaturi. Unreife Mohnköpfe. Der Gehalt an Opiumalkaloid höchstens 0,12%. Als Abkochung 5:100 als schwaches Beruhigungsmittel, besonders bei kleinen Kindern.

Fructus petroselini. Petersilienfrucht. Als Diureticum. Infus. 5—15:100 oder als Tee.

Fructus phaseoli. Bohnenschalentee. Die getrockneten und geschnittenen Hülsen von Phasol. vulg. Eine Handvoll Bohnentee, mit Wasser gründlich gekocht, gibt 1 Tasse als Antidiureticum. Tägl. 3—4 Tassen zu trinken.

Fructus rhamni catharticae siccati. Kreuzdornbeeren. Als Abführmittel. Am besten in Form von Sirup Rhamni catharticae.

Fuadin-Neo-Antimosan ist das Natriumsalz der Antimon III-brenzkatechindisulfonsäure. Antimon III-Gehalt 13,5%. 1 ccm der 6,3proz.-Lösung enthält 8,5 mg Antimon III. Zur intramusk. Injektion gegen Bilharziosis, Orientbeule, Schlafkrankheit, Trichinose. Packung für Erwachsene enthält 1 Amp. zu 3,5 ccm, 9 Amp. zu 5 ccm 7,10 DM; für Kinder: 1 Amp. zu 0,5 ccm, 1 Amp. zu 1,5 ccm, 8 Amp. zu 3,5 ccm 5,30 DM. Bayer, Farbenfabriken, Leverkusen a. Rh.

Fungus laricis. Hauptbestandteil Agaricin. S. dies.

Furunkulin. Trockenbierhefe. S. Faex und Lävurinose.

Galbanum. Ein Gummiharz, früher gegen Rheumatismus 0,3—1 g.

Gallae. Galläpfel. Enthalten 70% Gallusgerbsäure. Aufguß 5:100 als Adstringens.

Gallestol. Thormann: Ext. Burs. past. 10,0, Fol. Senn. 1,0, Kal.-Namonotrichloracetyltartrat 2,7, Na sulfuric. 1,0, Agens, conserv. aq. ad 100,0. 3mal tägl. 1 Eßl. voll in 1 Glas heißen Wassers. Bei Gallenblasenentzündung und Gallensteinen. Ein Mittel von guter Wirkung. Flasche mit 225 ccm. Efeka-Neopharm, Hannover.

Gallidon-Tabletten. Jede Tablette enthält 0,1 g Chelidonium majuspräparat. Bei Gallenblasenerkrankungen, Ikterus, Lebererkrankungen. 3mal tägl. 1 Tabl. vor dem Essen. Packung 30 (1,65 DM) und 100 Tabl. Grumapharm. Arzneimittelfabrik, Berlin-Lichterfelde-Ost.

Gantrisin, ein leicht lösliches Sulfonamid, das als Wirkstoff 3,4-Dimethyl-5-sulfonamido-isoxal enthält. Es wird schnell resorbiert und in verhältnismäßig kurzer Zeit vollständig ausgeschieden. Indikation und Dosierung wie bei den übrigen Sulfonamiden. 1 Amp. zu 5 ccm enthält 2 g Gantrisin und kann intramuskulär oder langsam intravenös injiziert werden. Bei infizierten Wunden Umschläge mit 10%iger Lösung, bei Cystitis Blasenspülungen. Packungen 20 und 100 Tabl. zu 0,5 g und 3 und 25 Amp. (5 ccm) mit 2 g. Deutsche Hoffmann-La Roche A. G., Grenzach-Baden.

Gardan. Eine molekulare Vereinigung von Pyramidon und Novalgin. Es ist ein weißes Pulver, in 6 Teilen Wasser löslich. Man gibt 3 bis 4mal tägl. 0,5 g als Analgeticum und Antipyreticum. Im Handel als Pulver und Tabletten zu 0,5 in Packungen zu 10 und 20 St. (1,— und 1,90 DM). Farbwerke Hoechst, Frankfurt/M.-Höchst.

Gargarisma-Delicia. 25proz. hydrolisierte Lösung von Aluminium chloricum — Al (ClO3)₃. Als Prophylakticum und Therapeuticum entzündlicher und katarrhalischer Befunde. Zum Gurgeln, Inhalieren, Wundverband 5—30 Tropfen auf 1 Glas Wasser. 50 g 1,25 DM. Ernst Freiberg, Delicia, Delitzsch.

Gastrase ist eine Lösung von kolloidalem Silber und kolloidalem Kupfer in Schleim zur Behandlung von bakteriellen Magen- und Darmerkrankungen, Sommerdurchfällen. 3—4mal tägl. 20 Tropfen in Tee, Kinder 5—15 Tropfen. Flasche mit 20 g 1,45 DM. Asid-Serum-Institut, Dessau.

Gastretten (Spastretten). Jede Tablette enthält 0,025 Papaverin, 0,02 Acid. diallylbarbitur., 0,0005 Atropin sulf. Bei Schmerzen im Magen- und Darmkanal (Spasmen), bei Koliken 3mal tägl. 1—2 Tabl. Röhren mit 24 und 10 Tabl. (2,50 und 1,25 DM), 6 Zäpfchen 1,60 DM. Troponwerke, Köln-Mülheim.

Gastronidatabletten. 2 Tabl. enthalten Mg peroxyd. 0,15, MgO 0,5, Bism. subsalic. 0,25, Pulv. Lip. mixt. 0,1. 10 Tabl. 0,36, 20 Tabl. 0,67, 40 Tabl. 1,19 DM. **Gastronida composita** haben auf 2 Tabl. einen Zusatz von 0,015 Ext. Bellad. Bei Hyperacidität, Ulc. ventr. usw. 3mal tägl. 1—2 Tabl. Schachteln mit 10 Tabl. 40 Dpf., mit 20 Tabl. 76 Dpf. und 40 Tabl. 1,38 DM. Labor. Reumella, Berlin SO 36.

Gastro-Sil. Calciumsilicat in Gelform, weißes, geschmackloses Pulver. Indikationen: Ulcus, Hyperacidität, Sodbrennen usw. (durch Erhöhung des Serumkalkspiegels Bekämpfung der Vagotonie als Krankheitsursache). Vor, evtl. auch nach den Mahlzeiten 1 Teel. Gastro-Sil, in Flüssigkeit gut verrührt. Die Dosis kann nach Bedarf beliebig erhöht werden; denn Gastro-Sil ist auch bei dauerndem Gebrauch großer Mengen ganz unschädlich. Pappdose mit 50 g 1,30 DM. **Gastro-Sil B** in Tabletten. Je Tabl. 0,5 Gastro-Sil und 0,015 Ext. Belladonn. Das Ext. Bellad. ist so an Gastro-Sil absorbiert, daß nur bei Vorhandensein freier HCl im Magen eine Belladonna-wirkung auftreten kann. Öfter am Tage 1—2 Tabl. Packung mit 20 Tabl. zu 0,5 g 1,— DM. Chem. Fabrik von Heyden, Radebeul-Dresden.

Gastrovit. Kolloidales Magnesiumhydroxyd $(Mg(OH)_2)$. Bei Hyper-acidität, Gastralgie, Meteorismus usw. Packung mit 25 Tabl. 0,41 DM, mit Belladonna 0,51 DM. Als Pulver 2,10 DM, mit Belladonna 2,30 DM. Diwag, Berlin-Waidmannslust.

Gelatina alba. Tierleim. Als dünne, fast glashelle Platten im Handel. Sie geben mit heißem Wasser eine Lösung, die in der Kälte erstarrt. Zur Stillung von Blutungen aus inneren Organen als subcut. Injekt. von 20 bis 40 ccm einer 10proz. Lösung. Steril! (Tetanusgefahr.) Oder innerlich Gelatina 60,0, Sir. c. Aur. 40,0, Aq. dest. ad 300, stündl. 1 Eßl.

Gelatina sterilisata Merck ist eine 10proz. sterile Lösung, die durch Tierversuche auf Unschädlichkeit geprüft ist. Die Gelatine bewirkt eine Erhöhung der Gerinnbarkeit des Blutes. Bei allen Blutungen wiederholt zu injizieren 40 ccm subcut., bei Kindern 5—10 ccm. Im Handel in Glasröhren mit 40 ccm und mit 10 ccm (1 Amp. zu 10 ccm 1,50 DM, 1 Amp. zu 40 ccm 3,15 DM). Siehe Kalzine. Merck, Darmstadt.

Gelatina zinci. Gelatina alb. 15,0, Glycerin 40,0, Aq. dest. 35,0, Zinc. oxyd. 10,0, leni calore. Zinkleim. Bei Gebrauch schmilzt man den Leim im Wasserbad. Bei Ulcus cruris und anderen Erkrankungen.

Gelonida Antineuralgica. Enthält Codein. phosphor. 0,01, Phenacetin und Acid. acet. salic. aa 0,25. Bei Rheumatismus und Nervenschmerzen, Ischias, Neuritis. In Röhren mit 20 Tabl., mit 10 St. Goedecke & Co., Berlin, Werk Memmingen.

Gelonida Stomachica. Extr. Bellad. 0,01, Bism. subnitr. 0,2, Magn. ust. 0,6. Bei Ulc. ventric., Hyperacidität usw. 3—5mal tägl. 1 Tabl. nach dem Essen. Packung mit 20 Tabl. Goedecke & Co., Chem. Fabr., Berlin, Werk Memmingen.

Geosot = Guajacolum valerianicum.

Germanin = Bayer 205. Neues Trypanosomenmittel. Es wird intrav., nötigenfalls auch intramusk. gespritzt. Über 5 Injektionen wird für gewöhn-

lich nicht hinausgegangen. Mit nur 4 Injektionen von insgesamt 3,5 bzw.
4 g Germanin wurden schwere Fälle von Trypanosomiasis in kurzer Zeit
geheilt. Man gibt 1 g, aufgelöst in frisch destilliertem Wasser, intravenös
und wiederholt die Injektionen an den 3 aufeinanderfolgenden Tagen. Dann
wöchentl. 2 Injektionen. Im ganzen 5—10 g. Nach den Injektionen tritt
meist eine Albuminurie auf, die aber wieder verschwindet. Auch bei Thrombosen zu versuchen. Die Wirkung des Germanin kann gesteigert und seine
Toxizität herabgesetzt werden durch gleichzeitige Injektion von Vitamin C
(Cebion, Cantan u. a.). S. Thrombose. Packungen mit 10 Amp. zu 0,5 g und
5 Amp. zu 1 g Substanz 18,24 und 17,70 DM. Bayer, Farbenfabriken,
Leverkusen a. Rh.

Ginstasan ist ein Auszug aus Blättern, Blüten, Samen und jungen
Zweigen von Sarothamnus scoparius (Besenginster). Es enthält sämtl. Wirk-
und Begleitstoffe. *Anwendung:* Es ist ein kreislaufverbesserndes Mittel,
besonders bei Herzschwäche und niedrigem Blutdruck, bei schwachem Herzmuskel mit verlangsamtem Puls. Bei Dekompensation durch Herzfehler
ist es nicht angezeigt. Es hat nur eine regulierende und tonisierende Wirkung
auf das Herz. Der Blutdruck wird gesteigert, die Coronardurchströmung vermehrt, auch hat es eine diuretische Wirkung. Es hat keine kumulierenden
Eigenschaften. *Indikation:* Herzmuskelschwäche mit verlangsamtem Puls
und niedrigem Blutdruck, bei Ödemen. Auch bei Asthma bronchiale wird es
empfohlen. Gleichzeitig soll es eine antidyscratische Wirkung haben bei
arthritisch-gichtischen Erscheinungen, die mit einer Myokarditis einhergehen. *Dosierung:* 3mal tägl. 10 bis 15—25 Tropfen. Vor dem Gebrauch
kräftig schütteln. Fl. zu 20 und 50 g. Curta & Co. G. m. b. H., Berlin-Britz.

Glandosane-Gans: Organtherapeutische Präparate.

1. Adreno-Glandosan.
2. Hypophysen-Glandosan total.
3. Hypophysen-Vorderlappen-Glandosan = Tenuigen.
4. Hypophysen-Vorderlappen-Glandosan kombiniert mit Thyreo-
   Glandosan = Tenuigen forte.
5. Luteo-Glandosan.
6. Ovario-Glandosan.
7. Testo-Glandosan.
8. Thymo-Glandosan.
9. Thyreo-Glandosan.

Alles weitere unter den einzelnen Präparaten.

Glandulae lupuli. Hopfendrüsen. Bräunliches, aromatisch riechendes
Pulver. Innerlich 0,1—1 g pro dosi. Zur Beruhigung bei geschlechtlichen
Erregungen und Pollutionen. Gland. Lupuli, Extr. Lupuli aa 1,5, Camphor.
0,07—0,15, Extr. Op. 0,07—0,15, m. f. pil. Dos. XV, abends 1—2 Pillen.
(v. Sigmund.)

Globucid gehört zur großen Körperklasse der Sulfonamide und ist
chemisch ein Paraaminobenzolsulfonamidoaethylthiodiazol. Die Tabletten
sind in Wasser nur schwer löslich, das Natriumsalz des Globucid ist leicht
löslich, und zwar bei einem pH von 7,5. Globucid kommt in Form seines
Natriumsalzes (Amp.) als intraven. Injektion zur Anwendung. Das Mittel
hat sich besonders bei der Pneumonie, aber auch bei Meningokokken,
Staphylokokken, Streptokokken (Puerperalinfektion), Ruhr sowie bei den
aeroben und anaeroben Wundinfektionen bewährt. Da Globucid nur ganz
geringfügig im intermediären Stoffwechsel acetyliert wird, sind Konkrementbildungen der Nieren und ableitenden Harnwege mit den daraus resultieren-
den Komplikationen wie Hämaturie, Anurie selbst bei länger dauernder
Therapie nicht zu befürchten. Bei akuten Infektionen empfiehlt es sich, als
Anfangsdosis 4 Tabl. und dann bei 4stündl. Abständen 2 Tabl. bis zur Gesamttagesmenge von 12—16 Tabl. zu geben. Am 2. Tag gibt man 4stündl.

3 Tabl. bis zur Tagesgesamtmenge von 12 Tabl., dann täglich weiter 6 bis 8 Tabl. auf 3—4 Tagesdosen verteilt bis zur Entfieberung, und noch wenige Tage darüber hinaus zur Verhütung von Rückfällen. Bei chronischen Fällen kann die gleiche Dosierung 10 Tage lang durchgeführt werden, dann allerdings sollte zur Entlastung des Organismus eine etwa 4—8tägige Pause eingeschaltet werden. Bei Somnolenz der Patienten oder um schlagartig einen hohen Medikamentblutspiegel zu erzielen, können die oralen Gaben von Globucid auch durch die intraven. Injektion ersetzt werden. 1 Amp. zu 10 ccm enthält 2 g, entspricht also 4 Tabl. In besonders schweren Fällen können diese Dosen unbedenklich auch noch um ein erhebliches überschritten werden. Packungen: Röhre mit 20 Tabl. zu 0,5 g 3,— DM; 5 Amp. zu je 10 ccm (20%) 5,85 DM. S. Protocid. Schering A.-G., Berlin-West.

Globinal, ein hellgrünes, süßschmeckendes Pulver, besteht aus ca. 60% Globin und ca. 40% Disaccharid und Geschmackskorrigentien. Bei Eiweißmangelzuständen, Blutverlusten, Eiweißverlusten bei Verbrennungen, Eiterungen, Nephrosen, Lebercirrhose, Kachexie. Man gibt 2—5 gestrichene Eßl. auf den Tag verteilt mit Wasser angerührt vor dem Essen. Fl. mit 250 g. 3,75 DM. Asid-Serum-Institut, Dessau.

Globuli vaginales Homefa s. unter Homefa.

Glucadenose enthält in Amp. zu 10 ccm 10 mg Muskel-Adenosin-Phosphorsäure (MAP.) und 0,25 mg Strophanthin K in 20proz. Glukose zur intrav. Injekt. Bei Herzschwäche, Angina pectoris. 5 Amp. zu 10 ccm 5,41 DM. S. Triadenyl. Dr. G. Henning, Berlin-Tempelhof.

Glukocalzol, eine stabilisierte, 10%ige Lösung von Calciumglukonat in Amp. zu 10 ccm zur intrav. und intramusk. Injekt. Indikation wie Calcium. 5 Amp. zu 10 ccm. Pharmaz. Werke Gehe, Dresden-N 6.

Glutaminsäure-Granulat enthält die natürlich vorkommende l(+)-Glutaminsäure. Bei Muskeldystrophie und leichter Ermüdbarkeit, Vergeßlichkeit, Konzentrationsschwäche, Hebung von Libido und Potenz, nervöse Erschöpfung 4mal tägl. 2—3 g = 1½ Teel., 8—12 Wochen lang einzunehmen. Nicht am späten Abend zu nehmen. Da es die Magensaftwerte erhöht, soll es bei Hyperacidität nicht genommen werden. Bei Dystrophie 3—5 g tägl. Packung 100 g Granulat. Chemiewerk Homburg A.-G., Frankfurt/Main.

Glycerinum. Sirupartige, süß schmeckende Flüssigkeit, mit Wasser und Weingeist mischbar, unlöslich in Chloroform, Öl und Äther. Innerlich 50 bis 100 g am Tage bei chronischen Entzündungen des Larynx, bei akuten und chronischen Pharynxkatarrhen, bei Magengärung und Hämorrhoiden mit hartem Stuhl, bei Leberkolik 20—30 g auch in Verbindung mit Extr. Belladonnae, besonders bei Nierensteinen. Rectal 40—50 ccm bei hartnäckiger Verstopfung. Bei Croup mit wenig Kalkwasser verdünnt zum Inhalieren. Acid. salic. 1, Glycerin ad 20, zum Bepinseln des Halses bei Angina. Borac. pulv. 1,0, Glycerin 4, Aq. 2, gegen Mundfäulnis und Aphthen.

Glycirenan enthält als wirksame Substanz Adrenalin. Zum Inhalieren gegen Asthma und Bronchitis. Man läßt 4—6mal tägl. 1—2 Min. lang inhalieren. 10 g 1,19 DM — mit Anästhesin 40 g (3,84 DM), — composit. 10 g (1,66 DM), 40 g (5,25 DM), — forte 20 g (3,74 DM). Atmos-Gesellschaft, Mannheim-Waldhof.

Glyconorm ist ein Extrakt aus Nebenniere, Herz und Leber, der den pellagraverhütenden Faktor Nicotinsäureamid in seiner körperwirksamen Form als Co-Dehydrase I und II — das eigentliche entgiftende Leberhormon — enthält. Darüber hinaus sind im Glyconorm die Gesamtvitamine der B-Gruppe, wie sie aus Hefe gewonnen werden, enthalten. Da zum vollen Wirksamwerden der Vitamine im Körper gewisse Eiweißabbauprodukte, die der Körper selbst nicht zu bilden vermag, notwendig sind, werden die Aminosäuren Histidin, Cystein und Tryptophan zugefügt. Die kohlenhydratstoffwechselregelnde Wirkung des Vitamin B_1 erhält durch Vitamin-C-Zusatz volle Abrundung. Anwendung bei mangelhafter Fermentsynthese (Dysfermentose), bedingt durch unterwertige Vitaminaufnahme in der Nahrung oder gestörter Vitaminresorption, oder durch Funktionsstörung der Nebennieren oder Fehlleistungen im intermediären Eiweißstoffwechsel; bei Pellagra und präpellagrösen Zuständen, Vergiftungen endogener und exogener Art (Schwermetallvergiftung, Schlafmittelvergiftung, Asthma, Schwangerschaftsintoxikation, Neuritiden, Diabetes, Fettresorptionsstörungen, Gallenleiden, Leberinsuffizienz, Achylien jeder Genese, urämische Zustände). Bei schweren Fällen 2—3mal tägl. 1 Amp., bei leichten Fällen oral 2—6 Glyconorm-Bohnen tägl. Packungen zu 2 ccm mit 3 Amp., 1,85 DM und 15 Amp. 6,80 DM, mit 25 Bohnen 2,45 DM, 50 und 100 Bohnen 4,35 und 8,30 DM. Nordmark-Werke, Hamburg 21.

Glykeuxol ist Aneuxol mit 20% Traubenzucker. Durch den Zusatz des Traubenzuckers tritt eine bessere Verträglichkeit des Aminophenazons ein. Zur intravenösen Injektion wie Aneuxol, auch die gleiche Dosierung. 5 Amp. zu 10 ccm 5,95 DM. Dr. Chr. Brunnengräber, Chem. Fabr. & Co., Lübeck.

Glykofrukton ist eine Lösung von gleichen Teilen Glukose und Fructose in 5, 10, 25 und 40%iger Lösung zur intramusk. Injekt. Packung mit 5 Amp. zu 10 ccm. Jenapharm, Jena.

Glykokoll-Nordmark. Reines Glykokoll (Aminoessigsäure) zur oralen Therapie bei Muskelerkrankungen. Es beseitigt die Störungen des gestörten Kreatin-Stoffwechsels der Muskeldystrophiker und deren Muskelerscheinungen. *Indikation:* Bei primären und neutralen Muskelatrophien, Myasthenia gravis pseudoparalytica, myeloischen Erkrankungen mit vorherrschend myasthenischer Komponente, Dystrophia myotonica — in Verbindung mit Testishormon — spinaler Kinderlähmung. Auch bei Basedow, Fieber, Kachexie 2—3mal tägl. 5—15 g Glykokoll. 100 g 5,65 DM, 250 g 12,35 DM. Nordmark-Werke, Hamburg 21.

· **Glykokoll Merck** gegen Muskeldystrophien, Myasthenie und spinale Kinderlähmung. Packungen zu 100 und 500 g (4,30 und 18,75 DM). E. Merck, Darmstadt.

Glykokoll „Roche" gegen Muskeldystrophie, schmeckt süßlich. 3mal tägl. 5—25 g. 250 g. Hoffmann-La Roche & Co., (17b) Grenzach.

Golhammer-Pillen (Gelatillen Carbobismenth.). Gelatinierte Pillen, die Bism. sal. 0,1, Ol. M. pip. 0,02 und Carb. med. enthalten. Bei Flatulenz, Meteorismus usw. 3mal tägl. 4—5 Pillen. Packungen mit 30 St. 93 Rpf., 60 St. 1,75 DM. Fabr. chem.-pharm. Präparate Fritz Augsberger, Nürnberg.

Gombardol ist p-Aminobenzolsulfonamid (Sulfanilsäureamid), in 300 Teilen Wasser, leichter in Alkohol löslich. Bei allen Infektionen mit Streptokokken, Staphylokokken oder Pneumokokken: Anginen, Polyarthritis rheumat., Erysipel, Sepsis, Sepsis puerp., Pyelitis, Cystitis. 3mal tägl. 1 Tabl. zu 0,3 g für Kinder, 0,5 g für Erwachsene. Packungen mit 10 und 20 Tabl. zu 0,3 und zu 0,5 g.

Gombardol-Salbe enthält 10% Gombardin solubile (p-Aminobenzolsulfonamid-Glucosid). Bei Brandwunden und offenen Geschwüren, Impetigo. Tuben mit 20 g. — Gompecillin-Salbe mit 1500 OE. Penicillin + 250 mg Sulfanilamidglukosid. Tube zu 5 g. C. F. Boehringer & Söhne, Mannheim-Waldhof.

Gonargin. Zur Bekämpfung der Gonorrhöe und ihrer Komplikationen. Es ist eine Vaccine, welche durch schonende Abtötung der Gonokokken und deren Aufschwemmung in physiologischer Kochsalzlösung hergestellt wird. Dem Impfstoff sind 0,5% Phenol zugesetzt. Die Flüssigkeit befindet sich in Ampullen von 1 ccm, und auf dem Etikett ist die darin enthaltene Anzahl von Keimen angegeben. Durch das Gonargin soll die normale Abwehrtätigkeit des Körpers gegen den eingedrungenen pathogenen Keim unterstützt und angeregt werden (aktive Immunisierung). Man kann es bei akuter und subakuter Gonorrhoe anwenden, sein Hauptanwendungsgebiet ist jedoch bei den chronischen und geschlossenen gonorrhoischen Erkrankungen, wie bei

Epididymitis, Prostatitis, Arthritis gonorrhoica, gonorrhoischen Adnexerkrankungen, wie überhaupt bei der chronischen Gonorrhöe des Weibes. Hierbei regt es die Abwehrfähigkeit des Körpers gegen die schlummernde Infektion neu an. Man beginnt mit intramusk. Injektionen von 10 Millionen Keimen, um dann in Intervallen von 2—3 Tagen rasch in der Dosis zu steigen. Bei alten chronischen Fällen beginnt man mit 25 Millionen Keimen. Tritt keine stärkere Temperatursteigerung als 1—1,5° ein, so wird nach 2 bis 3 Tagen die doppelte Keimzahl injiziert. Tritt starke Fiebersteigerung auf, so läßt man erst die Reaktion abklingen. Eine Gonarginkur soll beendet sein, wenn die Dosis von 100 Millionen Keimen erreicht ist. Bei intravenöser Anwendung beginne man mit 2—5 Millionen Keimen und sei in der Steigerung vorsichtiger. Bei einer gonorrhoischen Endokarditis ist Vorsicht anzuraten. Bei chronischer Gonorrhöe tritt nach Gonargin-Injektion eine erhöhte Sekretion ein, die zu Trübungen des Urins führt und häufig den Nachweis von Gonokokken ermöglicht. Packung: Schachtel mit 10 Amp. zu je 1 ccm, die aufsteigend enthalten 10, 25, 50, 100 Millionen Keime, 2 Amp. mit je 200 Millionen Keimen, 2 Amp. mit je 500 Millionen Keimen, 2 Amp. mit je 1000 Millionen Keimen. Dann noch in Flaschen mit 6 ccm Inhalt, enthaltend 100 und 5000 Millionen Keime in 1 ccm. Farbwerke Hoechst, Frankfurt/M.-Höchst.

Gonovitan s. Sera.

Gono Yatren s. unter Yatren.

Granocytan ist ein Glykoproteid, das intram. injiziert wird. 30 mg erzielen am gesunden Menschen eine Vermehrung der granulierten Leukocyten auf das 3—5fache. Überall anzuwenden, wo die Zahl der Leukocyten herabgesetzt ist. Bei Agranulocytose gibt man mindestens 2mal tägl. je 90 mg intramusk., bis die normalen Leukocytenwerte erreicht sind. Dann gibt man jeden 2. Tag noch eine Injektion, bei infektiös-toxischen Leukopenien 2mal tägl. 30—90 mg bis zur Erreichung normaler Werte. Die Injektionen sind etwas schmerzhaft. Packungen mit 5 Amp. zu je 5 ccm mit je 90 mg 9,60 DM. Vor Gebrauch leicht anwärmen. C. F. Boehringer & Söhne G. m. b. H., Mannheim.

Granugenol. Ein Mineralöl, dem unter Befreiung von schädlich wirkenden Bestandteilen ein biologisch garantierter Gehalt an ungesättigt hydrierten Kohlenwasserstoffen belassen wurde. Es ist von gelber Farbe und regt das Granulationsgewebe zum Wachstum an, reinigt und schließt die Wunde. Man tränkt Gaze mit Granugenol (O. P. 50 g 1,90 DM) und legt sie auf die Wunde. Es ist auch als *Granugenpuder* als Streudose, 100 g 95 Dpf., und *Paste* (50%) im Handel. Tuben mit 20 und 50 g (85 Dpf. und 1,55 DM). Puder und Paste sind bei Verbrennungen 1. bis 3. Grades empfehlenswert, desgleichen bei Ekzemen. Granugenol spielt eine beachtliche Rolle bei größeren infizierten Wunden mit Gewebsdefekten, bei schlecht heilenden Operationswunden und Ulcus cruris. Granugenol-Vaginal-Kapseln (*O. P. à 1 g* Dos. VI 1,60 DM) bei Fluor (von guter Wirkung). Die schnelle Wirkung soll durch den Gehalt des Granugenols an östrogenen Wirkstoffen bedingt sein. Knoll A.-G., Ludwigshafen.

Graphitten, Stoffwechseltabletten, bestehen aus: Sal grani (Aachener Salz) 4,2, Aloe 1,7, Rhamnus Purshiana 0,6, Leptandrin 1,1, Podophyllin D 4, Belladonna D 4 c. graphit obduc. Dos. L. Bei Fettleibigkeit, Gicht, Rheuma, Gallen- und Leberleiden, Verstopfung abends 1—2 Tabl. Packungen mit 30 und 90 St. (0,93 und 2,25 DM). Hirsch-Apotheke, Aachen.

Gravitol, das salzsaure Salz des Diäthylaminoäthyläther vom 2-Methoxy-6-Allylphenol, ist eine weiße, wasserlösliche Substanz. Bei atonischen und entzündlichen Blutungen, Menorrhagien, Blutungen bei Pubertät, Nachgeburt und Atonien. Man gibt subcutan und intramuskulär mehrmals tägl. 1 ccm oder 3—4mal tägl. 1 Dragée nach dem Essen. Packungen mit 10 Amp.

mit 1,2 ccm 1proz. Gravitollösung (2,75 DM), mit 20 Gravitoldragées zu 20 mg Gravitol (2,30 DM). Bayer, Farbenfabriken, Leverkusen a. Rh.

Gravomit. Thujoncholylglycin, Ext. Valer., Rindergalle, Alkali. Bei Schwangerschaftserbrechen 2—3 Std. nach dem Essen oder 2—4 Amp. tägl. intramusk. Packungen mit 20 und 50 Dragées 1,54 und 3,69 DM oder 6 Amp. zu 2,1 ccm 3,69 DM. Simonsapotheke, Berlin C 2.

Gripkalin enthält aus Pneumokokken-Kulturfiltraten und Organextrakten gewonnene, schonend aufgeschlossene Proteine und Lipoide. Es hat eine unspecifische und pneumokokkenspecifische perorale Antigenwirkung. Bei Erkältungskrankheiten, Grippe, Entzündungen des Nasen- und Rachenraumes, des Ohres, der Nebenhöhlen 3mal tägl. 50 Tropfen vor dem Essen in Wasser, prophylaktisch 1mal tägl. 50 Tropfen oder tägl. bis 5 Dragées, prophylaktisch tägl. 1—2 Dragées, Flasche mit 10 ccm und Röhre mit 10 Dragées. Farbwerke Hoechst, Frankfurt/M.-Höchst.

Guajabeta. Eine Tablette enthält 1 mg Guanidin an Eiweiß gebunden, 0,05 g Animasa. Bei leichten und mittelschweren Fällen von Diabetes, 3mal tägl. 1—2 Tabl. 50 Tabl. 3,05 DM. Organotherapeutische Werke G. m. b. H., Osnabrück.

Guajacolum. Brenzcatechin — Monomethyläther. Eine gelblich ölige Flüssigkeit. Leicht in Weingeist und 60 Teilen Wasser löslich. Innerlich an Stelle von Kreosot bei Tuberkulose. In Dosen von 0,1—0,4 am besten mit Kognak oder Lebertran. Guajacol. 16, Tinct. Gentian. ad 30, 3mal tägl. 5 bis 10 Tropfen. Guajacol. 2, Rad. Liquirit. 5, Kal. carbon. 0,5, Glycerin q. s. f. pil. 50, 3mal tägl. 2 Pillen. F. M.

Guajacolum carbonicum. Duotal. Weißes, krystallinisches, fast geruch- und geschmackloses Pulver von guter Verträglichkeit, unlöslich in Wasser, löslich in Chloroform und heißem Weingeist. Es kann in hohen Dosen bei Tuberkulose gegeben werden. Man beginnt mit 3mal 0,2 und steigt allmählich auf 4mal 1,5 g.

Guajasol, Guajacol-Calcium cps. *Zusammensetzung:* 1 Ampulle zu 10 ccm enthält: Chinin. basic. 0,15, Ca-lävulinat 0,5, Guajacol 0,075, Campher 0,025, Nicotinsäurediaethylamid 0,2. *Indikationen:* Bei allen entzündlichen und fieberhaften Erkrankungen der Luftwege, bei chronischer Bronchitis, Bronchiektasen, und zur Verhütung und Behandlung der postoperativen Pneumonie. *Dosierung:* 1mal tägl. 10 ccm langsam intrav. 3 Amp. zu 10 ccm 3,60, 10 10,—, 50 34,90 DM o. U.St. Nordmark-Werke G. m. b. H., Hamburg.

Guajektol ist freies, in Wasser gelöstes Guajacol mit einem Zusatz von Aminobenzoyldiaethylaminoaethanol und 1-Ascorbinsäure. 1-ccm-Amp. = 0,075 g Guajacol. Bei Bronchitis zur Verflüssigung der zähen Sekrete und Anregung der Expectoration intramusk. und intrav. Intrav. zu verdünnen mit Traubenzucker. 5 Amp. zu 1 ccm 1,88 DM. Pharmaz. Werke Byk, Oranienburg.

Guasil. Ist eine Verbindung von Guajacol und Kieselsäure. Bei Lungentuberkulose und Katarrh der Luftröhre. Es mindert die Sekretion und lindert den Husten. In Pillen zu 0,5 g mit 0,075 Guasil. In Packungen mit 100 St. 4mal tägl. 2—3 Pillen nach dem Essen. Münchner pharm. Fabr., München 25.

Gummi arabicum. In Wasser löslich 1:2. Innerlich in Mixturen, dabei Weingeist und starke Säuren zu vermeiden. Bei Magen- und Darmkatarrh. Gummi arab., Sacch. alb. aa 10, Aq. fl. aur. 5, Aq. 75 (Mixtura gummosa). Chloralhydr. 4, Aq. 150, Mucilag. Gummi arab. 50, die Hälfte zum Klistier.

Gynal-Tabletten bestehen aus synthetischem Follikelhormon-Glykose 30%, Ca lact. 30%, Acid. boric 1%, Chloramin 0,15%, Na bicarb. 6%, Amyl 10% und Gleitmittel. Bei Fluor albus. Abends 2 Tabl. einführen. Packung 20 Tabl. 1,40 DM. Weiß & Co. K.-G., Döbeln/Sa., Fabr. pharmaz. Präparate.

Gynergen Sandoz. Ist das weinsaure Salz des Ergotamins, das Hauptalkaloid, das aus dem Mutterkorn isoliert wurde. In Lösung: 1 ccm = 0,5 mg Ergotamintartrat. In der Geburtshilfe: Dosis ½ bis 1 ccm subcut. oder intramusk. oder 2—4 Tabl. = 15—30 Tropfen 2mal tägl. Bei Nachgeburtsblutungen, Atonie nach Entbindungen, auch bei beginnendem Abort und allgemein bei gynäkologischen Blutungen. Da Ergotamin die Magen- und Darmperistaltik herabsetzt und die Herzfrequenz hochgradig vermindert, also in gewissen Organen auf den Sympathicus wirkt, so hat man es als Antagonist dem Thyroxin gegenübergestellt, welches Tachykardie erzeugt und die Peristaltik von Magen und Darm vermehrt. Gynergen könnte man daher als das „Atropin des symphatischen Nervensystems" bezeichnen (Ganter). Daher seine Anwendung gegen Thyreotoxikosen, Basedow, Migräne, Urticaria. Man injiziert 2mal tägl. ¼—½ ccm oder gibt 2—3mal tägl. 1 Tabl. Die Kranken fühlen sich bedeutend wohler, die objektiven und subjektiven Symptome nehmen ab. Auch bei Herpes zoster und Herpes corneae hat es sich gut bewährt. *Bei Kältegefühl und Kribbeln an den Extremitäten ist mit Gynergen auszusetzen.* In Ampullen zu ½ und 1 ccm (1 ccm = 0,5 mg Ergotamintartrat) in Schachteln mit 6 St. 3,25 und 4,20 DM) und Gläschen mit 10-ccm-Lösung 0,1%ig 3,90 DM. 10 Tabl. zu 1 mg 3,60 DM. Neo-Gynergen s. u. Neo. Sandoz A.-G., Nürnberg.

Gynolett. Eine Tablette enthält 1,2 mg Stilben = 3000 i E Follikelhormon. Die Ampullen enthalten je nach Stärke 5 mg = 12500, 10 mg = 25000 und 20 mg Stilben = 50000 i E Follikelhormon in öliger Lösung zur intramusk. Injektion. Bei sec. Amenorrhoe, Dysmenorrhoe, Klimakterium, peripheren Durchblutungsstörungen, Ulc. ventr. et duodeni. Zu dosieren wie Progynon. Packung mit 30 Tabl. 1,45 DM, Amp. A mit 1,25 ccm öliger Lösung = 12500 i E, 6 Amp. 1,60 DM. Amp. B mit 2,5 ccm öliger Lösung = 25000 i E, 6 Amp. 2,80 DM. Amp. C mit 5 ccm öliger Lösung = 50000 i E Follikelhormon, 3 Amp. 2,60 DM. Auch Styli und Salbe im Handel. Labopharma, Berlin W 35.

Gynophysin. S. Hypophysin-Hinterlappen-Präparate Merck.

Gynormon. Extrakt aus frischen Ovarien mit Schilddrüse, Cholin und Kaliumglycerophosphat in Ampullen zur intraglut. Injektion und als Tabletten. Gegen Menopause, Nervenkrankheiten, Hysterie. 3—4 Tabl. tägl. oder 3mal tägl. 1 Amp. 2 ccm. Packungen mit 5 Amp. (4,45 DM) und 10 Amp. (8,25 DM) und 28 Tabl. (3,05 DM). Dr. Laves, Hannover.

Haemofertan, ein Antianaemicum aus nativem, tierischem Blut mit einem Zusatz von zweiwertigem Eisen in organischer Bindung. 3mal tägl. 1 Eßl. Packung mit 250 ccm 3,20 DM. Philopharm, chem.-pharm. Fabrik, Quedlinburg.

Haemophobin ist ein kolloidales Blutstillungsmittel in isotonischer Lösung, hergestellt aus pflanzlichen Geweben. Die Isolierung des Pektins aus den Geweben geschieht so, daß die Pektine und Protopektine in ihrer chemischen Struktur erhalten bleiben. Es besteht aus Pektinen und Protopektinen 1,5% in isotonischer Natriumchloridlösung. Seine Wirkung beruht auf einer Vermehrung der Thrombocyten, Aktivierung des Thrombogens und Verminderung der Gerinnungszeit und Blutungsdauer. Empfohlen bei allen Blutungen 1—3 Amp. zu 10 ccm intram., aber auch intrav. ohne Nebenerscheinungen. Keine Anaphylaxiegefahr! Amp. zu 5 und 10 ccm, Flasche zu 20 ccm für Tamponaden. **Haemophobin liq.** zum Einnehmen ist eine 3%ige Pektinlösung mit Zusatz von Ca-Salzen und sedativ wirkendem Calciumvalerianat. 3mal tägl. 1—2 Eßl. Flasche mit 150 ccm 2,20 DM. Haemophobinpuder Packung 10 g. Chem. Fabr. Max Scharffenberg G. m. b. H., Dresden-A. 47.

Haemostaticum-Nordmark. Zusammensetzung: 1,5%ige isotonische Kongorotlösung. Indikationen: Prompt wirksam bei Lungen-, Nieren-, Blasen-, Magen- und Darmblutungen, sowie bei Menorrhagien. Dosierung:

5—10 ccm langsam intrav., gegebenenfalls Wiederholung der Injektion nach 12—24 Std. 3 Amp. zu 10,5 ccm 2,70, 5 4,15, 10 7,75, 20 12,35 DM o. U.St. Nordmark-Werke G. m. b. H., Hamburg.

Haemostypt ist eine klare, farblose Lösung von haemostyptisch wirksamen Toxinen mehrerer Giftschlangenarten. Es hat eine ausgesprochen koagulierende Wirkung durch Freimachung von Thrombokinase aus Thrombocyten und anderen hinfälligen Zellelementen. Bei Blutungen nach Verletzungen und Operationen an Tonsillen oder Haemorrhoiden. Auflage von Tampons mit Haemostypt oder intrav. oder intramusk. Injektion von 5 bis 10 ccm, bei Blutungen bei der Geburt 5—10 ccm intrav. oder intramusk., bei Blasenblutungen 5—20 ccm in die entleerte Blase. Lokal hat es seine größte Wirkung. Flasche mit 25 ccm 3,05 DM. Asid-Serum-Institut, Dessau.

Hämostyptikum Fahlberg ist eine kolloidale Lösung einer Kombination von Polygalakturonsäureestern mit Aminoessigsäure. Bei Magen-, Darm-, Lungen-, Nieren-, Blasenblutungen, gynäkologischen Blutungen, hämophile Blutungen. Es wird intrav. injiziert, auch zur rektalen und vesikalen Instillation, zu vesikalen Spülungen und zum Tränken von Tupfern. Zur intramusk. und oralen Anwendung. Schachtel mit 5 Amp. zu 10 ccm 4,20 DM, 6 Amp. je 25 ccm 8,42 DM. Flasche mit 250 ccm 5,— DM. Puder 15 g 1,80 DM. Fahlberg-List, Chem.-pharm. Fabr., Magdeburg.

Hainangin. Enthält Hefeextrakt und Kohle und folgende Fermente: Pepsin, Sekretin, Pankreatin und Diastase. Bei Gastritis, Dyspepsie, Meteorismus 3mal tägl. 1—3 Dragées. Packungen mit 25 St. 1,25 DM, 100 St. 4,30 DM. Renova, Cottbus.

Hefe-Antigen. Die im menschlichen Dünndarm wuchernden Hefepilze werden isoliert und auf Ascites-Bierwürzagar gezüchtet. Die Reinkulturen werden in menschlichem Ascites, Trans- oder Exsudatflüssigkeit bebrütet. Nach keimfreier Filtration gelangen in klarer Flüssigkeit die arteigenen Stoffwechselprodukte der Hefepilze zur therapeutischen Anwendung bei Quincke-Ödem, blassem Blutdruck, Neuralgien, Angina pect. mit Blutdruckerhöhung. Jeden 2. Tag 1 Amp. intramusk., im ganzen 6 Amp. S. Coli-Antigen. Packungen mit 3 und 6 Amp. zu 2 ccm 5,45 DM und 9,90 DM. Lecinwerk Dr. E. Laves, Hannover.

Heliobrom. Dibromtanninharnstoff. Gelbliches, geruch- und geschmackloses Pulver, von stark färbender Eigenschaft, in Wasser unlöslich, in Alkohol löslich. Heliobrom 10,0, Alkohol ad 100 zum Einpinseln bei Pruritus senilis, Ekzem und Exanthem, Hämorrhoiden, Gichtknoten und Frostballen. Es hat eine sedative und juckstillende Wirkung auf die Haut. Auch bei Dermatitis artific., Prurigo und Strophulus infant. zu versuchen. Im Handel in Flaschen und 50 ccm 10proz., dann als Pulver für Salben oder Puder. Heliobrom 5, Ungt. moll. ad 50, Heliobrom. 10, Amyl. Talc. ana ad 100. Merz & Co., Chem. Fabr., Frankfurt a. M., Eckenheimer Landstr.

Heliocitin enthält genuinen Lipoidphosphor und Lipovitamine, angereichert in eiweißfreiem Dotterextrakt. Gegen Rachitis 2—3mal tägl. 1 knappen Eßl. Wohlschmeckender als Lebertran. Flasche mit 200 g = 1,25 DM. Aktien-Ges. f. med. Produkte, Berlin N 65.

Helisen, ein Pollenmischextrakt zur Diagnosestellung und Therapie des Heufiebers. Zur Diagnosestellung ist die zweckmäßigste Art die streng *intracutane* Injektion. Bei der Therapie wird durch *subcutane* Injektion steigender Mengen eine Unempfindlichkeit des Kranken gegen die heufieberauslösenden Pollen hervorgerufen. Alles Notwendige ist aus der beigefügten Beschreibung zu ersehen. Kurpackung: 5 ccm 1:1000, 5 ccm 1:100, 5 ccm 1:10, 5 ccm 1:2 und 1 Amp. mit 1 ccm 5proz. Racedrinlösung 10,95 DM. Flasche mit 5 ccm 1:1000 1,90 DM, 1:100 2,50 DM, 1:10 3,40 DM, 1:2 3,90 DM. Helisen-Testpackung: 1 ccm 1:1000, 1 ccm 1:100 und 1 Amp. physiol. Kochsalzlösung 1,45 DM. Als Tabl. zur oralen Behandlung. Je 1 Röhrchen mit 5 St. Stärke I, 5 St. Stärke II, 5 St. Stärke III 4,75 DM,

Röhrchen mit 20 St. Stärke III 6,50 DM. Bayer, Farbenfabriken, Leverkusen a. Rh.

Helminal Merck. Ein aus einer Alge der Gattung Digenea gewonnenes Trockenextrakt von brauner Farbe und extraktartigem Geruch und gewürzigbitterem Geschmack. Es ist vollkommen unschädlich, dabei aber sehr wirksam gegen Spulwürmer. Im Handel als überzuckerte Tabletten mit 0,25 g Extrakt, in Schachteln mit 20 St. für Kinder 1,50 DM., 50 St. für Erwachsene 3,20 DM und als Kügelchen 2,50 DM. für kleine Kinder, die unzerkaut zu schlucken sind. Die Packungen enthalten neuerdings noch rote Abführperlen mit je 0,025 g Phenolphthalein. Erwachsene 4 Tabl., größere Kinder nehmen um 7 Uhr früh nüchtern 2 weiße und 4 rote Tabl. unzerkaut mit etwas Flüssigkeit, Kleinkinder 1 Teel. Kügelchen in Marmelade und 1—2 rote Perlen. Um 9 und 11 Uhr Wiederholung ohne Abführperlen, dabei nüchtern bleiben. Abends einen Einlauf mit einer Abkochung einer kleinen Knoblauchzwiebel in ½ l Wasser (10 Min. kochen) und dann 1 Eßl. Essig hinzufügen. Am 2. und 3. Tage Wiederholung der Kur. Merck, Darmstadt.

Helmitol. Anhydromethylenzitronensaures Hexamethylentetramin. Weißes Pulver. Als Blasenantisepticum 3—4mal tägl. 1 g. Im Handel als Pulver und Tabletten zu 0,5. Packung mit 20 St. 1,25 DM. Bayer, Farbenfabriken, Leverkusen a. Rh.

Helpin. Eine Emulsion von Lecithin und Glycerin in genau bestimmter Dosierung mit Zugabe eines Elektrolytensystems aus $CaCl_2$, KCl, NaCl, $NaHCO_3$ in kleinsten äquilibrierten Mengen. Es regt die physikochemischen Prozesse der Zelle an und wird intramusk. oder intrav. gegeben bei perniz. Anämie, sekund. Anämie, Abmagerung, Kräfteverfall, bei akuten und chronischen Infekten, bei Funktionsstörungen endokriner Drüsen, bei Hautkrankheiten, bei Magerkeit mit Insulin zusammen. Jeden oder jeden 2. Tag 1—2 Amp. intramusk. Packung mit 10 Amp. zu 1,5 ccm. **Arsen-Helpin** mit 0,0025 g Monomethyldinatriumarsinat pro Amp. 10 Amp. zu 1,5 ccm. Jeden oder jeden 2. Tag 1—2 Amp. intramusk. Chem. Fabr. Grünau, A.-G., Berlin-Grünau.

Hemodal. Ein Vitamin-K-Präparat. Die Tabletten enthalten als antihämorrhagisch wirksames Prinzip das Dimethylamino-acetylmethyl-naphthohydrochinonchlormethylat und das Hemodal pro inject. das Methylnaphthochinon-Natriumbisulfit. Da es wasserlöslich ist, wird es sowohl bei parenteraler als auch oraler Anwendung schnell resorbiert. Überall anzuwenden, wo der Prothrombingehalt herabgesetzt und damit die Blutgerinnung verzögert ist: Ikterus, Darmverschluß. Bei der Hypothrombinämie der Neugeborenen: Melaena, Hämatemesis, Nabelblutungen sowie intrakranielle Blutungen. 1—3 Tage lang tägl. 1—2mal 1 Amp. intramusk., subcut. und intrav. oder 3mal tägl. 1—2 Tabl. 8 Tage lang. Prophylaktisch an die Mutter 10—20 mg oral oder parenteral kurz vor der Geburt. 20 Tabl. zu 10 mg 2,25 DM, 5 und 25 Amp. zu 10 mg 2,30 DM. Farbwerke Hoechst, Frankfurt/M-Höchst.

Hepaferron enthält die hämatopoetischen Wirkstoffe der Leber und der Magenwand, biolog. höchstwertiges Leber- und Serumeiweiß, lebereigenes und Ferroeisen, ferner die Vitamine der Leber B_1, B_2, Nikotinsäure, Nikotinsäureamid und Panthotensäure, sowie Kupfer in Spuren. Bei pernic. Anämie, makrocytären Ernährungsanämien, Erkrankungen des Lebergallensystems 1—3 Teel. tägl. vor dem Essen. 100 g 4,10 DM. Dr. Aug. Wolff, chemische Fabrik K.-G., Bielefeld.

Hepahorm enthält die Gesamtwirkstoffe der Leber mit Antiperniciosafaktor B_{12} und organischen Cobalt-Komplexen. Bei perniciöser Anämie, Agranulocytose, Leberschutztherapie, alimentären Störungen. 5 Amp. zu 2 ccm 3,55 DM, Fläschchen zu 10 ccm 2,90 DM.

Hepahormon forte, besonders zur Depotbehandlung bei gleicher Indikation tägl. 2—4 ccm, Erhaltungsdosis alle 2—4 Wochen die gleiche

Menge. 6 Amp. zu 1 ccm 4,80 DM, 5 Amp. zu 2 ccm 7,00 DM. Hormon-Chemie, München.

Hepalidon, ein Hepatikum, enthält Agrimon, Chelidonium, Fumar. Tarax. Bei Leberkrankheiten 3mal tägl. 1 Tabl. vor dem Essen. Packung mit 30 Tabl. Grumapharm, Berlin-Lichterfelde-Ost.

Hepaphil enthält Cystinhydrochlorid 0,125, Cholinchlorid 0,125 und Leberextrakt 0,2. Bei Leberparenchymschäden 3mal tägl. 1—2 Bohnen. 25,50 und 100 Bohnen 3,30, 6,05, 11,30 DM. Nordmark-Werke, Hamburg 21.

Hepartonyl forte, ein hochkonzentriertes Leberpräparat. 2 ccm = 5000 g Frischleber. 3 und 6 Amp. zu 2 ccm. Wecusta-Werke, Dresden-N 6.

Hepatrat. Leberextrakt, enthält die wirksamen Bestandteile der Leber.

Wirkung: Die Wirkung des Hepatrat ist eine vielseitige: Es fördert den Aufbau der roten Blutkörperchen und verhindert deren vorzeitigen, toxischen Zerfall. Es steigert die Fähigkeit der Leber, Stoffwechsel- und chemische Gifte unschädlich zu machen. Es hebt das Allgemeinbefinden, den Appetit und das Körpergewicht. Gewöhnlich nach 8tägiger Hepatratbehandlung zeigt sich eine bemerkenswerte Besserung im Allgemeinbefinden. Im Blutbild beginnt die Vermehrung der roten Blutkörperchen.

Anwendungsgebiet: Perniziöse Anämie und Anämien unklarer Ätiologie, Salvarsan-Exantheme, Schwangerschafts-Intoxikationen, Röntgenkachexie, Röntgenkater, Radiumschädigungen, allergisches Bronchialasthma, Heu-asthma, nephritische Urämie und durch Kreislaufstörungen und Chloropenie bedingte Urämien, wo die Leber kompensierend als Ausscheidungsorgan für Harnstoffe eintritt, Lebercirrhose, Cholangitis, Dyscholie, strumaloser Base-dow, Blutungen, Asthenie.

Hepatrat-Formen:

Hepatrat liquidum 100 ccm, 200 ccm und 500 ccm 2,60, 4,25, 7,40 DM.

Hepatrat-Bohnen. Tägl. 3mal 3 Bohnen. 25 Bohnen, 50 Bohnen, 100 Boh-nen, 500 Bohnen 2,25, 4,05, 7,55, 27,15 DM.

Hepatrat ad injectionem. Eiweiß- und lipoidfreies Leberextrakt. 1 ccm He-patrat ad inject. enthält den Extrakt aus etwa 20 g Leber. Zur kontinuier-lichen Behandlung tägl. 2—3 ccm intraglut. Diese Menge stellt die klinisch ausreichende Tagesdosis für einen mittelschweren Perniciosafall dar, welcher erfahrungsgemäß zur erfolgreichen Behandlung eine tägliche orale Zufuhr von 500—1000 g frischer Leber erfordert. 3 Amp. zu 2 ccm 2,35 DM, 10 Amp. zu 2 ccm 6,40 DM, 50 Amp. zu 2 ccm 23,90 DM, 3 Amp. zu 3 ccm 3,30 DM, 10 Amp. zu 3 ccm 9,45 DM, 50 Amp. zu 3 ccm 35,65 DM.

Zur Leberdepotbehandlung:

Neo-Hepatrat ad injectionem forte, hoch konzentriert mit Vitamin B_1 und C in 3-ccm-Ampullen, wöchentlich 1—2 Injektionen intraglut. 3 Amp. zu 3 ccm 8,— DM, 10 Amp. zu 3 ccm 23,85 DM. In jeder Ampulle sind ent-halten 0,15 mg Vit. B_1 und 5 mg Vit. C. *Neo-Hepatrat-Bohnen* enthalten außer Leberextrakt in 6 Bohnen von 50 mg Vit. C und 1 mg Vit. B_1. 3mal tägl. 2—3 Bohnen. Packungen mit 25, 50 und 100 St. 2,70, 5,— und 9,15 DM.

Hepatrat-Kombinationsformen. *Arsen-Hepatrat:* Anwendungsgebiet: Sekundäre und toxische Anämien, kachektische Zustände, Appetitlosigkeit, Asthenie, Neurasthenie, geistige und körperliche Überanstrengung, nervöse Depression, Unterernährung. Als Kräftigungsmittel zur Förderung des Zellstoffwechsels bei verzögerter Rekonvaleszenz.

Formen: *Arsen-Hepatrat liquidum.* 1 Eßl. enthält 1,5 mg As_2O_3. 2—3mal tägl. 1—2 Eßl. 100 ccm 2,60 DM, 200 ccm 4,25 DM, 500 ccm 7,40 DM.

Arsen-Hepatrat-Bohnen. Eine Bohne enthält Extrakt aus 20 g Leber und 0,5 mg As_2O_3. 5 Tage 3—4mal tägl. 1 Bohne, dann 3—4mal tägl. 1—2 Bohnen. 25 Bohnen 2,25 DM, 50 Bohnen 4,05 DM, 100 Bohnen 7,55 DM, 500 Bohnen 27,15 DM.

Arsen-Hepatrat ad injectionem. Leberextrakt mit arseniger Säure, 2 ccm Arsen-Hepatrat ad inj. enthalten 2 mg As_2O_3. 3 und 10 Amp. zu 2 ccm 2,35 und 6,40 DM.

Anwendung: Anfangs tägl., später jeden 2. Tag eine intramusk. Injektion von 2 ccm. Im ganzen 15—20 Spritzen. In der Rekonvaleszenz wöchentl. 1—2 Injektionen neben oraler Verabfolgung von Arsen-Hepatrat liquidum oder Bohnen.

Ferro-Hepatrat liquidum. Hepatrat mit Ferrocitrat, entsprechend 0,5% metallischem Eisen und Kupfer. Anwendung als Tonicum und bei Anämien, besonders im Kindesalter. 2—3mal tägl. 1—2 Eßl. 100 ccm 2,60 DM, 200 ccm 4,25 DM. Ad inject.: Durch C-Vitamin aktiviertes Leberextrakt und 20 mg einer komplexen Ferroverbindung in 3 ccm. 3 und 10 Amp. zu 3 ccm 3,30 und 9,45 DM.

Hepaventrat. Leber-Magen-Extrakt in Körnchen. 100 g enthalten die wirksamen Substanzen aus 500 g Leber und 500 g Magen-Mucosa. Hepaventrat wird nach seiner proteolytischen Fähigkeit standardisiert.

Anwendungsgebiet: Perniziöse Anämie, auch bei funikulärer Myelose, sekundäre Anämien, Achylia gastrica, achylische Chloranämie, gastrogene Diarrhoen, Cholangitis, Lebercirrhose. Als *Hepaventrat-Bohnen* 3mal tägl. 2—3 Bohnen. Gläser mit 25 und 50 St. 2,25 und 4,05 DM. Hepaventrat-Körner 3mal tägl. 2 Teel. 80 und 250 g 3,30 und 9,05 DM. 3 Amp. zu 2 ccm, 10 Amp. 2,35 und 6,40 DM und 50 Amp. Tägl. 2—6 ccm intragl. Nordmark-Werke, Hamburg 21.

Hepracton. Konzentriertes Leberpräparat. Zur intramusk. Injektion tägl. 2—4 ccm, später weniger häufig. 5 Amp. zu 2 ccm 3,55 DM. E. Merck, Darmstadt.

Hepsit forte (früher Hepatosan forte). Hochwirksamer Leberextrakt zur intramusk. Injektion. 2 ccm entsprechen wirkungsmäßig 500 g Frischleber oral verabreicht. Bei pernic. Anämie, toxischen Leberschädigungen, Rekonvaleszenz. Bei niedrigen Blutwerten tägl. 2—4 ccm, bei Besserung 1—2mal wöchentl. 2 ccm, Erhaltungsdosis alle 4 Wochen 2 ccm. Packungen mit 3 und 10 Amp. 5,40, 16,40 DM. Promonta, Hamburg.

Herba absinthii. Wermut. Als Magentee 5—15:100.

Herba adonidis vernalis. Das blühende Kraut von Adonis vernalis. Glykosid Adonidin. Es hat ähnliche Wirkung wie Digitalis, jedoch nicht kumulativ. 4—6:180. Sirup. simpl. 20, 2stündl. 1 Eßl. S. Adonigen und Adovern.

Herba artemisiae. Beifußkraut. Im Volk als Tee gegen Epilepsie und Veitstanz.

Herba bursae pastoris. Hirtentäschelkraut, enthält freies Cholin, Acetyl-Cholin und Oxyphenyl-Äthylamin (Tyramin). Als Tee, Haemostaticum und Diureticum.

Herba cardui benedicti. Als Infus 10:100 als Amarum.

Herba centaurii. Tausendgüldenkraut. Bei Dyspepsie als Abkochung 5—15:100.

Herba cochleariae. Löffelkraut. Als Infus. 15:100 oder 5 g auf 1 Tasse Wasser als Tee bei Wassersucht und als Blutreinigungsmittel.

Herba convallariae. Maiblumenkraut. Enthält 2 Glykoside von digitalisähnlicher Wirkung. Herzmittel, besonders in Rußland. Infus. 10:170, Mucil. Gummi arab. 30, 2stündl. 1 Eßl.

Herba equiseti. Schachtelhalm, kieselsäurehaltig. Als Dekokt 5—25:100 bei Wassersucht und Lungenerkrankung.

Herba herniariae. Bruchkraut. Als Dekokt 5—15:100 und Tee als Diureticum bei Nephritis und Nierensteinen.

Herba lobeliae. Enthält das Alkaloid Lobelin. Innerlich 0,2—0,5 als Dekokt 2—6:100. Bei Asthma und Dyspnoe. Größte Einzelg. 0,1, größte Tagesg. 0,3. S. Lobelin.

Herba meliloti. Steinklee. In Spec. emollientes, Salben und Pflastern.
Herba millefolii. Schafgarbentee, wirkt ausgesprochen cholagog und gefäßkrampflösend. Wie Flores millefolii zur Anregung und zum Abführen. S. Achillosan.
Herba polygalae amarae. Kreuzblumenkraut. Als Expectorans 10 bis 20:100. Decoct. Herb. Polygal. am. 25:150, Liqu. Amon. anis 5, Sirup. Alth. ad 200, 2stündl. 1 Eßl.
Herba polygoni avicularis. Vogelknöterich. Kieselsäurehaltiger Brusttee.
Herba serpylli. Zu Umschlägen und Bädern.
Herba Thymi. Quendel. Wie Herba Serpylli. Im Sirup. Thymi comp. gegen Keuchhusten und Bronchialkatarrh.
Herba violae tricoloris. Stiefmütterchenkraut. 10—15:100 bei Kindern zum Abführen und als Blutreinigungstee.
Herbosanum. Brust- und Hustentee, besteht aus Herba galeopsidis polygalae am., Tussillago Farf., Lichen Island., Rad. Liquir., Fruct. Phellandrii, Semen Foeniculi. Packung 1,45 DM. Firma: Täschner, Pharm. Fabr., Berlin SW 19.
Heroin. Hydrochloricum. Unterliegt dem Opiumgesetz. Es darf tägl. für einen Kranken oder den Praxisbedarf bis 0,03 g verordnet werden. Diacetylmorphinum hydrochloricum. Weißes, geruchloses Pulver von bitterem Geschmack, leicht löslich in Wasser, schwerer in Weingeist. Größte Einzelg. 0,005, größte Tagesg. 0,015 zur Bekämpfung des Hustens, besonders bei Phthisis. Bei starker Sekretanhäufung in den Bronchien, bei Asthma, Emphysem und Arteriosklerose besser zu vermeiden. Kein Schlafmittel. Stark wirkender Ersatz für Morphium. Heroin. hydr. 0,3, Aq. amygd. am. 20, 3—4mal tägl. 15 Tropfen. Heroin. hydr. 0,03, Fol. Digit. titrat. 1,5, Chinin hydr., m. f. pil. 30, 3—4mal tägl. 1 Pille bei Herzdekompensation. Heroin. hydr. 0,03, Aq. dest. 20, 1—2 ccm subcut. Dosis für Kinder von 2 bis 5 Jahren ½—1½ mg (für Kinder am besten nicht verordnen). Tabl. zu 0,0025 g 25 St. (1,80 DM).
Hexamethylentetramin. Urotropin. Kondensationsprodukt von Formaldehyd und Ammoniak. Farbloses, krystallinisches Pulver von süßlich-bitterem Geschmack, löslich in 1,5 Teilen Wasser. Innerlich 0,5—1 g. Als Pulver oder Tabletten bei Cystitis, Pyelitis. Bei Infektionskrankheiten. 10 St. 0,5 g 18 Dpf., 20 St. 0,5 g 30 Dpf., 10 St. 1 g 30 Dpf. S. Urotropin.
Hexeton. Methyl-Isopropyl-Cyclohexenon in 25proz. Natriumsalicylat-lösung, in Ampullen zur intrav. und intramusk. Injektion. Die Lösung zur intrav. Injektion ist 1proz. und in blauen Ampullen von 1 ccm. Zur intramusk. Injektion 10proz. in braunen Ampullen mit 2 ccm, wie Campher im Gebrauch. Da es intravenös gegeben werden kann, ist die Wirkung eine sofortige. Die Wirkung auf das Atemzentrum soll stärker sein als bei Campher. Wird Hexeton bei Coma diabeticum gebraucht, so täuscht der Salicylgehalt im Urin eine Reaktion auf Acetessigsäure mit Eisenchlorid vor. Packungen 1proz. (intrav.) mit 5 Amp. zu 1 ccm (1,30 DM), 10proz. (intramusk.) mit 5 Amp. zu 2 ccm (2,15 DM). Bayer, Farbenfabriken, Leverkusen a. Rh.
Hexobion ist ein synthetisch hergestelltes Vitamin B_6 und ist chemisch 2-Methyl-3-oxy-4,5-di(oxymethyl)pyridin, kurz Pyridoxin oder Adermin genannt. Es ist als Pyridoxinhydrochlorid im Handel. Es verträgt kurzes Erhitzen und ist gegen Säuren und Alkalien relativ widerstandsfähig. Gegen Licht ist es empfindlich. Es ist weit verbreitet in Pflanzen und tierischen Organen, zum größten Teil an Eiweiß gebunden. Pyridoxin ist für den Eiweiß-Aminosäurestoffwechsel und für die Bildung von Nicotinsäure aus Tryptophan von Bedeutung. Es soll die Fettverwertung und den Fettansatz begünstigen und eine wichtige Funktion haben bei der Bildung von Kohlenhydraten aus Eiweiß. Es ist ein unentbehrlicher Wuchsstoff für Milchsäurebakterien, Staphylokokken und Streptokokken, sowie für Hefe. Der tägliche

Bedarf für den Menschen beträgt ungefähr 2—4 mg. Vitamin B_6 wird in Leber, Niere, Muskulatur als Eiweißverbindung gespeichert. Eine B_6-Avitaminose wurde noch nicht bei Menschen beobachtet. Erfolgreich aber war die Anwendung bei Agranulocytose, auch bei Fällen nach Thiouracilmedikation, Stickstofflostbehandlung und Benzolvergiftung, auch bei hypochromen Anämien. Besonders wirksam scheint es bei Chorea minor zu sein. Die Tagesdosen schwanken dabei zwischen 20 und 40 mg per os bei leichten Fällen und 150 mg intrav. bei schweren Fällen, desgl. bei Schwindelzuständen und Ménièrscher Krankheit, bei Paralysis agitans, sowie bei arteriosclerotischem und postencephalitischem Parkinsonismus und bei spastischen Halbseitenlähmungen nach Apoplexie. Günstig werden beeinflußt: pseudohypertrophische Muskelatrophien, Myastenia gravis pseudoparalytica und amyotrophische Lateralsclerose, auch bei der Feerschen Krankheit (Akrodynie) war es von guter Wirkung. Bei einer schweren Gehirnschädigung mit Quadroplegie, Hemianopsie, motorischer Aphasie, Bewußtlosigkeit, Inkontinenz infolge einer Éclampsia post partum trat völlige Heilung durch Pyridoxin ein. Man gibt je nach Schwere der Erkrankung 1—2—4mal tägl. 1 Tabl. Hexobion zu 20 mg per os oder Injektionen von 25—200 mg (½ bis 4 Amp.) tägl. am besten intrav. oder intramusk., Kindern die Hälfte. Bei neurologischen Fällen kann man mit Vitamin E kombinieren. 20 und 100 Tabl. zu 20 mg (20 Tabl. 4,90 DM) und 3 und 15 Amp. zu 50 mg in 2 ccm (3 Amp. 3,— DM). E. Merck, Darmstadt.

Hexophan ist Oxyphenylchinolindicarbonsäure als Antiarthriticum und Antirheumaticum. 2—4mal tägl. 1—2 Tabl. Packung: Tabl. 0,5. 20 St. 2,80 DM. Farbwerke Hoechst, Frankfurt/M.-Höchst.

Hg-Glidine. Durch die Bindung des Hg an Pflanzeneiweiß werden seine toxischen Eigenschaften herabgesetzt. Als Unterstützungskur einer Salvarsanbehandlung. 2—3mal tägl. 1 Tabl. nach dem Essen. Packung mit 25 Tabl. mit je 5 mg Hg (1,— DM). Dr. Klopfer, Dresden.

Hibernon ist p-Brombenzyl-α-pyridyl-dimethyl-aminoäthylamin. hydrochlor. Eine synthetisch hergestellte Antihistaminsubstanz zur Behandlung allergischer Erkrankungen. Bei allen Fällen von Urticaria, juckenden Dermatosen, allerg. Ekzem, Serumkrankheit, Heufieber, Asthma bronchiale 2—3mal tägl. 1 Tabl. zu 0,03 g unzerkaut nach dem Essen oder 2mal tägl. 2 ccm intramusk. Intrav. sehr vorsichtig und langsam 1 ccm, später 2 ccm. Packung mit 10 und 20 Tabl. zu 0,03 g und Amp. zu 0,02 g in 2 ccm. Diwag, chem. Fabr. G. m. b. H., Hann.Münden.

Hirudoid: aus tierischen Organen gewonnene, gerinnungshemmende und hyperämisierende, in ihrer Antithrombinwirkung dem körpereigenen Heparin nahestehende, hautresorptive Stoffe in geeigneter Salbengrundlage. Die therapeutisch aktiven Substanzen werden von der Haut leicht aufgenommen. Schmerz- und Druckempfindlichkeit werden rasch zum Schwinden gebracht. Bei Thrombophlebitis, Phlebitiden, Ulcus cruris, Entzündungsvorgänge an Varizen, Abscesse, entzündliche Infiltrate, Furunkulose, Thrombosen. Bei Entzündungsvorgängen streicht man 1—2mal tägl. Salbe auf die erkrankte Stelle. Wo nicht eingerieben werden kann, streicht man auf Mull und legt ihn auf die erkrankte Stelle. Tube mit 12 g. Luitpild-Werk, München.

Histacon, eine Salbe mit 2,1% Histamindisalicylat und Aconit-Dispert = 0,05‰ Aconitin zum Einreiben bei Rheuma. Die Haut wird zuerst mit Glaspapier leicht abgerieben. Tube 10 g 1,75 DM. Kali-Chemie A.-G., Sehnde/Hannover.

Histamin (Imidazolyläthylamin) entsteht aus dem Histidin, einer zyklischen Aminosäure, durch Absprengung der COOH-Gruppe. Histamin steigert die Sekretion der Drüsen, übt einen motorischen Einfluß auf die glatte Muskulatur aus und bewirkt eine Erweiterung der Kapillaren, wodurch der Blutdruck gesenkt wird. Bekannt ist die Magenfunktionsprobe nach Injektion von 1 ccm 1prom. Histamin (Imido-Roche) intramusk. (s. auch Gastritis. Durch die Erweiterung der Kapillaren, wodurch eine Hyperämisierung z. B. an einem chronisch erkrankten Gelenk hervorgerufen werden kann, hat das Histamin eine große Bedeutung erlangt für die Behandlung der chronisch rheumatischen Erkrankungen (s. u. Rheumatismus, S. 100). Spritzt man mit der im Handel befindlichen Histaminlösung (1 proz.) eine Quaddel in die Haut, so vermag man nach 3—5 Min. einen kaum erkennbaren Ikterus durch starke Gelbfärbung der Quaddel deutlich sichtbar zu machen. Unter der lokalen Einwirkung von Histamin wird eine Steigerung der Permeabilität der Kapillaren für Bilirubin hervorgerufen.

Histidin-Ifah, isotonisch, eine 4proz. Lösung von Histidinchlorhydrat zur Behandlung von Ulc. ventric. und duodeni. Tägl. 1 Spritze intraglut. Im ganzen 20 Injektionen. Packungen mit 5 und 20 Amp. zu 5 ccm. S. Larostidin. Ifah, Fabr. pharm. Präparate, Hamburg-Uhlenhorst.

Histopin. Sterile, reizlose, immunisierende Staphylokokkenextrakte nach A. von Wassermann gegen alle Staphylokokkeninfektionen der Haut und Schleimhäute (Impetigo contag., Sycosis, Ekzeme, Hordeolum, Phlyktänen).

Histopin-Gelatine zum Einpinseln der Hautoberfläche gegen Furunkulose.

Histopin-Salbe gegen Ekzem, Impetigo usw.

Histopin-Augensalbe gegen Blepharitis, Hordeolum usw. Nitritfabrik Aktienges., Berlin-Köpenick.

Holopon ist ein durch Ultrafiltration gewonnener wäßriger Auszug aus Opium. Er ist eine hellbraune, klare Flüssigkeit, die die Gesamtalkaloide des Opiums enthält. Untersteht dem Opiumgesetz. 10 Teile Holopon = 10 Teile Tct. Op. spl. 1 g Holopon pulv. = 2 g Opium = 0,2 g Morphium. Im Handel als Tropfen zu 10 und 25 g (1,53 und 3,61 DM), Tabl. in Packungen mit 10 und 25 Tabl. Eine Tabl. entspricht einer Wirkung von 0,005 g Morphin (0,65 und 1,38 DM). 3mal tägl. 1—3 Tabl. Ampullen zu 1,1 ccm = 0,01 g Morphin in Schachteln mit 3 und 6 Amp. (0,85 und 1,64 DM). Dosis 1—2 Amp. Bykopharm, Arzneimittelfabrik G. m. b. H., Frankfurt a. M.

Holopon-Suppositorien à = 0,05 Op. plv. Schachteln mit 6 St. Dosis 1—2 Zäpfchen. Auch in Kombination mit 0,03 Ext. Bellad. in Schachteln mit 6 St. Holopon liquid. 1 ccm = 1 ccm Tct. Op. spl. in Flaschen mit 10 und 25 g. Holopon sicc. pro receptura 1 g = 2 g Op. plv.

Homatropinum hydrobromicum. (Verbindung von Mandelsäure und Tropin.) Weißes, geruchloses, in Wasser leicht lösliches Pulver, als Mydriaticum 0,1 : 10. Die Pupillenerweiterung tritt schnell ein und verschwindet nach 5—6 Std. wieder. Größte Einzelg. 0,001, größte Tagesg. 0,003.

Homburg 680 D, ein stabilisiertes Perkolat aus bulgarischer Belladonnawurzel. In dem Präparat sind die Hauptalkaloide — l-Hyoscyamin, Atropin und Scopolamin — in stets gleichbleibender Gesamtmenge und vor allem auch in stets demselben gegenseitigen Mengenverhältnis wie in der Droge enthalten. 1 ccm = 40 Tropfen = 3 mg Gesamtalkaloid. Bei Postencephalitis (Parkinsonismus) und Paralysis agitans desgl. auch bei Spasmen glattmuskulärer Hohlorgane. Dosierung und notwendige Kost s. u. Encephalitis. Packungen mit 10 und 30 ccm. Chemiewerk Homburg A.-G., Frankfurt a. M.

Ho-Mi, ein Honig-Milch-Präparat, besteht aus 65% Trockenmilch, 25% Bienenhonig und 10% Dextropur. Es ist von gutem Geschmack, tägl. 50 bis 100 g, am besten in warmem Wasser anrühren. Bei Erschöpfung, allgemeiner Schwäche, Rekonvaleszenz, Herz- und Leberleiden. Packungen mit 250 g 1,73 DM. Max Nook, Halle/Saale, Burgstr. 33.

Homoseran „Asid" wird aus dem Retroplacentarblut gesunder Mütter gewonnen und ist ein keimfrei filtriertes Schwangerenserum, das Hormone, Vitamine und Aufbaustoffe enthält, sowie Immunstoffe spezifischer und unspezifischer Art. Zur natürlichen Aktivierung der Abwehrkräfte, bei Schwächezuständen, bei Angina, Grippe, Adnexitis, Schwangerschaftstoxikosen und -dermatosen, klimakterischen Pubertätsstörungen, Migräne,

Depressionszuständen, Ekzem, Furunkel, Pruritus, Asthma, Urticaria, Heufieber 2mal wöchentl. 5—10 ccm oder alle 2 Tage 10—20 ccm oder tägl. 20—40 ccm je nach Schwere des Falles intramusk. Es tritt weder Serumkrankheit noch Anaphylaxie auf. Bei intravenösen Injektionen beginnt man mit 2—5 ccm und injiziert langsam. Bei guter Verträglichkeit 10—20 ccm langsam intrav. Zur Infusion 50 ccm Homoseran auf 250 ccm 5%iger Traubenzucker- oder Ringerlösung. Auch Homoseran rektal als Tropfklistieren. Erwachsene erhalten 200—500 ccm tägl., Kinder 20—60 ccm. Flasche mit 200 ccm. Amp. zu 10 ccm, 5 Amp. zu je 10 ccm. Asid Serum-Institut, Berlin W 35.

Hormodyn und **Hormodyn forte**: **Hormodyn**: Cystein puriss. in $1,5\%$iger wäßriger Lösung. **Hormodyn forte**: Cystein puriss. in 5%iger wäßriger Lösung. Cystein hat als schwefelhaltige Aminosäure eine zentrale Stellung im Eiweißstoffwechsel. Seine Sulfhydrylgruppe gibt ihm Bedeutung als Redox-Katalysator, verleiht ihm entgiftende Wirkung, besonders bei Schwermetallvergiftungen und macht Cystein zu einem wichtigen Stabilisator von Vitaminen und Hormonen. Schwermetallvergiftungen und andere Intoxikationen, Nebenniereninsuffizienz, allergische Erkrankungen, Rhinitis vasomotorica, Leberparenchymschäden, Psoriasis. Nach 10 Injektionen verlieren die Einzelteile ihre Rötung. 1—2 Amp. **Hormodyn forte** tägl. intrav., zur Dauerbehandlung **Hormodyn.** (Cystein puriss. in 5%iger wäßriger Lösung.) **Hormodyn-forte**-Ampullen: 3 zu 2 ccm 2,20, 10 6,05 DM o. USt. **Hormodyn**-Ampullen (Cystein puriss. in $1,5\%$iger wäßriger Lösung). 3 zu 2 ccm 1,70, 10 4,50 DM o. U.St. Nordmark-Werke G. m. b. H., Hamburg.

Hormonal s. Neohormonal!

Hormovesol, Entfettungsdragées enthalten Hypophysis cerebr., Ext. fuci vesiculosi, Ext. uv. ursi, Ext. Aloes comp. Ext. cascarae sagr., Ext. frangul. Bei entsprechender Diät 1 Woche 3mal tägl. 1 St., 2. Woche 2mal tägl. 2 St., 3. Woche 3mal tägl. 2 St., 4. Woche 2mal tägl. 2 St. Auch als sehr gutes Abführmittel zu empfehlen. Abends 1—2 Dragées. 50 Dragées 2,60 DM. Fabr. pharm. Präparate, Karl Engelhard, Frankfurt/Main.

Horosteon. Extrakte aus dem Knochenkeimgewebe zur Anregung der Callusbildung bei Pseudarthrosen und schlecht heilenden Knochenbrüchen. Wöchentl. 1—2 ccm unter das Periost und in den Bruchspalt. 3 Amp. à 2,2 ccm 4,25 DM. Kali-Chemie A.-G., Sehnde/Hannover.

Horpan. Enthält Hypophysenvorderlappenhormon in toto mit den Partialhormonen Follikelreifungs-, Luteinisierungs- und Stoffwechselhormon, biologisch geprüft und eingestellt pro Amp. auf 100 und 500 R.E. Es ist das unspezifische Geschlechtshormon für beide Geschlechter und findet Anwendung bei: hypohormonaler Amenorrhöe, Infantilismus, Klimakterium, Dystrophia adiposogenitalis, Hypogenitalismus, Eunuchoidismus, Impotenz. *Horpan zur Injektion* als haltbares Hypophysenvorderlappenhormon, gelöst in Öl. Die Injektion ist schmerzhaft. 1 Amp. = 100 R.E. und 500 R.E. 4,10 und 13,50 DM. Tägl. 1 Amp. subcut. oder intramusk. Auch Zäpfchen mit 1000 R.E. Sächs. Serumwerk A.-G., Dresden.

· **Hovaletten.** Tabletten, die das Valeriana-Dialysat Golaz mit den wirksamen Bestandteilen des Hopfens enthalten. Bei Nervosität, Schlaflosigkeit, Pollutionen tägl. 4—8 St. Packungen mit 60 dragierten Tabl. 1,08 DM, mit 150 Tabl. 2,56 DM. **Forte** 50 St. 1,16 DM (enthält noch Phenyläthylbarbitursäure 0,01 g und Phenac. 0,05 g in 1 Tabl.). Chem. Fabr. Blaes & Co., München 25.

Hydantal-Sandoz bietet den Vorteil, die kombinierte Hydantoin-Phenobarbital-Behandlung mit einem einzigen Präparat durchführen zu können. 1 Dragée = 0,1 g 3-Methyl-5,5-phenyläthylhydantoin und 0,02 g Phenobarbital in Packungen zu 20 und 100 Stück. Der im „Hydantal-Sandoz" enthaltene Hydantoinkörper zeichnet sich durch starke antikonvulsive

Wirkung, gute Verträglichkeit und große therapeutische Breite aus. Die kleine Phenobarbitaldosis wirkt für sich allein weder schlafmachend noch krampfhemmend, übt aber in dieser optimalen Kombination einen synergistischen, antikonvulsiven Effekt aus. Der Phenobarbitalzusatz ist vor allem dann erwünscht, wenn eine leichte Erregbarkeitsdämpfung angestrebt wird, z. B. bei Jacksonscher Rindenepilepsie, sowie bei leicht erregten oder nervösen Patienten. *Mittlere Dosierung:* Erwachsene: 2—4 Dragées über den Tag verteilt. Kinder: 1—3 Dragées über den Tag verteilt. Für den Aufbau der benötigten Tagesdosis empfiehlt sich eine einschleichende Dosierung: 1. Woche 1 Dragée, 2. Woche 2 Dragées usw. *Indikationen:* Genuine und symptomatische Epilepsie. Von den verschiedenen Anfallsformen sprechen gut an: Grand mal, Jacksonsche Epilepsie, psychomotorische Epilepsie-Aequivalente, gemischte Formen von Grand-Mal- und Petit-Mal-Anfällen. Über besondere Verhaltungsmaßregeln bei der Epilepsietherapie mit Hydantoinen s. Mesantoim. Sandoz A.-G., Nürnberg.

Hydergin ist eine Kombination der von Stoll und Hofmann 1943 erstmals dargestellten Dihydroderivate der drei natürlichen Mutterkornalkaloide der Dimethylbrenztraubensäuregruppe, d. h. des Dihydroergocornin, Dihydrcoergocristin und Dihydroergocryptin in Form ihrer Methansulfonate. Es kommt in zwei Formen in den Handel: 1. in Form der Tropflösung zu 15 und 100 ccm (1 ccm = 20 Tropfen enthält je 0,33 mg Dihydroergocristin, Dihydroergocornin, Dihydroergocryptin in Form der Methansulfonate). 2. in Form von Ampullen zu 1 ccm 3,6 und 50 St. (1 Amp. = 1 ccm enthält je 0,1 mg Dihydroergocornin, Dihydroergocristin, Dihydroergocryptin in Form der Methansulfonate). Hydergin besitzt zwei charakteristische Wirkungen: 1. eine zentral-nervös bedingte, gefäßtonussenkende Wirkung; 2. eine peripher am Erfolgsorgan angreifende, sympathikolytische Wirkung, die unter physiologischen Bedingungen latent ist, d. h. erst nach Belastung der Funktion mit Adrenalin, resp. Nor-Adrenalin oder nach Sympathikusreizung in Erscheinung tritt. Hydergin vermag deshalb die periphere Strombahn zu erweitern und den Blutdruck zu senken, was sich therapeutisch als wertvoll erweist bei der Behandlung von Hypertonie und Störungen der peripheren Durchblutung.

Indikationen:

1. Juvenile Hypertonie sowie essentielle und renale Hypertonie mit zerebralen, retinalen, kardialen Schädigungen und peripheren Durchblutungsstörungen.

Dosierung:

a) leichte Fälle: 3mal 5 Tropfen am ersten Tag, dann täglich pro Einzeldosis 1—2 Tropfen mehr bis zu 3mal 20—35 Tropfen, resp. bis zur optimalen therapeutischen Wirkung, dann ausschleichend abbauen um tägl. 1—2 Tropfen pro dosi bis zur Ermittlung der Erhaltungsdosis.

b) mittelschwere und schwere Fälle: Zusätzlich zur oralen Behandlung täglich oder jeden 2. Tag ansteigend 0,3—1,0—2,0 ccm subkutan oder intramusk., total 10—20 Injektionen. Nach Eintritt des therapeutischen Effektes ausschleichende Behandlung durch täglichen Abbau der Einzeldosis um 1—2 Tropfen resp. entsprechende Reduktion der Injektionsdosis.

2. *Periphere Durchblutungsstörungen:*

Funktionelle Störungen wie Morbus Raynaud, Digiti mortui, Akrozyanose, Erythrocyanosis crurum puellarum, Pernionen, lokale Erfrierungen, funktionelle Störungen der peripheren Durchblutung nach Trauma. Periphere Gefäßspasmen bei neurologischen und hormonalen Erkrankungen. Organisch bedingte Störungen wie Endangiitis obliterans (Bürger). Arteriosclerosis obliterans.

Gangrän bei diabetischer Angiose, arterielle Embolie und Thrombose, Erkrankung der Venen, Thrombophlebitis und variköses Unterschenkelgeschwür.

Dosierung:

a) leichte Fälle:
3mal 5—35 Tropfen tägl. je nach Wirkung. Einschleichende und ausschleichende Behandlung;

b) mittelschwere und schwere Fälle:
Zusätzlich zur oralen Behandlung wöchentlich 1—6mal 0,3—1 ccm, evtl. 2 ccm, ansteigend, subcutan oder intramusk.

c) sehr schwere Fälle, wie Claudicatio intermittens, arterielle Embolien, Thrombosen, trophische Ulcera und Gangrän:
Dosierung wie unter b) angegeben, zusätzlich täglich intraarterielle Injektionen von 1—2 ccm während 1—2 Wochen. Bei Infektionen oder Infektionsgefahr kombinierte Hydergin-Injektion mit 50 000 Einh. Penicillin (Mischspritze).

3. *Erethische Angina pectoris und Koronarinsuffizienz:*

Dosierung:
Einschleichend 3mal 5—35 Tropfen tägl. je nach individueller Ansprechbarkeit, dann ausschleichend langsamer Abbau um 1—2 Tropfen pro dosi. Sandoz A.-G., Nürnberg.

Hydrargyrum. Queksilber, ein beim Erwärmen vollständig flüchtiges Metall. Enthalten in Ungt. Hg. ciner. und Ol. ciner. Äußerlich zu Schmierkuren als Ungt. Hg. ciner. tägl. 3—4 g einzureiben. Früher wurde das metallische Hg in Dosen von 100 g bei Ileus per os gegeben.

Hydrargyrum Bichloratum. Mercurichlorid, Sublimat. Schweres, weißes Pulver, in 16 Teilen kaltem und 3 Teilen siedendem Wasser, in 3 Teilen Weingeist, 17 Teilen Äther und 13,5 Teilen Glycerin löslich. Innerlich 0,003—0,02 als Pillen mit Bolus alba und Glycerin. Als Mund- und Gurgelwasser, auch zu Pinselung in Mund, Nase und Pharynx. Wegen der Giftigkeit besser zu unterlassen. Als Augenwasser 0,01:10—20. Bei Hautlues 10—30 g auf 1 Vollbad. In der Wundbehandlung 1:5000 bis 1:1000. Subcut. Injektion bei Lues 0,1:10, 1 ccm subcut. Bei Sykosis Abwaschen mit 1proz. alkoholischer Lösung. Bei Vergiftung: Eiweiß, Milch, Ferr. reduct. und dann Magenspülung. Im Handel in rot gefärbten Pastillen mit 0,5 und 1 g $HgCl_2$. Größte Einzelg. 0,02, größte Tagesg. 0,06.

Hydrargyrum Bijodatum. Scharlachrotes Pulver, in Wasser kaum löslich, in Jodkalilösungen löslich. Innerlich 0,005—0,02, bei kleinen Kindern 0,001—0,002. Größte Einzelg. 0,02, größte Tagesg. 0,06. Hydrarg. bijod. 0,25, Kal. jodat. 2,5—4, Aq. 10. Sirup. simpl. 50, mehrmals tägl. ½ Teel., allmählich steigernd (Graefe). Äußerlich als Salbe bei luetischen und carcinomatösen Geschwüren. Hydrarg. bijod. 0,5, Ungt. cerei ad 50.

Hydrargyrum chloratum. Mercurochlorid. Calomel. Gelblich-weißes Pulver, unlöslich. Innerlich als Abführmittel 0,1—0,3, bei Kindern 0,05 bis 0,1, bei den Sommerdiarrhöen der Kinder 0,01—0,05. Wenn bei Hydrops infolge Herzinsuffizienz alle Mittel versagen, dann 3mal tägl. 0,2 Calomel. (S. Salyrgan, Novurit, Esidron.) (Stomattiis!) Mundpflege. Als Streupulver bei luetischen Primäraffekten und breiten Kondylomen, als Salbe 1:10 Vaselin. Auch zu intramusk. Injektionen wöchentl. 1 Injektion. Größte Einzelg. zu Einspritzungen 0,1. Cave gleichzeitig Brom- und Jodalkalien.

Hydrargyrum chloratum vapore paratum. Durch Dampf bereitetes Calomel. Nicht für den inneren Gebrauch. Äußerlich als Schnupfpulver und Kehlkopfpulver. Hydrarg. chlorat. vap. parat. 1,0, Sacchar. lact. 10,0, bei luetischen Plaques und Ulcerationen. Auch als Augenpulver. Hydrarg. chlorat. vap. parat. 1, Ol. Oliv. pur. 10, zur Injektion in die Glutäalgegend (Neißer).

Hydrargyrum colloidale = Hyrgol. Schwarze, silberglänzende Masse, in Wasser löslich. 75% Hg. Gegen Lues.

Hydrargyrum glidine. Pflanzeneiweiß, mit Hg verbunden. In Tabletten mit 0,005 Hg. Bei Lues 2—3mal tägl. 1—2 St. Packung mit 25 St. 1,50 DM. Klopfer, Dresden.

Hydrargyrum jodatum flav. Quecksilberjodür. Gelbes Pulver, wenig löslich in Wasser, unlöslich in Weingeist. Innerlich 0,01—0,06 2—3mal tägl. als Pulver oder Pille. Äußerlich als Salbe 0,2:10. Vaselin. alb. Als Augensalbe.

Hydrargyrum oleinicum. 10- und 25proz. Gelbe, salbenartige Masse zu Einreibungen an Stelle der grauen Salbe. 2—4 g tägl. einreiben. Auch bei sonstigen syphilitischen Hautaffektionen als Salbe. Hydrarg. oleinic. 10, Adip. benzoat. 30.

Hydrargyrum oxycyanatum. Weißes, wasserlösliches Salz zur Desinfektion 1:1000. Größte Einzelg. 0,01, größte Tagesg. 0,03.

Hydrargyrum oxydatum. Rotes Quecksilberoxyd. Wasserunlösliches Pulver in 5- und 10proz. Salben. Größte Einzelg. 0,02, größte Tagesg. 0,06.

Hydrargyrum oxydatum flavum via humida paratum. Gelbes Quecksilberoxyd, in Wasser fast unlöslich. Innerlich 0,01—0,015 pro dosi, 0,1 pro die. In Pulvern und Pillen als Antisepticum und Antisyphiliticum. Hydrarg. oxyd. flav. 0,1, Vaselin. alb. ad 10. Augensalbe. Größte Einzelg. 0,02, größte Tagesg. 0,06. In der Klein-Chirurgie bei Wunden und Verletzungen und Furunkeln von ausgezeichneter Wirkung: Hg. oxyd. fl. 0,3 Lanolin ad 10,0. D. S. Wundsalbe.

Hydrargyrum praecipitatum album. Weißes Quecksilberpräcipitat. Nur äußerlich als Ungt. hydrarg. praec. alb.

Hydrargyrum salicylicum. Weißes Pulver mit 54% Hg. Größte Einzelg. 0,02. Hydrarg. salicyl. 1, Paraffin. liquid. ad 10. Wöchentl. 1—2 Spritzen intramusk. Größte Einzelg. 0,15.

Hydrargyrum sulfuratum rubrum. Zinnober. Rotes, wasserunlösliches Pulver, als Salbe gegen Flechten. Hydrarg. sulfur. rubr. 0,5, Sulf. sublimat. 12,5, Vaselin. flav. 37, Ol. Bergamott. gtt. 15.

Hydrastinum. Alkaloid von Hydrastis canadensis. Weiße, in Wasser unlösliche Krystalle. 0,015—0,03 als Stypticum.

Hydrastinum Hydrochloricum. Weißes, bitter schmeckendes, leicht lösliches Pulver. 0,03—0,06 mehrmals tägl. wie Extr. Hydrast. canad.

Hydrastinin. Hydrochloricum synth. Ausgangsprodukt ist Heliotropin. Es ist ein schwach gelbliches, krystallinisches Pulver von bitterem Geschmack, das in Wasser und Alkohol leicht löslich ist. Das synthetische Hydrastinin stimmt in jeder Hinsicht bezüglich seiner Wirkung mit dem natürlichen, durch Oxydation des Hydrastins (in der Hydrastiswurzel enthalten) gewonnenen und deshalb viel teureren Produkte überein. Eigenschaft: Es steigert die Contractilität des Herzmuskels, wirkt besonders kontrahierend auf die Uterusmuskulatur, ruft Blutdrucksteigerung hervor durch Einwirkung auf die Gefäßmuskulatur: periphere Wirkung. Anwendung überall da, wo früher Extractum Hydrast. canad. fluid. gebraucht wurde. Bei gynäkologischen Blutungen, bei Atonie des Uterus, klimakterischen Blutungen, Hämoptöe, Hämatemesis, Hämaturie, Nachtschweiß, Pollutionen. Kontraindiziert bei Gravidität. Es ist im Handel als Tropfen unter dem Namen **Liquidrast** (Packungen mit 10 und 25 g 1,26 und 2,70 DM), von denen 3—4mal tägl. 20—40 Tropfen gegeben werden, am besten in Zuckerwasser. Curta & Co., Berlin-Britz.

Hydrogenium peroxydatum solutum. 3proz. 1 Teel. auf 1 Glas Wasser als Mund- und Gurgelwasser. Unverdünnt zum Ausspülen von Wunden. Auch 30proz. zum Verdünnen im Handel. S. auch Perhydrol.

Hydronal. Ein nach besonderem Verfahren hergestelltes Aluminiumhydroxyd von säurebindender Eigenschaft. Bei Magengeschwür, Gastritis hyperacida, Sodbrennen, Aufstoßen. 1—2 Täfelchen nach dem Essen (zerkauen). Die Wirkung tritt nach 20—30 Min. ein. Packung mit 30 Täfelchen zu je 0,5 g 1,50 DM. Pulver 100 g. Farbwerke Hoechst, Frankfurt/M.-Höchst.

Hyoscin. Alkaloid aus Hyoscyamus niger. Identisch mit Scopolaminum hydrobromicum. $\frac{1}{2}$—1 mg intramusk.

Hyoscyaminum. In Samen und Blüten des Bilsenkrautes und in der Belladonnawurzel. Es steht dem Atropin sehr nahe. Innerlich 0,0005 bis 0,001 wie Atropin. Äußerlich als Mydriaticum.

Hypertherman. Milcheiweißkörper mit einem aus Milch gezüchteten saprophytischen Bakterienkolistamm. Wird besonders gegen Fettsucht zusammen mit Thyreoidea empfohlen, dann aber auch bei allen anderen Krankheiten, bei denen umstimmend auf den Körper eingewirkt werden soll. Bei Fettsucht Kurdauer bis zu 3 Monaten. Intramusk. Injektionen in Ampullen von 2 und 5 ccm. In Packungen mit 6 Amp. à 5 ccm 5,60 DM. Sächs. Serumwerk A.-G., Dresden.

Hypophen. Extrakt aus Mittel- und Hinterlappen der Hypophyse. Enthält in 1 ccm = 6 Einh. (nach Voegilin). Schachteln mit 3 und 10 Amp. zu 1 ccm (1,55 und 4,45 DM). Es wird empfohlen, bei primärer und sekundärer Wehenschwäche 2 ccm intramusk. zu injizieren. Es erfolgt auch gleichzeitig eine starke Darmperistaltik, wodurch Stuhlgang und Abgang von Flatus erzeugt wird. Gehe, Dresden-N. 6.

Hypophysen-Glandosan (**Total**) in Dragees mit 0,1 getrockneter = 0,6 g frischer Gesamtdrüse. Bei Akromegalie, Asthma, Basedow, hypophysärer Fettsucht, Diabetes insip., sexuellen Erregungszuständen, Osteomalacie. 3—4mal tägl. 1—2 Tabl. nach dem Essen. Flaschen mit 20, 50 und 100 Dragees (3,72, 7,25 und 12,62 DM). Dr. Fresenius, Frankfurt a. M.

Hypophysen-Vorderlappen-Glandosan = Tenuigen.

Hypophysen-Vorderlappen-Henning: Extrakt in Ampullen und Dragees zu je 0,5 g frischer Drüse. Bei hypophysärer Kachexie, hypophysärem Zwergwuchs, Dystrophia adiposogenitalis 3mal tägl. 2—4 Dragees, wöchentl. 4—6 intramusk. Injektionen. 40 Dragees 4,65 DM. 3 und 12 Amp. zu 1 ccm 2,10 und 7,25 DM. Dr. Gg. Henning, Berlin-Tempelhof.

Hypophysin. Enthält die Gesamthormone des Hypophysenhinterlappens, eingestellt nach Voegtlin-Einh. Bei Wehenschwäche, Uterusatonie, Placentaretention, Nachgeburtsblutungen — bei postoperativer Darmatonie, Herz- und Kreislaufschwäche. In Ampullen zu 1 ccm = 3 V.E. in Schachteln mit 5 St. (2,40 DM), subcutan oder intramusk., in besonderen Fällen intrav. zu injizieren.

Hypophysin-Stark in Ampullen zu 0,5 und 1 ccm in Schachteln mit 5 Amp. (zu 0,5 ccm 4,35 DM, zu 1 ccm 6,80 DM), 1 ccm = 10 Voegtlin-Einh. Bei Gallen- und Nierensteinen injiziert man subcut. 3—5 Einh., zur Anregung der Wehen 3 Einh., bei Darmlähmung 5 Einh. und mehr. Farbwerke Hoechst, Frankfurt/M.-Höchst.

Hypostin enthält die Hormone des Hypophysen-Hinterlappens, das Oxytocin, das Vasopressin und das Adiuretin. Oxytocin regt die Wehen an, Vasopressin fördert die Peristaltik des Darmes, der Ureteren und der Gallenblase. Adiuretin hemmt die Wasserausscheidung. Bei primärer und sekundärer Wehenschwäche, atonischen Nachblutungen, Darmatonie und Blasenlähmung, Kollaps, Diabetes insipidus. Zur Einleitung der Geburt 1 ccm intramusk., bei Darmatonie 1—2 ccm intramusk. 3, 6 und 20 Amp. zu 1,1 ccm mit je 3 Voegtlin-Einh. Hypostin forte 3 und 20 Amp. zu 1,1 ccm mit je 10 Voegtlin-Einh. Wecusta-Werke, Dresden-N. 6.

Ichthoform ist Ichthyolformaldehyd, ein schwarzbraunes, unlösliches Pulver, das geruch- und geschmacklos ist. Als Darmantisepticum bei Darmtuberkulose und Typhus 3—4mal tägl. 1—2, bei Kindern die Hälfte. Ichthyolges., Hamburg.

Ichthoxylum. Es ist ein in wasserfreies Pulver verwandeltes Ichthyol, dem Sauerstoff derart einverleibt wurde, daß er auf den Organismus in statu nascendi einwirken kann. Im Handel als Pulver, Salbe, Suppositorien. Das Pulver wird mit Wasser zu Brei angerührt und wird auf Furunkel, Abscesse usw. aufgelegt und nach 3 Tagen erneuert. Die Salbe ist für Verbrennungen, Erfrierungen, Dermatitiden usw. Die Suppositorien gegen Hämorrhoiden, Prostatitis, Adnexerkrankungen. Ungt. Saloxyli enthält noch 10% Acid. salicyl. und ist gegen Impetigo, Panaritien, Ichthoxyl pro Balneo bei Arteriosklerose, Arthritis, Sklerodermie, Acrocyanose. Eine Packung = 15 g auf ein warmes Bad. Packungen: Ichthoxylpulver mit 12, 25, 50 g. Ichthoxyl pro Balneo 15 g. Ungt. Ichthoxyli Tube 30 und 50 g. Ungt. Saloxyl Tube 20 g. Supp. Ichthoxyl 10 St. Ichthyol-Ges. Cordes, Hermanin & Co., Hamburg.

Ichthyol (WZ) = Ammonium-Sulfo-Ichthyolicum (WZ). S. Karwendol. Dicke, schwarzbraune Flüssigkeit mit 10% Schwefel in vorwiegend organischer Bindung. Wasserlösliches Sulfonierungsprodukt aus einem eigenartigen, 13% Schwefel enthaltenden Schieferöl, 47,2% organische Trockensubstanz mit 13% organischem Schwefel (Sulfidschwefel) und 6% Sulfosäureschwefel. Ichthyol wirkt reduzierend und entzündungswidrig durch Steigerung der Phagocytose; percutane Tiefenwirkung, da sowohl seröse wie auch fetthaltige Gewebeschichten durchdrungen werden. Äußerlich rein oder 50proz. in Salben bei Furunkeln, Abscessen, Panaritien, Analfissuren; 20proz. bei Wunden, Verbrennungen, Frostschäden, Beinleiden und Gelenkentzündungen. Als Zäpfchen, auch mit 1% Belladonna, meist 10proz. bei Hämorrhoiden und Prostatitis. Als 10—20proz. Ichthyol-Glycerin bei gynäkologischen Entzündungen und zu Gehörgangstamponaden bei Otitis und Furunkeln. Bei oberflächlichen Hautleiden 2—5proz. zu Pasten, Schüttelmixturen und Trockenpinselungen. Rezepturpreis: 1 g 10, 10 g 65 Dpf. Für die Ther.: Ichtholan (WZ), Ichthyol-Lanolin-Vaselin-Salbe 10-, 20- und 50proz. O.P. Tuben zu 30 und 50 g 0,51—1,50 DM. Ichthyol-Belladonna-Suppositorien, hergestellt mit Ichthyol-Hell (Leukichthol), O.P. zu 6 und 10 St. 1,01 bzw. 1,53 DM. Ichthyol-Glycerin 10proz. 100-g-Flasche. O.P. 1,01 DM. Ichthyol-Gesellschaft Cordes, Hermanni & Co., Hamburg-Lokstedt.

Anwendung: 1. Bei Arthritis:

a) Ichthyol, Acid. salic.		b) Ichthyol	20
Ol. Tereb.	aa 5	Camphor	
Lanolin	50	Ol. Tereb.	aa 5
		Lanolin	ad 100

c) Ichthyol	15
Chloroform	5
Spir. sinap.	20

2.) Bei Acne:

Ichthyol		Ichthyol	5
Sapo virid.	aa 10—20	Zinc. oxyd.	
Ungt. Hg. pr. alb.	10	Amyl.	aa 10
Lanolin	10	Adip. suill.	20
Abends einreiben.		Abends die Pusteln ausdrücken und dann auftragen.	

3. Bei Decubitus:

Ichthyol	
Bals. peruv.	aa 10
Lanolin	80

4. Bei Dermatitis, Erysipel, Drüsenanschwellung, Ekzem als Salbe zu gebrauchen, bei Frostbeulen Ichthyolcollodium 10%, oder Ichthyol 5, Ol. Camph. 20.

5. Bei Endometritis, Para- und Perimetritis und Oophoritis Ichthyol und Glycerin aa, Tamponierung der Scheide mit getränkten Tupfern.

6. Bei Epididymitis:

| Tinct. jod. | | Äther | aa 3 |
| Ichthyol | | Dünn aufpinseln. | |

7. Bei Prostatitis:

Ichthyol	0,2	Extr. Bellad.	0,05
Kal. jod.	0,1	Ol. Cac.	2,0
Pantocain	0,1	Morgens und abends 1 Stuhl-zäpfchen.	

8. Bei Orchitis: Einreiben mit Ichthyolvasogen.

9. Auch bei Tuberkulose wird es empfohlen als Mixtur:

| Ichthyol | 10 | Sir. simpl. | 20 |
| Aq. Menth. pip. | 80 | 1 Kaffeel. in 1 Glas Wasser. | |

Ichthyol s. Leukichthol.

Ichthyol-Hell als Leukichthol s. u. Eutirsol.

Ichthyol-Hell-Absceß-Salbe s. u. Dermichthol.

Ichthyolkapseln, gelatiniert, zu 0,25 in Packungen mit 40 St.

Ichthyolvasogen 10proz., zu Einreibungen bei Pleuritis und rheumatischen Schmerzen.

Ichtoterpan (mit 10% organ. Schwefel) enthält Ichthyol und Terpene zur inneren Darreichung bei Gelenk- und Muskelaffektionen und chronischer Bronchitis, Furunkel, Acne. 3mal tägl. 1—2 Dragees. Schachtel mit 50 Dragees 3,25 DM, mit 25 St. 1,80 DM, 100 Dragees 5,75 DM. **Hormo-Ichtoterpan** enthält noch Hormone von Testis, Ovar und Hypophyse, bei Arthritis deformans, Dermatosen, chron. Schleimhautkatarrh. 2—3mal tägl. 2 Pillen. Packung mit 25 Dragees 2,50 DM, 50 Dragees 4,70 DM. Arzneimittelfabr., Frankfurt a. M.

Imadyl-Roche. In Tabletten zu 0,05 g Histamin zur elektrophoretischen Behandlung von Rheuma, Neuralgien, Arthralgien, Furunkulose, Raynaudsche Krankheit, Pleuritis usw. Man löst eine Imadyl-Tablette in 1 l lauwarmem Wasser. Als Badebehälter kann jede Porzellanschüssel benutzt werden, die gleichzeitig als Anode dient. Die Kathode kommt oberhalb der Wasserfläche auf die benachbarte Hautpartie. Stromstärke: 5—10 mA, Dauer bis 10 Min. Das Teilbad kann 5—6mal benutzt werden und hält sich 3 Tage.

Imadyl-Salbe. Besonders zum Massagegebrauch bei Rheuma. Auf die betreffende Körperstelle, z. B. das Knie, wird die Salbe kräftig einmassiert (3—5 Min.), wodurch starke Hautrötung und Quaddelbildung entstehen. Salbenmenge: 1½ cm langes Stück aus der Tube pressen. Um eine stärkere Wirkung zu erzielen, kann man die Haut vorher scarifizieren, oft genügt es, die Haut kräftig mit Benzin abzureiben. Imadyl-Roche-Badetabletten. Packung mit 5 Tabl. zu je 0,05 g Histamin 2,95 DM, Imadyl-Roche-Salbe mit 2% Histamin in Tuben 2,95 DM. Deutsche Hoffmann-La Roche A.-G., 17b Grenzach/Baden.

Imido-Roche. 1 prom. Lösung von Histamin (β-Imidazolyläthylamindichlorhydrat) zur funktionellen Magendiagnostik. Man injiziert dem nüchternen Kranken 1 ccm subcut. oder intramusk. Es kann eine geringe lokale Reizerscheinung oder Rötung des Gesichts auftreten. Nach 15 Min. tritt eine starke Magensaftabsonderung auf. Nach ½ Std. hebert man aus. Man vermag hierdurch zu entscheiden, ob eine funktionelle oder organische Dysfunktion vorliegt. Packung mit 6 Amp. zu 1 ccm 2,65 DM. Deutsche Hoffmann-La Roche A.-G., 17b Grenzach/Baden.

Iminol. 1 Tabl. enthält Theophyllin, Coffein aa 0,1, Papaverin 0,02. Bei drohendem Asthmaanfall 1 Tabl. Röhre mit 10 und 20 Tabl. (1,15 und

3,95 DM). **Iminol B** enthält Hypophysenextrakt 3 V.E., Adrenalin hyd. 0,5 mg, Papaverin 30 mg, Theophyllin 1 mg, Atropin 0,12 mg in 1 Amp. Bei Bedarf ½—1 Amp. intram. oder subcut. 5 und 10 Amp. zu 1 ccm 1,— und 1,75 DM. Boehringer & Söhne, Mannheim.

Immetal ist Dijoderukasäureisobutylester, ein reizloses Jodpräparat mit 36% Jod in fester Bindung von öliger Konsistenz und dient zur intraartikulären Behandlung der Arthrosis def., zur Hystero-Salpingographie, Kontrastdarstellung von Fistelgängen. In der Myelographie zur Feststellung von Verwachsungen. Bei Arthrosis def. intraartikuläre Injektion von 1—2 ccm, dann 5—10 ccm, bei Salpingographie 10—15 ccm, zur Myelographie 1,5 bis 2 ccm in den Rückenmarkskanal. 3 Amp. zu 1 ccm 7,45 DM, 1 Amp. zu 5 ccm 12,— DM. Bayer, Farbenfabriken, Leverkusen a. Rh.

Impletol. Komplexverbindung von Novocain-Coffein in Ampullen zu 2 ccm zur subcut. und intramusk. Injektion. 2 ccm entsprechen etwa 40 mg Novocain. Ein Mittel zur Bekämpfung verschiedener Krankheiten ohne schädliche Nebenwirkung.

Impletol-Indikationen.

Rheumatische Erkrankungen:

Myalgien: Lumbago, Torticollis, Glutäal-, Trapezius-, Deltoideus- u. a. Myalgien.

Myogelosen und Narbenschmerzen.

Neuralgien und Neuritiden, akute und chronische: im Bereiche der Extremitäten, Intercostal-Neuralgien, Herpes zoster, des Plexus cervicalis und brachialis, Kausalgien, Trigeminus-Neuralgien, Occipital-Neuralgien, Supraorbital-Neuralgien u. a. Ischias.

Überanstrengungsperiostosen: Periostalgien, Epicondylitis, Styloiditis u. a.

Tendovaginitis.

Periarthritis humeroscapularis, Bursitiden.

Arthritiden, akute und chronische: rheumatischer, infektiöser u. a. Genese.

Arthrosen mit mehr oder weniger starken Veränderungen der knöchernen Gelenkteile sowie des Bindegewebes und der Muskeln.

Erkrankungen der Wirbelsäule: Spondylitis, Spondylosis, Morbus Bechterew.

Schmerzzustände verschiedener Genese: Migräne.

Neuro-zirkulatorische Durchblutungsstörungen: Paraesthesien im Bereiche der Extremitäten, Angiospasmen, Gangrän, Raynaudsche Gangrän, Acrocyanosen, Thromboangiitis, Endangiitis obliterans, intermittierendes Hinken, Ulcus cruris u. a. Ulcera, Angina pectoris, Coronarinsuffizienzen.

Entzündliche Erkrankungen:

Im Bereich des Kopfes: Ohr: Otitis media; Auge: Keratitis bullosa, Iridocyclitis, Glaukom, rheumatisch entzündliche Erkrankungen, Tbc-Verdacht;

im Bereiche des Thorax: zur Unterstützung bei Bronchitiden, Bronchopneumonien und lobären Pneumonien, Pleuritis. Myocarditis, Endocarditis und Arteriitis;

im Bereiche des Abdomen:

Gastritiden, Ulcus ventriculi et duodeni, Enteritiden, Cholecystopathien und Cholecystitis, Cholangitis, Cholelithiasis, Pankreotitiden, Nephritiden und Cystitiden, Endometritis, Parametritis, Fluor vaginalis.

Verschiedene Erkrankungen:

Asthma bronchiale, Roemheldscher Symptomen-Komplex, traumatische Epilepsie, Sklerodermien, mangelnde Libido.

Zur Diagnostik und Therapie von Fokalinfektionen.

Testinjektionen im Bereiche der: Tonsillen, Zahnwurzeln (buccal und ligual), Thyreoidea, Prostata, Nasenmuscheln, Nasen-Stirnbeinnebenhöhlen, Gewebs- und Organ-Alterationen als Restzustände abgeklungener entzündlicher Prozesse und postoperativer Folgen.

Therapie (nach der zusammenfassenden Monographie von Dr. med. Hubert Siegen, Facharzt für innere Krankheiten, Düsseldorf, über „Theorie und Praxis der Neuraltherapie mit Impletol". Das Buch ist im Frühjahr 1951 erschienen).

1. *Quaddeltherapie bzw. Oberflächeninjektionen:* Soweit Kopf, Hals und Thorax in Frage kommen, sollen sie im allgemeinen mit der intravenösen bzw. paravenösen oder periarteriellen Einspritzung kombiniert werden:

a) in Scheitelbeinhöhe bei Kopfschmerzen, Schlaflosigkeit, Contusio bzw. Commotio cerebri, traumatische Epilepsie (um die Narbe) bis ans Periost und bei präsklerotischen oder spastischen cerebralen Zirkulationsstörungen, Schwindel, Paralysis agitans, postapoplektische Restzustände;

b) über dem Processus mastoideus bei akuter Otitis media und ihren chronischen Formen, soweit es sich nicht um Cholesteatome oder schwere organische Zerstörungen des Mittelohres handelt, ferner bei Schwerhörigkeit des inneren Ohres, bei entzündlichen Prozessen des Processus mastoideus selbst, bei Gleichgewichtsstörungen im Vestibularapparat;

c) beiderseits neben dem Sternum und unter dem Processus xiphoideus, bei Angina pectoris, Coronarinsuffizienz, Aortalgie, Myo- und Endocarditis, Roemheld-Komplex, bei Asthma bronchiale, Keuchhusten im Anfangsstadium und Silicose;

d) neben der Wirbelsäule beiderseits bei Asthma bronchiale, Keuchhusten im Anfangsstadium und Silicose;

e) in die Headschen Zonen des Oberbauches, über der Gallenblase, Magenausgang, am besten verbunden mit einer tiefen Injektion ans Peritoneum unterhalb des Processus xyphoideus, über dem Ganglion coeliacum, bei Cholecystopathien, Hepatitiden, Gastritiden, Ulcus ventriculi et duodeni, Pankreatitiden, Pankreasnekrose. Diese Methode kann mit einer Behandlung des Grenzstranges zwischen D 8 und D 11 kombiniert werden;

f) in die Headschen Zonen des Unterleibs bei entzündlichen oder funktionellen Erkrankungen des Urogenital-Apparates, bei Endometritis, Parametritis, Fluor, Dysmenorrhoe, mangelnder Libido, entzündlichen und dystrophischen Blasen-Nierenbeckenerkrankungen, bei Enuresis nocturna verbunden mit Injektionen ans Peritoneum oberhalb des Pecten ossis pubis. Auch hier kann der Behandlungserfolg durch Injektion an die entsprechenden Segmente im Lumbal- und Sakralbereich gesteigert werden.

Darüber hinaus spielt die Behandlung der Haedschen Zonen im gesamten Körperbereich eine große Rolle.

g) Über den Schulter-, Ellenbeuge-, Hüft-, Knie- und Fußgelenken, bei Arthritis deformans, akuter und chronischer Polyarthritis, Bursitiden, frischen Haematomen, Tendovaginitiden usw.;

h) in den befallenen Hautbezirken bei Ekzemen, Sklerodermien und Dermatosen verschiedener Genese. Außer der Quaddelbehandlung empfiehlt sich eine Umspritzung des erkrankten Bezirkes.

2. *Lokale Injektionen in die tieferen Gewebe,* wie i. m., periostal, paraarticulär, paravenös, periarteriell und perineural.

Rheumatische Erkrankungen:

a) *Myalgien:* Torticollis, Trapezius-Deltoideus-Lumbago, Glutaeal- u. a. Myalgien;

b) *Myogelosen* und Narbenschmerzen;
c) *Periostosen:* Periostalgien, Epicondylitis, Styloiditis u. a.;
d) *Tendovaginitis;*
e) *Periarthritiden und Bursitiden;*
f) *akute und chronische Arthritiden bzw. Arthrosen, Spondylitis und M. Berchterew* in allen Stadien.

g) *akute und chronische Neuralgien und Neuritiden.* Da diese Erkrankungen meist von der Wurzel oder vom Grenzstrang aus erfaßt werden, sollen sie in den nachfolgenden Abschnitten besprochen werden.

3. Injektionen an die Nervenaustrittsstellen:

a) Nervus supratrochlearis, Ramus frontalis (1. Trigenimusast), vor allem bei ein- oder doppelseitiger Frontalneuralgie;
b) Nervus infraorbitalis (2. Trigenimusast) von der Lippenzahnfalte aus nach der Wangenmitte vorstoßend, oder durch die Wange in Richtung auf das Foramen infraorbitale;
c) Nervus mandibularis (3. Trigenimusast), seitlich am Kinn über dem Foramen mentale.
Indikationen für a—c sind partielle oder totale Trigenimusneuralgien;
d) Nervi occipitales tief in die Nackenmuskulatur am Hinterhauptansatz, evtl. kombiniert mit paravertebralen Injektionen vom 5. bis 7. Halswirbel bei Occipitalneuralgien und bestimmten Migräneformen;
e) Nervi intercostales am Rippenansatz der Wirbelsäule und an den Schmerzpunkten in ihrem Verlauf bei Intercostalneuralgien;
f) Nervi radiales, mediani und ulnares in ihrem Verlauf oder an ihrer gemeinsamen Austrittsstelle am Plexus brachialis.
Bei Neuralgien und Neuritiden der oberen Extremitäten, Kausalgien, Brachialgia nocturna, Paraesthesien, Thrombophlebitiden und Endangiitiden;
g) Nervi femorales bzw. periarteriell ober- und unterhalb des Ligamentum Pouparti, bei Neuralgien und Neuritiden der unteren Extremitäten, Kausalgien, Paraesthesien, Thrombophlebitiden, Endangiitiden, intermittierendem Hinken, Ulcus cruris und anderen neurozirkulatorischen Durchblutungsstörungen;
h) Nervus ischiadicus an seiner Austrittsstelle aus dem Becken bei peripherer Ischias und
i) an seine Verzweigungen des N. tibialis (Kniekehle) und N. peroneus (seitlich am Wadenbeinköpfchen bei der gleichen Indikation;
k) Nervus cutaneus dorsalis pedis bei lokaler Neuralgie und Neuritis. Der Indikationsbereich dieser perineuralen Injektionen ist nicht nur auf Neuralgien, Neuritiden, Myositiden usw. beschränkt, sondern umfaßt auch die den einzelnen Versorgungsbezirken entsprechenden spastischen Zirkulationsstörungen, zumal auch bei den geringen Infiltrationen mit Impletol die perivasculären Nervengeflechte mit erfaßt werden.

4. Injektionen an die zentralen Ganglien und den Grenzstrang:

a) Ganglion Gasseri bzw. Foramen ovale bei generellen Trigenimusneuralgien, falls die periphere und fokale (s. u.) Behandlung versagt haben sollten. Bei hartnäckigen Kopfschmerzen unklarer Genese ist ein Versuch angezeigt;
b) Ganglion sphenopalatinum bei bestimmten Gesichtsschmerzen, Mundschleimhauterkrankungen und lokalisierten Paraesthesien, ebenso bei hartnäckigen Kopfschmerzen unklarer Genese;
c) Ganglion ciliare, retrobulbär bei allen entzündlichen Erkrankungen des Auges, abgesehen von der Conjunktivitis, bei Keratitis bullosa, Glaukom, bei rheumatischen entzündlichen Erkrankungen und Tbc.-Verdacht, besonders zur Beseitigung der häufigen komplizierenden Kopf-

schmerzen und ausstrahlenden Neuralgien. Immer verbunden mit der i. v. bzw. periarteriellen Umspritzung (am besten um die Carotis) und Quaddelbehandlung im Ausstrahlungsbezirk;

d) Ganglion stellatum bei refraktären Fällen von Angina pectoris, Coronarinsuffizienz, bei Myoendocarditis, Rhythmusstörungen, cardialen Hydrops, bei Asthma bronchiale, Lungenödem, gelegentlich auch bei Kapselarthritiden und Brachialgia nocturna u. a.;

e) Ganglion coeliacum über den oberen Nierenpol, bei allen Magen-Darmstörungen, sekretorischer und motorischer Art, bei Ulcera ventriculi et duodeni, Hyper- und Hypaciditätskatarrhen, allen Schmerzsensationen im Epigastrium beim Roemheldkomplex. Ferner bei Hepatitiden und Cholecystopathien in Kombination mit der oben geschilderten Behandlung ans Peritoneum, der Quaddeltherapie usw. Bei der Enteritis necroticans sind zusätzliche Impletol-Injektionen an Ganglion coeliacum zur Supronalum-Therapie angezeigt. Alle diese peripheren Behandlungen sind aber erfolglos, wenn ein Fokus das Krankheitsgeschehen beherrscht. In diesem Falle hilft nur die Spritze an den Fokus;

f) lumbale und sakrale Grenzstrangganglien, regional verschieden entsprechend den peripheren Fernwirkungen. Indikationen wie bei 1 f und 3 g;

g) Pendlsche präsakrale Injektion bei Ischias, gynäkologischen Unterleibsleiden. Prostata- und Mastdarmstörungen, insbesondere Obstipation, Pruritus ani et vulvae, ferner bei intermittierendem Hinken, Raynaud-Gangrän, Ulcus cruris und anderen Durchblutungsstörungen in den unteren Extremitäten; oft in Kombination mit anderen, oben beschriebenen Methoden.

5. Fokale und perifokale Injektionen.

Falls die bisher beschriebenen Methoden nicht zum Dauererfolg führen bzw. dort, wo von Anfang an ätiologisch eine Fokalerkrankung vermutet werden muß, ist es angezeigt, mit kleinen Dosen von Impletol fokale bzw. perifokale Testinjektionen zu setzen. Demgemäß kann der Injektionsbereich dieser diagnostischen und therapeutischen Methode nicht weit genug gefaßt werden.

a) Injektion an den oberen Mandelpol;

b) buccale und linguale Zahnwurzelinjektionen;

c) in alle alten, entzündlichen oder postoperativen herdverdächtigen Restzustände, insbesondere nach Zahnextraktionen und Tonsillektomien, ferner bei Restzuständen von Osteomyelitis u. a.;

d) Injektionen in die Prostata bei entzündlichen Restzuständen, aber auch bei Altershypertrophie, Miktionsstörungen und anderen, auch psychischen Symptomen;

e) Injektion in die Nasenmuscheln, bei Nasennebenhöhlenfokus und Siebbeinentzündungen sowie deren Folgeerscheinungen wie Asthma bronchiale, Angina pectoris, Kopfschmerzen spezifischer Art u. a.

Eine Sonderstellung nehmen die endocrinen Erkrankungen, vor allem die Thyreotoxikosen ein. Bei M. Basedow und bei allen Tachycardien unbekannter Genese injiziert man in beide Seitenlappen der Drüse.

Packungen mit 10 Amp. zu 2 ccm 2,95 DM, 5 Amp. zu 5 ccm 2,95 DM. Farbenfabriken Bayer, Leverkusen-Bayerwerk.

Infusum sennae compositum. Wiener Trank. Mannahaltiger Sennaaufguß. Als gelindes Abführmittel tee- bis eßlöffelweise, auch zusammen in Mixturen.

Ingelan-Salbe enthält 0,2% Aludrin in einer reizlosen Salbengrundlage. Aludrin bewirkt bei lokaler Anwendung auf der Haut ein rasches Verschwinden des Juckreizes, vor allem bei allergischen Dermatosen. Akute und chronische Urtikaria, allerg. Ekzem, Juckreiz bei inneren Erkrankungen,

Pruritus ani et vulvae, Postskabiöser Pruritus. Tube mit ca. 35 g Ingelan-Salbe 2,05 DM. C. H. Boehringer Sohn, Ingelheim a. Rh.

Inkretan. Ein Schilddrüsen-Hypophysenpräparat. Jedes Dragée enthält 0,0002 g spezifisch gebundenes Jod, eine Jodmenge, die ungefähr in 0,6 g frischer und normaler Hammelschilddrüse enthalten ist, Die Auswertung des Präparates geschieht nach Gasstoffwechseluntersuchungen. Bei endogener und exogener Fettsucht. $\frac{1}{4}$ Std. vor dem Essen zu nehmen. Sie müssen zerkaut werden. Bei Fettsucht dient als Anhaltspunkt folgende Dosierungsvorschrift:

Woche	Tage						
	1.	2.	3.	4.	5.	6.	7.
	Zahl der Inkretan-Dragées						
I.	1	1	2	2	0	0	0
II.	2	2	3	3	0	0	0
III.	2	3	4	4	0	0	0
IV.	3	3	4	4	0	0	0

In den nachfolgenden Wochen wird die Darreichung mit der als zweckmäßig befundenen Dosis fortgeführt. Packungen mit 50 und 25 Dragées (5,15 und 2,90 DM). Chem. Fabrik Promonta, Hamburg 26.

Inspirol. Enthält Chlor-Methylphenol, Balsam peruv., Camphor monobromat., Menthol, Rivanol und Olea aetherea in wasserlöslicher Form. Bei Erkältungskrankheiten 5—10 Tropfen auf 1 Glas lauwarmen Wassers zum Gurgeln. Flaschen mit 10 und 30 ccm 0,70 und 1,65 DM. Als Inspirol-Nasensalbe Tube 50 Dpf., als Pastillen Schachtel 50 Dpf. Zum Inhalieren Flasche 1,75 DM. Lyssia-Werke, Wiesbaden.

Insulin. Im Jahre 1921 wurde durch Banting und Best das Insulin aus dem Pankreas von Schweinen und Rindern dargestellt. Da durch das tryptische Ferment der äußeren Sekretion des Pankreas das Insulin vernichtet wird, so ließ man durch Unterbindung des Pankreasausführungsganges die außersekretorischen Drüsen zugrunde gehen, und aus den übriggebliebenen Langerhansschen Inseln wurde das Insulin gewonnen. Es existieren jetzt viele verschiedene Darstellungsweisen. Insulin kommt überall im Körper vor, besonders in den einzelnen Drüsen, unter diesen am meisten im Pankreas, dann im Thymus und Submaxillaris. Der minimale Bedarf an Insulin im Blut eines hungernden Menschen pro Tag wird auf ungefähr 12 Einheiten Insulin geschätzt, nach Zufuhr von Kohlenhydraten steigt das Insulin im Blute an. Im Urin wird vom Gesunden Insulin ausgeschieden, vom Diabetiker nicht. Auch in Pflanzen hat man insulinähnliche Körper gefunden (Lattich, Zwiebelkraut, Haferkleie u. a.). Das Insulin liegt in seiner kristallisierten Form vor und ist soweit als möglich von Eiweiß und blutdrucksenkenden Substanzen gereinigt. Im Wasser ist es klar und farblos löslich. Durch Kochen wird seine Wirksamkeit vernichtet. Da es durch Pepsin und Trypsin zerstört wird, kann es nicht per os gegeben werden. Chemisch ist das Insulin noch nicht klargestellt. Die Wirksamkeit des Insulins läßt sich durch folgende Kardinalsymptome kennzeichnen: Rückgang der Glykosurie, Verminderung der Ketonkörper, Senkung des Blutzuckerspiegels. Der Blutzucker wird auch beim gesunden Menschen durch Insulin herabgesetzt. Bei subcut. Injektion tritt der Blutzuckerabfall bald ein und kann nach $\frac{1}{2}$ Std. schon seinen tiefsten Stand erreicht haben, besonders wenn der Betreffende im Hungerzustande ist und eine größere Dosis Insulin bekommen hatte. Alle Arten von Hyperglykämien, die nicht auf diabetischer Grundlage beruhen (alimentäre Hyperglykämie, Piqûre usw.), werden ebenfalls durch Insulin beeinflußt. Die Wirkungsart des Insulins auf den Kohlenhydratstoffwechsel ist noch nicht restlos geklärt. Bei der Behandlung von Diabetes mit Insulin können Ödeme auftreten. Dies spricht für eine sehr enge Beziehung zwischen Kohlenhydratstoffwechsel und Wasserhaushalt. Eine allgemein anerkannte Erklärung für die Ödeme fehlt noch. Das Insulin kommt als Lösung in den Handel, die nach Einheiten eingestellt ist. Eine Einheit ist diejenige Insulinmenge, die bei einem 2 kg schweren Kaninchen, das 24 Std. gehungert hat, den Blutzucker innerhalb 4 Std. um die Hälfte herabsetzt. Ein Drittel dieser Kanincheneinheit ist eine klinische oder Torontoer Einheit. Neuerdings ist diese klinische Einheit um 40% verstärkt worden, so daß eine neue Einheit = 1,4 der früheren klinischen Einheit ist. Eine Standardisierung geschieht mit dem ,,internationalen Standard-Insulin'', das pro mg = 8 Einheiten enthält. 1 Einheit wäre demnach gleich 0,125 mg dieser Standardpräparate. Insulin wird gewöhnlich subcutan gegeben, im Coma diabeticum auch intravenös. Wenn Insulin überdosiert wird, kann die sog. hypoglykämische Reaktion auftreten mit folgenden Symptomen: Starker Abfall des Blutzuckers, begleitet von Hunger, Schwächegefühl, Angstzustand, Schweiß, Schwindel, Krämpfen, und schließlich der Tod. Zuckerzufuhr, am besten Traubenzucker, behebt diesen Zustand sofort. Da Adrenalin, Pituitrin und Thyroxin Antagonisten des Insulins sind, so ist es verständlich, daß bei pluriglandulären Störungen eines Diabetikers das Insulin versagen kann (insulinrefraktäre Fälle). Insulin erfüllt seinen Zweck nur zusammen mit einer richtig gewählten Diät. Tritt bei einem Kranken an den Stellen, wo das Insulin injiziert wurde, ein lokaler Fettschwund ein (Insulinlipodystrophie), so ist das Insulin mit Novocainzusatz zu verwenden. Die Anwendung von Insulin bei Mastkuren und Lebererkrankungen s. u. den entsprechenden Abschnitten. In der letzten Zeit gebraucht man Insulin mit Erfolg gegen Schizophrenie, indem man mit der Schockdosis einen hypoglykämischen Schock auslöst. Man beginnt mit 20—40 E. und steigert tägl. u, 5 bis 10 E., bis die gewünschte tiefe hypoglykämische Reaktion eintritt. Im ganzen 20—50 Schocks. Nur in Krankenhäusern durchführbar. Insulin zur peroralen Darreichung hat sich bis jetzt noch nicht als brauchbar erwiesen. Depot-Insulin s. u. Depot-Insulin. Siehe Synthalin.

Intestinol in Tabletten. Jede Tablette enthält: 0,025 g Duodenum sicc., 0,05 g Pankreatin sicc., 0,025 g Natr. choleinic., 0,075 g aktive Kohle. Bei Magen-, Verdauungs- und Stoffwechselstörungen, starken Blähungen nach jeder Mahlzeit 2—4 Tabl. In Blechschachteln mit 30 St. 0,90 DM, 60 und 120 St. 2,15 und 4,20 DM. Dr. Gg. Henning, Berlin-Tempelhof.

Inversol ist eine sterile Lösung von 25 bzw. 40% Invertzucker zur intravenösen Zuckertherapie. Invertzucker kommt vor allem in süßen Pflanzensäften und Bienenhonig vor. Er ist ein aequimolekulares Gemisch von Fruchtzucker und Traubenzucker. Inversol vermag den Leber- und Muskelglykogengehalt stärker zu erhöhen als Traubenzucker. Anwendung bei Erkrankungen des Leber-Gallensystems, Ikterus, Herzinsuffizienz, Myocardschaden, Reizleitungsstörungen, Infektionskrankheiten, auch zusammen mit Kombetin und Diuretika. 5 und 20 Amp. 10 ccm 25%, 5 und 20 Amp. zu 40%, 80% Sirup 500 g. Dr. Aug. Wolff, chem.-pharm. Fabr. K.-G., Bielefeld.

Invocan forte (Strychnin-Depot-Präparat). Enthält in 1 ccm 0,005 g Strychnin und 0,05 g Strychninoxyd als Lactate in wäßriger Lösung. Die Dauer der Wirkung kann im Durchschnitt mit 8 Stunden angegeben werden. Der Wirkungseintritt erfolgt nach 20 Minuten. Angezeigt zur Stärkung der Herztätigkeit und Stützung des Kreislaufs bei Infektionskrankheiten (Pneumonie, Diphtherie, Flecktyphus, Typhus, Ruhr usw.), Schlafmittelvergiftung sowie bei chirurgisch Kranken. Zur Steigerung der Reflexerregbarkeit bei funktionellen Lähmungen, Atonie und Adynamie. Im allgemeinen wird 1 Ampulle Invocan forte intramuskulär injiziert. Diese Gabe kann im Bedarfsfall nach 6—8 Stunden wiederholt werden. Die Wirkung der Einzeldosis hält jedoch bis zu 12 Stunden an. Bei hochfiebernden Kranken kann die Wirkungsdauer verkürzt sein. Bei Typhus- und Ruhrkranken ist es ratsam, jeweils nur $\frac{1}{2}$ Ampulle zu injizieren. Für das Säuglings- und Kleinkindesalter ist nach den bisherigen Erfahrungen Invocan forte nicht geeignet. Amp. zu 1,1 ccm. 5 St. 2,10 DM. Knoll A.-G., Chemische Fabriken, Ludwigshafen a. Rh.

Ippesandrin. Ipecopan-Ephedrin-Hustensaft bzw. -Tabletten. 230 g Sirup (= etwa 200 ccm) enthalten: Emetin 0,0118, Cephalin 0,004, Benzylmorphin Methansulfonic. 0,1268, Kodein hydrochloric. 0,0031, Nebenalkaloide 0,038, Ephedrin 0,23. 1 Tabl. entspricht 1 Kaffeel. Hustensaft. Angezeigt bei allen Katarrhen der Atmungsorgane, besonders bei solchen mit asthmoidem Einschlag. Untersteht weder der Bezugsscheinpflicht des Opiumgesetzes noch der Betäubungsmittel-Verschreibungsverordnung. Ipesandrin soll nicht in leeren Magen genommen werden. Erwachsene 4mal tägl. 1—3 Kaffeel. Hustensaft oder 1—3 Tabl.; Kinder von 6—12 Jahren 4mal tägl. $\frac{1}{2}$—2 Kaffeel. Hustensaft oder 1—2 Tabl.; Kinder bis zu 6 Jahren 4mal tägl. $\frac{1}{4}$—1 Kaffeel. Hustensaft. 165 g Hustensaft 2,— DM. 40 drag. Tabl. 2,30 DM. Sandoz A.-G., Nürnberg.

Irasphan. Tabletten mit je 0,3 Iriphan und Stront. acetylosalicyl. Packungen mit 15 Tabl. (1,50 DM). Tägl. 3 Tabl. und mehr. Gegen Neuralgien, Grippe usw. Dr. Laves, Hannover.

Irgapyrin zur Pyrazoltherapie bei Rheumatismus und Entzündungen. Es ist eine Kombination von Butazolidin (ein neues Pyrazolderivat: 3,5-Dioxo-1,2-diphenyl-4-n-butyl-pyrazolidin) mit Dimethylaminophenyldimethylpyrazolon zu gleichen Teilen in 30%iger Lösung. Das erstere wirkt mehr antiphlogistisch, das zweite mehr schmerzstillend. Besonders bei Rheumatismus, bei akuten Prozessen und entzündlichen Schüben im Verlauf chronischer Leiden. Man gibt zuerst täglich, dann in größer werdenden Zeitabschnitten 3—5 ccm langsam intramuskulär oder 2 ccm Irgapyrin mit 10 ccm Traubenzucker· verdünnt langsam intravenös. Zur Zwischen- oder Nachbehandlung Supposit. mit 0.5 g Irgapyrin morgens und abends 1 Zäpfchen oder 2—3mal tägl. 2 Dragees zu je 0,25 g. Packungen 3 und 25 Amp, zu 5 ccm 30%ig DM. 5,90 und 32,—. 5 Suppos. mit je 0,5 g 3,65 DM., 20 Dragees zu 0,25 g 4,25 DM, Dr. Karl Thomas G. m. b. H., Biberach an der Riß.

Iriphan ist phenylchinolincarbonsaures Strontium in Pulverform und Tabletten, in Packungen mit 15 Tabl. (1,50 DM). Tägl. 3 Tabl. und mehr gegen Ischias und neuralgische Schmerzen. Dr. Laves, Lecinwerke, Hannover.

Isacen „Roche". Diacetyl-bis-oxyphenyl-isatin. Ein weißes, geruch- und geschmackloses Pulver, in Wasser unlöslich. Im alkal. Darmsaft wird es in Essigsäure und Bis-oxyphenyl-isatin zerlegt. Letzteres hat eine spezifisch peristaltikerregende Wirkung auf das Colon. Isacen wird nicht vom Darm aus resorbiert, sondern durch die Faeces ausgeschieden. Als Abführmittel bei akuter, chronischer und habitueller Obstipation. Dosierung: In leichten Fällen 1—2 Körner, in mittleren 2—4, in schweren Fällen 4—6 Körner abends vor dem Schlafengehen. Bei längerem Gebrauch klagen manche Kranke über Appetitlosigkeit und Magen- und Darmbeschwerden. In Flaschen mit 40 Körnern zu 5 mg Isacen (1,70 DM). Deutsche Hoffmann-La Roche A.-G., 17b Grenzach/Baden.

Isapogen. Ein flüssiges, seifenartiges Präparat, das 6% Jod und 6% Campher enthält, 20 g 97 Dpf. Als Isapogen c. Acid. salicyl. enthält es noch 15% Salicylsäure, 20 g 1,06 DM. Chloroform-Isapogen (6% Jod, 6% Campher, 15% Chloroform) 20 g 1,06 DM. Auch mit hellem Schieferöl (10%) im Handel als Ichthisapogen (1,06 DM). Zum Einreiben bei Rheumatismus, Pleuritis, Ischias. Mit Wasser ist es mischbar. Isapogen-Globuli vaginales enthält 1% Jod, 0,6% Campher, 5% helles Schieferöl, 2,5% Milchzucker, 64% Glyzerin. Packung mit 10 Globuli 97 Dpf. Bei entzündlichen Prozessen der Adnexe, Parametrien. Chem. Fabrik Schürholz G. m. b. H., Köln-Zollstock.

Isophen. Isophen ist Phenylmethylaminopropan. Die Verschreibung ist an die gleiche Verordnungsweise gebunden wie die der Opiate. Sie unterliegt dem Betäubungsmittelgesetz. 1 Tabl. enthält 0,003 g Isophen hydrochloricum. Stark und anhaltend wirkendes Kreislaufstimulans. Machtvolles Tonikum für die Psyche. Bei bedrohlicher Verminderung der körperlichen Leistungsfähigkeit, toxisch bedingten akuten Hypotonien, Narkolepsien, psychischen Erschöpfungszuständen und Depressionen. In der Regel werden als Einzeldosis 2—3 Tabletten verabreicht. Um die Beeinträchtigung des Nachtschlafes zu vermeiden, ist die Darreichung am Nachmittag tunlichst zu unterlassen. Tabl. zu 3 mg 20 St. 1,20 DM. s, Pervitin. Knoll A.-G., Chem. Fabriken, Ludwigshafen a. Rh.

Isotonal ist eine sterile, isotonische Lösung von Blutsalzen, die nach dem Tyrodeprinzip entwickelt wurde, als Blutersatzflüssigkeit zur Injektion und Infusion bei Blutverlusten. Packungen Amp. zu 250 ccm 4,30 DM und 400 ccm 4,85 DM. Jenapharm, Jena.

Istizin ist 1,8-Dioxyantrachinon, ein orangegelbes Pulver, schwerlöslich in Wasser. Ein angenehmes Abführmittel ohne Reizwirkung. Man gibt am besten abends 2 Tabl. und mehr zu 0,15 Istizin. Nach Gaben von 0,45 aufwärts wird im Urin die Nylanderprobe +, wahrscheinlich durch den Gehalt des Harns an Glucuronsäuren. Packungen mit 10, 30 Tabl. à 0,15 (0,45, 1,10 DM). Bayer, Farbenfabriken, Leverkusen a. Rh.

Ituran. Eine Brausetablette, die außer 5 g Urea pura einen Zusatz von Acid. citr. 0,9 g, Kal. bicarb. 0,9 g hat. Als Diureticum bei Nephrosen, Ascites, kardiovasculären Ödemen. Kontraindiziert bei Glomerulonephritis, Schrumpfniere. Tägl. 2—8 Tabl. in Wasser aufgelöst. Packungen mit 12 Tabl. 1,25 DM, 48 Tabl. 3,40 DM. Asta A.-G., Chem. Fabrik, Brackwede i. W.

Jecortannat, eine Leberöl-Tanninsalbe bei frischen Verbrennungen, Verbrühungen. Dose 100 g 3,40 DM. Vasenol-Werk, Leipzig.

Jerrofan. Asthmamittel zum Einatmen, besteht aus Adrenalin-Ephetonin (Merck), Papaverin-Eumydrin-Psicain (Merck). Packung 30 g, 20 g, 10 g K.-Packung. Probepackung (10 g) mit Sprayapparat. Asthmosan-Vertrieb, Bad Reichenhall, Bayern.

Jobramag. Synthetisches Jodbromeiweißpräparat mit 0,01 Jod und 0,025 Brom. 3mal tägl. 1—2 St. K.-Packung mit 20 Dragées 35 Dpf., 50 Dragées 2,00 DM. Chem. Fabrik, Tempelhof-Berlin.

Jocapral. Enthält in 1 Tabl. 0,06 g Prominal, 0,5 g Theobromin und 0,18 g Jodcalcium-triäthanolamin. Bei Angina pectoris, spastischen akuten und chronischen Gefäßstörungen, intermittierendem Hinken, hypertonischen Beschwerden, Schmerzen bei vasomotorischen Krampfzuständen 3mal tägl. ½—2 Tabl. Packung mit 20 Tabl. 3,05 DM. Bayer, Farbenfabriken, Leverkusen a. Rh.

Jod-Brom-Glidine. Eine Tabl. enthält 25 mg Jod und 25 mg Brom, gebunden an Pflanzeneiweiß und Fettsäureglyceride, tägl. 2—4 Tabl. Packung 22 Tabl. Dr. Klopfer, Dresden-A. 20.

Jod-Calcium-Diuretin in Tabletten. Jede Tablette enthält 0,5 Calcium-diuretin und 0,1 Jodkalium. 3mal tägl. 1 Tabl. bei Angina pect., Asthma card., Arteriosklerose und Hypertension. Packungen mit 20 Tabl. (1,85 DM). Auch als Pulver pro receptura. Knoll A.-G., Ludwigshafen a. Rh.

Jod-Dermasan ist Esterdermasan mit 2% Jod. Bei Pleuritis und skrofulösen Drüsen, Rheumatismus zum Einreiben. In Tuben zu 1,— und 1,85 DM. Dr. Reiß, Rheumasan- und Lenicet-Fabr., Berlin NW 87.

Jodella. Jodeisenlebertran. Packungen: ¹/₁ Flasche 6,94 DM, ½ Flasche 3,35 DM, ¼ Flasche 1,77 DM, mit Phosphor 2,93 DM. W. Lahusen, Apotheker, Bremen.

Jodermol ist eine alkoholische Lösung eines komplexen Brom-Rhodan-Salzes. Ein gleichwertiger Ersatz für Jodtinktur. Flasche 50 und 250 ccm 1,11 und 3,35 DM. Als Salbe enthält es Jodermol 15%, Acid. salicyl 5%, Camphora 5%, Ol. aether. 6%, Salbengrundlage. Bei Pleuritis, Bronchitis, Drüsentuberkulose, Arthritis. 100 g 1,48 DM. Pharmaz. Werke Byk, Oranienburg.

Jodex. Mit Hilfe eines pflanzlichen Öles in eine neutrale Salbengrundlage einverleibtes Jod (4% Jod und 0,13% kolloidales Jodkupfer). Zum Einreiben bei Pleuritis, Bronchialkatarrh, Drüsenschwellung, Lymphadenitis, tuberkulösen Drüsen, Neuralgien, Arthritis. Ich kann das Präparat aus eigener Erfahrung empfehlen. Jodex-Salbe 30 g 1,60 DM. Tube mit 15 g 84 Dpf. Jodex flüssig mit gleichem Prozentgehalt. Bei Hals- und Nasenerkrankungen. Packungen 15 und 30 g 0,86 und 1,64 DM. Jodex-Hämorrhoidalsuppos. 2% Jod., Packung 10 St. 1,17 DM. Jodex-Vaginal-Kapseln (eiförmige Gelatinekapseln, die 2% Jod enthalten), Packung 6 St. 1,17 DM. Dr. Klopfer, Dresden-A. 20.

Jodferroglidine, ein eisenhaltiges, jodiertes Pflanzeneiweiß in Tabletten. Jede Tablette enthält 25 mg J und 25 mg Fe. Packungen mit 25 Tabl. (1,35 DM). Bei Skrofulose und überall, wo Joddarreichung indiziert ist. 3mal tägl. 2 Tabl. Kinder ½—2 Tabl. tägl. Dr. Klopfer, Dresden.

Jod-fortan ist Jodcalciumharnstoff in Tabletten. Jede Tablette enthält 0,1 g Jod, tägl. 3—9 Tabl. Zu nehmen bei Lues, Arteriosklerose, Asthma oder Spasmophilie. In Packungen mit 25 und 100 Tabl. zu je 0,25 g 1,47 und 4,90 DM. Chem. Fabr. Perdynamin, Berlin C 2.

Jod-Glidine. Jodiertes Pflanzeneiweiß. Ein bräunliches Pulver, das hauptsächlich erst im Darm gespalten wird. In Tabletten mit 50 mg Jod, Perlen mit 5 mg Jod. Bei Arteriosklerose, Asthma usw. 1—3 Tabl. tägl. Packungen mit 22 Tabl. 91 Dpf., 150 Perlen 1,54 DM, 60 Perlen 86 Dpf. Dr. Klopfer, Dresden-A. 20.

Jodgorgon. Körpereigene Jodverbindung. 3,5-Dijodtyrosin. Bei Morbus Basedow, Thyreotoxikosen, ferner bei den üblichen Jodindikationen, Arteriosklerose, Hypertension, Asthma bronchiale usw. 1 Tabl. = 0,05 g Dijodtyrosin. 1—4 Tabl. tägl. Bei Morbus Basedow Beginn mit 4mal tägl. ½ Tabl. Steigerung der Dosis nach Bedarf. Röhrchen mit 20 Tabl. 1,68 DM. Promonta, Hamburg.

Jodipin ist ein Jodölpräparat, in dem das Jod chemisch durch Addition an die Fettsäuren des Öls gebunden ist. Innerlich gegebenes Jodipin geht unverändert durch den Magen und spaltet auch im Darm höchstens nur Spuren Jod ab. Die Resorption erfolgt vom Darm aus als jodfettsaures Alkali. Als solches gelangt es zu den Geweben, wo das durch Oxydation frei werdende Jod in statu nascendi wirkt. Die Jodausscheidung im Harn erfolgt sehr langsam. Es hat eine gleichmäßige und nachhaltige Wirkung und zeigt nur selten Nebenerscheinungen, wie Jodkalium. Jodipin wird per os und subcutan gegeben. **Therapeut.:** Bronchitis, Arteriosklerose, Angina pect., Stenokardie, Syphilis, Struma, Skrofulose. **Diagnost.:** Als 20- und 40proz. Jodipin zur röntgenographischen Darstellung von Hohlräumen, wie des Rückenmarkkanals (evtl. 8,8proz. Jodipin als **Jodipin ascendens**), des Bronchialbaumes, der Nierenkelche, des Harnleiters, der Harnblase, Harnröhre sowie des Uteruscavums und der Tuben. Für die Darstellung der Bronchien, Harnröhre, Harnblase und besonders des Nierenbeckens eignet sich das **dünnflüssige Jodipin. Myelographie:** 1—2 ccm 40proz. Jodipins. **Pyelographie:** 20- und 40proz. Jodipin dünnflüssig. **Uterographie:** 2 bis 5 ccm 20- oder 40proz. Jodipins. Zur Oleothoraxbehandlung 2½—5proz. Jodipin. **Innerlich:** ½—1 Teel., unter Umständen 1 Eßl. 10proz. Jodipins oder 2—4 Tabl., bei Kindern 1—2 Tabl. **Subcut.:** alle zwei Tage 1—2 ccm 20- oder 40proz. Jodipins, zur Anlage eines Jodipindepots 5—10 ccm in mehrtägigen Intervallen. Auch rectal kann es gegeben werden. Man verdünnt 100 g 20proz. Jodipins mit 200 g Olivenöl und gibt jeden 2. Tag 10 g rectal. Jodipin 10proz. in Flaschen zu 100 g (10,80 DM), 20proz. zu 50 g (9,35 DM) und in Schachteln mit 10 Amp. zu 2 ccm (8,00 DM), 40proz. Flaschen zu 25 ccm (7,90 DM) und in Schachteln mit 10 St. zu 1 und 2 ccm (6,50 und 10,00 DM). Jodipintabletten mit 0,05 g Jod in Schachteln mit 20 und 50 St. (1,50 und 3,25 DM). Jodipin dünnflüssig 20proz. 50 g 9,35 DM, 10 Amp. zu 1 ccm 5,00 DM, 10 Amp. zu 2 ccm 8,00 DM. Jodipin dünnflüssig 40proz. 25 g 7,90 DM. E. Merck, Darmstadt.

Jodirenan = Glycirenan mit Jod. 10 g 1,24 DM.

Jodocalcit. Tabletten mit 0,005 oder 0,05 Jod und 0,25 Calc. lact. Bei essentieller Hypertension, Arteriosklerose, Asthma. 3mal tägl. 1 Tabl. Packungen mit 30 Tabl. A.-G. f. med. Produkte, Berlin NW 21.

Jodoformium. Trijodmethan. Glänzendes, fettig anzufühlendes krystallinisches Pulver von gelber Farbe und durchdringendem Geruch, in 10 Teilen Äther, 70 Teilen Weingeist, fetten Ölen und Collodium löslich. Um den Geruch zu verdecken, wird folgende Vorschrift empfohlen: Jodoform 10, Acid. carbol. 0,05, Ol. Menth. pip. gtt. 2. Wird innerlich nicht mehr gebraucht. Als Streupulver zur Wundbehandlung oder als Lösung in Äther oder Collodium zum Aufpinseln. Als Salbe 1 : 10—15 bei tuberkulösen Geschwüren. Jodoform 5, Äther 50,0 oder Jodoform 5, Collodii ad 100. Zum Aufpinseln. Größte Einzelg. 0,2, größte Tagesg. 0,6.

Jodoformosol. Ein rotbraunes, fast geruchloses Jodpräparat in kolloidaler Lösung. Beim Gebrauch wird es derart verdünnt, daß man 1 ccm unter Umschütteln tropfenweise in 20 ccm steriles, destilliertes Wasser gibt. Zur Einspritzung bei tuberkulösen Gelenkerkrankungen, tuberkulösen Abscessen, bei Ulc. molle, Stomatitis. Packungen 10 ccm 2,30 DM, 5 ccm 1,39 DM. Dr. Aug. Wolff, Bielefeld.

Jodopyrin. Jodiertes Antipyrin mit 40% Jod. Innerlich 1 g bei Kopfschmerzen luischen Ursprungs, äußerlich als 10- und 20proz. Salbe mit Lanolin bei Dermatosen und chronischem Ekzem, wo zuerst das Jucken verschwindet und dann die Schwellung. 10 g 2,01 DM, 20 Tabl. 1,56 DM. Ostermann, Erfurt.

Jodoscleran-Calcium ist Nitroscleran + Jod + Calcium zur oralen Darreichung bei Hypertonie und Arteriosklerose. Morgens und abends 1 Meßglas voll in ¼ l Wasser. 1 Dosis enthält 2,5 Nitroscleransalz mit 0,05 Jodnatrium und 0,15 Kal. glycerinophosphoric. Gläser zu 50 ccm mit Meßglas 2,25 DM. E. Tosse & Co., Hamburg 22.

Jod-Prothaemin. Jod-Eisen-Eiweißpräparat mit 0,04 Jod pro Dragée. Bei Lues, Arteriosklerose, Drüsenschwellungen. 3—4mal tägl. 1—2 Dragées. Packungen mit 25 und 50 St. zu 0,4 g. Goedecke & Co., Chem. Fabr., Berlin-Charlottenburg.

Jodschwefel-Diasporal. Jede Tablette enthält 0,5 mg Sulfur jodatum. Bei Akne, Furunkulose 3—5mal tägl. 1 Tabl. Packung mit 35 Tabl. Dr. Klopfer, Dresden A 20.

Jod-Tetragnost = Tetrajodphenolphthalein-Natrium (zur röntgenographischen Darstellung der Gallenblase) in Fläschchen mit 4 g (3,35 DM), in 3 Röhren zu je 2 g (4,45 DM), in Amp. mit 3 g in 20 ccm, 1 Amp., 3 Amp. und 10 Amp. (3,55, 9,35, 26,70 DM). — Gebrauchsanweisung für das **Pulver:** 1. Tag: Morgens 1 Eßl. Ricinusöl, tagsüber leichte Kost, am Abend Darmeinlauf. 2. Tag: Tagsüber wieder leichte, nicht blähende Kost. Zu der vom Arzt bestimmten Stunde nehme man eine fetthaltige Mahlzeit, z. B. Brot mit reichlich Butter oder in reichlich Fett gebackene Eier usw. 2—2½ Std. später trinke man die wie folgt zubereitete Jod-Tetragnostlösung. Der Inhalt des vom Arzt verordneten Fläschchens Jod-Tetragnost (4 g) wird in einem größeren Trinkgefäß unter Umrühren mit *wenig Wasser* gelöst. Zu dieser Lösung gieße man, ebenfalls unter Umrühren, etwa 2 Trinkgläser natürliches oder künstliches Mineralwasser (gewöhnliches kohlensäurehaltiges Wasser oder natürliches Sprudelwasser). Die so gewonnene Lösung wird langsam in kurzen Abständen getrunken. Hierauf ½—1 Std. in rechter Seitenlage ruhen. Bis zur Röntgenaufnahme dürfen keine Speisen mehr genommen werden, Getränke nur in kleinen Mengen. 3. Tag: Röntgenaufnahme. Bei Anwendung von **Oral-Tetragnost** 20 g braucht man kein Mineralwasser hinzuzufügen. Aufnahme nach 12 Std. Glas mit 1 Dosis 20 g 4,90 DM. — **Intravenöse** Anwendung: Das Jod-Tetragnost wird für den vorgenannten Zweck in 2 Formen abgegeben: 1. Jod-Tetragnost. Substanz Gläser zu 4 und 100 g zur Herstellung der Lösung; 2. in steriler Lösung. Ampullen mit 3 g Jod-Tetragnost gelöst in 20 ccm sterilem Wasser zur weiteren Verdünnung mit der gleichen Menge sterilem Wasser. Schachteln mit 3 und 10 Amp. *Anweisung zur Herstellung der Injektionsflüssigkeit* aus der *Substanz*. 3—4 g Jod-Tetragnost werden in mindestens 40 ccm sterilem Wasser gelöst, die Lösung filtriert und 15—20 Min. im Wasserbade sterilisiert. Die erwähnte Dosis ist bemessen für ein Körpergewicht von etwa 75 kg und wird auf einmal (oder in zwei gleichen Portionen) innerhalb 20—30 Min. *sehr langsam intravenös injiziert*. Am Tage vor der Injektion soll der Patient abführen (Ricinus); von da an nur noch schlackenarme Kost (Breie, Röstbrot mit etwas Schinken usw.). 15 Min. vor der Injektion 1 ccm Hypophysin oder Pituitrin intramuskulär. Die röntgenographischen Aufnahmen erfolgen am besten 8, 12, 18 Std. nach der Injektion. — *Anweisung zur Verwendung der Ampullen*. Der Inhalt 1 Amp. wird durch einen sterilen Wattebausch in ein ausgekochtes, d. h. steriles Gefäß filtriert und darin mit mindestens 20 ccm sterilem Wasser verdünnt. Die so gewonnene Injektionsflüssigkeit ist danach auf Körperwärme zu bringen und nach der oben angegebenen Vorschrift langsam, tunlichst tropfenweise, zu injizieren. S. Biliselectan. E. Merck, Darmstadt.

Jodtropontabletten. Jede Tablette zu 1 g enthält 0,05 Jod in fester intramolekularer Bindung an Eiweiß. Packungen mit 20 Tabl. à 1 g und à 0,5 g 1,20 und 1,85 DM. Bei Rachitis und Skrofulose, Kropf. **Jodtroponstrumatabletten** mit ½ mg Jod pro Tablette. Zur Kropfprophylaxe wöchentl. 1—2 Tabl., zur Kropfbehandlung 1—2 Tabl. tägl. Packungen mit 40 Tabl. zu 0,2 g 0,45 DM. Troponwerke, Köln-Mülheim.

Jodum. Schwarzgraue, metallisch glänzende Blättchen, in Wasser kaum löslich, dagegen in wäßriger Jodkaliumlösung, in 9 Teilen Weingeist, leicht in Äther. Innerlich nur in seinen Salzen in Anwendung oder als Tinct. Jodi. Zum Inhalieren am besten mit Jodkali: 0,02—1 Jod, 0,5—2,5 Jodkalium, Aq. ad 500, bei Tuberkulose und Diphtherie zum Inhalieren. Jod 2, Kal. jodat. 10, Aq. 250, 3mal tägl. 1 Kaffeel. bei Apoplexie und Paraplegie (Brown Séquard). Jod 0,3—0,6, Kal. jod. 0,6—1,2, Aq. 100, Gurgelwasser bei Mercurialspeichelfluß. Jod 0,5, Kal. jodat. 2, Glycerin 20, Ol. Menth. pip. gtt. 2, Mandlsche Lösung. Jod 1, Kal. jodat. 2, Aq. 100, Lugolsche Lösung. Jod 1—1,5, Kal. jodat. 2—3, Ungt. simpl. 15, zum Einreiben bei Drüsenschwellung. S. Preglsche Lösung. Größte Einzelg. 0,02, größte Tagesg. 0,06.

Jodurecaltabletten. Jede Tablette enthält 0,25 Jodkalium mit Alkalicarbonat versetzt. 20 St. 1,36 DM. Kyffhäuser-Labor., Frankenhausen a. Kyffh.

Jodvasogen s. Vasogen. jodat.

Josicol. Eine jodierte kolloidale Kieselsäure, potenziert wirksam durch Phosphorkomponente (3proz. kolloidale Kieselsäure mit 10% KJ, durch anorganisches Serumschutzkolloid vor dem Gelieren geschützt). Bei Hypertonie, Schwindel, Arteriosklerose 3mal tägl. 5—8 Tropfen in Wasser. 1 Flasche für 4 Wochen, Kurpackung 55 g. Fabrik chem. pharm. Präparate, Apotheker Paul Bolder, Köln a. Rh.

Jothion. Ist Dijodhydroxypropan mit 80% Jod, eine gelbliche, ölige Flüssigkeit, die in Alkohol, Chloroform und Äther in jedem Verhältnis mischbar ist, in Fett 1 : 2, in Wasser 1 : 80. Nur zur externen Behandlung angewandt wie Jod bei Spätformen der Lues, tuberkulösen Lymphomen, bei chronischen Gelenkentzündungen und Pleuritis. Im Handel als unverdünntes Jothion, dann auch in Verdünnung, 10% Jothionöl und Jothion-Lösung enthält 10% Jothion in Glycerin-Alkohol. Jothion 5,0, Lanolin ad 20,0. Jothion 10,0, Alcoh. absol. 20,0 zum Einreiben. Jothion-Lösung 10% in Glycerin-Alkohol 30 ccm 3,20 DM. Für die gynäkologische Praxis eine 2—5proz. Jothion-Glycerinlösung. Packung mit 25 g 10proz. Jothionöl (2,75 DM), Jothion 10 g 4,35 DM. Bayer, Farbenfabriken, Leverkusen a. Rh.

Jucitu besteht aus Aluminiumsilicat pH = 5—6 und pflanzlichen Substanzen. Man legt bei Ausfluß jeden 4. oder 5. Tag beim Schlafengehen 1 Tabl. vor die Portio. Die Wirkung ist eine ausgezeichnete. Packungen mit 6, 12 und 24 St. 1,80, 3,50 und 5,60 DM. Chem. Fabrik Franz Itting, Probstzella (Thür.).

Junicosan besteht aus Ext. Junip. und Kal. sulfoguajacol. Bei allen Erkrankungen der Atmungsorgane. 3—6mal tägl. 1 Teel. bis Eßl. oder 3mal tägl. 20 Tropfen, Kinder die Hälfte. K.-Packung 150 g (1,35 DM), große Packung (480 g) 3,15 DM. Tropfen 30 g 70 Dpf.

Juniferrol enthält Ext. Junip. mit Eisen u. Chinarinde (1,15 DM),
Brojunival enthält Ext. Junip. mit Brom u. Baldrian (1,15 DM),
Tussylvan enthält Ext. Junip. und Ext. Thymi (1,15 DM),
Diursan enthält Ext. Junip. und diuretische Pflanzenextrakte
(1,30 DM).
Lichtenheld, Meuselbach 9, Thüringer Wald.

Kalium aceticum. Essigsaures Kalium. Weißes, krystallinisches Pulver, in Wasser und Weingeist leicht löslich. Innerlich als Liqu. Kal. acet. in Mixturen mit diuretischer Wirkung.

Kalium bicarbonicum. Farblose, durchscheinende Krystalle, in 4 Teilen Wasser löslich. Innerlich 0,5—1,5 bei Hyperacidität und Acidosis.

Kalium bromatum. Kaliumbromid. Farblose, salzig schmeckende Krystalle, in Wasser leicht löslich, mit 66,1% Br. In Weingeist 1 : 200 löslich. Innerlich 0,3—1—2 g 3—4mal tägl. als Pulver oder Lösung. Als Sedativum, Antispasmodicum, Antiepilepticum, bei nervösen Herzbeschwerden, nervöser Schlaflosigkeit und Kopfschmerz, bei sexuellen Erregungen und Pollutionen. Als Erlenmeyersches Bromwasser: Kohlensäurehaltiges Wasser 750, Kal. und Natr. bromat. aa 4, Ammon. bromat. 2. Äußerlich zum Inhalieren: Kal. bromat. 1,2, Ammon. bromat. 2,5, Extr. Bellad. 0,3—0,6, Aq. 60, zum Inhalieren bei Keuchhusten. Kal. bromat. 0,05, Magn. carbon. 0,25, Calomel 0,02, Sacchar. lact. 0,25, f. pulv. tal. Dos. VIII, bei Zahnkrämpfen der Kinder 1 Pulver. Bei längerer Anwendung von Brompräparaten treten Intoxikationserscheinungen auf: Gedächtnisschwäche, Interesselosigkeit, Magen- und Darmkatarrh, Bromacne. Wenn vorhanden, Brom absetzen. Da das Kaliumsalz nicht gleichgültig ist wegen seiner Wirkung auf den Kreislauf, so gibt man besser Natr. bromat. S. dieses.

Kalium carbonicum. Pottasche. Weißes, körniges Pulver, das sich in 1 Teil Wasser löst. Früher innerlich bei Gicht- und Steinbeschwerden. 0,1—1 g. Jetzt nur noch als Brausemischung und Saturationen, als Augenwasser 0,05—1 : 100.

Kalium carbonicum crudum. Zu Bädern 100—200 g auf 1 Vollbad.

Kalium chloratum. Kaliumchlorid, KCl. Kaum noch in Anwendung.

Kalium chloricum. Kaliumchlorat, $KClO_3$. Farblose, glänzende Krystalle, in 17 Teilen kaltem und 2 Teilen warmem Wasser löslich, in Weingeist schwer löslich (1 : 130,0). Innerlich 0,1—0,5 mehrmals tägl. Bei Halsentzündung kleiner Kinder: Kal. chloric. 4, Sirup. Rub. Id. 20, Aq. 100, 2stündl. 1 Tee- bis Kinderlöffel. 10 : 500 als Gurgelwasser. Dafür besser Hydrogen. peroxyd.

Kalium causticum fusum. Kaliumhydroxyd, Ätzkali. Weiße, harte Stücke, mit 85% Kaliumhydroxyd, löslich in 1 Teil Wasser, leicht löslich in Alkohol. Als Ätzmittel.

Kalium dichromicum. Dunkelgelbrote Krystalle, in 10 Teilen Wasser löslich. Innerlich zu vermeiden. Äußerlich 4—10proz. zum Ätzen.

Kalium jodatum. Jodkalium, KJ, mit 76% J. Farblose Krystalle von salzigem Geschmack. In Wasser (1 : 0,75) und in Alkohol (1 : 12) löslich. Am besten in wäßriger Lösung ohne jeden Zusatz. Innerlich 0,1—1—3 g bei Arteriosklerose, Asthma, zähem Auswurf, Bronchitis, Pneumonie, Lues, Aktinomykose, Struma. Bei längerem Gebrauch tritt Jodismus auf: Jodschnupfen, Acne, Dyspepsie und schließlich Jodkachexie. Kal. jodat. 10, Aq. Menth. pip. 50, Aq. ad 200, 3mal tägl. 1 Eßl. bei Lues und Asthma, Bronchitis und Aktinomykose; 3mal tägl. 1 Teel. bei Arteriosklerose. Kal. jodat. 1, Aq. dest. 30, 3mal tägl. 3—8 Tropfen bei Pneumonie und Struma; 1mal tägl. 1—3 Tropfen bei Basedow. Infus. Fol. Salv. 15 : 300, Kal. jodat. 5, Gurgelwasser bei Angina syphilitica. Kal. jodat. 5, Ol. Cac. 20, f. supp. Dos. X, 1—2mal 1 Zäpfchen. Kal. jodat. 1—5, Aq. 100—200 als Klistier. Auch als Compr. MBK. zu 0,1 und 0,5, 10, 20, 50 St.

Kalium permanganicum. Übermangansaures Kali. Fast schwarze, glänzende, in 16 Teilen Wasser lösliche Krystalle, in siedendem Wasser 1 : 3 löslich. Innerlich nur als Antidot bei Phosphor-, Blausäure- und Morphiumvergiftung 0,05—0,15 2—3mal tägl. oder Magenausspülung mit einer Lösung 1 : 1000. Äußerlich als Gurgelwasser 1 : 30 Aq., einige Tropfen auf 1 Glas Wasser zum Gurgeln. Bei übler Hautausdünstung 3—4 g auf 1 Vollbad. Bei Gonorrhoe 0,5—1 g auf 100 zur Ausspritzung.

Kalium silicicum s. Liq. Kali. silicic.

Kalium sulfoguajacolicum = Thiocol. Farbloses, in Wasser leicht lösliches Pulver. Innerlich als Pulver oder Tabletten zu 0,5 mehrmals tägl. bei Lungenkatarrh und beginnender Tuberkulose, bei Bronchitis und Darmkatarrh. Thiocol 5, Aq. 125, Sirup. c. aur. 20, 3mal tägl. 1 Eßl. Ist im Sirolin enthalten (10%).

Kalium sulfuratum. Schwefelleber. Nur zu Bädern, 50—100 g auf 1 Vollbad. Die Franzosen setzen, um die Reizwirkung zu vermindern, 100—200 Gelatine dem Bade zu.

Kalorisan. Ein Antiphlogisticum, besteht aus Aluminium, silic. vegetab. Isolierstoffe Acid. boric., Ol. rosmar. Mehrere Eßl. Kalorisan werden mit kochendheißem Wasser zu einem steifen Brei verrührt, den man fingerdick auf eine Leinenunterlage aufträgt und auf die kranke Stelle legt. 100 g 1,25 DM. Chem. Fabr. Max Scharffenberg G. m. b. H., Dresden-A. 47.

Kalzan. Ist Calc. natr. lactat. und Calc. citrat. Nach Emmerich und Löw mit experimentell bewiesener, sehr guter Calciumretention. Bei allen Erkrankungen, wo eine Kalktherapie angezeigt ist, auch bei schwangeren und stillenden Frauen, 3mal tägl. 1—2 Tabl. oder 3mal tägl. 1 Teel. Pulver. In Packungen mit 50 und 100 Tabl. (1,14 und 2,03 DM) oder als Pulver in Packungen mit 50 g 1,15 DM, 100 g 2,06 DM, zur intramusk. und intrav. Injekt. in Ampullen zu 4 und 12 St. mit 5 ccm 1,75 und 3,85 DM, mit 10 ccm 2,45 und 5,60 DM. **Kalzan D Tabletten** sind Kalzan mit Vit. D_3, je Tabl. 250 I E, Vit. D_3. 50 und 100 Tabl. 1,30 und 2,30 DM. Als Pulver 50 und 100 g 1,35 und 2,35 DM. Joh. A. Wülfing, Chem. Fabr., Gronau (Hannover).

Kamala. Der von den Früchten eines in Ostindien wachsenden Baumes gewonnene drüsig-haarige Überzug. Braunrotes, geschmackloses Pulver, dessen wirksamer Bestandteil ebenso wie in Extr. Filic. ein Phloruglucinabkömmling ist. Als Bandwurmmittel mit drastisch abführender Wirkung 8—12 g oder als Elektuarium: Kamalae 10, Pulp. Tamarind. dep., Sirup. simpl. aa 5, innerhalb 1 Std. zu nehmen.

Kamillol, ein ätherisches Ölpräparat auf Kamillosanbasis. Zur Prophylaxe und Behandlung akuter und chronischer Entzündungen, besonders in Mundhöhle und Hals-, Nasen-, Rachenraum.

Kamillosan. Hochwertiges standardisiertes Kamillenpräparat zur Wundbehandlung. Der therapeutische Effekt ist auf den Gehalt an blauem, ätherischem Öl (Chamazulan) zurückzuführen. In entsprechender Verdünnung zu Einläufen bei katarrhalischen Erkrankungen des Darmes und der Harnwege, zur subaqualen Darmspülung (Sudabad), zu Kamillenkataplasmen, als Gurgelwasser bei Entzündungen der Mund- und Rachenhöhle sowie gegen Zahnfleischerkrankungen und zu deren Prophylaxe (Stomatitis, Gingivitis, Paradentose), zu Augenbädern, Gesichtsdampfbädern, Kopfwaschungen; innerlich als Kamillentee bei Magenbeschwerden. Als Lösung in Flaschen zu 30, 50 und 100 ccm; als Salbe in Tuben zu 20, 50 und 100 g; als Puder in Streudose; Kamillocreme.

Kamillargen. Vor Reduktion geschütztes Kamillen-Silber-Präparat in Tablettenform gegen Entzündungen der Magen- und Darmschleimhaut (3mal tägl. 1 Tabl. unzerkaut). Glas mit 30 Tabl.

Kamillosept. Kamillosan und Salicylsäurephenylester in öliger Lösung zur lokalen Behandlung entzündlicher und eitriger Prozesse in der Mundhöhle. Flasche mit 5 und 10 ccm. Chemiewerk Homburg A.G., Frankfurt a. M.

Kamillozon. Kamillen-Arnika-Salbei-Extrakt + Wasserstoffsuperoxyd (6%) in haltbarer fester Form. Zur Vorbeugung, Behandlung und Nachbehandlung von Entzündungen, besonders prophylaktisch als Gurgelwasser bei epidemisch auftretenden Erkältungserkrankungen, bei Halsentzündungen, Zahnfleischerkrankungen. Röhre mit 25 und 100 Tabl.

Kamochin besteht aus 1% basischem Chinin (öllöslich), Kamillenblauöl (Azulen), Menthol und ätherischem Öl zur endotrachealen und endonasalen Instillation. Bei Bronchitis, Pharyngitis, Nasopharyngitis, Tracheitis, besonders bei Bronchektasien. Zum Inhalieren verwendet man einen Handvernebler und läßt 5 Min. inhalieren. Bei der endonasalen Anwendung wird ein Tropfen in jedes Nasenloch getropft und durch Massage verteilt. Bei der endotrachealen Anwendung werden 0,5 ccm mittels Kehlkopfspritze eingespritzt, bei Bronchiektasien 2 ccm alle 1—2 Tage, 2—3 Wochen lang. Flasche mit 10 und 25 ccm. Chemiewerk Homburg A.G., Frankfurt a. M.

Kaolin. Porzellanton = Bolus alba pur.

Karanum. Vitamin K oder Koagulationsvitamin, da es der Körper zur Bildung des Prothrombins braucht, der Vorstufe des Thrombins. In grünen Blättern reichlich enthalten. Das im Handel befindliche Vitamin K ist eine 0,75proz. ölige Lösung von 2-Methylnaphtho-hydrochinon-(1,4)dibutyrat. Anwendung bei ungenügender Prothrombinbildung infolge von Vitamin-K-Mangel bei Verschluß der Gallenwege durch Steine oder Tumoren, weil durch Wegfall der Gallenausscheidung in den Darm die Resorption des fettlöslichen Vitamins gestört ist. Die gefürchteten cholämischen Blutungen können durch Vitamin K behoben werden. Auch bei Verschlußikterus und hämorrhagischen Symptomen im Anschluß an Lebercirrhose, bei hämorrhagischen Diathesen der Neugeborenen: Melaena, Hämatemesis, Nabelblutungen, Icterus gravis und Blutungsneigung der Neugeborenen. Nicht bei Hämophilie. Sehr wichtig in den letzten Monaten der Schwangerschaft, da in dieser Zeit die K-Bilanz der Mutter sehr verschlechtert ist. Man injiziert tägl. 1—2 Amp. tief intraglut. je nach Bedarf oder 3mal tägl. 2 Tabl. Neugeborenen gibt man prophylaktisch am 1. Lebenstag 1 Amp. oder 3 Tage lang 2mal tägl. ½ Tabl. in 1 Löffel Tee. Bei manifesten Blutungen tägl. 1—2 Amp. oder 3mal tägl. ½—1 Tabl. 5 Amp. mit 7,5 mg (= 200000 Vitamin-K-Einh. nach Dam) 2,30 DM. Tabl. mit 15 mg (= 400000 Vitamin-K-Einh. nach Dam) 20 St. 2,55 DM. S. Synka-Vit. Merck, Chem. Fabr., Darmstadt.

Kardysatum = Digitalysatum Bürger.

Karwendol (Ammonium sulfokarwendolicum), Ausgangsprodukt der dunklen Karwendol-Präparate, gehört zu den Ölschieferpräparaten aus dem Gestein des bayerischen Karwendelgebirges. Seine Wirkung beruht im wesentlichen auf dem Schwefelgehalt, der etwa 12% beträgt. Anwendung bei Erysipel, Dermatitiden, Furunkulose, Impetigo, Venenentzündungen usw. Flasche 250 g 7,04 DM, Flasche 500 g 13,13 DM.

Karwendolan hell enthält das Karwendelöl hell in Vasenol-Salbengrundlage. Hier sind die pechartigen Bestandteile abgeschieden und die Thiophenschwefel-Verbindungen in konzentrierter Form vorhanden. Im Handel sind: 30-g-Tuben 5% 0,48 DM, 10% 0,65 DM, 25% 1,53 DM.

Karwendolan dunkel enthält das Ammon. sulfokarw. in Vasenol-Salbengrundlage. Im Handel sind: 30-g-Tuben 10% 48 DM, 20% 0,65 DM, 50% 0,89 DM. *Indikationen:* in *schwächeren* Konzentrationen: oberflächige Dermatosen, Wunden, Ekzeme, in *höheren* Konzentrationen: Furunkel, Karbunkel, Lymphangitis, Tendovaginitis, Erysipel, Mastitis. **Karwendel-Puder 5 und 10%**, Streudosen 50 g 5% 1,09 DM, 10% 1,36 DM, bei Ekzemen, Pruritus, granulierenden Wunden. **Karwendolöl-globuli (hell) 5%** Karwendolöl hell oder dunkel 10%, Schachtel 10 St. 0,94 DM oder 0,68 DM. *Indikationen:* bei vaginalem Fluor, Kolpitis, Adnexitis. **Karwendol-Suppositorien 10%** Schachtel 10 St. 0,94 DM. *Indikationen:* Haemorrhoidalleiden, Analfissuren, Prostatitis. Vasenol-Werke, Leipzig.

Katalysin „Henning" enthält einen Thiazinkörper (Thionin) in 10proz. Glucose. Durch seine sauerstoffübertragende Kraft hebt es die Atmungshemmung auf, die durch Gifte oder Stoffwechselschlacken in der Zelle verursacht werden. Bei Kohlenoxyd-Narkose-Vergiftung, Asthma cardiale, chronischer Herzinsuffizienz, Cheyne-Stokessches Atmen, Lungenödem, Sulfonamidcyanose, allen Gasvergiftungen injiziert man intrav. 5 ccm, in schweren Fällen 20—30 ccm oder 3—4 Kapseln pro die. Auch lokale Anwendung bei Geschwüren, Fisteleiterungen, Gangrän. Packungen mit 5 Amp. zu 5 ccm, mit 5 Amp. zu 10 ccm 1,92, 3,64 DM. Dr. Gg. Henning, Chem.-pharm. Werk, Berlin-Tempelhof.

Kateuxol enthält 10proz. Aminophenazon mit 5% Cinchophen (Phenylchinolincarbonsäure und 5% Natrium salicylicum in neutraler Lösung). Es wird ebenfalls langsam intravenös injiziert wie Aneuxol und hat sich besonders bewährt bei Gicht, Ischias, Neuralgien, Migräne, vegetativen Dystonien und allen schmerzhaften entzündlichen Zuständen. Es kann Brausen im Kopf auftreten, besonders bei vegetativ Labilen. Dosierung wie bei Aneuxol, s. intravenöse Aminophenazontherapie, S. 96. 5 Amp. zu 5 ccm 4,05 DM. Dr. Chr. Brunnengräber, Chem. Fabr. u. Co., Lübeck.

Kationorm enthält die Kationen Calcium, Magnesium und Kalium, die eine antagonistische Wirkung gegenüber dem Natrium entfalten. Überall da anzuwenden, wo Calcium angewandt wird. 3mal tägl. 2—4 Tabl. vor dem Essen mit Wasser. Packungen mit 50 Tabl. 1,00 DM, mit 3, 5 und 10 Amp. zu 5 ccm 1,75, 2,70, 4,55, zu 10 ccm 2,15, 3,30 und 6,05 DM, zur intramusk., besser intrav. Injekt. tägl. oder jeden 2. Tag. Nordmark-Werke, Hamburg 21.

Kava-kava. Die Wurzel von Piper methysticum, im Gonosan enthalten.

Kephalosan enthält: Dimethylaminophenyldimethylpyrazolonphenazon 0,15 g, Phenyldimethylpyrazolon 0,125 g und Coffein citrat 0,025. Bei Schmerzen 1—3mal tägl. 1—2 Tabl. 10 und 25 Tabl. (0,60 und 1,20 DM). Temmler-Werke, Hamburg-Neugraben.

Keuchhustenvaccine s. Sera.

Kinetin ist ein Hyaluronidase-Präparat, hergestellt durch Extraktion aus Stierhoden. Es ist ein Ferment mit Eiweißcharakter und wird durch Pepsin oder Trypsin zerstört, ein Pulver, das trocken unbegrenzt haltbar ist, gelöst schnell an Wirkung verliert. Es bewirkt im Gewebe eine Diffusionsbeschleunigung und Permeabilitätserhöhung. In Fällen, wo größere Flüssigkeitsmengen subcut. infundiert werden müssen, beschleunigt Kinetin die Resorption der infundierten Flüssigkeit um das 3—7fache. Wenn bei Kranken schlechte oder kollabierte Venen vorhanden sind (z. B. schwere Verbrennungen mit tiefem Schock), kann man die intravenöse Infusion durch eine subcutane Infusion mit Kinetin-Zusatz vollwertig ersetzen. Da es die Viscosität herabsetzt, kann man bei viscösen Flüssigkeiten (Exsudate) aus serösen Höhlen durch Zusatz von Kinetin die Punktion erleichtern. Wenn orale oder intravenöse Darreichung von Penicillin, Streptomycin und neutralen Sulfonamidlösungen nicht möglich ist, so kommt die subcutane Infusion mit Kinetin-Zusatz in Frage. Das PH der Sulfonamidlösung darf nicht höher als 7,5 sein. Am geeignetsten scheinen Albucid und Globucid zu sein. Bei Säuglingen können Plasma und Kochsalzlösungs-Infusionen mit Kinetin-Zusatz zur schnellen Resorption gebraucht werden. Bei der Serumtherapie (Toxische Diphtherie) kann jede Serumgabe mit Kinetin-Zusatz schnell zur Resorption gebracht werden, ohne daß starke Infiltrate, Schmerzen oder Verhärtung auftreten. — Jede beliebige Stelle der Körperoberfläche kann zur Infusion gewählt werden. Mit einer Amp. Kinetin, 10 Schering-Einheiten, hat der Arzt die Möglichkeit, bis zu 1000 ccm zu diffundieren. 3 Amp. zu je 10 Schering-Einheiten und 3 Amp. Lösungsmittel 6,90 DM. Schering A. G., Berlin W.

Klimakton in Bohnen. Jede Bohne enthält 0,03 reine Ovarialsubstanz, 0,006 reine Schilddrüsensubstanz, 0,15 Bromural, 0,15 Calc. Diuretin. Gegen die Beschwerden der Wechseljahre. In Packungen mit 20 und 50 St. (1,60 und 3,90 DM). 3mal tägl. 1—2 St. Knoll A.-G., Ludwigshafen a. Rh.

Klimasan. Besteht aus Theocal (Theobrom. cal. lact.) mit Nitroglycerin 0,0002. In Presslettes à 0,5 gegen klimakterische Beschwerden. 20 St. 1,68 DM. 3—4mal tägl. 1 Tabl. **Hormoklimasan** enthält Klimasan 0,25 mit Ovarialhormon 100 I E, Mentholvaler. 0,05, Ext. Rhei 0,02 pro Tabl. 3mal tägl. 2 Tabl. Packung mit 40 Dragées 2,51 DM. Chemosan A.-G., Wien.

Klimax. Jedes Dragée enthält: Ovarialextrakt, Hefe mit dem gesamten Vitamin-B-Komplex, 1000 I E Oestrogen mit dem Wirkungsbereich des Follikelhormons, Bromurea 0,1, Calc. phosph. 0,025. Im Klimakterium, bei Störungen im vegetativen Nervensystem 3mal tägl. 1—3 Dragées. 25 Dragées 1,45 DM. Labopharm, Berlin W 35.

Klimova enthält in 1 Dragée: Standardisiertes Ovarialhormon 100 I E, Animasa 0,05, Brom 0,015 an Eiweiß gebunden. Bei Ausfallserscheinungen der Klimax 3mal tägl. 1—2 Dragées nach dem Essen. Packung 20 Dragées 1,85 DM, mit 50 Dragées 4,25 DM. Kombinierte Kur von 20 Dragées Klimova à 100 I E (3mal tägl. 1 Dragée) und 20 Dragées Ovanorm à 500 I E (3,70 DM) tägl. 1 Dragée, wenn die Klimovadragées verbraucht sind. Organotherapeut. Werke, Osnabrück.

Kobalt-Ferrlecit, ein Kupfer-Lecithin-Eisen-Mangan-Kobalt-Präparat mit therapeutisch optimalen Kobalt- und Mangandosen (0,66% Co) im Ferrlecit-Milieu. Bei schweren Schädigungen des Blutbildes. 3mal tägl. 30 Tropfen. 30 und 100 ccm 1,60 und 3,45 DM. Nattermann u. Co., Köln-Braunsfeld.

Kohle-Compretten zu 0,25. Packungen mit 20 und 50 St. zu 0,25 g (0,49 und 0,98 DM), mit 0,1 g arg. obduct. 50 St. 1,14 DM. MBK.

Kohlegranulat. Eine gekörnte Form von Carbo medicin. Merck. 2—3mal tägl. ½—1 Teel. oder in schweren Fällen 1 Eßl. voll mit Wasser hinunterspülen. Bei Magen-Darmerkrankungen, Durchfall, Ruhr, Vergiftung. In Schachteln mit 20 und 100 g (0,95, und 2,70 DM). Als Pulver 25 g 67 Dpf., als Kompretten MBK. 20 St. 65 Dpf. E. Merck, Darmstadt.

Kombetin. k-Strophanthin Boehringer. Amorphes, stickstofffreies Glykosid aus dem Samen von Strophanthus kombé. Das k-Strophanthin (genannt *Kombetin*) gehört zu der von den Digitalisglykosiden im engeren Sinne abgetrennten Untergruppe der Digitaloide. Die wirksamen Komponenten der Genine der Gesamtdigitalisgruppe sind chemisch nahe miteinander verwandt. Die Zuckerkomponenten, an die die Genine gebunden sind, sind

Digitoxose, Cymarose, Rhamnose, Glucose; zum Teil sind mehrere Zucker mit dem Genin verbunden, z. B. beim Kombetin Cymarose und Glucose. Von ihren qualitativen und quantitativen Eigenschaften hängen der Grad der Wasserlöslichkeit, der Raschheit der Bindung und die Zeit der Haftung im Herzen ab. Die Strophanthine sind für die intravenöse Einverleibung besonders geeignet zur Erzielung von Höchstwirkungen ohne jede komplizierende oder sogar schädliche Kumulation, besonders gilt dies vom Kombetin. Bei richtiger Indikation und bei einer der Phase der Erkrankung angepaßten Dosierung und bei gleichzeitig richtigen Zwischenräumen zwischen den Injektionen sind Erfolge zu erzielen, die über die der oralen Digitalisanwendung hinausgehen.

1. Bei akutem und chronischem Asthma cardiale und Lungenödem: blitzartige Besserung und Beseitigung der Gefahr. Fortsetzung der Injektionen mit relativer Indikation verhindert Wiederkehr der Anfälle.

2. Bei fieberhaften Infektionskrankheiten, namentlich dann, wenn die Pulsfrequenz steigt, während die Temperatur sinkt, oder bei hoher herzgefährdender Continua kann oft dem Versagen des Herzens vorgebeugt werden.

3. Bei allen schweren Formen der Herzinsuffizienz, sowohl bei Kranken mit kleinem Herzen, die infolge von Digitalisunterdosierung hochgradig wassersüchtig geworden sind, oder bei Kranken mit großem Herzen, welche mehr wirksame Substanz brauchen, als dem Herzen per os ohne toxische Wirkung zugeführt werden kann, kommt es namentlich bei genügend langer *Nachbehandlung* zu Dauerkompensationen.

Bei lange bestehenden hochgradigen Hydropsien ist die gleichzeitige Anwendung diuretischer Mittel nicht zu umgehen. Man kombiniert *Salyrgan* 1—2 ccm intrav. mit Strophanthin.

4. Auch bei *Angina pectoris*, bei Coronarsklerose mit oder ohne Myokardschaden und Herzinfarkt können Serien von Strophanthininjektionen die Anfälle und etwa aufgetretene sekundäre Herzinsuffizienz beseitigen.

Die wirksame ungefährliche *Einzeldosis* beträgt 0,25—0,3 mg. Sie macht auch bei täglicher Zufuhr keine Kumulation und nur selten bei überempfindlichen Herzen Reizerscheinungen in Form von Bigemie. Bei an sich noch widerstandsfähigem Herzen, besonders bei Hypertonikern, können auch Dosen von 0,4—0,5 gegeben werden, insonderheit bei andertägigen oder längeren Intervallen. Kleinere Mengen wie 0,2 sind als tastende Dosen bei finalem Zustand und bei Angina pectoris und Herzinfarkten am Platz. Auch da kann nach einem tastenden Versuch zur Normaldose von 0,3—0,4 mg übergegangen werden. Fiebernde vertragen von vornherein höhere Dosen (0,4—0,5 mg).

Die Strophanthinzufuhr (0,4) hat auch Bedeutung als Funktionsprüfung *(probatorische Strophanthininjektion)*, ferner für die Behandlung latenter Herzinsuffizienz bei Hypertonikern und für die ambulante Nachbehandlung Rekompensierter zur Vermeidung von Rezidiven.

Die Ampullen enthalten eine 0,5proz. oder 0,25proz. Lösung Kombetin, also 0,5 mg oder 0,25 mg Strophanthin in 1 ccm. 6 Teilstriche einer 1-ccm-Spritze enthalten bei Verwendung der 0,5proz. Lösung die Normaldosis 0,3. Amp. zu 0,25 mg 5 und 10 Amp. 1,40 und 2,45 DM, zu 0,5 mg 6 und 12 Amp. 1,90, 3,60 DM. **Kombetose** enthält 0,25 mg Kombetin in 10 ccm 25proz. Traubenzuckerlösung zur intrav. Injektion. 5 Amp. zu 10 und zu 20 ccm 4,35 und 4,25 DM. **Kombetin C. coffeino** (s. u. Coffein): 0,25 mg Kombetin + 0,1 g Coffein natr. benz. in 2 ccm Wasser zur intrav. Injekt. Bei Herzschwäche, Coronarinsuffizienz. 1mal tägl. 1 Amp. bis höchstens 2 Amp. auf einmal intrav. 5 und 10 Amp. zu 2 ccm 1,75 und 3,25 DM. **Myokombin** enthält 0,5 mg Kombetin und 0,07 g Novocain zur intramusk. Injekt. 5 und 10 Amp. 1,90 und 3,60 DM. **Kombetin-Suppositorien** mit $\frac{1}{2}$ mg Kombetin. 5 St. 1,25 DM. S. Strophoral. Boehringer & Söhne, Mannheim-Waldhof.

Kongorotlösung Bavaria 1proz. steril. Haemostypticum zur intrav. Injekt. 1 Amp. 10 ccm 1,11 DM, 2 Amp. zu 10 ccm 1,73 DM, 10 Amp. zu 10 ccm 5,90 DM. S. auch Haemostaticum Nordmark. Chem. Fabr. Bavaria, Königshofen (Grabfeld).

Koryn- Nasenöl besteht aus Dithyral (Thymol-Acetal-Verbindung), Camphora, Menthol, Ephedrin, pflanzlichen und mineralischen Ölen. Bei Schnupfen und allen entzündlichen Affektionen der Nase 2—3 Tropfen in die Nase 3mal tägl. Sehr günstige Wirkung. Koryn mild für Kinder. 10 g 1,25 DM. Chem. Fabr. Max Scharffenberg G. m. b. H., Dresden-A. 47.

Krätzemittel „Schering", ein kolloidales Schwefelpräparat, das eine abtötende Wirkung auf die Krätzmilben hat. Der Körper wird mit Seife und Bürste kräftig gesäubert, die Krusten aufgeweicht und entfernt. Gut abtrocknen. $\frac{1}{3}$ des Päckchens schüttet man in $\frac{1}{2}$ Glas Wasser und rührt mit dem Finger gut um, bis das Pulver fein verteilt ist. Damit reibt man den ganzen Körper gründlichst ein. Nach dem Eintrocknen soll der pulverartige Belag nicht entfernt werden. Am nächsten und am 7. Tag Wiederholung. Nach der 2. Behandlung frische Wäsche anziehen und neue Bettwäsche. Packung mit 20 g 1,00 DM. Schering A.G., Berlin N 65.

Kreosotum. Wird durch Destillation aus Buchenholzteer gewonnen. Hauptbestandteile: Guajacol und Kreosol. Klare ölartige Flüssigkeit von brennendem Geschmack, unlöslich in Wasser, löslich in Weingeist. Es hat keine spezifische Wirkung auf die Tuberkulose, sondern nur eine günstige Wirkung auf die sekundäre Bronchitis und auf den Appetit. Innerlich 0,05 bis 0,3 und allmählich zu höheren Dosen übergehen. Größte Einzelg. 0,5. Größte Tagesg. 1,5. Im Handel in Gelatinekapseln mit 0,05—0,15, auch zusammen mit Lebertran. Bei Bronchitis, Tuberkulose und Magengärung. Bei Tuberkulose muß das Mittel so lange gegeben werden, wie es die Kranken vertragen. Äußerlich zur Inhalation als Aq. Kreosoti (1:99), unverdünnt auf Watte in den hohlen Zahn bei Zahnschmerz. Kreosot 5, Tinct. Gentian. 25, 3mal tägl. steigend 5—20 Tropfen. Kreosot 1, Ol. Jec. Asell. 100, 1—3mal tägl. 1 Tee- bis Eßl. S. Guajacol.

Kreosotum carbonicum = Kreosotal. Gelblich-dickflüssiges Öl, das schwach nach Kreosot riecht und schmeckt. Vor dem Gebrauch etwas erwärmen, unlöslich in Wasser, löslich in Weingeist und Öl. Für Kinder tägl. 1 g, steigend auf 7 g. Für Erwachsene 4—11 g. Entweder in heißer Milch oder gemischt mit Lebertran. In der Anwendung wie Kreosot, besonders bei beginnender Pneumonie. Kreosot. carbon. 20, Vin. tokayense ad 200, 2mal 1 Teel. und dann steigend. Kreosot. carbon 15, Ol. Jecoris. As. ad 150, 3mal tägl. 1 Eßl., allmählich steigend. Kreosot. carbon. 20, 3mal tägl. 20 Tropfen in heißer Milch.

Kreosotum valerianicum = Eosot. Ölige Flüssigkeit. 0,2—0,5 in Gelatinekapseln, wie Kreosot.

Kresival. 3proz. Kresol-sulfosaure Calciumlösung in Sirupform. Als Expectorans bei Tuberkulose, Pneumonie und Grippe. Erwachsene 1 kleinen Eßl., Kinder 1 Teel. voll, in Flaschen zu 180 g 1,85 DM. **Kresival forte** ist Kresival mit 0,09% Luminal, das krampflösend wirkt. 3—4mal tägl. 1 Eßl., Kinder 1 Teel. verdünnt mit Wasser oder Brusttee. 180 g 1,95 DM. Bayer, Farbenfabriken, Leverkusen a. Rh.

Kryazon enthält pro Tabl. Kryofin 0,2 (ein Methylglykolsäurephenetidid), Coffein pur. 0,05, Dimethylaminophenazon 0,25. Bei fieberhafter Grippe, Erkältungen, Kopfschmerzen, Rheuma tägl. 1—4 Tabl. Packungen mit 10 und 20 Tabl. zu 0,5 g. 10 Tabl. 0,77 DM. Ciba A.-G., Wehr i. Baden.

K-Vitrat. Zusammensetzung: 1 Ampulle enthält 20 mg 1-hydroxy-2-methyl-4-acetylaminonaphthalin. Eigenschaften: K-Vitrat ist ein synthetischer Körper mit den Wirkungen des α-Phyllochinon, dem natürlichen Vitamin K. K-Vitrat ist im Gegensatz zum natürlichen Vitamin K wenig lichtempfindlich, sein Natriumsalz ist wasserlöslich und daher parenteral anwendbar.

K-Vitrat beseitigt die infolge K-Mangels verlängerte Gerinnungszeit des Blutes. 1 mg K-Vitrat entspricht 15000 DAM-Einheiten. Indikationen: Alle K-Avitamitosen. Dosierung: Beim Erwachsenen genügen 15—30 mg (= 225000—490000 DAM-E), beim Neugeborenen 10 mg (= 150000 DAM-E.), zur Normalisierung der Blutgerinnung. Überdosierung ist nicht zu befürchten, oder 3mal tägl. 1 Tabl. 10 und 50 Tabl. —,90 und 3,90 DM. 3, 10, 50 Amp. zu 2,2 ccm 1,60, 4,55, 15,50 DM o. U.St. Nordmark-Werke G. m. b. H., Hamburg.

Kynerval. Ext. Valer., Humul. lupul. Frangul., Menth. pip., Ca bromat. fe citric., Succ. Dauci. Morgens und mittags 1 Teel., abends 2 Teel. Flasche 170 g 1,40 DM. — Kynerval-**Somno** enthält noch Kydolon (Malonylharnstoff-Dimethylamidophenazon). Vor dem Essen 1—2 Eßl. 170 g 1,40 DM. Chem. Fabrik Kyffhäuser, Bad Frankenhausen (Kyffh.).

Labotropin, ein synthetisches Antispasmodicum und Mydriaticum, ein Bisalkylarylaminoester-Hydrochlorid. Es ist leicht löslich in Wasser und schnell resorbierbar. Es zeigt keine schädlichen Nebenwirkungen, nur selten Trockenheit im Munde. Es wirkt sekretionshemmend auf die Mund-, Bronchial- und Magenschleimhaut, sowie auf die Schweißdrüsen. Anwendung bei Ulcus ventric. et duodeni, Cholecystitis, Cholelithiasis, Angina pect., Cystitis, Pyelitis, Darmkrämpfe, Asthma bronchiale. In der Ophthalmologie als gutes Mydriaticum. Einzeldosis 0,00025—0,0005 g = 1—2 Granulae oder 1—2 Amp. subcut. oder intramusk. oder 1—2 Suppos. oder 5—10 Tropfen der 0,1%igen Lösung. Packungen Granulae-Tabl. zu 0,00025 g 12 St. und 100 St. 0,85, 5,35 DM. Tropfen zum Einnehmen der 0,1%igen Lösung, 5 Tropfen = 0,0025 g Labotropin, 10 ccm 1,55 DM. Suppos. zu 0,0004 g, 10 St. 2,20 DM, Amp. mit 0,00025 g in 1 ccm Wasser, 10 St. 2,20 DM. Augentropfen 5 ccm 1%ige Lösung 1,50 DM. Labopharma, Berlin W 35.

Lacalut enthält Aluminium lacticum und Calc. carbonic. Quell-Schaummittel. Es setzt sich im Munde um und bildet Aluminiumhydroxyd, das eine adstringierende Wirkung hat. Bei Gingivitis, Stomatitis, Paradentose, Stomatitis ulcerosa. Man schüttet das Pulver auf die feuchte Zahnbürste und putzt die Zähne. Darnach wird mit etwas Wasser der Mund gut durchgespült. 1 Fl. 1,45 DM. C. H. Boehringer Sohn, Ingelheim a, Rhein.

Lacarnol ist ein Extrakt aus Warmblüterorganen (Skelettmuskulatur und Pankreas) als eine klare, schwach gelblich gefärbte Flüssigkeit. Es enthält die wirksame Nukleosidfraktion aus den Organextrakten. Es wird biologisch auf einen konstanten Gehalt an wirksamen Nukleosiden eingestellt. Lacarnol hat seine besondere therapeutische Wirkung bei Angina pectoris durch Erweiterung der Coronargefäße. Bei insuffizienten Herzen vermag es die Digitalistherapie wesentlich zu unterstützen. Auch bei organischen Herzfehlern, besonders wenn sie mit Reizleitungsstörungen verbunden sind, bei Arteriosclerose und allgemeinem Marasmus kann Lacarnol allgemein leistungssteigernd wirken. Man gibt 1—3mal täglich 10—25 Tropfen oder 1—2mal tägl. 1 Amp. intramusk. oder subcut., in dringenden Fällen ½—1 ccm intrav. Flasche mit 20 ccm 2,30 DM, 5 Amp. zu 1 ccm 2,05 DM. Farbwerke Hoechst, Frankfurt/M.-Höchst.

L 39 ist ein Phytochlorin-Jod-Kupferpräparat aus Chlorophyll. Es besteht aus 0,01 g Jodphytochlorinkupfer (12,6% Jod und 0,6% Kupfer) in gepufferter wäßriger Lösung in 1 ccm. Gegen Arteriosclerose, Coronar- und Cerebralsclerose, bes. bei Altersschwäche mit Schwindel, Kopfdruck und geistiger Arbeitsunfähigkeit. auch bei Gefäßinsuffienzen im Alter von guter Wirkung. Dosierung 2—3mal wöchentlich, 1—2 Amp. intraglut. Packungen mit 5, 10 und 50 Amp. Lyss Aciform, Idstein/Taunus.

Lactoflavin ist der Wachstumsfaktor des Vitamin-B_2-Komplexes. Es geht nach Bindung an Phosphorsäure und Eiweiß in das sog. gelbe Atmungsferment über, das eine hohe Bedeutung für die Oxydations- und Reduktionsvorgänge in der Zelle hat. Bei Diabetes mellitus und funikulärer Myelose, Nachtblindheit und Blutdruckerhöhung. Mehrmals tägl. 1 Amp. subcut., intramusk. oder langsam intrav. 3 Amp. zu 2 ccm mit 5 mg 1,70 DM. E. Merck, Darmstadt.

Lactoflavin „Bayer". Biologisch standardisiertes Vitamin B_2. Man hat es auch als Anti-Pellagra-Vitamin bezeichnet. Chemisch ist es ein 6, 7-Dimethyl-9-(1'-d-ribityl-)-isoalloxazin. Es vermag den Blutzucker des Diabetikers herabzusetzen. Es kommt vor in Molke, Hefe, Eiweiß und Leber, in Form eines an Eiweiß gebundenen Lactoflavin-Phosphorsäureesters im Spinat. Das Vitamin ist zum Zustandekommen der energieliefernden Oxydationsvorgänge in der Zelle unentbehrlich (Wachstumswirkung und Blutdruckerhöhung). Man injiziert tägl. 1—2 Amp. intramusk. oder intrav. Packung mit 5 Amp. zu 2 ccm 2,45 DM. Bayer, Farbenfabriken, Leverkusen a. Rh.

Lactoflavin-Roche. S. Beflavin. Hoffmann-La Roche & Co.

Lactophenin, Lactylphenetidin. Ein weißes, in Wasser leicht lösliches Pulver. Bei Grippe, Rheumatismus und auch bei Typhus abdominalis empfohlen in Dosen von 0,5—1 g. Röhre mit 10 Tabl. zu 0,5 g (70 Dpf.). C. F. Boehringer & Söhne, Mannheim.

Ladogal ist eine 40%ige Lösung von p. Aminobenzolsulfonoxymethylamid-N-d-glukosidsulfonsaures Natrium. Es wird oral und intrav. verabreicht und ist frei von toxischen Nebenerscheinungen, selbst bei höchsten Dosen. Nach intrav. Injektion ist in 24 St. praktisch die Gesamtmenge Ladogal ausgeschieden. Bei allen Infektionen angezeigt, die durch Sulfonamide beeinflußbar sind. Man beginnt mit 1—2 Amp. intrav. und gleich anschließend 50—200 ccm Ladogal liq. oral, innerhalb von 12—48 Std. am besten in 3—6 Einzelportionen in Tee oder Kaffee. Es braucht kein Natr. bicarb. gleichzeitig gegeben zu werden. Für Säuglinge und Kinder am besten Ladogal liq. in Milch. Bis zu 4 Jahren 1,5 g Ladogal pro kg Körpergewicht. Als Salbe bei Wunden und Verbrennungen. Packungen Ladogal liq. Flasche zu 50 ccm (enthält 20 g Ladogal) 2,90 DM. Amp. 2mal 20 ccm. (1 Amp. enthält 8 g Ladogal 5,95 DM, Salbe 20 g 1,30 DM). C. F. Boehringer & Söhne G. m. b. H., Mannheim.

Laevocholin-DTI in Ampullen, ist eine sterile und haltbare Lösung von Cholinchlorid und Laevulose (d-Fruktopyranose) in Wasser. Jede Ampulle enthält 2 g Cholinchlorid und 10 g Laevulose. Der Inhalt wird in 200 ccm Aq. bidest. sterilis. gelöst und wird intravenös oder duodenal im Dauertropf von 40—60 Tropfen ein- bis zweimal täglich gegeben. Bei Leberparenchym-Erkrankungen, chronischer degenerativer Verfettung, akuter gelber Leberatrophie, Leberkoma, Lebercirrhose. Laevocholin-Sirup tee- bis eßlöffelweise 2—3mal tägl. Laevocholin-DTI (zur **Dauer-Tropf-Infusion**) Packung mit 4 Amp. zu 20 ccm mit je 2 g Cholinchlorid und 10 g 5,95 DM. Laevocholin-Sirup 250 g 5,95 DM.

Laevokombin ist eine Kombination von Laevosan mit Kombetin in Ampullen. Jede Ampulle enthält 10 ccm Laevosanlösung 20%ig mit 0,25 mg Kombetin. Bei Myodegeneratio cordis, Herzdekompensation mit Leberstauung, Coronarinsuffizienz tägl. 1 Amp. Laevokombin intrav. 3 und 5 Amp. zu je 10 ccm Laevokombin 2,65 und 4,30 DM. Deutsche Laevosan-Gesellschaft, C. F. Boehringer u. Söhne G. m. b. H. u. Co., Mannheim.

Laevosan, Laevoral, Laevokombin. Laevosan ist eine Laevulose oder Fructose, die vor allem in Früchten vorkommt und eine größere Süßkraft besitzt als Rohrzucker. In freier Form kommt es vor im Sperma des Menschen und vieler Säugetiere und ist das ernährende Kohlenhydrat der Spermatozoen. Die Leber soll aus angebotener Laevulose fast dreimal so viel Glykogen zu bilden vermögen wie aus Dextrose. Am Herzen soll es die Coronar-Durchblutung langsam und anhaltend steigern. Indikation: Lebererkrankungen, endogen oder exogen bedingte toxische Leberparenchymschäden, in der langen Rekonvaleszenz der Hepatitis epidemica, überhaupt bei allen Leberschäden, die durch Gifte (Alkohol, Salvarsan, Pilze usw.) hervorgerufen sind. Auch bei Coronarinsuffizienz und Angina pectoris. Bei Lebererkrankungen tägl. 20—40 ccm Laevosan 20—40%ig intrav., zur Unterstützung tägl. 50—200 g Laevoral. Bei Herzerkrankung 10—20 ccm Laevosan 20- bis 40%ig tägl. intrav. Zur Kräftigung und Stärkung 2mal tägl. 1—3 Eßl. Laevoral in Speisen und Getränken. 5 Amp. zu 10 ccm 20%ig 3,85 DM, 4 Amp. zu 20 ccm 20%ig 4,75 DM, 5 Amp. zu 10 ccm 40%ig 5,80 DM. Laevoral zum Einnehmen, ein 60%iger Sirup 250 g 3,85 DM.

Laevulose. Fruchtzucker für Diabetiker. Zur Leberprüfung besser Galaktose.

Lanata-Dispert enthält die gesamten nach dem Dispertverfahren gewonnenen herzwirksamen Glykoside der einheimischen Digitalis lanata. Die gewebereizenden Ballaststoffe wurden entfernt, die resorptionsfördernden Tannoide mit verarbeitet, wodurch bei peroraler Verabreichung eine beschleunigte Resorption und Wirkung eintritt. Es hat nur eine geringe kumulative Wirkung. In der Anwendung wie Digitalis bei akuter und chronischer Herzinsuffizienz und Ödemen. 1—3mal tägl. 1 Dragée, oder 1—3mal tägl. 25 Tropfen oder tägl. 1—2 Suppos., oder 1—2mal tägl. 1 Amp. subcut., intram. und intrav. Packung mit 12 und 25 Dragées 0,95 und 1,80 DM, mit 6 und 12 Suppos. 1,60 und 2,70 DM, mit 10 ccm Liquid. 1,35 DM, mit Amp. zu 1 ccm 3 und 10 St. 1,30 und 3,55 DM. Kali-Chemie Aktienges., Sehnde/Hannover.

Lanatysat. Ysat aus Fol. Digitalis lanata als Kardiacum mit gleicher Indikation der Digit. purpurea. 3mal tägl. 15—25 Tropfen oder 3mal tägl. 1—2 Tabl. (1 Tabl. = 15 Tropfen) oder mehrmals tägl. 1 Suppos. (1 Suppos. = 15 Tropfen) oder Suppos. comp. (+ 0,1 g Theophyllin) oder Amp. intramusk. oder intrav. Packungen mit 7,5 und 15 cm 0,60 und 1,35 DM, mit 20 Tabl. 80 Dpf., mit 6 Suppos. 1,00 DM, comp. 1,00 DM. Joh. Bürger, Ysatfabr., Wernigerode a. H.

Lanolinum. Wasserhaltiges Wollfett. Besteht aus 13 Teilen Wollfett, 4 Teilen Wasser, 3 Teilen flüssigem Paraffin.

Larocain ist ein 1-p-Aminobenzoyl-2, 2-dimethyl-3-diaethyl-aminopropanol-hydrochlorid, ein synth. Ersatzpräparat für Cocain, leicht löslich in Wasser, in Äther und Fetten unlöslich. Es ist weniger giftig als Cocain und erzeugt keine Rausch- und Suchtwirkung. Innerlich bei Schmerzen, Asthma, Erbrechen: z. B. Larocain 0,1, Aqu. amygd. amar. ad 10,0. D S. Bei Magenschmerz 20 Tropfen in Wasser; bei Magenkrebs mit Erbrechen: Larocain 0,5 Aqu. dest. ad 25,0. D. S. 3mal tägl. 10 Tropfen in Wasser. Zur Anaesthesiebehandlung des Ulc. ventric. oder duodeni 1 Tabl. Larocain (0,5 g) auf 200 ccm Wasser, leicht angewärmt nüchtern innerhalb 1 Std. schluckweise trinken. Die sterilisierte Lösung wird in dunklen Flaschen aufbewahrt. Ein etwa notwendiger Adrenalinzusatz wird kurz vor Gebrauch zugefügt. Lösung für laryngoskopische Zwecke 5—10%, ophthalmolog. 2—5%, urolog. ½—¾%. Infiltrations- und Leitungsanästhesie 0,25—2%. Packungen mit Tabl. zu 0,5 g 10 St. (4,65 DM), Larocain-Augentropfen 1%ige Lösung 10 ccm 1 DM. *Das Präparat unterliegt nicht dem Cocaingesetz.* Deutsche Hoffmann-La Roche A.-G., Grenzach in Baden.

Larosan. Feines weißes, geschmackloses Pulver, das sich in Milch gut auflöst. Es ist ein Casein-Calcium mit 2½% Kalk. Gegen Durchfälle und Ernährungsstörungen bei Kindern. Vorschrift auf der Packung mit 100 g (2,25 DM). Kleinpackung 20 g 50 Dpf. Deutsche Hoffmann-La Roche A.-G., Grenzach in Baden.

Larostidin ist eine 4proz. isotonische und sterile Lösung von l-Histidinmonohydrochlorid in Amp. zu 5 ccm zur Behandlung von Ulcus duodeni, besonders ventriculi. Man glaubt, daß bei Ulcuskranken die Magen- und Darmschleimhaut einen Mangel an Histidin aufweist. Man injiziert tägl. 1 Amp. von 5 ccm intraglut., im ganzen 20 Amp. Die Injektionen sind schmerzlos, die Wirkung scheint eine gute und sichere zu sein, wie ich aus eigener Erfahrung sagen kann, selbst bei „Schlauchpatienten", die wieder nach ¼ Jahr rückfällig geworden waren. Bei starken Blutungen muß man deren Aufhören erst abwarten, oder man kombiniert mit Calcium und Redoxon. Packungen mit 6 und 25 Amp. 6,— und 19,10 DM, mit 25 Tabl. zu 0,1 g 6,70 DM. 3mal tägl. 1 Tabl. Deutsche Hoffmann-La Roche A.-G., 17b Grenzach/Baden.

Lebertran s. Vigantol-Lebertran.

Lecibis, ein tricamphocarbonsaures Lecithin-Wismut, ein lipoidlösliches Wismutpräparat in klarer, öliger Lösung, die in 1 ccm 0,04 g metallisches Wismut enthält. Zur intramusk. Injektion bei allen Stadien der Lues. Man gibt 2mal wöchentl. 1 ccm. Gesamtdosis 15—20 ccm. Für Kleinkinder und Säuglinge 0,2—0,5 ccm pro dosi, 2mal wöchentl. Packung mit 3 und 10 Amp. zu 1 ccm 1,21 und 3,01 DM. Flasche mit 15 g 2,48 DM. Bykopharm, Arzneimittelfabrik, Frankfurt a. M. 1.

Lecicarbon-Zäpfchen sind Lecithin-Kohlensäure-Zäpfchen, die im Mastdarm Kohlensäure entwickeln, durch deren Reiz die Ampulla recti und der Darm angeregt werden und ein schmerzloser Stuhlgang erzielt wird. Wirkung nach 20—30 Min. Besonders bei chronischer Mastdarm-Obstipation, bei Bettlägerigen, Wöchnerinnen. Je nach dem Grad der Verstopfung werden 1—2 Zäpfchen eingeführt, am besten immer zur selben Tageszeit, um den Darm wieder an eine bestimmte Entleerungszeit zu gewöhnen. K.-Packung mit 6 Zäpfchen 1,05 DM, mit 12 Zäpfchen 2,— DM. Athenstaedt & Redeker, Hemelingen-Bremen.

Lecithogen. Lecithinkakao.

Lenicet. Ein Gemisch verschiedener basischer Aluminiumacetate. Ein weißes, in Wasser schwer lösliches Pulver. Als Streupulver und mit Perubalsam zur trockenen Wundbehandlung. Lenicet-Bolus zum Einstäuben bei Vaginitis auch mit Zusätzen von Ichthyol, Silber, Milchsäure. Dr. Rudolf Reiss, Rheumasan- und Lenicet-Fabrik, Berlin NW 87.

Lenigallol, Pyrogalloltriacetat, ist ein weißes, in Wasser unlösliches Pulver, zur Behandlung von Ekzemen. Die Wirkung beruht auf der relativ festen Bindung des darin enthaltenen Pyrogallol, die nur eine allmähliche Abspaltung des wirksamen Pyrogallol im Kontakt mit der kranken Haut gestattet. Als 0,1—1proz. Salbe. Lenigallol, Anthrasol aa 1,0, Past. Zinc. ad 50, bei Ekzem. Lenigallol 1, Past. Zinc. ad 20, bei beginnendem Ekzem. Knoll A.-G., Ludwigshafen a. Rh.

Leopillen bestehen aus Aloe, Rhabarber und einigen laxierenden Pflanzenschleimen. Bei Verstopfung nehmen Erwachsene 2—3 Pillen tägl., Kinder 1—2 Pillen tägl. Schachteln mit 12, 30 und 60 Pillen (0,41, 0,99 und 1,66 DM). Leo-Werke A.-G., Dresden-N. 6.

Lepitoin enthält pro Tablette 0,1 g Diphenylhydantoin. Gegen Epilepsie ohne besondere narkotische Wirkung. Bei leichten Fällen 3mal tägl. ½ Tabl. bis 3mal tägl. 1 Tabl. in schweren Fällen. Höchstdosis 4—6 Tabl. Packung mit 50 Tabl. zu 0,1 g 1,75 DM. Promassolwerke Erfurt.

Leptormon, mascul. und femin., ist ein polyhormonales Extrakt, das den Gesamtkomplex der wirksamen Bestandteile der Hypophyse und der Keimdrüsen (Testes bzw. Ovarien) enthält, denen die für das Blut physiologische Menge von Thyreoidea beigegeben ist. Ein Dragée enthält Gland. Thyreoid. 4 MSE, Ovar. 100 I E, Testic. 1—2 H E, Hypophysis tot. 0,005, Thymi 0,05, Theob. na. sal. 0,15, Laxtiv. veg. 0,2. In Ampullen zur intramusk. Injektion und in Dragées. Man gibt 3mal wöchentl. 1 Injektion und zur Unterstützung noch Dragées. Es soll ein unschädliches Entfettungsmittel darstellen, das besonders für fettsüchtige Frauen mit klimakterischer Hypertension geeignet erscheint. Packung mit 60 Dragées (3,05 DM), 3mal 4 Amp. mit steigender Dosierung, Amp. zu 1 ccm, I = 1,5 MSE, II = 2 MSE, III =

2,5 MSE, IV = 3 MSE in Extrakt. Ovar. bzw. Testic. (5,70 DM). Chem. Fabr. Labopharma, Berlin W 35.

Lerastan. Gut resorbierbare Sauerstoffverbindung des Zinns und Rad. Bardan. Bei Furunkulose, Acne, Hordeolum usw. Erwachsene 3mal tägl. 2—3 Tabl., Kinder ½—1 Tabl. nach dem Essen. K.-Packung 50 Tabl. zu 0,25 (1,61 DM). S. Hordostan. Chem. Fabr. Diwag, Berlin-Waidmannslust.

Leukichthol = Ichthyol-Hell. Helles Sulfonierungsprodukt aus schwefelreichem Schieferöl, klar löslich in Wasser und Glycerin. Die Substanz ist gelbbraun. Anwendung wie Ichthyol als Antiphlogisticum und Resorbens in Form von Salben, Pasten, Suppositorien, bei Entzündungen, Hautleiden, Verbrennungen, Frauenleiden. Substanz: 1 g 10 Dpf., 10 g 95 Dpf. Für Receptur. 1 Tube Salbe zu 15 g 89 Dpf. — **Leukichthan** ist eine Leukichtholsalbe mit 10% Lebertran. Tube mit 30 und 50 g 0,77 und 1,21 DM. Ichthyol-Gesellschaft Cordes, Hermanni & Co., Hamburg-Lokstedt.

Leukosalyl. Eine Kombination von Leukotropin und Attritin. 10-ccm-Ampullen zur intrav. Injekt., besonders bei akutem Gelenkrheumatismus, Ischias, Arthritis deformans. Packung mit 5 Amp. à 10 ccm. Atmos-Gesellschaft, Mannheim-Waldhof.

Levurinose Blaes. Dauerhefe. Gegen chronische Obstipation, Verdauungs- und Ernährungsstörung, Furunkulose, Acne. 100 g 1,62 DM. Levurinetten 180 St. 0,93 DM. Blaes & Co., München 25.

Liantral. Aus Steinkohlenteer gewonnenes schwarzes, dickflüssiges Präparat. Zu Salben 10proz. bei Ekzem und Psoriasis. Beiersdorf, Hamburg.

Lichen islandicus. Isländisches Moos. Innerlich 15—30 g als Abkochung für den Tag. Bei Lungenkatarrh, auch bei Verdauungsschwäche und Durchfall. S. Isla.

Lignum campechianum. Blauholz, Blutholz. Als Adstringens. Decoct. ligni campechian. 4 : 100, Sirup. simpl. 30, stündl. 1 Teel. bei Diarrhöe der Kinder.

Lignum quassiae. Bitterholz. Als Tonicum und gegen Ascariden. Als Aufguß 5—10 : 100. Infus. Lign. Quassiae 10 : 200, Na bicarb. 5, Tinct. Aurant. 10, Sirup. simpl. 50, 2stündl. 1 Eßl.

Lignum sassafras. Fenchelholz. Als Diaphoreticum und Diureticum bei Rheumatismus und Hautunreinheiten.

Linctusal. Inf. rad. primul. 1,0 : 50,0, Calc. lact., Calc. acetyl. salic. aa 1,0, Tct. lactuc. benz. 10,0, Ephedrin 0,03, Sirup. Rhoeados comp. ad 100,0. Erwachsene 3—5mal tägl. 1 Tee- bis Eßl., Kinder 1—3mal tägl. 1 Teel. Flasche mit 220 ccm 1,55 DM, als Tabletten 12 St. 0,75 DM. Nordmark-Werke, Hamburg 21.

Linimentum ammoniato-camphoratum. Flüchtiges Campherliniment. Besteht aus 5 Teilen Campher, 55 Teilen Erdnußöl, 18 Teilen Ricinusöl, 22 Teilen Ammoniakflüssigkeit, 0,1 Teil medizinische Seife.

Linimentum ammoniatum volatile. Flüchtiges Liniment. Dicke, weiße, stark nach Ammoniak riechende Flüssigkeit aus 60 Teilen Erdnußöl, 18 Teilen Ricinusöl, 22 Teilen Ammoniakflüssigkeit, 0,1 Teil medizinische Seife.

Linimentum calcariae. Kalkliniment. Ol. lini. und Aq. calc. aa. Dicke, gelbliche Flüssigkeit. Bei Verbrennungen.

Linimentum saponato-ammoniatum. Flüssiges Seifenliniment. 1 Teil Seifenspiritus, 1 Teil Ammoniakflüssigkeit, 2 Teile Wasser.

Linimentum saponato-camphoratum. Opodeldok. 40 Teile Sapo medic., 10 Teile Campher, 420 Teile Spirit., 2 Teile Ol. Thymi., 3 Teile Ol. Rosmar., 25 Teile Ammoniak. Feste, stark riechende Masse, zuerst erwärmen und dann einreiben.

Linimentum terebinthinatum. Aus 5 Teilen Kal. carbon., 50 Teilen Sapo virid., 35 Teilen Ol. Terebinth., Spirit. 10. Zum Einreiben.

Linosan-Salbe enthält Vitamin-F-Pharmasan (Linol-Linolensäuren), Tocopherol Ungt. molle.

Linosan-Öl enthält Vitamin-F-Pharmasan (Linol-Linolensäureester). Bei schlecht heilenden Wunden, Brandwunden, Milchschorf, Furunkulose, Ulc. cruris tägl. 5—10 Tropfen, die Salbe zu Verbänden. 30 g Salbe 4,50 DM. 10 ccm Öl 4,95 DM. Pharmasan G. m. b. H., Halle a. d. Saale, C 2.

Liophtal. Cholagogum. Enthält Cholsäure an Natrium gebunden, Phenolphthalein, Lithium an Salicylsäure gebunden und Lith. oleinic. Bei Cholelithiasis, Cholecystitis, Obstipation. 3mal tägl. 3 Dragées nach dem Essen. Packungen mit 25 Dragées 1,50 DM, 50 Dragées 2,42 DM. Fauth & Co., Mannheim.

Lipatren besteht aus tierischen Lipoiden und Yatren. Es kommt als Lösung zur intramusk. Injekt. und als dragierte Tabletten zur Anwendung. Die Lipatrenlösung enthält 1% gelöstes Lipoid in 2proz. Yatrenlösung. Die Tabletten enthalten Lipoid mit dem Calciumsalz des Yatren in 3 Stärken. Stärke I enthält 0,0233 g, Stärke II 0,125 g, Stärke III 0,5 g Lipatren. Die Tabletten I und II werden zur Behandlung von Entwicklungsstörungen und -hemmungen bei Kindern und Jugendlichen verwendet, ebenfalls Stärke III, die auch noch zur oralen, unspezifischen Reiztherapie der chirurgischen und Lungentuberkulose auch Erwachsener dient. Das gleiche gilt für Lipatren in gelöster Form zur parenteralen, unspezifischen Behandlung. Bei Infantilismus auf dystrophischer Grundlage, z. B. im Sinne verschiedener Schwachsinnsformen, bei Störungen körperlich-seelischer Art, Sprachentwicklungsstörungen, körperlicher Schwächlichkeit, Wachstumshemmungen sowie bei gewissen Psychopathien, auch bei schwerer Kapillarenentwicklungshemmung. Von Stärke I bei Kindern unter 2 Jahren. Von Stärke I—III gibt man tägl. oder jeden 2. Tag 4 Wochen lang 1 St., dann 4 Wochen 2, später 3 und dann 4 St. Dann Behandlungspause von 1—2 Monaten. Die Kur wird monatelang, selbst jahrelang durchgeführt. Tuberkulose wird nur mit Stärke III behandelt. 2—3 Wochen lang 1 Tabl. tägl., später 1—3 Tabl. jeden 2. Tag monatelang. Als intramusk. Injekt. Anfangsdosis für Erwachsene 0,05 bis 0,5 ccm bis zur Höchstdosis von 2 ccm 2mal wöchentl. Bei Kindern 0,025 bis 0,05 ccm intramusk. wöchentl. gesteigert um 0,05—0,1 ccm bis zur Höchstdosis von 0,5 ccm. Behandlungsdauer 3—6 Monate. Schachtel mit 6 und 25 Amp. zu 1 ccm 6 Amp. 3,85 DM. Flasche mit 10 ccm 2,55 DM. Dragierte Tabletten Stärke I 30 St. 1,35 DM und 150 St., II 15 St. 1,55 DM und 75 St., III 10 St. 2,45 DM und 50 St. Bayer, Farbenfabriken, Leverkusen a. Rh.

Lipojodin. Dijodbrassidinsäureäthylester mit 41% J. Unlöslich in Wasser, löslich in fetten Ölen. In Tabletten, 3mal tägl. 1 Tabl. Guter Ersatz für KJ, da geschmacklos und von guter Verträglichkeit. In Packungen mit 20 Tabl. zu 0,3 g Lipojodin 2,70 DM. Als Lipojodin pur cryst. pro recept.: Lipojodin pur 3,0, Ol. Cacao 25,0, m. f. supp. X. Abends und morgens ein Zäpfchen. Ciba, AG., Wehr, Baden.

Lipolysin. Mascul., enthält die nach einem besonderen Verfahren hergestellten Extrakte der Thyreoidea, Hypophysenvorderlappen, Thymusdrüse und Testikel. *Feminin.*: Anstatt des Testikelextrakts Ovarienextrakt. Jedes Dragee enthält 0,0002 g spezifisch gebundenes Jod. Zur Behandlung pluriglandulärer Fettsucht. In Dragées und Ampullen zur intraglut. Injekt. Zu einer Kur sind ungefähr 24 Injektionen und 200 Tabl. notwendig. Die Kur kann auch nur mit Dragées gemacht werden, jedoch ist die kombinierte Kur wirksamer. Auf diätetische Maßnahmen ist zu achten. Eine Medikation von Pepsin und Salzsäure ist dabei verboten. Dosen von 1—2 Dragées tägl. sollen Fettansatz verhindern, 4—6 Dragées tägl. bewirken Gewichtsabnahme. Bei einer Entfettungskur gibt man 3mal tägl. 1—3 Dragées und wöchentl. 3—5 Injektionen. Packungen mit 100 Dragées (9,75 DM) und 40 Dragées (4,21 DM) oder 12 Amp. zu 1 ccm (6,10 DM). Dr. Henning, Berlin-Tempelhof.

Liquatsalz. Tonerde-Bor-H_2O_2-Präparat. Desinfiziens zu Spülungen, Einläufen und Gurgelungen. Packungen zu 0,55 und 0,90 DM. Rheumasan- und Lenicetfabr., Berlin NW 87.

Liquidrast ist die Handelsbezeichnung für Liquor hydrast. 10 und 25 g (1,36 und 2,70 DM). S. Hydrastinin.

Liquitalis. Digitalispräparat, das die aktiven Glykoside der Fol. Digit., Gitalin und Digitalein, unverändert enthält und von den saponinartigen Bestandteilen gereinigt ist. Braune, alkoholartige Flüssigkeit, von der 1 ccm = 0,15 Fol. Digit. titr. ist, 3mal tägl. 20 Tropfen. Bei Klappenfehlern und Dekompensationen, Myokarditis. Gitalin wirkt gefäßkontrahierend im Splanchnicusgebiet und beseitigt dadurch die venöse Hyperämie. In Flaschen zu 10 und 20 ccm 0,95 und 1,79 DM. 6 und 12 Supposit. 1,45 und 2,20 DM. Gehe, Chem. Fabr., Dresden-N 6.

Liquor aluminii acetici. Essigsaure Tonerde mit 7,5% basischem Aluminiumacetat. Liqu. Burowii. Äußerlich als Verbandwasser zu Umschlägen und zum Gurgeln verdünnt 1 : 10—15.

Liquor aluminii acetico-tartarici = Alsol solut. mit 45% Aluminiumazetotartrat. Klare, farblose, dicke Flüssigkeit. Verdünnung 1 : 40—50. Wie das Vorhergehende.

Liquor ammonii acetici. Spirit. Mindereri. Klare, farblose Flüssigkeit. Innerlich als Diaphoreticum 2—8 g 4—5mal tägl., am besten in Fliedertee. Auch bei Dyspnoe empfohlen, äußerlich zum Einreiben und als Gurgelwasser 1 : 10.

Liquor ammonii anisatus. Anistropfen. 1 Teil Anisöl, 24 Spirit., 5 Ammoniak. Innerlich 3—4mal tägl. 5—15 Tropfen in Zuckerwasser oder in Mixturen als Expectorans. Infus. rad. Ipecac. 0,5 : 150, Liq. Ammon. anis 5, Sirup. simpl. 20, 2stündl. 1 Eßl.

Liquor ammonii caustici. Salmiakgeist mit 10% NH_3. Innerlich, zu ersetzen durch Liqu. Ammon. anis. Als Riechmittel bei Ohnmacht und Schwächezuständen, besser durch Äther und Acid. acetic. zu ersetzen. Zum Betupfen von Insektenstichen und zum Einreiben in Verbindung mit Öl und spirituösen Flüssigkeiten.

Liquor ammonii caustici spirituosus. Spiritus Dzondii. 10proz. Lösung von Ammoniak in Weingeist. Wie das Vorige.

Liquor calcii chlorati. Calciumchloridlösung. Eine 50proz. Lösung von krystallisiertem Calciumchlorid.

Liquor carbonis detergens. Steinkohlenteerlösung. Klare, braunschwarze, nach Teer riechende Flüssigkeit. Zum Aufpinseln und als 5—10proz. Salbe.

Liquor colchici compositus Dr. Mylius. Dieses Colchicumpräparat ist hergestellt nach der Analyse des Liqueur de Laville mit 0,06% Colchicin. Bei starkem Gichtanfall gibt man ½—1 Teel. voll, ein 2. Teel. voll darf erst nach 6—8 Std. gegeben werden, dann wird 1 Tag ausgesetzt. Tritt Durchfall ein, dann ist die Arznei abzusetzen. In leichteren Fällen gibt man mehrmals tägl. 20—30 Tropfen. Magen-Darmkranke, Nieren- und Herzkranke dürfen die Arznei überhaupt nicht nehmen. In Flaschen zu 3,60 DM. Engel-Apotheke, Leipzig.

Liquor cresol. sapon. Kresolseifenlösung, die durch Erwärmung von gleichen Teilen Rohkresol und Leinölkaliseife dargestellt wird. Zu äußeren Zwecken 0,5—2proz. Lösung. Bei Kresolvergiftung: Magenspülung und 50 g Butter, Öl oder Eiweißlösung geben, da die Kresole zu diesen Stoffen eine große Affinität besitzen.

Liquor ferri albuminati. Trübe, rotbraune Flüssigkeit, die nach Zimt riecht. Eisengehalt 0,4%. 3mal tägl. 1 Tee- bis Eßl. bei Anämie und Bleichsucht.

Liquor ferri chlorati. Eisenchlorürlösung. Innerlich 5—20 Tropfen in Zuckerwasser.

Liquor ferri oxychlorati dialysati. Dialysierte Oxychloridlösung. Rotbraune, klare Flüssigkeit mit 3,5% Fe. Innerlich 5—25 Tropfen oder in wäßriger Lösung.

Liquor ferri peptonati cum mangano mit 0,6% Fe und 0,1% Mn. 3mal tägl. 1 Kinderlöffel bis Eßl.

Liquor ferri saccharati cum mangano. Wie das Vorhergehende.

Liquor ferri sesquichlorati. Eisenchloridlösung mit 10% Fe. Äußerlich zur Blutstillung (Eisenchloridwatte). S. Tuffon.

Liquor kali caustici mit 15% KOH. Klare Flüssigkeit. Als Ätzmittel. Zum Abwaschen ekzematöser Stellen.

Liquor kali acetici. Klare, farblose, fast neutrale Flüssigkeit mit 33,3% Kaliumacetat. Innerlich $\frac{1}{4}$—1 Eßl. oder in Mixtur 10—50 : 100 als Diureticum. Liq. Kal. acet. 30, Ol. Petroselin. gtt. 2, Aq. ad 200, 3mal tägl. 1 Eßl. F. M. Infus. fol. Digit. titrat. 2 : 130, Liq. Kal. acet., Oxym. scill. aa 25, Sirup. simpl. ad 200, 2stündl. 1 Eßl. bei kardialem Hydrops.

Liquor kalii arsenicosi. Aus 1 Teil arseniger Säure, 1 Teil Kal. bicarbon., 3 Teilen Spirit. Lavandul., 12 Spirit., Aq. ad 100. Klare, farblose, alkalisch reagierende Flüssigkeit. Innerlich allmählich steigend von 2—4—6—8 Tropfen. Liq. Kal. arsen. 5, Tinct. Ferr. pomat. 15, 3mal tägl. 4 Tropfen, steigend auf 3mal 20 und dann wieder fallend. Liq. Kal. arsenicos., Aq. foenicul., Tinct. Strychni aa 10, 3mal tägl. 10—15 Tropfen. Liq. Kal. arsenic., Aq. dest. aa 10, zur Injektion. Am 1. Tag 0,1 und tägl. um 0,1 steigend bis 1,5 ccm, dann wieder fallend. Größte Einzelg. 0,5, größte Tagesg. 1,5.

Liquor kalii silicici. Kaliumwasserglaslösung. Innerlich zur Kieselsäuretherapie 5—10—15 Tropfen mit Wasser verdünnt. S. Acid. silicic.

Liquor natrii caustici. Klare, farblose Flüssigkeit mit 15% NaOH. Wie Liq. Kal. caustici.

Liquor natrii hypochlorosi. Bleichwasser. Klare, farblose, nach Chlor riechende Flüssigkeit. Früher zum Gurgeln und als Verbandwasser 2 : 100.

Liquor natrii silicici. Natronwasserglas. 35% von Natr. tri- und tetrasilicat. Klare, farblose, schwere Flüssigkeit. S. Acid. silicic.

Liquor plumbi subacetici. Bleiessig. Klare, farblose Flüssigkeit von alkalischer Reaktion, mit Weingeist und CO_2-freiem Wasser klar mischbar. Äußerlich verdünnt zu kühlenden Umschlägen als Bleiwasser. Als Augenwasser 1 : 100.

Lithium salicylicum. Weißes, in Wasser leicht lösliches Pulver. Bei Gelenkrheumatismus anstatt Na salicyl. 3—4mal tägl. 0,5.

Liulan 101, ein basisches Wismutsalicylat-Präparat in Öl von feinster Suspension. Zur intramusk. Injektion bei Lues und geeigneten Hauterkrankungen. Jeden 3. bis 5. Tag 1 ccm. Gesamtdosis 15—20 ccm. 1 ccm enthält 0,05 g Bi, Liulan forte 0,1 g je ccm. Flasche mit 15 und 30 ccm, forte zu 20 ccm. Wecusta Werke, Dresden-N. 6.

Lobelin Ingelheim (Lobeton). Alkaloid der Lobelia inflata. Jetzt synthetisch hergestellt. Zur subcut., intramusk. und intrav. Injekt. in Dosen von 0,003—0,01 zur Anregung des Atemzentrums bei Infektionskrankheiten, Pneumonie, bei Gasvergiftungen. Intravenös langsam zu injizieren. Die Injektion kann oft (10—15 Min.) wiederholt werden, da keine Kumulierung eintritt. Per os infolge Zerstörung in der Leber unwirksam. Bei Morphiumvergiftungen ist es das gegebene Mittel. Um das Atemzentrum anzuregen, gibt man zuerst intramuskulär 0,01 Lobelin, nach $\frac{1}{2}$ Std. eine 2. Injektion und dann alle Stunden, bis sich die Atmung bessert. Bei Asphyxie der Neugeborenen, Atemstillstand der Frühgeburten und schwächlichen Säuglingen 0,003 subcut. Bei älteren Kindern $\frac{1}{2}$—1 Amp. zu 0,01 subcut., bei Erwachsenen 1 Amp. zu 0,01 intramusk. oder 0,003 g intrav. (Infektionskrankheiten, Pneumonie, Vergiftungen, Unfällen, zur Denarkotisation). Größte Einzelg. 0,02, größte Tagesg. 0,1. Schachteln mit 2 und 6 Amp. zu 0,003 (0,95 und 2,20 DM) und 0,01 g Lobelin in Lösung (1,75 und 4,55 DM). C. H. Boehringer Sohn, Ingelheim.

Lobesym ist eine Kombination von Lobelin phosphor. rac. 0,0175 g und Sympatol sulfur. 0,0815 g in 1 ccm zur subcut., intramusk., in dringenden

Fällen zur langsamen intrav. oder intrakardialen Injektion. Bei Vergiftung mit Kohlenoxyd, Schlafmitteln, Kollaps bei Injektionskrankheiten, Pneumonie alter Leute, bei Operationen und Geburten, Asphyxia neonatorum. Bei Erwachsenen 1—2 Amp., bei Säuglingen 1—2 Teilstriche. Dosis 1 bis 2 Amp. Packungen mit 2 und 6 Amp. 2,20 und 5,90 DM. C. H. Boehringer Sohn A.G., Nieder-Ingelheim a. Rh.-Hamburg.

Loparol enthält die blutbildenden Wirkstoffe der Leber mit Vit.-B-Komplex. 1 Amp. entspricht etwa 10 g Frischleber. Bei pernic. Anämie 2 und mehr ccm tägl. nur intramusk. Schachtel mit 5 und 10 Amp. zu 2 ccm 4,60 und 8,80 DM. C. F. Boehringer & Söhne GmbH., Mannheim.

Lopion. Natriumsalz der Auroallylthioharnstoffbenzoesäure mit ungefähr 43% Goldgehalt. Von günstiger Wirkung bei gemischten indurierenden und exsudativen Formen der Tuberkulose, weiterhin bei Infektarthritis, besonders eindeutig ist die Heilwirkung bei Lupus erythematodes. Bei intravenöser Dosis von 0,01 steigert man ziemlich rasch auf 0,1 und geht allmählich bis 0,5. Alle 6—8—14 Tage eine intravenöse Spritze. Intoxikationen (Hautekzeme) sind noch nicht beobachtet worden. Es sind Gewichts- und Temperaturkurven zu führen und der Urin laufend auf Eiweiß zu prüfen. Als Trockenpulver in Ampullen mit 0,01, 0,025, 0,05, 0,1, 0,25, 0,5 und 0,75 (1,20, 1,60, 1,90, 2,75, 4,80, 8,05 und 11,70 DM). Man löst in 5—10 ccm Wasser. Im Handel als Einzelampullen oder Packungen mit 10 St. Farbwerke Hoechst, Frankfurt/M.-Höchst.

Lopirin Heyden ist Salicylsäure-Isopropylamid in Tabletten zu 0,5 g. Bei akutem und chronischem Rheuma und fieberhaften Infektionen. Bei akutem Rheuma 6mal tägl. 2 Tabl., sonst 3mal tägl. 1—2 Tabl. Röhre mit 20 Tabl. 1,50 DM. S. Dolosin. Chem. Fabr. von Heyden, Radebeul b. Dresden.

Lubisan. Spezifisches Chemotherapeuticum gegen Oxyuris vermicularis. Es ist ein Resorcin-monobutylaether-diaethylcarbamat, eine etwas ölige Flüssigkeit, die in Gelatineperlen zu 0,15 g abgefüllt ist oder für Kinder als Granulat mit 7,5% Lubisan hergestellt wird. 2 g Lubisangranulat = 1 Lubisan-Perle. Der Patient bleibt am Vorabend nüchtern. Die Mahlzeiten der nächsten 2 Tage sollen aus einer leicht verdaulichen Kost bestehen.

Dosierung.

Dosierung erfolgt nach Lebensalter bzw. ungefährem Gewicht des Patienten wie folgt:

Lebensalter	Ungefähres Gewicht	Tagesdosis von Lubisan
10 Jahre und mehr	30 kg und darüber	6—7 Perlen
7—9 Jahre	23—27 kg	5—6 Perlen
5—6 Jahre	18—20 kg	4—5 Perlen oder 8—10 g Granulat
3—4 Jahre	14—16 kg	3—4 Perlen oder 6— 8 g Granulat
1—2 Jahre	10—12 kg	4—6 g Granulat

Diese Dosen sind, wie oben ausgeführt, 3 Tage lang hintereinander morgens nüchtern auf einmal einzunehmen. 3 Std. später 1 Tee- bis Eßl. Ricinusöl. Nach erfolgtem Stuhlgang kann die erste Mahlzeit eingenommen werden. Am 3. Kurtage muß bis zu Durchfall abgeführt werden. Größte Reinlichkeit, kein Kratzen am After, Hände und Nägel reinigen. 20 Lubisan-Perlen und 40 Lubisan-Granulat. 1,80 und 2,20 DM. Farbwerke Hoechst, Frankfurt/M.-Höchst.

Lubrokal enthält pro Tabl. 0,9 g Kal. bromat und 0,04 g Natr. phenylaethylbarbitur. Besonders bei Epilepsie, Schlaflosigkeit, Migräne, nervöser Erregung 3mal tägl. 1—2 Tabl. Packungen mit 10, 20 und 60 Tabl. à 1 g (1,05, 1,75 und 4,35 DM). Chem. Werke Albert, Wiesbaden-Biebrich.

Lucillin enthält 1,2 Million i E Procain-Penicillin in Leichtöl-Suspension mit Aluminium-Monostearat. Spezialmittel gegen Syphilis und Endocarditis. Da die Erreger sich in entfernte, durch Blutzirkulation nur wenig durchdrungene Körpergewebe zurückziehen, so muß die Penicillin-Konzentration im Blut über Tage und Wochen hindurch auf der therapeutisch wirksamen Höhe gehalten werden. 1,2 Million i E sind suspendiert in 4 ccm Spezialöl. Vor dem Gebrauch ist es auf 20 Grad zu erwärmen und kräftig zu schütteln. Man injiziert langsam tief intraglutär. Früh-Syphilis (Lues I und II): 2—3 Injektionen zu je 1,2 Million i E mit je 5 bis 6 Tagen Abstand. Latente Syphilis: 3—4 Injektionen zu je 1,2 Million i E im Abstand von 5—7 Tagen. Spät-Syphilis: 8—10 Injektionen zu je 600000 i E mit 2 Tagen Abstand. Neuro-Syphilis: 4—5 Injektionen zu je 1,2 Million i E mit 4 Tagen Abstand. Bei Luesverdacht in der Gravidität gibt man im 7. oder 8. Monat der Schwangerschaft eine zweimalige Injektion von 1,2 Million i E Lucillin im Abstand von 5—7 Tagen. Bei Endocarditis alle 1—2 Tage bis zum Eintreten des Heilungserfolges eine Injektion von 1,2 Million i E Lucillin. Fläschchen mit 1,2 Million i E. O.W.G.-Chemie, Kiel-Hassee.

Neo-Lubrokal enthält 0,9 g Brom, 0,03 g Acid. phenylaethylbarb. und noch 0,05 g von einem Antispasmodicum, das chemisch ein (Tetrahydro-p-oxazino)methyl-phenyl-keton ist. Hierdurch wird die sedative Wirkung des Lubrokal vertieft. Es wird daher mit besonderem Erfolg angewandt bei vegetativer Dystonie, Schlafstörungen, Migräne, Epilepsie, Stenokardie, Spasmophilie, Gefäßspasmen, nervösem Erbrechen. 3—5mal tägl. 1 Tabl. In Packungen mit 10, 20 und 50 Tabl. 1,05, 1,75, 4,85 DM. Chem. Werke Albert, Wiesbaden-Biebrich.

Lugolsche Lösung s. Jod.

Luizym, ein Enzympräparat (aus dem Pilz Aspergillus oryzae), bei Stärke- und Cellulose-Darmstörungen. Es enthält cellulose- und hemicellulosespaltende Enzyme (Cellulase und Hemicellulase), sowie Amylasen und Proteasen. Bei allen Fällen von Gärungsdyspepsie, Blähsucht und Völlegefühl nach cellulosehaltiger Kost, beim gastrokardialen Symptomkomplex. Man gibt 3mal tägl. 2 Tabl. nach dem Essen, bei Besserung 3mal tägl. 1 Tabl. Packungen mit 10, 20 und 50 Tabl. à 0,4 g (1,16, 1,70 und 3,04 DM) oder Dragées 20 und 50 St. (1,28 und 2,20 DM). Luitpold-Werk, München.

Luminal ist Acid. phenylaethylbarbituric., also ein Veronal, in dem eine Äthylgruppe durch C_6H_5 ersetzt ist. Die Wirkung ist dadurch verstärkt, so daß es ein Schlafmittel für hartnäckige Fälle darstellt, besonders bei Geisteskrankheiten. Da es auch eine motorisch-sedative Wirkung hat, so wird es als Antiepilepticum mit Vorteil gebraucht. Auch bei Chorea und Paralysis agitans zu versuchen. Die Einzeldosis beträgt 0,1—0,4. Man sucht die kleinste und noch wirksame Dosis festzustellen und bleibt bei dieser stehen. Als Pulver und auch als Tabletten zu 0,1 und 0,3 in Packungen mit 10 und 50 St. (0,95, 3,45 — 2,10, 8,65 DM). Zur **intramusk. Injektion.** 20proz. Lösung in Ampullen zu 1 ccm 10 Amp. 3,90 DM. Als **Luminaletten** à 0,015 im Handel in Gläschen mit 30 St. 0,90 DM. Zur Darreichung in refracta dosi bei Asthma, Angina pectoris, Migräne und spastischen Zuständen. Tägl. 3 St. und mehr zu nehmen. Größte Einzelg. 0,4, größte Tagesg. 0,8. E. Merck, Darmstadt, und Bayer, Farbenfabriken, Leverkusen a. Rh.

Luminal-Natrium ist ein weißes, in Wasser leicht lösliches Pulver und wird bei starken Aufregungszuständen in 20proz. Lösung nur intramuskulär gegeben. Luminal-Natrium 2, Aq. dest. steril 10,0, zur intramusk. Injektion, die Lösung darf nicht länger als 10 Tage aufbewahrt werden. Man injiziert bei starken Erregungszuständen Geisteskranker 1—3 ccm (0,2 bis 0,5 Luminal-Natrium) oder als Supposit. mit 0,3 Luminal-Natrium. Auch in Trockenampullen mit 0,22 g zum Auflösen. Packung mit 5 Amp. (2,65 DM). Größte Einzelg. 0,4, größte Tagesg. 0,8. E. Merck, Darmstadt, und Bayer, Farbenfabriken, Leverkusen a. Rh.

Lupulin. Harz der Blütenschuppen von Humulus lupulus. Hopfenmehl. Braungelbes Pulver von bitterem Geschmack, in Alkohol leicht löslich. 0,1—1 g bei Nervosität und sexueller Erregung. S. Hovaletten.

Luteogan. Corpus luteum-Hormon in öliger Lösung, standardisiert nach Kaninchen-Einh. (1 ccm = 1 Kaninchen-Einh.), bei pathologischen Genital-blutungen ovarieller Herkunft, Metrorrhagien hormonalen Ursprungs, habituellem Abort, Dysmenorrhoe. Packung mit 3 Amp. zu 1 ccm 4,75 DM, zu 2 ccm 8,65 DM. 40 Dragees 2,70 DM. Dr. G. Henning, Chem. und pharm. Fabrik, Berlin-Tempelhof.

Luteoglandol. Ein aus Corpus luteum hergestelltes lipoid- und eiweiß-freies Extrakt. Gegen ovarielle Störungen, Metrorrhagien und klimakterische Blutungen. 1 ccm = 1 Tabl. = 0,5 frischer Drüse. 3mal tägl. 1 Tabl. oder subcutan 1—2 ccm. Einige Tage, bevor die Periode eintritt. Packungen mit 6 Amp. zu 1,1 ccm (3,35 DM), als Dragées in Gläschen mit 20 St. (3,35 DM). Deutsche Hoffmann-La Roche A.-G., 17b Grenzach/Baden.

Luteo-Glandosan in Dragées mit 0,65 g frischer Drüse. Bei Metrorrhagie, Amenorrhoe, funktioneller Dysmenorrhoe, bei Blutungen während der Pubertät, Gravidität und im Klimakterium. 3mal tägl. 1—2 Dragées. Packungen mit 20, 50, 100 Dragées (2,46, 4,83, 9,23 DM). Dr. Fresenius, Frankfurt a. M.

Luteototal. Corpus luteum-Hormon standardisiert, 1 Amp. mit je 2 mg Progesteron = 2 I E. 3 Amp. 3,01 DM, 1 Amp. mit 5 mg Progesteron = 5 I E., 3 Amp. und 5 Amp. 6,04 und 9,— DM. Bei habituellem Abort, juvenilen Blutungen. Labopharma, Berlin-Charlottenburg 5.

Lutocyclin (Progesteron), ein synthetisches Corpus luteum-Hormon in chemisch reiner Form als ein Anhydro-oxy-progesteron (Progneninolon). Die Tabletten enthalten anhydro-oxy-progesteron, das peroral wirksamer ist als parenteral. Bei Kastrierten wie bei Frauen in der Menopause und im Klimakterium ist eine echte menstruelle Blutung herbeizuführen. Bei Frauen mit habituellem Abort, sowie bei Abortus imminens von guter Wir-kung. Man gibt tägl. 2—8 Tabl. Bei Polymenorrhoe 2—6 Tabl. vor der zu erwartenden Blutung. Bei Dysmenorrhoe 3—6 Tabl. 2—3 Tage vor dem Menstruationsbeginn. Bei Amenorrhoe, Hypomenorrhoe und Oligomen-orrhoe gibt man in der 1. Cyclushälfte 1—5 mg Ovocyclin P intram. 2—3mal tägl. Anschließend an 5 aufeinanderfolgenden Tagen 2—12 Lutocyclin-Tabl. pro die. Glas mit 10 Lingual-Tabl. zu 5 mg Lutocyclin 4,45 DM. Klinik-packung mit 5 Röhrchen zu je 10 Tabl. mit 5 mg 17 DM. 3 und 15 Amp. zu 5 mg oder 10 mg Progesteron in 1 ccm öliger Lösung 6,55 und 27 DM, 11,80 und 48,55 DM. **Kristall-Amp.** zu 2 ccm mit 50 mg Progesteron 14,75 DM. Schachtel mit 1 und 3 Amp. 14,75 und 38,90 DM. Implantationstabl. zu 100 mg Progesteron Packung mit 1 Tabl. 22,75 DM. Ciba, A.-G., Wehr, Baden.

Lutren ist synthetisch hergestelltes Corpus luteum-Hormon, Progesteron, das in 1 ccm 2 intern. Einh. enthält. Es findet therapeutische Anwendung, wenn das enge Zusammenspiel von Corpus luteum und Follikelhormon ge-stört ist. Bei zu starken Menstruationsblutungen, bei drohendem Abort. Zur Behandlung der primären Amenorrhoe auf Grund eines unterfunktionie-renden Ovars in Kombination mit hohen Dosen von Unden. S. Proluton. Packung mit 3 Amp. zu 1 ccm mit 2 I E = 2 mg synth. Progesteron 4,25 DM, 3 Amp. zu 1 ccm mit 5 I E 8,85 DM, 3 Amp. mit 10 I E 16,55 DM. Farbwerke Hoechst, Frankfurt/M.-Höchst.

Luvasyl. 1 Dragée enthält Phenylaethylbarbitursäure 0,05 g und Aethyl-endiamin 0,015 g. Die Suppos. sind 3mal so stark. Zur Dauerbehandlung der Epilepsie, motorischer und psychischer Unruhe. 1—3mal tägl. 1—2 Dragées oder 1 Suppos. 20 und 50 Dragées 1,45 und 3,30 DM, 5 Suppos. 1,35 DM. Dr. Gg. Henning, Berlin-Tempelhof.

Luvistin ist das Chlorhydrat des Pyrrolidyl-aethyl-phenyl-benzylamins, ein weißes, wasserlösliches Pulver. Ein Antihistaminikum und Antiallergikum: bei allergischen Dermatitiden und Exanthemen, allergischer Rhinitis und allergischem Asthma, angioneurotischen Ödemen, Heuschnupfen, Migräne, Pruritus, Urticaria gibt man 2mal tägl. 1—2 Tabl. und mehr oder 2mal tägl. 1 Amp. intramusk. oder intrav. Die Tabletten sollen unzerkaut mit Wasser eingenommen werden. 5 Amp. zu 2 ccm à 0,05 g 4,05 DM, 10 und 20 Tabl. à 0,05 g 1,90 und 3,60 DM. C. F. Boehringer & Söhne G. m. b. H., Mannheim.

Lycopodium. Bärlappsporen. Blaßgelbes, feines Pulver, enthält 50% fettes Öl. Als Streupulver.

Lysoform. Flüssige Formaldehydkaliseife, als Desinfizienz und Antisepticum in 1—2proz. Lösung zu gebrauchen. In Flaschen mit 100, 250, 500 g im Handel. Dr. Rosemann, Berlin-Schöneberg.

M2 Woelm Injectio mellis sterilisata. Es ist eine nach besonderem Verfahren hergestellte, eiweißfreie Bienenhoniglösung. Außer den hochwertigen Zuckerarten wurde noch ein cholinergischer Faktor nachgewiesen, wodurch der Zucker nützlicher verwertet wird, eine verstärkte Assimilation des Zuckers einsetzt und die Bedingungen für die erhöhte Leistung des Herzens nach den Injektionen schafft. Es soll zu einer Verstärkung der Systolen unter gleichzeitiger Verbesserung der diastolischen Füllung führen, auch die Durchblutungssteigerung der Coronargefäße ist nachgewiesen. Indikationen: Herz- und Kreislauferkrankungen, Coronarinsuffizienz, akute und chronische Myocarditiden, auch bei Digitalis-refraktären Fällen, bei peripheren Kreislaufstörungen, vegetativen Dystonien, bes. bei Leberschäden jeder Genese, Hepatitiden und entzündlichen Gallenblasenerkrankungen, bei starker Leberschwellung, Ikterus und Hautjucken, juckenden Ekzemen, Salvarsanschäden (am besten Salvarsan in M2 Woelm lösen), Hyperemesis gravidar. und praeeklamptischen Symptomen. Bei Honig- und Nahrungsmittelallergikern ist M2 zu vermeiden. Man injiziert tägl. oder jeden 2.—3. Tag 10 ccm 20—40% M2, bei Lebertherapie tägl. 10—40 ccm. Amp. zu 10 ccm 20% 3 und 5 St. 2,70 und 4,45 DM, zu 40% 3 Amp. 4,95 DM. Zur intrav. Injektion. M. Woelm, Eschwege, Fabr. chem.-pharm. Präparate. S. Melven, Melcain, Myo-Melcain und Melostrophan.

Magnesia usta. Magnesiumoxyd. Innerlich 0,3—1,5 mehrmals tägl. bei Hyperacidität, Flatulenz und bei Säurevergiftungen. Magnes. ust., Natr. bicarb., Elaeos. Menth. pip. aa 15, 2—3mal tägl. 1 Messerspitze.

Magnesium carbonicum. Weißes, lockeres Pulver. Mindestgehalt 24% Mg. Mehrmals tägl. 1 Messerspitze bis Teel. voll. Magn. carb. 12, Rhizom. Rhei 3, Rad. Valer. 1, Elaeos. Foenic. 6, messerspitzweise zu nehmen. Magn. carb., Rad. Valer. aa 5, Rhiz. Irid. 7,5, Fruct. Anis. 2, Crocus 0,5, Kinderpulver nach Hufeland.

Magnesium citricum effervescens. Weißes, körniges Pulver, das sich in Wasser unter CO_2-Entwicklung löst und abführende Wirkung hat. Zusammensetzung: Magn. carb. 5, Natr. bic. 17, Acid. citr. 23, Sacch. 4. 1 Teebis Eßl. auf 1 Glas Wasser.

Magnesium-Mandelat, ein dünndarmlösliches Granulat aus mandelsaurem Magnesium zur peroalen Behandlung von Coli-Infektionen der Harnwege. Die Behandlung und alles weitere wie bei Ammonium-Mandelat. Erwachsene tägl. 3—4 Eßl. voll zum Essen. Kinder von 9—12 Jahren tägl. 2—3, 6—9 Jahren 2, 3—6 Jahren 1 Eßl. Packungen mit 72 g Granulat, entsprechend 36 g Mg-Mandelat, 3,— DM. Täfelchen, von denen man tägl. 9—12 St. gibt. 36 St. 3,— DM. S. Mandelat. Asta A.-G., Chem. Fabr., Brackwede i. W.

Magnesium-Perhydrol. Chemisch reines Magnesiumsuperoxyd mit 25% MgO_2. Das 25proz. Magnesium-Perhydrol ist ein weißes, geruch- und geschmackloses Pulver, in Wasser unlöslich, in saurem Magensaft wird es gelöst unter Abspaltung von H_2O_2. H_2O_2 zerfällt bald in H_2O und O. Der Sauerstoff hat eine oxydierende, fäulniswidrige Wirkung. Die Magensaftsekretion und ganz besonders die Schleimabsonderung werden erhöht, wodurch im Magen selbst eine Alkalescenz entstehen kann. Es hat auch eine geringe abführende Wirkung. Auch bei starker Acidose der Diabetiker kann es verabfolgt werden. Im Handel ist Magnesium-Perhydrol 25proz. in Packungen zu 10, 25 und 50 g, von denen 2—3mal tägl. $\frac{1}{2}$—$\frac{3}{4}$ Teel. in wenig Wasser nach dem Essen genommen werden. Auch in Tabletten (25proz.) zu 0,5 zu 10, 20 und 50 St. (0,65, 1,10, 2,20 DM), 3mal tägl. 1—2 Tabl. Magn.-Perhydrol 25proz. 25 g (1,85 DM). Bei Magengeschwür: Bismut. subgall. 5,0, Bismut. subsalic. 20,0, Magn.-Perhydrol (25%) 25,0 3mal tägl. 1 Messerspitze. Bei diabetischem Gangrän: Magn.-Perhydrol (25%), Calc. casein. aa 50, 3mal tägl. 1 Teel. E. Merck, Darmstadt.

Magnesium sulfuricum. Bittersalz. Farblose Kristalle von salzigem Geschmack, in Wasser leicht löslich. Als Digestivum 1—3 g, als Laxans 10 und mehr, am besten als Lösung. Infus. Fol. Senn. 5:150, Magn. sulfuric. 30, Sirup. simpl. ad 200, abends 1—2 Eßl., oder Magn. sulfur. 20, Aq. Menth. pip., Aq. dest. aa 30, Sirup. simpl. 20, früh 1 Eßl. Bei Tetanus intrav. 25- und 40proz. Lösung von Magn. sulfur. Merck. 3 ccm (25%) mit 17 ccm 20proz. Glukoselösung. Bei Chorea nach Ablassen von Liquor 3 ccm 25proz. Lösung intralumbal. (Vorsicht wegen Atemlähmung, Gegenmittel Injektion von Calc. chlorat.) Bei Spasmophilie, besonders der tetanischen Form, gibt man Säuglingen von einer 8proz. Lösung 2,5 ccm pro kg Körpergewicht (= 0,2 g Mg sulfuric.) subcutan und wiederholt tägl. bis zum Verschwinden der Krampfneigung. Auch als Amphiolen mit 2 ccm einer 50proz. Lösung. Schachtel mit 10 St. E. Merck, Darmstadt.

Magnesium sulfuricum siccum. Getrocknetes Magn. sulf. Enthält mindestens 70% wasserfreies Magnesiumsulfat. Rp. Magn. sulf. siccum 50, Natr. chlorat. 5, Natr. sulfuric. sicc. 45, Hunyadi-Janos-Salz.

Maldiaet bei akuten, chronischen und infektiösen Darmerkrankungen. Wird aus frischen Äpfeln hergestellt und enthält die Pektine als Wirkstoffe. Je nach Alter 4—6mal tägl. 1 Kinderlöffel in Tee oder Schleimsuppen. Packung 100 g. Union, chem. Fabr., Calbe/Saale.

Mancitrop. Mancitrop-Körner: Mandelsaures Calcium in Verbindung mit Ammoniumchlorid. Mancitrop ad inj.: Mandelsaures Natrium mit Hexamethylentetramin. Die Mandelsäure ist ein bei oraler Darreichung stark bactericid wirkendes, völlig neuartiges Harndesinfizienz, das die ketogene Diät in allen Fällen von bacillärer Infektion der Harnwege ersetzt. Die Mandelsäure wird unverändert im Harn ausgeschieden. Voraussetzung für die Entfaltung der bactericiden Wirkung der Mandelsäure ist ein genügend saurer Urin (der pH muß unter 5,5 liegen). Je tiefer der pH., desto geringere Mandelsäure-Konzentrationen sind zur Erzielung der Wirkung erforderlich. Die Heilungsaussichten bei Infektionen der Harnwege, namentlich Coli-Infektionen, haben sich seit Einführung der Mandelsäuretherapie erheblich verbessert. Selbst Streptococcus faecalis-Infektionen, bei welchen fast jede Therapie versagt, werden durch Mancitrop günstig beeinflußt. Bei akuten fieberhaften Fällen wird Mancitrop langsam intravenös injiziert. Indikationen: Akute und chronische Coli-Infektionen der Harnwege und Blase (Cystitis und Cystopyelitis), besonders auch in der Schwangerschaft und bei Pyurien im Kindesalter. Coli-Infektionen des Duodenums. Kontraindikationen: Niereninsuffizienz und aufsteigende Pyelonephritis. Erwachsene 3 bis 4mal tägl. 1—2 gehäufte Teel. voll, Kinder entsprechend weniger. Parenteral: pro Tag 10—20 ccm Mancitrop langsam intravenös. Körner: 50 g 3,50 DM, 250 g. Ampullen: 3 Amp. à 10 ccm 2,60 DM. 10 Amp. à 10 ccm 7,55 DM. Ifah, Hamburg 21.

Mandelat-Asta-pro injectione. 20proz. sterile Lösung von mandelsaurem Alkanolamin zur intrav. Injektion bei akuten und chronischen Coli-Infektionen der Harnwege. 2mal tägl. 1 Amp. Packung 3 Amp. zu je 20 ccm 2,85 DM. Asta A.-G., Chem. Fabr., Brackwede i. W.

Mandelat Asta ist eine mandelsaure Natriumlösung. Mit der 5fachen Verdünnung wird die Blase gespült. 2 Amp. zu je 20 ccm 1,71 DM. Asta A.-G., Chem. Fabr., Brackwede i. W.

Mandelsäurepräparat s. Mancitrop und Ammonium-Mandelat und Magnesium-Mandelat.

Mandlsche Lösung s. Jodum.

Manetol, ein Hämostypticum, das die spezifischen Wirkstoffe aus dem Rückenmark enthält. In 1 Amp. = 1 ccm sind 10 biolog. Einh. Es verkürzt die Blutungszeit, erhöht nicht die Blutgerinnung. Bei Blutungen aus dem Verdauungstractus, Niere, Blase, Lungenblutungen. Innerhalb 24 Std. 1—3 Amp. intramusk. oder intrav., in schweren Fällen 5—6 Amp. Schachtel mit 5 Amp. zu je 1 ccm zu 10 biolog. Einh. 4,05 DM. Bayer, Farbenfabriken, Leverkusen a. Rh.

Manna. Der eingetrocknete Saft der Rinde von Fraxinus ornus. Blaßgelbliche Stücke, die sich leicht in Wasser lösen, enthalten 75% Mannit. In Dosen von 10—20 g als Laxans für Kinder. Für Neugeborene als Sirup. Mannae oder Mannae 5, Aq. Foenic. 25, $\frac{1}{4}$—$\frac{1}{2}$stündl. 1 Teel. für ein neugeborenes Kind.

Manoscin enthält eine komplexe Mangan-Ascorbinsäure-Verbindung und freies Vit. C (entsprechend pro Dragée 1,25 mg Vit. C), Chinin 25 mg und Acetphenetidid (100 mg). Das Mangan bewirkt eine Steigerung der Infektabwehr und die Anregung oxydativer Fermentprozesse. Bei Grippe und Infektionskrankheiten, Bronchitis, 3—4mal tägl. 2—4 Dragées. 20 und 40 Dragées 1,15, 1,95 DM. Byk-Gulden, Lomberg, chem. Fabr., Konstanz und Weilheim/Obb.

Mapha-Herolin Wurmdragées, bes. gegen Oxyuren. Es ist ein Hexa- und Pentanaphthyl-p-rosanilinchlorid mit Aluminiumsalzen und einem Laxativ. Man gibt 3mal tägl. 3 Dragées vor dem Essen 7 Tage lang. Kinder von 1—2 Jahren tägl. 1 Dragée, bis 4 Jahre 2 Dragées. 30 und 63 Dragées 1,10 und 1,80 DM. Mansfeld-Pharmacie Schnell & Tusch, Klostermannsfeld.

Marbadal ist ein 4-Aminobenzosulfothiocarbamid-Salz des 4-Aminomethylbenzolsulfonamids. Es ist ein farbloses Krystallpulver, in kochendem Wasser leicht löslich. Es besitzt eine besonders gute Verträglichkeit und Ausscheidungsgeschwindigkeit. Als Sulfonamidpräparat vereinigt es eine therapeutisch besonders ausgeprägte Aerobier- und Anaerobier-Wirksamkeit. Marbadal besitzt ebenso wie Marfanil die Eigenschaft, die Aerobier-Wirksamkeit bestimmter Sulfonamide, insbesondere die des Debenal-M, synergistisch in einem Ausmaße zu steigern, die beträchtlich über den Wirkungseffekt der einzelnen Komponenten hinausgeht. Es werden daher Debenal-M und Marbadal zu einem Präparat vereinigt, das Supronalum heißt. — Es wird am besten, wie alle Sulfonamide, mit Natriumbicarbonat genommen. S. Supronalum. Bei Perforationsperitonitis zur intraperitonalen Therapie gibt es Marbadal 10 g in steriler Packung, bei Kindern 5 g. Man soll diese Therapie durch orale oder parenterale Therapie (Supronalum) unterstützen. Packungen: Glas mit 10 g Marbadal steril zur intraperiton. Anwendung. Man stellt mit 5—10 g Marbadal in physiologischer Kochsalzlösung (100—150 ccm) eine Suspension her und läßt sie in die Bauchhöhle einfließen. Nach 48 Std. kann wiederholt werden. Auf die gleiche Weise verfährt man bei intrapleuraler Instillation. Karton mit 10 St. Styli zu 1,25 g 4,55 DM, 10 St. Styli steril zu 1,25 g 7,45 DM, zur gynäkolog. intrauterinen Behandlung.-Marbadal plv. steril zum Einblasen in Mund, Nase, Nebenhöhlen und Pharynx. **Marbadal-„B"-Puder** enthält Marbadal und Badional (3 : 2) = 20% auf Harnstoff- und Milchzuckergrundlage. 10 und 50 g 1,50 und 4,90 DM. **Marbadal-Cyren-Vaginaletten** enthalten 0,5 g Marbadal, 0,05 g Cyren B, Milchzucker, Amylose und physiologische Dispergierungszusätze. Bei allen Fluorerkrankungen. 6 und 30 St. Bayer, Farbenfabriken, Leverkusen a. Rh.

Marfanil ist das salzsaure Salz des p-Aminomethylbenzolsulfonamid, das bis zu 25% in Wasser löslich ist. Marfaniltabl. enthalten 0,5 g der wirksamen Substanz. Prontalbin ist p-Aminobenzolsulfonamid. **Marfanil-Prontalbin (MP.)**-Tabl. enthalten je 0,25 g Marfanil und Prontalbin. Der MP.-Puder (s. Supronalum-,,B"-Puder) besteht aus 1 Teil Marfanil und 9 Teilen Prontalbin. Er ist trocken aufzubewahren. Anwendung: Bei infizierten oder infektionsgefährdeten Wunden werden sofort 5—20 g MP.-Puder in die Wunde eingestreut. Besteht gleichfalls die Gefahr einer Allgemeininfektion, so wird die örtliche MP.-Pudertherapie noch unterstützt durch tägl. Gaben von 6—10 g Supronalum oder 12—20 Tabl. Supronalum. Tabl. zu 0,5 g. Dauer der Behandlung 6—8 Tage. Bei Gasödem gibt man intrav. Gasödemserum, behandelt die Wunde chirurg. und mit MP.-Puder und innerlich 12—10 Tabl. Supronalum innerhalb 24 Std. Auch bei Appendicitis mit eitriger Peritonitis spült man nach Austupfen des Eiters die Bauchhöhle aus mit einer Aufschwemmung von 25—30 g MP.-Puder in 1 Liter steriler physiol. Kochsalzlösung. Gleichzeitig gibt man rectal eine Aufschwemmung von 10—15 Supronalumtabl. tägl. als Klysma. Bayer, Farbenfabriken, Leverkusen a. Rh.

Mastisol. Lösung sterilisierter Harze in flüssigen Benzolen. Zur Bakterienarretierung bei der Wundbehandlung, mechanischer Asepsis, für Zug- und Druckverbände und Verbandbefestigungen. Gebrüder Schubert, Berlin NW 21.

Mastix. Ein an der Luft erhärteter Harzsaft. Zitronengelbe Körner zu Pflastern und Mundwasser.

,,MB."-Puder. S. unter Supronalum-,,B"-Puder.

Medinal = Veronalnatrium. Mononatriumsalz der Diäthylbarbitursäure. Weißes Pulver von bitterem Geschmack, in Wasser leicht löslich. Wegen seiner leichten Löslichkeit tritt der Schlaf bei rectaler oder subcut. oder intramusk. Injekt. früher ein als nach Veronal. Per os ist die Wirkung nicht früher als bei Veronal, da durch die Magensalzsäure Diäthylbarbitursäure abgespalten wird. Bei allen Arten von Schlaflosigkeit, entweder per os, rectal oder subcutan und intramuskulär. Auch wird es gegen Seekrankheit empfohlen. Dosis für Erwachsene 0,3—1 g, in Wasser oder Tee gelöst. 1 Std. vor dem Schlafengehen. Rectal 0,5 in wenig Wasser als Klistier oder in Form von Suppositorien. Intramusk. und subcut. 5 ccm einer sterilen 10proz. Lösung mit Zusatz von 0,16% Novocain. Im Handel als Pulver. Es empfiehlt sich, in schweren Fällen Medinal mit Morphium, Codein, Opium oder Brom zu kombinieren. Als Tabletten zu 0,5, Röhren mit 10 St. 1,20 DM. Größte Einzelg. 0,75, größte Tagesg. 1,5. Schering A.G., Berlin-West.

Melabon-Kapseln (Cachets) enthalten Phenac. 39%, Phenylsemicarbacid 2,6%, Dimethylaminophenyldimethylpyrazolon 26,4%, Antipyret. comp. 30%, Lith. carb., Kal., Mg., Na phosph., Kal. sulf. aa ad 100%. Kapselinhalt 0,75%. Gegen Kopfschmerz und jeden stärkeren Schmerz oder Kolikanfall tägl. 1—3mal 1 Kapsel. Packung mit 4, 10 und 20 Kapseln. Dr. Rentschler & Co., Laupheim, Württemberg.

Melcain zur intravenösen Novocain-Therapie (S. M_2). Es besteht aus 40proz. M_2 mit 1% P-Aminobenzoyldiaethylaminoaethanol hydr. Melcain forte enthält 2% P-Aminobenzoyldiaethylaminoaethanol hydr. Durch die Beigabe der Honiglösung werden Nebenwirkungen vermieden. Bei essentieller Hypertonie, Asthma bronchiale, Cholecystopathien, Darmspasmen, Ulc. ventric. et duodeni, Angina pect., Neuralgien, Ischias, Migräne, Myalgien, Sklerodermie, Ekzem, Pruritus, Herpes zoster tägl. bzw. jeden 2. Tag 10 ccm, bei Besserung wöchentl. 1—2 Injekt. intrav. zu 10 ccm. 3 und 5 Amp. zu je 10 ccm 3,20, 5,25 DM. Melcain forte 3 und 5 Amp. zu 10 ccm 3,30 und 5,50 DM. M. Woelm, Eschwege, Fabr. chem.-pharm. Präparate.

Mel depuratum. Gereinigter Bienenhonig, im Fenchelhonig enthalten. Bei Husten und Heiserkeit der Kinder. Zusammen mit Borax gegen Soor. Borac. 2, Glycerin 1, Mellis dep. 16.

Melostrophan zur intravenösen Injektion enthält in 10 ccm (20proz.) $1/_{10}$ mg Strophanthin, und forte enthält $1/_{5}$ mg Strophanthin. Durch die besonderen Wirkstoffe im Bienenhonig können die Strophanthindosen so niedriggehalten werden. S. u. M_2. Packungen 3 und 5 Amp. zu 10 ccm M_2 20proz. mit $1/_{10}$ mg Strophanthin 2,90 und 4,75 DM. 3 und 5 Amp. Melostrophan forte enthalten in 10 ccm M_2 20proz. und $1/_{5}$ mg Strophanthin 3,00 und 4,95 DM. Bei allen Formen der Herz- und Kreislauferkrankungen. M. Woelm, Eschwege, Fabr. chem.-pharm. Präparate.

Mel rosatum. Rosenhonig. Wie Mel depurat.

Melubrin. Phenyldimethylpyrazolon-amidomethansulfonsaures Natrium, ein in Wasser lösliches Pulver. Man gibt mehrmals tägl. 1 g. Ausgezeichnetes Mittel bei akutem Gelenkrheumatismus. Man kombiniert am besten Melubrin, Atophan aa 1, tal. Dos. X, 4mal tägl. 1 Pulver. Bei schwerem akutem Gelenkrhcuma. Auch in Lösung 10 Melubrin, Aq. dest. 20,0. 3 ccm intravenös. Steril!. Im Handel als Tabletten zu 0,5 g. Packungen mit 20 St. à 0,5 (1,75 DM). Als 50proz. Lösung in Ampullen mit 2 ccm. Packungen mit 10 St. (3,30 DM). Farbwerke Hoechst, Frankfurt-Höchst.

Melven, ein Honigpräparat zur intrav. Injekt. In bezug auf Herz- und Lebertherapie ist es entschieden dem Traubenzucker überlegen. Bei Myokarderkrankungen, Coronarinsuffizienz, Leberschädigungen jeder Art, Schwächezuständen, Rekonvaleszenz, Dermatosen, Pruritus. In 10-ccm-Amp. mit 20- und 40proz. Melven zur langsamen intrav. Injekt. 5 Amp. 10 ccm 20% und 40%. S. M_2Woelm. Wecusta-Werke, Dresden-N 6.

Mendelsches Pulver. Natr. brom. 2,5, Natr. salicyl. 0,25, Aconitin (Gehe) 0,0001 bei Neuralgien, Trigeminusneuralgie, Migräne.

Menogentabletten. Ovarienpräparat mit Arsen und phosphorhaltigem Eiseneiweiß. Gegen Amenorrhoe. Jede Tablette enthält 0,1 g Ovarialsubstanz und 0,4 mg As_2O_3. Bei Dysmenorrhoe, klimakterischen Beschwerden 3mal tägl. 2 Tabl., in Dosen mit 28 Tabl. (1,95 DM). Dr. Laves, Hannover.

Menolysin. Für die gynäkologische Praxis wird Yohimbin-Spiegel unter diesem Namen in den Handel gebracht, um bei den Patientinnen den Namen Yohimbin zu vermeiden. Es bewirkt besonders in den Organen des kleinen Beckens (speziell Uterus und Ovarien) eine Gefäßerweiterung, wodurch es einen günstigen Einfluß auf die Menstruationsanomalien ausübt. Es wird daher mit Erfolg angewandt bei funktioneller Dysmenorrhoe, bei Amenorrhoe, die auf ovarieller Hypofunktion der Ovarien beruht, auch bei klimakterischen Beschwerden. In Tabletten zu 0,005 g Menolysin = Yohimbin. hydr. in Glas mit 10 und 20 St. (1,20 und 2,05 DM). Schachteln mit 5 und 10 Amp. mit je 0,01 g Yohimbin (1,75 und 3,05 DM). 2—3mal tägl. ½—1 Tabl.

Menolysin-comp. Kombination von Yohimbin-Spiegel mit 0,03 g Codein. phosph., um die schmerzlindernde Wirkung zu erhöhen und eine Steigerung der Libido sexualis zu vermeiden. Glas mit 10 Tabl. (1,75 DM). 2—3mal tägl. ½—1 Tabl. Kali-Chemie A.G., Sehnde/Hannover.

Mentholum. Pfefferminzcampher. Aus Pfefferminzöl durch Auskrystallisieren dargestellt. Farblose Krystalle, die nach Pfefferminz riechen und schmecken. In Äther, Chloroform, Öl und Weingeist löslich. Als Darmantisepticum in Dosen von 0,5—1 g in Caps. amyl. Äußerlich bei Juckreiz, Hautkrankheiten und Mückenstichen als Öl oder spirituöse Lösung 5—10proz. Bei Nasen- und Rachenkatarrh als Schnupfpulver. Menthol 0,1, Borac. Sacch. lact. aa 5 oder Menthol 0,1, Natr. sozojodol., Sacch. lact. aa 5, als Schnupfpulver. Menthol 5, Spirit. ad 100, zum Einreiben des Kopfes bei Kopfschmerzen, als Ersatz für Migränestift. Acid. carbol. liqu. 2, Menthol 5, Spirit. vin. gallic. ad 100, gegen Hautjucken.

Mentholum valerianicum s. Validol.

Merfen, ein Antisepticum, ein Phenylquecksilberborat, ein weißes, krystallines Pulver, in Wasser, Alkohol und Glycerin löslich. Nur mit destilliertem Wasser verdünnen. Es ist 50mal aktiver und 22,6mal weniger giftig als Sublimat und ca. 1800mal wirksamer als Jod. Es ist geruchlos, beschmutzt nicht die Wäsche und ist gegen Licht und Sauerstoff unempfindlich. Handelsformen. Konzentrierte, wäßrige Lösung mit 2 g Merfen auf 100 Aq. dest. Verdünnungstabelle auf den Packungen. 100 g und 500 g.

Merfen-Glycerin mit 2 g Merfen auf 1000 g Glycerin, 15, 100, 500 ccm.

Merfen-Tinktur enthält 0,66 g Merfen, Isoprophylalkohol 400,0, Acetin 100,0 und Aq. dest. ad 1000,0, ist eine fertige Desinfektionsflüssigkeit an Stelle von Alkohol, Jodtinktur, Wasserstoffsuperoxyd. Packungen 10, 100 und 500 ccm. **Merfen-Nasentropfen.** Merfen 0,25, Ephedrin bas. 2,2, Solut isotonic. ad 1000,0, 4—8 Tropfen in die Nase. 15 ccm.

Merfen-Orange enthält 0,66⁰/₀₀ zur Behandlung von eiternden Wunden. 5 ccm, 10, 100, 500 ccm. Chem. Fabr. Zyma A. G., München 25.

Merjodin. Ein Antisyphiliticum zum inneren Gebrauch. Es ist chemisch ein dijodphenol-p-sulfosaures Hg. Im Handel als Tabletten, die 0,0033 Hg und 0,0021 J enthalten. Die Auflösung der Tabletten findet zum größten Teil im Darm statt. Das Präparat wird von den meisten Kranken gut vertragen, es tritt auch kein Durchfall ein. Es kommt in Betracht zu syphilitischer Nachkur oder in den Fällen, wo Behandlung mit Spritzen verweigert wird. Man gibt zuerst 3mal tägl. 1 Tabl. und steigert auf 3mal tägl. 3 Tabl. nach dem Essen. Eine Kur dauert 6 Wochen. Im Handel in Gläsern mit 50 Tabl. 3,45 DM. Trommsdorf, Chem. Fabr., Aachen.

Merzmorf ist eine Morphiumlösung mit einem geringen Gehalt (0,05 g pro ccm) an Dimethylphenylpyrazolon. Das Morphium und Pyrazolon gehen eine Additionsverbindung ein. Hierdurch wird erreicht, daß die atemhemmende Wirkung des Morphiums fast aufgehoben wird, daß die schmerzstillende Wirkung verstärkt wird, daß die nach Morphium eintretende Übelkeit ausbleibt. Zur Schmerzstillung braucht man nur die Hälfte der üblichen Morphiumdosis. In Ampullen mit 0,01 und 0,02 Morphium + Dimethylphenylpyrazolon. Merzmorf fällt unter das Opiumgesetz. Packungen mit 10 Amp. mit 0,01, 0,02 g (1,55, 1,75 DM). Merz & Co., Chem. Fabr., Frankfurt a. M., Eckenheimer Landstraße.

Mesantoin enthält pro Tablette 0,1 g 3-Methyl-5,5-phenylaethylhydantoin. Die tierexperimentellen und klinischen Untersuchungen zeigen, daß von allen geprüften Hydantoinderivaten Mesantoin die stärkste antikonvulsive Wirkung besitzt. Die normale sowie künstlich (um mehr als 50%) erniedrigte Elektrokrampfschwelle wird durch Mesantoin in größerem Ausmaß erhöht als durch andere Hydantoinderivate. Beim Menschen vermag Mesantoin sowohl die tonische als auch die klonische Phase des Elektroschockanfalles, der dem epileptischen Krampfanfall weitgehend gleicht, zu verhindern. Mesantoin besitzt eine große therapeutische Breite, wie sich in der hohen Dosierbarkeit und im Fehlen der für die Diphenylhydantoin-Präparate charakteristischen Nebenerscheinungen, wie Zahnfleischhyperplasie, Ataxie, Tremor, Schwindel, Diplopie, Nystagmus usw., äußert. **Indikationen:** Genuine und symptomatische Epilepsie. Von den verschiedenen Anfallsformen werden am besten beeinflußt: Grand mal, Jacksonsche Epilepsie, psychomotorische Epilepsie-Aequivalente, gemischte Formen von grand mal und petit mal. **Dosierung:** Erwachsene: 2—6 Tabl. über den Tag verteilt, Kinder: 1—4 Tabl. über den Tag verteilt. Man beginnt zweckmäßig mit ½ Tabl. (0,05 g) Mesantoin tägl. und erhöht in der 2. Woche um die gleiche Dosis. Von der 3. Woche an kann die Tagesdosis wöchentl. um je 1 Tabl. (= 0,1 g) gesteigert werden. Sind Tagesdosen nötig, die über den mittleren Dosierungsbereich hinausgehen, so läßt sich eine hohe Toleranz für Mesantoin erreichen, wenn zwischen den einzelnen Dosenerhöhungen etwas größere

Intervalle (von 2—4 Wochen) eingeschaltet werden. Die Mesantoindosis wird so lange erhöht, bis entweder Anfallsfreiheit eingetreten oder die Toleranzgrenze erreicht ist, die im allgemeinen sehr hoch (zwischen 0,9 bis 1,5 g) liegt. Bei der Umstellung der Patienten von Diphenylhydantoin bzw. Phenobarbital auf Mesantoin muß unterschieden werden, ob a) die vorhergehende Medikation — bei guter Verträglichkeit — eine ungenügende antikonvulsive Wirkung ausübte oder b) Unverträglichkeitserscheinungen hervorrief. Ad a) Man behält zunächst die vorherige Medikation unverändert bei und baut in der oben angeführten Weise die Mesantoindosis auf, bis der Patient 3 Tabl. pro Tag während mindestens 1 Woche erhalten hat. Hierauf werden je 0,1 g Diphenylhydantoin bzw. 0,05 g Phenobarbital in wöchentlichen Abständen durch je 0,1 g Mesantoin substituiert. Ad b) Man reduziert die Diphenylhydantoindosis um 0,1 g bzw. bei Phenobarbital um 0,05 g und ersetzt diese durch 0,1 g Mesantoin. Hierauf wird die Mesantoindosis in wöchentlichen Abständen um je 0,1 g erhöht, bis der Patient wiederum eine Tagesdosis von 3 Tabl. Mesantoin während einer Woche erhalten hat. Nunmehr wird das vorhergehende Medikament weiter stufenweise durch je 0,1 g Mesantoin ersetzt. In einem kleinen Prozentsatz können die Hydantoine bei überempfindlich reagierenden Patienten allergische Erscheinungen in Form eines urtikariellen, morbilliformen oder scarlatiniformen Exanthems hervorrufen. Beim Auftreten einer solchen Arzneimittelallergie, deren Inkubationszeit 7—14 Tage beträgt, ist das Medikament sofort abzusetzen, worauf das Exanthem im allgemeinen innerhalb weniger Tage wieder abklingt. Am besten setzt man in solchen Fällen die Therapie mit Belladenal oder Calcibronat fort. Gleichzeitig soll das weiße Blutbild kontrolliert werden. Selten kann bei Verabreichung von Hydantoinen als allergische Reaktion des Knochenmarks eine Verminderung der weißen Blutkörperchen beobachtet werden. Periodische Kontrolle des Blutbildes ist deshalb angezeigt und bei Absinken der Leukocytenwerte unter 4000 ist die Mesantoinbehandlung abzusetzen und Belladenal oder Calcibronat zu verabreichen. Sandoz A. G., Nürnberg.

Meteuxol enthält 10% Aminophenazon mit 2% Procain und 5% Natrium salicylicum in Ampullen zu 5 ccm zur langsam intravenösen Injektion. Man kann es auch intramuskulär geben. Bei Rheuma, Myalgien, grippalen Infekten, Neuralgien. 5 Amp. zu 5 ccm 4,05 DM. S. Kateuxol. Dr. Chr. Brunnengräber Chem. Fabrik u. Co. G. m. b. H., Lübeck.

Methergin enthält das halbsynthetische Methylergobasin (d-Lysergsäure-(+)-butanolamid-(2)), das durch Teilsynthese aus der Lysergsäure, der Grundsubstanz der Mutterkornalkaloide, hergestellt wird. Lösung: 1 ccm = 30 Tropfen = 0,25 mg Methylergobasintartrat. Ampullen à 1 ccm = 0,2 mg Methylergobasintartrat. Methergin besitzt die stärkste Uteruswirkung der bisher bekannten natürlichen und halbsynthetischen Mutterkornalkaloide. Peroral wirkt es nach 5—10 Min., subcutan und intramuskulär nach 2—5 Min, intravenös nach 30—60 Sek. Es zeigt keine Wirkung auf den Kreislauf und auf die vegetativ gesteuerten Funktionen. Methergin ist im allgemeinen indiziert, wenn eine rasche und kräftige Uteruskontraktion nötig ist. *Mittlere Dosierung:* Tropflösung: 2—3mal 15—25 Tropfen tägl. Ampullen: ¼—½ ccm intrav. oder 1 ccm subcut. oder intramusk. Unter Narkose 1 ccm intrav. *Indikationen:* Atonia uteri, manuelle Placentaausräumung, Lösungsblutungen, Sectio caesarea, Lochiometra, mangelhafte Involution, Spätblutungen, Abortblutungen, gynäkologische Blutungen. Zur Verkürzung der Nachgeburtsperiode und zur Verminderung des Blutverlustes gibt man 1 ccm intrav. beim Durchtritt der vorderen oder hinteren Schulter. Dieses aktive Vorgehen ist nur bei normaler Kopflage möglich. Sub partu, bei primärer und sekundärer Wehenschwäche ist Methergin kontraindiziert. In diesen Indikationen ist **Partergin** zu empfehlen. Sandoz A. G., Nürnberg.

Methicil ist reines Methyl-2-Thiouracil, das als thyreostatischer Wirkstoff die Funktion der Schilddrüse hemmt. Es ist ein Derivat des Thioharnstoffs. Es wird angenommen, daß die thyreostatischen Wirkstoffe die Synthese des Thyroxins hemmen, wodurch es zu einer Aktivirung des Hypophysenvorderlappens kommt. Anwendung bei Hyperthyreosen, besonders bei Basedow. Der Erfolg tritt bei Basedow nach 1—2 Wochen sichtbar ein. Die nervösen Erscheinungen verschwinden zuerst. Der Grundumsatz wird nach einigen Wochen normal, das Körpergewicht wird normal. Die Pulsfrequenz geht zurück. Der Exophthalmus wird kaum beeinflußt, auch die Struma verkleinert sich nur wenig, kann sich vorübergehend vergrößern. Patienten mit starker Steigerung des Grundumsatzes sprechen am besten auf Methicil an. Ging eine Jodbehandlung voraus, so tritt der Methicil-Erfolg langsamer ein. Man gibt 3—4mal tägl. 1 Tabl. = 0,1 g, bis zur deutlichen, klinischen Besserung, dann allmählicher Rückgang in der Dosierung bis auf 1mal tägl. 1 Tabl. Um den erreichten Erfolg aufrechtzuerhalten, genügen tägl. oder jeden 2. Tag $\frac{1}{4}$ bis 1 Tabl. Als Nebenwirkung können bei Überdosierung eintreten: Müdigkeit, Depression, myxödematöse Zustände. Kontraindiziert bei Schwangerschaft. Auch zu versuchen bei Colitis ulcerosa. Packungen mit 20 und 100 Tabl. zu 0,1 g 1,75 DM. Perlen zu 0,025 g 40 St. 1,05 DM. E. Merck, Darmstadt.

Methuril, ein Methylthiouracil „Gehe", ein Specificum gegen Hyperthyreosen und Thyreotoxikosen. Man gibt 2—3 Wochen lang 3—4mal tägl. 0,1 g (insgesamt 6 g), dann 1 Woche lang 2mal tägl. 0,1 g und eine weitere Woche 2mal tägl. 0,05 g. Für Dauerbehandlung 1—2mal tägl. 0,025—0,05 g. Packung mit 20 Tabl. mit 0,1 g Methuril 1,80 DM. 100 Tabl. mit 0,025 g Methuril 2,25 DM. Pharmac. Werke Gehe, Dresden-N 6.

Methionin Merck ist α-Amino-γ-methylthiobuttersäure und wird auf synthetischem Wege gewonnen. Es ist im Wasser zu $3\frac{1}{2}\%$ löslich. Die Methion-Ampullen enthalten das leichter lösliche Methionin-amidacetat. Methionin gehört zu den Aminosäuren, die im menschlichen Stoffwechsel nicht synthetisiert werden können und von außen zugeführt werden müssen. Es ist notwendig für den Aufbau der verschiedensten Eiweißkörper. Die Bedeutung des Methionins beruht auf seinem Schwefelgehalt. Es wirkt bei der Bildung von Cholin mit, das einen Baustein des Lecithins darstellt. Es vermag der bei Eiweißmangel auftretenden Leberverfettung und der sich daran anschließenden Cirrhose und Nierenschädigung entgegenzuwirken. Durch seinen Schwefelgehalt nimmt das Methionin im Schwefelstoffwechsel eine wichtige Stellung ein. Es liefert den Schwefel zur Synthese der Aminosäure Cystin und anderer Schwefelverbindungen. Der für die Entgiftungsvorgänge in der Leber erforderliche Schwefel entstammt wohl zu einem wesentlichen Teile dem Methionin. Bei Methioninmangel treten neben Leberparenchymschäden nachfolgende Symptome auf: rapider Gewichtsverlust, Muskelatrophie, Anämie, Haarausfall. Es hat auch eine antithyreotoxische Wirkung. Es kommt therapeutisch besonders in Frage bei Leberparenchymerkrankungen (hypertrophische Lebercirrhose, Präcoma und Coma hepatic., akuter gelber Leberatrophie, Eiweißmangelschäden (Hungerödeme). Man gibt tägl. 1 bis mehrere Amp. intrav. und per os 3mal tägl. 2 bis mehrere Tabl. 20 Tabl. zu 0,5 g 4,90 DM, 10 Amp. zu 0,5 g in 5 ccm 7,50 DM. E. Merck, chem. Fabr., Darmstadt.

Methylenblau. Tetramthylthioninchlorhydrat. Blaugrünes Pulver, leicht löslich in Wasser. In Kapseln zu 0,1 als Antineuralgicum, auch als Beruhigungsmittel, bei Malaria 5—8mal tägl. 0,1. Urin und Kot werden blau gefärbt. Als Nierenprüfungsmittel.

Methylenblau-Nordmark. Sterile 1proz. Lösung von Methylenblau, stabilisiert durch einen Glutathionabkömmling. Methylenblau soll in die Oxydations- und Reduktionsvorgänge eingreifen, wodurch es möglich war, die Cyanose und Kurzatmigkeit bei Bronchopneumonie und Pneumonie zu bessern. Bei kardialer Cyanose, Lungenödem, Emphysem, Gasvergiftung.

Man injiziert langsam intrav. 10—50 ccm. Nach einigen Stunden kann wiederholt werden. Packungen mit 1 und 5 Amp. 1,31 und 4,64 DM. Nordmark, Hamburg N 21.

Methylium phenylchinolincarbonicum = Novatophan.

Methylium salicylicum. Hauptbestandteil von Ol. Gaultheriae, Wintergreenöl. Mit Weingeist, Äther und fetten Ölen mischbar, von sehr durchdringendem Geruch. Bei akutem Gelenkrheuma entweder rein aufpinseln und dann warm einpacken oder als 10proz. Salbe, auch bei Neuralgie und Neuritis.

Methylsulfonalum s. Trional.

Methylthiouracil. Thioharnstoff bzw. Thioharnstoff-Derivate unterdrücken die Synthese des Schilddrüsenhormons, so daß der Organismus an diesem Wirkstoff verarmt und der Grundumsatz sinkt. Da der Thioharnstoff unangenehme Nebenwirkungen hat, so wurde das Methylthiouracil gewählt, das eine weit bessere Verträglichkeit zeigt. Man unterscheidet eine Anfangsdosis und eine Erhaltungsdosis. Die Höhe der Anfangsdosis richtet sich nach der Schwere des Falles, wobei als Maßstab die Erhöhung des Grundumsatzes dient. Bei einem Grundumsatz von mehr als 50% beträgt die Anfangsdosis 0,375 g pro Tag = 5mal 3 Tabl. zu 0,025 g. Bei einer Grundumsatzerhöhung von weniger als 50% beginnt man mit 0,2 g pro Tag = 4mal 2 Tabl. zu 0,025 g. Diese Anfangsdosen werden über 7 bis höchstens 10 Tage gegeben. Die Erhaltungsdosis muß so gewählt werden, daß der Grundumsatz normal bleibt und das Gewicht weiter zunimmt. Als Erhaltungsdosis werden nach langsamem Abbau des Medikamentes 0,025 g pro Tag gegeben = 1 Tabl. zu 0,025 g. Die Tabl. werden nach dem Essen genommen. In den Fällen, wo mit 0,375 g keine Wirkung eintritt, kann man die Tagesdosis für 1—2 Wochen auf 0,6 g tägl. erhöhen. Bei der Mehrzahl der Fälle gehen die thyreotoxischen Erscheinungen zurück, der Grundumsatz wird normal, es kommt zu Gewichtszunahme, der Puls wird regelmäßig und verlangsamt. Die Dosis ist immer der Schwere der Krankheit anzupassen. Überdosierung kann zu Myxödem führen. Auf die Größe der Struma hat das Mittel meist keinen Einfluß. Ist ein Gleichgewicht im Körperzustand eingetreten, so kann man die Behandlung abbrechen. Sollte wieder ein Rückfall eintreten, so ist eine Wiederholung der Kur vorzunehmen. — Besonders ist diese Behandlung bei Kranken angezeigt, die nicht operiert werden wollen oder wo der Zustand durch die schwere Toxikose die Operation verbietet. Durch eine 3—6wöchige Kur ist der Allgemeinzustand derart gebessert, daß eine Operation vorgenommen werden kann. Vor der Operation wird man noch die übliche Jodbehandlung vornehmen. Bei der Behandlung mit Methylthiouracil wird man im Anfang nicht auf Sedativa und Hypnotika verzichten können. Eine Kombinationsbehandlung mit Pardinon kann versucht werden. Bei der Behandlung können Kopfschmerzen, Nausea oder Erbrechen auftreten, auch Temperaturanstieg, Exantheme, Diarrhoen und Ikterus wurden beobachtet. Sie können vorübergehend zum Abbruch der Therapie führen. Da das Mittel auch zu einer Leukopenie führen kann, so ist das Blutbild zu kontrollieren. Bei der angegebenen Dosierung dürften die Erscheinungen nicht zu erwarten sein. Packung: Röhren mit 100 Tabl. zu 0,025 g 2,23 DM. 10 und 30 Tabl. zu 0,1 g 1,00 und 2,65 DM. S. u. MTU Bayer. Farbwerke, Leverkusen a. Rh.

Methylthiouracil Boehringer ist das 2-Thio-4-methyl-6-oxypyrimidin. Zur Behandlung von Hyperthyreose. Tägl. 1 bis höchstens 6 Tabl. nach dem Essen. Erhaltungsdosis 0,025 g pro Tag. 10 und 20 Tabl. zu 0,1 g 1,00 und 1,75 DM. Röhre mit 100 Tabl. zu je 0,025 g 2,25 DM. C. F. Boehringer & Söhne GmbH., Mannheim-Waldhof.

Methylthiouracil „Knoll". Zur Behandlung von Hyperthyreosen und Thyreotoxikosen sowie zur Operationsvorbereitung des Morbus Basedow. Zur konservativen und präoperativen Therapie einschleichend als *Anfangs-*

dosis 3mal tägl. 1 Tabl. Nach Absinken des Grundumsatzes empfiehlt es sich, mit der Dosis entsprechend zurückzugehen. Eine laufende Laboratoriumskontrolle vor allem des weißen Blutbildes ist notwendig. Die *Erhaltungsdosis* beträgt $\frac{1}{2}$—$\frac{1}{8}$ der Anfangsdosis. Als Kontrolle für die Richtigkeit der Dosis kann der Grundumsatz dienen: er soll normal sein oder etwas über der Norm liegen. Die Erhaltungsdosis ist während mehrerer Monate beizubehalten. Tabletten 20 St. 1,75 DM. Knoll A.G., Chemische Fabriken, Ludwigshafen a. Rh.

Mezil. Zusammensetzung: 1 Tabl. enthält 0,1 g 4-methylthiouracil. Indikationen: Thyreotoxikosen, einschl. Morbus Basedow, Angina pectoris. Dosierung: 3mal 1 Tabl. tägl. nach dem Essen. 20 und 100 St. 1,95 und 7,85 DM. Nordmark-Werke G. m. b. H., Hamburg.

Mezym, ein Pankreas-Enzym-Präparat mit Pankreas-Amylase, -Lipase und -Protease und einem Zellulose abbauenden Ferment. Bei Darmerkrankungen mit sekretorischer Insuffizienz der Verdauungsdrüsen, chronischen Pankreatitiden, Meteorismus 3—4mal tägl. 2 Dragées nach dem Essen. Es ist von guter Wirkung. 50 Dragées zu je 0,05 g. Schering Adlershof, Berlin-Adlershof.

Migränin (Hoechst). Pyrazolonum phenyldimethylicum cum Coffeino citrico. Besteht aus Antipyrin 85, Coffein 9, Acid. citr. 6. Bei Migräne und Neuralgien. Packungen mit 21 Tabl. à 0,37 g und mit 5 Tabl. à 1,1 g (1,10 und 0,30 DM). Farbwerke Hoechst, Frankfurt-Höchst.

Minudol enthält p-Acetphenetidin, Chinin, Coffein, Amidophenazon. Schachtel mit 18 Tabl. 1,15 DM, 6 Tabl. 0,42 DM. Tägl. öfter 1—2 Tabl. Diwag, Berlin-Waidmannslust.

Mitigal. Flüssiges organisches Schwefelpräparat (Dimethyldiphenylendisulfid) mit 25% fest im Kern gebundenem Schwefel. Ein goldgelbes, fast geruchloses Öl. Krätzemittel, auch gegen Pityriasis, Seborrhoe des Kopfes, ohne Schädigung der Haut. In Flaschen zu 75 g 1,75 DM. 150 g 3,05 DM. Bayer, Farbenfabriken, Leverkusen a. Rh.

Mitilax. Paraffinöl in fester Emulsion (Puddingform) mit Vanille- und neuerdings mit Kaffeegeschmack (herb). Je nach der Hartnäckigkeit der Verstopfung 2—3mal tägl. 1 Teel. bis Eßl. voll. 2,92 DM. Krankenkassen-Packung (180 g = 1,74 DM). Diwag, Berlin-Waidmannslust.

Mitin. Eine überfettete Emulsion mit einem hohen Gehalt an serumartiger, aus Milch bereiteter Flüssigkeit. Eine geschmeidige Salbengrundlage. Tube 20 g 67 Dpf. Pasta: Tube 30 g 91 Dpf. Kinderpuder 100 g 52 Dpf. Krewel-Leuffen GmbH., Eitorf.

Mixtura gummosa. Mucilago Gummi arab., Sirup. simpl. aa 20, Aq. ad 200, 2stündl. 1 Eßl.

Mixtura oleosa-balsamica. Hoffmannscher Lebensbalsam. Bräunlichgelbe Flüssigkeit von angenehmem Geruch. Besteht aus Lavendel, Nelken, Zimt, Thymian, Zitronen- und Muskatöl je 1,0, Perubalsam 4, Weingeist 240. Bei Flatulenz und Kolik 10—20 Tropfen oder äußerlich zu Einreibungen und Waschen an Stelle von Franzbranntwein. Mixt. Ol. bals., Spirit. meliss. aa 50, zum Einreiben.

Mixtura Stokesi s. u. Spirit. e vino.

Mixtura sulfurica acida. Hallersches Sauer. 5 Acid. su furic. conc. + 3 Spirit., mehrmals tägl. 5—10 Tropfen in Zuckerwasser oder Gerstenschleim bei Verdauungsstörungen, chronischem Gelenkrheumatismus und fieberhaften Erkrankungen. Mixt. sulfur. acid. 5, Sirup. Rub. Id. 50, 2stündl. 1 Teel. in Wasser.

Moloidtabletten bestehen aus 0,33 mg Nitrokörpermischung. Besonders empfohlen gegen Migräne. Man gibt die ersten 5 Tage nach dem Mittagessen 1 Tabl., an den weiteren Tagen je 1 Tabl. nach dem Frühstück und nach dem Mittagessen. (1 Tabl. enthält 0,33 mg Nitrokörper.) Die Kur muß monatelang fortgesetzt werden und führt in 80% zum Erfolg. Die Tabletten müssen zerkaut werden. Röhren mit 20 Tabl., 40 Tabl. 1,20 und 2,15 DM. Sächs. Serumwerk, Dresden.

Monavit enthält in 135 g 120000 I E Vitamin D, entspr. 3 mg Vitamin D_2, etwa 20000 γ Vitamin B_1, 28 g Calc. citr., 6 g Na. citr., 2 g Calc. phosph. tribas. Zur Rachitisverhütung: vom 4. Monat tägl. einen gestrichenen Teel. in seiner Nahrung. Zur Heilung tägl. 2—3 Teel. voll. Packung 135 g 1,70 DM. Troponwerk, Köln-Mülheim.

Monotrean enthält 0,04 Papaverin pur. und 0,1 g Chinin. hydr. in 1 Tabl. Bei Ménièreanfällen 3mal tägl. 1 Dragée nach dem Essen, bis die Anfälle verschwunden sind; dann 2mal tägl. 1 Dragée, später nur noch 1 Dragée tägl. Packungen mit 10, 30, 100 Dragées (1,74, 3,68, 10,72 DM). Luitpoldwerke, München.

Morphium hydrochloricum s. auch Merzmorf. Zu 10% im Opium enthalten. Weißes, leichtes Pulver von bitterem Geschmack, in 25 Teilen Wasser und 50 Teilen Weingeist löslich. Innerlich 0,005—0,03 als Pulver oder Lösung in Tropfen und Mixtur und zur Injektion. Mittel gegen Schmerzen, Krampfzustände, Angstzustände, Asthma, trockenen Husten und Neuralgien. Wegen Gefahr von Morphinismus Vorsicht. Da es öfter Erbrechen verursacht, so läßt man es am besten in Brause- oder Selterswasser nehmen. Bei Kindern ist das Morphium am besten ganz zu vermeiden und durch Dicodid zu ersetzen. Mit Injektionen sehr sparsam umgehen (Morphinismus). In hohen Dosen bei Atropinvergiftung. Bei Morphiumvergiftung Magenausspülung, Coffein, Atropin und Lobelin als Injektion. Reiben des Körpers mit kaltem Wasser und O-Einatmung. Morph. hydr. 0,01, Rad. Liquir. pulv. 0,4, tal. Dos. X, bei Schmerzen 1 Pulver. Morph. hydr. 0,01, Bismut. subnitr. 0,3, tal. Dos. X, bei Magenschmerzen 1 Pulver. Morph. hydr. 0,1, Aq. amygd. am. 10, bei Husten 10—20 Tropfen. Liq. Ammon. anis., Aq. amygd. am. aa 5, Morph. hydr. 0,1, Sirup. simpl. 20, Aq. ad 200, 3—4mal tägl. 1 Eßl. Morph. hydr. 0,02, Ol. Cac. 2 f. supp. tal. Dos. X, bei Bedarf ein Zäpfchen. Morph. 0,2, Aq. 10, steril ½—1 ccm zur subcut. Injekt. In Kombinationen mit Atropin: Morph. hydr. 0,2, Atropin sulf. 0,005, Aq. 10, steril subcut. 1 Spritze. Größte Einzelg. 0,03, größte Tagesg. 0,1. Amp. mit 0,01 g 5 und 10 St. (0,73 und 1,25 DM), zu 0,015 g (0,79 und 1,38 DM), zu 0,02 g (0,89 und 1,48 DM), zu 0,03 g (1,02 und 1,76 DM), zu 0,05 g (1,15 und 2,05 DM). Als Tabl. zu 0,01 10 und 25 St. (40 und 91 Dpf.), zu 0,015 (0,50 und 1,10 DM). **Morphin-Atropin-Amp.** 5 und 10 St. mit 0,01 Morph. und 0,0002 oder 0,0005 g Atropin sulf. (0,79 und 1,38 DM), mit 0,02 Morphin und 0,0002 oder 0,0005 g Atropin sulf. (0,89 und 1,58 DM). **Morphin-Scopolamin-Amp.** 5 und 10 St. mit 0,02 Morphin und 0,0004 Scopolamin hydrochl. (0,89 und 1,58 DM). C. H. Boehringer Sohn, Nieder-Ingelheim.

Moschus. Der Inhalt der Vorhautdrüsen von Moschus moschiferus. Dunkelbraune, weiche, eigentümlich riechende Masse, innerlich 0,1—0,6. Früher als Analepticum und Antispasmodicum bei Asthma, Krämpfen der Kinder, Hysterie. Moschus 0,1, Sacch. alb. 0,9, tal. Dos. X, ad caps. cerat. 2stündl. 1 Pulver.

M. T. U. „Bayer". Methyl-Thiouracil, ein 2-Mercapto-4-oxy-6-methyl-pyrinidin, hat thyreostatische Wirkung. Zur Behandlung von Basedow, Thyreotoxikosen. Man beginnt mit 0,4 g pro die = 4mal tägl. 3—4 Tabl. zu 0,025 g oder 4 Tabl. zu 0,1 g etwa 7—10 Tage lang, wenn nötig Steigerung auf 0,6 g pro die. Bei Dauerbehandlung langsamer Abbau bis zur Erhaltungsdosis von 0,02 g = 1 Tabl. tägl. Wenn nötig, Wiederholung der Kur. 10 Tabl. zu 0,1 g 1,00 DM. 30 Tabl. zu 0,1 g 2,65 DM. 100 Tabl. zu 0,025 g 2,25 DM. Bayer, Farbenfabriken, Leverkusen a. Rh.

M. T. u. Methylthiouracil zur Behandlung von Vollbasedow und schweren Thyreotoxikosen. Auch bei Colitis mucosa kann es versucht werden. Als Nebenerscheinungen sind Leukopenie und Agranulocytose möglich. Blutbild! Man gibt tägl. 0,2—0,4 g während 8—10 Tagen. Tritt kein Erfolg ein,

steigert man allmählich auf 0,5—0,6 g pro die. Wird der Grundumsatz
normal, so geht man in Abständen von 2—3 Tagen um 0,1 g zurück und sieht,
ob der Grundumsatz normal bleibt. 30 Tabl. zu 0,1 g, 100 Tabl. zu 0,025 g
M.T.u. Philopharm, Chem.-pharm. Fabr., Quedlinburg.

M. T. U. S. Methyl-Thio-Uracil Boehringer. 2—6mal tägl. 0,1 g 14 Tage
bis 3 Wochen lang. Erhaltungsdosis 0,025 g pro Tag. 10 und 20 Tabl. zu
0,1 g 1,00 und 1,75 DM. C. F. Boehringer u. Söhne G. m. b. H., Mannheim.

M. P. S. Marfanil.

Mucidan enthält als Tinktur Rhodansalze und Formaldehyd. *Gurgelmittel* zur Kupierung von Anginen, bei Pharyngitis, Diphtherie und zu
Mundspülungen bei Stomatitis, Gingivitis usw. Für die Behandlung chro-
nischer eitriger Ohrerkrankungen in Form der Mucidan-Ohrspülung (ähnliche
Zusammensetzung wie Mucidan-Tinktur). Als Inhalation oder Spray bei
Trockenkatarrhen, Ozaena usw. in Form der Mucidan-Inhalierlösung, ent-
haltend Rhodankalium, Hexamethylentetramin und Ol. pin. silv. —
Mucidanpreise: 160 g Sirup 1,45 DM, 25 g Hustentropfen 75 Dpf., 25 Tabl.
65 Dpf., 100 Tabl. 1,80 DM, 10 ccm Tinktur zum Gurgeln 70 Dpf., 25 ccm
Tinktur 1,30 DM, 50 ccm Ohrspülung oder Inhalierlösung 2,40 DM. Auch
Mucidan-Nasensalbe. Kali-Chemie A.G., Sehnde/Hannover.

Mucilago gummi arabicum. Gelbe, fade schmeckende Flüssigkeit, aus
1 Teil Gummi und 2 Teilen Wasser. Bismut. subsalicyl. 5, Mucilag. Gu. arab.
20, Sirup. simpl. 20, Aq. ad 1,50, 3mal tägl. 1 Eßl.

Mucilago salep besteht aus 1 Teil Salep, 1 Teil Weingeist mit 100 Teilen
Wasser. Bei Magen- und Darmerkrankungen der Kinder. Mucilag. Salep. 100,
Tinct. Op. crocat. gtt. 10, 2stündl. 1 Teel.

Mucin enthält die säurebindenden Bestandteile des Magenschleims sowie
Magnesiumtrisilikat. Das Mucin stellt ein natürliches Schutzmittel für den
kranken Magen dar und findet besonders Anwendung bei Hyperacidität und
Ulcus, wobei es, wie ich aus eigener Erfahrung bestätigen kann, von sehr
guter Wirkung ist und auch auf die Schmerzen schnell lindernd einwirkt.
Man läßt die Kranken vor dem Essen 1 Teel. voll in warmer Milch, Suppe
oder Kakao nehmen oder 1—2 Tabl. zerbröckelt mit Wasser. Die übliche
Diät muß eingehalten werden. Packungen 50, 100, 250 g (1,15, 1,90, 4,— DM).
Belladonna-Mucin besteht aus Mucin $+ 0{,}2\%$ Extr. Belladonn. ½ Std.
vor der Mahlzeit ½—1 Teel. voll. Packung mit 50, 100, 250 g 1,15, 1,90,
4,— DM. Nordmark-Werke A.-G., Hamburg 21.

Mucotrat, ein Magenpräparat, enthält die wirksamen Stoffe der Magenschleimhaut sowie die gesamten Magen-Enzyme in nativ wirksamer Form.
Mucotrat ist biologisch nach seiner proteolytischen Fähigkeit standardisiert.
Gegen Anaemia pernic. und Achylia gastrica. Zur Abwechslung mit Lebertherapie 4mal tägl. 1—2 gehäufte Teel. voll Körner. Als Körner 80 und 250 g
3,30, 9,05 DM. Nordmark-Werke A.-G., Hamburg 21.

Mulgatum. Ein Lebertran-Vitamin-Kalk-Präparat. Mehrmals tägl.
1 Eßl.,Kinder 1 Teel. Flasche mit 320 g 2,05 DM. **Mulgatum phosphora-
tum** enthält Vit. A, D, F, Phosphor $0{,}002\%$, Lecithin essent. Nattermann
Ol. jec. As. 3mal tägl. 1 Eßl., Kinder 1 Teel. Flasche 2,30 DM. A. Nattermann & Co., Köln-Braunsfeld.

Multisaccharid-Homburg ist ein qualitativ und quantitativ abge-
stimmtes Gemisch verschiedener Mono- und Disaccharide, ein peripher und
zentral angreifendes Mittel zur Behandlung von Durchblutungsstörungen
und von Dystonien im vegetativen Nervensystem. Nach einer intrav. Injektion von Multisaccharid ist meist die Neigung zu Gefäßkrämpfen oder
zu sonstigen Störungen in der Durchblutung tage- und wochenlang beseitigt.
Bei Hypertonie wird der Blutdruck gesenkt. Anwendung bei allen peripheren
Durchblutungsstörungen, Angina pect., Endarteriitis obliterans, arterio-
sclerotische Durchblutungsstörungen, Gangrän, Raynaudsche Krankheit,
Ulcera cruris, Paraesthesien, Gefäßspasmen, Erfrierungen, Hypertonie,

vegetativen Neurosen, Thyreotoxikosen, Klimakterium, Pruritus, Heuschnupfen, Urticaria. Man gibt 2mal wöchentl. 10 ccm intrav. Bei vegetativen Neurosen, Thyreotoxikosen und allergischen Erkrankungen wie Heuschnupfen, Urticaria, Asthma nur 1mal wöchentl. Packungen mit 5 und 25 Amp. zu 10 ccm. Chemiewerk Homburg A.-G., Frankfurt/Main.

Mutaflor. Die Bakterien des gesunden Darms in Geloduratkapseln. Sie verdrängen die abnorme Darmflora und siedeln sich an deren Stelle im Darm an. Bei Ruhr, Colitis, Obstipation, perniciöser Anämie und allen Darmstörungen, die durch abnorm zusammengesetzte Darmflora bedingt sind. Die Normalpackung enthält eine schwache und 19 starke Kapseln, oder eine schwach dosierte Packung besteht aus 4 schwachen und 6 starken Kapseln. Bei kühler Aufbewahrung einige Monate haltbar, sonst nur wenige Wochen. Am 1. Tag eine gelbe, 2—4 Tage eine rote Kapsel, von da ab tägl. 2 rote Kapseln. Nähere Gebrauchsanweisung liegt bei. Normalpackung mit 19 roten und 1 gelben Kapsel ($^1/_5$ so stark wie die roten) 8,40 DM. Schwachdosierte Packung mit 20 gelben Kapseln 5,84 DM. Kinderpackung 20 gelbe und 10 rote Perlen ($^1/_5$ so stark wie eine gelbe Kapsel) 8,40 DM. Hageda A.-G., Berlin NW 21.

Mutosan. Chlorophyllpolysilicat-Kombination. Brauchbares Mittel, um bei Tuberkulose Appetit und Kräftezustand zu heben. 3mal tägl. 1 Teel. Es gibt auch für Diabetiker zuckerfreies Mutosan (150 ccm 2,25 DM). In Tabl. für Kassen 30 St. 1,15 DM, 60 Tabl. 2,10 DM, 30 g Tropfen 1,50 DM. 3mal tägl. 20 Tropfen auf Zucker. Dr. Uhlhorn & Co., Biebrich a. Rh.

Mykostin ist ein hochwirksames Vitamin-D_2-Präparat zur Behandlung von Rachitis, Osteoporose, Spasmophilie, Tetanie, Skrofulose. Säuglinge und Kleinkinder 3mal tägl. 1 gehäuften Teel. der Mahlzeit beigemischt, Erwachsene tägl. 2 gestrichene Teel. voll. Jedes Gramm Mykostin enthält 5000 I E Vitamin D_2. Packungen mit 30 g Pulver. *Mykostin forte* in Tabletten. 2—10 Tabl. und mehr gut zerkaut tägl. zu nehmen. 1 Tabl. enthält 20 000 I E Vitamin D_2. Packung mit 30 Tabl., auch als Pulver für Säuglinge. Zu jeder Flasche 1 gestrichenen Teel. Mykostin forte-Pulver. Dr. Ponsold & Co. G. m. b. H., Oschersleben.

Myocardon enthält Nitroglycerin 0,0005, Papavydrin 0,03, Acid. phenylaethylbarbit. 0,02, Euphyllin neutral. 0,1. Bei Angina pect. ½—1 Tabl. Packungen mit 10 und 20 Tabl. Byk-Gulden, Abtlg. Lomberg G. m. b. H., Konstanz a. Bds. und Weilheim, Obb.

Myokombin. Strophanthin Boehringer ½ mg (= Kombetin) und 0,07 g Novocain zur *intramusk.* Injektion. Packungen mit 5 und 10 Amp. 1,64 und 3,— DM. C. F. Boehringer & Söhne G. m. b. H., Mannheim-Waldhof.

Myo-Melcain enthält 0,1 g p-Aminobenzoyldiaethylaminoaethanol hyd. in 10 ccm M_2 20% zur intramusk. Injektion. Bei Myalgien, Lumbago. Periarthritiden, Neuritiden. 3 und 5 Amp. zu je 10 ccm 3,10, 5,10 DM, M. Woelm, Eschwege.

Myo-salvarsan s. u. Salvarsan.

Myoston. Muskelextrakt, standardisiert auf Muskeladenosinphosphorsäure. 1 ccm Myoston enthält 0,0025 g Muskeladenosinphosphorsäure. Bei Kreislauf- und Stoffwechselstörungen, besonders des Kohlenhydrat- und Fettstoffwechsels, bei Enteritis, Neuritis, peripheren Gefäßspasmen. 2 bis 3mal tägl. 10—20—40 Tropfen, peroral 3—4mal tägl. 20 Tropfen. Flasche mit 20 ccm (2,80 DM). S. Glucadenose und Triadenyl. Dr. Georg Henning, Chem.-pharm. Werk, Berlin-Tempelhof.

Myotrat-Pillen enthalten phosphorylierten Muskelextrakt 0,03, Methylxanthine 0,02, Prochinin 0,03 β-Pyridincarbonsäure 0,01, Phenylaethylbarbitursäure 0,1 zur Behandlung der Angina pectoris, Aortalgie und Claudicatio intermittens, spastischen Gangrän. 3—4mal tägl. 1 bis höchstens 2 Pillen. Packungen mit 25, 50 und 100 Pillen 1,85, 3,20 und 5,50 DM. Nordmark-Werke A.-G., Hamburg 21.

Myrmekan. Ameisensäurepräparat zur parenteralen Reiztherapie bei Muskel- und Gelenkerkrankungen. In Ampullen von 1—2 ccm. Stärke I und II. Packungen mit 12 und 3 Amp. *Pulmomyrmekan* bei Tuberkulose in Ampullen zu 1 ccm. Packungen mit 6 und 3 Amp. *Nephromyrmekan* bei Nierenerkrankungen in Ampullen zu 1 ccm, Packungen mit 6 und 3 Amp. Dr. E. Krull & Co., Güstrow i. M.

Myrrha. Gummiharz. Aromatisch riechende Körner von bräunlicher Farbe. Als Stimulans bei Bronchialkatarrh mit starker Sekretabsonderung, zur Anregung des Appetits, äußerlich als Tinct. Myrrh.

Myrtolum. Das ätherische Öl von Myrtus communis. Eine gelbliche, aromatisch riechende Flüssigkeit. Bei Lungengangrän 0,3 in Kapseln mehrmals tägl.

Nafisal-ovula. 1 Ovulum enthält 0,01 g Octylhydriocupreicin (Vuzinotoxin) in 1 g schaumentwickelnder Masse. Bei fluor vaginalis. Abends ein Ovulum in die Vagina einführen. Schachtel mit 20 Ovula 1,15 DM. C. F. Boehringer & Söhne G. m. b. H., Mannheim.

Naftalanum = Nafalan. Destillationsprodukt aus Rohnaphtha mit 4% wasserfreier Seife. Eine dunkelbraune, salbenartige Masse, die eine große Wiederaufnahmefähigkeit besitzt. Bei Ulcus cruris, Verbrennungen und Decubitus entweder rein oder mit Lanolin oder Wismut.

Naftogen. Hydrooxyliertes Naphthalin, an Essigsäure gekuppelt. Als Körner bei Oxyuren. Kinder unter 4 Jahren 4mal tägl. 1 Meßkuppe = 1 g in Brei, Kinder von 4—10 Jahren 3mal tägl. 2 Meßkuppen voll, Erwachsene tägl. 3mal 3 Meßkuppen. 30 g 99 Dpf. Naftogen pro klysma (Quassinin in 4proz. Guajacol-Essigsäure): 1 Eßl. auf ½ l Wasser. Naftogen mollentum zum Einreiben des Afters. 1 Kurpackung mit Körnern, Klysma und Salbe 1,66 DM. E. Tosse & Co., Hamburg.

Naphthalinum. Aus Steinkohlenteer hergestellt. Weiße, glänzende Blättchen von durchdringendem Geruch und unangenehmen Geschmack. Löslich in Weingeist, Äther und Chloroform. Wegen Reizung auf Niere und Blase nicht zu verwenden. Äußerlich als Krätzemittel in 10—15proz. Öllösung 3—4mal tägl. einreiben. S. Naftogen.

Naphtholum-beta. Farblose, glänzende Blättchen, die etwas nach Phenol riechen und brennend schmecken, in Weingeist, Äther und Cloroform und Öl löslich. Innerlich bei chronischen Diarrhoen 0,3—0,5 mehrmals tägl., äußerlich als 1—10proz. Salbe bei Krätze, Ekzem oder als 5—20proz. spirituöse Lösung. Bei zu langem Gebrauch Nephritis! Naphthol 10, Sap. kalin. 50, Cretae alb. 10, Lanolin ad 100, bei Krätze. Naphthol 3, Spirit. ad 100, bei Seborrhoea capitis.

Narceinum. Alkaloid des Opiums. Seidenglänzende Nadeln, unlöslich in Äther, schwer löslich in Wasser und Alkohol. Ähnliche Wirkung wie Morphium, nur schwächer. 0,01—0,1 pro dosi, wenig angewandt.

Narceinum hydrochloricum. In Wasser und Weingeist leicht löslich. 0,06—0,02 pro dosi wie das Vorhergehende.

Narconumal „Roche", ein intravenöses Narkoticum. Es ist das Natriumsalz der 1-Methyl-5,5-allylisopropylbarbitursäure zu 0,5 und 1 g in Trockenampullen. Das Pulver wird in 5 ccm, resp. 10 ccm Aq. dest. sterilis. gelöst und langsam intravenös injiziert. Es bewirkt ein rasches Einschlafen. Für Narkosen von kurzer oder mittlerer Dauer, gleich gut für die Einleitung der Inhalationsnarkose, sowie für Lang- und Basisnarkosen. Auch als Vollnarkoticum, wo die Inhalationsnarkose nicht angewendet werden kann. Bei Langnarkosen bleibt die Injektionsnadel in der Vene, damit bei Bedarf weitere Mengen des Narkoticums nachgespritzt werden können. Bei Leber- und Nierenschädigungen sowie bei Affektionen der Zunge, des Gaumensegels und des Kehlkopfes ist gegebenenfalls Vorsicht geboten. 3 und 25 Trocken-Amp. zu 0,5 g und zu 1 g mit Wasserampullen. Deutsche Hoffmann-La Roche A.-G., Grenzach/Baden.

Narcophin. *Untersteht dem Opiumgesetz: Es darf tägl. für einen Kranken oder den Praxisbedarf bis 0,4 g verordnet werden.* Zusammensetzung: Narcotin —Morphin—Chelidonat, Morphingehalt 30%. Zweckmäßiger Ersatz für Morphium und Pantopon. 0,03 Narcophin = 0,02 Morphium. Es hat eine länger dauernde narkotische Wirkung als Morphium, schont aber das Atemzentrum, auch die Nebenerscheinungen, wie Erbrechen usw., sind seltener. Von einer 3proz. Lösung gibt man 15—20 Tropfen oder 1 ccm als subcut. Injektion oder 1—2 Tabl. à 0,015. Als schmerzstillendes Mittel bei Operationen, Geburten, Husten, Stenokardie und bei Morphium-Entziehungskuren. Narcophinlösung 3proz. im Karton mit 3 Amp. zu 1 ccm (1,15 DM). Narcophinlösung 1proz. für die Kinderpraxis im Karton mit 5 Amp. zu 1 ccm. Größte Einzelg. 0,03, größte Tagesg. 0,1. Boehringer & Söhne, Mannheim.

Narcotinum. Alkaloid des Opiums. Farblose, schwer lösliche Krystalle. Innerlich 0,1—0,25 mehrmals tägl. als Pillen bei Neuralgien.

Nateina enthält die Vitamine A, B, C, D in Verbindung mit Ca-Phosphat. Es setzt die Koagulationszeit des Blutes herab und bewirkt eine Verbesserung der Gefäßwanddichtung, es hat daher eine günstige Wirkung bei Hämophilie, Purpura, Skorbut, Tuberkulose. Bei Hämophilie gibt man 16—36 Tabl. tägl., bei den übrigen Krankheiten 8—16 Tabl. 12 Tabl. 1,16 DM, 48 Tabl. 5,39 DM. Hageda, Berlin NW 21.

Natrium aceticum. Farblose Krystalle, in Wasser und Weingeist löslich. Mehrmals tägl. 2—4 g bei Magenkatarrh und Durchfall.

Natrium arsenicosum. Farbloses, in Wasser lösliches Pulver. 0,001 bis 0,005 in Tropfen oder Pillen, als Amphiolen MBK zu 0,002—0,005—0,01 in Schachteln zu 5 und 10 St. Natr. arsenicos. 0,1—0,2, Pulv. et succ. Liquir aa 5, f. pil. 100, 3mal tägl. 1 Pille, steigend bis 3mal tägl. 3 Pillen und dann wieder fallend. S. Acid. arsenicos.

Natrium benzoicum. Weißes Pulver, in Wasser und Weingeist leicht löslich. Innerlich zur Anregung der Nierentätigkeit und bei Bronchitis der Kinder. Liq. Ammon. anis., Aq. amygd. am. aa 0,5, Tinct. Op. benz. gtt. 5, Natr. benzoic. 1, Sirup. simpl. 20, Aq. ad 150, 3mal tägl. 1 Kinderlöffel.

Natrium biboracicum s. Borax.

Natrium bicarbonicum. Saures, kohlensaures Natrium. Weißes Pulver von laugenhaftem Geschmack, in 12 Teilen Wasser löslich, bei Magenkatarrh, Hyperacidität, Sodbrennen, Bronchialkatarrh zum Inhalieren (1—5:500), bei Acidosis sowohl per os als intravenös (3proz. Lösung). Es ist der Hauptbestandteil in Emser Salz, auch in Brausepulver enthalten. Natr. bicarb. 10, Rhiz. Zingib. 0,5, Sacch. pulv. 10. Bei träger Verdauung öfter 1 Messerspitze. Natr. bicarb., Rhiz. Rhei aa 10, Elaeos. Menth. pip. 2, 3mal tägl. 1 kleine Messerspitze.

Natrium bromatum. Weißes Pulver mit 76% Br, in Wasser und Weingeist löslich. Dem Kaliumbromat vorzuziehen. Das Bromion ist bis zu einem gewissen Grade imstande, das Chlorion zu ersetzen. Je weniger Natriumchlorid in der Nahrung enthalten ist, desto rascher geht die Bromanreicherung vor sich. Man gibt daher bei Epilepsie am besten tägl. nur 8 g Kochsalz und 1 Bromdosis von 5—8 g pro die. In 16 Tagen soll das Bromgleichgewicht erreicht sein. Bei der Dosis, bei der sich die Kranken am wohlsten fühlen, bleibt man stehen. Tritt Bromintoxikation ein, so setzt man entweder die Bromdosis um 1—2 g herab oder man legt 1—5 g Kochsalz zu. Man soll stets das Natriumbromid nehmen, da das Kaliumsalz nicht gleichgültig wegen seiner Wirkung auf den Kreislauf ist. Auch Ammonium bromat. hat unerwünschte Nebenwirkungen. Bei Bromacne ist gleichzeitig Solut. Fowleri zu geben. S. Sedobrol und Strontium bromatum.

Natrium carbonicum siccum. Weißes Pulver, innerlich durch Natr. bicarb. zu ersetzen. Äußerlich als Mund- und Gurgelwasser 1—2:100, zur Blasenspülung bei harnsauren Blasensteinen 1:100, auch zur Inhalation bei trockenen Pharynxkatarrhen.

Natrium chloratum. Kochsalz. Innerlich 1 Eßl. voll bei Lungenblutungen oder 10 ccm einer hypertonischen Lösung intravenös. Zum Nasenspülen: Natr. chlorat. 4,5, Ol. Menth. pip. gtt. 4, Aq. ad 500, zur Nasendusche. Als physiologische Kochsalzlösung subcutan und intravenös bei starken Blutverlusten. Zu Bädern 1—10 kg auf 1 Vollbad. Als Inhalation bei Bronchitis: Natr. bromat., Natr. chlorat. aa 2,5, Aq. ad 250 zum Inhalieren. Oft auch in Magenpulvern enthalten. S. Normosal.

Natrium citricum. Weiße, wasserlösliche Krystalle. 5—10 g als Laxans und auch bei Diabetis.

Natrium diaethylbarbituricum s. Medinal.

Natrium formicicum. Ameisensaures Natrium. Als Kochsalzersatz bei Ödemen (Nephritis und Nephrose).

Natrium glycerino-phosphoricum. In Wasser lösliches Salz. Als 50%ige Lösung im Handel pro receptura. Bei Nervenschwäche und Basedow 0,5—1 g 3mal tägl. Natr. glycerin.-phosphor. 50% 15, Extr. Chin. fluid. 5, Sirup. simpl. 50, Aq. ad 150. Umschütteln. 3mal tägl. 1 Kinderl.

Natrium jodatum mit 80% J. Trockenes, weißes Pulver, wie Jodkalium. Löslich in 0,6 Wasser und in 3 Teilen Weingeist. Natr. jod. 8, Fol. Digit. titr. 2, f. pil. 100, bei chronischem Bronchitis 3mal tägl. 1—2 Pillen.

Natrium jodicum. Jodsaures Natrium. Weißes, in 120 Wasser lösliches Pulver. Innerlich 0,3—0,5 als Pillen bei Asthma und Gefäßerkrankungen, Neuralgien. Äußerlich als Streupulver mit Acid. boric. 1 + 9.

Natrium kakodylicum. Natriumsalz der Dimethylarsinsäure. In Wasser leicht lösliche weiße Krystalle mit 35% As. Innerlich als Pillen oder Lösung bis 0,1 g pro dosi, bis 0,3—0,4 g pro die, subcutane Tagesdosis 0,05—0,1 g. In Amphiolen MBK. mit 0,01, 0,03, 0,05 und 0,1 in Schachteln mit 10 St. (1,04 DM) zur subcut. Injektion. Wird im Körper z. T. zum flüchtigen, widerlich riechenden Kakodyloxyd reduziert und ausgeatmet.

Natrium monomethylarsenicicum. Als Tonicum und Roborans bei Anämie, Neurasthenie und allgemeiner Erschöpfung. Dem Natr. kakodylic. vorzuziehen. In Amphiolen MBK. mit 0,01, 0,03, 0,05, 0,1 in Schachteln mit 5 und 10 St. für subcut. Injektionen.

Natrium nitricum. Natronsalpeter. Farblose Krystalle von kühlem, salzigem Geschmack, leicht in Wasser und in 50 Teilen Weingeist löslich.

Natrium nitrosum. Natriumnitrit. Weiße Krystalle, leicht löslich in Wasser. Innerlich 0,05—0,2. Besonders bei Angina pect. und Hypertension. Natr. nitros. 5, Aq. 150, 1—2 Teel. Natr. nitros 1, Diuretin 3,0, Aq. ad 200, 3mal tägl. 1 Eßl. Natr. nitros. 2, Aq. dest. ad 10, ½ Spritze subcutan im Anfall. Größte Einzelg. 0,3, größte Tagesg. 1,0.

Natrium nucleinicum. Eine aus Bierhefe gewonnene Nucleinsäure mit 8,9% Phosphor. Als lösliches Natr.-Salz zur Injektion als Tonicum bei erschöpfenden Krankheiten. Zur Anregung der Leukocytose. Entweder 3—5mal tägl. 0,1 Nucleinsäure oder 1—2mal tägl. 0,05 Natr. nucl. subcutan. Bei Infektionskrankheiten alle 3—4 Tage eine subcut. Injektion von 0,5 bis 1 g. In Schachteln mit 10 Amp. zu 10 ccm einer 10%igen Lösung von Natr. nucl. (10,— DM). Boehringer & Söhne, Mannheim-Waldhof.

Natrium oleinicum s. Eunatrol.

Natrium phenylaethylbarbituricum = Luminal-Natrium.

Natrium phosphoricum. Dinatriumphosphat Na_2HPO_4. Farblose Krystalle von wenig salzigem Geschmack und alkalischer Reaktion, leicht löslich in Wasser. Innerlich 0,5—2 g mehrmals tägl. bei Basedow. In höheren Dosen als Abführmittel. Natr. phosphor. 30, Aq. fl. Aurant. 150, Sirup. Rud. id. 20, abends 2—3 Eßl. zum Abführen. 3mal tägl. 1 Eßl. bei Basedow.

Natrium phosphoricum siccum. Getrocknetes Salz. In der halben Dosis wie das Vorhergehende zu Pulvermischungen.

Natrium salicylicum. Weiße Schuppen von süßlichem Geschmack, in 1 Teil Wasser und 6 Teilen Weingeist löslich. Als Pulver und Lösung bei

Erkältungskrankheiten, besonders Rheumatismus und Pleuritis, innerlich
0,5—1 g mehrmals tägl., bis höchstens 10 g tägl. Nebenerscheinungen bei
hohen Gaben: Ohrensausen, Schwerhörigkeit, Magendruck. Bei akutem
Gelenkrheumatismus beginnt man mit hohen Dosen und geht bei Abfallen
des Fiebers in der Dosis herab. Kindern von 1—2 Jahren 2—3mal tägl. 0,4,
3—6 Jahren 2—3mal tägl. 0,5 und mehr, 6—10 Jahren 4—5mal tägl. 0,5.
Als Klysma in der gleichen Dosis. Natr. salicyl. 1, tal. Dos. X, 3—4mal tägl.
1 Pulver. Natr. salicyl. 10, Tinct. Aurant. 5, Aq. ad 200, 2stündl. 1 Eßl.
Natr. salicyl. 10, Succ. Liquir. 15, Aq. ad 200, 3stündl. 1 Eßl. bei Erkältungen mit Husten.

Natrium silicicum. Weißes Salz, löslich in Wasser. 1%ig bei Lungentuberkulose (begünstigt die Vernarbung und wirkt vielleicht entzündungshemmend). Asthma, Arteriosklerose 10—20 Tropfen, oder intrav. 1—2 ccm.
10—12 Injektionen gehören zu einer Kur, wöchentl. 1—2 Injektionen.

Natrium sozojodolicum s. Sozojodol.

Natrium sulfocyanatum (Rhodan-Na.). Das Rhodanion fördert die
Dispersität der kolloidalen Systeme, wirkt stark auflösend und für Gallerte
stark quellend. Von der quellenden, die Membrandurchlässigkeit steigernden
Wirkung des Rhodan sieht man günstige therapeutische Erfolge bei der
Hypertension. Auch die subjektiven Beschwerden der Hypertoniker, wie
Schwindel, Schlaflosigkeit, Kopfschmerzen, auch Angina pectoris, sollen
günstiger durch Rhodan beeinflußt werden als durch Jod. Auch bei spastischen Gefäßerkrankungen, Raynaudsche Krankheit, Dysbasia intermittens
und Migräne, desgl. bei klimakterischen Beschwerden ist es zu versuchen.
Einzeldosis 0,1. Kontraindiziert bei Niereninsuffizienz und Leberinsuffizienz.
Natr. sulfocyanat. 1,0, Aq. dest. ad 150. D. S. 3mal tägl. 1 Eßl., nach der
2. Woche 2mal tägl. 1 Eßl., nach der 4. Woche 1mal tägl. 1 Eßl., nach der
6. Woche 8 Tage aussetzen. S. Rhodapurin.

Natrium sulfuricum. Sal mirabile, Glaubersalz. Leicht löslich in Wasser,
Hauptbestandteil des Karlsbader Salzes. 15—30 g in 1 Tasse warmen Wassers
auflösen als Abführmittel. Natr. sulfuric. 50, Natr. chlorat. 3, Natr. bicarb. 6,
Ersatz für Karlsbader Salz. Infus. Rhiz. Rhei 5:150, Natr. sulfur. 30, Sirup.
simpl. ad 200, eßlöffelweise bis zur Wirkung.

Natrium sulfuricum siccum. Bei Pulvermischungen zu verwenden.
Natr. sulfur. sicc. 10, Sulf. dep., Tartar. dep. aa 20, Elaeos. Foenic. 5, 3mal
tägl. 1 Teel. bei Hämorrhoiden.

Natrium tartaricum. Wie Tart. natronat.

Natrium thiosulfuricum. Weiße, etwas bitter schmeckende Krystalle,
innerlich 0,5—1,5, 3mal tägl. als Lösung bei chronischen Hautkrankheiten,
äußerlich zu Waschungen bei Hautkrankheiten oder als 2—10%ige Salbe.
Natr. thiosulfur. 4, Aq. 160, Sirup. simpl. ad 200, stündl. 1 Eßl.

Nedolon (früher Sedal) enthält Phenac. 0,1 g, Dimethylaminophenazon 0,15 g, Coffein 0,05 g, Ephetonin 0,005 g, Dionin 0,005 g als Antipyreticum und Antineurag. 1—2 Tabl. Kinder ½ Tabl. 10 und 50 Tabl. 1,10 und
4,— DM. E. Merck, Darmstadt.

Neobismol. Fein dispergierte, lipoidlösliche Lecithin-Wismutjodchinin-
Verbindung. Gegen Syphilis. Erwachsene: 3mal wöchentl. 1 ccm oder 2mal
2 ccm, im ganzen 15—20 ccm. Kinder bis 15 kg Gewicht 2mal wöchentl.
bis 0,3. In Flaschen zu 10, 25, 40, 80 ccm. Chem.-pharm. A.-G., Bad Homburg.

Neobornyval ist Isovalerylglykolsäurebornelester. Gut verträgliches
Sedativum bei nervösen Störungen, Depressionen, Herzbeschwerden, Coronarinsuffizienz, Magen-Darmspasmen, klimakterischen Erscheinungen. Wirkt
durch Herabsetzung der Reflexerregbarkeit. Wird erst im Darm gespalten.
3—4mal tägl. 1—3 Perlen à 0,25. Schachtel mit 25 Perlen (2,35 DM). Riedel-
E. de Häen A.-G., Seelze b. Hannover.

Neo-Bigrol, eine 10proz. Wismut-Ölsuspension, pro ccm 0,06 g Bi. Bei Lues und Angina. 2—3mal wöchentl. 1 ccm. 15 ccm 2,00 DM. Chem. Fabr. Grünau, Berlin-Grünau.

Neo-Bridal, ein synthetisches Antihistaminicum, ist ein saures, maleinsaures Salz des N-Dimethylaminoaethyl-N-para-methoxybenzyl-α-aminopyridin. Es ist von sehr guter Wirkung und Verträglichkeit. Indikation: Urticaria, alle allergischen Pruritusformen und Dermatosen, auch Ekzeme, besonders Serumkrankheit, Heuschnupfen, Rhinitis vasomotorica, Quincksches Ödem, Asthma. Die Dragées sollen niemals nüchtern genommen werden, sondern unzerkaut nach dem Essen. Man beginnt mit 2—3 Dragées zu 0,1 g pro Tag und steigert die Dosis an den folgenden Tagen bis zum Erfolg. Kinder bis 4 Jahre erhalten 2—4 Dragées zu 0,05 g pro Tag, bis 10 Jahre 4—8 Dragées zu 0,05 g, bis 15 Jahre und Erwachsene 4—6 Dragées zu 0,01 g pro Tag. Von den Ampullen gibt man tägl. 2—4 St. und fährt dann mit Dragées weiter. In schweren Fällen kann man 5—10 Dragées zu 0,1 g pro Tag geben. Auch können die Injektionen zur Unterstützung der peroralen Gaben dienen. Die Injektion ist tief intramusk. zu geben. 10 und 20 Dragées zu 0,05 (für Kinder) 1,25 und 2,40 DM, 10 und 20 Dragées zu 0,1 g für Erwachsene 2,00 und 3,90 DM. 3 Amp. zu 2 ccm = 0,05 g 3,05 DM. Farbenfabriken Bayer, Leverkusen-Bayerwerk.

Neodorm (α-Isopropyl-α-brom-butyramid). Beruhigungs- und Einschlafmittel, auch bei Morbus Basedowii bewährt. Bei allen Arten von Schlaflosigkeit, Erschöpfungserscheinungen, Unruhe, Erregungs-, Depressions- und Angstzuständen. Als Schlafmittel gibt man Erwachsenen 1—2 Bohnen auf einmal vor der normalen Schlafzeit. Zur Erzielung einer sedativen Wirkung werden bis zu 3 Bohnen, auf den Tag verteilt, genommen. Bohnen zu 0,3 g verzuckert 10 St. 1,50 DM. Knoll A.-G., Chem. Fabr., Ludwigshafen a. Rh.

Neo-Gynergen enthält neben Gynergen (Ergotamin) das neue Sekalealkaloid Ergobasin in Form seines Tartrates. Das Präparat vereinigt die rasch einsetzende, hypophysenähnliche Wirkung von Ergobasin mit der lang dauernden des Gynergen. Bei allen Sekale-Indikationen der Geburtshilfe und Gynäkologie, nicht als Wehenmittel vor und während der Geburt. Amp. zu 1 ccm = 0,25 mg Ergotamintartrat + 0,125 mg Ergobasintartrat. 1 ccm = 30 Tropfen. 1 Amp. subcut., intramusk. oder intrav. oder 3mal tägl. 20 Tropfen. 6 Amp. 4,20 DM. Tropfen 10 ccm 3,90 DM. Sandoz A.G., Nürnberg.

Neo-Hepatrat forte. S. u. Hepatrat.

Neohexal. Sekundäres sulfosalicylsaures Hexamethylentetramin. Weißes, in Wasser leicht lösliches Pulver. Bei Erkrankungen der Harnwege. 3—6mal tägl. 2 Tabl. zu je 0,5, in Wasser gelöst. Bei Grippe alle 2 Std. 1 Tabl. Röhren mit 20 Tabl. zu 0,5 1,15 DM. S. Hexal. Riedel-E. de Haën A.G., Seelze bei Hannover.

Neo-Hormonal ist ein aus der Milz gewonnener Zellsaft, den man intravenös oder intramuskulär injiziert. Er soll den die Darmperistaltik in normaler Weise anregenden Reizkörper (frei von Albumose) enthalten. Verstopfung, die jeder anderen Behandlung trotzt, kann oft durch eine einmalige Einspritzung beseitigt werden. Auch zur Verhütung des postoperativen Ileus. Auch bei Ruhr zur Beseitigung des Darmspasmus. Für die intramusk. Injekt. braune Flaschen mit 20 ccm, für die intrav. Injekt. blaue Flaschen mit 20 und 40 ccm. Die intramusk. Injekt. sind wegen der Schmerzhaftigkeit möglichst zu vermeiden. Nach 20—30 Min. beginnt die Wirkung, indem reichlich Winde abgehen und die Auftreibung des Leibes abnimmt. Die Kranken bekommen nach der Injektion Blutandrang nach dem Kopfe, auch Fiebersteigerung kommt vor. Ausführliche Beschreibung liegt bei. Blaue Flaschen mit 20 ccm zur intrav. Injekt. (5,00 DM). Braune Flaschen mit Eucainzusatz zur intramusk. Injekt., 20 ccm (5,00 DM). Schering A.G., Berlin-West.

Neu-Lubrokal s. u. Lubrokal.

Neo-Pyocyanase wird aus mehreren Wochen alten Flüssigkeitskulturen des Bacillus Pyocyaneus durch keimentfernende Filtration, Einengung und Reinigung gewonnen. Es enthält noch 0,5% Chinosol. Die Flüssigkeit ist dunkelfarbig und fluoresziert grünlich und ist 1 Jahr haltbar. Die Wirkung wird den aus den Pyocyaneuszellen freigewordenen Enzymen zugeschrieben (sekret- und belaglösend, bakterientötend). Die Lösung ist $^1/_5$ so stark wie die frühere Pyocyanase. Anwendung bei Anginen (s. Angina), Grippe, Stockschnupfen, Katarrh der oberen Luftwege, Wunden, Ulcus cruris usw. Die Flüssigkeit wird aufgepinselt oder mittels Spray an die kranke Stelle gebracht. Tägl. 3—4mal und öfter. Neuerdings auch zur Fluorbehandlung empfohlen. 15 g, 50 g. Sächs. Serumwerke, Dresden.

Neo-Quinisal enthält je Tabl. 0,1 g Prochinin salicyl und 0,15 g Acid. acetylosalic. Bei Erkältungskrankheiten, Rheuma 3—4mal tägl. 1—2 Tabl. Packung mit 12 und 20 Tabl. zu 0,25 g 1,00 und 1,55 DM. C. F. Boehringer & Söhne GmbH., Mannheim.

Neosal. Rasch und anhaltend wirkendes Analgeticum und Antineuralgicum. — Neosal enthält die leicht löslichen und resorbierbaren Doppelverbindungen von Calciumsalicylat mit Coffein und Dimethylaminophenyldimethylpyrazolon, außerdem Methylaminomethylheptan, und zwar als Salicylat im Liquidum und als sulfanilsaures Salz in der Bohnenform. Neosal liquid. ist eine 45proz. Lösung, die Bohnen enthalten 0,25 wirksame Substanz. Rasche Schmerzstillung durch Neosal wurde beobachtet bei Kopf- und Zahnschmerzen, Migräne, Neuralgien, Grippe, Muskelschmerzen, Gefäßkrämpfen sowie bei kleinchirurgischen Eingriffen. Selbst starke Schmerzzustände, wie sie bei Carcinom oder stenokardischen Anfällen auftreten, wurden gemildert. Im allgemeinen sind 15—30 Tropfen in Flüssigkeit bzw. 1—2 Bohnen und mehr — nicht auf leeren Magen — zu nehmen. Für Kinder je nach Alter 5—15 Tropfen bzw. 1 Bohne. In vielen Fällen, besonders bei lange anhaltenden Schmerzzuständen, haben sich Einzelgaben von je 10 Tropfen mehrmals täglich bewährt. Im Bedarfsfall kann die Dosis auf 40 Tropfen erhöht werden. 10 g Neosal 1,70 DM, Bohnen 10 St. 0,95 DM. Knoll A.G., Chem. Fabriken, Ludwigshafen a. Rh.

Neo-Salvarsan s. Salvarsan.

Neo-Saprovitan s. Saprovitan.

Neosilbersalvarsan s. Salvarsan.

Neospiran. Ein Orthophthalsäuredidiäthylamid als zentral angreifendes Wiederbelebungsmittel, bei Bewußtlosigkeit, Kollaps, Atemlähmung, Unglücksfällen, Vergiftungen. Bei drohender Lebensgefahr 1½ ccm mit 10 ccm 20proz. Traubenzucker intrav., sonst subcut. oder intramusk. 1—4 ccm, oder als Tabletten, Tropfen oder Zäpfchen. Packungen: 3 Amp. zu 2 ccm mit 0,1 g Neospiran in physiologischer Kochsalzlösung. 2 Amp. zu 20 ccm mit 0,1 g Neospiran in 20proz. Traubenzucker. Packungen mit 2 Amp. zur intrav. Injektion, 3 Amp. zu 0,5 ccm mit 0,025 g Neospiran in physiologischer NaCl-Lösung. 3 Suppos. mit 0,35 g Neospiran-Coffein-Ephedrin. 10 Tabl. mit 0,18 g Neospiran-Coffein-Ephedrin. Tropfen 10 ccm 20proz. Neospiranlösung unter Zusatz von 10% Coffein natr. salicyl. und 2% Ephedrin. Mehrmals tägl. 10—20 Tropfen. Chem. Fabr. Grünau, Berlin-Grünau.

Neostibosan. Neostibosan (p-Aminophenyl-stibinsaures-p-acetylaminophenylstibinsauresantimonsaures Diaethylamin. 42—43% 5wertiges Antimon). Es ist indiziert bei Kala-Azar, Hautleishmaniosen. Neostibosan hat gute lokale und allgemeine Verträglichkeit. Die spezifische Wirkung ermöglicht eine wesentliche Abkürzung der Heilungsdauer. Dosierung: Kinder: Anfangsdosis 0,05 g, folgende Dosen 0,1 g, steigend auf 0,2 g, bei älteren Kindern auch auf 0,3 g. Erwachsene: Anfangsdosis 0,2 g, folgende Dosen 0,3 g; Höchstdosis 0,45 g, insgesamt 8—10 Injektionen. Intravenös oder intramuskulär. Packungen mit 1 Trocken-Amp. zu 0,05 g, 0,1 g, 0,2 g, 0,3 g. Bayer, Farbenfabriken, Leverkusen a. Rh.

Nephrisan. Ein Mittel gegen Wassersucht. Es stellt ein grünliches Pulver dar von gerade nicht angenehmem Geschmack. Die Bestandteile sind zum größten Teil gepulverte Kräuter (Ononis, Sambucus, Arum maculat, Scilla marit, kohlensaure und schwefelsaure Alkalien). Packung 3,64 DM. Man gibt 3mal tägl. 1 Messerspitze bis 1 Teel. voll in 1 Glas Wasser verrührt nach dem Essen. 50 Oblatenkapseln zu 1 g, 3—5mal tägl. 1 Kapsel, 4,71 DM. Es ist manchmal von guter Wirkung. Apotheker F. Ziethen, München-Solln.

Nervobromin enthält Ext. Valer. desodor. 2%, Ext. Humul. Lupul. 1%, Aminal 2%, Na bromat. 5%, Na glyc. phosph. 2%, Ferr. sacch. liq. 2%, Lecithin 0,1%. Bei Nervosität, Schlaflosigkeit, Erregbarkeit 2mal tägl. 1 Kaffeel., abends zum Schlafen 2 Kaffeel., Kinder die Hälfte. Packungen mit 150 und 250 ccm. Auch für Diabetiker in gleich großer Packung. Als Tabl. zu 0,25 g 40 St. Pharmifa GmbH., Worms a. Rh.

Nervophyll ist ein Nerventonicum und enthält Chlorophyll in löslicher Form als Chlorophyllin-Na, Brom in Form der Erlenmeyerschen Mischung und Mg, weiter Diäthylbarbitursäure, Phenazon und Dimethylaminophenazon. 2mal tägl. 1 Teel., bei schlechtem Schlaf abends 1—2 Eßl. Flasche 200 ccm 1,60 DM. E. Uhlhorn & Co., Wiesbaden-Biebrich.

Nestrovit ist ein Polyvitaminpräparat und enthält in einem Täfelchen: Vit. A 0,75 mg (2500 I E), Vit. B_1 1 mg (333 I E), Vit. C 35 mg (700 I E), Vit. D 0,0125 mg (500 I E). Bei allen Hypo- und Avitaminosen, Frühjahrsmüdigkeit, Verdauungs- und Assimilationsstörungen, Rekonvaleszenz tägl. 2 Täfelchen. Nestrovit ist wohlschmeckend. 20 St. 4,00 DM. Nestrovit-Emulsion 125 g. Deutsche Hoffmann-La Roche A.G., (17b) Grenzach/Baden.

Neu-Cesol s. Cesol.

Neuramag besteht aus Chinin. acetylo salic. 0,26, Paraacetphenetidin 0,2, Codeinphosph. 0,01 und Coff. pur. 0,025. Ein Analgeticum und Antipyreticum bei Grippe, Neuralgien, Schmerzen usw. 3mal tägl. 1—2 Tabl. Packungen mit 10 und 20 Tabl. (0,75 und 1,25 DM). Packungen ohne Codein, das durch Chinin ersetzt wurde. Als Zäpfchen: 1 Zäpfchen = 2 Tabl. 6 St. 1,75 DM. Auch Kinderzäpfchen, in denen das Codein durch 0,014 Papaverinhydr. ersetzt wurde. 6 Zäpfchen 1,40 DM. Chem. Fabrik, Berlin-Tempelhof.

Neurischian besteht aus p-Aminobenzoyldiäthylaminoäthanolhydrochl. 0,01, Oscin (Spaltungsprodukt des Scopolamins) 0,001, Homatropin 0,0001, Na chlorat. 0,009, in Ampullen zur Injektion an die Nervenscheide bei Ischias, weiterhin auch bei Trigeminusneuralgie. Die Wirkung ist nach eigener Erfahrung eine gute. Beschreibung über die Art und Stelle der Injektion liegt bei. Packung mit 1 Amp., mit 3 Amp. zu je 2 ccm. Krewel-Leuffen, Eitorf a. d. Sieg.

Neurit besteht aus Ephedrin 0,005, Coffein, Chinin-ascorbin., Cyclopentenylallylmalonylurea-Aminophenazon. 3mal tägl. bei Neuralgien, Grippe, auch bei Stenokardie, Aortalgie. Packungen mit 10, 20, 40 Tabl. (0,80, 1,55 und 2,75 DM). Dr. R. Reiss, Rheumasan-Fabrik, Berlin NW 87.

Neurosmon. Ein Organpräparat aus den Substanzen des Zentralnervensystems in konzentrierter Form mit so viel Strychnin. nitr. versetzt, daß ein Würfel Neurosmon „stark" 0,0005 g Strychnin enthält. Der leitende Gedanke bei der Herstellung des Präparates war: Das geschädigte Nervensystem durch ein Reizmittel (Strychnin, s. dort) zu erregen, um es für das ihm angebotene Organpräparat aufnahmefähig zu machen. Das Präparat ist mit guten Erfolgen angewandt worden bei Nervenerkrankungen, postencephalitischem Parkinsonismus, Neuralgien, Neurasthenie. Packung stark oder schwach (ohne Strychnin) mit 12 und 24 Täfelchen 1,70 und 3,35 DM. Kurpackung mit je 240 Täfelchen stark und schwach 25,00 DM. Promonta-Werke, Hamburg.

Neurostrontyl = Strontiumbromid — Somnacetin, Carbaminsäureaethylester. Bei Epilepsie, Erregungszuständen, Hysterie, neuro-vegetativen Störungen usw. Tägl. 1—3 Tabl. und 2mal wöchentl. 5—10 ccm intravenös.

Packungen mit 4 Amp. zu 5 ccm (2,00 DM), 10 Tabl. 1,50 DM, 20 Tabl. zu 1 g (2,20 DM) und 30 Dragées zu 0,5 g (2,20 DM), 15 Dragées 1,30 DM. Arzneimittelfabrik, Frankfurt a. M.

Neuro-Trasentin, eine Kombination von 20 mg Trasentin und 20 mg Phenyläthylbarbitursäure pro Tablette zu 0,04 g. Als Antispasmodicum und Sedativum. 3—6mal tägl. 1 Tabl. Zum Einschlafen 2—3 Tabl. Packungen mit 20 und 40 Tabl. 1,75 und 3,10 DM. Ciba A.G., Wehr, Baden.

Neurotropan (Trimethyl-oxaethyl-ammonium-citrat), das Depotcholin in 20proz. Lösung. Durch Tonisierung der vegetativen Zentren und durch Regulierung des arterio-venösen Anastomosen-Systems wird die Durchblutung und Funktion aller vom Parasympathicus versorgten Organe und Gewebe normalisiert. Bei chronischen Krankheiten wöchentl. 1 Injekt. Neurotropan (1 ccm) subcut., bei akuten Erkrankungen 2mal wöchentl. 1—2 subcut. Injekt., nicht intramusk. Will man eine schnelle Durchblutung der kranken Organe erreichen, so verdünnt man mit ½—1 ccm Traubenzucker und injiziert intrav. ganz langsam. Es kann hierbei Wärmegefühl im Kopf, Augentränen, leichte Atemnot und Schwindelgefühl auftreten, nur selten Schüttelfrost. Packungen mit 3 und 10 Amp. mit 1 ccm. Franz Itting-Werke K.G., Chem. Abt., Probstzella/Thür.

Neutralon ist Aluminium-Natriumsilicat und stellt ein feines, geruch- und geschmackloses, in Wasser unlösliches Pulver dar. Es läßt sich leicht in Wasser aufschwemmen und bildet so eine milchige Flüssigkeit (Neutralon-Milch), die sich angenehm trinken läßt. Es deckt die Magenschleimhaut und wird durch die Magensalzsäure allmählich in Kieselsäure und lösliches Aluminiumchlorid gespalten. Es wird daher besonders bei Hypersekretion, Hyperchlorhydrie und Magenulcus angewandt. Im Handel als Pulver zu 100 und 50 g (2,30 und 1,35 DM).

Belladonna-Neutralon mit 0,6 Extr. Bellad. Vereinigt die Wirkung des Neutralons mit der des Extr. Bellad. In Schachteln zu 100 und 50 g (2,45 und 1,40 DM). 3mal tägl. 1 Teel. in 1 Glas Wasser zu nehmen. Sehr empfehlenswertes Mittel bei Ulcus ventriculi und Hyperacidität. Schering A.G., Berlin-West und Berlin-Adlershof VVB.

Niadon enthält in 1 Amp. zu 10 ccm 0,1 g Nicotinsäureamid, 0,5 g Calciumbromid und 2,5 g Dextrose. Ein intravenöses Antiallergicum und Antipruriginosum. Ein Mangel an Nicotinsäureamid leistet den allergischen Reaktionen Vorschub. Bei Pruritus, Urticaria, Asthma bronchiale, Heufieber, Exanthem, juckenden Ekzemen, Ikterus tägl. 1 Amp. intrav., bei Besserung jeden 2. oder 3. Tag 1 Amp. Packung mit 3 Amp. zu 10 ccm 3,00 DM, 20 Amp. 14,40 DM. Riedel-de Haën A.G., Seelze bei Hannover.

Nicodan ist das Natriumsalz der reinen, krystallisierten Nicotinsäure. Bei Durchblutungsstörungen, Morbus Raynaud, Endangiitis obliterans, Hypertonie, Migräne, spast. Kopfschmerzen. Die Gefäßwirkung betrifft besonders die Arteriolen, Venolen und Capillaren der Peripherie sowie die intracraniellen Gefäße. Auch Gangrän, Erfrierungen und Sklerodermie werden günstig beeinflußt. Man injiziert 10 ccm intramusk. oder sehr langsam intrav. Bei Durchblutungsstörungen der peripheren Bezirke injiziert man subcut. oder intramusk. Nach Abklingen der Krankheitserscheinungen fährt man mit Tabletten oder Salbe fort. 5 und 10 Amp. zu 10 ccm = 100 mg. 10 Amp. zu 2 ccm = 100 mg. 10 Tabl. zu 50 mg. Philopharm, chem.-pharm. Fabr., Quedlinburg.

Nicobion Merck = Nicotinsäureamid Merck.

Nicotinsäureamid „Blaes" ist der die menschliche Pellagra verhütende und heilende Faktor des Vitamin-B_2-Komplexes. Er wurde in der Leber, in Reiskleie, Hefe, in Kohl- und roten Rüben nachgewiesen. Als Tabletten und Ampullen. Die Tabletten enthalten 0,2 g Hefe mit 0,025 g, die Ampullen in 1,1 ccm 0,1 g Nicotinsäureamid. 6 Amp. 1,79 DM, 100 Tabl. 2,96 DM. Chem. Fabr. I. Blaes & Co., München 25.

Nicotinsäureamid „Bayer", der Pellagra-Schutzstoff des Menschen. Nicotinsäureamid (= Pyridin-3-carbonsäureamid) ist diejenige Form des Pellagra-Schutzstoffes, die im tierischen Organismus gespeichert wird. Es ist im Gegensatz zu Nicotin praktisch ungiftig und kann deshalb ohne Bedenken auch in größeren Dosen verabreicht werden. *Indikationen:* Pellagra, sekundäre Pellagra (z. B. nach Magen-Darmoperationen, bei infektiösen Darmerkrankungen, Alkoholismus) und präpellagröse Zustände (Schwindel, Kopf-, Muskel- und Gelenkschmerzen, Mattigkeit bei Adynamie, Brennen der Haut, Obstipation oder Diarrhoe, Apathie und Depressionen). — Bei Dermatosen im Gefolge von Lebererkrankungen und Alkoholismus, bei Hydroa aestivalis, exfoliierenden Erythrodermien und allen Formen der Lichtempfindlichkeit sowie bei allergischen Hautmanifestationen (Quinckesches Ödem) und toxischen Porphyrinurien ist ein Versuch angezeigt. *Dosierung:* Im allgemeinen tägl. 1—2 Amp. zu 0,1 g subcutan oder intramuskulär oder 1—3 Tabl. zu 0,25 g. Röhrchen mit 10 Tabl. zu 0,25 g 3,75 DM, Schachtel mit 10 Amp. zu 2 ccm 3,05 DM. Bayer, Farbenfabriken, Leverkusen a. Rh.

Nicotinsäureamid „Merck", ein Pyridin-3-carbonsäureamid gegen Pellagra und ähnliche Krankheiten, auch gegen Porphyrinkrankheiten, Lichtdermatosen, Enterocolitis mit Fettresorptionsstörung, auch bei Colitis ulcerosa zu versuchen, Durchfällen, Stomatitis aphthosa, spastischen Kopfschmerzen, Leberstörungen, Hämatoporphyrie, Depressionen und Manie. Tägl. 1—2 Amp. subcut., intramusk. oder intrav. Amp. zu 0,1 g in 1 ccm. 10 Amp. 3,05 DM. 10 Tabl. zu 0,2 g 3,05 DM. E. Merck, Darmstadt.

Nicotinsäureamid „Roche" s. **Benicot.**

Nicotinsäureamid „Riedel" enthält 0,1 g Pellagraschutzstoff in d. 2-ccm-Amp. zur subcut., intramusk. und intrav. Injekt. Tägl. 1 Injekt. intramusk., nach 14 Tage wöchentl. noch 2 Injekt. Schachtel mit 10 Amp. zu 2 ccm 3,00 DM, als Tabl. mit je 0,2 g wirksamer Substanz 3mal tägl. 2 Tabl. 10 Tabl. 3,00 DM. Riedel-de Haën A.G., Berlin.

Nigraphan. Rettichsaft, der an ein indifferentes Pulver angelagert und in trockene Form übergeführt wurde, so daß Enzyme und Rettichöl noch vorhanden sind. Zur Wirkungssteigerung wurde das Pulver mit Rhiz. Rhei und Fol. Menth. pip. versetzt. Auf 1 Teel. kommen 3,5 g Rhiz. Rhei und 1 g Fol. Menth. pip. Geschmack angenehm. Bei allen Erkrankungen der Leber und Gallenwege. Eigene Versuche lassen mich das Präparat empfehlen. 3mal tägl. 1 Teel., ½ Std. vor dem Essen in Wasser aufgeschwemmt. Packungen zu 40,0, 60,0 und 200,0 g 1,50, 2,15, 6,55 DM, als Dragées 3mal tägl. 1—2 Dragées vor dem Essen. Packungen mit 20, 40 und 200 Dragées 1,00, 1,85, 7,80 DM. Jedes Dragée enthält die Wirkstoffe von 7,5 g ausgepreßtem Saft des schwarzen Rettichs. Dr. Fresenius, Fabr. pharm. Produkte, Bad Homburg v. d. H.

Nirvanol. Phenyläthylhydantoin. Geruch- und farblose Krystallnädelchen, schwer in Wasser, in 20 Teilen Weingeist löslich. Als Schlafmittel und Sedativum. Bei Chorea 0,2—0,3 g tägl. Stellt sich Fieber oder erste Anzeichen von Exanthemflecken auf der Haut ein, so ist sofort abzusetzen. Beim Ausbleiben dieser Symptome ist Nirvanol in jedem Falle nach 12—14 Tagen abzusetzen. Bei Fällen mit infektiösen Prozessen oder wo gleichzeitig eine Endokarditis auftritt, ist besondere Vorsicht geboten. Bei Agrypnie je nach Schwere des Falles 0,15—0,3—0,45 g pro dosi. Bei Erregungszuständen kleine Dosen am Tage (0,15—0,3 g), größere am Abend (0,5—0,6 g). Packung mit 15 Tabl. zu 0,3 g 4,47 DM. S. u. Chorea minor. Heyden, Radebeul-Dresden.

Nissex. Ein nach besonderem Verfahren aus dalmatinischem Insektenpulver dargestelltes Extrakt in reizlosen Lösungsmitteln. Gegen Kopf- und Filzläuse. Flaschen mit 50, 100, 500 g (0,87, 1,40, 2,81 DM). Chem.-pharm. A.G., Bad Homburg.

Nitro-Tabl. Schering ist das Biphosphat des Triaethanolamin-Trinitrat. Bei allen angiospastischen Beschwerden, bes. Angina pect. Claudicatio intermittens, spastische Migräne, Digitus mortuus tägl. 3—6 Tabl., bei einem Anfall von Angina pect. auf 1mal 4—6 Tabl. Packungen mit 50 Tabl. zu je 1 mg 1,20 DM. Schering A.G., Berlin-West.

Nitroglycerin. Glycerintrinitrat. Ölige, explosible Flüssigkeit, löslich in absolutem Alkohol, als 1proz. Lösung vorrätig. Es wirkt gefäßerweiternd und blutdruckherabsetzend. Bei Angina pect. und Hypertension. Nitroglycerin 0,02, Spirit. Vin. ad 20, 1—3mal tägl. 5—20 Tropfen in Wasser, auch als Pastillen im Handel mit 0,0005, 1—2 Pastillen allmählich steigend. Als Kompretten à 0,0005 MBK. In zu großen Dosen tritt Gesichtsröte, Pulsbeschleunigung, Kopfschmerzen, Ohrensausen, Übelkeit und Erbrechen auf. Von Nitroglycerinum solutum 1%: Größte Einzelg. 0,1. Größte Tagesg. 0,4. Vgl. Erythroltetranitrat. S. Sulfartan.

Nitro-Riletten enthalten Tetramethylolmethannitrat in wirksamer Dosis von 0,05 g pro Tabl. Bei Coronarinsuff., vegetativ spastischem Symptomkomplex (krampfartige Verengung der kleinen und kleinsten Gefäße, Durchblutungsstörungen der Organe). Es soll auch den Krampf der Sphinkter-Oddi-Muskulatur lösen, so daß es beim Versagen von galletreibenden Mitteln gegeben werden kann. Im Anfall bei Coronarinsuff. 2—3 Tabl. perlingual, im Intervall 3mal tägl. 1—2 Tabl. Bei Cholecystopathien ½ Std. vor der Gabe galletreibender Mittel 1 Tabl. Bei Bronchialasthma 3mal tägl. 1 bis 2 Tabl. Röhre mit 30 Tabl. zu je 0,05 g 1,50 DM. Riedel-de Haën A.G., Seelze bei Hannover.

Nitroscleran enthält als wirksamen Faktor ein in seiner Wirkung potenziertes Alkalinitrit in anorganisch gepuffertem Gemisch bzw. einer Lösung und die hierzu aequimolekulare Menge Natriumrhodanid. In Ampullen zur subcut. und intrav. Injekt. Für orale Medikation als granuliertes Salz enthält 1% Alkalinitrit und Rhodanid in Sander-Bruntonschem Salzgemisch (Kal. nitric. und Kal. bicarb.). Ein Teelöffel voll Salz wird in ½ l Wasser gelöst und morgens nüchtern innerhalb ½ Std. getrunken. Wird besonders zur Nachkur an eine vorausgegangene Nitroscleranspritzkur gebraucht und da, wo keine Injektionen gegeben werden können. Die Injektionen erfolgen jeden 2. oder 3. Tag subcut., intramusk., am besten intrav. Zuerst ½ Amp. subcut., dann übergehend zu 1 ccm intramusk. und, wenn notwendig, steigernd auf 2½ ccm. Die hohe Dosis am besten subcut. Packungen mit 6 Amp. zu 1,1 ccm mit 0,04 g Alkalinitrit und Rhodanid 1,75 DM. Gläser mit 100 g granuliert. Salz 2,30 DM. Empfohlen bei Hypertension, Coronarsklerose, Angina pectoris. E. Tosse & Co., Hamburg 11.

Noctal. Isopropyl-β-bromallyl-malonylureid. Wird nach der schlafmachenden Wirkung zu harmlosen Substanzen abgebaut, daher keinerlei Nachwirkung. Angezeigt bei allen Formen der Schlaflosigkeit, auch als Tagesberuhigungsmittel. In der Kinderpraxis als Sedativum bei Keuchhusten. Zum Schlafen 1—2 Tabl.; Kinder erhalten ihrem Alter entsprechend weniger. Schlafeintritt nach ½—¾ Std. Bei Keuchhusten Ermittlung der dem Alter entsprechenden, Nachtruhe herbeiführenden Dosis von ¼ Tabl. ab bis zu 1½ Tabl. Abends zu geben, jeden 3. Tag aussetzen. Packungen mit 10 Tabl. zu 0,15 (1,00 DM). Riedel-E. de Haën A.G., Seelze bei Hannover.

Nohaesa enthält als wirksamen Bestandteil Campher-Chloralmenthol mit Kamillosanextrakt und Chlorcalcium. Gegen Hämorrhoiden als Salbe in Tuben und Zäpfchen zu 10 St. Chemiewerk, Homburg A.G., Frankfurt a. M.

Nor-Ephedrin, ein Kreislauf-Stimulans, enthält in 1 Amp. 0,066 g Phenyl-aethanolaminsulfat in 1,1 ccm wäßriger Lösung, die Tropfen sind eine 15proz. wäßrige Lösung. Es liegt in seiner Wirkung zwischen Adrenalin (Methylaminoaethanolbrenzkatechin) und Ephedrin (Phenylaethylaminopropanol). Bei intrav. Injekt. wirkt es sofort, bei subcut. oder intramusk. Injekt. nach 3—4 Min. Nach 15 Min. wird der Höhepunkt erreicht, nach etwa 1½ Std. läßt die Wirkung nach. Man kann intrav. kombinierend mit Strophanthin und Traubenzucker injizieren. Bei lebenbedrohenden Zuständen 1—2 ccm Nor-Ephedrin intrav., dann 2stündl. 1 Amp. subcut. oder intramusk. 3mal tägl. 10—20 Tropfen. 10 Amp. zu 1,1 ccm. Flasche mit 15 ccm der 15proz. Lösung. Riedel-de Haën A.G., Seelze bei Hannover.

Normacol enthält einen unlöslichen Pflanzenschleim der Bassorinreihe von hoher Quellbarkeit, dem geringe Mengen Frangula zugesetzt sind. 2mal tägl. oder abends 1—2 Teel. in etwas Wasser unzerkaut hinunterspülen. Ein ausgezeichnetes Stuhlregulierungsmittel bei der habituellen Obstipation ex alimentatione. 100 und 250 g (1,40 und 2,80 DM). Schering A.G., Berlin-West und Berlin-Adlershof VVB.

Novacetyl = Apyron.

Novacyl. Magnesium acetico-salicylicum, wasserlösliches (94% Acetylsäure). Indikation wie Aspirin. Es hat nur eine geringe Wirkung auf Magen und Herz. Im Handel als Pulver und Tabletten zu 0,5, in Packungen mit 10 und 20 St. Orbiswerke, Chem. Fabr., Braunschweig.

Novalgin. Methylmclubrin(phenyldimethylpyrazolonmethylaminomethansulfosaures Natrium). Weißes, fast geschmackloses, in Wasser lösliches Pulver. Es ist ein starkes Antipyreticum, Antirheumaticum und Analgeticum. Da es wasserlöslich ist, kann es intramuskulär und intravenös gegeben werden, ohne gewebereizende Wirkung. Es hat keinen schädigenden Einfluß auf das Herz. In der Kinderpraxis kann es ohne Gefahr gegeben werden. Bei Polyarthritis und Muskelrheumatismus 3—4mal tägl. 0,5—1 g oder 1—2 Tabl. oder stündl. 0,1 g. Auch bei Ischias, Neuralgien und Infektionsfieber gibt man dieselbe Dosis. Bei Tuberkulose am besten stündl. 0,1. Bei Kindern im Alter von 2—3 Jahren 0,05—0,1, 3—5 Jahren 0,15—0,2 3mal tägl. Zur intramusk. und intrav. Injekt. werden 1—2 ccm einer 50proz. Lösung 2- bis 3mal tägl. injiziert. Bei der intravenösen Injektion beginnt man mit 0,5 ccm einer 50proz. Lösung 1—2mal tägl. und steigert auf 1—2 ccm 1mal tägl. Packung in Substanz, in Tabl. à 0,5 zu 10 St. in Röhrchen (1,20 DM), Lösung 50%, in Ampullen zu 2 ccm. Schachteln mit 10 St. (4,35 DM). 5 Amp. zu 5 ccm = 2,5 g Novalgin 4,35 DM. Zur intrav. Injektion bei Grippe und schmerzlichen Zuständen. Als Novalgintropfen 3mal tägl. 20—40 Tropfen in Wasser, 10 ccm 50proz. 1,25 DM. **Novalgin-Chinin-Dragée.** 1 Dragée enthält 0,2 phenyldimethylpyrazolonmethylaminomethansulfosaures Calcium + 0,075 g Alkaloide aus Chinarinde (Cinchonin, Cinchonidin und Chinidin). Bei Grippe, Rheuma, Neuralgien 1—3mal tägl. 1—2 St. Packungen mit 10 und 20 Dragées 1,30 und 2,05 DM. Farbwerke Hoechst, Frankfurt-Höchst.

Novarial. Ein Präparat, das durch künstliche Verdauung aus Ovariensubstanz erhalten wird. Gelbliches Pulver, in Wasser löslich. 1 Tabl. = 10 Mäuseeinheiten. Bei Dysfunktion der Ovarien mit klimakterischen Beschwerden 3mal tägl. 2—4 Tabl. In Packungen mit 20 und 50 St. (1,15, 2,50 DM). E. Merck, Darmstadt.

Novatophan. Methylester des Atophans. Geschmackfreies Atophanderivat, in der Anwendung wie Atophan. Es wird vom Magen sehr viel besser vertragen als Atophan. Tabletten zu 0,5 in Packungen mit 20 St. 1,30 DM. Schering-A.G., Berlin-West.

Novatropin s. Atoxatrin.

Noviform. Tetrabrombrenzcatechinwismut mit 30% Wismutoxyd. Tiefgelbes, geruchloses Pulver, in Wasser unlöslich, wenig löslich in Alkohol. Als antisept., stark sekretionsbeschränkendes Pulver zur Behandlung von Wunden und Geschwüren. Wundantisepticum als 1—10proz. Salbe. Auch bei Conjunctivalblennorrhoe, Ulcus corneae und Ekzem. Als 5proz. Salbe in Kruken zu 5 g (80 Dpf.). Heyden, Radebeul-Dresden.

Novocain. Salzsaures p-Amidobenzoyldiäthylaminoäthanol. Kleine farb- und geruchlose Krystalle, in Wasser 1 + 1, in Alkohol 1 + 8 löslich, in Glycerin bis zu 20%. Lokalanaestheticum, 7mal weniger giftig als Cocain. Novocain kann sterilisiert werden. Durch Alkalien wird es gefällt. Es ist als Pulver, Tabletten und Lösungen im Handel. Innerlich bis 0,5 g. Für die Infiltrationsanästhesie 0,5proz. Novocainlösung mit Suprarenin (Tabl. A). Für die Leitungsanästhesie 2proz. (Tabl. E und B), für die Medullaranästhesie 2—3 ccm einer 5proz. Lösung auf 3 ccm 5 Tropfen Suprarenin 1 : 1000 (Tabl. C).

Bei *Magengeschwür* wird in jüngster Zeit Novocain als intravenöse Injektion angewandt. Man gibt alle 8—14 Tage — nicht häufiger — eine intravenöse Injektion von 3 ccm der 2proz. Lösung des salzsauren Novocain (ohne Suprarenin) zusammen mit 1 ccm Lacarnol oder 2 ccm Embran. Die Wirkung soll darauf beruhen, daß beim Ulc. ventric. das Gleichgewicht zwischen Sympathicus und Parasympathicus gestört ist und durch Novocain zugunsten des Parasympathicus verschoben wird. Die Injektion muß langsam gegeben werden, da sonst leicht Schwindelgefühl auftritt. Nach der Injektion durchströmt den ganzen Körper ein wohltuendes Wärmegefühl als Folge der aktiv vasodilatorischen Vorgänge am peripheren Kreislauf. Ich konnte keine besondere Wirkung sehen und zog die Injektion in die Headschen Zonen vor, die ich jeden Tag subcut. gab. S. auch Melcain.

Novocain greift sowohl peripher als auch zentral an. Peripher wird eine Unterbrechung der Nervenleitung erreicht, zentral eine Wirkung auf das Zwischenhirn angenommen. Bedeutungsvoll ist die Beeinflussung des vegetativen Nervensystems. Dem anfänglich auftretenden sympathicotonischen Stadium schließt sich ein tagelang andauernder parasympathicotonischer Zustand an. Bei Durchblutungsstörungen kommt es durch einen vegetativ-sensiblen Reflex zur Schmerzempfindung. Der Schmerz führt als Reiz wieder umgekehrt zur Gefäßverengung. Novocain beseitigt den Schmerz und damit wird die Kette aller übrigen sich anschließenden Erscheinungen unterbrochen. Novocain wird in $\frac{1}{2}$—1—2proz. Lösung angewandt.

Ischias: Hier kann man die epidurale und intrasacrale Injektion mit 10—15 ccm 2proz. Lösung versuchen. Ich behandle fast nur noch die Druckpunkte, in die ich 2 bis höchstens 5 ccm injiziere. Die Lösung darf nicht in den Nerv kommen. Ebenso ist die Behandlung bei Muskelrheuma, Lumbago, Arthritis und Periarthritis humero-scapularis. Bei Ulcus cruris wird man die Arteria femoralis mit 100 ccm $\frac{1}{2}$proz. Novocain umspritzen. Intravenöse Injektionen von einigen ccm 1proz. Novocain werden empfohlen bei Asthma bronchiale, Ulcus ventr. et duodeni. Ich kann nicht behaupten, daß dadurch bei Ulc. ventr. et duodeni mehr erreicht würde als durch unsere anderen Mittel. Zuverlässiger ist die intravenöse Injektion bei Singultus und paroxysmaler Tachykardie, Claudicatio intermittens konnte durch Umspritzung der Arteria femoralis gebessert werden. Endarteriitis obliterans läßt sich durch Novocaininfiltration des lumbalen Grenzstranges gut beeinflussen. Bei Neuralgien und Neuritiden bringen die Novocain-Injektionen 1proz. an die schmerzhaften Stellen gute Erfolge. Beim Ménièreschen Symptomenkomplex macht man 3mal wöchentlich subcutane Injektionen um das Ohr (2 ccm der 1proz. Lösung). Auch Torticollis spastica kann durch Novocaininfiltration beseitigt werden. Bei Otitis media wird durch Glycerin-Novocainlösung und bei Mastoiditis durch Novocainblockade des Ganglion stellatum die Entzündung zum Abklingen gebracht. Bei Herpes zoster wird durch paravertebrale Injektion Heilung erzielt.

Venenanästhesie 0,5% in Kochsalzlösung (80—100 ccm). Für die Augenheilkunde 2—5—10proz. Lösung. Es bewirkt keine Pupillenerweiterung. Wird Pupillenerweiterung gewünscht, so werden auf 10 ccm Lösung 6 bis 8 Tropfen Suprarenin 1 : 1000 zugefügt. Für Rhino-Laryngologie 5—10% zur Anästhesierung der Schleimhaut. Bei Heuschnupfen: Acid. boric., Novocain aa 0,2, Solut. Suprarenin 1 : 1000 1,0, Vaselin alb. ad 10, 4—5mal tägl. in Auge und Nase einreiben. Novocain nitr. 3,0, Albargin 0,1, Aq. dest. ad 100, zur Injektion in die Harnwege bei Tripper. Bayer, Farbenfabriken, Leverkusen a. Rh.

Novocain-Penicillin Depot-Penicillin „Hoechst". Da das wasserlösliche Penicillin G leicht resorbiert, aber auch ebenso schnell ausgeschieden wird, muß die Injektion in 3stündlichen Intervallen Tag und Nacht wiederholt werden. Durch Depot-Penicillin kann durch eine Injektion ein therapeutischer Penicillin-Blutspiegel von langer Dauer erreicht werden. Das Novocain-Penicillin enthält das schwer wasserlösliche Novocainsalz des Penicillins suspendiert in einer Dispersion von Aluminiummmonostearat in Erdnußöl. Die gleichen Indikationen gelten für Novocain-Penicillin wie für Penicillin. Im allgemeinen genügt täglich eine intramuskuläre Injektion von 1 ccm Novocain-Penicillin ($=$ 300 000 i E) bis 48 Std. nach Verschwinden der Krankheitssymptome. Es darf nur intramuskulär verabreicht werden. Bei Scharlach gibt man täglich 200 000 i E 5—10 Tage bei Kindern, 300 000 i E täglich für Erwachsene, bei schwerer Diphtherie neben der Serumtherapie täglich 300 000 i E 5—10 Tage. Amp. zu 1 ccm mit 300 000 i E und Fläschchen zu 10 ccm mit 3 000 000 i E Novocain-Penicillin. Farbwerke Hoechst, Frankfurt-Höchst.

Novochimosin enthält die gastrischen Fermente aus dem Magen junger Wiederkäuer. Bei allen akuten und chronischen Erkrankungen des Magen-Darmkanals, Gastroenteritis, Appetitlosigkeit. Packungen mit 25 und 50 Tabl. à 0,25 (0,1 Enzym, 0,15 Laktose). Tägl. 3—4 Tabl. nach dem Essen, Kinder die Hälfte. Dr. Theinhardts Nährmittelges., Stuttgart-Cannstadt.

Novocillin ist das Natriumsalz vom Benzyl-Penicillin (Penicillin G), das in Verbindung mit Procain (Novocain) als sogenanntes Depot-Penicillin Verwendung findet. Es bleibt nach einmaliger Injektion von 300 000 Einheiten der therapeutische Blutspiegel über 12 Std. erhalten. Man gibt zum Procain-Penicillin-G steriles Wasser und injiziert diese wäßrige Suspension intramuskulär. In das Fläschchen mit 1,5 Mill. gibt man 4,6 ccm steriles Aq. dest., in das Fläschchen mit 300 000 Einheiten 2,9 ccm Aq. dest. sterilis. Die Indikationen sind dieselben wie diejenigen für Penicillin. Die intramuskuläre Injektion ist schmerzlos. Fläschchen mit 1,5 Mill. Einh. und Fläschchen mit 300 000 Einh.

Novocillin B ist eine Kombination von 100 000 Einh. Natrium-Penicillin-G mit 300 000 Einh. Depot-Penicillin (Procain-Penicillin-G). Die ebenfalls mit 2 ccm Aq. dest. sterilis. hergestellte Suspension enthält 400 000 Einh. Penicillin zur intramuskulären Injektion. Die 100 000 Einh. des Natriumsalzes wirken sofort, die 300 000 Einh. des Procainsalzes haben Depotwirkung. Die Indikationen sind dieselben, wie die für Penicillin. Fläschchen zu 400 000 Einh. Deutsche Novocillin-Gesellschaft m. b. H., München-Pasing.

Novonal ist ein Diäthyl-Allyl-Acetamid, ein weißes Pulver, das sich etwa in 120 Teilen Wasser von 20°, leichter in heißem Wasser, leicht in Alkohol, Äther und Chloroform löst, auch in fetten Ölen löslich. Kleine Dosen haben eine sedative, größere eine hypnotische Wirkung ohne Nebenwirkung. Es steht in seiner Wirkung zwischen Adalin und Veronal. 0,3 g bringen einen Schlaf von 6—8 Std., ohne daß Benommenheit oder Schläfrigkeit zurückbleiben. Bei allgemein nervösen Beschwerden genügen meist 0,15—0,3 g ($\frac{1}{2}$—1 Tabl.). Da es auch vom Darm aus löslich ist, kann es in Form von Suppositorien verordnet werden. Im Handel als Pulver und als Tabletten zu 0,3 in Röhren mit 10 St. Curta & Co., Berlin-Britz.

Novophyllin. Theophyllin-Phenyläthylbarbitursäure-Äthylendiamin. Bei Angina pectoris, Myodegeneratio cordis, Coronarsclerose, Ödeme renaler und kardialer Genese. 1—3mal tägl. 1—2 Tabl. mit 0,11 g Novophyllin oder 1—3 Zäpfchen mit 0,4 g Novophyllin, oder 1—2 Amp. intram. oder $\frac{1}{2}$ bis 1 Amp. mit 10 ccm 20%igem Traubenzucker intrav. (1 Amp. $=$ 0,27 g Novophyllin) langsam injizieren. Packungen mit 10 und 20 Tabl., 6 Supp. Desitin-Werk Carl Klinke, Fabr. pharmaz. Präparate, Hamburg 19.

Novoprotin ist ein krystallisiertes Pflanzeneiweiß in völlig keimfreier Lösung zur Reizkörpertherapie zur intravenösen Injektion. Bei Wiederholung der Injektionen tritt niemals die Gefahr einer Anaphylaxie auf. Anschließend an die Injektionen können Fiebersteigerungen, manchmal auch Schüttelfrost auftreten. Durch Novoprotininjektion soll die Erregbarkeit des Sympathicus wesentlich herabgesetzt werden, dadurch sollen auch die Angiospasmen der kleinsten Magengefäße beseitigt werden, die bei der Ulcusheilung eine große Rolle spielen. An der Bierschen Klinik wurde es besonders in seiner Wirkung auf Ulcus ventriculi und duodeni mit sehr gutem Erfolg ausprobiert. Man beginnt bei einer Kur in Dosen von 0,2 ccm und steigt auf 0,3, 0,4—1 ccm. In der Woche 2 intrav. Injektionen. Man kann die Injektionen auch intramuskulär geben. Die intrav. Injektion ist jedoch immer vorzuziehen, da die Wirkung entschieden eine bessere ist. Mehr als 12 Injektionen sollen bei der ersten Kur nicht verabreicht werden. Nach einer Pause von 2—3 Monaten kann eine zweite Kur angeschlossen werden. Die Erfolge bei Magenulcus waren fast immer ausgezeichnete. Novoprotin kann auch noch bei allen chronischen Erkrankungen gebraucht werden, wie chronischer Sepsis, Gelenkerkrankungen, Angina, Grippe, Bronchopneumonie, Asthma, Heufieber, bei entzündlichen Adnexerkrankungen, Gonorrhoe, Furunkulose, Ekzem, Ischias, Tabes usw. Im Handel in Packungen mit 6 Amp. mit je 1,1 ccm 2,25 DM, 50 St. 11,90 DM. Deutsche Hoffmann-La Roche A.-G., 17b Grenzach/Baden.

Novotussin. Pflanzenextrakt aus Senega, Thymian, Anis, Fenchel, Spitzwegerich, Ammoniumhalogenide, Ephedrin. Zur Erleichterung der Sekretion bei akuter oder chronischer Bronchitis 3mal tägl. 15—20 Tropfen, Kinder 2—10 Tropfen. Flasche 20 ccm 80 Dpf. Dr. Rud. Reiss, Rheumasan- und Lenicet-Fabr., Berlin NW 87.

Novurit ist eine 10%ige wäßrige Lösung des Natriumsalzes der Trimethylcyclopentancarbonsäure — allylamidmethoxyquecksilberhydroxydcarbonsäure und enthält zur Erhöhung der Diurese noch 5% Theophyllin. 1 ccm enthält 0,1 g des Na-Salzes und 0,05 Theophyllin. Es ist ein weißes Pulver mit 39,4% Hg und in Wasser und Alkohol löslich. Es ist eine komplexe Hg-Verbindung, und die Lösung enthält keine Hg-Ionen. Ausgezeichnetes Diureticum bei jeder Art von Wasseransammlung im Körper. Bei Lebercirrhose mit Ascites gibt man zuerst 3 Tage lang: Ammon. chlorat., Succ. Liquirit. aa 6,0, Aqu. dest. ad 100,0. D. S. Innerhalb eines Tages zu nehmen. Man gibt wöchentlich 1—3 Injektionen, pro dosi 1—2, höchstens 4 ccm intrav., oder intramusk., nicht subcut. Bei Herzfehler mit Dekompensationserscheinungen am besten mit Strophanthin und Traubenzucker kombinieren. Bei Lues wöchentl. 2 Injektionen zu 1—2 ccm, im ganzen 5—10 Injektionen. Schachteln mit 5 Amp. zu 1,1 und 2,2 ccm (1,95 und 2,80 DM), 5 Supposit. (3,13 DM). S. Salyrgan und Esidron. Dr. Georg Henning, Chem.-pharm. Werk G. m. b. H., Berlin-Tempelhof.

Nuces vomicae s. Semen strychni.

Nucleinsäure s. Natr. nucleinic.

Nucleoton, ein kreislaufaktiver Organextrakt mit Nucleinsäurederivaten und Gewebshormonen des Pankreas. Bei vegetativer Dystonie, habitueller Hypotonie, peripheren Durchblutungsstörungen der Gliedmaßen, Klimakterium. 3mal tägl. 10—20 Tropfen langsam steigern auf 3mal tägl. 40 Tropfen und dann wieder zurückgehen auf 3mal tägl. 20 Tropfen. Flasche mit 20 ccm 1,95 DM. Hormon-Chemie, München.

Nucleotrat. Das Natriumsalz von Pentosenucleotid, das besonders als intramuskuläre Injektion zur Anwendung kommt bei Angina agranulocytica, leuko- und neutropenischen Zuständen im Verlaufe akuter Infektionskrankheiten (Typhus, Influenza, Pneumonie), bei Vergiftungen mit Benzol und Benzin (Leukopenie). Nach der Injektion tritt ein schnelles Sinken der Temperatur und Anstieg der weißen Blutzellen ein. Vor dem 5. Tag kann keine weitgehende klinische Besserung erwartet werden. Vor dieser Zeit ändert sich auch nicht das Blutbild. Tritt bis dahin noch keine Wirkung ein, so ist intensiv weiterzubehandeln. Infektionen ohne Leukopenie, Leukämie und perniziöse Anämie sind *Kontraindikationen.* Man injiziert 2mal tägl. 1 Amp. = 10 ccm unverdünnt oder mit ½ mg Atropin intramusk., bis die Leukocyten deutlich steigen, dann tägl. nur 1 Amp. Bei hoffnungslos Kranken kann man 2mal tägl. 2 Amp. (20 ccm) injizieren. Bei vegetativ labilen Personen können Dyspnoe, Bradykardie, Schweißausbruch, Erbrechen auftreten. Auch Schüttelfrost mit Fieber kommt vor. Hier wählt man die Dosen geringer. Packungen mit 3, 5 und 10 Amp. zu je 10 ccm 7,—, 11,10 und 19,45 DM. Nordmark-Werke, Hamburg 21.

Nupercain, das wasserlösliche Hydrochlorid eines Butyloxycinchonin-säurediäthylendiamids, nur noch als Nupercainalsalbe im Handel mit und ohne Menthol. Tube mit 20 g 1,35 DM. Ciba A.-G., Wehr, Baden.

Octinum D ist Isoamylaminomethylheptan und kommt als salzsaures Salz zur Anwendung. Es lähmt in spezifischer Weise den Tonus und die Peristaltik des Dünn- und Dickdarms durch unmittelbare Wirkung auf die glatte Muskulatur und gleichzeitig durch Vermittlung des vegetativen Nervensystems. Anwendung bei allen Störungen, welche entweder durch Krampf der glatten Muskelfaser selbst oder durch Übererregung des Parasympathicus (Vagus) bedingt sind. Anwendung bei spastischen Zuständen der oberen Magen-Darm-Region, Ulcus ventriculi, bei Spasmen der Galle, Niere, Blase und spastischer Obstipation, bei supersekretorischen Magenschmerzen. Durchschnittlich erhalten Erwachsene *oral:* 10—20 Tropfen in ¼—½ Glas Wasser oder 1 bis 2 Bohnen, im Bedarfsfall können die Dosen auf das Doppelte erhöht und, wenn nötig, auch wiederholt gegeben werden; *parenteral:* subcutan, intramusk. oder intrav. ½—1 Ampulle, im Bedarfsfall mehrmals tägl. Bohnen (überzuckert, 1 Bohne enthält 0,05 g Octinum D hydrochloric.) 10 St. 1,40 DM. Liquidum (5%ige Lösung von Octinum D hydrochloric.) 10 g 1,55 DM. Amp. zu 1,1 ccm (1 ccm enthält 0,05 g Octinum D hydrochloric.). 5 Amp. 1,85 DM. Knoll A.-G., Chemische Fabriken, Ludwigshafen a. Rh.

Ocenta s. Nährmittel. 100 und 250 g, 1,15 und 2,77 DM.

Oestrasid, das synthetische Oestrogen 3.4-Di-(p.Oxyphenyl)hexadrin-2.4 in Form des Diazetats. Es ist chemisch nahe verwandt mit Stilboestrol. Das Präparat zeigt eine bes. gute Verträglichkeit und Wirkung, da es eine Resistenz besitzt gegenüber den zerstörenden Einflüssen von Leber und intermediärem Stoffwechsel. Es ist daher peroral so wirksam wie die anderen Follikelhormone parenteral. Als Tabl. mit 0,2 mg Wirkstoff, kurz nach dem Essen zu nehmen. Bei primärer Amenorrhoe tägl. 8—10 Tabl., bei sekundärer A. 1—2 Tabl. tägl., Dysmenorrhoe, Sterilität, klimakterische Beschwerden tägl. 2 Tabl., klimakterische Arthropathien, Dermatosen tägl. 4—5 Tabl., Durchblutungsstörungen wie Endangiitis obliterans tägl. 2—3 Tabl., Ulc. ventric. et duodeni tägl. 1 Tabl. Packung mit 20 Tabl. zu 0,3 g mit 0,2 mg Wirkstoff und Oestrasid forte mit 0,5 mg Wirkstoff 1,75 und 2,50 DM, auch fortiss. mit 2 mg Wirks'off 2,70 DM, Amp. mit 1 mg u. forte mit 3 mg Wirkstoff zur intram. Inj kt. 5 Amp. 3.30 u. 3.65 DM. Salbe 10 g 1.70 DM. Asid-Serum-Institut, Dessau.

Oestroglandol enthält die oestrogenen Hormone standardisiert. Pro Dragée 5000 I E = 0,5 mg Oestron. 1 ccm der wäßrigen Injektionslösung 2000 I E = 0,2 mg und 1 ccm der öligen Lösung 20000 I E = 2 mg Oestron. Bei Dysmenorrhoe, Amenorrhoe, genitaler Hypoplasie, klimakterischen Beschwerden. 20 und 100 Dragées 3,60 und 13,05 DM. 1 und 25 Amp. zu 5 ccm (mit 10000 IE pro 5 ccm) 2,60 und 42,30 DM. Oestroglandol forte: 1 und 25 Amp. zu 5 ccm (mit 100000 I E pro 5 ccm) 5,55 und 89,70 DM. Als Salbe gegen Pruritus vulvae senelis, Acne vulgaris. Packung als Tube (1 g = 1000 I E) 20 g 3,85 DM. Deutsche Hoffmann-La Roche A.-G., 17b Grenzach, Baden.

Oestromon ist ein synthetisch dargestelltes weibliches Sexualhormon (4,4'-Dioxy-a, β-diäthylstilben), das in Form weißer Blättchen krystallisiert, die in organischen Lösungsmitteln löslich sind. Es hat die gleiche spezifische Wirkung wie Oestron, übertrifft es aber durch eine 4—5fach stärkere Wirkung, auch hat es eine hohe orale Wirksamkeit. Bei sekundärer Amenorrhoe, genitaler Hypoplaste, Dysmenorrhoe, Oligomenorrhoe, Basedowscher Krankheit, Brustwarzenrhagaden, Acne vulgaris, Ekzemen auf endokriner Grundlage, atonischen Geschwüren, Ulcus cruris, peripheren Durchblutungsstörungen, Sterilität infolge hormonaler Insuffizienz, besonders bei klimakterischen Beschwerden, trophischen Störungen der Genitalorgane, zur Hemmung der Lactation. Bei Amenorrhoe und Hypoplasie gibt man pro dosi 1—3 mg intramusk., zusammen 20 mg in 16 Tagen. Zur Laktationshemmung gibt man 3mal 3 mg innerhalb 2—3 Tagen. Bei den anderen Störungen nur 2—4 Injektionen von je 1 mg und 2mal wöchentl. 1 Tabl. Bei klimakterischen Beschwerden tägl. bis zu 1 mg, 1 mg = 25000 E. Von den Tropfen 2—3mal tägl. 5—10 Tropfen, oder selbst 3mal tägl. 10—15 Tropfen während der Mahlzeit. Tabl. zu 1 mg 20 St. 1,50 DM. Oestromon-Tropfen 0,035%ig 20 ccm 1,90 DM. Amp. zu 1 mg und zu 3 mg in 1 ccm Öl 5 St. 2,05 und 3,05 DM, Salbe 0,1%ig Tube mit 20 g 1,90 DM. **Depot-Oestromon** ist eine ölige Lösung von 4,4-Dimethoxy-α,αdiaethylstilben (12 mg in 2 ccm). Es handelt sich um ein Dimethyläther des Dioxydiäthylstilbens (Oestromon). Der Dimethyläther ist biologisch inaktiv, wird aber im Organismus durch Abspaltung der Methylgruppen in das oestrogenwirksame Dioxydiäthylstilben übergeführt. Diese Demethylierung erfolgt offenbar so langsam, daß mit wochenlanger bis monatelanger Wirkung des Präparates gerechnet werden kann. Bei klimakter. Beschwerden und Arthropathien, Amenorrhoe, Prostata-Ca, bei Harninkontinenz 0,5—1—2 ccm). Im allgemeinen als Einzeldosis 2 ccm, bei Prostata-Ca 4—6 ccm intramusk. 3 und 10 Amp. zu 2 ccm 2,20 und 5,90 DM. E. Merck, Darmstadt.

Oestroral enthält Dienoestrol, ein synthetisch hergestelltes Präparat mit allen Eigenschaften des Follikelhormons. Es ist oral voll wirksam. Besonders bei Amenorrhoe und klimakterischen Beschwerden. Sekundäre Amenorrhoe. Bei schweren Fällen 2—3mal tägl. 1 Tabl. Oestroral forte, bei leichteren Fällen 2—3mal tägl. 2 Tabl. Oestroral. Bei klimakterischen Beschwerden 4mal tägl. 2 Tabl., dann herabgehen auf 2mal tägl. ½ Tabl. Oestroral. 20 Tabl. mit je 0,5 mg Dienoestroral 2,25 DM und 20 Tabl. Oestroral forte mit je 2 mg Dienoestroral 3,95 DM. Kali-Chemie A.-G., München.

Oleander-Perpurat. Biologisch eingestellter, nach einem besonderen Verfahren gewonnener Extrakt, der die gesamten wirksamen Glykoside von Nerium oleander enthält. Cardiacum mit großer Dosierungsbreite zur individuellen Herzbehandlung bei Herzinsuffizienz auf Grund von Klappenfehlern und Myokarderkrankungen sowie bei Rhythmusstörungen. Das Präparat kommt in Flaschen zu 50 g (1,75 DM) in den Handel, von denen 5 ccm 400 F.D. entsprechen. Die durchschnittliche Dosis beträgt 3mal 20 bis 50 Tropfen tägl., bei Dauerbehandlung 15—20 Tropfen 3mal tägl. Knoll A.-G., Ludwigshafen a. Rh.

Oleocillin (Depot-Penicillin) enthält in 1 ccm Ol. sesami 300000 iE krist. Procain-Penicillin- P. mit Aluminiummonostearat. bei Syphilis und Gonorrhoe und pyogenen X-Kokken zur intramuskulären Injektion. 1 ccm zu 300000 iE 4,55 DM. Farbenfabriken Bayer, Leverkusen.

† **Oleum amygdalarum.** Das fette Öl aus bitteren und süßen Mandeln. Innerlich bei Vergiftung mit Säuren oder Alkalien. Wegen des hohen Preises durch Ol. Sesami zu ersetzen.

Oleum anisi. Das ätherische Öl von Pimpinella Anisum. Farbloses Öl, welches leicht auskrystallisiert. Im Liquor Ammon. anis. enthalten.

Oleum arachidis. Erdnußöl. Als Ersatz für Oleum olivarum.

Oleum cacao. Kakaobutter, in Tafeln geformt, von blaßgelber Farbe und Kakaogeruch. Schmilzt bei 30—34°. Zu Salben, Suppositorien und Bougies.

Oleum cadinum = Pix liquida.

Oleum cajeputi rectificatum. Löslich in Alkohol. 1—3 Tropfen mehrmals täglich bei Kolik, Flatulenz und Würmern, äußerlich bei Zahnschmerzen.

Oleum calami. Calmusöl, löslich in Alkohol. Als Stomachicum 1—2 Tropfen mehrmals täglich. Im Spirit. antirheumatic.: Ol. calami 1, Spirit. ad 100, zum Einreiben.

Oleum camphoratum. 1 Teil Campher + 9 Ol. Oliv. Zum Einreiben bei Rheumatismus und Neuralgien, als Excitans subcutan.

Oleum camphoratum forte mit 20% Campher, zur subcut. Injektion. In täglich wiederholten subcutanen Dosen bei Lungentuberkulose empfohlen.

Oleum carvi. Kümmelöl. Löslich in Alkohol. 1—3 Tropfen als Stomachicum bei Flatulenz und Kolik. Ol. carvi gtt. 20, Tct. Valer. aeth. 10, 15 bis 30 Tropfen bei Kolik und Flatulenz.

Oleum caryophyllorum. Nelkenöl. Löslich in Alkohol. Als Stomachicum 1—2 Tropfen, besonders äußerlich bei Zahnschmerzen und als Schutz gegen Mückenplage.

Oleum chamomillae aethereum. Als Stomachicum. Ol. chamom. aeth. gtt. 4, Tct. Valer. aeth. 20, 3mal tägl. 20—30 Tropfen.

Oleum chamomillae infusum. Fettes Kamillenöl. 10—50 ccm als Klysma.

Oleum chenopodii anthelminthici. Farblose Flüssigkeit von campherartigem Geruch und widerlichem Geschmack. 3—10 Tropfen in Kapseln gegen Würmer, 1 Std, später Ricinusöl. Größte Einzelg. 0,5, größte Tagesg. 1,0.

Oleum chloroformii. 1 Teil Chloroform und 1 Teil Erdnußöl.

Oleum cinereum. Hg, Lanolin aa 3, Ol. Oliv. oder Paraff. liquid. 4, erwärmt, wöchentl. 0,1—0,2 ccm intramusk.

Oleum cinnamomi. In Alkohol löslich. 1—2 Tropfen, als Elaeosacchar.

Oleum citri als Elaeosacchar. citri in Magenpulver.

Oleum crotonis. Innerlich 0,01—0,05 als stark wirkendes Drasticum. Größte Einzelg. 0,05, größte Tagesg. 0,15. Ol. crotonis 0,05, Ol. ricin. 10, Gu. arab. 5. Aq. 100 f. emuls. adde Sirup. simpl. 25, 2stündl. 1 Eßl., oder Ol. crotonis gtt. I, Ol. ricin. ad 50,0. D. S. Eßlöffelweise zu nehmen.

Oleum cupressi. Cypressenöl. Von einer 20%igen alkoholischen Lösung wird mehrmals tägl. 1 Eßl. auf die Bettwäsche verteilt und bei Keuchhusten eingeatmet.

Oleum eucalypti s. Eucalyptol. Ol. eucalypt., Ol. pini pumilion. aa 15, Ol. lavand. gtt. 10, zum Inhalieren.

Oleum fagi empyreumaticum. Buchenholzteer. Pix liquida. Teerartiges dunkelbraunes Öl. Ol. fagi empyr., Ol. rusci aa 40, Ol. oliv., Spirit. dilut. aa 10, Liniment. Picis Lassar.

Oleum foeniculi. Löslich in Alkohol. Als Elaeosacchar. Foenic. im Magenpulver.

Oleum gaultheriae = Methylsalicylat. Wintergreenöl. Äußerlich in Salben und als Lösung zum Einreiben bei Rheumatismus.

Oleum hyoscyami. Bilsenkrautöl. Grünliches Öl, zu Einreibungen bei Rheumatismus. Ol. hyoscyami, Chloroform aa 25.

Oleum jecoris aselli. Lebertran. Aus den Lebern von Gadusarten gewonnenes Öl. Kindern 3mal tägl. 1 Tee- bis Kinderl., Erwachsenen 3—4mal tägl. 1 Eßl. Ausgezeichnetes Nährmittel mit Vitamingehalt, besonders bei Skrofulose, Tuberkulose, Diabetes und Ulcus ventriculi. Am besten den Lebertran rein oder als Emulsion mit 50% Lebertran zu geben. Kreosot I,

Ol. jec. asell. ad 100, 3—4mal tägl. 1 Teel. Phosphor 0,001, Ol. jec. asell. ad 100, 3mal tägl. 1 Kinder- bis Eßl. bei Rachitis und Osteomalacie. S. Vitamulsion. Oleum jecoris aselli noch im Handel mit 0,5% Fe oder 0,2% Eisenjodür oder mit 0,1% Jod.

Oleum juniperi. Wacholderöl. Aetherisches Öl aus den Beeren, löslich in Alkohol. Innerlich 2—4 Tropfen als Diureticum und Stomachicum, äußerlich als Einreibung und zum Inhalieren. Ol. junip. 5, Ol. terebinth. 15, äußerlich zum Inhalieren. Ol. junip. 5, Ol. terebinth. 20, Spirit. sinap. 25, zum Einreiben.

Oleum juniperi empyreumaticum. Brenzliges Wacholderöl, Wacholderteer. Durch trockene Destillation aus Juniperusholz dargestellt. Dunkelbraune Flüssigkeit. Innerlich in Kapseln bei Hautleiden, äußerlich zu Einreibungen bei Rheumatismus und Ekzem. Ol. junip. empyr., Sap. virid. aa 25, Spirit. 50, bei Psoriasis (Hebra). Ol. junip. empyr. 10, Spirit. ad 100, zum Einreiben.

Oleum lauri. Lorbeeröl. Eine grünliche, feste, salbenartige Masse. Nur äußerlich zu Salben und Pflastern, besonders in der Tierpraxis.

Oleum lavandulae. Nur als Riechmittel.

Oleum lini. Leinöl. Wird nur äußerlich gebraucht als Brandliniment. Aq., Calc., Ol. lin. aa 50.

Oleum lini sulfuratum. Geschwefeltes Leinöl. 1 Teil S in 6 Teilen erhitztem Leinöl gelöst als Einreibungsmittel, kaum noch in Anwendung.

Oleum lithanthracis. Steinkohlenteer. Schwarzbraune Flüssigkeit, wie Holzteer bei Hautkrankheiten, 5—10%ige Salbe.

Oleum macidis. Aetherisches Muskatöl (Ol. myristicae aethereum). Mit Alkohol verdünnt zu Einreibungen; innerlich: 1—3 Tropfen als Carminativum.

Oleum melissae. Zitronenartig riechende Flüssigkeit. Innerlich als Antispasmodicum. S. Fol. Meliss.

Oleum menthae crispae. Krauseminzöl. Innerlich 1—3 Tropfen zur Anregung der Verdauung.

Oleum menthae piperitae. Pfefferminzöl. Innerlich 1—3 Tropfen. Als Elaeosacchar. oder als Spirit. Menth. pip. bei Magenkrampf, Kolik, Flatulenz und Gallensteinen, äußerlich als Zusatz zu Zahnpulver und Mundwasser. Ol. Menth. pip. 0,5, Aether acet. 5, 2stündl. 5—15 Tropfen.

Oleum nucistae. Muskatbutter. Nur äußerlich zu Salben und Pflastern.

Oleum olivarum. Innerlich bis 200 g bei Gallensteinen, eßlöffelweise bei Ulc. ventr. und Hyperacidität, bei Hämorrhoiden und chronischem Katarrh, äußerlich als Klysma bei Dickdarmkatarrh. Bismut. subnitr 5, Ol. oliv. 100, als Klysma.

Oleum papaveris. Mohnöl. Zu äußeren u. inneren Zwecken.

Oleum petrae. Steinöl. Zu Einreibungen, besonders als Frostmittel. Ol. petrae 4, Ol. foenic. 0,5, Spirit. 30. Umschütteln und Einreiben bei Frostbeulen.

Oleum petroselini. Petersilienöl. Innerlich 1—3 Tropfen als Diureticum.

Oleum pini pumilionis. Latschenkieferöl. Zur Inhalation mit anderen aetherischen Ölen.

Oleum pini silvestris. Kiefernadelöl. Zu Einreibungen bei Rheumatismus, zur Inhalation mit Ol. tereb. und Ol. junip. aa.

Oleum rapae. Rapsöl. Äußerlich überall, wo Öl gebraucht wird, in Ol. chloroform. und Linim. volat.

Oleum ricini. Eßlöffelweise mehrmals tägl. zum Abführen. Durch Nachtrinken von schwarzem Kaffee oder durch einige Pfefferminzblättchen kann die unangenehme Geschmacksempfindung verdeckt werden. Andere loben das Nachtrinken von Bier. Im Handel in Kapseln von verschiedener Größe bis zu 5 g Inhalt. Da es ein mildes Abführmittel ist, kann es Kindern, Wöchnerinnen und Schwerkranken gegeben werden. Äußerlich 1—4 Eßl. als

Klistier von guter Wirkung. Ol. ricin. 40, Gi. arab. pulv. 12, Sirup. simpl. 20, Aq. ad 200, 2stündl. 1 Eßl. F. M.

Oleum rosmarini. Nur äußerlich anzuwenden, weil innerlich nicht ganz ungefährlich, zum Einreiben bei Krätze. Zu Bädern zugesetzt, wirkt es anregend, 2 g auf 1 Bad.

Oleum Rusci. Birkenteer. Dickflüssige, braunschwarze Masse von juchtenartigem Geruch. Äußerlich wie Teer. Ol. rusc., Spirit. aa 25, gegen Ekzem.

Oleum salviae. Salbeiöl. 1—3 Tropfen innerlich bei Diarrhoen und Nachtschweiß. Ol. salviae 0,1, Mixt. sulfur. acid. ad 10, 2mal tägl. 8 Tropfen und abends 12 Tropfen gegen Nachtschweiß.

Oleum santali. Sandelöl. Farblose gelbliche Flüssigkeit, löslich in Alkohol. Enthält 90% Santalol. Innerlich 6—12 Tropfen mehrmals täglich bei Gonorrhoe. Nebenerscheinungen: Hautjucken, Gesichtsödem, Aufstoßen und Übelkeit. Dafür besser Gonosan und Santyl.

Oleum sesami. Wie Ol. oliv.

Oleum sinapis. Allylsenföl. Löslich in Alkohol. Äußerlich zu Einreibungen (Augen davor schützen) als Spirit. sinap. oder für stärkere Hautreize Charta sinap. Ol. sinap. 2, Camphor. 3, Ol. ricin. 7, Spirit. 43, einreiben und mit Flanell bedecken.

Oleum tanaceti. Rainfarnöl. Von unangenehmem Geruch. Als Mittel gegen Würmer. Isticin 0,1, Elaeosacchar. Tanacet. 2, auf einmal zu geben bei wurmkrankem Kinde.

Oleum terebinthinae. Terpentinöl. Mit Weingeist, Äther, Chloroform und fettigen Ölen leicht mischbar. Innerlich als Ol. tereb. rectific. 5 bis 10 Tropfen mehrmals täglich bei Bronchoblennorrhoe, Lungenblutungen, Gallensteinkolik (Durandsches Mittel), Typhus und Meteorismus. Kontraindiziert bei Nephritis und Magenkatarrh. Am besten in Kapseln. Äußerlich als Einreibung und Inhalation. Ammon. chlorat., Ol. tereb. aa 5, Aq. ad 500, kräftig umschütteln zum Inhalieren bei Bronchitis mit Emphysem (Waldenburg), oder 1—2 Teel. reines Öl auf heißes Wasser zum Inhalieren. Ol. tereb., Ol. Pin. silv. aa 20, Camphor. 5, zum Einreiben auf der Brust bei Bronchitis. Acid. salicyl. 2, Ol. Tereb. 10, Lanolin ad 100. Zum Einreiben bei Rheumatismus. Intraglutäal wird Ol. tereb. gegeben bei Furunkulose, Adnexitis und Gonorrhoe. Ol. tereb. 2, Ol. oliv. ad 20, alle 5 Tage 1 ccm. S. Olobintin, Olyptol und Terpichin.

Oleum thymi. Thymianöl. Äußerlich wie Ol. rosmar., besonders zu Bädern.

Oleum valerianae. Baldrianöl. Innerlich 1—4 Tropfen als Elaeosacchar. bei Magenpulvern.

Olobintin. 10proz. ölige Lösung einer Mischung verschiedener sorgfältigst rektifizierter Terpentinöle (nach Prof. Klingmüller-Kiel). Hauptsächlich bei entzündlichen Affektionen in der Dermatologie und Gynäkologie. In der inneren Medizin bei Bronchialaffektionen und rheumatischen Erkrankungen. Ferner bei Gehörgangsfurunkulose, Hordeolosis, Blepharitis ulcerosa. Injektion subcutan oder intramuskulär. Man beginnt mit $\frac{1}{2}$—1 ccm und steigert, jeden 2.—3. Tag injizierend, um 0,5 ccm bis zu 5 ccm maximal. Meist genügen 2—3 ccm. Bei Ausbleiben der Wirkung muß Applikationsform von intramuskulär zu subcutan und umgekehrt gewechselt werden. Bei intrav. Injekt. zieht man zuerst Blut in die Spritze auf, mischt gut und spritzt langsam ein. $\frac{1}{2}$—1 ccm Olobintin sind ausreichend. Flasche mit 10 ccm und Packung mit 3 Amp. à 1,1 ccm 2,40 und 1,15 DM. **Olobintin stark,** 40proz. Schachtel mit 3 Amp. zu je 1 ccm 1,25 DM. Flasche zu 10 ccm 2,90 DM. J. D. Riedel-E. de Haën A.G., Seelze bei Hannover.

Omnadin ist ein Gemisch reaktiver Eiweißkörper, bestehend aus Stoffwechselprodukten verschiedener apathogener Spaltpilze, Lipoidstoffgemisch und animalischem Fettgemisch. Bei allen hochfiebernden Infektionskrankheiten, septischen Prozessen, Broncho- und Grippepneumonie, Erysipel, Puerperalfieber, Furunkulose und Otitis. Man gibt 1 Amp. = 2 ccm intramusk. 1mal oder 2mal tägl. Auch bei Kindern kann man die gleiche Dosis ohne Nachteil geben. 3 Amp. zu 2 ccm (1,85 DM), 12 Amp. (7,15 DM). Farbwerke Hoechst, Frankfurt-Höchst.

Omnival enthält Vitamin D_2, zusätzlich die Vitamine der Hefe und Früchte B und C und Calciumphospholactat. Bei allen Anzeigen des Lebertrans, z. B. Rachitis und Spätfolgen, Störungen des Knochenwachstums und Knochenstoffwechsels, Anfälligkeit zu katarrhalischen Erkrankungen usw. Ferner während der Schwangerschaft und Stillzeit. Kinder tägl. 1—2 Tee- bis Eßl. voll, Erwachsene tägl. 1—2mal 1—2 Eßl. In Flaschen zu 200 ccm 2,85 DM, in Flaschen zu 500 ccm. Nordmark-Werke, Hamburg.

Omnivit, ein synthetisches Sympathicolyticum. 6-Acetoxy-thymoxy- aethyl-dimethylamin-chlorhydrat. 4 mg davon werden mit 15 mg des vago- tonisch wirkenden Cholinesters Pacyl und mit 30 mg der hirnstammberuhi- genden Furfurylisopropylbarbitursäure kombiniert. Bei vegetativen Neu- rosen, Thyreotoxikosen, Klimakterium, Durchblutungsstörungen der Extre- mitäten. 3—6 Tabl. tägl. 20 und 100 Tabl. 1,70, 5,90 DM. Diwag, chem. Fabr. A.G., Berlin-Waidmannslust.

Oototal. Gesamtovarsubstanz ohne Corpus luteum + 150 I E Follikel- hormon, identisch mit Rejuven femin. Bei Störungen im natürlichen Klimak- terium, Amenorrhoe und Frigidität, 3mal tägl. 15—20 Tropfen. 10, 30 ccm (10 I E in 1 Tropfen). Labopharma A.G., Charlottenburg 5.

Ophinal-Dragées mit 0,025 Coffein; Phenac. 0,075, Dimethylamino- phenazon. Acid. acetylosalicyl., Acid. phenylchinolincarbon. aa 0,05. Mehr- mals tägl. 1—2 Dragées. Packung mit 20 Tabl. 80 Dpf. Troponwerke, Köln- Mülheim.

Opium concentratum. Dargestellt nach D A B 6. Es enthält die salz- sauren Gesamtalkaloide des Opiums und ist mit Morphinhydrochlorid auf einen Gehalt von 48—50% Morphin eingestellt. Ein hellbraunes bis schwach rötlichbraunes Pulver, das sich in 15 Teilen Wasser und leicht in Weingeist löst. Größte Einzelg. 0,03, größte Tagesg. 0,1. S. Pantopon.

Opium pulv. Mehrverordnung als 2 g tägl. für einen Kranken muß ins Morphiumbuch eingetragen werden. Braunes Pulver von bitterem Geschmack. Seine wichtigsten Alkaloide sind Morphin (10%), Narkotin, Narcein, Codein, Papaverin und Thebain. In Wasser teilweise löslich, innerlich 0,01—0,15! mehrmals tägl. bei Durchfall, nachdem vorher der Darm durch Abführmittel gründlich gereinigt wurde. Zur Ruhigstellung des Darmes bei Appendicitis, nach Darmoperationen, bei Magen- und Darmschmerzen, bei Darmblutungen, Erregungszuständen, Tetanus, Delirium tremens. Bei Säuglingsdurchfall vor- sichtig anzuwenden. Bei Diabetes muß man hohe Dosen geben und meist die Maximaldosis übersteigern. In Pulvern oder Pillen bei Mixturen am besten als Extr. Opii. Rp. Op. pulv. 0,05, Sacch. alb. 0,5, f. pulv. tal. Dos. X, bei Durchfall oder Schmerzen 2stündl. 1 Pulver. Op. pulv. 0,1, Ol. cacao 2, f. supp. tal. Dos. X, bei Schmerzen 1 Zäpfchen (Dysmenorrhoe). Natr. bromat. 10, Extr. Op. 0,4, Aq. ad 200, stündl. 1 Eßl. bei Aufregungszuständen und Schlaflosigkeit, vorher umschütteln. Op. pulv., Extr. Cascar. Sagrad., Rad. Gent. pulv. aa 2,5 f. pil. L, 1—3mal tägl. 1 Pille, allmählich steigend bei Unruhe. Die verstopfende Wirkung wird durch Cascar. aufgehoben. Op. pulv. 0,05, Tannalbin 0,5, tal. Dos. X, 2—3stündl. 1 Pulver. Extr. Op. 0,2, Elix. e Succ. Liquirit 50, Aq. foenic. 20, 3mal tägl. 1 Teel. bei Bronchitis Opium purum plv.-Tabl. Ingelheim zu 0,03 g 10 und 25 St., zu 0,05 g. S. Pantopon, Holopon, Laudanon. Größte Einzelg. 0,15, größte Tagesg. 0,5.

Opran. Die pharmakologisch am Tier sowie klinisch optimal ausgewertete Zusammenfassung des jodorthooxychinolin-sulfosauren Natriums mit der wirksamsten Dosis des Emetin-Hydrochlorids in Verbindung mit dem spezi- fisch wirksamen Komplex von Rad. Ipecacuanh. in Pillenform. Bei akuter

Amöbenruhr, Bazillenruhr und Säuglingsruhr. Prophylaktisch als Darmdesinfektionsmittel. Es wirkt spezifisch auf Amöben, abtötend auf Infektionserreger im Magen-Darmkanal. Früh, mittags und abends je 1 Pille. Ist die Diarrhoe sehr stark, so gibt man 10—20 Tropfen Tct. Opii. Wenn die Durchfälle aufhören, gibt man 3mal tägl. 3—4 Pillen. Prophylaktisch: 3mal wöchentl. morgens und abends je 2 Pillen nach dem Essen. Packung mit 25 Pillen. S. Ormalon. Sächs. Serumwerk A.G., Dresden.

Optalidon. Sandoptal 0,05, Dimethylaminophenazon 0,125, Coffein 0,025 in Tabl. gegen Schmerzen und Schlaflosigkeit infolge Schmerzen, 3mal tägl. 1—2 Tabl. Bei Schlaflosigkeit, auch infolge Schmerzen, 2—4 Tabl. Packungen 10 Tabl. und 25 Tabl. (0,90 und 1,95 DM). Auch als Zäpfchen, ein Zäpfchen enthält die 3fache Dosis einer Tablette. 6 Zäpfchen 1,60 DM. Sandoz, A.G., Chem. Fabr., Nürnberg.

Optarson enthält in 1 ccm neben Solarson (heptinchlorarsinsaures Ammonium = 3 mg As) 1 mg Strychnin. nitr. Es ist in Amp. zu 1 ccm im Handel. Packungen mit 12 St. (2,90 DM). Man gibt tägl. oder alle 2 Tage 1 Amp. subcut. bei Schwäche und Erschöpfungszuständen oder toxischer Myokarditis nach Grippe. Bayer, Farbenfabriken, Leverkusen a. Rh.

Opthymin besteht aus Benzylverbindungen, Thymol und Paramethylisopropylbenzol. Eine angenehm schmeckende, bräunliche, sirupöse Flüssigkeit. Bei Bronchialkatarrh, aber auch bei Keuchhusten sehr empfehlenswert. Erwachsene 2stündl. 1 Eßl., Kinder 1 Kinderl. Packung 200 g. Opthymintropfen 20 g. Chem. Fabr. E. Boehden & Co., Berlin NW 40.

Optipect enthält Menthol, Campher, Ephedrin, Ammoniumhydroxyd KJ, Dimethylaminopyrazolon, alkoholischen Auszug aus Eucalyptus, Primula, Salvia. Bei Bronchitis 3mal tägl. 15—20 Tropfen oder 3—4mal tägl ½—1 Teel. Packung mit Tropfen 15 ccm, mit 0,11 g Codein, Sirup 135 g, mit 0,2 g Codein. Chem.-pharm. Labor. Dr. H. Thiemann, Lünen i. W.

Optochin basicum s. hydrochloricum. Ein Chininderivat, ein Äthylhydrocuprein. Weißes, stark bitter schmeckendes Pulver, in Wasser fast unlöslich. Ein chemotherapeutisches Spezificum gegen Pneumokokken. Bei jeder Pneumokokkeninfektion. Es soll nicht in den leeren Magen gegeben werden wegen der Umwandlung in Optochinum hydrochloricum, das schon oft zu schweren Nebenwirkungen auf den Sehnerven geführt hat. Am besten Milchdiät dabei. Tägl. 4mal 0,2—0,25, 1 g pro die soll nicht überschritten werden. Einzeldosis bei Kindern: 1jähr. = 0,02, 3—4jähr. = 0,03, 5—6jähr. = 0,04, 7—8jähr. = 0,05, 9—10jähr. = 0,06 g. Als Pulver. C. F. Boehringer & Söhne G. m. b. H., Mannheim.

Optochinum tannicum. Gerbsaures Optochin. Gelblichweißes, schwach bitter schmeckendes Pulver, in Wasser nicht löslich. Als Schokoladenplätzchen mit 0,05 g 10 St. 1,53 DM. Wie Optochinum basic.

Optonikum Merck: flüssiges, angenehm schmeckendes Präparat gegen Blutarmut, das in 100 g enthält: 2,5 g konz. Leberpräparat, 0,57 lösl. Eisen-, Mangan- und Kupfersalze, 2,6 g Natr. glyc. phosph. 50proz., 0,25proz. Coffein und Stomachica, 3mal tägl. 1—2 Kaffeel., Kinder 1 Kaffeel. zu den Mahlzeiten. 1 Flasche 180 g 2,85 DM. E. Merck, Darmstadt.

Oral-Tetragnost s. Jodtetragnost.

Oramid ist Salicylsäureamid als Antipyreticum und Analgeticum. 3mal tägl. 1—2 Tabl. und mehr. Packung 12 Tabl. zu 0,2 g 0,40 DM, 20 Tabl. zu 0,5 g 1,20 DM. Pharmaz. Werke Byk, Oranienburg.

Orasthin ist das aus dem Hypophysenhinterlappen abgetrennte Prinzip, das auf die Wehentätigkeit des Uterus anregend wirkt. Es zeigt keine blutdrucksteigernde und keine die Darmperistaltik anregende Wirkung. Beschleunigt den Ablauf der Geburt, daher auch Anwendung bei Eklampsie. Bei primärer oder sekundärer Wehenschwäche wird 1 ccm intramusk. injiziert. Bei schwerer Uterusatonie kann die Injektion direkt in die Uterusmuskulatur gemacht werden. Schachteln mit 3 und 10 Amp. zu 1 ccm mit

3 und 10 Voegtlin-Einheiten 1,65 und 7,75, 4,35 und 12,40 DM. S. Tonephin. Farbwerke Hoechst, Frankfurt-Höchst.

Orchibion, aus tierischen Testes gewonnenes, peroral voll aktives Wirkstoffkonzentrat. Bei Klimakterium virile mit Gedächtnisschwäche, Reizbarkeit, Schwindel, sexueller Insuffizienz, Pruritus, auch bei Depressionen und psychischen Störungen der Frauen. Morgens nüchtern und abends vorm Schlafengehen 5—15 Tropfen ohne etwas hinzuzutrinken. 8 und 15 ccm 1,55 und 2,05 DM. Adolf Klinge, chem.-pharm. Fabr., München 9.

Orchicithin-Poehl enthält Testes (Wirkung auf die Potenz), Sperminum (als Tonicum), Nebenhoden, Samenblasen, Colliculus, Prostata (als Vorbeugung gegen Atrophie der Testes), Schwellkörper, Gehirnsubstanz, den glandulären Teil der Hypophyse (wirkt auf die Keimdrüsen anregend), Cort-Johimbin (Aphrodisiacum), Muria-Puama (wirkt anregend auf den lumbalen Teil des Rückenmarks), Damiana, Lecithin, Ca glycerino. phosphor. Bei Impotenz 3mal tägl. 2—3—4 Tabl. Packung mit 50 Tabl. zu 0,5 g. Organotherapeutisches Institut von Prof. Dr. v. Poehl & Söhne, Berlin NO 34.

Oricillin 50, Penicillin-Tabletten zur oralen Applikation. Eine Tablette enthält 50000 iE Penicillin-G-Kalium gepuffert mit neutralem Natrium-Citrat. Da die Salzsäure des Magens das Penicillin zu inaktivieren vermag, enthält jede Tablette Natrium-Citrat, das die Salzsäure puffert. Am besten nimmt man die Tablette ½ Std. vor dem Essen, da um diese Zeit ein Minimum an Salzsäure im Magen ist. Man braucht oral bei Erwachsenen die 5—10fache Menge Penicillin, die parenteral erforderlich ist, um einen bestimmten Blutspiegel zu erzielen. Bei Kindern rechnet man eine Tagesdosis von 10000 bis 20000 iE pro kg Körpergewicht. Wird dadurch kein therapeutischer Blutspiegel erreicht, so muß die parenterale Behandlung eingeleitet werden. Indikation wie bei Penicillin, 20 und 100 Tabl. Chemie Grünenthal G. m. b. H., Stolberg i. Rheinld.

Ormalon ist das Mono-Natriumsalz der Chloroxychinolinsulfosäure. Ein farbloses Pulver, löslich in warmem Wasser. Gegen Amöbenruhr, Shiga-Kruse und Flexner, bei chronischen Bazillenausscheidern. 2mal tägl. 1 Tabl. peroral und abends 1—2 Tabl. in 200 ccm warmem Wasser rectal. Packungen mit 20, 50 und 250 Tabl. zu 0,25 g 2,50, 5,35, 16,30 DM.

Carbo-Ormalon im Verhältnis 0,05 : 0,1 pro Tabl. besitzt noch die adsorptive Kraft der Kohle. 4—5mal tägl. 3—4 Tabl. Packung mit 40 Tabl. zu 0,15 g 1,20 DM. S. Opran. J. D. Riedel-E. de Haën A.G., Seelze bei Hannover.

Ormicetten sind Tabletten von ameisensaurem Aluminium und durch Pufferung auf die biologische Vaginalreaktion eingestellt. Sie entwickeln bei der Berührung mit Flüssigkeit oder Sekreten Kohlensäure und besitzen eine adstringierende, desinfizierende und desodorierende Wirkung. Bei chronischem Scheiden- und Cervicalkatarrh, Cystitis 2—4 Tabl. auf 1 l Wasser zur Spülung. Packungen mit 20 Tabl. (0,80 DM). Ormicet-Creme — fettfrei — bei Verbrennungen, Sprödigkeit, Wundlaufen. Tuben zu 1,05 DM. Chem. Fabr. Tempelhof, Berlin-Tempelhof.

Orthosichol. Cholagogum, das die isolierten wirksamen Bestandteile von Orthosiphon stamineus enthält. Bei Leber- und Gallenblasenerkrankungen 3mal tägl. 25 Tropfen oder 2 Tabl., jeden 2. Tag 1 Amp. intramusk. oder intrav. Packungen mit 10 und 20 ccm (1,26 und 2,35 DM), 12 und 15 Tabl. (1,11 und 2,40 DM), 5 und 10 Amp. (1,76 und 3,47 DM). Dr. Degen & Kuth, Düren i. Rhld.

Osmosatpepsin stellt ein weitestgehend dialysiertes hochwirksames Präparat von außerordentlicher Reinheit dar, das an Phosphat in statu nascendi gekuppelt ist. Im Magen spaltet sich P_2O_5 ab. Es ist frei von Proteinabbauprodukten, geruch- und geschmacklos. In Tabletten zu 0,515 g, bei Dyspepsie 1—2 Tabl. während des Essens. Packungen mit 20 Tabl. Münchn. pharm. Fabr., München 25.

Ossopan ist ein Organpräparat, welches das gesamte biologische Gefüge aller mineralischen und organischen Substanzen des Knochens enthält. Mengenmäßig verhält sich Calcium zu Phosphor wie 2 : 1, also wie im menschlichen Skelett, auch die gesamten kollagenen Substanzen sind wie im jugendlichen Knochen darin enthalten, weiterhin enthält Ossopan noch Citronensäure (wichtig für Calcium-Stoffwechsel) und Fluor, das für die Zähne von Bedeutung ist. Bei Kalkmangel, in der Zeit des Wachstums, bei werdenden und stillenden Müttern, bei allergischen Zuständen, in der Rekonvaleszenz 3mal tägl. 1—2 Dragées vor dem Essen. Kindern 1mal tägl. einen gestrichenen Kaffeel. voll in Milch oder Brei. Packungen mit 30 und 150 Dragees und 20 und 50 g Pulver. Robapharm Laboratoriums-A.G., Basel 6.

Ossophyt ist Natriumglykokollphosphat (Dinatriumphosphat) in 4proz. Lösung. Bei Knochenbrüchen, die eine verzögerte Konsolidation aufweisen, Einspritzungen tägl., beginnend mit 4 ccm, steigend auf 6—8—10 ccm an die Frakturstelle. In Ampullen zu 10 ccm in Packungen mit 10 St. (6,39 DM). Es wirkt fördernd auf die Verknöcherung des Callus. Boehringer & Söhne, Mannheim-Waldhof.

Otalgan. 5% Pyrazol. phenyldimethyl. und andere Anaesthetica in wasserfreiem Glycerin. Für die konservative Behandlung akuter Ohrenentzündung. Man träufelt in das kranke Ohr, ohne vorher zu erwärmen, so viel Tropfen, als in den Gehörgang gehen. Nach 15 Min. stopft man das Ohr mit Watte zu. Stündl. zu wiederholen. 1—2 Tage lang. Flasche mit 6 g. 1,55 DM. Sächs. Serumwerk, Dresden.

Otopyrin. Eine alkalische, stark wasserentziehende Lösung eines Pyrazolonderivates und eines Anaestheticums in reinstem Glycerin. Nicht vorgewärmt wird es in den Gehörgang geträufelt. Der Kranke legt sich dabei auf das gesunde Ohr, bleibt so ¼ Std. liegen, dann verschließt man das Ohr mit Watte. Fl. mit 6 und 12 g 1,25 und 1,85 DM. Dr. Aug. Wolff, Chem. Fabr. K.G., Bielefeld.

Otosclerol besteht aus Cimicifugin 6,66% (Wurzelextrakt aus der Ranunculazee Cimicifuga racemosa), Brom 36,3%, Phosphorsäure 13,52%. In Tabletten zu 0,3, in Packungen mit 25 und 50 St. 1,33 und 2,40 DM. 3mal tägl. 1—5 Tabl. bei subjektiven Ohrgeräuschen. Otosclerol + Jod enthält 22,72% Jodnatrium, bei nervösem Ohrgeräusch der Neurastheniker oder bei erhöhtem Blutdruck und bei Verdacht auf Lues. 25 und 50 Tabl. 1,59 und 2,81 DM. Münch. pharm. Fabr., München 25.

Otrhomin, ein Rhodanwasserstoffsäurepräparat, das 18,9% Rhodanwasserstoffsäure, 44,8% Hexamethylentetramin und 36,3% Sulfate enthält. Es wird empfohlen bei akuten Durchfällen (Ruhr), Furunkulose, Grippe, fluor albus, 3mal tägl. 1—2 Tabl. oder 0,3—0,6 g Pulver *vor* dem Essen. Kindern die Hälfte. Bei Erkältungskrankheiten Tabl. im Munde zergehen lassen. Vaginalstäbchen gegen Fluor. Packungen mit 14 Tabl. à 0,3 g 1,55 DM, 4 Vaginalstäbchen 2,45 DM. Weidnerit K.-G. Dr. Edmund Weidner, Berlin-Charlottenburg 9, Kaiserdamm 39, und Bernau bei Berlin.

Ovanorm. Standardisiertes Ovarialpräparat. 3mal tägl. 1 Dragée. 20 Dragées à 500 I E 2,00 DM. Organotherap. Werke, Osnabrück.

Ovaraden enthält die wirksame Substanz tierischer Ovarien. In Bohnen mit 0,05 Ovaraden = 0,5 g frischer Ovarien. Bei Hypofunktion der Ovarien und Dysmenorrhoe 2—3mal tägl. 1 Bohne. Packungen mit 30 Bohnen (1,80 DM).

Ovaradentriferrin. Bohnen aus 0,06 Ovaraden und 0,1 Triferrin. Bei erschöpfenden Frauenkrankheiten, unbestimmten Ausfallserscheinungen infolge mangelhafter Funktion der Ovarien, auch Klimakterium 2—3 Bohnen tägl. unzerkaut nach dem Essen. Packungen mit 20 (1,55 DM) und 50 Bohnen (3,20 DM). Knoll A.G., Ludwigshafen a. Rh.

Ovario-Glandosan (total). Getrocknete Gesamtovarien. Jedes Dragée enthält 1 g frische Drüse mit Follikelhormon. Bei klimakterischen Beschwerden, Amenorrhoe, Dysmenorrhoe, Bleichsucht, ovarieller Fettsucht. 3mal tägl. 2—4 Tabl. Packungen mit 20, 50, 100 Dragées 2,89, 4,83, 8,04 DM. Dr. Fresenius, Bad Homburg.

Ovarium Henning. 1 Dragée entspricht 1 g frischer Drüse. Bei Erschöpfungszuständen, Neurasthenie, Klimakterium 3mal tägl. 2—3 Dragées. Packung 50 Dragées. Dr. Georg Henning, Berlin-Tempelhof.

Ovarium „Panhormon". Bei Hypofunktion der weiblichen Genitalien — besonders Amenorrhoen — nach Mäuse-Einheiten standardisiertes Brunsthormon. Je nach der Schwere des Falles werden 6—12 Amp. Ovarium Panhormon (jeden 2. Tag 1 Amp. zu 100 ME), außerdem 3mal tägl. 1 Dragée, zunächst zu 100 ME 14 Tage lang, dann 300 ME 3—4 Wochen lang verabfolgt. Packungen mit 20 Dragées zu je 100 ME 1,75 DM, 50 Dragées 3,90 DM, 10 Dragées zu je 1000 ME 1,20 DM, 10 Dragées zu 10 000 ME 4,10 DM, 12 Amp. zu 100 ME in 1 ccm 2,00 DM, 3 Amp. zu je 1000 ME (ölige Lösung) 1,25 DM, zu je 10 000 ME 1,55 DM (ölige Lösung), 3 Amp. zu 50 000 ME 5,70 DM (ölige Lösung), zu 100 000 ME 8,95 DM (ölige Lösung). Dr. Georg Henning, Chem. u. pharm. Fabrik, Berlin-Tempelhof.

Ovibion ist ein eiweißfreier Totalauszug aus den Ovarien junger Tiere (enthält also den Wirkstoff aus Eizellen, Primordialfollikel, interstitiellem Gewebe, reifendem Follikel und Corpora lutea). Tägl. 5—20 Tropfen und mehr bei Pubertätsstörungen, Dysmenorrhoe, Amenorrhoe, Klimakterium. Bei Pruritus vulvae: Ovibion 8 ccm, Eucerin anh. 15,5, Nipagin 0,03 m. f. ungt. D. S. Zum Einmassieren. Packungen 8 und 15 ccm 1,55 und 2,85 DM. Chem.-pharm. Fabr. Adolf Klinge, München 9.

Ovo-Wolff enthält die gesamten Wirkstoffe des Eierstockes in Pillenform. Bei der bekannten Indikation 3mal tägl. 1 Pille. 30 Pillen 1,60 DM. Dr. Aug. Wolff, Chem. Fabrik K.G., Bielefeld.

Ovobrol = Ovoglandol + Sedobrol, 1 Tabl. = 1 ccm Ovoglandol und 1 Tabl. Sedobrol eingestellt auf 200 I E oestrogene Wirkung. Mit heißem Wasser übergossen, gibt Ovobrol eine schmackhafte Brühe von guter Bekömmlichkeit. Bei allen Insuffizienzerscheinungen der Ovarien, bei klimakterischen Ausfallserscheinungen mit Herzklopfen, Schwindel, Schweißausbruch, je nach der Schwere des Anfalles 1—2 Würfel tägl. 1—3mal. Packungen von 15 Würfeln (2,35 DM). Deutsche Hoffmann-La Roche A.G., (17b) Grenzach/Baden.

Ovocyclin, synthetisches Follikelhormonpräparat, ein Oestradioldipropionat, das in fetten Ölen löslich ist und bei der intramusk. Injektion eine lang anhaltende Wirkung zeigt, bei den Tabletten besteht diese Depotwirkung nicht. Bei Hypo-, Oligo- und Dysmenorrhoe, sekundärer Amenorrhoe, primärer Amenorrhoe, wenn sie auf Infantilismus und Hypoplasie beruht. Klimakterium: Bei primären und veralteten Fällen von sekundärer Amenorrhoe bis zur Einleitung des Menstruationscyclus sind 20—30 mg Ovocyclin P nötig. Bei Hypoplasie und Infantilismus muß eine mehrmonatige Behandlung mit 2 Injektionen zu 5 mg Ovocyclin pro Woche oder 3 Tabl. zu 1 mg pro Tag durchgeführt werden. Bei leichteren Fällen von sekundärer Amenorrhoe gibt man 1—2 Tabl. zu 1 mg tägl. oder innerhalb von 2—3 Wochen 4—5 Injektionen zu 5 mg. Bei Ausfallserscheinungen tägl. 2—3 Tabl. zu 0,1 mg oder alle 3—4 Tage 1 mg intramusk. Schachteln mit 5 Amp. zu 1 ccm mit 1 mg Ovocyclin P (Oestradioldipropionat) 3,50 DM, mit 1 Amp. zu 1 ccm mit 5 mg Ovocyclin P 2,55 DM, mit 5 Amp. zu 1 ccm mit 5 mg Ovocyclin P 8,80 DM. Glas mit 30 Lingual-Tabl. zu 0,1 mg Oestradiol 2,95 DM. Glas mit 15 St. zu 1 mg Oestradiol 6,85 DM. **Ovocyclin**-MB-Krystall-Amp. ist eine wäßrige Suspension von Oestradiol-Monobenzoat-Krystallen. 2 ccm der Suspension enthalten 10 mg Oestradiol-Monobenzoat und 2 mg Nupercain zur lokalen Anaesthesie. Anwendung als Implantation zum Zwecke einer Depotwirkung.

Bei starken Störungen in d. Klimax oder nach Kastration 1 Amp. zu injizieren unter Beachtung der Injektionstechnik. Die Wirkung hält einige Wochen an. Schachteln mit 1 und 5 Krystall-Amp. zu 2 ccm mit 10 mg Oestradiol-Monobenzoat 10,70 und 44,05 DM. Implantationstabl. zu 20 mg 1 Tabl. 17,95 DM. Ciba Aktienges., Wehr, Baden.

Ovoglandol. Enthält die wirksamen Stoffe des Ovarium. 1 Tabl. enthält die Gesamttrockensubstanz, 1 ccm Ampullenlösung das eiweißfreie Extrakt aus 1 g frischer Drüse, wobei die oestrogene Wirkung auf 100 ME eingestellt ist. Bei Menstruationsstörungen und klimakterischen Beschwerden 1—2mal tägl. 1 Injektion intramuskulär. Packungen mit 6 Amp. zu 1 ccm (3,35 DM). Deutsche Hoffmann-La Roche A.G., (17b) Grenzach, Baden.

Ovihorm enthält alle in der weiblichen Keimdrüse vorhandenen Wirkstoffe. Zur Behandlung aller Ausfallserscheinungen des Ovariums. 3mal tägl. 2 Dragées bis 3mal tägl. 6 Dragées. Packung mit 50 Dragées zu 0,5 g Ovarialfrischsubstanz. Hormon-Chemie, München.

Ovo-Transannon ist Transannon mit Follikelhormon. Transannon enthält Calcium- und Magnesiumsalze mit einer Ichthyolverbindung. Bei klimakterischen Beschwerden. 20 Bohnen (1 Bohne = 500 i E) 1,90 DM. Gehe, Dresden-N 6.

Oxural. Eine Emulsion von Ol. Chenopod. Als Wurmmittel in Kapseln. Packungen mit 18 Kapseln 2,70 DM. Zäpfchen: 10 St. 1,45 DM, Supp. pro inf. 10 St. 1,10 DM, auch als Salbe Packung 64 Dpf. Von der Emulsion bei Erwachsenen 3mal tägl. 1 Kaffeel., Kindern 3mal tägl. ½ Kaffeel. Packung mit 50 g 2,00 DM. Von den Kapseln 3mal tägl. 2—3 St., bei Kindern 3mal tägl. 1—2 St. Von den Zäpfchen morgens und abends 1 Zäpfchen einführen. Die Salbe dient zum Einschmieren des Afters. Arzneimittelfabrik, Frankfurt a. M.

Oxyfin enthält 15% Kupferoxyd, 10% Calciumcarbonat, 75% Adsorbat T. Bei Oxyuriasis, Ascaridiasis 8 Tage lang 3mal tägl. 2 Tabl. Kinder 3mal tägl. 1 Tabl. Dann 8 Tage Pause und dann wieder 8 Tage Kur. 4malige Wiederholung. Bei Spulwürmern Dosis verdoppeln. Kurpackung 200 Tabl. zu 0,1 g 2,05 DM. Chem. Fabr. Hertigswalde, Meißen a. d. Elbe.

Oxylax gegen Madenwürmer enthält Tub. Jalapae und Dihydroxyphthalophenon, in Schokoladentäfelchen und Tabletten. Morgens nüchtern 2—4 St.; ist bis mittags kein dünner Stuhl erfolgt, so wiederholt man die Gabe. Bei Kleinkindern beginnt man mit 1 Täfelchen. Die Kur ist 15 Tage lang durchzuführen. Die auftretenden Durchfälle dürfen nicht durch Stopfmittel bekämpft werden. Zu einer Kur gehören 2—3 Packungen. ½ Packung 86 Dpf., ¹/₁ Packung 1,57 DM, 1 Kurpackung 2,27 DM. Oxylax-Schokolade 1 Tafel 1,68 DM, Kurpackung = 3 Tafeln 4,12 DM. Oxylax-Laboratorium, Halle a. d. Saale.

Oxymel Scillae. Aus Meerzwiebel, Essig und Honig dargestellt. Meerzwiebelhonig. Bräunliche, sauer riechende Flüssigkeit, innerlich als Diureticum bei kardialem Hydrops. Infus. fol. Digit. titr. 1,5 : 150, Liq. kal. acet., Oxymel Scillae aa 25, 3mal tägl. 1 Eßl.

Oxymel simplex. Aus Honig und Essigsäure dargestellt.

Oxymorstabletten zu 0,5 werden hergestellt durch Einwirkung von Benzoesäure auf basisches Aluminiumacetat. Geschmack- und geruchloses Pulver. 6—8 Tabl. tägl. Als Tabletten mit Aluminium lact., die aufgelöst als Klysma gegeben werden. Eine Analsalbe mit p-Dichlorbenzol gegen Oxyuriasis. In einer *Kur-Doppelpackung* sind 48 Tabl. zum Einnehmen, 6 rote Duplextabl. à 5 g zum Einlauf und Analsalbe vereinigt, Kur-Pralinen-Frauen-Kinder-Packung, 24 wohlschmeckende Pralinen, 3 rote Duplextabl. und Salbe. Komb. Kur-Kleinpackung. Tabl.-Kurpackung (ohne Salbe). Tabl.-Kleinpackung, 24 weiße Tabl. zu 0,5 g. Analsalbe Tube. Analtabl.-Packung. Analzäpfchen-Packung. Siehe Lubisan. Chem. Werke, Rudolstadt.

Oxytocin, ein Hypophysenhinterlappen-Hormon mit wehenauslösender und wehenverstärkender Wirkung, frei von blutdruck- oder antidiuretisch-wirksamen Substanzen. 1 ccm = 3 Voegtlin-Einheiten. Oxytocin **forte** = 10 Voegtlin-Einheiten. Bei primärer und sekundärer Wehenschwäche, Atonia post partum, Nachgeburtsblutungen, Placentarretension subcut., intramusk. oder langsam intrav. 6 Amp. mit je 3 Voegtlin-Einheiten 1 ccm 2,95 DM, mit je 10 Voegtlin-Einheiten 8,50 DM. Hormon-Chemie, München.

Pacyltabletten. Ein Cholinderivat von günstiger Wirkung bei Blutdruckerhöhung. (Cholin reizt das parasympathische Nervensystem und kann daher als Antagonist des Adrenalins aufgefaßt werden. Atropin hebt seine Wirkung auf.) Man gibt bei Blutdrucksteigerung jeder Ätiologie 2—3mal tägl. 1 bis 2 Tabl. Packung mit 50 Tabl. (1,70 DM), jede Tablette enthält 5 mg Pacyl. Pacyl-Ampullen bei Raynaudscher Krankheit, Dysbasia intermittens. 2- bis 3mal wöchentl. ½—1 Amp. Packungen mit 5 Amp. 3,25 DM, 2 Amp. 1,65 DM. Chem. Fabr. Diwag, Berlin-Waidmannslust.

Padutin ist ein aus dem Pankreas dargestelltes Hormon, das zur Regulierung des Kreislaufs eine elektiv gefäßerweiternde Wirkung auf die Gefäße der Peripherie herbeiführt. Das Präparat ist nach Einheiten eingestellt. Auf eine biologische Einheit kommt 0,1 mg organische Substanz. Padutin erweitert die kleinsten Gefäße der Peripherie, die Gefäße von Herz, Hirn, Lunge und Muskel. Bei intrav. Injekt. soll eine Verschiebung des Blutes aus dem Splanchnicusgebiet nach außen eintreten. Anwendung: Gute Erfolge werden erzielt bei intermittierendem Hinken, Angiospasmen, Raynaudscher Gangrän, Hypertonie, Klimakterium, Frostbeulen. Dosierung: Die ersten 3 Tage tägl. ½ Amp. = 6 Einh., danach 2mal tägl. 1 Amp. = 12 Einh. intramusk. Tritt keine Wirkung ein, so erhöht man auf 2mal tägl. 2 Amp. Peroral 3mal tägl. 1 Dragee. Bei schweren Gefäßerkrankungen tägl. 1 Amp. **Depot-**Padutin intragl. über 2—4 Wochen. Nach Abklingen jeden 2. Tag 1 Amp. Bei Angina pectoris, Thromboembolie 12—24 Einh. Padutin intrav. Nach Abklingen der Beschwerden 1 Amp. Depot-Padutin intramusk. 20 Dragees mit je 12 Einh., 5 Trocken-Amp. mit je 12 Einh. und 5 Amp. zu je 1,2 ccm Aq. red. steril. Depot-Padutin: 5 Trocken-Amp. mit je 40 Einh. und 5 Amp. mit je 2 ccm Aq. red. steril. Bayer, Farbenfabriken, Leverkusen a. Rh.

Paladrin Bürger. 1 ccm Paladrin enthält 0,01 g Morphin in Form von Pavium forte, 0,025 g Ephedrinhydrochlorid und 0,0005 g Belladonnysat-Alkaloide. Zur Dämmerschlafeinleitung als Spasmolyticum und Basisnarkoticum gibt man 1 ccm = 1 Amp. Paladrin subcut. ½—¾ Std. vor Beginn der Operation. Bei Schmerzen und Koliken 1 ccm. Packung mit 3 Amp. zu 1,1 ccm. Joh. Bürger, Ysatfabrik, Wernigerode a. H.

Palliacoltabletten = Alucoltabletten.

Pancortex. Ein ascorbinsäurehaltiges (Vitamin C) Nebennierenrindenextrakt, das an epinephrektomierten Katzen standardisiert ist. 1 ccm Rindenextrakt oder 1 Dragée sollen mindestens 50 g frischer Drüse entsprechen und 50 mg Ascorbinsäure enthalten. Bei Morbus Addison, hypophysärer Kachexie, Magersucht, Myasthenie, maligner Diphtherie, Psoriasis, Rekonvaleszenz, Marasmus senilis. In schweren Fällen von Addison 20—30 ccm Pancortex intrav. pro die mit 5—10 g Kochsalz peroral. In leichten Fällen 2—3 intramusk. Injektionen von 2 ccm pro Woche. Auch bei maligner Diphtherie, toxischem Scharlach, Pneumonie sind intrav. Gaben von 10—20 ccm notwendig. Bei hypophysärer Kachexie 3 ccm intramusk. pro die oder 6 bis 9 Dragees. Bei maligner Diphtherie und akuten Infektionen 5—10 ccm und mehr pro die intrav. oder intramusk. Als Stimulans 2—3mal 1 ccm pro Woche oder 1—2 Dragées pro die. Packungen: 3 Amp. zu 1 ccm 4,00 DM, 1 Flasche zu 10 ccm 11,70 DM, 20 Dragees 7,15 DM. Dr. Gg. Henning, Chem.-pharm. Werk, Berlin-Tempelhof.

Pancrofirm-Scheerenmesser. Es ist ein Pankreatin, das nach neuem Verfahren durch Adsorbierung an Milcheiweiß gekuppelt ist. Es wird in seiner Wirkung weder durch Pepsin noch durch Salzsäure irgendwie beeinträchtigt. Es spaltet daher Kohlehydrate, Eiweiß und Fette. Indikation bei mangelhafter Verdauungsfunktion, Achylie, Fettstuhl, schlechter Verdauung, auch bei Ernährungsstörungen und Durchfällen der Säuglinge. 3—4mal tägl. 2—3 Tabl. nach dem Essen. Säuglingen bei jeder Mahlzeit ½ Tabl. in lauwarmer, nicht heißer Milch zerdrückt. In Gläsern mit 20 Tabl. à 0,4 g. Münchn. pharm. Fabrik, München 25.

Pancurmen enthält pro Tablette Pancreas sicc. 0,25 g, Diastase (1 : 100) 0,1 g, Curcuminnatrium 0,1 g. Besonders bei Störungen von Magen, Darm, Gallenblase und Meteorismus 3mal tägl. 2 Dragées. 30 St. 3,30 DM. Temmler-Werke, Hamburg-Neugraben.

Pandigal (s. unter Folia Digitalis) ist das Reinglykosidpräparat aus Digitalis lanata. Es enthält die 3 genuinen isomorph krystallinischen Glykoside (Lanadigin) der Digitalis lanata in konstanter Zusammensetzung, von konstantem, gewichtsmäßig dosiertem Wirkungswert. So enthält 1 Tabl. oder 1 Supposit. oder 1 ccm Pandigal (= 25 Tropfen) 0,4 mg Lanadigin. In 0,2 g Pandigalpulver für Rezepturzwecke sind 0,2 mg Lanadigin enthalten. Überall, wo Digitalis in Betracht kommt, angezeigt. Die unangenehmen Nebenwirkungen von Digitalis sollen fehlen. Dosierung: 3mal tägl. ½ bis 1 Tabl. oder 3mal tägl. 20—30 Tropfen, oder 3mal tägl. 1 Suppos. (= 1 Z. = 0,4 mg). Pandigal pulv. 0,1—0,2 g, Jod-Ca-Diuretin 0,5, m. f. pulv. tal. Dos. X. D. S. 3mal tägl. 1 Pulver. Kindern bis zu 10 Jahren gibt man soviel Tropfen Pandigal, als das Kind Jahre ist, 1—2mal tägl. Wenn auf diesem Wege keine Wirkung erzielt werden kann, dann gibt man Pandigal intrav. mit Traubenzucker verdünnt. Pandigal kann man auch intramusk. geben. Packungen mit 15 ccm 1,70 DM, mit 12, 25 und 50 Tabl. 1,17, 2,22 und 4,27 DM, mit 6, 12 Suppos. 1,70, 2,92 DM, mit 3, 6 Amp. zu 4 ccm 1 Amp. = 0,8 mg Glykosidkrystallisat 2,15, 4,13 DM, Amp. zu 2 ccm 1 Amp. = 0,4 mg Glykosidkrystallisat 6 und 12 Amp. 3,39 und 6,26 DM. Pandigal pulv. pro receptura Gläser mit 5 und 10 g. **Pandiphyllin**-Suppositorien enthalten die 3 Reinglykoside der Digitalis lanata. 1 Suppos. enthält: Pandigal 0,0004, Theophyllin-Aethylendiamin 0,25. Tägl. 1—3 Supp. 6 und 12 St. 2,51 und 4,57 DM. Amp. 4 ccm zur intrav. Injekt. mit Pandigal (Reinglykosidkrystallisat A, B, C) 0,8 mg, Theophyllin-Aethylendiamin 0,12 mg, 6 Amp. 4,72 DM. Beiersdorf & Co., Chem. Fabr., Hamburg.

Panergoticum verbürgt durch den eingestellten Gehalt an Alkaloiden der Ergotin- und Ergometrin-Gruppe die volle Secale-Wirkung. 1 Amp. zu 1 ccm enthält 0,3 mg der Gesamtalkaloide zur subcut. und intramusk. Injekt., bei atonischen Nachgeburtsblutungen, bei mangelhafter Rückbildung des Uterus. Packungen mit 5, 10 und 25 g 0,95, 1,75 und 3,80 DM, mit 3 und 10 Amp. 1,30 und 3,70 DM. C. F. Asche & Co., K.-G., Hamburg-Altona.

Pankreasdispertsalbe (Pyosolva) aus reinster Vaseline und Pankreasdispert bei Furunkeln, Karbunkeln, Phlegmonen und Ulcera cruris und Decubitus. Die Salbe wird in Papierdicke auf die zu behandelnde Stelle aufgetragen und mit Mull bedeckt. Tägl. Verbandwechsel. Tube 10 g 1,00 DM. Kali-Chemie A.-G., Sehnde bei Hannover.

Pankreatin-Tabletten „Brunnengräber" enthalten alle natürlichen Fermente der Bauchspeicheldrüse (Lipase, Amylase, Trypsin) in ausgewerteter und magenresistenter Form. Bei Pankreasinsuffizienz, Fäulnis- und Gärungsdyspepsie, Meteorismus. Nach dem Essen 2—3 Tabl. 20 und 40 Tabl. zu 0,4 g 1,10 und 1,75 DM. Dr. Chr. Brunnengräber, Chem. Fabr., Lübeck.

Pankreon. Haltbares, in der Gesamtsubstanz magensäurerestistentes Verdauungs-Enzym-Präparat, standardisiert auf 4 Lipase-, 10 Amylase- und 10 Trypsin-Einheiten (nach Prof. Willstätter) je Tablette, Dragée oder 0,25 g Pulver. Zur Substitution und Stimulation der Verdauungs-Enzym-

Sekretion bei Diarrhoe, Meteorismus, Eiweißfäulnis, intestinaler Gärungsdyspepsie, Diabetes, Basedow, nutritiven Dermatosen und Säuglingsdurch-
fällen; ferner zur Kräftigung durch bessere Nahrungsaussnutzung unter
Appetitanregung. Dosierung: je 3 Pankreon-Tabletten oder -Dragées bzw.
je einen glattgestrichenen Teelöffel von Pankreon-Pulver zu den Hauptmahlzeiten. Salzsäure kann daneben gegeben werden; sie wird zweckmäßig
½ Std. vor dem Pankreon genommen. Säuglinge erhalten bis zu einer
Messerspitze voll Pankreon-Pulver zu jeder Trinkportion. Packungen mit
25 Tabl. 1,80 DM, mit 50 Tabl. 3,45 DM, mit 100 Tabl. 5,90 DM, mit 50 Dragées 3,95 DM, mit 25 g Pulver 5,80 DM. Kali-Chemie A.-G., Sehnde bei
Hannover.

Panpeptal, ein kombiniertes Pankreatin-Salzsäure-Pepsin-Präparat mit
sämtlichen natürlichen Fermenten des Magens und der Bauchspeicheldrüse.
Bei sämtlichen Verdauungsstörungen 3mal tägl. 2—4 Dragées nach dem
Essen unzerkaut. 20 und 40 Dragées zu 0,5 g 0,95 und 1,75 DM. Dr. Chr.
Brunnengräber, Chem. Fabr., Lübeck.

Pan-Sedon-Diwag enthält in einer Tabl.: 0,0002 Secalealkaloide, 0,015
Pacyl, 0,03 Dormovit. Bei Gleichgewichtsstörungen im vegetativen System,
Thyreeotoxikosen, Neurosen des vegetativen Nervensystems, bei Störungen
in den Wechseljahren. 3mal tägl. 1—2 Tabl. zu 0,15 g. Packungen mit
25 Tabl. 2,35 DM. Diwag, Chem. Fabr. A.-G., Berlin-Waidmannslust.

Panthesin-Balsam besteht aus 5% Panthesin-Base (N-Diaethylleucinol-
ester der p-Aminobenzoesäure) mit einer pflanzlichen Salbengrundlage. Bei
Haut-, Muskel- und Nervenschmerz, Decubitus, Verbrennung, Pruritus.
Schmerzstillend, entzündungshemmend. Tuben mit 10 und 20 g 1,55,
2,70 DM. Sandoz A.-G., Chem.-pharm. Fabrik, Nürnberg.

Pantocain. Salzsaures 4-Butylaminobenzoyldimethylminoaethonal. Es
kann bei allen Fällen der Lokalanästhesie verwendet werden. Vollwertiger
Ersatz des Cocains. Auch in der Oberflächenanästhesie ohne dessen Rausch-
giftcharakter. Es stellt ein farb- und geruchloses Salz dar, das leicht löslich
in Wasser und gut sterilisierbar ist. Bei Ulc. ventric. läßt man 100 ccm einer
¼—½promilligen Pantocainlösung schluckweise innerhalb einer Stunde
trinken. Im ganzen 10—20 Tage lang. Zur Infiltrationsanästhesie 0,1%ige Lösung (mit 0,0005% Suprarenin-Zusatz) Flasche mit 25 ccm, zur Leitungsanästhesie 0,2%ig (mit 0,005% Suprarenin-Zusatz) 10 Amp. zu 2 ccm.
In der Urologie als Schleimhautanaestheticum 0,1—0,2%ig, zur Wund-
anästhesie ¼—½prom. Lösung oder 1%ige Salbe. Pantocain für die Lumbalanästhesie. Man löst hierzu den Inhalt einer 10-mg-Trockenampulle in
2 ccm Liquor, zur prophylaktischen Blutdruckstabilisierung und zur Anästhetisierung des Stichkanals der eigentlichen Injektionslösung geht eine
Injektion von 2 ccm Pantocain-Racedrin voraus. O.P.: Schachtel mit
5 Amp. zu 10 mg „Pantocain für die Lumbalanästhesie" und 5 Amp. zu
2 ccm Pantocain-Racedrin (0,133 g Racedrin in 0,1%iger Pantocain-Lösung).
Farbwerke Hoechst, Frankfurt/Main-Höchst.

Pantopon enthält die gesamten Alkaloide des Opiums (mit 5% Morphium)
in reiner injizierbarer Form. *Für einen Kranken darf tägl. bis 0,4 g verordnet
werden. Gefahr der Sucht wie bei Morphin.* Im Handel als Pulver, Tabl.,
Sirup und wäßrige Lösung von gelblich-brauner Farbe. Es ist gut verträglich, ohne Brechreizwirkung, ohne stärkere Beeinflussung des Atemzentrums,
wirkt auf die Darmbewegung hemmend, ohne hartnäckige Verstopfung.
Überall da anzuwenden, wo früher Opium oder Morphium gebraucht wurde.
Bei schmerzhaften entzündlichen Affektionen, Schlaflosigkeit, Husten,
Diarrhoe oder drohendem Abort. Als Tabletten zu 0,01, 6 und 20 St. (0,70
und 2,25 DM), *Pantoponsirup,* 125 ccm = 160 g mit 0,08 g Pantopon
(2,95 DM). *Pantoponampullen* zu 1 ccm, 2%ige in Packungen mit 3, 6 St.
(1,30, 2,35 DM), *Pantoponlösung* 2%ig, 5 ccm 1,35 DM, 10-ccm-Glas 2,45 DM,
Dosis 0,01—0,03 Pantopon — 1—3 Tabl., Tagesdosis 0,03—0,06 = 3 bis

6 Tabl. Von der 2%igen Lösung ist die Einzeldosis 10—30 Tropfen, Tagesdosis 30—60 Tropfen. Pantoponsirup 1 Eßlfl. =- 20 g = 0,01 g Pantopon. 1 Teel. = 7 g = 0,003 g. Für Kinder ¼—3 Teel. Pantoponsirup. *Ampullen* zur subcut. Injekt. Einzeldosis 1—2 Amp. == 0,02—0,04 g Pantopon. Pantopon 0,03, Ol. Cacao 2,0, m. f. supp. tal. Dos. X; Inf. Rad. Ipecac. 0,5:150, Pantopon 0,05—0,1, Sirup c. aur. 20, 2stündl. 1 Eßl.; Bismut. salicyl. 0,5—1 g, Pantopon 0,01, m. f. pulv. tal. Dos. VIII, bei Enteritis catarrhalis. Pantopon 0,15, Aq. dest., Aq. amygd. am. aa 10, Extr. Bellad. 0,25, 2—3mal tägl. 20—30 Tropfen bei Magenschmerzen. Pantopon 0,04 bis 0,06, Plumb. acet. 0,04, Sacch. lact. 0,3, m. f. pulv. tal. Dos. X, 2—3stündl. 1 Pulver bei Darmblutungen. Für *einen* Kranken darf an *einem* Tage bis zu einem Pantopongehalt von 0,4 g verschrieben werden, das gleiche gilt für den Praxisbedarf an 1 Tage, also: 6 Packungen mit je 6 Tabl. oder 2 Packungen mit je 20 Tabl. zu 0,01 Pantopon, oder 6 Packungen mit je 3 Amp. oder 3 Packungen mit je 6 Amp. — ohne Eintragung ins Morphinbuch.

Pantopon-Atrinal. 1 ccm = 0,02 g Pantopon und 0,001 g Atrinal. Atrinal ist ein Schwefelsäureester des Atropins (kein Atropinsulfat!). Es hat eine anregende Wirkung auf Atmung und Herz. Bei Asthmaanfällen, Nachtschweiß der Phthisiker, zur Unterstützung der Narkose. Packungen mit 6 Amp. zu 1,1 ccm (3,75 DM). 1 Amp. zur subcut. Injekt. **Pantopon-Scopolamin.** Sterile Lösung von Pantopon und Scopolamin. hydrobromic. 1 ccm enthält 0,04 Pantopon und 0,0003 Scopolamin, oder Pant. 0,04 und Scop. 0,0006. Zur Vorbereitung der Inhalationsnarkose, zum Dämmerschlaf bei der Geburt. Beruhigungsmittel bei Geisteskranken. Kontraindiziert bei Kindern, Greisen und Potatoren. Je nach Kräftezustand 1 Amp. oder weniger. Packungen mit 3, 6 Amp. zu 1,1 ccm (1,70, 3,15 DM). Deutsche Hoffmann-La Roche A.-G., 17b Grenzach/Baden.

Pantosal ist das Natriumsalz (Dihydrat) der p-Aminosalicylsäure (Pas), das im kalten Wasser leicht löslich ist. Die Lösung ist nur kurze Zeit haltbar, auch darf sie nicht erwärmt werden. Die Lösung muß immer frisch hergestellt werden. Pantosal wird rasch resorbiert und ebenso rasch wieder ausgeschieden. Um den durchschnittlichen Pas-Spiegel von 10 mg% zu erreichen, muß man häufiger am Tage größere Dosen geben. Pantosal ist gut verträglich. Es besitzt eine gute Diffundierfähigkeit vom Blut her in die tuberkulösen Prozesse, auch in die Pleurahöhle und in den Liquor. Um die Kontaktbildung mit den Tuberkelbazillen zu erreichen, ist die histologische Beschaffenheit des den tuberkulösen Prozeß umgebenden Gewebes ausschlaggebend. Exsudative Formen lokalisierter Tuberkulose bieten daher eine günstigere Angriffsmöglichkeit als produktiv cirrhotisch abgekapselte Prozesse. Durch Wachstumshemmung der Tuberkelbazillen tritt Nachlassen der Toxinbildung ein und dadurch Absinken des Fiebers und Aufhören des Schwitzens. Verminderung des Sputums und der Bazillen. Hebung des Allgemeinbefindens. **Indikationen;** Pulmonale Frühinfiltrate, exsudative Schübe älterer Tuberkulose, Kehlkopftuberkulose, tuberkulöse Pleuritis, Pleuraempyem, tuberkulöse Lymphome und Fisteln, Darmtuberkulose, Nieren- und Blasentuberkulose, Hauttuberkulose. Man gibt Pantosal oral, parenteral, intrapleural, intracavitär, suboccipital, als Installation, Tamponade, Einträufelung, Zerstäubung, Pinselung. **Dosierung:** je nach Art und Grad der Erkrankung tägl. 10—15—20 g (höchster Blutspiegel eine Stunde nach Verabreichung). Nach 3—4 Wochen eine Pause von einer Woche. Zur Umspritzung von Fisteln ist eine 4—5%ige Lösung gebräuchlich. Bei intravenösen Dauertropfinfusionen 10—15 Tage lang tägl. 30—40 g Pantosal in 1 Lit. Aq. dest. oder physiologischer Kochsalzlösung unter Zusatz von 10 bis 20 mg Heparin. Bei Pleuraexsudat 1—3mal wöchentlich je 10 ccm einer 5%igen Lösung, bei Empyem 2—3mal wöchentlich je 10 ccm einer 10%igen Lösung, dazu tägl. 10—15 g Pantosal oral. Instillation und Tamponaden mit 5%iger Lösung. Suboccipital 2mal tägl. 5 ccm einer 5—10%igen Panto-

sallösung, zusätzlich oral 10—15 g Pantosal. Zur Inhalation 2mal tägl.
5 Minuten steigend bis 30 Minuten mit 20%iger Lösung, ebenso stark zur
lokalen Benetzung und Pinselung. Packungen mit 100 und 250 g. Tabletten
zu 0,5 g mit 100 und 250 St. 6,45 und 14,45 DM, als Granulat (15 g = 10 g
Pantosal) 250 und 500 g 20,30 und 38,10 DM. P. Beiersdorf u. Co. A.-G.,
Hamburg.

Papain-Reuss besteht aus Succus Caricae papayae, dem getrockneten
Milchsaft der unreifen Früchte von Carcia papaya. Weißes, geruchloses, in
Wasser lösliches Pulver, auch in Pastillen und Tabletten, von denen man
0,5—1 g mehrmals tägl. gibt. Es besitzt eine eiweißverdauende Kraft, am
besten bei alkalischer Reaktion. Bei akuter und chronischer Dyspepsie und
Magenkatarrh. 10 und 20 Tabl. 0,68 und 1,23 DM. Steigerwald A.-G.,
Chem. Fabr., Heilbronn.

Papatropin ist eine Kombination aus Atropin (lähmt den Vagus),
Papaverin und Calciumbenzylphtalat (greifen an der glatten Muskulatur an).
Ein Spasmolytikum und Sedativum des parasympathischen Systems. Bei
ulc. ventric. et duodeni, Gastritis, Darmkoliken, Nieren- und Blasenkoliken,
Dysmenorrhoe, Asthma bronchiale, Angina pect. Tägl. öfter 1—2 Tabl.
oder als Zäpfchen. Packungen mit 10 und 20 Tabl. und 3 und 10 Suppos.
„Atmos" Fritzsching & Co. G. m. b. H., Mannheim und Lenzkirch/Schwarz-
wald.

Papayotinum. Wie Papain.

Papaverin (s. auch Eupaverin) ist ein Opiumalkaloid und seiner chemischen Natur nach ein Derivat des Benzylisochinolins. Als Hydrochlorid
langsam löslich in 40 Teilen Wasser, in Weingeist schwer löslich. Es bewirkt
auf Zunge und Schleimhaut Gefühllosigkeit. Im Organismus wird es schnell
abgebaut, so daß es zu keiner Kumulation kommen kann. Es hat eine
spezifische Wirkung auf die glatte Muskulatur und setzt sie in den Zustand
einer Entspannung, nicht in den einer Lähmung. Die Reaktion erfolgt gleich-
sinnig beim ganzen Verdauungstraktus der Gallenblase, den Bronchialmuskeln, der Harnblase, dem Uterus und den Gefäßen, weshalb die Annahme, daß hier eine Muskelreaktion im weiteren Sinne vorliegt, berechtigt
erscheint. Organe mit normalem Tonus reagieren nur wenig. Das Haupt-
gebiet für die Anwendung des Papaverin ist in den Krampfzuständen der
Eingeweide zu suchen. Die durch den Krampf bedingten Schmerzen werden
innerhalb 20—30 Min. beseitigt. Bei den sog. pressorischen Gefäßkrisen nach
Pal ist es von guter Wirkung (abdominelle Krisen der Tabiker und Arterio-
sklerotiker, Angina pectoris, Asthma bronchiale und Asthma cardiale).
Dann ist es von guter Wirkung bei spastischer Obstipation. Auch beim
Erbrechen von Schwangeren, nach Narkose usw. ist es mit Erfolg anzuwenden. Beim Erbrechen der Kinder, sowohl beim habituellen Erbrechen, beim
unstillbaren Erbrechen als auch beim Erbrechen bei Pylorospasmus, zeigt es
manchmal eine prompte Wirkung. Man gibt es den Kindern am besten per os
oder per klysma vor dem Trinken, 3—5mal tägl. 1—2 Kaffeel. von Papaverin
0,1:100. Gerade seine Wirkung bei Pylorospasmus wird besonders rühmend
in der Literatur hervorgehoben. Bei Magengeschwüren mit starken Schmerzen wird eine Kombination mit Atropin bei Erwachsenen empfohlen, um
die Magensekretion herabzusetzen. Papaver. sulfuric. 0,08 und Atropin sulf.
0,0005, Aq. dest. 4 ccm, subcut. zu injizieren. Ein weiteres sehr wichtiges
Anwendungsgebiet ist Asthma bronchiale. Injiziert man 0,03—0,05 g
Papaverin intrav., so kann man jeden Anfall sofort beenden. Bei leichteren
Zuständen genügt die subcut. Injektion. Auch bei Cholelithiasis hat es sich
schon oft als wertvoll bewiesen und die Anfälle sofort coupiert. Bei Ruhr-
erkrankungen und auch bei anderen Durchfällen, wo ein lästiger Tenesmus
besteht, ist eine Dosis von 0,05—0,08 g 2—4mal tägl. von ausgezeichneter
Wirkung: Bism. subsalicyl. 10,0, Papaver. hydr. 0,8, Tinct. Chin. comp. 5,
Aq. dest. ad 150, 2—4mal tägl. 1 Eßl., vorher umschütteln. Auch bei spasti-

schen Zuständen an der Harnblase und Harnröhre wird durch subcut. Injekt. schnell Besserung erzielt. Da das Mittel relativ ungiftig ist, existiert keine Maximaldosis. Selbst Dosen bis 1 g pro die haben nie Vergiftungserscheinungen hervorgerufen. Die übliche Dosierung sollte auf 0,08 g als Einzelgabe und auf 0,24 g und mehr als Tagesgabe festgesetzt werden, subcut. 0,04—0,6. Kleine Kinder per os 3mal tägl. 0,005 bis 0,05, Kinder über 10 Jahre 3mal tägl. 0,02—0,06. Subcut. 0,001—0,06. Im Handel in Packungen mit 10 und 20 Tabl. zu 0,04 Papav. hydr. (0,85 und 1,40 DM). In Schachteln mit 4 und 5 Amp. zu 1,1 ccm = 0,04 Papaver. sulf. (1,45 und 1,75 DM). Größte Einzelg. 0,2, größte Tagesg. 0,6. Knoll A.-G., Ludwigshafen a. Rh., und C. H. Boehringer Sohn, Nieder-Ingelheim.

Papavydrin. Kombination von 0,005 Eumydrin und 0,04 Papaverin, in Form von Tabletten, Suppositorien und Injektionen. Besonders bei spastischen Zuständen des Magen- und Darmkanals, Pylorospasmus, Hyperacidität, spastischer Obstipation, Gallensteinkolik. 3—4mal tägl. 1 Tabl. oder Zäpfchen. Injektion bis 3mal tägl. 1 Amp. Packungen mit 6, 10 und 20 Tabl. (1,45, 2,15 und 3,90 DM), 3, 6 und 12 Zäpfchen (1,10, 2,10 und 3,70 DM), 3 Amp. (1,50 DM), 6 Amp. (3,80 DM). *Papavydrin pro infantibus*, als Zäpfchen 6 und 12 St. 1,60 und 2,90 DM. *Papavydrin Lactose pulvis* pro receptura Dosis 0,1—0,3 g. Da es in Wasser löslich ist, kann es auch in Mixturen aufgeschrieben werden. Arzneimittelfabrik G. m. b. H., Frankfurt a. M.

Paracodin ist ein Dihydrocodein und entsteht durch Hydrierung des Codeins, wobei Lösung der hydrocyclischen Doppelbindung eintritt. *Es unterliegt nicht dem Opiumgesetz.* Es ist in Wasser löslich. Es kommt in den Handel als Pulver, Tabletten und Sirup in Form des sauren weinsauren Salzes sowie als Lösung des salzsauren Salzes in Ampullen. Indikation wie Codein. Es zeichnet sich nur dadurch aus, daß es angeblich stärker beruhigend auf das Atemzentrum wirkt als die gleiche Dosis Codein, auch die narkotische Komponente der Wirkung ist stärker. Es ist ein verläßliches Husten- und schmerzstillendes Mittel und zeigt nicht die unangenehme Nebenerscheinung des Morphiums. Es wird besonders empfohlen bei starkem Hustenreiz, Bronchitis, Tuberkulose, Emphysem. Auch bei Migräne, Ischias und Asthma cardiale sind gute Erfolge erzielt worden. Dosis für Erwachsene 0,01—0,03, 3mal tägl. 1 Tabl. à 0,01. Paracodin. bitartaric. 3mal tägl. 1—3 Tabl., in schweren Fällen kann man bis 0,05 pro dosi gehen. Kinder von 2—5 Jahren erhalten ¼—½ Tabl., von 6—12 Jahren ½—1 Tabl. 1—2—3mal tägl. Packungen mit 10 und 20 Tabl. zu 0,01 (0,85 und 1,45 DM).

Paracodinsirup besteht aus Paracodinum bitart. 0,2, Acid. benzoic. und pflanzlichen Extraktivstoffen. 1 Kaffeel. voll enthält etwa 0,012 g Paracodinum bitart. Kindern gibt man nach dem 1. Lebensjahr mehrmals tägl. ¼—½ Kaffeel. bei Husten und Keuchhusten, Erwachsenen mehrmals tägl. 1 Kaffeel. voll. Flaschen zu 100 und 50 g (1,90 und 1,30 DM). Knoll A.-G., Ludwigshafen.

Paractol. Ein Salzsäure abspaltendes und sekretionsanregendes Aminosäurepräparat (Glutaminsäure) bei Subacidität. Diese Aminosäure als Hydrochlorid und Betain-Chlorhydrat bietet die Möglichkeit, die fehlende Salzsäure zu ersetzen und die Sekretion anzuregen. Bei Achylia gastrica, Subacidität, Dyspepsie und gastrogener Diarrhoe während oder nach der Mahlzeit 1 Teel. = 3 g Paractol in einem Glas Wasser (Zuckerwasser) lösen und schluckweise trinken. Packung 60 g. Chemiewerk Homburg A.-G., Frankfurt/Main.

Paraffinum liquidum. Aus den Rückständen der Petroleumdestillation gewonnen. Zu Salben und intraglutäalen Injektionen. In gereinigter Form innerlich. Eßlöffelweise bei chronischer und spastischer Obstipation. Es hat eine krampflösende Wirkung vielleicht durch Fernhalten von Reizen im Darm. Es ist aber auch eine direkte nervöse Erregung der Magen-Darmbewegungen nicht auszuschließen. Löslich in Äther und Chloroform. Ol.

Menth. pip. gtt. II, Paraff. liq. puriss. ad 300,0. Abends 1—2 Eßl. Siehe Mitilax, Cristolax, Paraffinal.

Paraffinum solidum. Zeresin. Für Salben und Pflaster.

Paragen besteht aus antitoxisch wirkenden Polypeptiden, ferner aus Eiweißabbauprodukten, die Eigenschaften unspezifischer Antigene und zellulärer Aktivatoren besitzen, und aus einer antibakteriell stark wirksamen Chinolin-Harnstoffverbindung. Nach der Injektion tritt eine Hyperleuko-cytose und eine Verstärkung der Phagocytoseabwehr ein. Anwendung bei infektiösem Rheuma, Angina, Nebenhöhlenempyem, Furunkel, Erysipel, Mastitis, Thrombophlebitis, fieberhafter Fehlgeburt, Sepsis, Pneumonie, Lungenabsceß, Grippe, allergischen Erscheinungen, tägl. 2 ccm intramusk. Packungen mit 3, 5 Amp. zu 2 ccm, 2,65, 4,45 DM. Bayer, Farbenfabriken, Leverkusen a. Rh.

Paraldehyd. Klare, farblose Flüssigkeit von brennend kühlendem Ge-schmack. Innerlich 3—10 g als Hypnoticum und Sedativum. Hauptsächlich bei Geisteskrankheiten. Paraldehyd., G. arab. aa 20, Aq. 150, f. Emuls. adde Sirup. c. Aurant. ad 200, bei Bedarf 2 Eßl. Paraldehyd 5, Mucilago Gi. arab. 100, Aq. ad 200, auf einmal als Klistier. Größte Einzelg. 5,0, größte Tagesg. 10,0.

Pardinon. Ein organisches Fluorpräparat, das pro Tabl. 1 mg Mono-Fluortyrosin enthält. Gegen Hyperthyreose und Vollbasedow. Tägl. 1 Tabl. Bei gleichzeitiger Lebererkrankung ist das Präparat nicht geeignet. Packung mit 20 Tabl. zu 0,001 2,95 DM. Bayer, Farbenfabriken, Leverkusen a. Rh.

Pareuxol enthält 20% Aminophenazon mit 2% Procain zur intravenösen Injektion in Ampullen zu 3 ccm. Bei Asthma bronchiale, Ulcus ventric. Gastritis, Cholecystopathien, vegetativer Dystonie. Gut zu beeinflussen sind auch Durchblutungsstörungen wie Endarteriitis obliterans, Claudicatio intermittens, trophoneurotische Ulcera, Frostgangrän. Die Ampullen werden sehr langsam intravenös injiziert, auch intramuskulär möglich. 5 Amp. zu 3 ccm 3,05 DM. Dr. Chr. Brunnengräber, Chem. Fabrik u. Co. G. m. b. H., Lübeck.

Partagon Sandoz. Ein Präparat zur lokalen Behandlung der akuten und chronischen Gonorrhoe der weiblichen Urethra und Cervix. In Stäbchenform mit Querrillung, um das Herausfallen zu verhindern. Die Grundmasse be-steht aus organischen Kolloiden, die unter dem Einfluß der Sekrete der Schleimhäute stark quellen. Die wirksame Substanz besteht aus Silbersalzen, die einer Silbersalzkonzentration von 1,5% Silbernitrat entsprechen. Man führt tägl. 1 Stäbchen ein. Nähere Gebrauchsanweisung liegt bei. Auch bei Mastdarmentzündung empfehlenswert. In Packungen mit 10 und 20 Stäb-chen (1,75 und 3,50 DM). *Männerstäbchen* mild (= 0,75% AgNO$_2$) und stark (= 2% AgNO$_2$). In der Nacht ¾—1 Stäbchen. Packung mit 10 Stäbchen mild 3,50 DM, stark 3,11 DM. Sandoz A.-G., Nürnberg.

Partergin ist Methylergobasintartrat in einer zur Anwendung als orales Wehenmittel sub partu geeigneten Form. Lösung: 1 ccm = 30 Tropfen = 0,075 mg Methylergobasintartrat. Partergin ist ein oral wirkendes, voll-wertiges Wehenmittel für die Anwendung intra partum. Es bewirkt bei wehenbereitem Uterus durchschnittlich 5—10 Minuten nach Verabreichung eine gesteigerte rhythmische Wehentätigkeit. In der Schnelligkeit des Wir-kungseintrittes übertrifft es die Chinin-Präparate und kommt den parenteral gegebenen Hypophysen-Präparaten nahe. Bei richtiger Indikationsstellung und genauer Dosierung ist es für Mutter und Kind unschädlich. Wie jedes Wehenmittel, ist Partergin nur bei hypotonischer Wehenschwäche angezeigt. *Indikationen und Dosierung:* Primäre und sekundäre Wehenschwäche sub partu. Vorzeitiger Blasensprung mit wehenlosem Uterus: Nach einer pro-batorischen Dosis von 5 Tropfen beginnt man je nach dem Grad der Wehen-schwäche mit 5—10 Tropfen und wiederholt diese Dosis je nach Bedarf in ½—1stündigen Abständen 1—2mal. Einleitung der Geburt bei wirklicher

Übertragung: Nach einer probatorischen Dosis von 5 Tropfen gibt man
10—15 Tropfen in Abständen von ½—1 Stunde je nach Bedarf, max. 3mal.
Erfolgt keine Reaktion, so ist der Uterus noch nicht wehenbereit. Der Ein-
leitungsversuch kann, wenn nötig, nach 24 Stunden wiederholt werden.
Sandoz A.-G., Nürnberg.

Partophysin enthält die Wirkstoffe des Hypophysenhinterlappen-
extraktes, eingestellt auf 3 Voegtlin-Einheiten in ccm zur subcut., intrav. und
auch intramusk. Injekt. Kontraindiziert bei Herzfehler, Nephritis, Eklampsie-
bereitschaft. Bei Wehenschwäche, Diabetes insipidus, zur Auslösung des
Gallenreflexes bei der Röntgendiagnostik, Darmatonie. 3 Amp. zu 1 ccm mit
3 Voegtlin-Einh. in ccm 1,98 DM. Dr. Aug. Wolff, Chem. Fabr. K.-G., Bielefeld.

PAS „Casella" ist paraminosalicylsaures Natrium mit tuberkulostatischer
Wirkung. Die Art der Wirkung auf die Bazillen ist noch nicht vollkommen
klar. Die Bazillen zeigen nach der Pas-Behandlung deutlich Degenerationserscheinungen. Frische exsudative Lungenprozesse werden ausnahmsweise
gut beeinflußt, ebenfalls tuberkulöse Empyeme und seröse Pleuritiden.
Spülung der Empyemhöhle mit einer 6%igen Pas-Lösung nach vorheriger
Entleerung. Auch die lokale Kavernenbehandlung hat sich gut bewährt.
Miliartuberkulose und Meningitis tuberkulosa sind mit Streptomycin zu
behandeln. Bei Kehlkopf- und Bronchialtuberkulose ist lokale und innere
Behandlung notwendig. Darmtuberkulose wie andere spezifische Schleim-
hautulcerationen (Blase, Mund, Larynx, Nase) sprechen ebenfalls günstig an.
Da sich Pas in der Niere besonders hoch konzentriert, so ist hier die Beeinflussung besonders gut. Auch in der Augenheilkunde ist die Anwendung erfolgversprechend. Als Nebenerscheinungen treten Übelkeit, Brechreiz,
Durchfälle gelegentlich auf. Durch die Herstellung der Pas-Natrium-Ver-
bindung fallen diese Nebenerscheinungen weg. Man gibt tägl. 15 g = 30 Tabl.
Pas über den ganzen Tag verteilt (nach jedem Essen 6 Tabl.). Nach 4 Wochen
ist eine Pause von 6—8 Tagen erforderlich. Die lokale Behandlung erfolgt
mit 6—24%iger Lösung. Umspritzung von Fisteln mit 6%iger Lösung.
Packungen mit 250, 500, 1000, 3000 Tabl. mit je 0,6 g kristallinischem
Natriumsalz der p-Aminosalicylsäure. 5 und 50 Amp. zu 10 ccm mit 12%iger
und 24%iger kristallinischer Verbindung. Casella Farbwerke Mainkur,
Frankfurt/M.-Fechenheim.

PAS Heyl (para-Aminosalicylsäure). Wie die übrigen Pas-Präparate.
Schachtel mit 200 Kapseln zu je 0,41 g. Dosierung für Erwachsene tägl.
30 Kapseln = 12 g PAS Heyl. Die Dosis kann bis 18 g = 45 Kapseln er-
höht werden. Für Kinder ⅓—⅔ der Erwachsenendosis. Nach 8 Tagen eine
Pause von 3 Tagen. Die Dosen werden gleichmäßig über den Tag verteilt.
Eine Kur muß 3—6 Monate durchgeführt werden. Heyl u. Co. Chem. Fabrik
G. m. b. H., Düsseldorf.

Pasalon (Pas) ist eine p-Aminosalicylsäure, ein weißes, krystallinisches
Pulver, das nur 0,1%ig im Wasser löslich ist. Im Pasalon liegt das Natriumsalz vor. Es hat bei den verschiedenen Formen der Lungentuberkulose eine
günstige Wirkung, besonders bei der exsudativen Form, weiterhin bei
spezifischen Empyemen, Pleuritis exsudative und Nierentuberkulose (Blasen-
Tbc.). Bei eingeschränkter Nierenfunktion ist der Harnstoffspiegel im Serum
zu kontrollieren. Bei tuberkulöser Uveitis kann man die perorale Medikation
durch subconjunctivale Injektion von 1 ccm einer 2,8%igen Lösung (das
Na-Salz löst sich leichter) jeden 2. Tag unterstützen. Bei Pleuraempyem
wird nach Punktion des Empyems eine intrapleurale Injektion mit 10 bis
20 ccm einer 10%igen Lösung 2—3mal wöchentlich vorgenommen. In tuberkulöse Lymphome injiziert man eine 4%ige Lösung. Bei Fistelbehandlung
träufelt man von einer 4—5%igen Lösung ein und umspritzt den Fistelkanal. (Gewebsisotonie bei ca. 2,8%). Innerhalb mehrerer Wochen schließt
sich der Fistelkanal. Für die orale Medikation der Lungentuberkulose werden

Tagesdosen von 12 g = 40 Dragées zu je 0,34 g Pasalon gegeben. Nach 4 bis 5 Tagen wird eine Pause von 2—3 Tagen empfohlen. Bei diesem Behandlungsmodus erhält ein Patient während 6 Monaten 1,2 kg Pas, entsprechend 4000 Pasalon-Dragées. Man kann die Dosis auch nach dem Körpergewicht berechnen: 0,25—0,3 g pro Kilo. Bei Nierentuberkulose tägl. 6—9 g = 20 bis 30 Pasalon-Dragées. Ist die Nierenfunktion herabgesetzt dann nur 4 g = 13 Pasalon-Dragées pro Tag. Die Verträglichkeit ist gut. Magenstörungen können im Anfang der Behandlung vorkommen. Packungen mit 100 Dragées zu 0,41 g Pasalon 5,60 DM. 250 Dragees 12,45 DM. Trockensubstanz zur Lösungsherstellung: 10 Flaschen mit je 2,7 g 6,90 DM. Bayer, Farbenfabriken, Leverkusen a. Rh.

Paspat enthält ein polyvalentes Antigengemisch mit Ephedrin gegen Asthma bronchiale und Rhinitis vasomotorica. Die Impfung geschieht mit Impflanzette am Oberschenkel. Man macht 3×3 bis 3×4 Hautritzen. Man reibt die Paspatflüssigkeit mit beiliegendem Glasstab ein, träufelt immer wieder Paspat darauf, bis die Ampulle leer ist. In Abständen von 5, 8 oder 14 Tagen erfolgen die Impfungen. Bei Kindern alle 2—3 Wochen eine Impfung in halber Stärke. Packungen mit 1 und 5 Amp. zu 0,2 ccm 2,89 und 9,28 DM. Luitpold-Werk, München.

Pasta Guarana. Dargestellt aus dem Samen von Paullinia sorbilis. Bei Kopfschmerzen und Migräne in Dosen von 0,5—1 g. Pasta Guarana, Sacch. lact. aa 0,5, tal. Dos. X, 3mal tägl. 1—2 Pulver. Pasta Guarana, Phenacet. aa 0,3, tal. Dos. X, 3mal tägl. 1 Pulver.

Pasta Zinci besteht aus Zinc. oxyd. crud., Talc. aa 1,0, Vaselin fl. 2,0.

Pasta Zinci salicylata besteht aus Acid. salicyl. 1,0, Zinc. oxyd. crud. 12,0, Talc. 12,0, Vaselin fl. 25,0.

Pastilli Santonini. Jede Pastille enthält 0,025 g Santonin.

Pathosan enthält Papaverinhydr. 0,02, Gesamtalkaloide aus Ext. bellad. 0,0125, Ext. hyoscyam. 0,0375, Dimethylaminophenazon 0,15. Starkes Spasmolyticum gegen Schmerzen bei Ulcus ventr. und Koliken, tägl. 1 bis 3 Tabl. oder Zäpfchen. Tabl. zu 0,5 g 10 St. 1,25 DM. Supposit. zu 2,1 g 5 St. 1,20 DM. Asta A.-G., Chem. Fabrik, Brackwede i. W.

Paverysat Bürger, Ysat aus unreifen, in Deutschland gewonnenen Mohnköpfen (Papaver somniferum) als Spasmolyticum. Morphingehalt in 1 ccm = 0,00015 g. 3mal tägl. 20 Tropfen und mehr. 15 ccm 95 Dpf. Schachtel mit 6 Supp.95 Dpf., mit 6 Amp. zur subcut. oder intrav. Injekt. 1,15 DM. Joh. Bürger, Ysatfabrik, Wernigerode a. H.

Pavium und Pavium forte. Alkaloidpräparate aus Capita Papaveris maturi. Sie unterstehen dem Opiumgesetz. Pavium forte mit 1% Morphin, Pavium mit 0,5% Morphin. Beide Formen enthalten noch Nebenalkaloide und Begleitstoffe der Mohnkapseln. Pavium wird gewonnen aus der gesamten reifen Mohnkapsel. Die Alkaloide liegen als Hydrochloride vor. Bei Schmerz, Krampfzuständen und Durchfall. Pavium forte als Tropflösung 10 bis 25 Tropfen zu nehmen. 25 Tropfen = 1 g = 0,01 Morphin, 10 g 1,80 DM. Supposit. mit je 1 g Pavium forte = 0,01 g Morphin, 6 Supp. 1,95 DM. 2—3mal tägl. 1 Supp. Amp. zu 1,1 ccm zur subcut. oder langsamen intrav. Injekt. 3 und 6 Amp. 0,95 und 1,75 DM. Pavium Tropfen 3mal tägl. 20 und 30 Tropfen. 25 Tropfen = 1 ccm = 0,005 g Morphin, 10 g 1,15 DM. 6 Suppos. zu je 0,5 g Pavium = 0,0025 g Morphin 1,20 DM. Joh. Bürger, Ysatfabr., Wernigerode a. Harz.

Pavyco besteht aus Papavydrin und Verasulf als Spasmolyticum und Analgeticum. 2—4mal tägl. 1 Tabl., 1 Zäpfchen oder 1 Spritze. Packungen: 10 Tabl. 1,60 DM, 5 Zäpfchen 1,45 DM, 3 Amp. 2,20 DM, Zäpfchen für Kinder 5 St. 1,05 DM. Arzneimittelfabrik G. m. b. H., Frankfurt a. M. 1.

Pectoral enthält das Saponin aus Rad. Primulae, weiterhin Calcium und Lactucarium (eingetrockneter Milchsaft von Lactuca virosa), das einen elektiv-sedativen Einfluß auf die Atmungsorgane ausübt. Nordmark-Werke, Hamburg 21.

Pectovit ist ein trichlorbutyladipinestersaures Ammonium in mit Ammonsalzen gepufferter Lösung in Form von einem Sirup mit Geschmackszusätzen. Bei Bronchitis und Tuberkulose, Pharyngitis. 3mal tägl. 1 Eßl. in ½ Glas Wasser. Kinder die Hälfte. Flasche mit 170 g 1,55 DM. Chem. Fabrik Diwag, Berlin-Waidmannslust.

Pellidol. Diacetylamidoazotoluol. Blaßrötliches Pulver, in Fett, Öl und Vaseline löslich, in Wasser unlöslich. Als 2%ige Salbe Tube mit 20 und 50 g 0,80 und 2,50 DM. Zur Epithelisierung granulierender Wunden bei Ekzemen und hartnäckigem Hautausschlag. Farbwerke Hoechst, Frankfurt/M.-Höchst.

Penicillin. Hier ist allgemeines über Penicillin gesagt und seine Anwendung und Dosierung beschrieben. Am Schluß sind die Firmen aufgeführt, die Penicillin herstellen.

Penicillin ist das Penicillin G als krystallinisches Kalium- oder Natriumsalz. Es befindet sich in Flaschen mit durchstechbarer Gummikappe. In fester Form ist es bei Zimmertemperatur haltbar, in Lösung nur im Eisschrank unter 10 Grad. Penicillin ist ein Stoffwechselprodukt des Schimmelpilzes Penicillium notatum. Aus den Nährlösungen des Schimmelpilzes konnten vier Penicilline hergestellt werden (G, F, X, K), von denen aber fast nur Penicillin G zur Anwendung kommt. Penicillin G-Natrium oder -Kalium ist leicht in Wasser, physiologischer Kochsalzlösung oder 5%iger Traubenzuckerlösung löslich. Alkalien, Säuren und Schwermetallsalze machen es unwirksam. Colibakterien scheiden ein Ferment aus, Penicillase, das das Penicillin zerstört. Es ist ein stark wirkendes Antibiotikum. Es vermag die Teilung bestimmter Bakterien zu verhindern oder diese in der Teilungsphase zu zerstören. Es soll den Durchtritt von Glutaminsäure durch die Bakterienmembran verhindern. Es hat also eine völlig andere Wirkung als die Sulfonamide. Seine Wirkung ist abhängig von seiner Konzentration im Blut. Es wird intramuskulär, intravenös und lokal appliziert. Nach der Injektion erreicht der Blutpenicillinspiegel seinen Höhepunkt, um nach 2—3 Stunden wieder abzufallen. Es tritt Penicillin nur in sehr geringer Menge in den Liquor cerebrospinalis oder in die verschiedenen serösen Körperhöhlen. Penicillinempfindlich sind die meisten grampositiven Kokken und Bazillen, sowie die gramnegativen Diplokokken, besonders empfindlich sind Staphylokokken, Streptokokken, Pneumokokken, Gonokokken, Meningokokken, Gasbranderreger und Spirochaeten, Aktinomyceten und Bazillus Anthracis. Unwirksam ist Penicillin bei Virusinfektionen, ausgenommen Psittacosis, auch unwirksam bei Typhus, Dysenterie, Brucellen und Tuberkelbazillen. Vor der Behandlung sollte man immer die bakteriologische Untersuchung des Erregers und seine Empfindlichkeit gegenüber Penicillin feststellen lassen. Penicillin ist gut verträglich und macht kaum Komplikationen, selten Urtikaria, Fieber oder Leibschmerzen. Der Wirkungsgrad wird in internationalen Einheiten (i E) angegeben. Eine Einheit sind 0,6 γ des reinen krystallisierten Natriumsalzes. Bei *ernsten Infektionen mit oder ohne Bakteriämie* sind mindestens 240000 i E in 24 Stunden oder auch höhere Dosen erforderlich. Bei chronischen pyogenen Infektionen werden alle 3 Stunden 50000 i E gegeben. Bei *Osteomyelitis* ist eine Mindestdosis von 500000 i E pro die erforderlich. Bei *Gonorrhoe* gibt man ambulant 50000 i E, nach einer Stunde die gleiche Dosis und nach der 2. Stunde 100000 i E. Eiter und seröse Flüssigkeiten werden entfernt und die Höhle mit physiologischer Kochsalzlösung ausgespült und dann Penicillin in die Höhle injiziert. Dies wird tägl. 2mal mit 150000—200000 i E durchgeführt. Bei *Meningitis* muß Penicillin lumbal, cysternal oder gar intraventrikulär verabreicht werden, da parenteral keine genügend hohe Konzentration im Liquor eintritt. Man verwendet 10 ccm physiologische Kochsalzlösung oder Liquor mit 10000 i E Penicillin. Täglich einmal langsam injizieren. Bei *bakterieller Endocarditis* täglich 500000 i E über längere Zeit hin. Bei *allergischen Personen* soll Penicillin mit großer Vorsicht gegeben werden. Bei intramuskulären Injektionen sollen 5—10000 i E Penicillin in 1 ccm Flüssigkeit enthalten sein. *Intravenöse Gaben* gibt man als Tropfinfusionen, 1000 ccm Flüssigkeit mit 100000 und mehr i E. Penicillin in 24 Stunden. *Subkutane Injektion* ist schmerzhaft. Bei *Scharlach* der Kinder gibt man pro die 8mal 20000 i E. intramuskulär, Erwachsene 8mal 50000 i E. Bei *Diphtherie* 8mal 30000 i E intramuskulär, bei *Otitis media acuta* 4mal 50000 i E pro die. *Lokal:* Für Wundbehandlung kommt eine Lösung von 500—5000 iE pro ccm als Kompressen und Tamponaden zur Anwendung. Vom Puder wird messerrückendick auf die Wunde gestreut und dann feucht gehalten. Bei Infektionen des Respirationstraktus kann man eine Lösung mit 50000—100000 i E 2—3mal täglich inhalieren.

Penicillin G-Kaliumsalz Bayer, Leverkusen, in Flaschen mit 200000 i E Penicillin G. S. das Depot-Penicillin: Aquacillin comp. Bayer. Flasche mit 400000 und 2000000 i E Oleocillin in 1 ccm Öl 300000 i E krist. Procain-Penicillin G.

Penicillin G-Natriumsalz Hoechst, Höchst/Frankfurt a. M., in Flaschen mit 200000 i E Penicillin G. Depot-Penicillin: Novocain-Penicillin „Hoechst", Flaschen mit 300000 i E und mit 2000000 i E. Penicillin-Wundpuder 5 g mit 5000 i E. Perifen: Penicillin-Surfen Mundpastillen.

Penicillin-Pasing ist das wasserlösliche Penicillin G-Natriumsalz. 200000 iE zur Lösung in 2 ccm Aq. dest. sterilis. Depot-Penicillin und Novocillin B.

Alphacillin O.W. G. Chemie, Kiel-Hassee. Flaschen mit 100000, 200000 und 500000 i E Depot-Penicillin: Deltacillin, Flasche mit 200000, 400000 und 2000000 i E Lucillin mit 1200000 i E Procain Penicillin gegen Lues.

Penicillin Schering, Berlin-West, zur lokalen Behandlung. Amp. zu 1000 i E als Calciumsalz.

Penicillin Grünenthal, Stollberg/Rhld., zur Depotbehandlung: Depocillin, 100000 i E pro 1 ccm. Depocillin-O 300000 i E pro 1 ccm, Depocillin-A, Amp. zu 400000 i E.

Oricillin 50, Penicillin-Tabletten zur oralen Applikation. PS Kombinationen zur Behandlung sind: Penicillin-Sulfonamid-Kombinations-Präparate.

Penicillin (Calciumsalz) Jenapharm, Jena, in Flaschen zu 200000 und 500000 i E. Zur lokalen Injektion und Anwendung: 3 Amp. zu je 1000 i E und 3 Amp. Lösungsmittel. Packung mit 10 Amp. zu je 500 i E Penicillin-Wundpuder 5 g = 2500 i E. Penicillin-Salbe 7 g = 3500 i E.

Penicillin „Göttingen" — Depot — enthält in 1 ccm 200000 iE Penicillin G. Es ist ein 4-Aminobenzoesäure(β-di-aethylamino-aethylester)-Hydrochlorid als Ölsuspension. Indikation wie bei allen Penicillinpräparaten. Amp. zu 300000 i E, 500000 i E und 1000000 i E Penicillin zur intramuskulären Injektion.

Stomacillinetten ist Penicillin-Kaugummi. Bei Erkrankungen der Mundhöhle, bei Angina, Stomatits etc. 3 St. mit je 4500 i E. Penicillin-Gesellschaft Dauelsberg u. Co., Göttingen.

Penicillin „Bayer", kristallisiertes Penicillin G, Kalium-Salz. Es wird in internationalen Einheiten standardisiert. Eine i E entspricht der Wirkung von 0,6 γ des internationalen Standardpräparates, das aus reinem kristallisiertem Natriumsalz von Penicillin G besteht. Das Präparat enthält mindestens 1435 i E pro mg als Penicillin G in Form des Kaliumsalzes. Es braucht nicht im Kühlschrank aufbewahrt zu werden. Die Lösungen können bis 48 Stunden im Kühlschrank bei +4° C verwendungsfähig bleiben. Da nach parenteraler Verabreichung das Penicillin schnell ausgeschieden wird (70% auf dem Nierenweg) ist alle 3 Stunden die Injektion zu wiederholen. Indikation und Dosierung wie unter Penicillin beschrieben. Flasche mit 200000iE Penicillin. S. Aquacillin comp. das Depot-Penicillin. Bayer, Leverkusen.

Penicillin (Calciumsalz Jenapharm) entspricht den Anforderungen auf Reinheit und Verträglichkeit. Zur intramuskulären, intravenösen und intralumbalen Injektion. Die Dosierung beträgt im allgemeinen 120000 bis 200000 iE täglich. Man gibt in dreistündigem Abstand Tag und Nacht intramuskulär je 15000—25000 iE und mehr. Die erste Spritze kann man intravenös geben, um sofort einen therapeutischen Blutspiegel zu erreichen, gleichzeitig beginnt man mit der intramuskulären Injektion. Zur intralumbalen Injektion 1—2mal tägl. 10000—20000 iE in so viel Flüssigkeit als Liquor abgelassen wurde. Vorher anwärmen. Bei Pleura-Empyem Eiter ablassen und 15000—120000 iE intrapleural einspritzen. Täglich wiederholen bis der Eiter steril ist. Alles andere in der Besprechung über Penicillin. Packungen mit 500000 und 200000 iE. Amp. mit 500 iE in 1 ccm-Amp. In die Ampulle bringt man 1 ccm Aq. bidest. zum Einspritzen in Furunkel, bes. für Zahnärzte. Packungen mit 10 und 50 Amp. 3 Amp. zu je 1000 iE mit 3 Amp. Lösungsmitteln. Penicillinsalbe 1 g mit 500 iE. Packung mit 7 g. Penicillin-Wundpuder 5 g mit 2500 iE. Jenapharm, Jena.

Penicillin G „Hoechst" als Natriumsalz. Es ist leicht löslich in Wasser und der Wirkungsgrad wird in internationalen Einheiten (iE) angegeben. Alle 3 Std. intramusk. 20—50000 iE. Bei intravenöser Dauertropfinfusion ist die Tropfgeschwindigkeit so einzustellen, daß in jeder Stunde 5 bis 10000 iE ausfließen. Zur lokalen Therapie dient das Penicillin-Wundpuder. Auch kann man Lösungen von 500—5000 iE in 1 ccm bidestilliertem Wasser herstellen für Wundkompressen, Tamponaden, Instillationen. Für Inhalation bei Infektionen des Inspirationstraktus wird 2—3mal tägl. mit 50 bis 100000 iE inhaliert. Auch kann Penicillin endotracheal instilliert werden. Die Lösungen sind im Kühlschrank aufzubewahren und halten sich bis 48 Std., im trockenen Zustand bei 15 Grad haltbar. Zur Injektion am besten Glasspritzen. Flasche mit 200000 iE. Penicillin G. Penicillin-Wundpuder 5 g mit 5000 iE. Penifen: Penicillin-Surfen-Mundpastillen. Jede Pastille enthält 1000 iE und 3 mg Surfen. Röhre mit 15 Pastillen. Farbwerke Hoechst, Frankfurt a. M.-Höchst.

Penicillin-Pasing ist das wasserlösliche Penicillin-G-Natriumsalz. Die Packung enthält 200000 Einheiten und wird in 2 ccm Aq. dest. sterilis. gelöst zur intramuskulären Injektion. Da nach 3 Stunden nach der Injektion der therapeutische Blutspiegel wieder verschwunden ist, so muß sie in Intervallen von 3 Stunden wiederholt werden. Am besten bei Tag alle 3 Stunden Penicillin und abends eine Depotspritze von Novocillin. Siehe Novocillin. Packung mit 200000 Einheiten. Deutsche Novocillin-Gesellschaft m. b. H., München-Pasing.

Penicillin „Schering" zur lokalen Anwendung. Antibiotikum aus Penicillium notatum, als Calciumsalz. Zur örtlichen Penicillinbehandlung, bes. bei Furunkeln, Abszessen, Panaritien, infizierten Wunden. Dos.: Lokale Einspritzung, Unterspritzung, Einträufelung und Auflagen mit 1000 IE in 0,1—2 ccm Lösungsmittel. (Siehe auch Spezialliteratur.) 3 Amp. zu je 1000 IE und 3 Amp. Lösungsmittel 2,05 DM o. U. und 2,10 DM m. U. Schering A.-G., Berlin-West.

Pentedrin ist p-methylaminoaethanolphenol-tartrat als Kreislaufmittel 20—40 Tropfen oder 1—2 Tabl. oder 1—2 Amp. subcut. intramusk. oder intrav. Packungen 10 und 25 g 10%ig, 20 Tabl. zu 0,1 g, 6 Amp. zu 1,5 ccm mit 0,06 Pentedrin. Chem. Fabrik Grünau, Berlin-Grünau.

Pepsimuriat-Tabletten enthalten Pepsin mit Betainhydrochlorid. Aus letzterem entsteht in wäßriger Lösung Salzsäure. Bei An- und Subacidität, 2stündl. 1 Tabl. mit 1 Schluck Wasser. Packungen mit 20 und 60 Tabl. 0,46 und 1,18 DM. Aktienges. f. med. Produkte, Berlin N 65.

Pepsin. Weißes Pulver, das aus Schweinemagen gewonnen wird. In Wasser mit Trübung löslich. Man gibt es meist mit Salzsäure zusammen. Man soll nie mehr aufschreiben, als für 2 Tage ausreicht, da es sonst unwirksam wird. Pepsin 2,0, Acid. hydrochlor. 5,0, Aq. dest. ad 100, oder Pepsin, Acid. hydrochlor. aa 5,0, Sirup. Rub. id. 20, Aq. dest. ad 200, während des Essens 1—2 Eßl. voll. Die Pepsinpräparate sind auffallend ungleichwertig zu kleine Dosen sind unwirksam. Konzentrierte Salzsäure ist ein Fermentgift, es soll daher eine konzentrierte Pepsinalsäurelösung nicht vorrätig gehalten werden. Auch der Pepsinwein, der schon etwas älter geworden ist, ist von sehr fraglichem Wert, da der Alkohol die Pepsinwirkung beeinträchtigt und eine proteolytische Kraft nicht nachweisbar ist.

Peptonum siccum. Hellgelbes Pulver. Als vorverdautes Eiweißpulver bei niederliegender Verdauung, tee- bis eßlöffelweise in Suppe, Bier, Kakao.

Peptozon besteht aus Magnesium superoxyd. und Agar-Agar mit diastatischen Fermenten. Bei Hyperacidität, Ulcus ventriculi und Verstopfung. Schachteln mit 50 und 100 g (2,19 und 4,25 DM), mit Ext. Bellad. 2,35 und 4,58 DM. Peptozon rein 100 Tabl. zu 0,3 2,19 DM. 3mal tägl. 1 Teel. Arcula, Chem. Fabr., Rostock.

Per-Abrodil M ist 3,5-Dijod-4-pyridon-N-essigsaures Methylglukamin, ein weißes geruchloses Pulver, das 49,8% festgebundenes Jod enthält. Die im Handel befindliche Ampullenlösung zur intrav. Darstellung ist 45%ig bzw. 60%ig. Zur retrograden Pyelographie ist eine 25%ige Lösung zur Radiographie der Gelenke 3 ccm der 45%igen Lösung. Das Präparat ist gut verträglich und gibt eine ausgezeichnete Schattenbildung. Nebenerscheinungen wurden nicht beobachtet, auch keine Reizwirkung auf die Harnwege, so daß keine Albuminurie auftritt. Die Röntgenaufnahmen werden zwischen der 8. und 20. Min. nach der Injektion gemacht. Am Abend vor der Untersuchung und ebenfalls ½ Std. vor der Injektion bekommt der Kranke einen hohen Darmeinlauf. Am Vortage flüssigbreiige Kost. Trinkmenge wird eingeschränkt. Indikation: Zur Kontrastdarstellung des Nierenbeckens, der Harnleiter, Blase, von Gefäßbezirken, Gelenken und Fisteln. Kontraindikation: Schwere Ausscheidungsinsuffizienz, schwere allgemeine Erkrankung mit Nierenschädigung, Jodüberempfindlichkeit. Die Prüfung auf Jod-Überempfindlichkeit liegt der Packung bei. Zur Injektion wird die Ampulle auf Körpertemperatur erwärmt und unverdünnt innerhalb 3—5 Min. eingespritzt. Für Erwachsene 20 ccm der 45%igen Lösung. Packungen mit 1 und 5 Amp. zu 3 und 20 ccm, 45%ig mit 1 und 5 Amp. zu 20 ccm 60%ig für eine besonders scharfe Kontrastdarstellung bei verlängerter Ausscheidungszeit. Injektionszeit 3—5 Min. Bei Säuglingen injiziert man von der 45%igen Lösung intrav. 2—3 ccm, Kinder von 1—3 Jahren 8 ccm, Kinder von 3—12 Jahren 10 ccm, von 12—15 Jahren 15 ccm. Von 16 Jahren aufwärts 20 ccm intramusk. 3—5 Min. Bei Kindern kann man evtl. subcutan 20—50 ccm der 7,5%igen Lösung geben. Es hat sich auch bewährt bei Gelenkversteifungen infolge kapsulärer oder periartikulärer Gewebsveränderungen. Oft genügt eine intra- oder periartikuläre Injektion von 3 ccm der 45%igen Lösung. Bayer, pharm. Abtlg., Leverkusen a. Rh.

Perandren-Ciba. Synthetisch hergestelltes Testikelhormon, ein Testosteronpropionat. Farblose Krystalle, löslich in Öl. 1 mg = 50 I E. Bei Insuffizienz der männlichen Keimdrüse, Klimakterium virile, Prostataerkrankungen, Pubertätsfettsucht, Dystrophia adiposogenitalis. Auch bei Störungen der weiblichen Sexualsphäre, wie Dysmenorrhoe, Acne junger Mädchen und Stoffwechselstörungen, die im Zusammenhang mit der Sexualsphäre stehen. Alle 2—4 Tage 1 Amp. intramusk. oder subcut. 1 ccm enthält 10 mg Perandren. Schachtel mit 4 Amp. zu 10 mg 4,95 DM, 4 Amp. zu 25 mg 9,90 DM. **Perandren-Lingualtabl.** zu 5 mg Methyltestosteron läßt man unter der Zunge oder in den Backentaschen langsam zergehen. Die Wirkung ist der parenteralen fast gleich. Tägl. mehrere Tabl. Packung mit 10 Tabl. 1,70 DM, 20 Tabl. 3,10 DM. **Krystall**-Amp. zu 2 ccm mit 50 mg Testosteronpropionat zur Depotbehandlung. Schachtel mit 1 (5,70 DM) und

5 Amp. Implantationstabl. mit 100 mg Testosteronproprionat. Packung mit 1 Tabl. 14,55 DM. Ciba Akt.-Ges., Wehr i. Baden.

Percorten. Synthetisches Nebennierenrindenhormon-Desoxycorticosteron-acetat. Zur Hormonsubstitution bei Morbus Addison. Man braucht tägl. 5—10 mg, später 2—3 Injektionen wöchentl., gleichzeitig tägl. 5 g Kochsalz. Liegen nur vorübergehende funktionelle oder organische Störungen der Nebenniere vor, z. B. bei Vergiftung, schweren Infektionskrankheiten, Verbrennungen, Operationen, auch bei Ikterus, Schwangerschaftstoxikosen, so genügt hier alle 2—3 Tage 1 Injektion von 5 mg, bei schwerer Erkrankung braucht man aber tägl. 10 mg und mehr. Packungen mit 4 Amp. zu 1 ccm mit 10 mg Percorten in Öl gelöst 4,95 DM, Packungen mit 4 Amp. zu 1 ccm mit 20 mg Percorten in Öl gelöst 9,90 DM. Als Lingualtabl. zu 1 mg werden tägl. 1—5 St. oder mehr unter die Zunge oder eine der Backentaschen geschoben, wo sie langsam zergehen sollen. Hierdurch wird die Leberpassage umgangen und die Wirkung kommt der intramusk. Inj. fast gleich. Packung mit 40 Tabl. Kristall-Amp. zu 2 ccm mit 50 mg. Packung mit 1 und 5 Amp. zur Depotbehandlung. **Desoxycorticosteron-Glukosidlösung** 1% ist wasserlöslich zur intrav. Injekt. 5—10 ccm = 50—100 mg der Lösung 1—3mal tägl. intrav. falls sich der Kranke in einem gefahrvollen Zustand befindet. Amp. mit 1 und 3 St. zu 5 ccm mit 50 mg „Percorten wasserlöslich". Ciba A.-G., Wehr i. Baden.

Peremesin. Eine kolloidlösliche Ceroxalatkomplexverbindung. Die Tabl. zu 0,1 g enthält 0,05 g Ceroxalat. Bei Schwangerschaftserbrechen ¼ Std. vor dem Aufstehen 2 Tabl. mit etwas Flüssigkeit hinunterspülen. Bei See-, Luft- und Eisenbahnfahrten ¼ Std. vor Antritt der Reise 1—2 Tabl. Als Injektion gegen Erbrechen nach Narkose, bei Hirntumoren, Hyperemesis gravidarum. Diese Dosis kann man nach 2 Stunden wiederholen. Packungen mit 10 und 25 Tabl. zu 0,1 g (0,90 und 1,75 DM). Chem. Fabrik von Heyden, Radebeul-Dresden.

Perhydrit. Wasserstoffsuperoxyd in fester Form, haltbar, leicht wasserlöslich mit einem Gehalt von 33—35 Gew.-% H_2O_2. Tabl. zu 1 g, Röhrchen mit 10 und 25 St. (0,65, 1,40 DM). E. Merck, Darmstadt.

Perhydrol. Ein chemisch reines, säurefreies Wasserstoffsuperoxyd mit 30 Gew.-% H_2O_2. Eine wasserhelle klare Flüssigkeit, die sich in paraffinierten Originalflaschen befindet. Bei Berührung mit Blut, Eiter spaltet es unter starker Schaumbildung gasförmiges O ab. Eine 3%ige wässerige Lösung kommt an bactericider Kraft einer 1promill. Sublimatlösung gleich. Um sich eine 3%ige Lösung darzustellen, nimmt man 10 ccm Perhydrol und 90 ccm Wasser. Zu Blasenspülungen bei chronischer Cystitis Perhydrol 1, Aq. dest. ad 200, ad vitr. nigr. Bei Schweißfuß Perhydrol 3, Formaldehyd 4%ig 10,0. Aq. dest. ad 300, ad vitr. nigr. Bei Sommersprossen Perhydrol 1—2, Lanolin 6, Vaselin ad 10 (Schäffer). Zum Pinseln im Halse bei Angina und Diphtherie Perhydrol 3, Glycerin 30, ad vitr. nigr., stündl. zu pinseln. E. Merck, Darmstadt.

Peripherin-Homburg enthält Theophyllin-Ephedrin-Diaethanolamin. Es ist ein schnell und anhaltend wirkendes Analeptikum mit starker Gefäß- und Herzwirkung und bewirkt eine verstärkte Blut- und Sauerstoffversorgung der Organe. Durch die allgemeine Durchblutungssteigerung und infolge der leicht zentralnervösen und die Atmung erregenden Wirkung entsteht eine angenehme Durchwärmung des Körpers. Bei jeder Kreislaufschwäche, Kollaps, Angina pect., Asthma bronchiale intrav. ½—1 ccm, wenn nötig alle 3 bis 5 Std., oder 5—10 Tropfen, evtl. mehr bis 6mal tägl., auch Kinder 5 bis 10 Tropfen 3mal tägl., Säuglinge 4—6 Tropfen. Langsam injizieren. Packungen mit 6 und 25 Amp. zu 1 ccm. Tropfen 10 und 30 ccm. Chemiewerk Homburg A.-G., Frankfurt/Main.

Peristaltin. Glykosid aus Cascara Sagrada in dragierten Tabl. à 0,1 Peristaltin, in Röhren mit 15 St. (1,85 DM), 100 St. (9,30 DM). Bei Obstipation als symptomatisches Mittel 1—3 Tabl. tägl. Es hat eine die Darmperistaltik anregende Wirkung, besonders auf den Dickdarm. S. Neohormonal und Tonephin. Ciba A.-G., Wehr i. Baden.

Periston. Kolloidaler Blutflüssigkeitsersatz mit einem kolloidosmotischen Druck von physiologischem Ausmaß. Periston kann die Blutflüssigkeit bis zu einem gewissen Maße volumenmäßig ersetzen. Im Gegensatz zu einfachen Salzlösungen verweilt es infolge des Kolloidzusatzes lange Zeit in der Blutbahn. Die Verweildauer des Periston in den Blutgefäßen beträgt mindestens 12 Stunden. Die Eigenschaften des Periston verhindern das bei den unten genannten Indikationen zu befürchtende Erlahmen des Kreislaufes infolge Flüssigkeitsmangel. Durch Periston wird die Gefahrenzeit bis zum Einsetzen der Regeneration bzw. bis zur Vornahme einer Bluttransfusion bei lebensbedrohenden schwersten Blutverlusten überbrückt. Das Kolloid des Periston (Polyvinylpyrrolidon, kurz „Kollidon" genannt) wird als chemisch indifferenter Körper einwandfrei vertragen. Da Periston kein Allergen ist und demzufolge auch keinen Schock hervorruft, ist eine biologische Vorprobe nicht notwendig. Periston wird angewendet nach akuten Blutverlusten, beim Wund- und Operationsschock und bei Bluteindickung infolge vermehrter Flüssigkeitsabgabe durch Durchfälle und Erbrechen oder infolge Plasmaübertritt ins Gewebe (protoplasmatischer Kollaps bei schweren Infektionskrankheiten oder Verbrennungen).

Dosierung und Anwendungsweise: Nur intravenös: Je nach Größe des Blut- oder Wasserverlustes 250—500 ccm langsam (in 10—15 Minuten) intravenös infundieren (evtl. intravenöser Tropfeinlauf).

Anwendungstechnik:

1. Ampulle in warmem Wasser auf Körpertemperatur erwärmen.
2. Spitze des geraden Ampullenendes entfernen und Gummischlauch für Infusion anbringen.
3. Spitze des gebogenen Ampullenendes unter Abklemmen des Schlauches entfernen. Ampulle kann an dem gebogenen Ende aufgehängt werden.
4. Vor Anschließen der Injektionsnadel an den Gummischlauch etwa 20 ccm Periston abfließen lassen, um evtl. die beim Verbinden von Schlauch mit Ampulle von der Innenseite des Schlauches abgestoßenen Gummipartikel auszuschwemmen.
5. Infusionsdauer etwa 10—15 Minuten.

Spezialampulle zu 500 ccm 14,45 DM und Schachtel mit 5 Ampullen zu je 100 ccm (für die Kinderpraxis) 16,95 DM. Bayer, Farbenfabriken, Leverkusen a. Rh.

Perklimol enthält Uzaron 0,02, Nitroglycerin 0,0002, Acid. phenyl. aethyl barb. 0,03, Ext. bellad. 0,0003, Ext. salv. 0,4. Bei klimakterischen Beschwerden und essent. Hypertonie. Packung 15 ccm 1,58 DM und 20 Tabl. 1,38 DM. Uzara-Werk, Melsungen.

Perlatan. Ein Follikelhormon nach iE eingestellt gegen sekundäre Amenorrhoe, Dysmenorrhoe, Hyperemesis gravidarum, Infantilismus. Zwischen den Perioden tägl. 1—3 Tabl. oder jeden 2. Tag 1 Amp. Perlatan, Perlatan forte oder Perlatan extra stark intramusk. Packungen: Perlatantabletten zu 1000 iE, 15 St. 2,10 DM. Perlatan Amp. zu 1 ccm mit je 1 mg = 10 000 iE. Schachteln mit 3 Amp. 4,40 DM. **Perlatan-Calcium-Tabl.** mit 0,01 mg Perlatan +0,25 mg Calc. lactic. 3mal tägl. 1 Dragée, mit 20 und 40 St. 1,20 und 2,10 DM. S. Suppletan. Boehringer & Söhne G. m. b. H., Mannheim.

Pernaemyl forte. Eiweißfreies Leberextrakt in Ampullen zur Injektion bei pernizöser Anämie. Tägl. 2 ccm intramusk. 4 Tage lang, dann 2mal wöchentl. 2 ccm. Nach Normalisierung des Blutbildes im Monat 1 Injekt. 3 Amp. à 2 ccm 9,95 DM. Schering A.-G., Berlin-West und Berlin-Adlershof, VVB.

Dosierungstabelle für Pernaemyl forte.

	Bei einer Erythrocytenzahl von			
	1 Mill.	2 Mill.	3 Mill.	4 Mill.
1. Woche	8 ccm	4 ccm	2 ccm	2 ccm
2. Woche	4 ,,	4 ,,		
3. Woche	4 ,,	2 ,,	2 ,,	
4. Woche	4 ,,	2 ,,		
5. Woche	2 ,,	2 ,,	2 ,,	2 ,,
6. Woche	2 ,,			

Pernical und Pernical forte, hochkonzentrierte Leberextrakte zur schmerzlosen intramusk. Injekt. bei pernic. Anaemie, Stoffwechselstörungen und Lebererkrankungen, bei Erschöpfungszuständen am besten zusammen mit dem intrav. injizierbaren Ferrophor. Man injiziert an 4 aufeinanderfolgenden Tagen je 2—4 ccm Pernical forte und fährt mit 2 ccm fort bis Besserung des Blutbildes und des Allgemeinbefindens eingetreten ist. Bis zur Erreichung normaler Blutwerte gibt man wöchentlich 2—4 ccm Pernical forte. Als Erhaltungsdosis in schweren Fällen im Monat 2—4 Amp. Pernical forte, in mittleren Fällen 2—4 Amp. Pernical. Pernical 5 Amp. zu 2 ccm 4,85 DM, Pernical forte 5 Amp. zu 2 ccm 9,10 DM. S. Pernipur.

Pernipur ist Vitamin B_{12}. Die chemische Konstitution ist unbekannt, es enthält etwa 4,5% Cobalt. Wenige Millionstel Gramm geben eine positive hämatologische Reaktion. Das Vit. B_{12}-Konzentrat Pernipur enthält 30 y B_{12} in 1 ccm. In unkomplizierten Fällen der pernic. Anämie werden im Laufe der ersten 3 Behandlungstage 2—3 Amp. verabreicht, danach alle 10 Tage 1 Amp. durch 3 Monate. Bestehen schon neurologische Symptome, so wird die Dosis verdoppelt. Schwerste neurologische Störungen konnten durch 12—15 Amp. wesentlich gebessert werden. Bei dieser starken Dosierung stiegen die Erythrocyten über 5 Millionen und das Hämoglobin über 100. S. Pernical. 3 Amp. Pernipur zu 1 ccm zur intramusk. Injekt. 14,— DM. Uvocal, Chem. pharm. Fabrik, Hamburg 11.

Pernocton ist eine 10%ige Lösung des Natriumsalzes der sek. Butyl-β-Bromallylmalonylureide zur intrav., intramusk. Injekt. Zur Einleitung der Narkose (nicht zur Vollnarkose) erhält der Kranke 15—20 Min. vor Beginn der Operation eine intrav. Spritze Pernocton (1 ccm pro Min.). Auf 20 bis 30 Pfund Körpergewicht rechnet man 1 ccm Pernocton. Die Kranken schlafen sofort ein. Das Erwachen aus dem Schlaf erfolgt ohne unangenehme Nebenerscheinungen. In der Geburtshilfe zum Dämmerschlaf bei Entbindungen sowie bei Eklampsie. In der Psychiatrie gibt man 2—4—6—8 ccm Pernocton intramusk. bei Schlaflosigkeit, motorischer Unruhe, Erregungs- und Angstzuständen und zum Dauerschlaf, Entziehungskuren. Auch bei Gallen- und Nierensteinkoliken, tabischen Krisen, Krebs, 3—6 ccm intrav. oder intramusk. Schachteln mit 3 Amp. zu je 5 ccm, 5 Amp. zu 2 ccm (4,00, 4,25 DM). Als Schlafmittel in Tabl. zu 0,2 g in Packungen mit 10 Tabl. (1,15 DM). Abends 1 Tabl. J. D. Riedel A.-G., Seelze b. Hannover.

Perparin. Synthetisches hergestelltes Alkaloid der Papaverinreihe: 6-7-Diäthoxy-1-(3'-4'-diaethoxybenzyl)-isochinolin. Es ist in Form des Chlorhydrates im Handel als schwach gelbliches, fast geschmackloses Pulver, löslich in heißem Wasser und Chloroform, schwerlöslich in kaltem Wasser und Alkohol. Anwendung bei Krämpfen der glatten Muskulatur, auch wenn eine entzündliche Ursache vorhanden ist: Bei Ulcus ventriculi et duodeni, Cholelithiasis, Cholecystisis, Nephrolithiasis, Cardio- und Pylorospasmus, spast. Obstipation, Angina pectoris, Dysmenorrhoe, Asthma 3mal tägl. 1—2 Tabl. oder 1—2 Amp. intramuskulär oder 2—3 Suppositorien, Säuglinge $^1/_3$—$^1/_2$ Tabl. 1—3mal tägl., Kinder $^1/_2$—1 Tabl. 1—2mal tägl. Die

Dosis kann unbedenklich erhöht werden. Packung mit 8 und 20 Tabl. à 0,04 g Perparin-Chlorhydrat (0,96, 1,89 DM); Packungen mit 3 und 6 Amp. zu 1 ccm à 0,04 g Perparin-Chlorhydrat (1,38, 2,27 DM); Packung mit 5 Suppositorien à 0,06 g Perparin-Chlorhydrat (1,38 DM); Packung mit 5 Suppos. f. Kinder à 0,02 g Perparin-Chlorhydrat (1,04 DM). Weiterhin als loses Pulver zur Rezeptur. Mg perhydrol. 25%ig 10,0, Natr. bicarb. 20,0, Perparin 0,4 m. f. pulv. D. S. Nach dem Essen eine große Messerspitze voll. Chemiewerk Homburg A.-G., Frankfurt a. M.

Perphyllon. Antiasthmaticum sowie zur Behandlung der Emphysembronchitis. 1 Amp. zu 2 ccm enthält 0,2 g Deriphyllin, ferner Adonigen, Phenylaethylbarbitursäure und Eumydrin. Ich möchte die Injekt. auch als Mischspritze bes. bei Asthma empfehlen. Als Suppositorium 0,45 g Deriphyllin, ferner Adonigen, Phenylaethylbarbitursäure und Perparin hydrochl. Als Tablette 0,11 g Deriphyllin, ferner Adonigen, Phenylaethylbarbitursäure, Eumydrin und Perparin hydrochl. Bei schwerem Anfall 1 Amp. intrav., in leichten Fällen oral und rectal 1—3mal tägl. 1 Zäpfchen oder 1 Tabl. Packungen mit 3 und 6 Amp. zu 2 ccm, Packungen mit 5 und 10 Supp. (1,70, 3,19 DM), Packung mit 10 und 20 Tabl. Chemiewerk Homburg A.-G., Frankfurt a. M.

Persedon „Roche" ist eine 3,3 Diaethyl-2, 4-dioxo-tetra-hydropyridin, ein farblos, krystallinisches Pulver, das in den gewöhnlichen Lösungsmitteln, auch in Öl löslich ist. Es besitzt eine rasche, nicht zu lang andauernde Wirkung und gute Verträglichkeit. Es ist besonders ein Einschlafmittel und ein Tagessedativum. Bei geistiger Überanstrengung, Neurasthenie, Unruhezuständen, Erregungszuständen, Depressionen. Zum Einschlafen 1—2 Tabl. 25 Min. vor Schlafengehen, beim Erwachen in der Nacht ½—1 Tabl., als Tagessedativum ½ Tabl., wenn nötig öfter. In Tabl. mit 0,2 g wirksamer Substanz. Packungen 10 und 250 St. 1,60 und 24,50 DM. Deutsche Hoffmann-La Roche A.-G., (17b) Grenzach/Baden.

Perprotasin. Milchproteinpräparat für Reizkörpertherapie in der Augenheilkunde, in Amp. zu 2 und 5 ccm mit 1,4 mg bzw. 3,5 mg Strychnin kakodyl. Zur intramusk. und intrav. Injekt. Packungen: 5 Amp. zu 2 und zu 5 ccm (3,05 und 4,10 DM). Troponwerk, Köln-Mülheim a. Rh.

Perthisal. Polyvalenter Schwefel in lipoidlöslicher Form. Bei rheumatischen Erkrankungen. Man reibt die kranken Stellen ein und bindet mit Flanell zu. In Tuben mit 50 g (1,63 DM). Diwag, Berlin-Waidmannslust.

Pertussin. Extr. Thymi sacch. mit einem Zusatz von Herb. Droserae. Tee- bis eßlöffelweise zu nehmen bei Keuchhusten und Bronchialkatarrh. In 250-g-Flaschen 2,— DM, 200 g 1,65 DM. Als Tropfen, 3—4mal tägl. 20 Tropfen 25 g 75 Dpf. Als Zäpfchen, 2—3mal tägl. 1 Zäpfchen. Packung E für Erwachsene zu 2 g, K für Kinder zu 1 g. Packungen mit 6 und 12 St. 1,47 und 2,30 DM. Pertussinbalsam 1 Flasche 1,76 DM. Pertussin-Babyzäpfchen, tägl. 1—2 Zäpfchen, 6 und 12 St. 1,47 und 2,30 DM. Taeschner, Chem.-pharm. Fabr., Berlin W 15.

Perugen. Balsam. peruv. synth. Antiscabiosum und Wundheilmittel. 1,0 Perugen und 2 Ol. Oliv., morgens und abends einreiben. Nach erfolgter Heilung der Krätze wird der Körper mit Schmierseife abgewaschen. Anstatt Ölmischung: 1 Teil Perugen und 2 Teile Spiritus. In Flaschen mit 30, 50, 100, 250 und 500 g (0,68, 0,85, 1,53, 3,12, 5,60 DM). Chem. Fabr. Reißholz, Reißholz b. Düsseldorf.

Peru-Lenicet. Mit Perubalsam gesättigtes Lenicetpulver. Peru-Lenicet existiert auch als Salbe.

Peruol. 25%ige Öllösung von Peruscabin (Benzoesäurebenzylester). Flaschen zu 50 und 100 g (1,76 und 2,84 DM). Bei Scabies. Curta & Co., Berlin-Britz.

Pervitin, ein kreislaufwirksames Stimulans (chemisch mit Ephedrin nahe verwandt), das Blutdruck und allgemeine Spannung erhöht. Unterliegt dem Opiumgesetz. 1 Tabl. enthält 0,003 g 1-Phenyl-2-methylamino-propan. Bei Müdigkeit, Abspannung, Hypotonie nach Grippe. Da die Wirkung bei höheren Dosen länger als 12 Std. andauern kann, muß das Präparat am Vormittag gegeben werden, damit der Nachtschlaf nicht gestört wird. Man gibt morgens 2—3 und mehr Tabl. Da es keine allgemein kräftigende Wirkung hat, soll man es erschöpften Menschen nur vorübergehend verabreichen. Gesunden, die durch geistige oder körperliche Arbeit erschöpft sind, soll man es überhaupt nicht verordnen. 30 Tabl. 1,76 DM. Wenn oral nicht zu nehmen, dann ½—1 Amp. subcut. oder intramusk. (1 ccm = 15 mg). 6 Amp. = 2,72 DM. S. Elastonon. Temmler-Werke, Hamburg-Neugraben.

Petein s. unter Keuchhustenvaccine.

Phanodorm ist eine Cyclohexenylaethylbarbitursäure. Es ist ein geruchloses, weißes, bitter schmeckendes Pulver, in Wasser schwer löslich. Es steht dem Luminal nahe, hat aber nicht den stark hypnotischen Effekt wie dies, ist auch weniger giftig. Dosis 0,2 in heißer Flüssigkeit. Nach 1 Std. tritt Schlaf ein, der ungefähr 6—7 Std. anhält. Bei allgemein nervösen Zuständen mehrmals täglich 0,1, bei schweren Erregungszuständen 0,4 g. Im Handel in Tablettenform zu 0,2 g in Röhren mit 10 St. (1,05 DM). 6 St. 0,75 DM. **Phanodorm-Calcium.** Hier wird durch die Calciumionen eine beruhigende Wirkung ausgeübt, so daß die Schlafwirkung dadurch verstärkt wird. Kleine Kinder ¼—½, größere Kinder ½—¾ Tabl. Erwachsene ½ bis 1 Tabl. und mehr ½ Std. vor dem Schlafengehen. Packung mit 10 Tabl. zu 0,2 g 0,95 DM, 6 St. 0,75 DM. E. Merck, Darmstadt, und Bayer, Farbenfabriken, Leverkusen a. Rh.

Phenacetin. Acetphenetidin. Farblose, glänzende Krystallblättchen, schwer löslich in Wasser. Als Antipyreticum und Antineuralgicum. Phenacet., Acid. acetyl. salicyl. aa 0,5 f. pulv. tal Dos. X 3mal tägl. 1 Pulver. Größte Einzelg. 1 g, größte Tagesg. 3 g.

Phenalgetin. Acetylsal., Phenac. aa 0,25, Cod. phosph. 0,01, Nuc. Col. 0,05. Packung mit 20 Tabl. 1,09 DM, mit 10 Tabl. 67 Dpf. Curta & Co., Berlin-Britz.

Phenan: Phenac. 0,25, Phenyldimethylpyraz. 0,15, Coffein 0,05, in Tabl. bei Erkältungen. Glas mit 20 Tabl. 1,18 DM, mit 10 Tabl. 71 Dpf. Temmler-Werke, Hamburg-Neugraben.

Phenolkampfer: Acid. carbolic. crist. 30,0, Camphor tritae 60,0, Alcohol. absolutiss. 10,0.

Phenolum-Phenol. Im Arzneibuch 6 für Acid. carbolic.

Phenolum liquefactum. Verflüssigtes Phenol für Acid, carbolic. liquefactum.

Phenolphthalein. Weißliches Pulver, unlöslich in Wasser, löslich in Alkohol. 0,1—0,3 als Abführmittel, in vielen käuflichen Abführmitteln enthalten.

Phenylum salicylicum. Salol. Weißes, aromatisch riechendes Pulver, unlöslich in Wasser, löslich in Weingeist. Innerlich 4—5mal tägl. 0,5 bis 1 g. Bei Rheumatismus, Neuralgien, Cystitis, Pyelitis, äußerlich als Mundwasser, enthalten im Odol.

Philonin. Salbe und Zäpfchen. Enthält Cuprum jodorthooxychinolinsulfuricum, Argentum sulfuricum, einen Acridinfarbstoff und bestrahltes Cholesterin. Die Zäpfchen enthalten außerdem noch ein Lokalanästheticum. *Salbe* bei Ulcus cruris, Decubitus, Frostschäden, Verbrennungen, Ekzem, Impetigo, Intertrigo, Säuglingsekzem. Als Salbenverband evtl. nach Abdecken der Wundränder mit einer indifferenten Salbe. *Zäpfchen* bei Hämorrhoiden, Analfissuren, perianalem Ekzem, Pruritus ani, nach Operationen am Anus (evtl. kombiniert mit Salbe). 1—3mal tägl. 1 Zäpfchen. ½ Tube 75 Dpf., ⅟₁ Tube 1,15 DM, Schachtel mit 10 Zäpfchen 1,25 DM. Promonta, Hamburg.

Phosphorus. Gelbe, wachsähnliche Stangen, die an der Luft rauchen und sich entzünden, in Wasser unlöslich, in Öl löslich. Innerlich 0,0005 bis 0,001. Größte Einzelg. 0,001, größte Tagesg. 0,003. Am besten nur als Öllösung bei Rachitis, Osteomalacie und Knochenbrüchen. Bei akuten Phosphorvergiftungen Cupr. sulfur. als Brechmittel, besser Ausspülung des Magens mit Kalium permangan. 2 : 1000. Phosphor 0,01, Ol. jecor. Aselli. ad 100, 2mal tägl. 1 Teel. Phosphor 0,01, Ol. Amygd. 10, Aq. 80, Gi. arab. 10, f. Emuls. tägl. 1 Teel.

Phosphorus solutus = *Phosphorlösung*, besteht aus Phosphorus 1,0, Paraff. liq. 194,0. Äther 5,0. Da diese Vorschrift ins DAB 6 aufgenommen ist, kann man den Phosphorlebertran auf folgende Weise verordnen: Phosphor. solut. 2,0, Ol. jecor. Aselli ad 100,0. Diese Verordnungsweise ist billiger als die frühere.

Phosvitanon. Ein Tonergeticum, das folgende Zusammensetzung hat:

Extr. Chinae standard.   12,5   g
Extr. Colae recent. standard.   25,0   g
Extr. Nucis vomicae standard. . . . . . .   0,015 g
Extr. Piscidiae standard.   7,5   g
Extr. Viburni prunifolii stand.   7,5   g
Extr. Humul. Lupuli standard.   1,5   g
Magnesiumbromid   0,1   g
Cu-, Fe-, Mn-Salze . . . .   0,06 g

Phosphat, bittere Drogenauszüge und Traubenzucker.

Bei nervöser und allgemeiner Erschöpfung nach schwerer Krankheit 2—3mal tägl. 1 Teel. Packung zu 200 ccm. Chemiewerk Homburg A.-G., Frankfurt a. M.

Photodyn, ein Hämatoporphyrin, von dem man annimmt, daß es über den Weg der Hautsensibilisierung die vegetativen Zentren beeinflußt und eine gehobene Stimmungslage hervorruft. Daher seine Anwendung bei allen depressiven Psychosen (Melancholie) und auch leichteren depressiven Verstimmungszuständen. Bei schweren Formen macht man eine Injektionskur durch: Jeden 2. Tag 1 ccm intramusk., im ganzen 10 Injektionen. Dann 8 Tage Pause und danach Kur mit je 2 ccm. Nach 10 Injektionen Fortsetzung mit Tropfen. Bei leichteren Fällen beginnt man sofort mit 3mal tägl. 10 Tropfen, langsam steigend auf 3mal tägl. 30 Tropfen vor dem Essen. Dann geht man wieder langsam zurück auf 3mal tägl. 15 Tropfen, auf dieser Dosis bleibt man 2—3 Wochen stehen. Flasche mit 10 ccm (0,5%ig) 1,80 DM, mit 20 ccm 3,40 DM, 3 und 10 Amp. zu 1 ccm (als Na-Salz 0,2%ig) 1,75 und 5,40 DM, 3 und 10 Amp. zu 2 ccm mit 4 mg 3,30 und 10,20 DM. Tabl. mit 5 mg Photodyn 20 und 100 Tabl. 3,60 und 14,15 DM. Nordmark-Werk, Hamburg 21.

Physival, eine schwach spirituöse Tinktur aus fermentierter, aufgeschlossener Baldrianwurzel, aus Rotdornblüten (Crataegus oxyacantha) und aus Hopfenblüten (Humulus lupulus). Es enthält noch geringe Mengen von Antipyrin und Bromharnstoff in enger Verbindung. Als Sedativum und leichtes Schlafmittel, bei Nervosität, leichten Erregungszuständen, bes. Störungen vom vegetativen Nervensystem aus. 3mal tägl. 10—15 Tropfen, bei Schlaflosigkeit 30—40 Tropfen in Wasser. Flasche 20 ccm. Chem. Fabr. Max Scharffenberg G. m. b. H., Dresden-A. 47.

Physormon. Hypophysenhinterlappenextrakt zur intramusk. und nasalen Anwendung (Schnupfpulver). Physormon „normal" 2 Voegtlin-Einheiten, „forte" 4 Voegtlin-Einheiten pro Amp., Physormon-Schnupfpulver 100 Voegtlin-Einheiten pro Gramm. Parenteral bei Wehenschwäche, Nachgeburtsblutungen, Darmlähmung, Kreislaufkollaps, Nephrolithiasis, Diabetes insipidus. Nasal bei Diabetes insipidus. Ein- oder mehrmals tägl. 1 ccm intramusk. Intrav. nur in Ausnahmefällen, Injektion sehr langsam. Schachtel mit 3 Amp. zu 1 ccm 1,55 DM, 10 Amp. 3,90 DM. Schnupfpulver 5 g 5,55 DM (1 g enthält 100 Voegtlin-Einheiten). Promonta, Hamburg.

Physostigminum salicylicum = Eserinum salicyl. Alkaloid der Kalabarbohne. Farblose, in 85 Wasser und 12 Weingeist lösliche Krystalle. Es wirkt auf den Vagus reizend. Innerlich 0,0005—0,001 als Pillen oder Lösung mehrmals tägl., bei Kindern die Hälfte, am besten subcut. bei Atonie des Darmes. (Bei spastischer Obstipation kontraindiziert.) Äußerlich 0,05 bis 0,1:10 als Augentropfen zur Verengerung der Pupille, auch bei Glaukom. Größte Einzelg. 0,001, größte Tagesg. 0,003. Amp. zu 0,001, Packungen mit 5 und 10 St. S. Prostigmin. C. H. Boehringer Sohn, Nieder-Ingelheim.

Physostigminum sulfuricum. Wie das Vorhergehende.

Physostol, eine 1%ige sterilisierte Lösung von Physostigmin. puriss. in absolut wasserfreiem Olivenöl. Zur Erzielung der Miosis, vor allem bei Glaukom. Flasche mit 4 ccm 2,09 DM. J. D. Riedel-E. de Haën A.-G., Berlin.

Phytin. Ein Ca-Mg-Doppelsalz der Inositphosphorsäure, aus verschiedenen Pflanzensamen dargestellt. P-Gehalt 22,8%. Bei Schwächezuständen, Neurasthenie, .Rachitis, Osteomalacie, Basedow, Tuberkulose. Als Phytin. liquid. 3mal tägl. 10—12 Tropfen. In Flaschen mit 20 g 2,05 DM, 100 ccm 8,65 DM. Ciba, A.-G., Wehr, Baden.

Pilocarpinum hydrochloricum. Alkaloid aus Fol. Jaborand, in Wasser und Weingeist lösliche Krystalle. Es wirkt reizend auf die Vagusendigungen. Innerlich 0,01—0,015, zur Anregung der Schweiß- und Speichelsekretion. Früher auch bei Croup. Bei schwächlichen Personen Vorsicht, da schon Lungenödem aufgetreten ist. Äußerlich in der Augenpraxis als Mioticum. Pilocarp. hydr. 0,1, Aq. ad 10, ¼—½ Spritze subcut. Infus. Rad. Ipecac. 0,2:80, Pilocarp. hydr. 0,02—0,04, Sirup. simpl. ad 100, ½stündl. 1 Kaffeel. bei Croup. Größte Einzelg. 0,02, größte Tagesg. 0,04. Amp. mit 0,005 und 0,01 g 5 und 10 St. (0,69 und 1,17 DM). C. H. Boehringer Sohn, Nieder-Ingelheim.

Pilulae aloeticae ferratae. Aloes. Ferr. sulfuric. sicc. aa 5, f. pil. dos. 100. Bei Chlorose mit stuhlregulierender Wirkung.

Pilulae ferri carbonici Blaudii. Ferr. sulfuric. sicc. 9, Kal. carbonic. 7, Sacchar. 3, Magn. usta 0,7, Rad. Alth. 1,3, Glycerin 4, f. pil. 100, bei Bleichsucht, 3mal tägl. 1—2 Pillen.

Pittagon. Gelblicher, leicht flüchtiger Extrakt der wirksamen Bestandteile des Nadelholzteers unter Zusatz von Estern und Kohlenwasserstoffen der Fett- und Benzolreihe. Bei Furunkulose, parasitären Hauterkrankungen, eitrigen Ekzemen, Impetigo, Herpes labialis. Man benetzt die Hautstelle öfter tägl. 5 Min. lang. Nicht einreiben! Nachbehandlung mit Salbe. Pakkungen mit 10 und 50 g. Salbe 40%ig 35 und 70 g. Lingner-Werke, Dresden.

Pituchinol. Standardisiertes haltbares Chinin-Hypophysenhinterlappenpräparat. 1 ccm enthält 3 Voegtlin-Einheiten und 0,065 Chinin. Bei Wehenschwäche in allen 3 Phasen der Geburt, bei schlechter Rückbildung des puerperalen Uterus, auch bei Asthma bronchiale, postoperativer Darmatonie subcut. oder intramusk. 1 ccm, nach ¾ Std. im Bedarfsfalle zu wiederholen. Packungen mit 2 und 12 Amp. zu 1 ccm. Chemiewerk Homburg A.-G., Frankfurt a. M.

Pituglandol ist ein Hypophysenhinterlappenextrakt. Zur Einleitung der Geburt, bei Wehenschwäche, Atonie des Uterus, Obstipation, Abtreibung von Nierensteinen, Diabetes insipidus, Ileus und Asthma 1 ccm subcut. mehrmals des Tages. 1 ccm Pituglandol entspricht 3 Voegtlin-Einheiten. Amp. zu 1,1 ccm in Schachteln mit 3, 6 St. (1,70, 3,20 DM) zur subcut., intramusk. oder intrav. Injekt. Dosis 1—2 ccm pro die. Deutsche Hoffmann-La Roche A.-G., 17b Grenzach/Baden.

Pituhorm, Gesamtwirkstoffe des Hypophysenhinterlappens. 1 ccm = 3 Voegtlin-Einheiten. In der Geburtshilfe, bei Diabetes insipidus, Darmatonie, Asthma bronchiale, Cholelithiasis, Nephrolithiasis subcut., intramusk. 1—2 ccm. 6 Amp. zu 1 ccm mit je 2 Voegtlin-Einheiten 2,95 DM. Hormon-Chemie, München.

Pituigan. Hypophysenhinterlappenextrakt. Standardisiert nach Voegtlin. 1 ccm = 3 Voegtlin-Einheiten. 3 Amp. zu je 1 ccm 1,60 DM, 12 Amp. 5,60 DM. **Pituigan forte** 1 ccm = 6 Voegtlin-Einheiten Pituigan ist eine sterile, eiweiß- und lipoidfreie Flüssigkeit in Ampullen zur subcut. oder intramusk. Injekt. in Dosen von 0,5—1 ccm. Pituigan sensibilisiert den Körper für Adrenalin (s. Athmosan). Bei Wehenschwäche, Kollaps, toxischen Blutdrucksenkungen, postoperativer Darmlähmung, Parese der Harnblase und vermindertem Gallenfluß, bei Osteomalacie, Diabetes insipidus, Asthma bronchiale. In Schachteln mit 3 und 12 Amp. à 1 ccm 2,40 und 8,60 DM. **Pituigan-Schnupfpulver** 1 und 2 g 4,55 und 8,25 DM. Dr. Henning, Chem.-pharmaz. Fabrik, Berlin-Tempelhof.

Pitutrin. Aus dem Infundibularanteil der Gland. pitutaria hergestellter, gereinigter und von Eiweißstoffen befreiter farbloser Extrakt. 1 ccm = 10 Voegtlin-Einheiten. Als blutdrucksteigerndes und pulsverlangsamendes Mittel. Herzstimulans. Bei Atonia uteri subcut. 3—4mal tägl. 0,1—1 ccm, innerlich 0,6—2 g. Schachteln mit 6 und 12 Amp. zu 0,5 und 1 ccm. Parke, Davis & Co., London. Vertretung: Simons-Apotheke, Berlin N 2.

Pix liquida. Holzteer. Braunschwarze, dickflüssige Masse von starkem Geruch, fast unlöslich in Wasser. Innerlich 0,3—1,5 in Kapseln. Durch Krecsot und seine Präparate zu ersetzen, äußerlich bei Hautkrankheiten.

Placenta seminis lini. Leinkuchen. Preßrückstände bei der Leinöl-gewinnung, zu Kataplasmen.

Placentol, eine Salbe, die die wirksamen Stoffe als Extrakt aus Placenta enthält. Es soll wirksam sein durch Einreiben in den Körper (Rücken, Bauch, Innenflächen der Arme) bei Schwangerschaftserbrechen, Asthma bronchiale, Migräne, klimakterischen Beschwerden, Dermatosen, Angioneurosen, lokalen Ödemen. 2—3mal wöchentl. bohnengroßes Stück einreiben. Tube mit 35 g 4,79 DM. VVB Sapotex. Deutsches Hydrierwerk Rodleben (19b).

Planta-Fluid besteht aus Extrakten von Kamille, Salbei, Glucose und Milchsäure 0,5%ig. Zu Spülungen bei Scheidenkatarrh 1 Teel. auf 500 ccm Wasser. Flasche mit 100 ccm 1,25 DM, 250 g 2,74 DM. Aktienges. f. med. Produkte, Berlin.

Plantisin enthält Eisen, organisch an Chlorophyll gebunden. 1 Tabl. enthält: Blattfarbstoff und reines Chlorophyll 0,03, anorganisches Eisen Spuren, Mononatriumphosphat 0,03, Eiweißspaltprodukt 0,005. Es soll blutbildend wirken und den Hämoglobingehalt steigern. Bei Anämie, Chlorose, Unterernährung, Schwächezuständen. Auch bei Herzmuskel-erkrankungen hat das Chlorophyll eine günstige Wirkung. 3mal tägl. 1 bis 2 Tabl. nach dem Essen. Packung mit 60 Tabl. 2,32 DM, mit 30 Tabl. 1,26 DM, mit Schokolade überzogen 20 St. 1,26 DM. Organotherap. Werke, Osnabrück.

Plasmochin simplex (s. auch Atebrin). N-Diaethylaminoisopenthyl-8-amino-6-methoxychinolin als Salz der Methylen-di-2,3-oxynaphthoesäure. Ein gelbes geschmackfreies Pulver, das leicht in Alkohol, in Wasser zu 0,03% bei 20° löslich ist. Durch die Salzsäure des Magens wird es in sein salzsaures Salz verwandelt. Gegen Malaria, besonders auch wirksam auf die Gameten der tropischen Malaria. Wird Chinin nicht vertragen, so kann Plasmochin gegeben werden, auch bei Schwarzwasserfieber. Man kann auch Plasmochin mit Chinin kombinieren oder in Verbindung mit Resochin oder Atebrin ein kuratives Therapeutikum bei Malaria tertiana und quartana. (S. Chino-plasmin.) **Malaria tertiana und quartana:** 3mal tägl. 0,01—0,02 g 5 Tage lang, macht 3 Tage Pause und behandelt 4 Tage weiter. Mit Einhaltung dieser Pausen wird die Behandlung 4—6 Wochen fortgesetzt. Packungen: Plas-mochintabl. zu 0,01 g 15 Tabl., zu 0,02 g 25 St. Als 1%ige Lösung in Amp.

zu 1 und 3 ccm Plasmochin-Chlorhydrat in Schachteln mit 10 St. Bayer, Farbenfabriken, Leverkusen a. Rh.

Plumbum aceticum. Bleizucker. Weiße krystallinische Stücke, in Wasser und Weingeist löslich. Innerlich 0,008—0,06 in Pulver und Pillen bei Magen-, Darm-, Lungen- und Blasenblutungen, äußerlich als ½%ige Lösung bei Gonorrhoe, zu Umschlägen als Aqua Plumbi. Plumb. acet. 0,03, Op. pulv. 0,01, Sacch. 0,5, f. pulv. tal. Dos. X, früh und abends 1 Pulver. Größte Einzelg. 0,1, größte Tagesg. 0,3.

Podophyllinum. Podophyllumharz. Gelbes Pulver. Innerlich 0,01 bis 0,05 als Pulver und Pillen, als leichtes Abführmittel. Podophyll. 0,5 Ext. Rhei comp., Ext. aloes, Sap. Jalap. à 2,5 m. f. pil. Ds 50. D.S. tägl. 3—5 Pillen bei chronischer Verstopfung (Ewald). Größte Einzelg. 0,1, größte Tagesg. 0,3.

Polamidon ist das 2-Dimethylamino-4, 4-diphenyl-heptanon (5) Hydrochlorid von zentralanalgetischer und auch spasmolytischer Wirkung. Bei sehr starken Schmerzen gibt man 10, höchstens 15 mg (5 mg = 10 Tropfen). Der Kranke soll zu Bett liegen. Bei postoperativen Schmerzen 10—15 mg als 1—2 subcut. Injekt. Bei Gallen- und Nierenkoliken 10—15 mg subcut. Bei schwersten Fällen von Angina pect. 10 mg subcut., wenn notwendig intrav. sehr langsam. Bei Tetanus in 24 Std. 4mal 10 mg subcut., bei postencephalitischem Parkinsonismus, um die Erscheinungen zu mildern beginnt man mit 2—3 mg pro die. Tropfen 1%ig 10 ccm (10 Tropfen = 5 mg) 10 Tabl. zu 5 mg, 10 Amp. zu 1 ccm mit 5 mg, Flasche mit 10 ccm (1 ccm = 5 mg) mit durchstechbarem Gummistopfen. 5 Supp. zu 5 mg.

Polamidon C. Hier wurde die analgetische Wirkung durch Zugabe der synthetischen Verbindung Diphenylpiperidinoaethylacetamid-hydrochlorid, die eine ausgesprochen atropinartige Wirkung hat, nach der spasmolytischen Seite hin erweitert und allgemein verstärkt. Auf 5 mg Polamidon kommen 0,25 mg des atropinartig wirkenden Körpers. Bei oraler Zuführung tritt die Wirkung nach 20—25 Min. ein. Der Kranke soll nach dem Einnehmen ruhen. Man beginnt mit 1 Amp., 1 Tabl. oder 10 Tropfen bei akuten und chronischen Schmerzen, bei postoperativen Schmerzen 2—3 ccm subcut., desgleichen bei Gallen- und Nierenkoliken, bei Angina pect. 1—2 ccm subcut. oder sehr langsam intrav. Tropfen 1%ig 10 ccm (10 Tropfen = 5,25 mg), Tabl. 10 Tabl. zu 5,25 mg, 10 Amp. zu 1 ccm (5,25 mg) oder 10 ccm, 1 ccm = 5,25 mg mit durchstechbarem Gummistopfen. Farbwerke Hoechst, Frankfurt/Main-Höchst.

Polybion Merck enthält die wichtigsten Faktoren des Vitamin-B-Komplexes in reiner Form. Ein Dragée enthält folgende Wirkstoffe: Vit. B_1 (Aneurin, Thiamin) 5 mg, Vit. B_2 Lactoflavin (Riboflavin) 2 mg, Nicotinsäureamid (Niacinamid) 20 mg, Pantothensaures Calcium 3 mg, Vitamin B_6 Adermin (Pyridoxin) 2 mg. Zur Behandlung kombinierter Vitamin-Mangelzustände. Bei Stomatitis aphthosa, Glossitis, Appetitlosigkeit, chron. Colitis, Leberparenchymschäden (zusammen mit Cholin und Methionin). Zur Unterstützung einer Herzbehandlung, bei neuralgischen und neuritischen Zuständen, Schwangerschaftserbrechen, exsudativen Hautdiathesen, chron. Ekzemen, Röntgenkater 3mal tägl. 1 Dragée bis 3mal tägl. 2 Dragées. Packung mit 20 (2 85 DM) und 100 Dragées 12,— DM. Auch Polybion forte Dragées 20 und 100 St. 5,70 und 24,15 DM. E. Merck, Darmstadt.

Polygonorm. Haemostypticum mit den isolierten wirksamen Bestandteilen verschiedener einheimischer Polygonumarten. Bei genitalen Blutungen, Lungen-, Blasen- und Hämorrhoidalblutungen 3mal tägl. 15—20 Tropfen oder 1—2 Tropfen oder 1—2 Tabl., Packungen 10 und 20 ccm 1,35 und 2,55 DM, 12 und 25 Tabl. 1,20 und 2,60 DM. Dr. Degen & Kuth, Düren im Rhld.

Polyphlogin. Phenylchinolcarbonsäure. Wie Atophan in Röhren mit 20 Tabl. à 0,5 (1,50 DM). Auch in Substanz und in Ampullen zur intramusk. und intrav. Injekt. Packung 5 Amp. à 5 ccm (2,95 DM). Tägl. 2—3 g zu nehmen. Heyl & Co., chem. pharm. Fabr. A.-G., Berlin NW 87, Siemens-straße 15.

Ponndorf-Hautmischimpfstoff B (Rheumakutin-Impfstoff), enthält die autolysierten Eiweiße von Staphylo-Strepto-Pneumokokken und Influenzabazillen in Gemeinschaft mit hautreaktivem Tuberkulin. Besonders bei Rheuma, akutem und chron. Muskel- und Gelenkrheuma, auch bei beginnender Arthritis deformans. Man macht vier unblutige Ritzer auf den Oberarm und reibt dann die Flüssigkeit ein bis zum völligen Trocknen. Im ganzen 5—6 Impfungen. Die nächste Impfung immer erst nach Abklingen der akuten Erscheinung der vorausgegangenen Impfung. Packung mit 3 Kapillaren. Sächsisches Serumwerk A.-G., Dresden.

Ponopasin als Tabletten. Dimethylaminophenyldimethylpyrazolonum 0,15 g, Codein. phosph. 0,01, Narcotin. hydr. 0,015 g, Papaverin, hydr. 0,0075 g, Atropin. methylobrom. 0,0001 g, Theophyllin 0,03 g. Als Suppos. die gleichen Bestandteile mit höherer Dosierung (0,3, 0,02, 0,02, 0,01, 0,00002, 0,05 g). Bei Angiospasmen, Angina pectoris, Migräne und Schmerzanfällen. Tägl. 2—4 Tabl. oder 1—2 Zäpfchen. Packungen mit 10 und 20 Tabl. 1,33 und 2,27 DM, 6 und 12 Suppos. 1,31 und 2,30 DM. Suppos. für Kinder 6 St. 1,13 DM. Dr. J. Ph. Palm, Chem.-pharm. Fabr., Schorndorf i. Wrttbg.

Potio Riveri besteht aus Acid. citr. 4, in Aqua 190 gelöst, allmählich Zusatz von 9 Natr. carbonat. Zur Erfrischung und Beruhigung, bei Fieber. 3mal tägl. 1 Eßl.

Praehormon enthält das gonadotrope Hormon des Hypophysenvorderlappens in standardisierter Form. Die Wirkung auf die Keimdrüsen beider Geschlechter bestimmt seine Indikationen: Blutungen bei glandulärer Endometriumshyperplasie infolge Follikelpersistenz und deren Prophylaxe, Amenorrhoe, Oligomenorrhoe, Dysmenorrhoe, Frigidität, chronische Adnexerkrankungen, klimakterische Beschwerden, Fluor, Impotenz, Hypogenitalismus. Dosierung: täglich oder in periodischen Abständen 1—2 Amp. intramusk., gleichzeitig 2—3 Zäpfchen tägl. Vielfach werden die Zäpfchen auch allein verabreicht. Bei Endometriumshyperplasie spezielle Dosierungsvorschriften, die jeder Packung beiliegen. Packungen: Schachtel mit 5 Amp. 1 Amp. enthält 100 RE. 1 Zäpfchen 1000 RE. 10 Zäpfchen 16,15 DM. Promonta G. m. b. H., Hamburg.

Praelacton. Das die Milchsekretion fördernde Hormon des Hypophysenvorderlappens Prolactin. 400 TE pro Zäpfchen. Bei Stillschwäche bei ausreichend ausgebildeter Brustdrüse. Dosierung: 2—3 Tage nach der Geburt werden 7 Tage lang 1—2 Zäpfchen täglich verabreicht. Bei eingetretenem Erfolg reduziert man die Dosis nach 3 Tagen und bricht nach 7 Tagen die Behandlung ab. Evtl. wird die Dosis in den ersten Tagen auf 3 Zäpfchen tägl. erhöht. 4 und 10 Zäpfchen 2,05 DM und 4,55 DM. Promonta G. m. b. H., Hamburg.

Praephyson. Hypophysenvorderlappenpräparat. 1 Amp. oder 1 Tabl. entsprechen 0,3 g frischem Organ. Der Extrakt wird auf gonadotropes Hormon eingestellt. 1 ccm = 15 ME. Luteinisierungshormon. 1 Tabl. enthält 0,8 g Hypophysenvorderlappen-Frischdrüse. Biologisch nachgewiesen sind außerdem alle glandotropen Hormone, das kontrainsuläre und das Fettstoffwechselhormon. 1 Amp. enthält etwa 15 ME gonadotropes Hormon. Bei Simmondscher Kachexie, Magersucht hypophysären Ursprungs, Dystrophia adiposogenitalis, Wachstumshemmungen, Infantilismus, Kryptorchismus. 2—3mal tägl. 1—2 Tabl. oder jeden Tag 1—2 Amp. subcut. Röhrchen mit 12 Tabl. 2,55 DM. 3 und 10 Amp. Praephyson 2,85, 8,15 DM. Promonta, Hamburg.

Prävalidin besteht aus Perkutilan, Campher, Perubalsam, Eucalyptus- und Rosmarinöl. In Tuben zum Einreiben nach Vorschrift bei Lungenleiden und Herzbeschwerden. Dr. Koch, Freiburg i. Br., Ludwigstr. 47.

Pregische Lösung s. Presojod.

Pregnyl ist Choriongonadotropin, gonadotrope Hormone, körpereigene Wirkstoffe, die von übergeordneter Stelle auf die männlichen und weiblichen Keimdrüsen wirken. Beim Manne bewirkt es durch Aktivierung der interstitiellen Drüsen im Hoden vermehrte Ausschüttung von Hormon. Bei der Frau wirkt Pregnyl auf das Ovar luteinisierend. Die Follikelhormonbildung wird angeregt und diese führt auf dem Umweg über die Hypophyse zu intensiver Luteinisierung. Anwendung bei Kryptorchismus, Dystrophia adiposogenitalis, Impotentia coeundi, Ermüdungszustände im Klimakterium virile. In der ersten Woche 1—3mal 100 I E, später 300 I E. Eine Behandlung umfaßt 20—30 Injekt. Bei der Frau: Metropathia haemorrhagica. Jeden 2. Tag 1000 I E intramusk. 10—14 Tage lang. 3 Amp. zu 300 I E und 3 Amp. Lösungsmittel 6,40 DM. 1 Amp. zu 1000 I E und 1 Amp. Lösungsmittel 6,40 DM. Schering A.-G., Berlin-West.

Preloban. Ein Hypophysenvorderlappenpräparat. Es hat eine über die Schilddrüse gehende Wirkung auf den Stoffwechsel, eine Wirkung auf das Wachstum und eine ausgeprägte Reifungswirkung auf den Hoden. Die Standardisierung des Präparates erfolgt am Hahnenhoden. Anwendung bei Dystrophia adiposogenitalis, wo Fettsucht und Genitaldystrophie günstig beeinflußt werden, bei Simmondscher Kachexie, selbst Zwergwuchs wurde erfolgreich behandelt. Auch die hypophysäre Magerkeit wird günstig beeinflußt. Bei Entwicklungsstörungen, Infantilität mit schwach entwickelten Testes, bei Kryptorchismus, frühzeitiger Impotenz und in den Wechseljahren des Mannes ist Preloban angezeigt. Alle Störungen der weiblichen Inkretdrüsen fallen ebenfalls unter das Indikationsbereich von Preloban. Zuerst 3mal tägl. 1 Dragée, steigernd auf 3mal tägl. 3 Dragées. Packung mit 30 Dragées zu je 5 RfE. 5,70 DM. Jetzt auch zur intramusk. Injekt. 2 bis-3mal wöchentl. 1 Amp. In 3 Amp. zu 25 RfE und 3 Amp. zu je 1 ccm physiol. Kochsalzlösung 5,20 DM. Farbwerke Hoechst, Frankfurt/M.-Höchst.

Presojod = Preglsche Lösung enthält als isotonische Jodlösung: Jodide, Hypojodide und Jodate, geringe Mengen freies Jod. Gesamtjodgehalt 0,3%. Ein Antisepticum zur inneren und äußeren Desinfektion. Zur Wundbehandlung unverdünnt, zum Mundspülen und Gurgeln 3—5fach verdünnt mit Wasser. Bei Cystitis, zuerst mit 2%iger Borsäurelösung spülen und dann 50 ccm Presojod und 50 ccm Borsäurelösung in die Blase bringen. Bei eitriger Pleuritis den Eiter ablassen, mit 2%iger Borsäurelösung ausspülen und 50—200 ccm Presojod einfüllen. 250 ccm 2,40 DM. Trockenpresojod: i. Tabl. für 200 ccm. 10 Tabl. 0,90 DM. *Presojodpepsinat:* Amp. mit Septojod und Pepsin zur Herstellung der Lösung. Zur Erweichung von Narben und Lösung von Verwachsungen. S. Septojod. Chem. Fabriken Diwag A.-G., Berlin-Waidmannslust.

Priatan enthält je Tabl. 0,015 g l-Dimethylphenyliminothiazolidin hydrorhodan, 0,015 g Ephedrin hydrorhodan, 0,05 Theophyllin pur., 0,4 g Phenyldimethylpyrazolon. Ein Bronchospasmolytikum, Antihistaminicum, Expektorans. Bei Asthma bronchiale, Heufieber, Bronchitis tägl. 2—4 Tabl. 10 und 20 Tabl. 1,50 und 2,50 DM. Chem. Werke Minden G. m. b. H., Minden/Westf.

Primulat. Ein Perextraktivprodukt aus Radix Primulae und Radix Violae als Ersatz für Radix Senegae. 2stündl. 20 Tropfen oder als Mixtur 15:200 2stündl. 1 Eßl. Als Expectorans. Orig. 20 g 1,25 DM, 100 ccm 4,25 DM. Tosse & Co., Hamburg 11.

Priovit enthält pro Dragée: Betaxin (Vitamin B_1) 0,5 mg, Lactoflavin (Vitamin B_2) 0,25 mg, Vitamin C (Cevilat) 25 mg. 2mal tägl. 1 Dragée deckt den tägl. Bedarf des Erwachsenen an wasserlöslichen Vitaminen. Röhre mit 20 Dragées 1,15 DM, 100 Dragées 4,60 DM. Bayer, Farbenfabriken, Leverkusen a. Rh.

Priscol ist das salzsaure Salz des 2-Benzyl-4,5-imidazolins, das in Wasser leicht löslich ist. Die Angriffspunkte des Mittels sind besonders die peripheren Gefäße. Die bewirkte Hyperämie beruht auf Dilatation der kleinen arteriellen Gefäße und Eröffnung neuer Gefäßbahnen. Es wirkt gleichzeitig fördernd auf die Sekretion der Magenschleimhaut (Säurelocker), die erregende Wirkung auf den Dünndarm ist gering. Es scheint den Blutdruck zu erhöhen. Nebenerscheinungen können auftreten, Hitzewallungen, Fröstelgefühl, Tachykardie. *Indikation:* Angiospasmen, Akrocyanose, Raynaudsche Krankheit, Migräne, intermittierendes Hinken, Endangitis obliterans, Gangrän, degenerative Veränderungen des Nerv. optic., als Salbe zum Einreiben bei Rheuma, Ulc. cruris, Rhinitis atrophicans. *Dosierung:* Man steigert langsam von tägl. ½—4—6 Tabl., subcut. von tägl. 1—6 Amp., intrav. ½—3 Amp. Packungen mit 20 Tabl. zu je 25 mg Priscol 3,05 DM, 200 Tabl. 16,20 DM. Amp. zu 1 ccm mit 10 mg Priscol 10 und 100 Amp. 3,30 und 26,95 DM. Salbe 20 g 5%ig 20 g 3,65 DM. S. Sklerocholin, Acetylcholin und Triadenyl. Ciba Aktges., Wehr i. Baden.

Privin Ciba ist 2-(Naphthyl-[1]-methyl)imidazolinchlorhydrat. Weiße Krystalle, die sich 10%ig in Wasser lösen. Es wirkt gefäßverengend und bringt die Schleimhaut zur Abschwellung. Es wird daher angewandt bei akuter und chronischer Rhinitis, Heuschnupfen, Rhinitis vasomotorica, Nebenhöhlenerkrankungen, bei Angina und Pharyngitis, akutem Ödem des Pharynx, auch in der Augen- und Zahnheilkunde. Bei Schnupfen 4 Tropfen der Lösung $^1/_{1000}$ mehrmals tägl. in die Nase. Bei Rachenkatarrh mittels Spray oder Pinselung. Als Zusatz zu Lokalanaesthetica für Schleimhautpinselungen 2—4 Tropfen auf 1 ccm Lokalanaestheticum. Wäßrige, isotonische Lösung 1:1000, 10 ccm 1,90 DM, 100 ccm 10,— DM. S. u. Antistin-Privin. 1:2000 10 ccm 1,50 DM, Emulsion mit 5% Cibazol 10 und 100 ccm 2,20 und 17,80 DM. Ciba Aktienges., Wehr i. Baden.

Pro-Expit, ein physikalisch wirkendes Expektorans, das den oberflächenaktiven Wirkstoff Adhaegon enthält. Bei Bronchitiden, Asthma bronchiale öfter eine Tabl. lutschen. 20 Tabl. zu 0,6 g 1,— DM. Chem. Fabr. von Heyden, Radebeul-Dresden.

Profundol enthält Bromdiaethylacetylcarbamidzitrat und sekund. Butyl-Brom-Allyl-Barbitursäure. Das Präparat hat eine Dreiphasenwirkung. Die erste Komponente stellt die Einschlafkomponente, die zweite die Tiefschlafkomponente dar. Die dreiphasige Wirkung wird dadurch erreicht, daß ein bestimmter Teil des Barbitursäurederivats besonders behandelt und in einer Form gegeben wird, die durch Resorptionsverzögerung eine allmähliche Wirkungsentfaltung und damit entsprechende Schlafdauer gewährleistet. In Tabl. zu 0,25 g. Packungen mit 5 und 10 Tabl. 0,75 und 1,20 DM. Abends 1—3 Tabl. Promonta, Hamburg.

Progesteron s. Lutocyclin.

Progestin. Ein standardisiertes Corpus luteum-Hormon. 1 ccm = 5 iE = 5 mg. Bei habit. Abort und anhaltenden Uterusblutungen tägl. 5 iE. 5 Amp. zu 1 ccm mit 5 iE 6,50 DM. Degewop A.-G., Berlin-Spandau.

Progynon. Im Ovarium werden 2 Hormone, das Follikelhormon und das Gelbkörperhormon, gebildet. Das Follikelhormon (Progynon) beherrscht die erste Hälfte des menstruellen Cyclus, die Proliferationsphase, das Gelbkörperhormon (Proluton, s. d.) die zweite, die Sekretionsphase. Das Follikelhormonpräparat Progynon ist das körpereigne Dihydrofollikelhormon. Es ist nach internationalen Einheiten standardisiert. Indikationen: Dys- und Oligomenorrhoe, sekundäre Amenorrhoe, Sterilität, klimakterische Ausfallserscheinungen und Pruritus, Ulcus ventriculi und periphere Durchblutungsstörungen. Man gibt tägl. 1—3 Dragées zu 0,1 mg oder 1 mg. 3 Wochen lang, dann (vor der Menstruation) 1 Woche Pause. Packungen: 30 Dragées zu je 0,1 mg 2,95 DM, 15 Dragées stark zu 1 mg 6,85 DM. **Progynon-Implantat** zu 10 und 20 mg, 1 Tabl. 8,05 und 12,— DM. Bei Ausfallserscheinungen in der

Menopause und nach Kastration, Prostata-Carcinom ein Implantat 20 mg, Wiederholung nach 2—4 Monaten. **Progynon B oleosum.** Durch Veresterung des Follikelhormons mit Benzoesäure (Oestradiolbenzoat) wird die Wirksamkeit wesentlich gesteigert. Progynon B ol. wird nach i BE (Internationalen Benzoat-Einheiten) standardisiert. 1 mg = 10000 i BE. Fälle, die auf Progynon nicht reagieren, werden mit Progynon B oleosum behandelt. Bei leichten Fällen 1—2mal in der Woche 1 Amp. mit 1 mg. Bei sekundärer Amenorrhoe spritzt man in den ersten 14 Tagen 10 Amp. zu je 1 mg cder in schweren Fällen innerhalb von 15 Tagen 5mal 5 mg, dann 14 Tage Pause. Tritt keine Blutung auf, dann kombinieren mit Proluton. Bei primären Amenorrhoen gibt man innerhalb 3 Wochen 20—30 mg und in den folgenden 5 Tagen insgesamt 25 mg Proluton. Progynon hat sich auch bewährt bei Ulcus ventriculi (s. d.) und bei peripheren Durchblutungsstörungen, z. B. an den Beinen durch beginnende Arteriosklerose. Man gibt an 5 aufeinanderfolgenden Tagen je 1 mg, danach jeden 3. Tag 5 mg, im ganzen 3—5 Injektionen, dann noch in Abständen von 8 Tagen mehrere Injektionen von 1 mg. Wenn Progynon versagt, vermag Testoviron sehr oft Besserung zu bringen. Packungen: Progynon B ol. 5 Amp. zu je 1 mg 3,55 DM, Progynon B ol. forte 5 Amp. zu 5 mg 8,80 DM. **Progynon C** ist Aethinylderivat des körpereigenen Oestradiols. Es hat per os die 15—20fache Wirkung des Oestradiols. Es bewirkt Aufbau der Proliferationsphase des Endometriums, Wachstum des Uterus, Wirkung auf die sekund. Geschlechtsmerkmale. Bei klimakterischen Beschwerden, nach Kastration. Tägl. oder jeden 2. Tag 1 Tabl. Es kann gesteigert werden bis zu 3mal tägl. 2 Tabl. **Progynon M** enthält das körpereigene Follikelhormon (Oestradiol) als Aethinyl-Verbindung. Es besitzt eine hohe orale Wirksamkeit und dient zur Behandlung des Prostata-Ca. Man gibt 6 Tage lang 3mal tägl. 1 Tabl., dann 1 Woche 2mal tägl. 1 Tabl., von der 3. Woche tägl. oder jeden 2. Tag 1 Tabl. Man soll die Kur nicht unterbrechen, da Rezidive schlecht ansprechen. Die Anwendung ist nur für männliche Patienten. 20 Tabl. 4,50 DM. Schering A.-G., Berlin-West.

Prokliman. Jede Tablette enthält 0,02 g Ovarialhormon, 0,015 g Peristaltin, 0,0002 g Nitroglycerin, 0,1 Dimethylaminophenyldimethylpyrazolon, 0,05 Coffein Natr. salicyl. Gegen die Beschwerden der Wechseljahre 1 bis 2mal tägl. 2—3 Tabl. Packungen mit 40 und 20 Tabl. (3,— und 1,75 DM). Ciba, A.-G., Wehren, Baden.

Prolan. Standardisiertes placentäres Gonadotropin. Unspezifisches Sexualhormon (Gonadostimulin). Bei Metropathia haemorrhagica, klimakterischen und juvenilen Blutungen, sekundärer Amenorrhoe, Kryptorchismus, Azoospermie, Magersucht, Acne, Entzündungen im kleinen Becken: tägl. 100—300 i E intramusk. Bei Blutungen 500—2000 i E tägl. am 10. Sis 12. Intermenstruumstage. Trockenampullen zu 100 i E 5 Amp. mit. qubstanz und 5 Amp. mit 2 ccm Wasser 5,90 DM. 1 Amp. zu 500 R E 3,60 DM, zu 2000 R E 7,25 DM. Bayer, Farbenfabriken, Leverkusen a. Rh.

Prolivit enthält Kieselsäure, Saponine, Vitamin D und Calciumdiphosphat. Bei Störungen des Kalkstoffwechsels und im 1. Stadium der Lungentuberkulose Messerspitze bis Teelöffelweise. Packung: 40 g 1,63 DM. Dr. Ponsold & Co. G. m. b. H., Fabr. chem.-pharm. Präparate (19b) Oschersleben (Bode).

Proluton ist das Corpus luteum-Hormon — Progesteron aus Cholesterin hergestellt. In öliger Lösung unbegrenzt haltbar. 1 mg = 1 i E. Bei gynäkologischen Blutungen, die auf ovarieller Dysfunktion beruhen (juvenile Metropathieblutungen), bei habituellem Abort, der durch vorzeitige Rückbildung des Corpus luteum bedingt wird. Bei uterinen Blutungen gibt man tägl. 1 Amp. zu 5 oder 10 mg, bei Metropathia tägl. 1 Amp. zu 10 mg an 6 aufeinanderfolgenden Tagen. Gesamtdosis 60—80 mg. Bei habituellem Abort 2—3 Amp. zu 5 oder 10 mg pro Woche vom Beginn der Schwangerschaft an. Bei drohendem Abort und bei Blutungen während der Schwangerschaft durch Anstrengung, Stoß usw. tägl. 5—10 mg Proluton und Bettruhe. Nach Aufhören der Blutungen noch tägl. 2 mg, später jeden 3. Tag. Bei schwerster Amenorrhoe zuerst hohe Progynondosen, dann Proluton. Man injiziert intermusk. Packungen: 3 Amp. zu 5 mg 6,55 DM, 3 Amp. zu 10 mg 11,80 DM. **Proluton C** (Pregneninolon, ein Abwandlungsprodukt des Progesteron-, des Gelbkörperhormons), das peroral wirksam ist. 3mal tägl. 1 Dragée zu 5 mg. Packung mit 25 Dragées zu je 5 mg 9,50 DM. Bei gynäkol. Blutungen und habituellem Abort. Als Implantat zu 100 mg 15,05 DM. Schering A.-G., Berlin-West.

Prominal. Ein N-Methyl-aethylphenylmalonyl-Harnstoff. Ein geschmack- und geruchloses Pulver, das auch bei Dauerbehandlung gut vertragen wird und keine hypnotische Wirkung besitzt. In heißem Wasser und organischen Lösungsmitteln löslich. Seine Toxizität soll um 30% geringer sein als die des Luminal. Hauptanwendungsgebiet: Epilepsie, an Stelle von Luminal, auch sonst bei psychischen Erregungen und essentieller Hypertonie. Mehrmals tägl. 1 Tabl. Packungen mit 10 Tabl. zu 0,2 g 1,— DM, 50 Tabl. 3,85 DM. **Prominaletten** zu 0,03 g 30 St. 1,05 DM, 100 St. 2,85 DM., 3mal tägl. 1—2 St. E. Merck, Darmstadt, u. Bayer, Leverkusen a. Rh.

Promonta s. unter Kräftigungsmittel.

Prontalbin ist ein 4 Aminobenzolsulfonamid. Wie Prontosil oral zu nehmen. Säuglinge 0,2 g pro kg, Kinder von 1—2 J. 1,8 g für 12 kg, 3—6 J. 2,4 g für 20 kg, ältere Kinder 4—5 g für 40 kg. Erwachsene 6 g für 70 kg. 20 Tabl. zu 0,5 g 1,75 DM. Bayer, Farbenfabriken, Leverkusen a. Rh.

Prontosil ist das salzsaure Salz des 4-Sulfonamid-2', 4'-diaminoazobenzols gegen Streptokokken- und Staphylokokkenerkrankungen, Otitis media, Scharlach, Angina, Erysipel, Streptokokken-Polyarthritis, Puerperalsepsis, septischem Abort. Sehr wirksam bei Cystopyelitis. Da es eine ausgeprägte Affinität zur äußeren Haut hat, so ist es besonders für die Erysipelbehandlung geeignet. Am besten gibt man tägl. sofort 3mal 2—3 Tabl. zu 0,5 g peroral und 2—3mal tägl. 1 Amp. intramusk., in schweren Fällen 4—5 Amp. pro die und gleichzeitig 6—12 Tabl. Tritt Besserung und Fieberabfall ein, so injiziert man tägl. noch 1—2 Amp., oder man gibt nur noch 6 Tabl. bis zur Heilung. Kindern wird die halbe, Säuglingen $\frac{1}{4}$ der Erwachsenendosis gegeben. Zum Gurgeln 1- bis 2promill. wäßrige Lösung. Es färbt den Urin rot. Bei der *Rectalbehandlung* macht man zuerst einen hohen Einlauf, und $\frac{1}{2}$ Std. nach der Darmentleerung gibt man in die Ampulla recti 3—6 g Prontosil rubr. pulv. mit 50—80 ccm eines 40° warmen dünnen Reisschleims (Bauchlage). Zur intralumbalen Behandlung ist Prontosil in 2,5%iger Konzentration geeignet. Zur äußeren Anwendung nimmt man 5%ige Salben oder 2%ige Prontosil-Alkohol-Acetonlösung: Prontosil rubr. 2,0, Alkohol 90%ig 60,0, Aceton 37,0, Glycerin 1,0, oder als Puder: 10%ige Prontosil-Milchzuckerverreibung. Anwendung: Furunkeln, Schweißdrüsenabsceß, Panaritien, Phlegmonen, Impetigo contag., Pemphigus, Trichophytien. Packungen mit 10 Tabl. zu 0,5 g 1,45 DM und 20 Tabl. 2,55 DM. In 5%iger Lösung als Dinatriumsalz der 4 Sulfonamido-phenyl-azo-7-acetylamino-1-oxynaphthalin-3, 6-disulfosäure. 5 Amp. zu 5 ccm einer 5%igen Lösung 4,05 DM. **Prontalbin,** ein 4-Aminobenzolsulfonamid, das in Wasser schwer löslich ist, dagegen gut in verdünnten Mineralsäuren und Ätzalkalien. Es ist farblos und ist nur in Tabl. zu 0,5 g vorhanden. Indikation dieselbe wie oben. 3mal tägl. 1—2 Tabl. Packungen mit 20 Tabl. 1,75 DM. Bayer, Farbenfabriken, Leverkusen a. Rh.

Pro ossa s. u. Kräftigungsmittel.

Propycil ist ein Propylthiouracil „Rhenania". 1 Tabl. enthält 0,05 g Propylthiouracil. Bei Hyperthyreosen. Durch Hemmung der Thyroxin-Produktion tritt Senkung des Grundumsatzes ein. Je nach Schwere des

Falles tägl. 1—4 Tabl. 20 St. zu je 0,05 g 2,20 DM. Kali-Chemie A.-G., Sehnde/Hannover. ·

Prosplen. Ein injizierbares Milzpräparat, enthält das Milzhormon in konzentrierter und standardisierter Form. Es bewirkt eine Steigerung der reticulo-endothelialen Funktion des Organismus. Es wird daher angewandt bei chronisch verlaufenden Infektionskrankheiten, besonders auch bei Gastritis, Ulc. ventric. und Störungen im vegetativen Nervensystem. Die Verträglichkeit ist gut und ohne Nebenerscheinungen. Jeden 2. Tag 1 bis 2 intramusk. Injekt. von 2 ccm oder 3mal tägl. 20 Tropfen. Packungen mit 3 und 10 Amp. zu 2 ccm (1,85 und 5,70 DM). Ifah G. m. b. H., Hamburg-Uhlenhorst 21.

Prostigmin Vagotnikum, Stabilisator der Acetylcholin-Wirkung, Peristaltikum, Antimyasthenikum. $\frac{1}{2}$promill. Lösung des Dimethylcarbaminsäureester des m-Oxyphenyltrimethylammoniummethylsulfat, eine Verbindung, die ähnliche Wirkung besitzt wie Physostigmin, ohne Herz und Blutdruck zu beeinflussen. Zur subcut., intramusk. und intrav. Injekt. bei postoperativer Darmatonie, paralytischem Ileus und schweren Fällen von chronischer Obstipation, auch bei postoperativer Blasenatonie. Ohrensausen und Schwerhörigkeit, bei postdiphtherischen Paresen und Lähmungen. Dosis 1—2 ccm. Auch bei Migräne, Neuralgien und Schwindelgefühl 3mal wöchentl. 1 intramusk. Injektion und 3mal tägl. 1 Tabl. Bei Darmatonie tritt nach 20 Minuten die Erregung des Darmes ein. Zu dieser Zeit gibt man am besten noch ein Glycerinklistier von 100—200 ccm (20—30 ccm Glycerin auf 150 Wasser). Bei peripheren Zirkulationsstörungen, Akrozyanose, Raynaudscher Krankheit, Thromboangitis obliterans, bei Lähmungserscheinungen, Facialislähmung, postdiphtherischen, poliomyelitischen Lähmungen. Packung mit 6 Amp. zu 1 ccm 0,5%/ 4,05 DM. Prostigmin forte zur Behandlung der Myasthenie tägl. 5—6 Tabl. und mehr oder tägl. 0,4 bis 1 ccm evtl. mehr von der 2,5promill. Lösung. 20 Tabl. zu 0,015 g 4,05 DM. 1 Amp. zu 5 ccm 2,5promill. Lösung 5,70 DM. **Prostigmin-Augentropfen** 3%ige wäßrige Lösung +1%ige Salbe zur Glaukombehandlung 1—2 Tr. 1—4mal tägl. ins Auge. 10 ccm 2,50 DM. Prostigmin-Salbe 1%ig 1,85 DM. Deutsche Hoffmann-La Roche A.-G., (17b) Grenzach/Baden.

Prostrophanta. In der Amp. zu 10 ccm sind enthalten 3 mg g-Strophanthin, 1 g Traubenzucker, 0,1 g Glykokoll, 0,001 g Nicotinsäureamid. Zur intrav. Strophantintherapie. Packungen: 1,5 und 20 Amp. 1,42, 5,43, 18,36 DM. Hamma G. m. b. H., Hamburg 21.

Protargol (Argent. proteinic.). Ein braungelbes, in Wasser lösliches Pulver, das in einer komplexen Bindung mit Eiweiß 8% Silber enthält. Die Lösungen wirken abtötend auf Gonokokken, aber weder ätzend noch adstringierend. Zu diesem Zwecke muß die Lösung immer frisch bereitet sein. Man injiziert in die Urethra bei Gonorrhoe eine Lösung von $\frac{1}{4}$% und steigt allmählich auf 1—10%. Man läßt die Injektion zuerst 5 Min. in der Urethra, die letzte, wenn möglich, 30 Min. Zur Abortivbehandlung 20%ig Protargol-Glycerinlösung. Auch gegen Ozaena sehr empfohlen, indem man die Nase mit einer 0,5—1%igen Lösung durchspült. Alsdann führt man einen Wattebausch in die Nase ein, der mit einer 10—15%igen Lösung getränkt ist. Er bleibt 1—2 Std. darin liegen. Bei schlecht heilenden Wunden ist Protargolsalbe von Vorteil. Die Wirkung ist schmerzlos, und die Reinigung und Überhäutung der Wunde geht schnell vor sich. Auch bei Karbunkel und Ulcus cruris. Bei Augenkrankheiten 2—5%ige Lösung. Zur Blasenspülung bei Cystitis 1—2promill. Die Protargollösungen müssen stets kalt zubereitet werden. *Protargol-Granulat* $33^{1}/_{3}$% Protargolgehalt ermöglicht in wenigen Augenblicken die sachgemäße Herstellung einer frischen Protargollösung, 30 und 75 g. Bayer, Farbenfabriken, Leverkusen a. Rh.

Prothyrsat-Bürger zur oralen Behandlung der Hyperthyreosen. Es enthält die Ysate aus Belladonna, Secale, Valeriana. Digitalis und Cannabis mit kleinen Mengen von Phenylaethylbarbitursäure und eine organische Fluorverbindung. 1 ccm = 1 g = 33 Tropfen enthalten 0,15 g Belladonnysat, 0,1 Secalysat, 0,01 Phenylaethylbarbitursäure, 0,0005 g Fluorid. Bei Schilde-drüsen-Überfunktion und vegetativen Neurosen morgens 30 Tropfen und abends 50 Tropfen oder 3mal tägl. 1 Tabl. Flasche mit 30 ccm 2,10 DM und Röhrchen mit 20 Tabl. 1,70 DM. Joh. Bürger, Ysat-Fabrik, Wernigerode a. Harz.

Protocid, ein 2-(p-Aminobenzolsulfonamido)-4-methyl-pyrimidin und p-Amino-benzolsulfonamido-aethyl-thiodiazol. Eine Sulfonamid-Kombi-nation von überlegener therapeutischer Wirkung, raschem Wirkungsein-tritt und guter Verträglichkeit. Bei Infektionen mit Pneumo-Meningo-Staphylo- und Gonokokken, sowie Bakterium Coli. Leichtere Fälle anfangs 5—6 g pro Tag, später Rückgang auf 4 g. Schwere Fälle anfangs 8 g pro Tag, dann langsam abfallend auf 6 g pro Tag. Bei sehr schweren Fällen ist Steige-rung der Anfangsdosis auf 12—15 g in 24 Std. möglich. 20 Tabl. zu 0,5 g 3,— DM. 20%ige Lösung als Natriumsalz zur intrav. Injekt. zur schnellen Einleitung einer Kur. 5 Amp. zu je 10 ccm 5,85 DM. Schering A.-G., Berlin-West.

Protosot ist kreosotsulfosaures Kalium in Sirupform. Bei allen Erkran-kungen der Atmungsorgane 3—4mal tägl. 1 Kaffeel. In Packungen zu 185 g (1,93 DM). Temmler-Werke, Berlin-Johannisthal.

Provitina-Lebertran. Hochwertiger Spezialfisch-Lebertran mit 19000 iE Vitamin A und 150 iE Vitamin D_2 pro ccm. Zur Rachitistherapie und -pro-phylaxe, bei Entwicklungsstörungen, Schwangerschaft. 250 ccm 3,75 DM. **Provitina-Öl,** hochwertiger Speziallebertran in einem indifferenten, öligen Medium mit 12000 iE Vitamin D_2 und 12000 iE Vitamin A pro ccm. Das Vitamin A ist durch Vitamin E (Tocopherol) stabilisiert. Bei Rachitis, Schwangerschaft, Osteomalacie, Nachtblindheit, schlecht heilenden Knochen-brüchen. Im 2.—3. Lebensmonat 1—2mal tägl. 5 Tropfen, bis 20 ccm ver-abreicht sind. Therapeut. 10—15 Tropfen tägl. 8 ccm 2,20 DM. Promonta G. m. b. H., Hamburg.

Prurithyl ist eine Kombination von Pix lithantracis puriss. Resorcin, Tct. benz. Aether sulf. mit Aether chlorat. Bei juckenden Dermatosen, Ekzemen, Lichen ruber. Die erkrankten Hautstellen werden einige Sekunden mit Prurithyl besprayt, tägl. 1mal. Feuergefährlich! In Sprayampullen zu 30 u. 100 g 2,06 und 4,59 DM. Chem. Fabrik Ernst Wedel, Hamburg 11, Catharinenstr. 51.

Psicain Neu. Chlorhydrat des d-Benzoyl-pseudotropincarbonsäurepropyl-esters. Weißliches, krystallinisches Pulver, in 3 Teilen Wasser und in 6 Teilen Alkohol löslich. Sein Anästhesierungsvermögen ist 5—10mal größer als das des Psicains oder des gebräuchlichen l-Cocains. Es ruft keine euphorischen Zustände hervor. Für Augen ½%ige Lösung. Nase, Nebenhöhlen, Kehlkopf 2%ig, Urologie 0,1—0,2%ige Lösung. Zur Infiltrationsanästhesie der Zahn-heilkunde und bei kleinen chirurgischen Eingriffen 2—4 ccm einer 0,1- bis 0,2%igen Lösung. Tabl. zu 0,1 g 10 St. 4,25 DM. E. Merck, Darmstadt.

PS-Kombination Grünenthal zur lokalen Penicillin-Behandlung. Sie ist angezeigt, wo es bereits zu entzündlichen Veränderungen gekommen ist, auch bei allen Infektionsherden, besonders an schlecht durchbluteten Kör-perstellen. Da bei lokal zugänglichen Infektionen oft eine pathogene Misch-flora vorliegt, hat man Penicillin kombiniert mit Sulfonamiden, die ver-schiedene Angriffspunkte besitzen. Hierdurch werden fast alle pathogenen Erreger (Aerobier und Anaerobier) getroffen. Als Sulfonamid wurde das Sulfathiocarbamid oder das Sulfanilamid gewählt. **PS-Salbe** enthält Peni-cillin-G 1000 iE pro g, Sulfathiocarbamid 5 g, Ungt. comp. ad 100,0. Bei Geschwüren und Wunden 1—2mal tägl. auftragen. Tuben zu 5 und 20 g. **PS-Puder** enthält Penicillin-G 1000 iE pro 1 g, Sulfathiacarbamid 5 g, Sacch. lact. ad 100,0. Bei Wunden, Geschwüren, Verbrennungen 1—2mal tägl. auftragen. 5, 20 und 150 g. **PS-Pastillen** enthalten Penicillin-G 1000 i E pro Tabl. Sulfonamid 0,025 g bei Erkrankungen der Mund- und Rachenhöhle. Stündlich 1—2 Pastillen lutschen. 10, 20 und 250 Tabl. *PS-Styli steril* enthält Penicillin-G 3000 i E pro Stylus, Sulfonamid 1,0, Sacch. lact. q. s. Bei uterinen Infektionen alle 12—24 Std. 1 Stylus einführen. Röhre zu 1 Stylus Packung zu 25 Röhren. *PS-Globuli* steril von der gleichen Zusammensetzung wie die Styli. Bei vaginalen Infektionen alle 12—24 Std. 1 Globus einlegen. Röhre zu 2 Glob. Packung zu 25 Röhren. *PS-Nasensalbe* enthält Penicillin-G 1000 i E pro 1 g, Sulfathiacarbamid 5,0, Ephedrin hyd. 0,25, Ungt. comp. ad 100,0. Bei Schnupfen, Furunkel etc. mehrmals etwas Salbe in die Nase. Tube zu 5 g. *PS-Augensalbe* enthält Penicillin-G 1000 i E pro 1 g, Sulfathiocarbamid 5 g, Ungt. ophthalm. ad 100,0. Bei Augenerkrankungen. Tube zu 5 g. *PS-Alveoletten* enthält Procain-Penicillin-G 500 i E pro Stylus, Sulfonamid 0,025 pro Stylus. Zum Einführen in die Alveole, in Fisteln, Furunkeln. Packung 100 St. Chemie Grünenthal G. m. b. H., Stolberg im Rheinland.

Psorimed, eine Flüssigkeit, die in fettfreier Lösung die Wirkung des Steinkohlenteers, des elementaren Schwefels und der Salicylsäure mit derjenigen des Dioxyanthrasols verbindet. Durch warmes Bad mit milder Seife beseitigt man die Schuppen und reibt tägl. 2mal mit Stärke I ein. Tritt Spannung oder stärkeres Brennen ein, so schaltet man einen Tag mit Olivenöl- oder Lanolineinreibung ein. Kurbehandlung 3 Wochen. Bei alten, renitenten Fällen gebraucht man Stärke II. Erreicht man keine Wirkung, dann geht man zu Stärke III über. Ich kann das Präparat aus eigener Erfahrung empfehlen. Packungen: Psorimed I 50 ccm 1,15 DM, mit 150 ccm 2,25 DM, Psorimed II mit 50 ccm und 150 ccm 1,25 und 2,50 DM, Psorimed III (extra stark) 50 ccm und 150 ccm 1,35 und 2,50 DM. Dr. Aug. Wolff, chem. Fabr., Bielefeld.

Pulpa tamarindorum depurata. Gereinigtes Tamarindenmus. Innerlich 25—60 g als Abführmittel. Am besten als Infus. Fol. Senn. 5:150, Pulp. Tamarind. dep. 30, Tartar. dep. 5, abends 1—2 Eßl. voll.

Pulvis aerophorus laxans. Seidlitzpulver. Kal. natr. tartrat. 7,5, Natr. bicarb. 2,5 in farbigen Papierkapseln, Acid. tartar. 2,0 in weißen Kapseln, zusammen in Wasser als aufbrausendes Abführmittel.

Pulvis aerophorus mixtus. Natr. bicarb. 13, Acid. tartar 12 Sacch. alb. 15. Als Brausepulver.

Pulvis aromaticus. Als Geschmackskorrigens bei Pulvern, besteht aus 5 Zimt, 3 Kardamomen, 2 Ingwer.

Pulvis gummosus. Zusammengesetztes Gummipulver. Gelblichweißes Pulver, besteht aus 5 Teilen Gi. arab., 3 Pulv. Liquirit., 2 Sacch. alb. Als Konstituens bei Pulvern.

Pulvis ipecacuanhae opiatus. Unterliegt dem Opiumgesetz. Doversches Pulver, besteht aus Op. pulv., Rad. Ipecac. pulv. aa 1, Sacch. lact. 8. Hellbraunes Pulver, das nach Opium riecht. Innerlich 0,1—1 g in Pulver und Tabletten. Als beruhigendes, schmerz- und hustenstillendes Mittel, auch als Expectorans. Größte Einzelg. 1,5, größte Tagesg. 5,0.

Pulvis liquiritiae compositus. Kurellasches Brustpulver, besteht aus Fruct. Foenic. 2, Fol. Senn., Rad. Liquirit. pulv. aa 3, Sacchar. alb. 10, Sulfur. dep. 2. Grünlichgelbes, nach Fenchel riechendes Pulver, teelöffelweise zum Abführen.

Pulvis magnesiae cum rheo. Kinderpulver. Besteht aus Magnesium carbon. 10, Elaeosacch. Foenic. 7, Rhiz. Rhei 3, messerspitzweise als Abführmittel für Kinder.

Pulvis salicylicus cum talco. Salicylstreupulver. Besteht aus Acid. salicyl. 3, Amyl. trit. 10, Talc. 87. Bei Fußschweiß.

Puraeton E enthält Ephedrin, Theobromin, Coffein, Calc. sulfoguajac., Calc. benzylophthalat, Amidopyrin, Atropin. methylobromat. als Mittel gegen Asthma, Bronchitis. 3mal tägl. ½—1 Pulver. Packung mit 8 und 16 Pulver 0,92 und 1,62 DM. Fabr. chem. Präparate „Dolorgiet", Bad Godesberg.

Purostrophan, ¼ mg 1 ccm, 5 und 10 Amp. 1,15 und 2,10 DM. Zu ½ mg 1 ccm, 5 und 50 Amp. 1,35 und 8,20 DM. Purostrophan perlingal 20 ccm 2,10 DM. Kali-Chemie VEB., Berlin-Niederschöneweide.

Purostrophan s. γ-Strophanthin Güstrow.

Pursennid besteht aus den beiden genuinen, krystallisierten Reinglykosiden der Folia Sennae (Cassia angustifolia), den beiden Sennosiden A und B, die für die stuhlfördernde Wirkung der frischen Sennadroge verantwortlich sind. 1 Dragée = 12 mg Sennoside A und B. Liquidum: 5 ccm Lösung = 12 mg Sennoside A und B. Pursennid fördert selektiv die Motilität des Dickdarms, die Wirkung tritt nach 8—12 Std. ein. Die wirksame Grenzdosis für den erwachsenen Menschen liegt bei 0,025 g Reinglykosid. also dem hundertsten Teil des Blätterpulvers. Im Gegensatz zur Droge und besonders zu deren Infus ist es haltbar und genau dosierbar. Dies ermöglicht eine wirksame Behandlung der Obstipation ohne unerwünschte Nebenerscheinungen. *Mittlere Dosierungen:* Erwachsene: 2—4 Dragées oder 2—4 Kaffeel. Liquidum. Kinder: 1—2 Dragées oder 1—2 Kaffeel. Liquidum. Pursennid ist nach dem Nachtessen zu nehmen. Seine Wirkung tritt am Morgen ein, ohne daß in der Zwischenzeit die Nachtruhe gestört wird. *Indikationen:* Habituelle Obstipation. Bei spastischer Obstipation empfiehlt es sich, Pursennid mit Bellafolin (1 Tabl. oder 10 Tropfen) zu kombinieren. Sandoz A.-G., Nürnberg.

P-Vitamin. Zusammensetzung: 1 Tabl. enthält 20 mg Rutin, 1 Amp. enthält 20 mg Rutin. Eigenschaften: P-Vitamin-Nordmark reguliert die Kapillarresistenz und die Durchlässigkeit der Kapillaren. Es bewirkt eine bessere Verwertung des Vitamin C im Organismus. Es vermehrt die Trombocytenzahl und setzt die Blutungszeit herab. Indikationen: Krankheiten mit Gefäßwandschädigung und Blutungsneigung, Hypertonie, Arteriosklerose, Tumoren auch prophylaktisch. Entzündungen mit Neigung zu serösen Ergüssen (Pleuritis, Peritonitis, Tuberkulose u. ä.), haemorrhagischen Entzündungen (Nephritiden, Gingivitis, Colitis ulcerosa u. a.), Entzündungen mit toxischen Schäden (Diphtherie u. a.), rheumatische Leiden exsudativer Form, Arthropathie der Hüft- und Kniegelenke, akute Gichtanfälle. Purpura. Hauterkrankungen allergischer und toxischer Art (Ekzeme, toxische Dermatiden). Blutungen nach chir. Eingriffen und nach Strahlenschäden. Dosierung: 3—4 Tabl. (bzw. 2—3 Amp. intramusk. oder intrav.), tägliche Steigerung der Dosis auf das 3—4fache, insbesondere bei gleichzeitiger Sulfonamidbehandlung. 50 und 200 Tabl. 2,90 und 9,80 DM o.U.St., 3, 10 und 50 Amp. zu 3 ccm 1,95, 5,— und 15,50 DM o.U.St. Nordmark-Werke G. m. b. H., Hamburg.

Pyoctaninum coeruleum, reines Methylviolett, ein metallisch glänzendes, dunkelgrünes Pulver, das sich in Wasser, Alkohol und Glycerin mit intensiv violetter Farbe löst. In Form von Pyoctaninstiften (2,40 DM). Pyoctanin wirkt stark antiseptisch, koaguliert Eiweiß nicht und ist reizlos. Es wird besonders in der Wundbehandlung gebraucht, dann bei nässendem Ekzem und Decubitus. Pyoctaninum coerul. 0,1—0,2, Vaselinum flavum 10. Oder auch als Lösung, die mit Watte aufgetragen wird. Pyoctaninum coerul. 0,1—0,2 Aq. dest. 10 ad vitr. nigr. Die Färbung der Haut läßt sich durch Seifenspiritus beseitigen. E. Merck, Darmstadt.

Pyosolva s. Pankreasdispertsalbe. 10 g 1,— DM.

Pyralcid, eine Kombination von 2 Sulfonamiden mit großer Wirksamkeit. Eine Tabl. enthält je 0,25 g von 2-(p.Aminobenzolsulfonamido)-4-methylpyrimidin und p-Aminobenzolsulfonacetylamid. 1 Amp. enthält in 10 ccm eine 30%ige, wäßrige Lösung Pyralcid. Indikation wie bei allen Sulfonamiden. Dosierung wie üblich mit Stoßtherapie. Zuerst 4 Tabl., dann alle 2 Std. 2 Tabl. (bis 10 Tabl. und mehr pro Tag), Kinder die Hälfte. Bei schwerer Erkrankung gleichzeitig intrav. Packung mit 20 Tabl. zu 0,5 g 4,— DM, 5 Amp. zu 10 ccm 6,85 DM. Schering Adlershof, Berlin-Adlershof.

Pyramidon. Pyrazolonum dimethylaminophenyldimethylicum. Weißes, in Wasser und Weingeist lösliches Pulver. Innerlich 0,1—0,5 als Antineuralgicum, Antirheumaticum und Analgeticum, oft schon in sehr kleinen Dosen bei Rheuma. Bei Säuglingen zur Fieberbekämpfung 0,05 g pro dosi. Viel gebraucht gegen das Fieber Tuberkulöser. Packungen mit 20 Tabl. zu 0,1 (90 Dpf.), mit 20 Tabl. zu 0,3 (1,80 DM). Größte Einzeldosis 0,5, größte Tagesdosis 1,5. Farbwerke Hoechst, Frankfurt/M.-Höchst.

Pyran = Pyrenol.

Pyrasid und Pyrasid forte, ein gut verträgliches Heilfiebermittel, das aus einem besonderen Typhusbakterienstamm hergestellt ist. Die pyrogene Wirkung beruht auf wasserlöslichen, chemisch noch unbekannten Wirkstoffen. Pyrasid enthält in 1 ccm 100 Millionen und Pyrasid forte 500 Millionen Keime. Konserviert mit 0,5% Phenol. Indikation: Lues aller Stadien, bes. Paralyse und Tabes, Gonorrhoe, Typhus abdom., Asthma bronchiale, chron. Arthritis, Neuritis, Dystrophia musculorum progr., Endangiitis obliterans. Es wird intrav. angewandt. Zur Erreichung des Fiebers über 39,5° sind bei Erwachsenen 0,5—0,6, bei Kindern von 6 bis 14 Jahren 0,2—0,3 ccm zu geben. Nach 1—1½ Std. Schüttelfrost und nach insgesamt 2—3 Std. das Fiebermaximum, nach einigen Stunden Abklingen des Fiebers. Nach 2—3 Tagen Steigerung der Dosis um 0,1—0,2 ccm, wenn vorher Reaktion eintrat. Hat man 2 ccm erreicht, so fährt man mit 1—1,5 ccm forte weiter fort. Packungen mit 5 Amp. Pyrasid zu 1 ccm 5,70, mit 5 Amp. Pyrasid forte zu 1 ccm 7,50 DM. Asid-Serum-Institut, Dessau.

Pyrazolonum phenyldimethylicum s. Antipyrin.

Pyrazolonum phenyldimethylicum cum coffeino citrico s. Migräne.

Pyrazolonum phenyldimethylicum salicylicum s. Salipyrin.

Pyrenol. Ein Reaktionsprodukt von Siambenzoe und Thymol 2%ig mit Natriumbenzoat und Oxybenzoat. Es ist ein weißliches Pulver, das nach Thymol riecht und in Wasser und Alkohol löslich ist. Als Expectorans bei Asthma, Keuchhusten und Bronchitis. Pyrenol 5, Liqu. Ammon. anis. 5,0, Succus. liqu. 10,0, Aq. dest. ad 200 oder Pyrenol 10, Sirup. Rub. id. 20, Aq. dest. ad 200, 3mal tägl. 1 Eßl. Als 4%iger Pyrenolsirup (1,65 DM), besonders für Kinder, 3—6mal tägl. 1 Tee- bis Eßl. 20 Tabl. zu 0,5 g. Goedecke & Co., Berlin, Werk Memmingen.

Pyribenzamin ist das Chlorhydrat des Benzol-(d-Pyridil)-dimethyl-aethylendiamins, ein synthetischer Antihistaminkörper, ein Antiallergikum, auch bei anaphylaktischen Erscheinungen wirksam. Bei Urticaria gibt man tägl. 2—8 Tabl., bei Heufieber 4mal tägl. 1 Tabl. Bei länger dauernder Behandlung wie bei Heuasthma wird von Zeit zu Zeit eine kurze Therapiepause eingeschoben. (S. Antistin.) Auch bei Rhinitis vasomotorica, Asthma bronchiale, Nahrungsmittelallergien, Serumkrankheit, anaphylaktischer Schock, Pruritus. Nach Pyribenzamin kann eine leichte Müdigkeit auftreten. Packung mit 10 und 20 Tabl. mit 50 mg Pyribenzamin 1,95 und 3,95 DM. Ciba A.-G., Wehr/Baden.

Pyridium, ein kolloides Kondensationsprodukt von β- und γ-Phenylazo-a-a-diamino-pyridinhydrochlorid. Ziegelrotes Pulver, leicht löslich in heißem Wasser, Alkohol, Glycerin, Vaseline. Es wird unverändert vom Körper ausgeschieden und macht den Harn steril. Kontraindiziert bei Nephritis und Erkrankungen des Leberparenchyms. Bei akuter und chronischer Cystitis, Pyelitis, Pyelocystitis und Gonorrhoe. 3mal tägl. 1—2 Tabl. Zur Spülung: Lösungen 1:10000. Im Handel als Substanz und Tabl. zu 0,1 g zu 12 und 25 St. (1,90 und 3,95 DM). Als Rezeptur: Pyridium 0,1, Fol. uv. ursi plv. 0,6, Ext. Belladonn. 0,03, Hexamethylentetramin 0,4, m. f. pulv. tal. Dos. X. D. S. 3mal tägl. 1 Pulver. Als Lösung: Pyridium 3,0, Sirup. simpl. 50,0, Aq.

dest. ad 300,0. D. S. 3mal tägl. 1 Eßl. Das Präparat darf nicht zusammen mit schwefelhaltigen Mitteln (Glaubersalz, Bittersalz) gegeben werden (Bildung von Sulfhämoglobin). Bei Pyridiumeinnahme wird im Urin eine Urobilinogenreaktion vorgetäuscht. C. F. Boehringer & Söhne, Mannheim.

Pyrifer enthält fiebererregende Bakterienstoffe, die aus nichtpathogenen Bakterienstämmen der Coli-Gruppe gewonnen werden. Es wird in Stärken von 50 Millionen bis 5 Milliarden Keimen in 1 ccm (= 50—5000 E.) hergestellt.

Stärke I 50 E., II 100 E., III 200 E., IV 500 E., V 1000 E., VI 2000 E. und VII 5000 E. Es dient als unschädlicher Ersatz für die Malariatherapie, weiterhin bei chronischer Encephalitis, Asthma, multipler Sklerose, rheumatisch neuralgischen Schmerzen usw. Anwendung intravenös, langsam injizieren und individuell dosieren. Beginn mit Stärke I. Bei schwachen Kranken nur die halbe Dosis. Die Dosis wird bei der nächsten Spritze immer verdoppelt. Im ganzen 12 Injektionen. Es soll mindestens Fieber von 38,5 auftreten.

Packung A 10 Amp. zu je 1 ccm von Stärke I—IV 6,10 DM
„   B 10 „   „ „ 1 „   „   „   V—VI 9,15 „
„   C 10 „   „ „ 1 „   „   „   VII   12,20 „

Asta A.-G., Chem. Fabr., Brackwede i. W.

Pyrocal (als Liquid. und Dragées) enthält Hämatoporphyrin-Cystin. Bei Depressionszuständen auf endogener und psychogener Grundlage, in den Wechseljahren, neurovegetativer Dystonie, spastischem Dauerkopfschmerz 3mal tägl. 15 Tropfen oder 2mal 1 Dragée. 1 ccm Liquid. enthält 8 mg Hämatoporphyrin, 1 Dragée 1 mg Hämatoporphyrin, 10 und 20 ccm 1,80 und 2,95 DM, 40 Dragées 2,95 DM. Uvocal, chem. pharm. Fabr., Hamburg 11.

Pyrogallolum. Pyrogallussäure. Weiße Blättchen, in Wasser, Weingeist und Äther leicht löslich. Nur äußerlich und mit Vorsicht anzuwenden bei lupösen und syphilitischen Infiltraten. Pyrogallol 5, Acid. salicyl. 2, Ichthyol 5, Vaselin ad 100 (Unna).

Quadronal besteht aus Phenyldimethylpyraz. 0,15, Phenac. 0,15, Lactophenetidin 0,0025, Coffein 0,05. Antineuralgicum und Antipyreticum. 3mal tägl. 1 Tabl. zu 0,5, in Packungen von 10 und 20 Tabl. (0,80 und 1,40 DM). Supposit. zu 1 g 6 St. 1,30 DM. **Quadro-Nox** besteht zu 80% aus Diaethylbarbitursäure und 20% Quadronal (sine Coffein). Packungen mit 10 Tabl. zu 0,5 g 1,15 DM, 20 Tabl. 1,90 DM. Kapseln, die sich erst im Darm lösen, für Frühaufwacher. 10 Kapseln zu 0,25 g 1,80 DM. Supposit. zu 0,45. 3 und 6 St. 1,— und 1,75 DM. Asta A.-G., Chem. Fabr., Brackwede i. W.

Quinisal s. Neo-Quinisal.

Quotientin. Standardisierte, chinhydronartige Verbindung des Nebenschilddrüsen-, Nebennieren- und Hypophysenhinterlappenhormons zur Normalisierung des Calcium/Kalium-Quotienten des Blutserums und Sympathicusanregung, enthält je ccm 6 Collip-Einh. Hypophysenhinterlappenhormon. Anzuwenden bei Asthma bronchiale, Urticaria, Arznei- und Serumexanthem, anaphylaktischem Ekzem, nervösem Erythem, Dermographismus, Hautröten, echter Migräne, Rhinitis vasomotorica, Heufieber und Heuasthma und sonstigen allergischen Zuständen, wie Quinckeschem Ödem, Oedema fugax und einzelnen Fällen von Epilepsie. Erwachsene erhalten subcut. und intramusk. 1 ccm, Kinder von 2—15 Jahren 0,1—0,7 ccm. Kontraindiziert bei Säuglingen, Greisen und Hypertonikern erheblichen Grades. Packungen mit 3, 6 und 10 Amp. zu 1 ccm 3,80, 6,95 und 11,10 DM. Kali-Chemie A.-G., Sehnde/Hannover.

Racedrin = ein racemisches Ephedrin = **Racem-Ephedrin** = synth. dargestelltes Ephedrin. Bei Asthma, Kreislaufschwäche, Kollaps. Tabl.

zu 0,05 g R. mit 20 St. (1,65 DM), in 5%iger Lösung. Schachtel mit 5 Amp. zu 1 ccm (1,20 DM) Farbwerke Hoechst, Frankfurt/M.-Höchst.

Radacyltabletten. Radioaktive Acetylsalicylsäure, pro Tablette etwa 2 Mache-Einheiten. 20 Tabl. Im Gebrauch wie Aspirin. Merz & Co., Frankfurt a. M.

Radiophan-Injektion. Kombination der Atophan-Natrium und Radiumbromid. Gegen Gicht, Rheumatismus, auch bei Nierensteinkolik von schmerzherabsetzender und entzündungshemmender Wirkung, intramusk. und intrav. tägl. oder jeden 2. Tag 1—2 Amp. Im ganzen 10—15 Injektionen. Pro Amp. 0,5 Phenylchinolincarbonsäure und 0,001 mg Radium-Element. Packungen mit 3 Amp. à 4 ccm 3,25 DM, mit 10 Amp. à 4 ccm 9,90 DM. Radiophantabl. 0,1 Atophan Na und 0,036 mg Radium-Element. 3—5mal tägl. 1—2 Tabl. Packungen mit 21 und 100 Pillen (1,40, 4,85 DM). Allg. Radium-A.-G., Braunschweig, Frankfurter Str. 294.

Radix althaeae. Eibischwurzel. Hauptsächlich zu Tee und Macerationen. Macerat. Rad. Alth. 10:100, Liqu. Ammon. anis., Aq. Amygd. aa 2, Sirup. Alth. 20, 2stündl. 1 Kinderlöffel. Als Expectorans, äußerlich zu Kataplasmen, als Klysma, Gurgelwasser und reizmilderndes Mittel.

Radix artemisiae. Beifußwurzel. Innerlich als Pulver und Aufguß bei Chorea und Epilepsie. Rad. Artemisiae 25, Rad. Valer., Flor. Chamom. aa 15, Cort. Cinnam. 10, 1—2 Eßl. auf 1 Tasse Tee 3mal tägl.

Radix colombo. Als Pulver 1—2 g oder als Dekokt 5—15:150. Als Stomachicum bei Dyspepsie und Durchfall. Decoct. Rad. Colombo 15:150, Elixir. aur. comp. 6, Sirup. simpl. 25, 2stündl. 1 Eßl.

Radix gentianae. Innerlich 0,3—1,5 als Pulver und in Pillen in verschiedenen Magentees enthalten oder als Maceration und Infus. 5—15:100 als kräftiges Stomachicum, fördert die Sekretion und steigert die Peristaltik.

Radix helenii. Alantwurzel. Enthält Inulin. Als Expectorans 5 bis 15:100.

Radix ipecacuanhae. Brechwurzel. Enthält Cephaelin und Emetin. Expectorans und Antidysentericum zu 0,005—0,05, als Emeticum 0,3 bis 1 g. Als Pulver enthalten in Pulv. Ipecac. opiat., sonst meist als Infus, äußerlich als Klistier bei Dysenterie. Infus. Ipecac. 0,5:120, Tinct. Op. crocat. 2, Sirup. simpl. 30, 3stündl. 1 Eßl. bei akutem Magenkatarrh. Infus. Rad. Ipecac. 0,5:150, Liqu. Ammon. anis., Aq. Amygd. am. aa 5, Sirup. simpl. ad 200, 2stündl. 1 Eßl. S. Riopan, Emetin, Ipecopan und Opran.

Radix levistici. Liebstöckelwurzel. Als Diureticum 5—15:100. Enthalten im Spec. diuret.

Radix liquiritiae. Süßholz. Als Expectorans und als Zusatz zu Tee.

Radix ononidis. Hauhechelwurzel. Diureticum 10—30:150.

Radix petroselini. Petersilienwurzel. 10—25:100 als Diureticum.

Radix pimpinellae. Bibernellwurzel. 0,3—1,5 als Pulver oder 5 bis 20:100 als Expectorans.

Radix primulae. als Expectorans 2:100. S. Primulat.

Radix ratanhiae. Am besten als Dekokt 5—15:100 bei chron. Diarrhoe, früher auch bei Hämoptoe und Nierenblutungen. Decoct. Rad. Ratanh. 20:170, Tinct. Op. croc. 5, Sirup. simpl. ad 200, bei Magenkatarrh 4mal tägl. 1 Eßl.

Radix saponariae. Dekokt 10:150. Früher bei Skrofulose und Hautkrankheiten. S. Rasapon.

Radix sarsapaparillae. Dekokt 15:100. S. Decoct. Sarsaparill. comp. und Renotrat.

Radix senegae. 0,5—2 g als Pulver. Dekokt 5—10,0:100 zur Anregung der Sekretion bei Bronchialkatarrh und Pneumonie. In großen Dosen ruft es Erbrechen und Verdauungsstörungen hervor. Decoct. Rad. Seneg.

10:170, Liqu. Ammon. anis., Aq. Amygd. am. aa 5, Codein. phosphor. 0,2, Sirup. simpl. ad 200, 2stündl. 1 Eßl.

Radix taraxaci cum herba. Löwenzahn. Als Dekokt 5—15:100, hat schwach abführende Wirkung. Bei Leberleiden, Stauungen im Pfortadersystem und Hämorrhoiden. Saft aus der Wurzel als Frühjahrskur bei Gallenleiden.

Radix valerianae. Baldrianwurzel. 0,5—4 g in Pulver, Pillen und Tee. Beruhigendes und krampfstillendes Mittel bei nervösen Herzerscheinungen und Hysterie. Auch als Klistier 10:100. Infus. Rad. Valerian. 5—15:150, Natr. bromat. 10, Sirup. simpl. ad 200, 3—4mal tägl. 1 Eßl. S. Recvalysat.

Razedrin s. Racedrin.

Recorsan. Ungt. Menthol. Nicotin. Valer. comps. Extr. Crathaeg oxyac., Ol. sinap. Bohnengroß einzureiben bei Tachykardie, Herzneurose, Angina pectoris nervosa. Die Wirkung soll besonders eine suggestive sein. Tube.

Recorsandragées. Mentholum val., Camph. monobromat. aa 0,015. Phenyldimethylamid. pyrazol., Acetanilid aa 0,05, Nuc. colae 0,015, Codein. hydr., Lobel aa 0,0005, Extr. Digit. et Nicotin. aa 0,00025, auf 1 Dragée mit gleicher Indikation. Bei Herzneurose und Aufregungszuständen.

Recorsan liq. Ext. fluid. aus: Visc. alb., Semen Apii graveolens., Herb. Adonid. vern., Herb. Auricul. mur., Fruct. Crataeg. oxyac., Rad. Valer. 3mal tägl. 20—25 Tropfen. Chem. Fabr. Bavaria, Königshofen i. Grabf.

Recresal enthält Mononatriumphosphat 0,36 g, Dinatriumphosphat 0,03 g, Traubenzucker 0,3. Es läßt sich damit eine Steigerung der körperlichen und geistigen Leistungsfähigkeit und Frische erzielen. Bei Schwäche- und Erschöpfungszuständen, Nerven- und Stoffwechselstörungen, zuerst tägl. 2 Tabl., alle weiteren 3 Tage um 1 Tabl. steigernd bis zu einer Höchstgabe von 4—5 Tabl. Abends keine Tabletten nehmen, da öfter der Schlaf unruhig wird. Packung mit 30 Tabl. (95 Dpf.), Packung mit 60 Tabl. (1,65 DM). Chem. Werke Albert, Biebrich a. Rh.

Rectidon — als rectales Hypnoticum — ist das Natriumsalz des sek. Amyl-β-bromallyl-malonylureids als 10%ige Lösung. Es ist das nächsthöhere Homologon des Pernocton und gehört zu den stärksten Schlafmitteln. Rectal verabreicht, tritt bei entsprechender Dosierung innerhalb ¼ Std. Schlaf ein. Reflexe des vegetativen Nervensystems bleiben erhalten, Herz und Kreislauf unbeeinflußt. Anwendung: Zur Einleitung der Narkose: 15 Min. nach Schlafeintritt beginnt man mit Inhalationsnarkose. Auf je 10 kg Körpergewicht rechnet man als Höchstdosis 1,5 ccm. Als Normaldosis für Männer zum Einschlafen 8 ccm, für Frauen 7 ccm, 10jähr. Kinder 4 ccm, 8jähr. 3 ccm, 5jähr. 2,5 ccm, 1jähr. 1 ccm Rectidon. Je nach Kräftezustand ist zu variieren. Auch bei geburtsbehilflichem Dämmerschlaf, bei starken Erregungs- und Angstzuständen, zur Entziehung von Rauschgiften, bei Gallen-Nierensteinkoliken. Bei leichteren Fällen kann man auch 1—2 Rectidonzäfchen einführen. Zur Entnahme der Flüssigkeit sticht man durch die Gummimembran, wie bei den Insulinflaschen. Mit 3 Amp. zu 10 ccm 4,90 DM, Flaschen mit 100 ccm 11,17 DM, Schachteln mit 3 Zäpfchen zu je 0,4 g (1 Zäpfchen = 4 ccm Rectidonlösung) 1,70 DM. **Rectidon comp.** enthält Rectidon 0,4, Aminophenazon 0,15, Papaverin 0,03 und Ext. Bellad. 0,02. Bei krampfhaften Schmerzen und allen Koliken 1—1½ Zäpfchen zu 0,6 g. 5 Zäpfchen 2,05 DM. Klinikpackung mit 50 Zäpfchen zu 0,6 g 10,92 DM. J. D. Riedel-E. de Haën A.-G., Seelze bei Hannover.

Rectoserol in einer neutral wasserlöslichen Serummasse sind in Lösung Extr. Hamamelid. virg., Liq. Alumin. acet. tart., Formaldehyd, gebunden. Acid. boric. Kal. Orthooxychinolin sulf. Bals. peruv., p.Aminobenzoyldiaethylaminoaethylaminoaethanol hydr. In Tuben mit aufschraubbarem Rohr, um in den After einzuführen. Empfohlenes Mittel gegen Hämorrhoiden. ½ Tube 1,74 DM, 1 Tube 3,40 DM, Ersatztube 2,90 DM. Merz & Co., Chem. Fabr., Frankfurt a. M.

Recvalysat (Bürger). Ein Ysat aus Radix recent. valerian. von angenehmem Geruch und Geschmack, die nicht an Baldrian erinnern. Beruhigungs- und Einschläferungsmittel. 3mal tägl. 10—30 Tropfen, als Schlafmittel abends 30—40 Tropfen, in Gläsern mit 10, 15 und 30 g (0,60, 0,85 und 1,50 DM). Als Supposit. in Schachteln mit 6 St. (1,10 DM). Als Recvaletten 25 St. 95 Dpf., 50 St. 1,85 DM. Joh. Bürger, Ysatfabr., Wernigerode a. Harz.

Redoxon „Roche" = Vitamin C ist synthetische l-Ascorbinsäure, welche in allen ihren physikalischen, chemischen und biologischen Eigenschaften durchweg mit der natürlichen l-Ascorbinsäure identisch ist. Redoxon ist ein konstitutionsverbesserndes Mittel, das regulierend in das innere Zellgeschehen eingreift und daher als eigentliches physiologisches Zelltonikum zu betrachten ist. Die eigentliche C-Avitaminose ist der Skorbut und der Säuglingsskorbut (Möller-Barlow). Das Hauptindikationsgebiet sind die C-Hypovitaminosen, die sich klinisch auf mannigfaltigste Weise äußern, meist jedoch durch nicht streng definierbare Symptome, wie Anfälligkeit für Infektionen, schlechte Zähne und blutendes Zahnfleisch, Anämie, leichte Ermüdbarkeit, schlechten Appetit, Verdauungsstörungen, Arbeitsunlust, schlechten Schlaf, Neigung zu Blutungen (namentlich der Schleimhäute) usw. Sie sind am häufigsten in den Wintermonaten, während und nach fieberhaften Erkrankungen, in der Schwangerschaft und im Alter. 3mal tägl. 1—2 Tabl. bzw. 1 Amp. tägl. oder mehr subcut. oder intrav. Gute Verträglichkeit ohne irgendwelche Nebenerscheinungen auch bei mehrfacher Überdosierung. Packungen mit 20 und 100 Tabl. zu je 0,05 g 0,75, 2,25 DM, 5 Amp. zu 2 ccm mit je 0,1 g 1,50 DM und 25 Amp. 4,30 DM. **Redoxon forte:** Amp. zu 5 ccm, die 0,5 g l-Ascorbinsäure als Natriumsalz enthält. Packungen mit 3 und 15 Amp. 1,80 und 6,40 DM. Tabl. zu 0,2 g 20 und 100 St. 2,45, 7,75 DM. Zum Nachweis von Vitamin C im Urin dienen die Dichlorphenolindophenoltabl. „Roche". 1 Tabl. entspricht 1 mg Ascorbinsäure. Packungen mit 20 und 100 Tabl. 0,85 und 2,95 DM. **Chinin-Redoxon** als Grippe-Prophylaktikum enthält pro Dragée 0,03 g Chinin. sulf. und 0,03 g Redoxon. 3mal tägl. 1—2 Tabl. Packung 25 St. 1,30 DM. Deutsche Hoffmann-La Roche A.-G., (17b) Grenzach/Baden.

Rejuven-Oototal. Ein aus dem Gesamteierstock hergestelltes Eierstockpräparat. Die Dragées und Amp. mit lipoidlöslichem Inhalt enthalten zusätzlich 500 iE Oestron. Bei klimakterischen Beschwerden, Infantilismus, Dysmenorrhöe, 3mal tägl. 1—3 Dragées. Packungen mit 30 Dragées (1,40 DM) oder 10 Suppos. (4,80 DM) oder 6 Amp. (2,75 DM). Labopharma, Berlin W 35.

Rejuven-Testitotal besteht aus der Totalsubstanz der Hoden. Bei Impotenz, sexueller Neurasthenie usw. Im Handel in Amp. 1 ccm. Packungen mit 5, 10 Amp. (3,42, 6,30 DM), als Tabl. 30, 50, 100 St. (1,85, 2,93, 5,44 DM) und als Zäpfchen 10 St. (5,04 DM). Liquidum 20 ccm (10,08 DM), 3mal tägl. 3—21 Tropfen. Labopharma Dr. Laboschin, Berlin-Charlottenburg 5.

Reokamill Kamillenextrakt. Als Tee: 1 Teel. auf ein Glas Wasser. Zu Augenspülungen ebenso stark, bei Entzündungen in Mund und Rachen ½ Teel. auf ein Glas Wasser, zu Umschlägen 1—2 Teel. auf ein Glas Wasser. Bei Darmkatarrh 3mal tägl. 25 Tropfen. Reorga Labor Waldesruh, Dahlwitz-Hoppegarten.

Rephrin ist eine Vereinigung von Racem-Suprarenin und Racedrin (Racem-Ephedrin). Die Kombination hat den Vorzug bei allen asthmatischen Erscheinungen rasche und langanhaltende Wirkung zu besitzen. Bei Asthma, Kollaps, Heufieber und allen allergischen Zuständen. Zur subcut. Injekt. 1 Amp. = 1 ccm mit 0,035 g Racedrin und 0,0002 g Racem-Suprarenin. 10 Amp. zu 1 ccm 2,05 DM. Flasche 10 ccm 1,90 DM. Farbwerke Hoechst, Frankfurt/M.-Höchst.

Repneumontee, auch Repneumonsirup im Handel, ist ein Spezies pulm. silic. camph., kolloidale Kieselsäure und Campherverbindungen, bei Katarrhen der oberen Luftwege, Lungentuberkulose. H. Sternberg, Chem. Fabr., Dresden.

Resina jalapae. Jalapenharz. Innerlich als Abführmittel 0,03 —0,2,in höheren Dosen als Drasticum. Resin. Jalap., Extr. Aloe, Sapon. med. aa 1 f. pil. 20, morgens und abends 2—3 Pillen.

Resochin ist 7-Chlor-4-(4'-diaethylamino-1'methyl-butylamino)-chinolindiphosphat zur Therapie und klinischen Prophylaxe der Malaria. Zur Behandlung der Amoeben-Hepatitis und des daraus entstehenden tropischen Leberabscesses. Ein farbloses, gut verträgliches Malaria-Heilmittel von schneller und gründlicher Wirkung auf Schizonten und Gametocyten mit Ausnahme der Halbmonde, auch Wirkung auf extra-intestinal lokalisierte Ruhr-Amoeben. Das Präparat wird besonders in Leber, Milz, Nieren und Lungen gespeichert. Der größte Teil des Resochin wird während seiner Wirkungsdauer im Körper abgebaut. 10—25% werden im Urin unverändert ausgeschieden. Es hat keine nachteilige Wirkung auf Herz, Blut, Nervensystem und graviden Uterus. Dosierung für alle Malariaarten. Erwachsene und Jugendliche über 12 Jahre: am 1. Tag 6 Tabl., am 2. und 3. Tag je 2 Tabl. Für Kinder von 10—12 Jahren am 1. Tag 4 Tabl., am 2. und 3. Tag je 2 Tabl. Für Kinder von 6—9 Jahren am 1. Tag 3 Tabl., am 2. und 3. Tag je 1 Tabl. Für Kinder von 2—5 Jahren am 1. Tag 2 Tabl., am 2. und 3. Tag je 1 Tabl. Für Kinder von 1—2 Jahren am 1. Tag 1½ Tabl., am 2. Tag 1 Tabl., am 3. Tag ½ Tabl. Für Kinder unter 1 Jahr am 1. Tag 1 Tabl., am 2. und 3. Tag je ½ Tabl. Zur Prophylaxe gibt man an einem Wochentage 2 Tabl., niemals auf den leeren Magen zu nehmen. 10 Tabl. zu 0,25 g 1,45 DM. Bayer, Farbenfabriken, Leverkusen a. Rh.

Resorbin. Eine wasserhaltige Emulsion aus Wachs, Mandelöl, Gelatine und Seife. Bei Juckreiz, Verbrennungen, Frostballen, oder auch als kühlende Salbengrundlage. **Quecksilber-Resorbin** mit $33^1/_3$ und 50% Hg, entweder als graue Masse oder durch Zinnober rot gefärbt zu Schmierkuren. Tube zu 15 g $33^1/_3$% 1,21 DM, mit 30 g 1,86 DM. Tube zu 25 g 50% 1,86 DM, mit 50 g 2,74 DM. Bayer, I. G. Farbenindustrie, Leverksuen a. Rh., Curta & Co., Berlin-Britz.

Resorcinum. Metadioxybenzol. Fast farblose Krystalle, in Wasser, Weingeist und Äther leicht löslich. Innerlich 0,3—0,5 bei Darmgärung und allen auf Zersetzung beruhenden Darmerkrankungen. Äußerlich in 2—5%ige Lösung als Desinfiziens, als 10—40%ige Salbe und Paste bei Ekzem, Seborrhoe und Psoriasis. Infus. flor. Chamom. 6,0: 200, Resorcin. 0,1, 2stündl. 1 Teel. bei Kindercholera. Resorcin. 0,5—3, Aq. 100, Sirup. c. aurant. 25, 2stündl. 1 Eßl. Resorcin. 2—5, Zinc. oxyd., Amyl. aa 5, Vaselin flav. ad 20, zum Einreiben.

Resulfon (Sulfoguanidin-Nordmark). Unter den Sulfonamiden ist Resulfon durch die Eigentümlichkeit ausgezeichnet, daß es verhältnismäßig wenig vom Magen-Darm-Kanal aufgenommen wird. Die niedrigen Blutspiegelwerte, die bei seiner Verabreichung erreicht werden, bedingen eine geringe Toxizität. Dafür werden desto höhere Konzentrationen im Darm erzielt, die für eine intensive Behandlung akuter Darminfektionen äußerst wertvoll sind. Resulfon wirkt im Darm nach Art einer lokalen Chemo-Therapie. Indikationsgebiete für Resulfon sind alle akuten und chronischen infektiösen Erkrankungen des Darms, soweit die Erreger im wesentlichen auf den Darm beschränkt bleiben: z. B. *akute infektiöse Enteritiden* und *Colitiden, Bazillen-Dysenterie.* In der Chirurgie prophylaktisch vor Operationen im Bereiche des Gastro-Intestinaltraktes und zur *Nachbehandlung von perforierten oder gangränösen Appendizitiden,* bei *postoperativen Durchfällen* unspezifischer Art, z. B. nach Magenresektionen. Dosierungsvorschrift bei Bazillenruhr: 1. Dosis 0,1 g auf 1 kg Körpergewicht, danach alle 4—6 Stunden 0,05 g auf 1 kg Körpergewicht bis zur Besserung der Stühle. Für weitere 2—3 Tage 0,05 g auf 1 kg Körpergewicht alle 8—10 Stunden. Die Einnahme soll nicht auf nüchternen Magen erfolgen. Während des Resulfon-Stoßes ist reichliche Flüssigkeitszufuhr nötig. Packungen: in Tabl. zu 0,5 g 10, 20, 100 Tabl. 1,35, 2,30, 10,10 DM. Nordmark-Werke, Hamburg.

Resyl, ein Guajakol-Glycerin-Äther in Sirupform. Bei Husten, Bronchialkatarrh 2—3mal tägl. 1 Eßl., Kinder 2—3mal tägl. 1 Teel., auch mit Codein im Handel. 100-g-Flasche 2,50 DM (mit Codein). Auch als Tropfen mit und ohne Codein 20 ccm 1,70 und 1,80 DM, 3—4mal tägl. 20 Tropfen. Kinder die Hälfte. Ciba, Aktienges., Wehr, Baden.

Re-Uvalin, hämatopoetische Lebersubstanz, aktiviert durch leicht resorbierbare Kobaltsalze, Coffein, Hämatoporvphyrin-Cystein, Spirit. und Aromastoffe, Tonicum bei allgemeiner Schwäche und nach Infektionskrankheiten tägl. 2—3 Teel. 200 g 3,55 DM. Uvocal, chem. pharm. Fabrik, Hamburg 11.

Rheumakutin = Ponndorf B. S. unter Sera.

Rheumasan: Esterhaltiges Salicyl-Salben-Seifen-Präparat mit schwefelhaltigen Ölen. Zum Einreiben bei Rheuma und anderen Schmerzen. Tuben zu 0,75 und 1,85 DM, in flüssiger Form Flasche 1,55 DM. Menthol-Rheumasan mit Mentholbenzoylester. Zum Einreiben bei Neuralgien, Herzbeschwerden. Tube zu 1,30 und 2,33 DM. Dr. Rudolf Reiss, Berlin NW 87.

Rhino-Xylidrin besteht aus Diaryl-dimethylaminomethyl-carbinole 0,4%, Emulsio chamomillae ol. 99,3%, ätherische Öle 0,3%. Bei Schnupfen, Nebenhöhleneiterungen öfter einige Tropfen in die Nase. 15 ccm 1,20 DM, als Salbe 7 g 0,80 DM. Chem. Werke Albert, Wiesbaden-Biebrich.

Rhizoma calami. Kalmus. Bei Dyspepsie und Gallenblasenerkrankungen. Als Pulver in Magenpulvern. 0,2—1 g mehrmals tägl.

Rhizoma filicis. Wurmfarnwurzel. Durch Extr. Filicis zu ersetzen.

Rhizoma graminis. Als Blutreinigungstee 10:100.

Rhizoma iridis. In Schnupfen- und Räucherpulver.

Rhizoma rhei. Rhabarber. Hauptbestandteile Gerbsäure, Chrysophansäure und Emodin. Innerlich 0,1—0,3—4 g als Tabl. oder Magenpulver zum Abführen und bei Verdauungsbeschwerden. Enthalten im Pulv. Magn. c. Rheo. Als Infus. Rhiz. Rhei 5:150, Resorcin, Natr. bicarb. aa 5, Ol. Menth. pip. gtt. 4, Sirup. c. Aur. 25, 2stündl. 1 Eßl. bei Gastroenteritis (Ewald). Infus. Rhiz. Rhei 10:150, Magn. usta 10, Sirup. simpl. 25, umschütteln, 2stündl. 1 Eßl. Rhiz. Rhei pulv., Tartar. dep., Sulfur. praec., Sacch. lact. aa 7,5, 3mal tägl. ½ Teel. gegen Hämorrhoiden.

Rhizoma veratri. Weiße Nießwurz. Innerlich nur noch als Tinktur bei Neuralgien. Äußerlich mit Sacchar., Rhiz. Irid., Amylum als Schnupfpulver.

Rhizoma zingiberis. Innerlich als Pulver in Magenpulvern und als Infus. Rhiz. Zingib., Natr. bicarb. aa 25, 3mal tägl. 1 Messerspitze.

Rhodan-Calcium-Diuretin-Tabletten bestehen aus Calcium-Diuretin 0,5 und Kal. rhodanat 0,1. Bei Blutdruckerhöhung, besonders der genuinen Form. Man gibt in der 1. Woche 3mal tägl. 1 Tabl. nach dem Essen, in der 2. und 3. Woche 2mal tägl. 1 Tabl., in der 4.—6. Woche 1mal tägl. 1 Tabl. Nach 2—3 Monaten wird die Kur wiederholt. Packung mit 20 Tabl. (2,05 DM) Auch als Pulver für Rezeptur. Chem. Fabr. Knoll A.-G., Ludwigshafen a. Rh.

Rhodankalium oder -Na s. u. Na-Sulfocyanatum.

Rhodapurin. Rhodan-Theobrominpräparat. Eine Tablette enthält 0,077 g Rhodan-Ion +0,1 Theobromin. Gegen Hypertension, arteriosklerotische Beschwerden, im Klimakterium, bei Spätlues, S. Na-Sulfocyanat. 1mal tägl. ½—1 Tabl. bei Lues 3mal tägl. 1 Tabl. Packung mit 20 Tabl. zu 0,3. Chemiewerk Homburg A.-G., Frankfurt a. M.

Rhodobazid enthält 1% Rhodan mit indifferenten Zusätzen (Traubenzucker, Amylopektin) 20 und 100. Ein Antiseptikum. Zur Behandlung von

Geschwüren, auch bei Pityriasis versicolor und Lupus vulgaris (Haut-tuberkulose). Anwendung unverdünnt oder im Verhältnis 1:2 oder auch 1:3. 100 g 1,68 DM. Weidneriet Kom.-Ges., Berlin-Charlottenburg 9, Kaiserdamm 39.

Rhoivalum fluidum. Dargestellt aus den einheimischen Drogen Agrimonia, Solidago, Hypericum, Arnica, Valeriana und Bursa pastoris (s. Styptural). Bei Enuresis nocturna 3mal tägl. 7—10 Tropfen, bei Harnträufeln Erwachsener 15—30 Tropfen. Bei Incontinentia urinae 3mal tägl. 20 Tropfen. Packungen zu 20 g und lose für Rezeptur. 20 g 1,50 DM. E. Tosse & Co., Hamburg 11.

Ringer-Lösung. Natr. chlorat. 6,0, Kal. chlorat. 0,4, Calc. chlorat. 0,26, Natr. bicarb. 0,03, Aq. dest. ad 1000,0.

Riopan enthält die gesamten Alkaloide von Rad. Ipecac., 1 Tabl. = 1 Eßl. Infus. Ipecac. 0,5:150 oder 0,05 Riopanpulver = 1 g Rad. Ipecac. 3mal tägl. 1 Tabl. = 0,05 Rad. ipecac.

> Rp. Riopan   0,025   Aq. des.   150
>   Sirup pl.   20   D.S. 2stündl. 1 Eßl.

In Röhren mit 10 Tabl. (55 Dpf.). Als Pulver in Flaschen mit 1 g 4,04 DM. Als Expectorans. Byk, Guldenwerke, Oranienburg b. Berlin.

Ristin. 25%ige alkoholische Lösung des Monobenzoeesters des Äthylenglykokolls mit Glycerinzusatz. Als Krätzemittel 3—4 Einreibungen mit 40 ccm. Flasche mit 175 ccm 6,79 DM. Bayer, I. G. Farbenindustrie A.-G., Leverkusen a. Rh.

Rivanol = 2-Äthoxy-6, 9-diaminoacridinlactat, Tiefen- und Flächenantisepticum von spezifischer Wirkung auf pyogene Kokken (Strepto-, Staphylo- und Gonokokken). Bei frischen Wunden feuchte Verbände mit Rivanol-Lösung 1:500 bis 1:1000 getränkt. Für die Tiefenantisepsis nach Klapp Umspritzung der Wunde mit Lösungen 1:1000 bis 1:2000, denen ½% Novocain zugesetzt wird. Abscesse und eitrige Gelenkaffektionen werden punktiert und mit Rivanol-Lösung 1:500 bis 1:1000 gefüllt. Bei Gonokokkengelenkentzündungen wird das Kniegelenk mit 10—15 ccm Rivanol-Lösung 1:500 bis 1:1000 gefüllt. Nach 1—2 Einspritzungen soll Heilung erfolgen. Bei Sepsis intrav. 50—100 ccm 1prom. Rivanol-Lösung. Rivanol ist ein leicht lösliches, gelbes, feinkrystallinisches Pulver, es löst sich in 15 Teilen Wasser und 110 Teilen Weingeist. Rivanol in Substanz in Packungen mit 10 und 25 g, in Tabl. 20 St. à 0,1 (2,55 DM) und zu 1 g in Röhrchen mit 10 St. (9,80 DM). Rivanol-: treupulver 25 g 1,80 DM. Zur raschen Herstellung von Rivanollösungen. Schachtel mit 10 R. à 1 g (9,35 DM), Streupulver 25 g 1,80 DM. Auch als Gaze und Streifen. Farbwerke Hoechst, Frankfurt/M.-Höchst.

Rivanoletten gegen Amöbendysenterie und andere infektiöse Darmerkrankungen. Erwachsene 3—4mal tägl. 2 Rivanoletten zu 0,025 g. Säuglinge und Kleinkinder 2—4mal tägl. ½—1 Rivan. zu 0,01 g. Schachtel mit 30 St. zu 0,01 g (2,05 DM), Schachtel mit 30 St. zu 0,025 g (2,85 DM). Rivanol-Streupulver 25 g (1,80 DM).

Robadin (in der Schweiz Robuden) enthält die wasserlöslichen, eiweißfreien Organextrakte aus Magen und Dünndarm frischgeschlachteter Tiere zur Injektion. Die wasserlöslichen Auszüge sind als Dragées vorhanden. Die Robadin-Therapie stellt eine substituierende Organ-Therapie der zum Ulcus disponierten oder der schon von einem ulcerierenden Prozeß befallenen Schleimhäute des Magens und des Duodenums dar. Auch Gastritis und Duodenitis reagieren sehr günstig. Ungeeignet sind penetrierende Ulcera. Die Injektionen werden intramusk. jeden Tag oder jeden 2. Tag gegeben. Nach einigen Tagen können 2ccm gespritzt werden. In schweren Fällen gibt man sofort tägl. 2 ccm. Im ganzen 12—14 Injektionen, in schweren Fällen auch 24. Die Robadin-Dragées werden 3mal tägl. vor dem Essen unzerkaut mit etwas Wasser eingenommen und zwar 4 Wochen lang 3mal tägl. 1 und dann noch 2 Wochen lang tägl. 2 Dragées. Sie werden während der ganzen Dauer der Injektionsbehandlung gegeben und noch darüber hinaus. Am besten vom 1.—10. jeden Monats regelmäßig Robadin-Dragées, da hierdurch später Ulcusschübe verhindert werden können. Packungen: 6 Amp. und 30 Amp. zu 1 ccm pro ulc. ventr. (rote Packung). 6 Amp. und 30 Amp. zu 1 ccm pro ulc. duod. (grüne Packung). 30 und 150 Dragées (blaue Packung). Robapharm Laboratorium A.-G., Basel 6.

Ronicol „Roche" ist das synthetisch gewonnene β-Pyridyl-carbinol (Alkohol der Nikotinsäure). Es zeigt eine deutliche gefäßerweiternde Wirkung. Subjektiv fühlt der Kranke die Ronicol-Wirkung durch ein Hitze- und Wärmegefühl, das mit einer deutlichen Hautrötung an Kopf, Wangen, oberen Extremitäten und Thorax auftritt. Der Puls zeigt zuerst Frequenzsteigerung, denn Verlangsamung und fallenden Blutdruck (bei Gesunden 5—20 mm Hg.). Diese Erscheinungen klingen nach kurzer Zeit ab. Die Gefäßerweiterungen erstrecken sich über den peripheren Bereich hinaus auch auf zentrale Organe wie Hirngefäße, Coronarsystem, Nierenarterie, Augenhintergrund. Durch intravenöse Injektionen können stenocardische Beschwerden prompt beseitigt werden. Bei Claudicatio intermittens, Raynaudsche Krankheit, Akrocyanose, Kälteschäden, Ulcus varicosum, allgemeine Durchblutungsstörungen wie Endangiitis und Trombangiitis obliterans, Embolien, Zirkulationsschäden bei Arteriosclerose, Migräne, Angiospasmen, Sehstörungen infolge Behinderung der Netzhautdurchblutung. 3—4mal tägl. 1—2 Tabl. Ronicol „Roche" nach dem Essen in etwas Wasser. Bei stärkerer Hypertonie und bei ausgesprochener vegetativer Dystonie 1 Amp. intrav. oder 1—2 Amp. subcut. oder intramusk. Bei schweren Kreislaufstörungen (Gangrängefahr) mehrmals tägl. 2 Amp., gleichzeitig 4—6 Tabl. tägl. 50 und 250 Tabl. zu 25 mg. 6 und 50 Amp. zu 2,2 ccm mit 100 mg. Deutsche Hoffmann-La Roche A.-G., Grenzach/Baden.

Rutabion ist reines krystallisiertes Rutin, das Rhamnoglykosid des Querzetins und gehört zu den Flavonfarbstoffen. Es hat eine kapillardichtende Wirkung, die der biolog. Wirkung von Vitamin P entspricht. Bei Kapillarbrüchigkeit und einer erhöhten Membrandurchlässigkeit, Gefäßschädigung bei Purpura, Hypertonie, akute Glomerulonephritis, allgemeine Ödembereitschaft, Blutungsneigungen 3—4mal tägl. 1 Tabl. zu 0,02 g bzw. 3—4mal tägl. 1 Tabl. zu 0,05 g. 10 und 20 Tabl. zu 0,02 g 0,80 und 1,20 DM, zu 0,05 g 1,15 und 1,80 DM, 6 Amp. zu je 2 ccm (0,1 g reines kristall. Rutin) 3,60 DM. Pharm. Werke Madaus, Radebeul-Dresden.

Ruocid. Sulfaguanidin Homburg p-Aminobenzolsulfonylguanidin. Da es im Darm nur langsam resorbiert wird, so wird eine höhere Konzentration im Darm erzielt. Daher besonders geeignet bei intestinalen Affektionen. Besonders bei Durchfall, an erster Stelle steht Ruhr; auch unspezif. Gastroenteriden sprechen günstig an. Es ist gut verträglich. Anwendung nur peroral bei hoher Dosierung. Am 1. Tag 6—8mal 2 Tabl. = 6—8 g. Am nächsten Tag 5—7 g. Am 3. Tag 4—6 g. Bei Kindern 2—4 g. Packungen mit 20 Tabl. zu 0,5 g. Chemiewerk Homburg A.-G., Frankfurt a. M.

Rutin. S. Vitamin P.

Rutichin enthält Rutinion, Chinin sulf. Dimethylaminophenazon, 1 Ascorbinsäure. Bei Grippe und Erkältungskrankheiten 3mal tägl. 1 Dragée nach dem Essen. 6 und 20 Dragées 0,80 und 1,80 DM.

Rutinion ist reines, kristallisiertes Rutin. Rutin ist ein Flavonglukosid = Vitamin P, jedoch mit wesentlich erhöhter gefäßabdichtender Wirkung. Es ist gut verträglich und kann über lange Zeit hin gegeben werden in allen Fällen, die mit pathologisch verminderter Kapillarresistenz einhergehen: Neigung zu Apoplexie. Hypertonie, Glomerulo-Nephritis, allergische Erkrankungen, Purpura, seröse Entzündungen (Hepatitis, Pleuritis) Melaena neonatorum. Glaukom, Netzhautblutungen. 3mal tägl. 2 Tabl. oder 1 bis

2 Amp. intramusk. oder 1—2 Suppos. Rutinion-Tabl. 20 und 60 Tabl. mit je 20 mg Rutin 1,40 und 3,40 DM. 5 Amp. mit je 100 mg 4,90 DM. 5 Suppos. mit 200 mg 3,40 DM.

Ce-Rutinion = Vit. C und Rutin. 20 Tabl. mit 20 mg Rutin und 20 mg Vit. C 1,60 DM. Calcium-Rutinion 5 Amp. mit je 100 mg 6,20 DM.

Rutipyrin enthält Rutinion, Phenac., Acid. acetylosalic. Gutes und rasch wirkendes Analgetikum. 3mal tägl. 1—2 Tabl. 6 und 20 Tabl. 0,60 und 1,40 DM. Rhein-Chemie G. m. b. H., Heidelberg.

Saccharin. o-Sulfaminbenzoesäureanhydrid. Weiße, krystallinische, in Wasser leicht lösliche Körper von süßem Geschmack. Ungefähr 500mal so süß wie Rohrzucker. Das Saccharin des Handels ist ein leicht lösliches Natriumsalz. Es hat nur Bedeutung als Korrigens zum Süßen der Speisen von Diabetikern und Magen- und Darmkrankheiten. Auch als Zusatz für Speisen der Fettleibigen.

Saccharum amylaceum. Glucose, Traubenzucker. Schwach gelbliche Stücke von nur geringer Süßigkeit. Innerlich 100—150 g zur Prüfung auf alimentäre Glykosurie. Intrav. 30—40—100 ccm einer 40%igen Lösung zur Kräftigung des Herzmuskels, bei Hypertension, Urämie, akuter gelber Leberatrophie und Tetanus (mit Magnesiumsulfat). Äußerlich in Nährklistieren.

Saccharum lactis. Milchzucker. Im Gebrauch wie der Rohrzucker. 20—30 g aufgelöst in Wasser, morgens nüchtern getrunken als leichtes Abführmittel.

Sagrotan. Ein Desinfektionsmittel. (Eine Lösung von Chlorxylenol und p-Chlor-m-kresol in Seife, weniger giftig als Lysol.) Wird in 1—2%igen Lösungen zur Wundbehandlung, Desinfektion und Vaginalspülungen gebraucht. 65 g 90 Dpf., 125 g 1,50 DM. Schülke & Mayr, Hamburg 30.

Sal. carolinum factitium. Künstliches Karlsbader Salz. Natr. sulfuric. sicc. 22, Kal. sulfuric. 1, Natr. chlorat. 9, Natr. bicarb. 18. 6 g auf 1 l Wasser entsprechen dem Karlsbader Wasser. 1 Tee- bis Eßl. auf 1 Glas lauwarmes Wasser. Morgens nüchtern im Laufe ¼ Std. getrunken, als Abführmittel.

Salimbin. Kombination von YOHIMBIN 0,0025 mit Pyrazol. phenyldimethylsalicyl. 0,5 in Tablettenform. Gefäßerweiterndes und schmerzstillendes Mittel. Yohimbin erweitert die Blutgefäße, besonders die des Abdominalplexus, der Uterus wird stärker durchblutet. Das Pyr. phenyldimethysal. wirkt schmerzstillend, das Mittel wird daher besonders bei schmerzhafter Dysmenorrhoe, die mit Oligomenorrhoe verbunden ist, gebraucht. Auch bei erhöhtem Blutandrang nach dem Gehirn, bei klimakterischen Wallungen, bei Ischias und Neuralgien soll es von Erfolg sein. Röhren mit 12 Tabl. (1,33 DM). 3mal tägl. 1—2 Tabl. Merz & Co., Chem. Fabr., Frankfurt a. M., Eckenheimer Landstraße.

Salipyrin. Phenyldimethylpyrazolon-Salicylat. Weißes, krystallinisches Pulver, schwer in Wasser, leicht in Alkohol löslich. Als Antipyreticum, Analgeticum und Antineuralgicum bei Influenza, Rheumatismus und Menstruationsbeschwerden. Größte Einzelg. 2,0, größte Tagesg. 6,0. Im Handel in Pulver und als Tabl. in Packungen mit 10 und 20 St. zu 0,5 g (45,80 Dpf.). J. D. Riedel-E. de Haën A.-G., Seelze b. Hannover.

Sal marinum. 1—5 kg auf 1 Vollbad.

Salmiak = Ammon. chlorat.

Salol. Phenylsalicylat. Ein weißes, fast geschmackloses Pulver, unlöslich in Wasser, löslich in Alkohol. Es wird durch den Bauchspeichel langsam in seine Komponenten gespalten. Es hat eine desinfizierende Wirkung auf den Darm und besonders auf die Blase. Mehrmals tägl. 1 g, besonders bei Cystitis und Pyelitis. Auch als galletreibendes Mittel empfohlen. Im Odol-Mundwasser. Chem. Fabrik von Heyden, Radebeul-Dresden.

Salvacid besteht aus Rindergalle und einem Kondensationsderivat der Glykocholsäure mit einem flüchtigen Bestandteil der Fol. Salviae in Pastillenform. Bei Hyperacidität, Sodbrennen, Ulcus ventriculi und duodeni vor und nach der Mahlzeit in 2 Pastillen, im ganzen tägl. 8 St. Packung mit 50 Dragées 3,50 DM. Kleinpackung 20 St. 1,54 DM. Packung mit 6 Amp. zur intramuskulären Injekt. Simons-Apotheke, Berlin C 2.

Salvarsan-Natrium ist das Dinatriumsalz des p-Dioxydiaminoarsenobenzols. Es ist ein feines, goldgelbes Pulver, leicht löslich in Wasser mit alkalischer Reaktion. Arsengehalt 20%. Durch Zutritt von Luft wird es weitgehend verändert und nimmt an Giftigkeit zu. Es wird dabei braun gefärbt und unlöslich. Es ist daher in luftleeren Ampullen eingeschmolzen. In Ampullen mit 0,045, 0,075, 0,15, 0,45, 0,6.

Myo-Salvarsan, ein Dioxydiaminoarsenobenzol-dimethansulfonsaures Natrium. Ein gelbes, in Wasser klar lösliches Pulver, das in luftleeren Ampullen im Handel ist. Arsengehalt 18,5—19,5%. Zur intramusk. Injektion. Man löst das Pulver in kaltem dest.-sterilem Wasser oder in 0,4%iger Kochsalzlösung. Flüssigkeitsmenge 2—10 ccm. Die intramusk. Injektionen haben die gleiche Wirkung wie die intrav. Neosalvarsaninjektionen. Man spritzt intraglutäal in den oberen äußeren Quadranten des Glutaeus max. Wöchentlich 2 Injektionen. Man beginnt mit 0,15 bei Erwachsenen und steigt bei Verträglichkeit gleich auf 0,3 und dann auf 0,45 bzw. 0,6 g. Gesamtmenge für eine Kur 5—6 g Myo-Salv. *Dosierung für Kinder:* Bei ganz kleinen Kindern bis zu 5 kg Gewicht beginnt man mit 0,005—0,01 g, bei Kindern von 6 bis 8 kg mit 0,015—0,02 g, bei Kindern von 10 kg mit 0,02—0,03 und bei Kindern von 15 kg mit 0,06—0,1 g pro dosi. Bei guter Verträglichkeit steigert man die Dosis auf das 2—3fache der Anfangsdosis. Wöchentl. 1—2 Injekt. Nach der Injektion sollen die Kranken ¼ Std. ruhen. Treten Exantheme auf, so ist die Kur sofort zu unterbrechen und auch kein Hg zu geben, da sonst eine universelle Hautentzündung entstehen kann. Bei diesen Erscheinungen haben sich intrav. Injekt. von steriler Natriumthiosulfatlösung bewährt. Bei Auftreten von Kopfschmerz ist Pyramidon von guter Wirkung. Bei Übelkeit, Ohnmacht usw. gebe man sofort 0,5—1 ccm Suprarenin 1:1000. Die Indikation ist wie bei Neosalvarsan. Packungen: Amp. mit 0,01, 0,02, 0,05, 0,075, 0,15, 0,3, 0,45 und 0,6 g.

Neo-Salvarsan ist ein m-Diamino-p-dioxyarsenobenzolmethylensulfooxylsaures Natrium. Es ist ein gelbliches Pulver, das sich in Wasser sehr leicht löst. Die Lösung ist vollkommen klar und zeigt neutrale Reaktion. Arsengehalt 18,5—19,5%. Gegen Zutritt von Sauerstoff ist es sehr empfindlich und nimmt dabei sehr rasch an Giftigkeit zu. Es ist daher in Ampullen eingeschlossen, die mit einem indifferenten Gas gefüllt sind. Im Handel zu 0,045, 0,075, 0,15, 0,3, 0,45, 0,6, 0,75, 0,9 g. Es ist das zur Zeit gebräuchlichste Salvarsanpräparat und wird intravenös injiziert. Man löst den Inhalt einer Ampulle in 6—10 ccm Aqu. redest. und injiziert intravenös. Bei Ulcerationen wird das Präparat in Substanz aufgestreut oder in Salbenform oder in glycerinhaltigen wäßrigen Lösungen 1:10 aufgetragen. 0,15 g Neosalv. entspricht 0,1 g Altsalv. Die Verträglichkeit der intrav. Injekt. ist im allgemeinen eine gute. Es kommen jedoch Fälle vor, wo schon bei geringen Neosalvarsandosen unangenehme Nebenerscheinungen auftreten. Es ist daher unbedingt notwendig, daß die Dosis von 0,6 g nicht überschritten wird. Man soll stets zuerst die Verträglichkeit mit kleinen Dosen bei den Kranken erproben und dann allmählich auf 0,6 steigern. Ganz besondere Vorsicht ist geboten bei hochgradig unterernährten, kachektischen und schwer anämischen Kranken, bei Diabetes, Struma, Basedow und Addisonscher Krankheit, bei Herz- und Gefäßerkrankungen, bei Erkrankungen der Leber, der Verdauungsorgane und der Niere, bei Alkoholikern, bei Epilepsie und Schwangerschaft. Bei syphilitischen Herz- und Gefäßerkrankungen wendet man am besten Wismut intramuskulär an. Bei kranker Leber tritt durch Salvarsan meist Ikterus auf. Dann ist Salvarsan durch Wismut zu ersetzen. Auch bei Nierenerkrankung, wo die Ausscheidung behindert ist, gibt man Wismut. Da bei Schwangeren häufiger eine Niereninsuffizienz vorkommt, so ist bei Schwangeren am besten überhaupt kein Salvarsan zu geben wegen der Gefahr einer Salvarsanencephalitis. Bei stillenden Frauen kann es mit der nötigen Vorsicht ohne Bedenken gegeben werden. Augenschädigungen kommen nach Salvarsan nicht vor. Während der Kur ist für eine gute Ernährung der Kranken zu sorgen. Nach der Injektion empfiehlt es sich, die Kranken $\frac{1}{4}$ Std. ruhen zu lassen. Anschließend an die Injektion können Kopfschmerzen, Übelkeit, Schwindel, Erbrechen, Fieber, Hautausschlag, Ohnmachtsanfall, Schlaflosigkeit, Gesichtsröte, Blutungen und auch Abnahme der Harnmenge auftreten. Sind diese Erscheinungen ernster Natur, so ist erst nach 8 Tagen eine weitere Injektion mit geringer Dosis zu geben, treten schwere universelle Exantheme auf, so ist die Kur sofort vollkommen abzubrechen und erst nach vollkommener Wiederherstellung des Kranken eine Quecksilber- oder Wismutkur zu versuchen. Bei schwerer Salvarsandermatitis haben sich besonders die Leberpräparate sehr gut bewährt (Münch. med. Wschr. 14, 1929). Auch intrav. Injekt. von Natriumthiosulfat wirken abschwächend. Die unangenehmen Allgemeinerscheinungen, wie Kopfschmerzen, Übelkeit, Ohnmacht usw., können durch eine gleichzeitige subcut. Injekt. von 0,5 Suprarenin oder 1—2 ccm Ol. Camph. verhindert werden. Überhaupt empfiehlt es sich bei salvarsanempfindlichen Personen, das Neosalvarsan in einer hypertonischen Zuckerlösung zu lösen und zu injizieren, da durch den Zucker das Neosalvarsan entgiftet wird, ohne daß gleichzeitig die Arsenverbindungen in der Wirkung abgeschwächt werden. Auch die Darreichung des Neosalvarsans in Lösung von Calciumchlorid, Harnstoff oder im Serum des Kranken oder noch besser als Kombination mit Jod in 10 ccm Septojod wird empfohlen. Die Hoechster Farbwerke bringen eine kombinierte Packung mit Neosalvarsan und einer sterilen Lactoselösung zur intrav. Injekt. in den Handel. Die Salvarsanpräparate können bei allen Krankheitsformen der Syphilis angewandt werden. Besonders wirksam ist ihre Anwendung in der allerersten Zeit der Erkrankung. Außer den luetischen Erkrankungen ist Salvarsan auch wirksam bei allen Spirochätenerkrankungen: Stomatitis, Angina Plaut-Vincent, Febris recurrens, ferner bei den Tropenkrankheiten, wie Framboesie, Malaria, Pemphigus. *Dosierung:* Bei kräftigen Erwachsenen beginnt man mit 0,15—0,3 g Neosalvarsan und steigert dann allmählich auf 0,6, bei Frauen soll man nicht über 0,45 gehen. Man gibt wöchentl. 2 Injektionen. Innerhalb von 6 Wochen soll eine Gesamtmenge von 4—6 g Neosalvarsan erreicht werden. Ist das Blut noch positiv, so kann nach einigen Wochen eine weitere Behandlung mit gleichen Dosen folgen. Bei Säuglingen rechnet man 0,1—0,03 g Neosalvarsan auf 1 kg Körpergewicht. Neosalvarsan kann kombiniert werden mit Salyrgan. Z. B. 1. Tag Neosalvarsan 0,45, Salyrgan 1—2 ccm, 4. Tag Neosalvarsan 0,6, Salyrgan 2 ccm, 8. Tag dasselbe, und mit den gleichen Dosen und in den gleichen Abständen wird weiter fortgefahren. Man gibt im ganzen 8—12 Einspritzungen.

Neosilbersalvarsan. Im Handel in Amp. zu 0,1, 0,2, 0,3, 0,4, 0,5 g. Neosilbersalvarsan ist eine Verbindung mit Silbersalvarsan und Neosalvarsan, ein braunschwarzes Pulver von guter Löslichkeit in Wasser. Die Lösung soll klar sein. Arsengehalt 20%, Silbergehalt 6%. 0,3 Neosilbersalvarsan entsprechen in ihrem Heilwert 0,4 Neosalvarsan. Das Präparat ist für alle Stadien der Lues geeignet. Man löst das Pulver in 15—20 ccm Aq. redest., nicht in physiologischer Kochsalzlösung. Man beginnt mit kleinen Gaben von 0,1—0,2 und steigert auf 0,4—0,45 und 0,6. Bei Frauen nur bis 0,45. Bei Säuglingen 0,007—0,05 auf 1 kg Körpergewicht. Alle 4—5 Tage 1 Injektion. Im ganzen gibt man innerhalb von 6 Wochen 4—6 g.

Solu-Salvarsan ist 3, 4'-Diacetylamino-4-oxyarsenobenzol-2'-Natriumglykolat in 10%iger gebrauchsfertiger Lösung. 1 ccm enthält 0,1 g des auf 20% As eingestellten Präparates und damit 0,02 g As. Die Lösung ist gelb und klar. Die Wirkung auf die WaR. ist gleich der des Neo- oder Myosalvarsans. Die für eine Kur zur Anwendung kommende Gesamtmenge schwankt zwischen 4 und 6 g Solusalvarsan = 40—60 ccm der 10%igen Lösung. Wöchentl. 2—3 Injektionen tief intraglut. im oberen äußeren Quadranten, im ganzen 10 Injektionen. Schema: Bei Frauen 1mal 3 ccm, 4mal 4 ccm und 5mal 5 ccm. Bei Männern 1mal 4 ccm, 4mal 5 ccm und 5mal 6 ccm. Bei Säuglingen 1mal 0,25 ccm, 2mal 0,5 ccm, 2mal 1 ccm und 2mal 1,5 ccm mit Intervallen von 3—4 Tagen. Der Kranke ist stets genau zu beobachten und der Urin zu untersuchen. Treten Störungen auf, so ist Vorsicht geboten. Bei Erkältung, Angina, Magenverstimmung ist die Kur zu unterbrechen. Einzelamp. zu 1, 2, 3, 4, 5 und 6 ccm. Schachteln mit je 10 Amp. zu 1, 2, 3, 4, 5 und 6 ccm. Farbwerke Hoechst, Frankfurt/M.-Höchst.

Salvysat ist ein Ysat aus Folia Salviae. Als Antihidroticum bei den Nachtschweißen jeder Ätiologie. 3mal tägl. 15—25 Tropfen. In Packungen mit 10, 15 und 30 ccm (0,60, 0,85 und 1,55 DM). Als Tabletten und Perlen 3—4mal tägl. 1 St. Röhre mit 20 Tabl. 75 Dpf. Ysatfabrik von J. Bürger, Wernigerode a. H.

Salyrgan. Eine 10%ige Lösung der komplexen Quecksilberverbindung des salicylallylamid-O-essigsauren Natriums in 5%iger Theophyllinlösung. Es ist ein weißes, geruchloses Pulver, das sich in 1 Teil Wasser und in 3 Teilen Weingeist löst. Als 10%ige Lösung in Ampullen zu 1 und 2 ccm zur intravenösen und intramusk. Injektion. Als Antilueticum kann es mit Neosalvarsan kombiniert werden. Gleichzeitig ist es ein kräftiges Diureticum. Es bewirkt besonders eine starke Abnahme der tubulären Rückresorption, weniger dagegen eine Zunahme der Glomerulofiltration. Bei gleichzeitiger Gabe von Ammon. chlorat. läßt sich die Wirkung steigern. Dosierung: 0,5—2 ccm intramusk. oder intrav. in 2tägigen Zwischenräumen, evtl. kombiniert mit einem Cardiacum. Auch intraperitoneal oder intrapleural 2 ccm und mehr, anschließend an die Punktion, als Klysma 5 ccm. Als Antilueticum auch in der Mischspritze mit Neosalvarsan. Nicht in ödematöses Gewebe spritzen. Zur Intervallbehandlung kann man jeden 2. Tag 1 Zäpfchen in den vorher gereinigten Darm geben. Die Zäpfchen reizen öfter den Darm. Angenehmer und auch besser in der Wirkung sind die Dragées, von denen man 2—3—5 tägl. geben kann. Packungen mit 10 Amp. zu 1 ccm 3,85 DM, 5 und 10 Amp. zu 2 ccm 3,20 und 5,65 DM. Packungen mit Supposit. 5 St. 3,30 DM. Packungen mit 20 Dragées zu je 0,12 g 3,85 DM. S. Novurit und Esidron. Farbwerke Hoechst, Frankfurt/M.-Höchst.

Sanacarbon enthält Kohle, Schwefel, Sennae, Hexamethylentetramin. Bei Gärung, Fäulnis und Auftreibung des Leibes 3mal tägl. 2 Tabl. zum Essen. Packungen mit 50 und 100 St. 0,99 und 1,67 DM. Dr. Hugo Remmler A.-G., Berlin N 4.

Sanarthrit. Extrakt aus tierischem Knorpelgewebe nach Heilner. Nach der Lehre von Heilner vom Affinitätsschutz besteht bei allen Affinitätskrankheiten (chronische progressive Erkrankungen: chronische Gelenkentzündung, Gicht, Arteriosklerose) ein Versagen des Affinitätsschutzes gegen andringende physiologische Stoffwechselprodukte, die zu bestimmten Geweben in spezifischer Reaktionsfähigkeit stehen. Für die chronische Gelenkentzündung und die Gicht wurde daher aus gesundem tierischen Knorpelgewebe das intravenös zu injizierende Sanarthrit dargestellt. Es stellt eine farblose kolloidale Flüssigkeit dar und kommt in Stärke I und II zur Anwendung. Stärke II hat eine intensivere Wirkung als Stärke I. Eine Sanarthritkur besteht ungefähr aus 8 Injektionen, in einzelnen Fällen sind weniger, in anderen mehr notwendig. Zwischen den einzelnen Injektionen sollen je nach Stärke der Reaktion (Fieber, Schüttelfrost) 2—4—8 Tage liegen. Am Injektionstage ist Bettruhe notwendig. Jeder Packung liegt eine ausführliche Beschreibung bei. Im Handel Stärke I Schachteln mit 1 Amp. und 10 Amp. zu je 1,1 ccm. Stärke II von intensiverer Wirkung als Stärke I, in der gleichen Verpackung. *Sanarthrit in Kombination mit Campher* soll die Wirkung bedeutend erhöhen. Man gibt am selben Tage 0,2—1 ccm Ol. Camph. subcut. und 1 ccm = 1 Amp. Sanarthrit intrav. Luitpoldwerke, Chem. Fabr., München.

Sango-Stop. Ein kolloidales Blutstillungsmittel in isotonischer Lösung (NaCl + CaCl$_2$), hergestellt aus der intrazellulären Substanz pflanzlicher Gewebe (Pektinschicht Polygalakturonsäuremethylester). Es wird subcutan oder intramuskulär oder sehr langsam intravenös injiziert (schmerzlos) oder teelöffelweise eingenommen. Keine Anaphylaxiegefahr. Die blutstillende Wirkung tritt nach 1 Std. ein. Indikation: Prophylaktisch vor operativ bedingter Blutungsgefahr. In der Gynäkologie, bei Nasen-, Hals-, Zahn-operationen, bei Lungen-, Magen-, Darm-, Nierenbluten, hämorrhagischen Diathesen, Hämophilie, Colitis ulcerosa. Man gibt tägl. 1—4 Amp. in 1 Std. Peroral 4mal tägl. 1 Kinderlöffel in Zuckerwasser, oder rectal 1 Eßl. ver-dünnt mit 1 Eßl. Wasser. Packungen mit 4 Amp. (1,5%iger Lösung) zu 10 ccm 2,87 DM, Flaschen 5%ig 150 ccm 2,19 DM, zum Einnehmen und zum Verbinden stark blutender Verletzungen. Zur Tamponade für Zahnärzte 15 ccm 86 Dpf. Turon-Ges. f. pharm. Präparate, Frankfurt a. M.

Sanguinal s. Pilul. Sanguinal.

Sanostol. Naturvollwertiges Lebertranpräparat von ausgezeichnetem, völlig tranfreiem Geschmack. Es enthält ein Konzentrat hochwertiger Leberöle von Seefischen, C-vitaminreiches Fruchtkonzentrat, B-vitamin-haltigen Malzextrakt. Der Gehalt an Vitamin A (500 I E pro ccm) und Vitamin D$_2$ (120 I E pro ccm) entspricht dem des hochwertigen offizinellen Lebertrans. Sanostol ist angezeigt bei Entwicklungsstörungen im Kindes-alter, Rekonvaleszenz, chronischen Infektionskrankheiten, Unterernährung, Rachitisprophylaxe und -therapie. Im allgemeinen erhalten Kinder unter 3 Jahren 1—3 Teel. oder 2—4 Longetten pro Tag, ältere Kinder entsprechend mehr. Bei florider Rachitis werden je nach Schwere der Erkrankung größere Dosen verabreicht. Erwachsene nehmen 3—4 Teel. oder 7—8 Longetten pro Tag als Roborans. 200-g-Flaschen 3,20 DM. Als Longetten 60 St. 3,20 DM. Eine Longette enthält 1250 i E Vit. A und 300 i E Vit. D$_2$. Promonta, Hamburg.

Santonin. Farblose, in Wasser schwer lösliche Blättchen. Innerlich 0,03—0,1! als Pulver. Im Handel als Trochisci und Schokoladenplätzchen à 0,025 gegen Ascariden. Ferner als Kompretten MBK. zu 0,025 und 0,05. Für Kinder vom 1. bis 4. Jahr 0,01—0,015 pro dosi, vom 5. bis 15. Jahr 0,02—0,03. Santonin 0,006, Sacchar. lact. 0,5, f. pulv. tal. Dos. X, morgens und abends 1 Pulver für Kinder vom 1. bis 4. Jahr. Santonin 0,2—0,5, Ol. Ricin. 50, 2mal tägl. 1 Tee- bis Kinderlöffel bis zur Wirkung. Größte Einzelg. 0,1, größte Tagesg. 0,3. Tabl. Santonin „Schering" mit 10 mg Santonin. Erwachsene nehmen am 1. Tag 3mal 4 Tabl., am 2. Tag 2mal 4 Tabl., 10jährige Kinder 3mal 2 und 2mal 2 Tabl., ein 3—4jähriges Kind 3mal 1 und 2mal 1 Tabl. Die Tabl. können zerkaut werden. Während der Kur ein Abführmittel. 10 Tabl. zu 10 mg 0,85 DM. Schering A.-G., Berlin-West.

Santuron. Bei der Apfeldiät wurde besonders das Pektin als wirksame Substanz erkannt. Im Santuron haben wir ein reines Pektinpräparat, irei von Ballaststoffen. Bei diarrhoischen Erkrankungen der Kinder und Er-wachsenen. Es bewirkt durch Quellung, Wasserbindung, Adsorption von Bakterien und Toxinen die Bildung konsistenterer Stühle. Bei Säuglingen 1—4 Teel. und mehr, ältere Kinder 1—4 Eßl., Erwachsene 2—4 Eßl. vom flüssigen Santuron, vom Pulver ½—2 Teel. für Säuglinge, 1—3 Teel. bei Erwachsenen. Das Pulver wird in heißem Wasser angerührt. S. Aplona. Packungen zu 40, 90 und 250 g als Pulver 1,18, 1,80 und 4,56 DM. Flüssig, besonders für Säuglings- und Kleinkinderpraxis bevorzugt: 125, 250 ccm, 6mal 2,50 ccm, Packungen 1,30, 2,35 und 10,84 DM. Turon-Gesellschaft f. pharm. Präparate, Frankfurt a. M.

Sapo jalapinus besteht aus 1 Teil Resina jalapi und 1 Teil Sapo medic. Trockenes, gelbbraunes Pulver, in Pillen mit Aloe als Purgans, Dosis 0,1 bis 0,3 mehrmals tägl., besteht.aus Resin. jalap. und Sap. medic. aa.

Sapo kalinus. Kaliseife, mit Leinöl bereitet. Äußerlich zum Einreiben bei Krätze, am besten mit Schwefel zusammen, dann bei Pleuritis, Peritonitis, Perikarditis und skrofulösen Drüsen, mit 10% Ol. Tereb. ist die Wirkung kräftiger. S. Terpestrol und Linim. terebinthinat.

Sapo kalinus venalis. Schmierseife, grüne Seife, mit geringeren Fettsorten zubereitet. Wie das Vorige.

Sapolentum hydrargyri mit 33½% Hg in Gelantinekapseln mit 3, 4, 5 g. Zu Schmierkuren wie Ungt. Hg cin.

Sapo medicatus pulv. Durch Verseifung von Olivenöl und Schweineschmalz mit Natronlauge. Weißes Pulver, in Wasser und Weingeist löslich. Als Zusatz zu Pillen.

Saridon enthält pro Tabl. 1-Phenyl-2, 3-dimethyl-4-isopropyl-5-pyrazolon 0,15 g, ferner Phenacetin 0,25 g, Coffein 0,03 g. Gegen jede Art von Schmerzen, Grippe, Rheuma, Ischias. 3mal tägl. 1—2 Tabl. Packungen mit 10 und 100 Tabl. (0,75 und 5,45 DM). Deutsche Hoffmann-La Roche A.-G., 17b Grenzach/Baden.

Schnupfen-Serol (Coryca-Serol) enthält Menthol, Acid. boric. Formaldehyd, p-Aminobenzoyldiaethylaminoaethanol hyd. wasserlösliche Salbengrundlage ,,Serol“. Bei allen Stadien von Schnupfen. Tube 10 g 0,80 DM. Merz & Co., Chem. Fabr., Frankfurt/Main.

Schlangengift s. Viprasid.

Schwefel-Diasporal. Kolloidales, hochdisperses Schwefelpräparat für *intravenöse* Injektion. Bei Arthritiden, Ischias. Amp. zu 1,5 ccm mit 5 mg S. Wöchentl. 1 Amp. (3 Amp. 1,82 DM). Schwefel-Diasporal IG zur intramusk. Injektion ist eine ölige Emulsion mit 50 mg S (3 Amp. 1,82 DM). Dr. Klopfer, Dresden.

Scilla s. Bulbus scillae.

Scilla-Perpurat. Biologisch eingestellter, nach einem besonderen Verfahren gewonnener Extrakt, der die gesamten wirksamen Glykoside von Scilla maritima enthält. Cardiacum, bei dem 5 ccm 1000 FD. entsprechen. 50 g 1,45 DM. Durchschnittlich 10—30 Tropfen, gegebenenfalls bis zu 1 Teel. pro dosi. Knoll A.-G., Chemische Fabriken, Ludwigshafen a. Rh.

Scillaren Sandoz enthält die vollwertigen Reinglykoside von Bulb. scillae in exakt dosierbarer Form. Das Scillaren als Herzmittel unterscheidet sich von Digitalis durch seine leichtere Auswaschbarkeit und durch die damit verbundene geringe Kumulation. Mendel nimmt an, daß die Scilla besonders eine diastolische Wirkung haben soll, was jedoch von anderen bestritten wird. Die besten Erfolge mit Scillaren wurden erzielt bei Herzmuskelerkrankungen ohne oder mit nur wenig erhöhtem Blutdruck, Klappenfehlern, besonders Aortenfehlern. Bei bestehender Arrhythmia perpetua und gehäuften Extrasystolen sollte stets Scillaren versucht werden. Mit Vorsicht ist es anzuwenden bei Coronarsklerose, Angina pectoris und bei Herzkranken mit Hypertension. Bei akuter Nephritis ist Scillaren am besten zu vermeiden. Man muß Scillaren lange Zeit geben, um eine dauernde Wirkung zu erzielen. Durch die schwache Kumulierfähigkeit kann die Wirkung der ersten Dosis schon verschwunden sein bei Verabreichung der zweiten. Man gibt von den Tabl. à 0,2 g mit 0,8 mg Reinsubstanz 3—4mal tägl. 1 Tabl., von den Suppositorien, die 1 mg Reinsubstanz enthalten, 1—3 St. tägl. Von der wäßrigen Lösung 3mal tägl. 15—20 Tropfen. Die Ampullen zur intrav. Injektion enthalten 1,1 ccm, tägl. ½—1 Injektion. Man kann Scillaren sowohl mit Digitalis als auch Euphyllin, Novurit oder Chinin kombinieren. Das Präparat wird von den meisten Kranken ohne Beschwerden vertragen, empfindliche Kranke merken nach der Injektion eine geringe Übelkeit. Für Kleinkinder und Kinder bis zu 6 Jahren 3mal tägl. ½ Tabl., Kinder über 6 Jahre 3mal tägl.

½—1 Tabl. (1 Tabl. = 1 ccm Lösung). Im Handel: Tabl. zu 0,2 (mit 0,8 mg), in Packungen mit 20 St. (3,45 DM), Lösung in Fläschchen mit 20 ccm, 20 Tropfen = 0,8 mg (3,70 DM). Amp. zu 1,1 ccm = 0,5 mg zur intrav. Injektion, 6 Amp. (3,20 DM). Suppos. mit 1 mg Reinsubstanz, 6 St. (2,70 DM). S. Scillikardin. Fabr. chem.-pharm. Präp. Sandoz, Nürnberg.

Scillikardin. Ein Scillapräparat, bei dem die kardiotonischen und diuretischen Bestandteile des Bulbus scillae isoliert und frei von allen Nebenwirkungen sind. Zusammensetzung der Lösung: Präp. Scillalösung 68 Teile, Geschmacksverbesserungsstoffe 32 Teile. Indikation bei Herzinsuffizienz, besonders bei Stauung im Splanchnicusgebiet, Myokarditis und auch bei Herzarrhythmie. 1 Tabl. = 0,5 ccm Lösung. Die Dosis beträgt 3mal tägl. 15—25 Tropfen der Lösung. Man kann aber auch unbedenklich bis 3mal tägl. 50 Tropfen steigern. Es wird selbst bis 3mal tägl. 75 Tropfen empfohlen. Wir kamen immer mit geringeren Dosen aus. Von den Tabl. 3mal tägl. 1—2 St. Packungen mit 7,5 und 15 ccm (1,— und 1,65 DM), mit 12 und 25 Tabl. (1,— und 2,10 DM), mit 6 Supposit. (1,75 DM). Dr. Degen & Kuth, Düren i. Rhld.

Scilloral. Ein nach besonderem Verfahren aus Bulbus scillae hergestelltes Herzmittel, das für alle Digitalisindikationen Verwendung finden kann. Tägl. 1—6mal 0,5 g. Packungen: 15 ccm Scilloral-Liquid. (15 Tropfen = 0,5 g Pulver) 1,40 DM, 6 und 10 Scilloral-Suppos. zu 0,5 g 1,35 und 2,00 DM, Suppos. zu 0,75 g, 6 und 10 St. 1,50 und 2,20 DM. Asta Aktienges., Brackwede i. W.

Scherocholin s. Sklerocholin.

Scophedal ist die schwache Dosierung der Kombination: Scopolamin-Eukodal-Ephetonin, Scophedal „forte" die starke Dosierung. 1 ccm Scophedal enthält 0,0005 g Scopolamin, 0,01 g Eukodal + 0,025 g Ephetonin. 1 ccm Scophedal „forte": 0,001 g Scopolamin, 0,02 g Eukodal + 0,05 Ephetonin. Packungen: 3 und 10 St. 1,70 und 4,45 DM. Forte 10 Amp. zu 1 ccm 5,— DM. Dosierung s. unter Scopolamin-Eukodal-Ephetonin. E. Merck, Darmstadt.

Scopolaminum hydrobromicum = Hyoscinum hydrobromicum. In den Samen des Bilsenkrautes und Stechapfels enthalten. Farblose Krystalle, in Wasser und Weingeist leicht löslich, innerlich 0,0003—0,0005! 2—3mal tägl. bei motorischer Unruhe Geisteskranker, Schlaflosigkeit, Paralysis agitans, auch bei Asthma, am besten subcut. ½—1 Spritze von 0,01:20. Größte Einzelg. 0,001, größte Tagesg. 0,003. Im Handel als Amphiolen zur subcut. Injektion mit 0,0003 und 0,0005, in Schachteln mit 5 und 10 St. In Amp. Scopolamin hydrobrom. Ingelheim zu 0,0003 g 5 und 10 St. (0,81 und 1,42 DM), zu 0,0005 g (0,84 und 1,48 DM). C. H. Boehringer Sohn, Nieder-Ingelheim.

Scopolamin haltbar. Zur Vorbereitung der Narkose, Dämmerschlaf, bei motorischer Unruhe. Amp. zu 1,2 ccm in Konzentrationen von 0,0003, 0,0005 und 0,001 g. 3, 6 St. 1,30, 2,35 DM. Deutsche Hoffmann-La Roche A.-G., 17b Grenzach/Baden.

Scopolamin-Eukodal-Ephetonin Merck. 1 ccm Scophedal enthält: 0,0005 g Scopolamin. hydrobrom., 0,01 g Eukodal und 0,025 g Ephetonin. Es wird am besten intrav. injiziert und ruft ein Gefühl von angenehmer Beruhigung und Müdigkeit hervor, das nach 3—4 Min. sich zu einem Gefühl von Schläfrigkeit steigert. Man injiziert langsam (5 Teilstriche in der Minute) und unterbricht, wenn der Kranke anfängt müde zu werden. Die zu injizierende Menge beträgt meist 0,7—1 ccm, bei kachektischen, anämischen und ikterischen Patienten genügen 5—7 Teilstriche. Anwendung zur Vorbereitung der Inhalationsnarkose, zur Bekämpfung akuter Schmerzzustände, bei der Cystoskopie der Prostatiker, bei Gallen- und Nierensteinkoliken. Schachteln mit 3 und 10 Amp. 1,16 und 2,61 DM. Starke Dosierung Scophedal forte. 1 ccm Scophedal forte enthält 0,001 g Scop. hydrobrom., 0,02 g Euk., 0,05 g

Ephetonin. Wird nur subcut. oder intramusk. injiziert. Schachtel mit 3 und 10 St. (1,25 und 2,90 DM). E. Merck, Darmstadt.

Scopomorphin enthält Morphium und Scopolamin.

Sebum ovile. Hammeltalg. Zu Pflastern, Salben und Seifen.

Sebum salicylatum mit 1% Benzoesäure und 2% Salicylsäure. Gegen Wundlaufen.

Secacornin. Ein physiologisch ausgewertetes Mutterkornpräparat. Braune Flüssigkeit von typischem Mutterkorngeruch und -geschmack. Secacornin ist auf einen Gehalt von 0,00015 g krystallisierbarem Ergometrin pro ccm eingestellt. 1 Tabl. = 0,25 ccm Secacornin. Schädlich wirkende Stoffe sind im Secacornin nicht mehr enthalten. Besonders in der Geburtshilfe bei Uterusatonie, Abort und Menorrhagie und klimakterischen Blutungen. Dann bei Magen-, Lungen- und Blasenblutungen. 3—4mal tägl. 15 Tropfen oder 3mal tägl. 1—2 Tabl. Als Injektion 1—2 ccm subcut. oder intramusk. in akuten Fällen. Packungen: Gläser mit 10 und 100 ccm (2,65 und 12,85 DM). Tabl. zu 0,25 = 1 g Secale cornut. in Röhren mit 10 St. (1,65 DM). In Amp. zu 1,1 ccm, 3 und 6 St. (1,55 und 2,80 DM). Als Mixtur, Secacornin 1, Aq. dest. 70, Sirup. Rud. id. 20, 2 stündl. 1 Eßl., empfohlen bei Enuresis nocturna. Deutsche Hoffmann-La Roche A.-G., 17b Grenzach/Baden.

Secale cornutum. Mutterkorn. Ergotum secale. Schwärzliche, spröde Gebilde, die noch die Form des Roggenkorns zeigen. Seine wirksamen Bestandteile: Ergotoxin (ein starkes Uterotonicum, das öfter zu Secalegangrän führte), Isoamylamin, Phenyläthylamin, p-Oxyphenyläthylamin (Tyramin) und β-Imidazolyläthylamin (Histamin). Tyramin erhöht den Blutdruck durch Beeinflussung der peripheren und zentralen Apparate des vasomotorischen Systems (Sympathicus). Kontrahierend wirkt es nur auf den graviden Uterus. Histamin senkt den Blutdruck durch Erweiterung des peripheren Gefäßgebiets. Es wirkt kontrahierend sowohl auf den graviden wie nichtgraviden Uterus. Tyramin und Histamin wirken also beide kontrahierend auf die glatte Muskulatur des schwangeren Uterus, das erste blutdrucksteigernd, das zweite blutdrucksenkend. Die Kombination beider Stoffe in einem optimalen Verhältnis ist als **Tenosin** im Handel. S. dieses. Während der Geburt ist Secale kontraindiziert, da es leicht Tetanus uteri bewirkt, dagegen indiziert bei atonischen Nachblutungen und mangelhafter Zurückbildung des Uterus nach der Geburt. Auch bei allen anderen Gebärmutterblutungen, wo keine Schwangerschaft vorliegt, und auch bei Geschwülsten der Gebärmutter ist es angezeigt. Bei Nieren-, Darm- und Lungenblutungen ist die Wirkung sehr zweifelhaft. Weiterhin wird es empfohlen bei Rückenmarkserkrankungen, Tabes, Blasenlähmung, Cholera und Diabetes. Innerlich 0,5—1 g 1—3mal tägl. als Pulver, Pille oder Infus. Secal. cornut. rec. pulv. 0,5 ad chart. cerat. 1 Pulver während der Nachgeburt oder 4mal tägl. 1 Pulver bei Blutungen. Infus. Secal. corn. 10:150, Ol. Menth. pip. gtt. II 2stündl. 1 Eßl. S. Extr. Secal. corn., Secacornin, Dialysatum Secal. corn., Gynergen, Secalysatum, Clavipurin.

Secale-Dispert-Tabletten und Ampullen. 1 Tabl. = 1 mg Secale alkaloid. 2mal tägl. 2 Tabl. bei Abortblutung, Nachgeburtsperiode, Metrorrhagien. Packungen mit 10 und 20 Tabl. 1,70 und 3,25 DM, 3 und 5 Amp. zu ½ ccm mit 0,2 mg 1,75 und 2,45 DM, 3 und 5 Amp. zu 1 ccm mit 15 mg 2,10 und 3,05 DM. Kali-Chemie A.-G., Sehnde/Hannover.

Secale-Exclud-Zäpfchen. Sie enthalten 0,5 g Secale cornut. aufgeschlossen unter Verwendung von Chinin 0,2 und Coffein 0,05, sowie Dimethylaminoantipyrin 0,1 und Oxychinolinsulfat nach dem Excludverfahren. Bei Uterusblutungen, Atonia uteri usw. Tägl. 1—3 Zäpfchen. Packungen mit 10 St. 2,76 DM, mit 6 St. 1,70 DM. Dr. Rud. Reiss, Rheumasan- und Lenicet-Fabrik, Berlin NW 87.

Secalysat. Ysat aus Secale-cornut. mit Zusatz von 5% Oxymethylhydrastinin als Haemostypticum. 1 ccm der Lösung entspricht an Wirkung

4 g Secale cornut. Es wird per os und als intramusk. Injektion gegeben. Überall da, wo Secale angewandt wird. Mehrmals tägl. 10—15 Tropfen oder evtl. mehrere Ampullen. In Flaschen mit 5 und 10 ccm (1,— und 1,50 DM) und in Schachteln mit 3 Amp. zu 1 ccm (1,— DM). Als Suppos. mit je 1 g Secalysat, 3 St., (1,— DM), mit 20 Tabl. (1,— DM). Ysatfabrik von Bürger, Wernigerode a. H.

Secatropin enthält Belladonnin (Ges. Alkaloide der Belladonna), Ergotin, Phenylaethylbarbitursäure. Gegen nervöse Übererregbarkeit 1—3mal tägl. 1 Tabl. 25 und 100 Tabl. zu 0,2 g, 1,85 und 5,30 DM. Pharmaz. Werke Gehe, Dresden-N. 6.

Secundal enthält Bromisovalerianylurea, Bromdiaethylacetylcarbamid, Phenac. als Schlafmittel und bei Neurasthenie und Erregungszuständen 1—2 Tabl. 12 und 24 Tabl. 1,30 und 2,30 DM. M. Woelm, Eschwege, Fabrik chem.-pharm. Präparate.

Securodorm, ein Schlafmittel, bestehend aus: Chloralose (Verbindung von Chloral mit Glykose), Securonal (Äthylbutylbarbitursäure), Theophyllin und Phenacet. Abends 1—2 Tabl. in reichlich Wasser. Packungen mit 6 und 10 Tabl. Atmos-Gesellschaft, Mannheim-Waldhof.

Sedaphen (früher Brocanal) enthält Phenyläthylbarbitursäure 0,025, Bromcalcium-Diäthanolamin 0,4 (= Brom 0,15 und Calcium 0,037), Coffein 0,015 pro Tabl. Bei seelischen Erregungen, Depressionen, Epilepsie 3—4mal tägl. 1—2 Tabl. Packungen 10 und 20 Tabl. Curta & Co., Berlin-Britz.

Sedatif-Nordmark enthält Bromsalze des Kalium, Magnesium und Calcium à 10,0 und Sirup Valer. cps. 90,0. Bei Neurastenie, Erschöpfung, Depression, Basedow. 2—3mal tägl. 1 Eßl. Packungen mit 100 ccm 1,— DM, 200 ccm 1,90 DM. Nordmark-Werke, Hamburg.

Sedicyl. Eine Cholinesterdoppelverbindung gegen klimakterische Beschwerden. 3mal tägl. 1—2 Tabl. Packung mit 25 Tabl. 1,56 DM. **Ovo-Sedicyl** als kombinierte Cholin-Ovar-Therapie mit 10 M.E. Ovarialhormon, 3mal tägl. 1—2 Bohnen, 20 St. 1.67 DM, 50 St. 3,61 DM. Diwag, Berlin-Waidmannslust.

Sedobrol. Brompräparat in Würzwürfelform. Es enthält 1,1 g Bromnatrium pro Würfel, 0,1 g Chlornatrium, ferner Fett- und pflanzliche Extraktivstoffe. In heißem Wasser löst es sich zu einer klaren Flüssigkeit von angenehmem, würzigem Geschmack. Es kann als Würze salzarmen Speisen zugesetzt werden und ermöglicht bei Epilepsie neben der Brombehandlung gleichzeitige Durchführung einer salzarmen Kost. Die Bromwirkung wird durch den gleichzeitigen Chlorentzug potenziert. Bei nervösen Magenkrämpfen, Epilepsie, Neurasthenie, Hyperemesis, Schlaflosigkeit usw. 1—3mal tägl. 1—2 Tabl. in heißem Wasser gelöst. In Blechdosen mit 10, 30 Würfel (1,45, 3,70 DM). Deutsche Hoffmann-La Roche A.-G., (17b) Grenzach/ Baden.

Sedospasmol, ein analgetisch und sedativ wirkendes Spasmolyticum, enthält als Zäpfchen Atropinmethylbromid 0,0006, Ext. bellad. 0,025, Calc. benzylophtalic. 0,1, Dimethylaminophenazon 0,25, Na phenylaethylbarb. 0,03, Kal. bromat. Ol. cacao, als Cachets. Atropinmethylbromid 0,0006, Calc. benzylophthalic. 0,1, Ephedrin 0,01, Acid. phenylaethylbarb. 0,03, Kal. bromat. Bei spastischen Erscheinungen an Magen, Darm, Gallenblase, Harnblase, bei Asthma bronchiale, Angina pect., Migräne tägl. 1 bis höchstens 3 St. 4 und 12 Zäpfchen —,95 und 2,55 DM. Cachets 10 St. 1,45 DM. Fabr. pharm. Präparate Karl Engelhard, Frankfurt/Main.

Sedovegan enthält in einer Pille 0,025 g Phenylaethylbarbitursäure und 0,05 g Chinaalkaloide. Bei Basedow, Hyperthyreosen, vegetative Dystonie, Migräne 3mal tägl. 2 Pillen, u d nach 1—2 Wochen zurückgehend auf tägl. 2—3 Pillen. 30 und 60 Pillen 2,10 und 3,65 DM. Dr. Aug. Wolff, chem.-pharm. Fabr. K.-G., Bielefeld.

Sekretin-Nordmark. Sekretinreiches pflanzliches Hydrolysat bei Achylie, Subacidität, gastrogenen Diarrhoen, Appetitlosigkeit. 3mal tägl. 30 bis 40 Tropfen in Wasser ¼ Std. vor dem Essen. 20 und 100 ccm 2,45 und 8,46 DM. Nordmark-Werke, Hamburg 21.

Sellagen ist ein Magnesium-Trisilikat-Hydrat-Präparat, ein Antacidum und Adsorptivum. Zur Behandlung von Magen- und Darmkrankheiten: Hyperacidität, Gastritis, Ulc. ventr. et duod. 3mal tägl. 1 Teel. bis 1 Eßl. Flasche mit 200 ccm einer milchigen Flüssigkeit. Sepdelen-Werke G. m. b. H., Hamburg 1, Spitaler Str. 11.

Semen colchici. Zeitlosensamen. Enthält 0,4% Colchicin. Nur noch in Anwendung als Tinct. Colchici und Colchicin. Bei Gicht. S. diese.

Semen cynosbati. Hagebutten. Von den zerquetschten Samen 1 Eßl. auf 2 Tassen Wasser als Diureticum.

Semen lini. Leinsamen. Zu Gurgelwasser, Klysma und Kataplasmen 10:100. Hierfür Placenta sem. lini. Auch als schleimiger Tee gegen Husten. Zum Abführen läßt man 1 Eßl. voll früh und abends mit Wasser hinunterschlucken. Auch gleiche Teile von Leinsamen und Flohsamen (Semen psyllii) werden ebenfalls eßlöffelweise gegeben zum Abführen.

Semen quercus tostum. Eichelkaffee. Geröstete und gepulverte Eicheln, ½ Eßl. auf 1 Tasse Wasser als Abkochung gegen Durchfall.

Semen sinapis. Schwarzer Senf. Gehalt 0,7% Allylsenföl. Durch Anfeuchten entsteht das wirksame Allylsenföl. Äußerlich als hautreizendes Mittel. 1 Vollbad 100—200 g zugesetzt, dann als Senfteig und Senfpapier, bei kleinen Kindern als Senfpackungen.

Sennatin, Abführmittel zur intrav. Injektion, das alle wirksamen Prinzipien der Sennesblätter unter Ausschluß der Nebenwirkungen, die durch Sennaharz und Ballaststoffe hervorgerufen werden. 3—5 ccm und mehr intramusk. pro Tag. 5 Amp. zu 3 ccm. Chem. Fabr. Helfenberg A.-G., Helfenberg b. Dresden.

Sepdelen-Präparate bestehen aus Natriumverbindungen natürlicher Fruchtsäuren (Citrate, Tartrate) und anorganischen Mineralsalzen (Natr. phosphat. Natr. sulf. Natr. bicarb.), die nach besonderem Verfahren hergestellt werden. Sepdelen hat eine besondere Wirkung auf den Elektrolyt- und Mineralhaushalt des Körpers. Die Wirkung erstreckt sich besonders auf Diurese, Magen- und Darmfunktion, die Leber und auf das vegetative Nervensystem. Durch Änderung der Mineral- bzw. Elektrolytverhältnisse entstehen 9 Präparate, von denen jedes ein besonderes Indikationsgebiet hat. Nr. I gegen vegetativ-nervöse Störungen. Nr. II gegen Ekzem, Urticaria usw. Nr. III gegen Asthma, chron. Bronchitis. Nr. IV bei Migräne und bei hohem Blutdruck mit subjektiven Beschwerden. Nr. V bei nervösen Herzbeschwerden. Nr. VI als alkalisierendes Mineralsalz bei Acidose (Diabetes). Nr. VII bei Gallenblasenerkrankungen und Gallensteinen, Gicht und rheumatischen Erkrankungen. Nr. VIII bei Magen- und Darmkrankheiten. Nr. IX bei Klimakterium. Früh und abends 1 Messerspitze bis gestrichenen Teel. in einem Glas warmen Wasser morgens nüchtern und abends vor Schlafengehen. 1 Packung 3,74 DM. Sepdelen-Werke G. m. b. H., Hamburg 1, Spitaler Straße 11.

Sepso-Tinktur (früher Metajodin) ist eine alkoholische Lösung komplexer Verbindungen bestimmter Metalle mit Brom und Rhodan. Jodfrei. Überall da anzuwenden, wo Jodtinktur wirksam ist. Zum Spülen und Gurgeln in 3—5%iger Konzentration. Als Salbe zum Einreiben und Einmassieren. Flaschen zu 20, 50 und 250 g. Lingner-Werke, Dresden.

Septacin ist ein Benzylaminophenylsulfonamid zum peroralen Gebrauch, ein p-Phenylpropylaminophenylsulfonamiddisulfonatnatrium zur subcut. intramusk. und intrav. Injektion als *Solu-Septazin.* Die spezifisch bactericiden Eigenschaften richten sich besonders gegen Streptokokken. In schweren Fällen am besten intrav. Injektion. Indikation: Erysipel, Puerperalsepsis, septische Angina, Cystitis, Pyelitis. Tägl. 3—4 Tabl. (zerkauen); Säuglinge 1—2 Tabl. in Milch oder Brei. Als Injektion 1—4 Amp., bei Bedarf bis 60 ccm. Packungen mit 10 und 20 Tabl. zu 0,5 g 1,42 und 2,45 DM. 5 Amp. zu 5 ccm 6%ige Lösung 5,12 DM. 5 Amp. zu 10 ccm 7,60 DM. Curta & Co., Berlin-Britz.

Septojod. Eine anorganische Jodlösung zur intrav. Injektion, pro dosi 10—20—30—40 ccm, selbst bis 100 ccm jeden 2. bis 3. Tag. Sehr geeignet als Lösungsmittel für Salvarsan, indem man es in 10 ccm Septojod löst. S. Presojod. Packung mit 100 ccm 2,75 DM. Schachteln mit 10 Amp. zu 1 ccm (2,85 DM), mit 5 Amp. zu 10 ccm (4,10 DM). Diwag, Berlin-Waidmannslust.

Serol-Coryza enthält Menthol, Novocain, Acid. boric., Formaldehyd, in Wasser lösliche Salbengrundlage, gegen Schnupfen in die Nase einzustreichen. **Serol-Gono,** Protargol 1% und Novocain 0,1%, in wasserlöslicher Salbengrundlage, zum Einspritzen in die Urethra, besonders für Reisende. **Serol-Recto,** Extr. Hamamel., Alsol, Acid boric., Chinosol., Formaldehyd, Novocain, in Tuben zum Einführen in den After gegen Hämorrhoiden. **Serol-Wurm,** Chinosol, Novocain, Formaldehyd, in Wasser lösliche Salbengrundlage. Zum Einführen in den After gegen Afterwürmer. Merz & Co., Chem. Fabr., Frankfurt a. M.

Sestron, ein Biphenylpropyläthylamin. Es greift wie Papaverin direkt an der glatten Muskulatur an, hat aber eine 2mal so starke Wirkung. Bei Ulcus ventric. et duodeni, Gastritis, Cholelithiasis, Colitis oral, rectal, subcut. und intramusk. Dosierung: 2—3mal tägl. 1—2 Longetten oder 1—2 Zäpfchen oder 1—2 ccm subcut. oder intrav. Packungen 10 und 50 Longetten 1,15 und 4,95 DM, 4 und 10 Suppos. 1,05 und 1,85 DM. 3 und 10 Amp. zu 1 ccm mit 0,04 g Sestron 1,25 und 2,90 DM. Promonta, Hamburg.

S-Hydril, ein stabiles Natriumthiosulfatpräparat zur intrav. Injektion, innerlich als Tabl. und äußerlich als Bäder, Salben, Puder, Indikation: Metall-, Leuchtgas-, Rauchvergiftung, Schwangerschaftstoxikosen, Arzneiexanthem, Salvarsandermatitiden. 2mal wöchentl. bis tägl. 1 oder mehr Amp. intrav. Von den Tabl. tägl. 3—6 St. nach dem Essen in Wasser. Äußerlich bei Schweiß, Gewebeekzem. Packungen: Amp. 3mal 10 ccm 3,90 DM, 6mal 10 ccm 6,70 DM. 50 Tabl. zu 0,33 g 2,65 DM. 50 g zu Teilbad 2,05 DM, 40 g Salbe 1,85 DM, 100 g Puder 1,75 DM. Lecinwerke Dr. E. Laves, Hannover.

Silbersalvarsan s. Salvarsan.

Silicol. Kolloidales Kieselsäure-Eiweiß. In Tabl. mit je 0,1 g SiO_2. Bei fibröser Tuberkulose, chronischen Gelenkerkrankungen und Hautaffektionen 3mal tägl. 1 Tabl. Packung mit 24 Tabl. 0,6 (1,40 DM). Pulver 25 g 1,40 DM. S. Tricalcol. Dr. E. Laves, Hannover.

Sinalost. Zusammensetzung: 1 Amp. enthält 5 mg Trichlor-triäthylaminchlorhydrat (Stickstofflost). Eigenschaften: *Sinalost* ist ein Stoff von starker cytostatischer Wirkung. Die Substanz ist hygroskopisch, leicht wasserlöslich und schwer löslich in Alkohol. Die wäßrige Lösung ist nicht haltbar, sondern muß unmittelbar vor Gebrauch frisch hergestellt werden. Indikationen: Lymphogranulomatose, Lymphosarkom, Bronchial-Carcinom, chronische myeloische Leukämie, Polycythämia rubra vara. Dosierung: Über Dosierung und Anwendung unterrichtet eine besondere Druckschrift, die jeder Packung beiliegt. 5, 10, 20, 50 Amp. zu 10 ccm 17,65, 35,30, 70,60, 155,05 DM o. U.St. Nordmark-Werke G. m. b. H., Hamburg.

Siodan enthält tertiäres Calciumcitrat und Potentilla anserina unter Zusatz von Fluor. Chamomill. und Ext. Thymi. Bei Sodbrennen, Pylorospasmus, Völlegefühl und saurem Aufstoßen 2 g nach dem Essen. Packung: Als Granulat in 15 Briefchen zu je 2 g 1,40 DM. Tabl. 0,5 40 St. 1,40 DM. Asta Aktienges., Chem. Fabr., Brackwede i. W.

Sionon ist Sorbit (Alkohol der Glykose), dargestellt durch Reduktion von Glucose (Glycohexit). Sionon wird von Diabetikern sehr gut toleriert. Er stellt ein weißes, krystallinisches Pulver von süßlichem Geschmack dar. Die Süßkraft des Rohrzuckers ist 3—4mal stärker. Er verändert sich beim Kochen nicht. 100 g Sionon = 390 Cal. Der respiratorische Quotient steigt nach Sionon nicht so schnell wie nach Traubenzucker. Tagesg. 30—80 g zum Süßen der Speisen. Eine bestehende Ketonurie wird durch Sionon nicht verringert. Sollte Durchfall auftreten, so gebe man etwas Tannalbin oder Opium. Packungen mit 100 g, ½ kg. Bayer, Farbenfabriken, Leverkusen a. Rh.

Siran. Kaliumsulfoguajacol 6, Thymol 0,04%, Extr. Thymi 6,0, Sirup. Menth. pip. 87,96%. Bei Erkrankungen der Atmungsorgane, Husten, Grippe 3—4mal tägl. 1 Eßl. Flaschen zu 1,50 und 2,14 DM. Auch als Pastillen. Schachtel mit 25 St. à 1 g 60 Dpf. Bei Kindern teelöffelweise. Tropfen: Ammon, sulfoguajac., Methylephedrin., Extr. Thymi, Saponin. 3mal tägl. 15—20 Tropfen, Kinder die Hälfte. 20 g 71 Dpf. Temmler-Werke, Hamburg-Neugraben.

Sirolin. Sirupöse Flüssigkeit, mit Orangeextrakt und Thiocol (Kal. sulf. guajac.) als wirksamen Bestandteil. Es ist von angenehmem Geschmack und wirkt appetitanregend. Es ermöglicht daher eine intensive Guajacoltherapie. Erwachsene 3—4mal 1 Teel., Kinder 1—2mal tägl. 1 Teel. Bei allen Erkrankungen der Atmungsorgane, akuter und chronischer Bronchitis, Keuchhusten, Pneumonie und Tuberkulose, (Flasche 2,50 DM). Deutsche Hoffmann-La Roche A.-G., (17b) Grenzach/Baden.

Sirupus altheae. Eibischsirup. Als Expectorans, besonders für Kinder.

Sirupus aurantii corticis. Als Zusatz zu Mixturen.

Sirupus ferri jodati. Jodeisensirup mit 5% Eisenjodür. Sirup. Ferr. jodati und Sirup. simpl. aa 50. 3mal tägl. 1 Teel.

Sirup ipecacuanhae. Als Expectorans zu Mixturen.

Sirupus kali sulfoguajacolici. Kal. sulfoguajacolic. 6,0, Sirup. simpl. 86,0, Ext. Aurant. fl. 3,0, Spir. vini 5,0. Wie Sirolin oder Siran.

Sirupus kali sulfokreosotici. Wie Sulfosot.

Sirupus liquiritiae. Zu expektorierenden Arzneien.

Sirupus mannae. Bei kleineren Kindern teelöffelweise zum Abführen.

Sirupus rhamni catharticae. Tee- bis eßlöffelweise bei Kindern und Erwachsenen zum Abführen.

Sirupus rhei. Für Kinder als Abführmittel teelöffelweise.

Sirupus rubi idaei. Himbeersaft. Als Zusatz zur Arzneien und in Wasser zur Erfrischung.

Sirupus senegae. Als Zusatz zu expektorierenden Mixturen.

Sirupus sennae cum manna. Teelöffelweise zum Abführen bei Kindern.

Sirupus simplex. Zuckersirup.

Sirupus thymi compositus. Extr. Thymi fl. 15,0, Lq. Ammon. caust. 0,3, Kal. brom., Na brom. aa 0,6, Ammon. brom. 0,3, Sirup. spl. ad 100,0. Tee- bis eßlöffelweise bei Keuchhusten.

Sistomensin. Ein lipoidlöslicher Vollextrakt aus Ovarien zur Behandlung der funktionellen Dysmenorrhoe, Pubertätsblutungen, klimakt. Blutungen. 3mal tägl. 1—2 Tabl. oder 1—2 ccm subcut. oder intramusk. am Tage. Tabletten in Packungen mit 20 und 40 St. 1,80 und 3,30 DM. Amp. zu 1,1 ccm mit 50 mg in Schachteln mit 5 und 20 St. 3,95 und 12,85 DM. Ciba, A.-G., Wehr, Baden.

Sklerocholin ist Trimethyl-ß-jodäthyl-)ammoniumjodid, als eine Cholinverbindung mit Jodsubstituierung. Bei Angina pectoris, intermittierendem Hinken, Akrocyanose, Raynaudsche Krankheit, Gangrän, Migräne, essentieller Hypertonie. 3mal tägl. 1—2 Tabl. Man beginne aber zuerst mit 2mal tägl. 1 Tabl. oder tägl. 1 Amp. subcut. oder intram. Bei Anfällen von Angina pectoris kann man bis 5 Amp. geben. Packung mit 60 Tabl., 30 Tabl, mit

5 Amp. à 1 ccm. S. Acetylcholin, Priscol und Triadenyl. Chem. Fabr. & Serum-Institut „Bram“, Berlin-Lichterfelde Ost.

Solaesthin = Methylenchlorid. Zur Rauschnarkose. Rascher Bewußtseinsverlust. Leichtes Erwachen. Gefahrlos. In Flaschen mit 100 g und Tropfflaschen mit 40 g (1,55, 1,45 DM). Farbwerke Hoechst, Frankfurt/M.-Höchst.

Solarson. Heptinchlorarsinsaures Ammonium, 1 ccm = 0,003 g As. Für eine Arsenkur sehr geeignet. In Amp. zu 1 und 2 ccm. Packungen mit 12 Amp. (2,70, 3,60 DM). Tägl. 1 Injektion. Im ganzen 10—20 Injektionen. Bayer, Farbenfabriken, Leverkusen a. Rh.

Solganal B oleosum, eine Aurothioglucose in öliger Suspension. Ein organisches Goldpräparat zur intramusk. Injekt. Goldgehalt 50%. Anwendung bei Lungen- und Kehlkopftuberkulose, Lupus erythematodes, chron. Gelenkrheuma, chron. Rheuma, Asthma bronchiale. Bei der Solganalkur ist Mundpflege zu beachten, Urin, Blutbild, Blutkörperchensenkungsgeschwindigkeit und Temperatur zu kontrollieren. Die Ernährung soll kohlenhydratreich sein. Kalkzufuhr ist günstig. Dosierung: Man beginnt mit 2mal wöchentl. 0,01 g, steigert bei Tuberkulose in der 2. Woche auf 2mal 0,02 g, in der 3., 4. und 5. Woche auf je 2mal 0,04 g, in der 6., 7., 8. und 9. Woche auf je 2mal 0,1 g, von der 10. bis 16. Woche je 2mal 0,2 g. Karton mit 1 Amp. mit 0,01 g in 1,5 ccm Öl 1,45 DM, mit 0,025 g in 1,5 ccm Öl 1,75 DM, mit 0,05 g in 1,5 ccm Öl 2,05 DM, mit 0,1 g in 2 ccm Öl 2,85 DM. Schering A.-G., Berlin-West.

Solucillin (Depot-Penicillin) enthält 300000 iE kryst. Procain-Penicillin G in wäßriger Suspension. Besonders für Kranke, die keine Öl-Injektion vertragen. Zur intramusk. Injekt. 1 ccm zu 300000 iE 4,55 DM. Bayer, Farbenfabriken, Leverkusen a. Rh.

Soluga enthält Aminotrat-Eiw.-Pulver mit 20% freier und 20% peptidartig geb. Aminosäuren. 3mal tägl. 1—2 Teel. nach dem Essen. Bei Blutarmut, Neurasthenie, in der Schwangerschaft, bei Magen- und Darmerkrankungen. Packungen mit 100 und 250 g 1,00 und 1,95 DM. Nordmark-Werke, Hamburg 21.

Solu-Salvarsan. S. Salvarsan.

Solustibosan. Annähernd 37%ige Lösung von Natriumantimon V-glukonat, 1 ccm = 100 mg Sb V. Durch die sehr rasche Ausscheidung kann man hohe Einzeldosen geben. Bei Kala-Azar und multipler Sklerose intrav. und intramusk. Als Normal-Einzeldosis von Solustibosan sind, bezogen auf das Körpergewicht des Patienten, 0,06—0,1 ccm pro kg Körpergewicht anzunehmen. Als Normal-Gesamtdosis einer Kur sind 10—15 Injekt. anzusehen, so daß also die Gesamtmenge für eine Kur 0,6—1 g pro kg Körpergewicht beträgt. Bei multipler Sklerose werden 0,04 ccm pro kg Körpergewicht tägl. oder alle 2 Tage bis zu einer Gesamtzahl von 10—15 Injekt. mit einer Gesamtdosis von 0,4—0,6 ccm pro kg Körpergewicht. Die Kur wird nach einer kürzeren oder längeren Pause wiederholt. Auch bei wolhynischem Fieber war die Wirkung eine gute. Packung: 10 Amp. zu 3 ccm 13,35 DM zur intramusk. und intrav. Injekt. **Solustibosan oleosum** ist eine 20%ige Suspension von Natrium-antimon V-glukonat in Öl, enthaltend 54 mg Antimon V in 1 ccm. Zur intramusk. Injektion. Zur Depotbehandlung der Mittelmeer-Kala-Azar der Kinder. Tagesdosen von 0,2 ccm pro kg Körpergewicht, Erwachsene 0,2 ccm pro kg Körpergewicht, jeden 2. Tag, im ganzen 5 Injekt. oder tägl. 0,1 ccm pro kg Körpergewciht mit 10 Injekt. 10 Amp. zu 3 ccm 9,90 DM. Bayer, Farbenfabriken, Leverkusen a. Rh.

Solutio Vlemingk. Calcium oxysulfuratum in wäßriger Lösung. Wirksames Mittel gegen Krätze.

Solvarsin ist das Aminoaethanolsalz der Oxyacetylaminophenylarsinsäure (Spirocid). Solvarsin ist eine fünfwertige Arsenverbindung zur reizlosen subcutanen und intramuskulären Injektion. Es besitzt eine starke spirochaetocide Wirkung. Nach der zweiten Injektion von je 3 ccm sind im Primäraffekt keine Spirochaeten mehr vorhanden. Es dient als unterstützendes Mittel bei der Salvarsanbehandlung der Syphilis. Da es keine vasomotorischen Störungen verursacht, eignet es sich besonders für die Behandlung der Aortitis luica und Spätformen der Neurolues. Am besten wird es hierbei kombiniert mit Wismut oder Quecksilber (Salyrgan). Bei der Solvarsinkur ist auf die Intaktheit von Leber und Niere zu achten. Desgleichen achte man auf Kopfschmerzen, Magen- und Darmstörungen. Halten diese Beschwerden an, so ist die Kur zu unterbrechen. Man gibt am 1. Tag 1 ccm subcutan oder intramuskulär, nach 3 Tagen 2 ccm und dann wöchentlich 2 Injektionen zu 3 ccm. Im ganzen 16—20 Injektionen innerhalb von 8 bis 10 Wochen. Dann einen Monat Pause und dann anschließend eine 2. Kur. Im Jahr können drei Kuren durchgeführt werden. Kräftigen Kranken kann man auch anstatt 3 ccm wöchentlich 2mal 5 ccm geben. Sollte eine Beeinflussung des Sehvermögens sich einstellen, so ist die Kur einzustellen. 5 Amp. zu 2 ccm, 3 ccm und 5 ccm 3,55 ,4,05 und 4,90 DM. Farbwerke Hoechst, Frankfurt/M.-Höchst.

Solvitren. Tierblutpräparat zur oralen und intramuskulären Verabreichung nach Geh.-Rat Prof. Bier. **Solvitren siccum.** Nach besonderem Verfahren getrocknetes genuines Hammelblut in granulierter Form. Bei Morbus Basedow, Thyreotoxikosen und neurovegetativen Störungen. 2—3mal tägl. 2 Teel. voll, bei längerer Verabreichung auch weniger. Schachtel mit 250 g 5,85 DM. **Solvitren pro injectione.** Jede Packung enthält je 2 Amp. zu 5 ccm Solvitren H, aus Hammelblut, und Solvitren R, aus Rinderblut gewonnen. Bei Morbus Basedow und Thyreotoxikosen. Die beiden Formen werden abwechselnd intramusk. gespritzt: 1. Injektion 1—2 Amp. Solvitren H, 2. Injektion 8 Tage später 1—2 Amp. Solvitren R, 3. Injektion etwa nach 5 Wochen, und zwar wieder Solvitren H. Weitere Injektionen je nach Bedarf bei ständiger Abwechslung von Solvitren H und Solvitren R. Schachtel mit 4 Amp. zu 5 ccm 2,85 DM. **H-Solvitren pro injectione.** Hergestellt aus Hammelblut. Die Packung enthält 4 Amp. Solvitren H. Bei Colica mucosa, peripheren Gefäßstörungen (juvenile, senile, diabetische Gangrän). Einzeldosis 5 ccm intramusk., evtl. Wiederholung der Injektion nach 8 Tagen. Bei Gangrän richtet sich die Dosierung nach dem örtlichen Befund. Schachtel mit 4 Amp. 2,85 DM. Promonta, Hamburg.

Solvochin s. auch Chinfortan. Eine 25%ige basische Chininlösung zur intramusk. oder intrav. Injektion bei der croupösen Pneumonie, Malaria, zur Wehenanregung. Die Injektion ist reizlos. Dosis bei Pneumonie 2 ccm intraglut. oder intrav. 3—5 Tage hintereinander, bei Malaria höhere Dosen: 2—3mal tägl. 2 ccm. Packungen: Schachteln mit 3 zu 2 ccm und 12 Amp. à 2,2 ccm, 6 Amp. à 1 ccm. **Solvochin-Calcium,** 1 Amp. zu 5 ccm enthält 1 ccm Solvochin und 72 mg Calcium als Calciumglutaminat. Die Injektionen sind ohne Reizerscheinungen, am besten intraglut. oder langsam intrav. Tägl. 1—2 Amp. zu je 5 ccm, Säuglingen 0,35 ccm, Kindern mit 1 Jahr 0,5 ccm, mit 2—3 Jahren bis 1,3 ccm, mit 4—7 Jahren bis 2,5 ccm. Packungen mit 3 und 12 Amp. à 5 ccm, mit 3 und 12 Amp. zu 2,5 ccm. **Solvochin-Guajacol** enthält in 2 ccm wäßriger Lösung 0,25 g Chinin als Hydrochlorid + 0,15 g Guajacol. Bei Pneumonie, Bronchopneumonie, Bronchitis 1—2mal tägl. 1—2 ccm intraglut. oder intrav., Kinder die Hälfte und weniger. Intrav. 2 ccm verdünnt mit 5—10 ccm physiol. Kochsalzlösung. Packungen 3 und 15 Amp. zu 2,2 ccm. Chemiewerk Bad Homburg in Frankfurt a. M.

Solvomixt. Fluidextrakt aus Thymus, Senega, Primula, Castanea vesca, Succ. Liquirit., äther. Ölen, Jodkalium (0,1%) und Ca bromobilact. Expectorans. 3mal tägl. ½—1 Eßl. Flasche 225 g. Novopin-Fabrik, Berlin-Johannisthal.

Somnacetin. Natrium diaethylobarbituricum — Phenacetin, Codein, Hypnoticum und Sedativum. 2—3 Tabl. vor dem Schlafengehen, als Pulver

0,6—0,9. Packungen mit 6 Tabl. (0,65 DM), Schachteln mit 3 Somnacetin-zäpfchen 1,35 DM. Als Tropfen 7 ccm 1,90 DM. **Somnacetin-Kapseln,** die eine verzögerte Löslichkeit zeigen und erst nach 3—4 Std. wirken. Empfehlenswert für Frühaufwacher. Abends 1 Kapsel. Vorher läßt man ein belegtes Brötchen essen. K.-Packung mit 6 Kapseln (1,75 DM). Arzneimittelfabrik G. m. b. H., Frankfurt a. M. 1.

Somnifen. Eine 10%ige Lösung der Diaethylaminsalze der Diäthyl- und Allylisopropylbarbitursäure. Als Beruhigungs- und Schlafmittel bei Epilepsie und Geisteskranken, bei psychomotorischen Erregungszuständen. Oral, intramusk. oder intrav. 2 ccm intrav. vermögen öfter einen epileptischen Anfall zu coupieren. Man gibt für gewöhnlich 1—2 Amp. intramusk. oder intrav. bei starken Aufregungszuständen. Es ist jedoch gewisse Vorsicht notwendig. In Amp. zu 2 ccm zu 6 St. und in Flaschen zu 10 ccm, von dem man 20—30—60 Tropfen nimmt, Kinder 1—14 Tropfen. Flasche mit 10 ccm (2,35 DM). Schachtel mit 6 Amp. (3,45 DM). Deutsche Hoffmann-La Roche A.-G., 17b Grenzach/Baden.

Somnysat Bürger, Ysat aus Cannabis sativa unter Zusatz von Acid. diäthylbarbituric. 1 Teel. = 2 Tabl. = 5 g Somnysat (Cannabysat) = 0,125 g Acid. diäthylbarbituric. Hypnoticum ½—1 Teel. oder 1—2 Tabl. Flasche 30 ccm. Röhre mit 20 Tabl. 1,10 und 0,95 DM. Ysatfabrik, Wernigerode/Harz.

Sonin wird aus schwach stärkehaltigen Anteilen des Gerstenkornes nach einem schonenden Hydrolisierverfahren gewonnen. Ein graubraunes Pulver gegen Durchfall der Säuglinge und kleinen Kinder. 1 Ltr. Wasser wird unter Zusatz von 1 Messerspitze Speisesalz (1 g) zum Sieden gebracht. Dann werden 4 gehäufte Eßlöffel Sonin (50 g) in das kochende Wasser gegeben und noch 5 Min. aufgekocht, dabei kräftig umrühren. Der Soninschleim ist fertig und kann auf Flaschen gefüllt werden. Vor Gebrauch umschütteln. Bei 3000 g Gewicht 500 g Soninschleim, bei 4000 g 665 g und bei 5000 g 835 g Soninschleim. Packungen 125 g 1,50 DM. Joh. Bürger, Ysatfabrik, Wernigerode a. Harz.

Sozojodol ist Dijodparaphenolsulfosäure und enthält 52,88% Jod. Es hat eine stark antiseptische Wirkung. Es ist eine zweibasische Säure, die saure und neutrale Salze bildet. Im Gebrauch sind nur die sauren wegen ihrer kräftigen Wirkung. Die Salze sind mit Ausnahme von Sozojodolquecksilber und Sozojodolzink selbst in großen Dosen nicht giftig. Sie sind geruch- und geschmacklos, im Körper spalten sie kein Jod ab. **Sozojodolnatrium.** Weiße Krystallnadeln von säuerlich-süßem, zusammenziehendem Geschmack, leicht löslich in Wasser, Glycerin und Alkohol. Als Pulver bei Ulcus durum und Ulcus cruris. In Mischung mit Sacch. lact., Flor. sulfur., Acid. boric. oder Borax zu gleichen Teilen bei Angina, Diphtherie und Ozaena, Rachen- und Kehlkopfsyphilis, Schnupfen mit zähem Sekret. In 1%iger Lösung zu Blasenspülungen. 1—6%ig bei Cervix- und Vaginalkatarrh. Zu Umschlägen bei Furunkulose. 1—5%ig als Gurgelwasser. In Salben 2—5%ig. Innerlich 0,5—1 g pro dosi, 3mal tägl. bei Magen- und Darmerkrankungen. **Sozojodolkalium.** Weißes Pulver von säuerlich-zusammenziehendem Geschmack. Schwerer löslich in Wasser und Glycerin. Im Gebrauch wie das Natriumsalz. **Sozojodolzink.** Farblose Krystallnadeln, löslich zu 2% in kaltem, 8% in warmem Wasser. In Glycerin zu 20%, in Alkohol zu 10—33%. Bei einer Lösung über 7% besteht Ätzwirkung. Es wird als 5—10%ige Verreibung mit Talkum oder Sacch. lact. bei Ozaena, Laynxtuberkulose und Ulcus tub. und lueticum gebraucht. In Lösung von 1—2% bei Gonorrhoe. **Sozojodolquecksilber.** Tief orange-gelbes, feines Pulver mit einem Hg-Gehalt von 32,09%. Geruchlos, von ätzendem Geschmack, unlöslich in Wasser, Glycerin und Alkohol, leicht löslich in 5%iger Kochsalzlösung, ist als Quecksilbersalz giftig und ätzend. Innerlich in Pillen zu 0,015—0,03, 2—3mal tägl. 1 Pille gegen Lues. Auch zur intramusk. Injekt. Sozojodol-Hg 0,8, Commisce cum

Aq. dest. 5, adde Kalium jodat. 1,6, Aq. dest. ad 10, steril 1 ccm subcut. bei
Lues. Trommsdorff, Chem. Fabr., Aachen.

Sparteinum sulfuricum. Wasserlösliches Pulver als Herzmittel. In der
letzten Zeit wieder darauf aufmerksam gemacht, daß es bei Arrhythmia
perpetua zu versuchen sei. Spartein. sulfuric. 0,2, Aq. dest. ad 10, 1 ccm
subcut. Spartein. sulfuric. 0,05, Sacch. alb. 0,5, tal. Dos. X, 3mal tägl.
1 Pulver. In Amp. mit 0,02, 0,05 und 0,1 in Packungen mit 10 Amp. zur
1 Pulver. In Amp. mit 0,02, 0,05 und 0,1 in Packungen mit 10 Amp. 1,45,
1,55 und 1,75 DM, zur subcut. Injekt. mehrmals tägl. Dr. Thilo & Co., Mainz.

Spasmalgin enthält 0,02 Papaverin, 0,01 Pantopon und 0,001 Atrinal
pro Tabl. oder in 1 Amp. zu 1 ccm. Bei Magen- und Darmkrämpfen, Gallen-
und Nierensteinkolik 1—2 und mehr Dragées oder als subcut. Injekt.
Gläser mit 6 und 20 Dragées (0,90 und 2,70 DM) oder 6 Amp. zu 1,1 ccm
(2,90 DM) Zäpfchen, 6 St. 3,50 DM. Betreffs der Verschreibungsmenge s. u.
Pantopon. Es können ohne Eintrag ins Morphinbuch für 1 Kranken an
1 Tage verordnet werden: 6 Packungen mit je 6 Tabl. oder 2 Packungen mit
je 20 Dragées oder 6 Packungen mit je 6 Amp. Deutsche Hoffmann-La Roche
A.-G., 17b Grenzach/Baden.

Spasmo-Cibalgin als Zäpfchen und Tabletten im Handel. Die Zäpfchen
enthalten 0,5 g Cibalgin und 0,05 Trasentin, die Tabl. 0,125 g Cibalgin und
0,025 g Trasentin. 1—3mal tägl. 2—4 Tabl. oder 3mal tägl. 1 Zäpfchen bei
allen spastisch bedingten Schmerzzuständen. Packungen mit 5 und 10 Zäpfchen 1,90 und 3,75 DM, mit 10 und 20 Tabl. 1,55 und 2,85 DM. Ciba, Aktien-
gesellschaft, Berlin-Wilmersdorf.

Spasmopurin. Dimethylxanthin $66^2/_3\%$, Theobromin. natr. salicyl.
$33^1/_3\%$. Im Handel als Zäpfchen und Gelatinekapseln. Bei Asthma bronch.
und cardiale, Stenokardie und Dysmenorrhoe 2—3mal tägl. 1 Zäpfchen oder
2 Kapseln. Packungen mit 5 und 12 Zäpfchen (1,80 und 4,30 DM) oder 14 und
20 Kapseln 2,75 und 3,80 DM oder zur intramusk. und intrav. Injekt. 1 bis
2 Amp. tägl. Packung mit 2 Amp. zu 5 ccm 1,70 DM. Arzneimittelfabrik
G. m. b. H., Frankfurt a. M. 1.

Spasmosan. Calc.-Glycerophosphat Brom.-Valerianatsirup. Bei Nervosität und Aufregung. 2—3mal tägl. 1—2 Eßl. Kinder die Hälfte. Packung
mit 100 und 200 ccm 1,75 und 3,40 DM. Arzneimittelfabrik G. m. b. H.,
Frankfurt a. M.

Spastretten s. Gastretten.

Species antiasthmaticae. 12 Lobelinkraut, 63 Stechapfel werden gleichmäßig durchfeuchtet mit einer Lösung von 25 Teilen Salpeter in 50 Teilen
Wasser, dann getrocknet und mit Ol. Lavand. parfümiert. Zum Räuchern.

Species aromaticae aus Pfefferminzblättern, Quendel, Thymian, La-
vendelblüten je 2, Gewürznelken und Kubeben je 1 zu Umschlägen und
Bädern, 500 g auf 1 Bad.

Species diaphoreticae aus Flor. Tiliae, Sambuci, Verbasci aa 10 als
schweißtreibender Tee.

Species diureticae. Liebstöckelwurzel, Hauhechelwurzel, Süßholz und
Wachholderbeeren zu gleichen Teilen. 2—4 Eßl. als Tee im Laufe des Tages
zu trinken.

Species emollientes aus grob gepulverten Eibischblättern, Malven-
blättern, Steinklee, Kamillen, Leinsamen zu gleichen Teilen mit Wasser zu
Kataplasmen.

Species gynaecologicae aus Cort. Frang., Fol. Millefol., Fol. Senn.,
Rhiz. Gramin aa 1—2 Eßl. auf 2 Tassen Wasser als abführender Tee.

Species laxantes. St.-Germain-Tee aus Sennesblättern 16, Holunderblüten 10, Fenchel und Anis je 5, Kal. tratrat. 2,5, Weinsäure 1,5. 1—2 Teel.
auf 1 Tasse Wasser zum Abführen.

Species lignorum. Blutreinigungstee. Aus Guajac-Holz 5, Hauhechelwurzel 3, Süßholz und Sassafras je 1. 2 Eßl. auf 5 Tassen Wasser und kräftig gekocht.

Species nervinae. Rad. Valer. 15,0, Fol. Menth. pip. 15,0, Fol. Trifol. fibr. 20,0. 1 Eßl. auf 1 Tasse Wasser.

Species pectorales. Brusttee. Eibischwurzel 8, Süßholz 3, Veilchenwurzel 1, Huflattich 4, Wollblumen und Anis je 2, 1 Eßl. auf 2—3 Tassen Wasser als Brusttee.

Spermin Marke Sicco, aus den Testikeln junger Stiere hergestellt, enthält die Sperminbase. Bei Neurasthenie, Impotenz und Hysterie. Ist im Handel in Gläsern zu 40 g (2,45 DM), 3mal tägl. 25—30 Tropfen. Temmler-Werke, Berlin-Tempelhof.

Sphincterolzäpfchen. Calcium Hamamelis, Novocain Menthol. Gegen Hämorrhoiden. 6 und 10 Zäpfchen 1,30 und 1,95 DM. Salbe in Tube 1,80 DM. Arzneimittelfabrik, Frankfurt a. M.

Spiritus aethereus. Hoffmannstropfen aus 1 Teil Äther und 3 Teilen Weingeist. Innerlich 10—20 Tropfen, auch in Mixturen als Analepticum und Excitans, äußerlich als Riechmittel. Camphora 1,5, Spirit. aether. 8,5, 10—15 Tropfen oder ½—1 Spritze subcutan.

Spiritus aetheris nitrosi. Salpeteräthergeist. Hauptsächlich eine alkoholische Lösung Äthylnitrit. Innerlich 10—40 Tropfen bei Angina pectoris und als Excitans. (Gefäßerweiternde Mittel.)

Spiritus angelicae compositus. Zum Einreiben.

Spiritus camphoratus. 10%ige weingeistige Campherlösung. Innerlich 10—30 Tropfen als Analepticum, äußerlich zum Einreiben und zu Abwaschungen des ganzen Körpers bei Schwerkranken. Chloroform 20, Spirit. camphor. 80 F. M., Liq. Ammon. caust., Ol. Tereb. aa 35, Spirit. camph. ad 100.

Spiritus cochleariae. Löffelkrautspiritus. Zu Zahnfleischtinktur und Gurgelwasser. Spirit. Cochlear. 25, Ol. Menth. pip. 0,1, Tinct. Myrrh. 5, Zahnfleischtinktur.

Spiritus e vino. Kognak. Mixt. Stokesi c. Cognak. Spirit e Vino 20, Vitell. ovi 1, Sirup. Cinnam. 20, Aq. ad 150.

Spiritus formicarum. Ameisenspiritus. Ameisensäure 1,0, Weingeist 14, Wasser 5. Zum Einreiben.

Spiritus juniperi. Wacholderspiritus. Als Zusatz zu diuretischen Mixturen oder auch rein 20—50 Tropfen, äußerlich zum Einreiben.

Spiritus lavandulae. Lavendelgeist. Zum Einreiben.

Spiritus melissae. Zu Einreibungen, Waschungen, um gegen Decubitus vorzubeugen.

Spiritus melissae compositus. Karmelitergeist. Eine angenehm würzig riechende Flüssigkeit. Sie besteht aus Ol. Citronellae, Ol. Macidis aa gtt. V, Ol. Cinnamomi, Ol. Caryophylli aa gtt. II, Aq. 100,0, Spiritus 300,0. Innerlich als Stimulans und bei Kolik, Kardialgien und Diarrhoen 20—40 Tropfen, äußerlich zu Einreibungen, Menthol 1,0, Chloroform 20,0, Spir. Meliss. cps. ad 100,0.

Spiritus menthae piperitae. Pfefferminzspiritus. 1 Teil Öl und 9 Teile Weingeist. Innerlich 20—30 Tropfen als Erfrischung bei Magenbeschwerden, äußerlich als Mundwasser.

Spiritus rosmarini. Zum Einreiben.

Spiritus russicus. Kräftige Einreibung, ähnlich dem Pain-Expeller, enthält Fruct. capsic. 2,0, Lq. Amm. caust. 5,0, Spirit. 75,0, Campher 2,0, Ol. Tereb. 3,0, Äther 3,0, Glycerin 2,0, Aq. 10,0.

Spiritus saponato-camphoratus. Flüssiger Opodeldok. 60 Spirit. camph., 175 Spirit. sapon., 12 Ammoniak, 1 Ol. Thym., 2 Ol. Rosmar., zum Einreiben.

Spiritus saponatus. Seifenspiritus. 6 Olivenöl mit 7 KOH verseift, 30 Weingeist und 17 Wasser, zu Waschungen und Bädern. Spirit. sapon. 120, Tinct. Calam. 30, Mixt. Ol. bals. 10, die Hälfte dem Bade zusetzen.

Spiritus saponis kalini. Wie das Vorige, aber von kräftigerer Wirkung auf die Haut.

Spiritus serpylli. Quendelspiritus. Zu Einreibungen und Waschungen und als Zusatz zu Gurgelwasser.

Spiritus sinapis. 1 Teil Senföl, 49 Teile Spiritus. Zum Einreiben.

Spiritus vini gallici. Zum Einreiben und Abwaschen.

Spiroprotasin. Ein Milchproteinpräparat für die Reizkörpertherapie. Es enthält Protasin und 16% Natr. salicyl. und 1% p-amidobenzoylaminoäthanolhydrochlorid. Bei Rheuma, Ischias, Grippe. Man injiziert wöchentl. 1—2mal 1—5 ccm intramusk. oder intrav. Packungen mit 5 Amp. zu 2 ccm 2,65 DM, zu 5 ccm 3,60 DM. Troponwerke, Köln-Mülheim a. Rh.

Spirosal. Monosalicylsäureester des Äthylenglykols. Geruchlose, in Alkohol, Äther und Chloroform leicht lösliche Flüssigkeit. Eine 33%ige alkoholische Lösung im Handel, zum Einreiben bei Rheumatismus. Flasche mit 75 g 2,20 DM. Bayer, Farbenfabriken, Leverkusen a. Rh.

Splenotrat. Total-Milzextrakt, eingestellt auf Aminosäuregehalt. Empfohlen bei Hyperglobulie, Kinderekzem, Tuberkulose, Carcinom. Tägl. 2—4 Eßl. *Splenotrat pro injectione* jeden 2. bis 3. Tag eine intramusk. Injekt. Flaschen mit 100 ccm 3,10 DM, 200 ccm 5,65 DM, tägl. 2—4 Eßl. Schachteln mit 3 Amp. zu 3 ccm 2,35 DM, 10 Amp. zu 3 ccm 6,80 DM. Nordmark-Werke, Hamburg 21.

Spuman. Zur Behandlung urogenitaler Erkrankungen. Es wird in Form von Stäbchen in 3 Durchmessern zu 1 g (6 mm Dicke), zu 0,5 g (4 mm Dicke) und zu 0,2 g (2,5 mm Dicke) hergestellt. Die 1-g-Stäbchen werden bei vulvovaginalen Prozessen eingeführt, die 0,5-g-Stäbchen sind zur cervicalen und urethralen Einführung. Die 0,2-g-Stäbchen für Kinder. Am Tage werden 3—5 Stäbchen eingeführt. Im Spuman sind enthalten 0,1% Bism. subgallicum, 0,2 Thymol, 0,1% Hexamethylentetramin oder 0,7 Alumin. acetotartaric., 32% Kal. boricotartaric., 66,9% Corpus spum. Die eingeführten Stäbchen entwickeln Kohlensäure und sollen dadurch eine bessere und ausgedehntere Tiefenwirkung haben. Die Stäbchen sind mit verschiedenem Zusatz im Handel: 2% Argent. proteinic., 5% Ichthyol, 2% Zinc. sulf., 5% Acid. lactic., 66% Dextrose, 3% Acid. tann., 0,15% Arg. nitr., 12,5% Acid. salicyl. (Stäbchen zu 2 und 0,5 g) und Kamillen-Spuman. Sie finden Anwendung bei allen weiblichen Genitalerkrankungen. Packungen mit 12 Kamillen-Spuman-Styli zu 1 g. Tägl. 1 Stäbchen einführen. Neu eingeführt: ein Stylus enthält: Sulfonamid 1,0 und Corpus spumans. Bei eitrigem Fluor, gonorrhoischer Erkrankung, Endometritis. Packung 6 Styli zu 2 g 2,35 DM. Im Handel sind auch noch die sog. Tampospumantabletten, die bei profusen menstruellen Blutungen und allen anderen gynäkol. Blutungen gebraucht werden. Die Tabl. bestehen aus Cotarnin. hydrochl. 0,44%, Chininum sulf., Pyraz. phenyl. dim. 8,8%, Dioxyphenyläthanolmethylamin hydr. 0,002%, Kal. boricotartaric., Ferropyrin 1,42%, vereinigt mit der CO_2 schaumbildenden Tablettenbasis ad 100. Packung mit 6 Tabl. 3mal tägl. 1 Tabl. vaginal einführen. Auch als Styli in verschiedener Größe zu uterinen, rectalen und urethralen Einführung. Oto-Spuman mit 2% Zinc. sulf., mit Acid. salic. 12,5%, mit Ichthyol 5% und mit Protargol 2%. Packungen mit 6 Stäbchen zu 0,2 g. Bei katarrhalischem und eitrigem Ausfluß der Ohren. Luitpold-Werke München, Chem.-pharm. Fabr.

S.-St. s. Sango-Stop.

Staphar. Durch Milchsäure aufgeschlossene Mast-StaphylokokkenEinheitsvaccine. Bei Staphylokokkenerkrankungen, Furunkulose 1 ccm zu injizieren. Im Handel in Amp. zu 1 ccm. Packungen mit 6 Amp. 2,85 DM. Farbwerke Hoechst, Frankfurt/M.-Höchst.

Staphylosan. Hochpolyphalente Staphylokokken-Vaccine gegen lokalisierte, subakute und chron. Staphylokokken-Infektionen. Packung 3 Amp. in steigenden Dosen. Sächsisches Serumwerk.

Staphylo-Yatren. S. u. Yatren.

Stibium sulfuratum aurantiacum. Antimonpentasulfid. Goldschwefel. Orangerotes Pulver, 0,015—0,1—0,2 3mal tägl .als Expectorans, dann auch bei Rheumatismus und Hautkrankheiten in Form der bekannten Plummerschen Pillen. Stilb. sulf. aurant., Calomel aa 1, Succ. Liquir. 2, Rad. Alth. q. s. f. pil. 50.

Stibium sulfuratum nigrum. Antimontrisulfid. Spießglanz. Im Gebrauch wie das Vorige.

Stilbetan ist eine Kombination von 25% Follikulin (Perlatan) und 75% Oestrogen als Diäthylstilböstrol. Durch diese Kombination tritt eine auffällige Potenzierung der Wirkung ein. Als ölige Lösung in Ampullen zu 25000 iE. 5 und 10 Amp. 2,65 und 5,10 DM, als forte mit 50000 iE zu 5 und 10 Amp. zur Intramusk. Injektion 4,05 und 7,80 DM, als Tabletten zur oralen Darreichung 1 Tabl. = 10000 iE. Packung mit 15 Tabl. 2,45 DM, als Tabletten zur Implantation mit 10 und 20 mg Stilbetan. 3 Amp. mit je 1 Tabl. 3,65 und 5,65 DM. Als Stilbetan-Krystall-Suspension. Als Stilbetan-Salbe zur percutanen Anwendung mit 20000 iE, Tube zu 20 g 1,90 DM. C. H. Boehringer & Söhne G. m. b. H., Mannheim.

Stilbochol, ein 4, 4'Dioxy-α-β-diäthylstilben-dikohlensäureaethyl-ß-(trimethyl-brom-ammonium)ester und Mandelsäurecholinester. Ein gut verträgliches Stilbenpräparat mit peroraler Wirksamkeit für Klimakterium, Sterilität durch genitale Hypoplasie, Dysmenorrhoe. 20 und 100 Tabl. 1,90 und 6,60 DM. Diwag, Chem. Fabr., Berlin-Waidmannslust.

Stillacor enthält die herzwirksamen Stoffe von Hb. Convallariae und Fruct. Crataegi in einem aromatisiertem, alkoholischem Gesamtauszug, in dem Camphora gelöst ist. Bei Herzmuskelschwäche, Ödemen, Kreislaufschwäche 3stündl. 25 Tropfen. 30 ccm 1,50 DM. Dr. Aug. Wolff, chem. pharm. Fabr., Bielefeld.

Stomachysat Bürger. Ysat aus Artemisia absynth., Achillea millefol., Gnaphalium arenar., Rheum. palmatum. Bei Appetitlosigkeit vor dem Essen 20—40 Tropfen in Wasser. Flaschen zu 15 und 50 ccm (0,70 und 1,70 DM). Joh. Bürger, Ysatfabr., Wernigerode a. Harz.

Stomopson. Granulat, aus Mucosa und Muscularis des Magens hergestellt zur Behandlung der perniziösen Anämie, der sekundären Anämie und der Achylia gastrica. In Packung zu 80 g 5,80 DM. Stomopson compos. ein Organpräparat aus Magensubstanz mit voller, durch abgestimmten Gehalt an Pepsin und Säure gesicherter Verdauungskraft. Bei Achyliagastric. Anacidität, Subacidität. Zum Essen 2 Dragées. Promonta, Hamburg.

Stovarsol (franz. Präparat) = dem deutschen Spirocid.

Streptomycin ist das schwefelsaure Salz des Streptomycin, einer organischen Base, die von verschiedenen Stämmen von Streptomyces griseus gebildet wird. In trockenem Zustande ist es bei Zimmertemperatur 18 Monate haltbar. Die Lösungen werden am besten frisch hergestellt. Es wird intramuskulär injiziert. Die Injektion kann schmerzhaft sein und bei zu hoher Dosierung und zu langer Dauer der Medikation können Kopfschmerzen, Fieber, Haut-Erytheme und -Exantheme, Tachykardie, Blutsenkung, Paraesthesie, Schwindel, Ohrensausen oder Taubheit auftreten. Auf diese Nebenerscheinungen muß man die Kranken aufmerksam machen und entsprechend die Dosierung ändern. Auch Prüfung des Vestibularapparates ist vor und während der Kur notwendig. Bei Exanthem ist die Kur zu unterbrechen, bei Niereninsuffizienz abzusetzen. Auf Blut und blutbildende Organe hat Streptomycin keine schädigende Wirkung. Bei Tagesdosen von 1 g treten diese Nebensymptome kaum auf. Streptomycin ist ein Antibiotikum mit sehr guter tuberkulostatischer Wirksamkeit, bes. bei Milliartuberkulose und Meningitis tuberculosa, auch bei Injektionen gegen gramnegative Erreger: Coli, B. Proteus, B. Pyocyaneum, „Shiga"-Dysenterie-Bazillen. Bei Penicillin-resistenten hämolytischen Streptokokken, Streptococcus viridans, Streptococcus aureus und albus, sowie Milzbrand-Erregern und Diphtheriebazillen besitzt Streptomycin eine gewisse Wirksamkeit. Unwirksam ist Streptomycin bei Viruskrankheiten, Grippe, Psittacosis, Lymphogranulomatose, Malaria, Tetanus, Botulismus und Gasbrand. Wenn die intraglutaeale Injektion schmerzhaft ist, so wechsle man die Injektionsstelle oder füge 1 ccm einer 1%igen Novocainlösung bei. Intravenöse Injektionen sind zu vermeiden. Es kann auch intralumbal, intraperitoneal und intrapleural gegeben werden. Das Streptomycin wird in aq. dest. sterilis. oder physiologischer Kochsalzlösung gelöst. Bei Darminfektionen kann es auch oral Verwendung finden. Bei der Inhalation von Streptomycin löst man 500 mg Streptomycin in 10 ccm Aq. bidest. steril. Von dieser Lösung kann über einen Zeitraum von 24 Std. alle 2—2½ Std. 1 ccm inhaliert werden. Gleichzeitig kann man noch intramuskuläre Injektionen geben. Bei exsudativer und miliarer Lungentuberkulose, bei käsiger Pneumonie, zur prophylaktischen Anwendung bei der Kollapstherapie, sowie zur Behandlung oder Vermeidung postoperativer Streuungen kommt während 42—60 Tagen die intramuskuläre Injektion von 500 mg Streptomycin alle 12 Std. (pro Tag insgesamt 1 g) in Betracht. Dieselbe Dosierung bei Tracheobronchial- und Kehlkopftuberkulose, ebenfalls bei Fisteln. Bei Miliartuberkulose und Meningitis tuberculosa innerhalb 24 Std. 2—3 g. Bei Meningitis tuberculosa ist die gleichzeitige intralumbale Anwendung von 50 mg ein über den anderen Tag empfehlenswert. Bei Kindern kommen intramuskuläre Tagesdosen von 22 mg pro kg Körpergewicht in Betracht (normale Tagesdosis 1 g). Bei Knochen- und Gelenktuberkulose und Urogenitaltuberkulose alle 12 Std. 500 mg intramuskulär während 42—90 Tagen. Bei Darmtuberkulose und Lymphadenitis alle 12 Std. 500 mg während 60—100 Tagen, bei Peritonitis alle 12 Std. 500 mg während 42—120 Tagen. Beim Empyem wird punktiert, der Eiter abgelassen, die Pleurahöhle mit physiologischer Kochsalzlösung gespült und 0,5—1 g Streptomycin in 20—50 ccm physiologischer Kochsalzlösung intrapleural gegeben. Flaschen mit Gummikappe zu 1 g und zu 2 g Streptomycin 4,55 und 20,55 DM. S. Dihydrostreptomycin. Bayer, Farbenfabriken, Leverkusen a. Rh.

Streptomycin Heyl, ein Antibiotikum von starker antibakterieller Wirkung, besonders gegen gramnegative Bakterien und auch gegen säurefeste Bazillen. Es kann öfter dort wirken, wo Penicillin versagt. Es ist wasserlöslich und besitzt alkalische Reaktion. Es ist als Streptomycin-Sulfat im Handel. Die Angaben über Dosierung und die in der Flasche enthaltene Streptomycinmenge entsprechen immer der reinen Streptomycinbase. Im trockenen Zustande bei Zimmertemperatur ist es 18 Monate voll wirkungskräftig. Parenteral wird es gut resorbiert und etwas langsamer durch die Nieren ausgeschieden als Penicillin. Nur wenig dringt es aus dem Blut in die Spinalflüssigkeit, sowie in Pleural- und Peritonealhöhle: Oral wird es nur wenig resorbiert. Über Indikation und Dosierung siehe die vorausgehende Abhandlung über Streptomycin. Die chemische Fabrik Heyl hat auch ein Dihydrostreptomycin im Handel. Heyl & Co., Chem. Fabrik G. m. b. H., Düsseldorf.

Strontium übt auf die sensiblen wie motorischen Nerven eine hemmende Wirkung aus. „Eine Entzündung wird nicht zum Ausbruch kommen, wenn es gelingt, durch Anästhetisierung die vom Entzündungsherd ausgehenden, in den zentripetalen sensiblen Nerven verlaufenden Reflexe auszuschalten. Die schon bestehende Entzündung wird durch Anästhetisierung des Entzündungsherdes rasch der Heilung entgegengeführt. Dabei hat die Anästhetisierung allein die sensiblen Nerven zu beeinflussen und darf das normale Spiel der sympathischen Nerven (Vasomotoren) nicht stören."

Strontium bromatum ist ein komplexes, peripherisch und zentral am Nervensystem angreifendes Medikament. Farblose Krystalle von bitterlichem Geschmack, leicht löslich in Wasser und Weingeist. Es ist überall angezeigt bei entzündlichen schmerzhaften Erkrankungen, wie Gelenkrheumatismus, Erythema nodosum mit Gelenkschwellungen, Neuralgien, Schmerzen der Tabiker, dann bei unruhigen, erregten Kranken, welche an Schmerzen und Schlaflosigkeit leiden, bei chronischer Encephalitis, Epilepsie, bei spastischen Zuständen in den Extremitäten und Erregungszuständen. Man gibt entweder 3—6 g tägl. oder als intrav. Injektion 10 ccm einer 10- oder 20%igen Lösung. Man injiziert langsam und macht die Kranken auf ein Wärmegefühl aufmerksam, das bei oder nach der Einspritzung den Körper durchzieht.

Strontium lacticum. Weißes Pulver, in Wasser löslich, nicht in Weingeist. Tägl. 2—4 g und mehr. Am besten als Lösung zur Herabsetzung des Eiweißgehaltes im Urin bei Nephritis, dann aber auch bei Rheumatismus und Gicht. Weiterhin bei Hungerosteopathien tägl. 3—6 g 4 Wochen lang, und dann Kalkzufuhr. Man kann auch gleichzeitig mit Lebertran kombinieren.

Stronticum salicylicum. Weißes, süßlich-salziges Pulver, in 16 Teilen Wasser, in Weingeist schwer löslich, bei Rheumatismus und anderen schmerzlichen Affektionen.

Strontiuran in Ampullen ist eine 10%ige Lösung von Strontiumchlorid-Harnstoff. Zur intrav. Injektion als Ersatz für Calcium (Afenil-) Injektionen, da die unangenehmen Nebenerscheinungen, wie Übelkeit, Hitzegefühl, Brechreiz nicht auftreten. Bei Asthma, Urticaria, Dermatosen und vor der Narkose gegeben, kann man die pneumonische Anschoppung der Lungen vermeiden. 1—2 Amp. intrav. Amp. mit 5 ccm. Packung mit 2 Stück (1,65 DM). Auch als Tabletten im Handel. Packung mit 50 St. 4,— DM). 3mal tägl. 2 Tabl. à 1 g. Arzneimittelfabrik G. m. b. H., Frankfurt a. M. 1.

Strophadenil enthalten in 1 Amp. zu 1 ccm 0,25 mg Strophanthin und 10 mg MAP. (s. d.). Nur zur intrav. Injektion bei Angina pect. mit gleichzeitiger Herzinsuffizienz. 3 Tage lang tägl. 1 Amp., dann 1 Tag Pause, die Intervalle werden allmählich vergrößert. In schweren Fällen tägl. 2 Injektionen. Packungen mit 3 und 12 Amp. zu je 1 ccm 2,15 und 7,35 DM. Dr. Georg Henning, Chem.-pharm. Werk, Berlin-Tempelhof.

Strophalen-Tosse. Glykosid aus Strophanthus gratus, ein einheitliches, krystallisierendes Glykosid. Zur Injektionsform dient die Ampullenform. Amp. 0,00025 g Strophanthin. Eine Kumilierung ist nicht vorhanden. Um eine schnelle und sichere Wirkung zu erzielen, ist unbedingt die intrav. Injektion zu empfehlen. Man verdünnt am besten 1—2 Amp. Strophalen mit 20 ccm 20%iger Dextrose oder mit physiol. Kochsalzlösung und injiziert langsam. Unangenehme Nebenwirkungen bleiben dann stets aus. Hat ein Kranker vorher ohne Erfolg Digitalis bekommen, so wartet man 24 Std. und geht erst dann zur Injektion über. Anwendungsgebiet: Myodegeneratio, Myokarditis. Packungen: Amp. zu ¼ und ½ mg in Schachteln mit 5 St 0,99 und 1,09 DM. Als Injektion alle 2—3 Tage oder tägl. 1 Injektion zu ¼—½ mg. Bei schweren Infektionskrankheiten mit Herzschwäche kann man 3mal tägl. ½ mg injizieren. Die Wirkung der Strophanthininjektion ist eine augenblickliche. 6 Amp. mit ¼ mg 1,40 DM. E. Tosse & Co., Hamburg 11.

k-Strophanthin Boehringer. S. unter Kombetin.

g-Strophanthin „Güstrow" ist das nach Prof. Thomas aus den offizinellen Samen von Strophanthus gratus hergestellte krystallisierte, chemisch reine Glykosid (Purostrophan). Purostrophan hat den gleichen pharmakologischen Wirkungswert wie die Digitalisdroge, hat aber bei intrav. Injektion augenblickliche und lebensrettende Wirkung bei Herzschwäche. Auch per os als Tabletten genommen, ist Purostrophan oft von ausgezeichneter Wirkung, ja es hat auch eine günstige Wirkung auf perlingualem Wege in

Form von Tropfen. Bei Myodegeneratio cordis mit stenokardischen Beschwerden gibt man zuerst 10—20 Spritzen von Purostrophan $\frac{1}{4}$—$\frac{1}{2}$ mg + $\frac{1}{2}$—1 Amp. Euphyllin + 20 ccm 40%igem Traubenzucker. Tägl. oder jeden 2. Tag 1 Spritze intrav. körperwarm injizieren. Ist das Herz wieder im Gleichgewicht, so fährt man mit 2mal tägl. 1 Tabl. zu 1 mg fort. Dosierung: Intrav. tägl. $\frac{1}{2}$ mg nicht überschreiten, per os $\frac{1}{2}$—2—4—5 mg pro die. Packungen mit 20 Tabl. à $\frac{1}{2}$ mg oder 1 mg (0,85, 1,70 DM), mit 5 und 10 Amp. à 1 ccm mit $\frac{1}{4}$ oder $\frac{1}{2}$ mg (1,30 und 2.30 DM, 1,50 und 2,75 DM). Strophanthinlösung, 3mal tägl. 15—25 Tropfen in 1 Teel. Wasser. Die Flüssigkeit behält man unter Kaubewegungen 1 Min. lang im Mund und schluckt sie dann erst hinunter. In Flaschen zu 20 ccm 1,85 DM. **Strophantose** ($\frac{1}{4}$ und $\frac{1}{2}$ mg g-Strophanthin in 20%iger Caloroselösung). Schachteln mit 3 und 5 Amp. mit $\frac{1}{4}$ mg zu 10 ccm 1,75 und 2,35 DM, mit $\frac{1}{2}$ mg zu 10 ccm 3 und 5 Amp. 1,70 und 3,20 DM. Kali-Chemie A.-G., Sehnde/Hannover.

Strophantose. $\frac{1}{4}$ mg Purostrophan in 10 ccm Calorose, 5 Amp. 2,50 DM. $\frac{1}{2}$ mg Purostrophan in 10 ccm Calorose, 5 Amp. 2,85 DM. Kali-Chemie VEB., Berlin-Niederschöneweide.

Strophil enthält in der Amp. 0,125 mg K.-Strophanthin in 2 ccm Embran gelöst. Zur intrav. Injektion. Mit Calcium-Lösung gemischt, kommt es zu Ausfällungen. Neben der Herzwirkung des Strophanthins bewirkt Embran eine bessere Durchblutung des Koronarsystems. Besonders bei Coronarinsuffizienz und Herzinsuffizienz. Anwendung wie Strophanthin 3 und 24 Amp. zu 2 ccm. 2,— und 12,75 DM. Sächsisches Serumwerk A.-G., Dresden.

Strophoral ist ein durch besondere Reinigungsmethoden weitgehend entbittertes Glykosidgemisch aus genuinem g-Strophanthin und Strophanthol, das ein reduziertes, krystallines K-Strophanthin ist, zur oralen Anwendung, wobei ein kleiner Teil schon in der Mundhöhle resorbiert wird, so daß nach wenigen Minuten schon eine Herzwirkung eintritt. Die Resorption aus Magen und Darm erfolgt langsam und gleichmäßig nach. Man läßt die Tablette unter der Zunge zergehen und behält sie 10 Min. im Speichel gelöst unter der Zunge, dann erst schluckt man den Speichel. Die Tabletten sollen immer auf leeren Magen genommen werden ($\frac{1}{2}$ Std. vor dem Essen). Man beginnt mit 1 Tabl. tägl., dann 2 Tabl., schließlich 3 bis höchstens 3mal 2 Tabl. tägl. Ist die Suffizienz des Herzens erreicht, dann geht man in der Dosis zurück. Wenn keine volle Wirkung erreicht wird, kombiniere man mit Sexualhormonen. 4mal wöchentl. 25 g Anertan. Ist die Wirkung günstig, so fährt man mit Anertantabl. weiter fort 3—2mal tägl. 1 Tabl. Bei Frauen ist Anertan erst jenseits des Klimakteriums zu geben. Packung mit 25 und 100 Tabl. zu 3 mg 2,25 und 8,85 DM. C. F. Boehringer & Söhne, G. m. b. H., Mannheim.

Strophosid, genuines, krystallisiertes Hauptglycosid aus Strophanthus Kombe, k-Strophantosid. Dieses neuentdeckte krystallisierte Glykosid repräsentiert mehr als $\frac{3}{4}$ des Gesamtglykosidgehaltes der Kombe-Samen. Es setzt sich zusammen aus dem Aglykon Strophanthidin, der Cymarose und 2 Molekülen Glucose, ist also zuckerreicher als die bisher bekannten Glykoside Cymarin und k-Strophantin β. Gegenüber den bisherigen amorphen, in ihrer Zusammensetzung schwankenden Strophanthin-Vorbereitungen wird Strophosid mit der Waage eingestellt. Es ermöglicht daher eine genaue Dosierung, wodurch die Behandlung an Zuverlässigkeit gewinnt. Zur intrav. Injektion bei allen Strophanthin-Indikationen. Amp. zu $\frac{1}{4}$ und $\frac{1}{2}$ mg pro 1 ccm. Einzeldosis 0,1—0,2—0,5 mg intrav. im Tage. 6 Amp. zu $\frac{1}{4}$ und $\frac{1}{2}$ mg 1,65 und 1,95 DM. Sandoz A.-G., Nürnberg.

Strumedicalpillen enthalten pro Pille $\frac{1}{2}$ mg Jod mit einem Sedativ (Na phosph.). Man gibt 3mal tägl. 2 Pillen 4—6 Wochen lang. Gegen Struma colloides. Chem. Fabr. Bavaria, Königshofen u. Grabf.

Strychninum nitricum. Farblose, sehr bitter schmeckende Krystalle, löslich in 90 Wasser und 70 Weingeist. Innerlich 0,001 bis 0,005! pro dosi. Größte Einzelg. 0,005, größte Tagesg. 0,01. In Pulver oder Pillen als ausgezeichnetes Tonicum bei allgemeiner Schwäche, Herzschwäche, Nervenschwäche der Verdauungsorgane und Diabetes mellitus und Lungenleiden. Es übt einen erregenden Einfluß auf den vasomotorischen Apparat im verlängerten Mark und Großgehirn aus. Es bewirkt bei längerem Gebrauch eine Gefäßverengerung in Splanchnicusgebiet und Niere, während die Gefäße der Körperperipherie und die Hirngefäße bedeutend erweitert werden. Bei Nierenkranken ist Strychnin zu meiden, da es im Körper zurückgehalten wird und durch Kumulation giftig wirkt. Man beginnt mit kleinen Dosen und erhöht allmählich und überschreitet selbst die Tagesdosis bis zu 0,02 pro die. Auch als subcut. Injektion bei Facialislähmung, diphtherischen Lähmungen, Blasenlähmungen, Amaurosis. Bei Strychninvergiftungen Magenspülung oder Brechmittel, als Klysma 3—5 g Chlorhydrat, wenn nicht ausreichend, bei starken Krämpfen Narkose. Strychnin. nitr. 0,02, Aq. ad 10, tägl. 1—2 Spritzen. Tinct. ferri comp. 200, Strychnin. nitr. 0,02, Vorsicht, 2—3mal tägl. 1 Eßl., Fe sulf., Chinin hydr. aa 5, Strychnin. nitr. 0,1, f. pil. Dos. C, 3mal tägl. 1—2 Pillen, allmählich steigend auf 4mal tägl. 2—3 Pillen. Im Handel als Amp. mit 0,001 und 0,003 Strychnin nitric. 5 und 10 Amp. MBK. C. H. Boehringer & Sohn, Nieder-Ingelheim.

Stryphnon. Methylammonioacetobrenzkatechin, ein synthetischer naher Verwandter von Adrenalin. Ein Hämostypticum, das eine lokale Anämie durch Gefäßkontraktion bewirkt. Die Kapillaren werden energisch kontrahiert, die kleinen Arterien aber erweitern sich, deswegen bei Urticaria geeignet, oft hilft eine Injektion. Vorsicht bei Hypertonie und Thyreotoxikose. Langsam intrav. 1 Amp. Bei allen oberflächlichen, parenchymatösen, kleinen venösen, occulten Blutungen. Bei allen Operationen lokal oder parenteral. Auch bei Hämoptoe, Hämatemesis, Purpura, Colitis ulcerosa, Zahnextraktionen. Packungen: Ampullen zur intrav. Injektion: 0,05%ig 3 und 6 Amp. Zur subcut. Injektion: 0,5%ig 3 und 6 Amp. Als Hämorrhoidalsalbe Tube. Als Pellets für zahnärztliche Zwecke 100 St. Als Pulver 25 g. Als Lösung 5%ig 10 und 40 g. Tupfer: Schachtel mit 36 St. Auch Binden, Gaze und Watte. Chemosan-Union A.-G., Wien.

Styptan enthält die spezifischen Wirkstoffe des Rückenmarks zur Verkürzung der Blutungszeit. Bei Lungen- und Magenblutungen, gynäkologischen Blutungen, Blutungen des Urogenotalsystems, Blutungen aus Mund, Nase und Ohr 1—3 ccm intram. oder intrav. bei Bedarf nach 24 Std. wiederholen. 6 und 20 Amp. Wecusta-Werke, Dresden-N. 6.

Stypticin. Salzsaures Cotarnin. Gelbe Krystalle, löslich in Wasser. In Tabl. zu 0,05 als Hämostypticum bei uterinen Blutungen, menstruellen Blutungen, Dysmenorrhoe, Hämoptoe und Magenblutungen. Als Stypticingaze und Watte (30%). Von den Tabl. gibt man tägl. 3mal 1—2 St. Tabl. zu 0,05, überzuckert, 20 St. 1,55 DM. Bei Hämoptoe Stypticin 0,05, Dilaudid 0,002, Sacch. 0,3, tal. Dos. X, 2stündl. 1 Pulver (Ilsenburg), oder Stypticin 1,0, Tct. Cinnamon. ad 10,0, D. S. 4—5mal tägl. 20 Tropfen, oder Stypticin. 0,08, Coagulen 0,5, Pantopon 0,03, tal. Dos. X. D. S. 2mal tägl. 1 Pulver (teuer). E. Merck, Darmstadt.

Styptol. Phthalsaures Cotarnin. Gelbe, bitter schmeckende Kryställchen, in Wasser löslich. In Tabl. zu 0,05 als Hämostaticum, besonders bei starken menstruellen Blutungen, klimakterischen Blutungen, auch bei Magen- und Blasenblutungen zu versuchen, weiterhin bei Pollutionen, Dysmenorrhoe, da es die nervöse Reizbarkeit der Urogenitalsphäre herabsetzt. 3mal tägl. 2 Tabl. bis 3—4mal tägl. 3 Tabl. In Packungen mit 20 Tabl. (1,80 DM). Auch als lokales Stypticum in Anwendung. Knoll A.-G., Ludwigshafen a. Rh.

Styptysat. Ysat aus Capsella Bursa past. Unschädliches, uterines Stypticum. Es hat eine starke blutstillende Wirkung. Bei Menorrhagien, Metrorhagien und starker Menses.. 3mal tägl. 20—35 Tropfen. In Flaschen mit 10 ccm (95 Dpf.) oder als Tabl. 3—4mal tägl. 1 St. Packung mit 20 Tabl. (90 Dpf.). Ysatfabrik von Bürger, Wernigerode a. Harz.

Styptural liquid. Perextraktivprodukt aus Capsella Bursa past. mit Secalewirkung. Ein einheimischer Ersatz für Secale und Hydrastis. Bei atonischen und klimakterischen Blutungen, Menorrhagien, Dysmenorrhoe. 3—4mal tägl. 30—40 Tropfen oder 1 Tabl. Packungen mit 15 g, mit 20 g, mit 100 g. Tabl.-Röhre mit 20 Tabl. E. Tosse, Hamburg 2.

Styrax depuratus. Gereinigter Storax. Früher innerlich 05—2 g bei Bronchialkatarrh, Asthma, Croup und Gonorrhoe, besonders äußerlich als Krätzemittel. Styrac. dep. 50, Ol. Ricin. aa 25, zum Einreiben bei Krätze F.M.

Subcutin. Aethylium aminobenzoicum p-phenosulfonicum (Phenolsulfonsaures Anästhesin). Lösliches Anästhesin, zu 1—2% in Wasser löslich. Es hat stark baktericide Eigenschaften, besonders gegenüber den Colibakterien, und wird daher zur Blasenspülung bei Cystitis verwandt. Bei Kehlkopf-Tbc. läßt man mit 2%iger Subcutinlösung (2 Eßl. auf 1 Glas Wasser) gurgeln oder inhalieren, auch bei Pharyngitiden, Anginen, Stomatitiden von guter Wirkung. Flaschen mit 100 und 200 g. Dr. Ritsert, Frankfurt a. M.

Succus juniperi inspissatus. Wacholdermus. Teelöffelweise als Diureticum oder zu diuretischen Mixturen. Infus. Fol. Digit. titr. 0,5:150, Liqu. Kal. acet., Succ. junip. inspis. aa 25. 2stündl. 1 E l.

Succus liquiritiae depuratus. Gereinigter Süßholzsaft. Dicker, brauner Extrakt von süßem Geschmack. Lakritz aus Husten- und Lösungsmittel. In Mixt. solv., als Hustenpastillen und als Zusatz zu Pillen.

Succus sambuci inspissatus. Holundermus. Dicke Flüssigkeit von süßlich saurem Geschmack. Als Diaphoreticum teelöffelweise oder in Mixturen.

Sudian. Schmierseifenersatz, der aus 80% Sapo kalin., 17% Sapen und 3% Sulf. praec. besteht. Das Ganze parfümiert. Bei Skrofulose, Peritonitis, Phthise und bei chirurgischer Tuberkulose zum Einreiben. Man reibt jeden Abend einen Kaffeel. voll abwechselnd auf Brust, Bauch, Rücken, Oberschenkel und wäscht am andern Morgen mit lauwarmem Wasser ab. Töpfe zu 75 g und 100 g. Chem. Fabr. Krewel & Co., Köln.

Sufortan enthält 20% Sulfapyridin Homburg, 20% Sulfanilamid und 60% Harnstoff als Vaginalkugeln und Styli. Der Harnstoff steigert den bakteriostatischen Effekt der Sulfanilamide, regt den Lymphstrom und die Durchblutung an. Bei fluor vaginalis und cervicalis, Vaginitis, Uterus-Ca. Styli für Kinder. Tägl. 1 Vaginalkugel einführen. Chemiewerk Homburg A.-G., Frankfurt a. M.

Sufrogel. Suspension von feinstdispersem Schwefel in Gelatine mit 0,3% Schwefel. Bei Arthritis def., Acne, chronischem Gelenkrheumatismus, metaluischen Erkrankungen des Nervensystems, entzündlichen gynäkologischen Erkrankungen zur intramusk. Injektion. Die Ampullen müssen erwärmt werden, damit der Inhalt flüssig wird. Man beginnt mit 0,2 ccm und steigt in Intervallen von 3—5 Tagen auf 0,5 ccm. Bei metaluischen Erkrankungen gibt man 1—12 Injektionen zu 1 ccm in Abständen von 3—4 Tagen. In Schachteln zu 3 Amp. mit 1 ccm (1,35 DM). 3 Amp. mit 5 ccm (2,80 DM). Chem. Fabr. Heyden, Radebeul-Dresden.

Sukrinetten s. Süßstoff.

Sulfanilamid ist ein p-Aminophenylsulfonsäureamid: bei Streptokokken- und Staphylokokkenerkrankungen. Packungen mit 20 Tabl. zu 0,5 g 1,70 DM. Deutsche Hydrierwerke Rodleben, Post Roßlau/Elbe.

Sulfapyridin Homburg (s. u. Sulfonamide). Zur Chemotherapie Pneumokokken-, Streptokokken-, Meningokokken- und Gonokokkeninfektionen 1 Tabl. zu 0,5 g a(p-Aminobenzolsulfonamido)-Pyridin. Es hat eine kokkenspezifische Wirkung.

Indikation: Bei Pneumonie (Erwachsene) sofort eine Dosis von 4 Tabl. und noch alle 4 Std. 2, in schweren Fällen 3 Tabl. bis zum Fieberabfall, während insgesamt 5 Tagen, nach der Entfieberung noch 2—3 Tage lang 3mal tägl. 1 Tabl. Kinder bis zu 2 Jahren $\frac{1}{4}$, ältere $\frac{1}{2}$ der genannten Dosen.

In Fällen, in denen rasch ein hoher Sulfapyridin-Blutspiegel erreicht werden soll, gibt man zweckmäßig intramuskulär oder intravenös, und zwar in Dosen von 1—3 Amp. (= 1—3 g Sulfapyridin = 2—6 Tabl.). Meningitis: Lumbalpunktionen, tägl. 6—8 Tabl. innerhalb 1 Woche 30 bis 40 Tabl., darauf einige Tage Pause, wenn notwendig, dann Wiederholung. Gonorrhoe: 3mal tägl. 2 Tabl., 4 Tage lang, dann 7 Tage keine Tabl., dann können noch 1 bis höchstens 2 Behandlungsstöße folgen. Man läßt die Tabletten in einem Glas Wasser zerfallen und nimmt sie am besten zusammen mit einem Teelöffel von Natr. bicarb. Bei schlechter Verträglichkeit können auch 6 Tabletten in $\frac{1}{2}$ Liter lauwarmem Wasser als Klistier gegeben werden. Mit Sulfapyridin dürfen nicht gleichzeitig sulfathaltige Arzneimittel gegeben werden (Sulfhämoglobinämie). Packungen zu 20 Tabl., zu 5 Amp. à 5 ccm. S. Sulfortan. Chemiewerk Homburg A.-G., Frankfurt a. M.

Sulfartan besteht aus einer Suspension mit kolloidalem Schwefel, Natrium nitrosum und Atropinmethylnitrat. Ein wirksames Mittel bei Hypertension, subakutem, chronischem Rheuma, Angina pectoris und zur Reiztherapie bei Asthma bronchiale. Man beginnt mit 0,2 ccm intraglutaeal und steigert allmählich auf 0,3, 0,4, 0,5, 0,8, 1 ccm und allmählich bis 2 ccm. Bei den höheren Dosen kann erhöhte Temperatur mit Benommenheit im Kopfe auftreten. 1—2mal wöchentl. 1 Injektion. Die Injektion ist schmerzfrei. 6 Amp. zu 2 ccm. Merz & Co., Frankfurt a. M., Eckenheimer Landstraße 100—104.

Sulfodermpuder. Schwefelpulver mit 1% Schwefel in mikroskopisch feiner Verteilung. Bei Acne, Seborrhoe, Ekzem, Pityriasis usw. Packungen mit 25 g (1,40 DM). **Teer-Sulfodermpuder** 25 g (1,75 DM). Chem. Fabrik von Heyden, Dresden-Radebeul.

Sulfonamide. Die zu dieser Gruppe gehörenden Präparate haben in den letzten Jahren in der Therapie eine außerordentlich große Bedeutung erlangt. Es gibt einige Dutzend Verbindungen, von denen für Deutschland die wichtigsten, geordnet nach ihrer Einführung, sind: Prontosil rubr., Prontalbin, Albucid, Neo-Uliron, Eubasinum und das mit diesem identische Sulfapyridin, Cibazol und das chemisch identische Eleudron, Tibatin, Marfanil, Globucid, Pyrimal, Euvernil, Resulfon, Ruocid, Badional, Marbadal, Supronalum. Über die Wirkungsweise der Sulfonamide sind eine große Zahl von Ansichten geäußert worden. Man nimmt u. a. an, daß die Keime in ihrem Stoffwechsel geschädigt würden, daß der Nährboden derart verändert werde, daß er das Wachstum der Bakterien verhindere u. dgl. In neuester Zeit wurde von *Kuhn* eine Ansicht entwickelt, die mit größter Wahrscheinlichkeit die wahren Verhältnisse aufdeckt. Danach wird durch die Sulfonamide die Paraaminobenzoesäure, ein lebenswichtiger Bestandteil im Bakterienaufbau, verdrängt. Die Konstitutionsformeln des Sulfonamids und der Paraaminobenzoesäure

$$\text{NH}_2\text{—}\langle\bigcirc\rangle\text{—COOH} \qquad\qquad \text{NH}_2\text{—}\langle\bigcirc\rangle\text{—SO}_2\cdot\text{NH}_2$$

Paraaminobenzoesäure   Sulfonamid

sind so ähnlich, daß ein Austausch dieser beiden Stoffe im Bakterienstoffwechsel durchaus möglich erscheint. Durch Entziehung dieses Wuchsstoffes werden die Bakterien derart geschädigt, daß sie in kürzester Zeit absterben. — Allen Sulfonamiden gemeinsam ist die Sulfonamidgruppe, verschieden ist die Beifügung eines Substituenten, der entweder die Wirksamkeit erhöhen oder die Verträglichkeit bessern soll. Darum ist es klar, daß durch die Einführung der modernen Präparate die älteren — wenn auch ihre Verdienste als Schrittmacher nicht abzuleugnen sind — heute nicht mehr den Anforderungen entsprechen.

Da die einzelnen Präparate unter ihrem Namen ausführlich besprochen sind, sei hier eine Übersicht darüber gegeben, welche Mittel bei bestimmten Indikationen zu bevorzugen sind.

Gonorrhoe: Die wirksamsten Präparate sind die Sulfathiazole Cibazol bzw. Eleudron und Supronalum. Sie haben das weniger wirksame Albucid und das weniger gut verträgliche Präparat Eubasinum verdrängt. Ein hochdosierter Stoß von 2—14 Tagen führt fast stets zur Heilung. *Cystitis, Pyelitis:* Hier benötigt man ein Präparat, bei dem keine Gefahr der Auskrystallisierung besteht, da bei diesen Krankheiten Krystallisationskerne, Epithelien, Bakterien, Leukocyten u. dgl. im Harn stets vorhanden sind. Albucid bzw. dessen Ausscheidungsprodukt, das Acetyl-Albucid, ist im Harn noch in einer Konzentration, die praktisch niemals erreicht wird, gut löslich und hat sich deshalb als das Präparat der Wahl bei allen Infektionen der ableitenden Harnwege, gleichgültig, ob diese durch Bact. coli oder Staphylokokken verursacht sind, durchgesetzt. Auch Badional, Euvernil, Globucid und Ladogal sind bei diesen Indikationen gut wirksam, da sie alle eine rasche Körperpassage zeigen. *Pneumonie und Pneumonieprophylaxe* bei zahlreichen Infektionskrankheiten, bei denen eine Lungenentzündung eine häufige Komplikation darstellt: Bis zur Einführung der Sulfathiazole galt das Sulfapyridinpräparat Eubasinum als das wirksamste Mittel gegen Pneumonie. Die schlechte Verträglichkeit (Übelkeit, Erbrechen, Methämoglobinbildung, Harnkonkremente) haben dazu geführt, daß man die wesentlich besser verträglichen Präparate Cibazol, Eleudron, Supronalum, Aristamid, Pyralcid, Coranil, Elkosin, Protocid bevorzugte. Da bei Fieber Urin von hoher Konzentration ausgeschieden wird, besteht die Gefahr der Konkrementbildung. Auch hat man gelegentlich noduläre Exantheme beobachtet. Reichliche Flüssigkeitszufuhr. Nach neueren Berichten treten diese Nebenerscheinungen bei Verwendung des Sulfamidoäthylthiodiazolderivates Globucid nicht auf. Die Wirksamkeit gegen Pneumokokken scheint beim Globucid ebensogut zu sein wie beim Cibazol. Es wird von verschiedenen Seiten geradezu als spezifisch gegen diese Krankheitserreger bezeichnet. Bei Globucid ist Alkalisierung und Steigerung der Flüssigkeitszufuhr nicht erforderlich. *Meningitis epidemica und purulenta* (nach Trauma und Mittelohreiterungen): Wegen seiner ausgezeichneten Verträglichkeit und der Möglichkeit, dieses Präparat in sehr hoher Dosierung (10—20 g) auch bei einer so schweren Allgemeinerkrankung zu geben, ist hier an erster Stelle Albucid zu empfehlen, während von der Verordnung von Eubasinum aus den schon obengenannten Gründen abgeraten werden muß. Auch Cibazol, Eleudron, Globucid und Supronalum haben sich gut bewährt. *Angina:* Lange Jahre war Prontosil das Mittel der Wahl. Es wurde durch die wirksameren und besser verträglichen Präparate Cibazol, Eleudron, Supronalum, Albucid und Pyrimal abgelöst. *Ruhr:* Wegen der hohen Konzentration des Urines ist hier auf reichliche Flüssigkeitszufuhr und Alkalisierung Wert zu legen. Es haben sich bewährt Cibazol, Eleudron, Taleudron und besonders Resulfon, Ruocid, Formo-Cibazol und Supronalum. *Sepsis, besonders Puerperalinfektion:* Es wird über ausgezeichnete Erfolge mit Tibatin berichtet. Auch Pyrimal hat sich bei dieser Krankheit bewährt. Da Tibatin nur injiziert und Pyrimal nur per os gegeben werden kann, ist eine Kombination beider Präparate empfehlenswert. *Anaerobierinfektionen:* Das Kombinationspräparat Marfanil-Prontalbin wird hierbei sowohl therapeutisch als auch prophylaktisch in Form von Tabletten und Puder (M.P.-Puder) viel verwendet. Mit bestem Erfolg hat man auch Globucid lokal und innerlich gegeben.

Zusammenfassend sei noch einiges über die gelegentlich bei allen Präparaten, wenn auch mit verschiedener Häufigkeit auftretenden *Nebenerscheinungen* und deren Bekämpfung, gesagt: Die früher bei Magenempfindlichen nicht selten beobachtete Übelkeit und Appetitlosigkeit tritt bei den modernen Präparaten nur noch sehr selten auf. Man begegnet ihr am besten, indem man die Tabletten niemals in den leeren Magen nehmen läßt. Auch Darmstörungen mit Durchfall sind jetzt sehr viel seltener geworden. Bei ihrem Auftreten ist das Mittel abzusetzen und das Herz nötigenfalls durch Sympatol, Cardiazol, Strophanthin zu stützen. Gelegentlich sieht man auch Gelbsucht, besonders bei Gonorrhoe. Da es sich hierbei wohl meist um einen gonotoxischen Ikterus handelt, kann das Mittel in diesen Fällen weitergegeben werden. Bei sicherer Leberschädigung soll man sofort absetzen. Cyanosen sind nicht allzu selten. Es handelt sich nicht um echte Cyanosen, sondern um Bildung von Methämoglobin. In leichten Fällen verschwindet die Cyanose meist wieder schnell. Den schwereren Fällen wird man 1% Methylenblaulösung, Nordmark (20—50 ccm) intravenös geben. Die gefährlichste Veränderung im Blutbild ist die Agranulocytose. Wenn sie auch nur äußerst selten vorkommt, so muß bei hoher Dosierung der Präparate (über 30—40 g) die Kontrolle des weißen Blutbildes durchgeführt werden. In letzter Zeit ist häufig über Konkrementbildung in den ableitenden Harnwegen und Auskrystallisierung im Nierenparenchym mit Hämaturie und Anurie berichtet worden. Diese Erscheinung ist eine Folge der schlechten Löslichkeit einer Reihe von Sulfonamiden, besonders deren acetylierter Ausscheidungsprodukte. Deshalb ist die Kenntnis der Löslichkeit der acetylierten Derivate von großer Bedeutung. Von den wichtigsten Sulfonamiden ist am besten löslich: Acetyl-Albucid (bei pH — 7,005 beträgt die Löslichkeit 0,638%). Es folgen Acetyl-Globucid (0,391%), Acetyl-Prontalbin (0,144%), Acetyl-Pyrimal (0,084%), Acetyl-Sulfapyridin (0,032%), Acetyl-Cibazol und Eleudron (0,010%), Acetyl-Neo-Uliron (0,0038%). Die Löslichkeit wird durch Alkalisierung in allen Fällen wesentlich erhöht. Deshalb soll man bei allen Präparaten mit Ausnahme von Albucid und Globucid, wo dies nicht erforderlich ist, durch Alkalisierung des Urins einer Auskrystallisierung vorbeugen. Dies gilt besonders dann, wenn durch Fieber oder starken Wasserverlust (Ruhr) ein hochkonzentrierter Urin ausgeschieden wird. Man gibt 3mal tägl. 1—3 Teel. Natrium bicarb. Auch reichlich Flüssigkeitszufuhr, etwa ½ Liter pro Tag, verbessern die Löslichkeit. Manche Patienten klagen nach den Präparaten über Kopfschmerzen, Benommenheit und Schwindel. Man soll diese Erscheinungen nicht zu leichtnehmen, da einzelne Berichte vorliegen über Psychosen und Encephalitis. Auch über das Auftreten von Temperaturerscheinungen, über kleinknotige Exantheme u. dgl. ist berichtet worden. Doch sind diese Erscheinungen im allgemeinen kein Grund zur Absetzung des betr. Mittels; unter Umständen empfiehlt sich ein Wechsel des Präparates.

Sulfur depuratum. Gereinigter Schwefel. Gelbes Pulver ohne Geschmack und Geruch. Innerlich früher in Dosen von 0,5—1 g als mildes Laxans, dann auch bei Bronchialkatarrh. Äußerlich als Salbe gegen Krätze und als Waschwasser. Fol. Senn. pulv., Magn. usta, Sacch. alb., Sulfur. dep., Tartar, dep. aa 10, 3mal tägl. 1 Teel.: als Pulv. haemorrhoidalis. Sulfur. dep., Tartar. dep. aa 25, Rhiz. Calami, Rhiz. Zingiber aa 5, abends 1 Teel.

Sulfur praecipitatum. Feines, gelbes Pulver, wirksamer als das vorige. Innerlich 0,1—0,5, äußerlich bei Hautunreinheiten als Aqu. Kummerfeldii, dann zu Salben bei Hautkrankheiten und als 1%ige ölige Lösung bei Arthritis deformans zur intramusk. Injekt. mit Fiebererscheinungen. Als Reizkörpertherapie 1—4 ccm intraglut. S. Sufrogel.

Sulfur sublimatum. Äußerlich zu Salben.

Suppletan. Lactationshormon, hergestellt aus dem Hypophysenvorderlappen. Setzt spätestens 6 Tage nach der Geburt keine Milchproduktion ein oder versiegt sie vorzeitig, so reibt man Suppletansalbe auf der Brust nach jedesmaligem Sillen ein. Auch zum Abheilen von Rhagaden. Salbe 20 g mit 100 Tauben-E. 1,60 DM. C. F. Boehringer & Söhne, Mannheim-Waldhof.

Suprarenin. 1-o-Dioxyphenylaethanolmethylamin. Es ist im Handel als ein aus Nebennieren von Tieren gewonnener, gefäßverengernder Bestandteil, dann aber auch synthetisch dargestellt. Beide Formen sind nach dem Deutschen Arzneibuch offizinell, da das synthetische Suprarenin nicht nur chemisch und physikalisch, sondern auch in therapeutischer Wirkung mit den besten aus Organen gewonnenen Präparaten vollständig identisch ist. Das Suprarenin synth. ist in einer Konzentration 1:1000 im Handel. Man injiziert bei Herz- und Gefäßkollaps, Pneumonie, Diphtherie, Scharlach 3—4stündl. 0,5—1 ccm subcutan. Desgl. bei asthmatischen Beschwerden, wobei man zweckmäßig noch einen Zusatz von 0,2 ccm Hypophysinlösung machen kann. Per os gibt man bei Magen- und Darmblutungen 20—30 Tropfen, bei bacillärer Dysenterie wird es sowohl per os (20—30 Tropfen) als auch rectal gegeben (hoher Einlauf von 1—2 l physiol. Kochsalzlösung mit 1 bis 4 ccm Suprarenin). Bei der Lokalanästhesie wird es in geringem Zusatz gebraucht. 0,5% Novocainlösung + 10 Tropfen Suprarenin 1:1000. Bei Nasenbluten führt man einen Wattetampon, mit Suprareninlösung 1:1000 getränkt, in die Nase ein. Bei Heuschnupfen versetzt man die Lösung 1:1000 mit 10% Novocain und bestreicht damit die Nasenschleimhaut. Intravenös spritzt man vorsichtig nur den 50. Teil der subcut. Dosis von 0,5 ein ($\frac{1}{4}$ bis $\frac{1}{2}$ Tropfen). Intrakard. Injekt.: Mit einer dünnen Nadel sticht man im 4. linken Intercostalraum dicht am Sternalrand 4—5 cm tief ein und aspiriert leicht mit der Spritze. Sobald man im rechten Ventrikel ist, wird Blut angesaugt. In Fällen starker Überlastung des Venensystems und Überfüllung des rechten Herzens kann man eine Entlastungspunktion vorausschicken, dann injiziert man $\frac{1}{2}$—1 ccm Adrenalin 1:1000. Ist diese Injektion von Erfolg begleitet, so kann man zur Sicherung des Erfolges die subcut. Dauertropfinfusion anschließen. In einen Irrigator werden 100 ccm physiol. Kochsalzlösung mit 5 g Adrenalin 1:1000 gegeben und in einem Zeitraum von 7 bis 8 Std. unter die Haut tropfen lassen. 10 Amp. zu 1 ccm 1:1000 2,80 DM. Flasche mit 25 ccm 2,10 DM. Farbwerke Hoechst, Frankfurt/M.-Höchst.

Suprifen ist rac.-p-Oxyphenylmethylaminopropanol-Chlorhydrat, steht also *chemisch* zwischen Suprarenin und Ephedrin. Weißes Pulver, in 2 bis 3 Teilen Wasser und 10 Teilen Alkohol löslich. Es kontrahiert nicht die arteriellen, sondern nur die venösen Gefäße. Bei Erschöpfungszuständen, Kollaps, Hypotonien, vor und nach Operationen. In Kombination mit Strophanthin bei schweren organischen Herzleiden. 2—3mal tägl. 5 bis 10 Tropfen, oder subcut., intramusk. (evtl. auch intrav.) 1—2 ccm. Im Bedarfsfalle kann die Injektion unbedenklich wiederholt werden. Als Zusatz zu Dauertropfinfusionen 5—10 Amp. pro Tag. Säuglingen und Kleinkindern bis zu 5 Jahren 2—3mal tägl. 2—4—6 Tropfen oder 0,1—0,4 ccm der 1%igen Injektionslösung intramusk. Packungen: 10 ccm einer 10%igen Lösung 1,75 DM, 5 Amp. zu 2 ccm der 1%igen Lösung 1,45 DM. 25 Tabl. zu 0,035 g 2,30 DM. S. Veritol. Farbwerke Hoechst, Frankfurt/M.-Höchst.

Supronalum. Kombinationspräparat aus 2-(p-Aminobenzolsulfonamido)-4-methylpyrimidin und 4-Aminobenzol-sulfothiocarbamid-Salz des 4-Amino-methylbenzolsulfonamids zu gleichen Teilen. Es entsteht hierdurch eine synergistische Wirkungssteigerung, die z. T. wesentlich über den Effekt der Einzelkomponenten hinausgeht. Indikationen: Aerobier und Anaerobier. Infektionen: Pneumokokken, Gonokokken-, Meningokokken-, Streptokokken-, Staphylokokken- und Coli-Infektionen, bazilläre Ruhr, Lymphogranuloma inguinale, Ulcus molle sowie Gasödem; Infektionen mit anaeroben Streptokokken (puerp-Infekt), ferner Baz. Funduli-formis-Infektion (tonsillogene Sepsis), Aktinomykose. Anwendung: Immer bei maximal dosierter Supronalum-Therapie alkalisierende Mittel zuführen: Säuglinge von 8 kg tägl. 2,5—3 g, Kinder von 12 kg 1—2 J. 3—3,5 g, Kinder von 3—6 J. 20 kg 5 g, ältere Kinder 7—8 g, Erwachsene 10—12 g. Diese Dosen sind in vielen Einzeldosen auf den Tag zu verteilen. Vom 2. Behandlungstage ab wird die tägl.

Dosierung, sofern es der Krankheitszustand erlaubt, laufend um 20—25% herabgesetzt, so daß z. B. bei Erwachsenen in 5 Tagen 42 g gegeben werden. Keine Blutbildkontrolle ist notwendig. Man beginnt mit 4 Tabl. und alle 2—3 Std. 2 weitere Tabl., bis 10—12 Tabl. erreicht sind. Die Tabl. werden nach dem Essen mit Natriumbikarbonat in 1 Glas Tee oder Wasser genommen. — Bei Gonorrhoe wird ein 3-Tage-Stoß zu insgesamt 40 g durchgeführt (1. und 2. Tag je 10 g, am 3. Tag 8 g, am 4. und 5. Tag je 6 g). Danach Behandlungspause von 1 Woche. Zur *parenteralen* Anwendung liegt das Präparat in Form einer 40%igen Lösung vor, die nicht intravenös, dagegen intramuskulär injiziert wird. Als intravenöse *Dauertropfinfusion* löst man die Tagesdosis von 10—12 g = 5—6 Amp. in 1—1½ l physiol. Kochsalzlösung oder Traubenzuckerlösung und läßt in 10—12 Std. einfließen. **Dauertropf-Klysma.** Erwachsene erhalten 5 g Supronalum = 12,5 ccm der 40%igen Lösung ad 500 ccm warmem Wasser. Tropfdauer 2 Std. Es kann 2mal am Tage verabfolgt werden. *Intrapleural* zur lokalen Therapie des Pleuraempyems werden 5 bis höchstens 10 g Supronalum = 12,5—25 ccm der 40%igen Lösung ad 50—100 ccm Wasser als Instillation in den Pleuraraum gegeben. Zur Therapie des Febrilen Abortes kommen Tagesdosen von 4 bis 10 g in Betracht. Packungen: Rö. zu 20 Tabl. zu je 0,5 g 3,85 DM. Karton mit 250 Tabl. zu je 0,5 g. Karton mit 5 Amp. zu je 5 ccm der 40%igen Lösung. Flasche mit 25 ccm 6,20 DM. Augensalbe 10% Supronalum 10 g 2,20 DM. **Supronalum „B" Puder** enthält 90% Supronalum und 10% Marfanil B (Naphthalindisulfosaures Salz des 4-Aminomethylbenzolsulfonamids). Bei infizierten und infektionsgefährdeten Wunden. Nicht geeignet für intraperitoneale, intrapleurale und intravesicale Anwendung. Dosen mit 10 g 4,55 DM. Bayer, Farbenfabriken, Leverkusen a. Rh.

Surfen ist bis-2-methyl-4-amino-chinolyl-6-carbamid-hydrochlorid, eine nicht färbende Chinolinverbindung von stark bactericider Wirkung auf pathogene Keime. Zu Umschlägen, Spülungen und Infiltrationen werden wäßrige 1—2promill. Lösungen verwendet. Als Salbe und Puder 1%ig. Zur Blasenspülung 1:10000, mit Zusatz von 8 Tropfen Acid. acetic. dil., um beim Zusammentreffen mit Urin Trübungen zu vermeiden. Das Präparat löst sich am schnellsten in Wasser von 40—50°. Es darf nicht intrav. gegeben werden. Packungen mit 10 g, 20 Tabl. zu 0,1 g 2,20 DM. Farbwerke Hoechst, Frankfurt/M.-Höchst.

Süßstoff-Krystall 75%ig, 450fache Süßkraft. Glas mit 1¼ g = ½ kg Zucker. **Sukrinetten:** 1 Sukrinette = 2 St. Würfelzucker, Packung mit 500 St. 1,— DM. **Süßstofftabletten** 20%ig, 110fache Süßkraft, Schachteln mit 100, 200, 500 Tabl., 1 Tabl. = 1 St. Zucker. Deutsche Süßstoff-Gesellschaft, Berlin W 57, Potsdamer Str. 91.

Symbion. Eine Tafel enthält Vit. B_1 0,8 mg, Vit. C 25 mg, Vit. -B-Komplex, Traubenzucker und Phosphorverbindungen. 2 Dreiecke tägl. zur allgemeinen Leistungssteigerung, bei Sport, Rekonvaleszenz. 8 Tafeln zu 8 g 1,20 DM. Promonta, Hamburg.

Sympatol. p-Methylaminoaethanolphenoltartrat, in der Seitenkette genau wie das Adrenalin gebaut. Es steht pharmakologisch zwischen dem Adrenalin und Ephedrin und vereinigt in gewissem Maße die Vorteile beider. Es steigert den Blutdruck, verengt die Gefäße, erweitert aber die Coronargefäße (Hochrein und Keller), entspannt die Bronchialmuskeln, erregt den isolierten Uterus und setzt den Tonus des Darms herab. Die Wirkung am Gesamtkreislauf ist im Vergleich zum Adrenalin charakterisiert durch ein günstigeres Verhältnis der Herz- und Gefäßwirkung. Letztere ist schwächer ausgeprägt, so daß das Herz gegen einen geringeren Widerstand zu kämpfen hat. Die Gefäßwirkung äußert sich in Tonuserhöhung, die zur Entleerung der Blutspeicher und Venen und damit zur Rückflußförderung zum Herzen hinführt. *Parenteral* bei toxisch-infektiösem oder durch Blutverlust bedingtem Kreislaufkollaps, Lungenödem und anderen Erscheinungen akuten

Versagens des Herzens. Intrav.: 0,06 oder als Zusatz zur Dauertropfinfusion 0,3—0,6—0,9 g : 1000. Intramusk. oder subcut.: 0,06—0,12. Wiederholten Injektionen je nach Lage des Falls alle 15—30 Min. stehen keine Bedenken entgegen. Peroral bei chronischer Kreislaufschwäche, Coronarerkrankungen, Hypotonie, Vagotonien, Störungen der Blutverteilung, Neigung zur Ohnmacht 3mal tägl. 20—30 Tr. $\frac{1}{2}$ Std. vor dem Essen. Besonders möchte ich es empfehlen zur Bekämpfung der Labilität des Kreislaufsystems nach Grippe und anderen Infektionskrankheiten. Am besten als Injektion, da die perorale Wirkung unsicher ist. Im Handel: Amp. zu 0,06 in Schachteln mit je 6 St. (1,70 DM); Gläser mit 10 und 25 g Sympatol liquid 10%ig (1,70 und 3,45 DM). C. N. Boehringer Sohn, Ingelheim a. Rh.

Symprocain zur Sympathicus-Blockade ist eine sterile, wäßrige Lösung von 1% Procain und 2,5% des Phenmethylols. Die sympathischen Nervenfasern werden für 1—2 Tage reversibel gelähmt. Ein Zusatz von *Kaliumsulfat* potenziert die Wirkung des Procains und läßt die Unempfindlichkeit eher eintreten. **Symprocain forte** ist eine viscose, resorptionsverzögernde Lösung von 1% Procain und 5% Phenmethylol mit einem 8—10 Tage und länger anhaltendem Anaesthesierungseffekt. — **Symprocain** ist vor allem für die *Stellatumblockade*, wobei 5—10 ccm verbraucht werden. Es tritt nach der Injektion der Hornersche Symptomkomplex auf, der wieder verschwindet. Der Kranke ist darauf aufmerksam zu machen. Anzuwenden bei Morbus Raynaud, Brachialgia paraesthetica noct., Endangiitis oblit., Periarthrosis humeroscapularis, chron. Gelenkentzündungen, Sklerodermie, Nervenschmerzen, Lungenembolie, Bronchialasthma, Angina pect. — **Symprocain forte** ist für die Lumbalblockade zur Ausschaltung des Grenzstranges im Lumbalbereich. Man injiziert 10—20 ccm. Hierbei tritt kein Hornerscher Symptomkomplex auf. Bei Erythromelalgie, Sklerodermie, Ischias, Myalgien, Endarteriitis obl., Morb. Raynaud, periphere Embolie, angiospastische Reaktionen mit Kältegefühl und Motilitätsstörungen, Hirschsprungsche Krankheit, Hyperemesis, Eklampsie, Thrombophlebitiden. Dr. Chr. Brunnengräber, Chem. Fabr. & Co., Lübeck.

Synfollin ist das Dibenzoat des 4,4'-Dioxy-a-ß-diaethylstilbens. Es hat die gleiche Wirkung wie das Follikelhormon und ist peroral voll wirksam. In allen Fällen herabgesetzter hormonaler Ovarialfunktion. 1 Tabl. wie 1 Amp. entspricht 5000 I E Follikelhormon. Man gibt $\frac{1}{2}$—4 Tabl. tägl. oder jeden 3. Tag 1 Amp. intramusk. Packungen mit 20 Tabl. zu 0,5 mg 3,05 DM oder 5 Amp. zu je 0,5 mg in 1 ccm Öl. Walter Haupt & Co. G. m. b. H., Chem. pharm. Fabr., Oldenburg (Oldbg.).

Synka-Vit, synthet. wasserlösliches Vitamin-K-Präparat (Diphosphorsäureester des 2-Methyl-1,4-naphthohydrochinon). Es ist leicht löslich im Wasser und unempfindlich gegen Licht und Alkalien. Die natürlichen Vitamine K_1 und K_2 sind wasserunlöslich und gegen Licht und Alkalien sehr empfindlich. 1 g Vitamin K_1 entspricht 12 Millionen Einh., 1 g K_2 8 Millionen Einh., 1 g Synka-Vit 15 Millionen Einh. Es kann wegen seiner Wasserlöslichkeit intrav. injiziert werden. Es bewirkt einen Anstieg des Prothrombinspiegels des Blutes. Indikation: Bei allen Ikterusformen, besonders mit hämorrhagischen Zuständen, Leberschädigungen, Störungen des Fettstoffwechsels. Hämorrhagische Diathese der Neugeborenen (Melaena neonatorum), intrakranielle Blutungen, Nabelblutungen. Um eine hämorrhagische Diathese des Neugeborenen zu verhindern, kann man der Schwangeren einige Tage vor der Geburt Vitamin-K-Injektionen geben, auch wirksam bei Hypertension (intrav). Zur Vorbereitung der Operation von mechanischem Stauungsikterus gibt man 2 bis 4 Tabl. auf 1—2 Tage vor der Operation, in dringenden Fällen 1—4 Amp. Bei den übrigen Erkrankungen 1—2 Tabl. oder Amp., die subcut., intramusk. und intrav. gegeben werden können. Packungen mit 10 und 100 Tabl. zu 0,01 g 1,40 und 8,70 DM. 3 und 25 Amp. zu je 0,01 g wirksamer Substanz zur subcut., intramusk. und intrav. Injekt. 1,65 und 8,05 DM. S. Karanum. Deutsche Hoffmann-LaRoche A.-G., 17b Grenzach/Baden.

Synpen, ein Antihistamin-Präparat. Es ist ein N-Dimethyl-aminoaethyl-N-p-chlorbenzyl-a-aminopyridin-hydrochlorid. Ein weißes, geruchloses Pulver, in Wasser leicht löslich. Bei allen allergisch bedingten Erkrankungen: Heufieber, Rhinitis, Pruritus, Dermatosen, Urticaria, Asthma bronchiale, Ekzeme, anaphylaktischer Schock u. a. In schweren Fällen 1—2 Amp. intrav., dann 2—3mal tägl. 1 Dragée während des Essens. 20 Dragées mit je 0,025 Synpen 2,60 DM, 5 Amp. zu 2 ccm 1%iger Lösung 3,10 DM, 25 Amp. 10,30 DM. Dr. K. Thomae G. m. b. H., Biberach an der Riß.

Synthobilin ist ein p-tolylmethylcarbinolcampherestersaures Diaethenolamin, enthält also besonders den aus dem ätherischen Öl der Curcuma domestica isolierten Bestandteil, der eine choleretische Wirkung hat. Die Farbstoffe der Curcuma rufen eine Kontraktion der Gallenblase und damit eine Mehrausscheidung von Blasengalle hervor. Hochwirksames Cholereticum zur oralen und parenteralen Therapie von Erkrankungen der Leber und Gallenwege. — Ikterus catarrhalis, Ikterus infectiosus, Hepatitis epidemica, Leberparenchymerkrankungen, Cholecysticis, Cholelithiasis, Cholangitis, Dyskinesien der Gallenwege. Bei mittelschweren Fällen 3mal tägl. 1 Tabl. während einer Zeit von 3—4 Wochen, dann Fortsetzung der Behandlung mit 3mal tägl. ½ Tabl. für weitere 2—3 Wochen. Bei hartnäckigen und schweren Fällen Unterstützung durch Injektionen von je 1mal 1—2 ccm mehrere Tage hintereinander intramuskulär oder verdünnt langsam intravenös. Bei alleiniger Anwendung von Ampullen injiziert man täglich oder jeden zweiten Tag 1 ccm (= 1 Amp.). Die Synthobilintabletten werden in Form eines heißen Tees eingenommen. Packung zu 6 Amp. zu 1 ccm, Packung zu 25 Tabl. S. Temoebilin. Chemiewerk Homburg A.-G., Frankfurt a. M.

Syntrogel „Roche" enthält pro Tabl. 71 mg Calc. carbon., 86 mg Mg. peroxyd, 144 mg Aluminiumhydroxyd, 5 mg Syntropan. Gegen Magenbeschwerden infolge von Hyperacidität. Mehrmals tägl. 1—2 Tabl. 10 und 100 Tabl. 1,10 und 7,— DM. Deutsche Hoffmann-La Roche A.-G., (17b) Grenzach/Baden.

Syntropan „Roche". Ein Tropasäureester des 3-Diaethylamino-2, 2-dimethyl-1-propanol, also mit Atropinwirkung ohne die unangenehmen Nebenwirkungen. Leicht löslich in Wasser und von bitterem Geschmack. Anwendung bei Krampfzuständen des Magens, Darms, der Gallen- und Harnblase, Koliken. 3mal tägl. ½—2 Tabl. oder 1 Zäpfchen oder 1—3 Amp. subcut. oder intram. Bei beginnender Kolik 1—2 Tabl. auf einmal oder 2 bis 3 Amp. subcut. Außerordentlich zuverlässige Wirkung ohne Nebenerscheinungen. Packungen mit 10 Tabl. zu 0,05 g 1,20 DM, 100 Tabl. 7,75 DM, mit 6 Amp. mit 1 ccm einer 1%igen Lösung 2,50 DM, 50 Amp. 13,55 DM. Supposit. zu 0,05 g Syntropan in Packungen mit 6 und 50 St. (1,50 und 8,55 DM). Syntropan forte-Tabl. zu 0,1 g bei Parkinsonismus und Paralysis agitans. 100 Tabl. 10,50 DM. Deutsche Hoffmann-La Roche A.-G., (17b) Grenzach/Baden.

Syrolat. Sulfoguajacolpräparat von gutem Geschmack. 3mal tägl. 1 Kinder- bis Eßl. bei Bronchialkatarrh, Husten und Tuberkulose. Flaschen mit 150 g 1,48 DM, mit 0,3% Ipecac. 1,50 DM, mit 0,1% Codein 1,85 DM, mit Ammon. jodat. 1% 1,85 DM. Temmler-Werke, Ver. chem. Fabr.Abt. Sicco, Berlin- Johannisthal.

Tabl. contra oxyures Leo. 0,5 Extr. Granat., 0,02 Santonin, Extr. Rhei comp. und Pulv. aromat. Gegen Madenwürmer zusammen mit Ungt. contra Oxyures. Chem. Labor. Leo, Dresden-Neustadt.

Tachalgan. Eine Lösung von Phenyldimethylpyrazolonsalicyl. Coffein na. sal. Hexamethylentetr., Acid. ascorb. in Ampullen. Gegen jede Art von Schmerzen, 3—7 ccm intrav. und intramusk. Amp. zu 5 ccm in Schachteln mit 3 Amp. (1,90 DM), als Tabl. Pyrazol. salic., Phenac., Coffein, Amido-pyrin zu 10 und 20 St. (0,70 und 1,15 DM), als Suppos. 10 St. 1,25 DM. Labopharma, Berlin W 35.

Talcum. Feines weißes, sich fettig anfühlendes Pulver, Magn.-Silicat. Äußerlich als Streupulver und in Pasta Zinci.

Taleudron ist die Phthalsäure-Verbindung des Eleudron für die Behandlung von intestinalen Infektionen. Es ist ein weißes, bitterschmeckendes Pulver, unlöslich im Wasser, leicht löslich in Salzsäure und in Natriumcarbonatlösung. Durch seine Schwerlöslichkeit wird vom Darm nur wenig resorbiert, so daß es im Darm voll zur Wirkung kommen kann. Indikation: vor und nach Magen- und Darmoperationen tägl. 7 Tabl. 4—5 Tage vor der Operation, desgl. nach der Operation. Bei bazillärer Ruhr. Für die akute Phase der bazillären Dysenterie zuerst Supronalum und Eleudron. Bei chronischer Dysenterie, unspecif. Diarrhoen, Paratyphus, Colitis ulcerosa und Darmfisteln und -abscessen tägl. 6—14 Tabl., Kinder 3—4 Tabl. Säuglinge 2—3 Tabl. Sollte vermehrter Durchfall auftreten, so ist die Dosis zu verringern. 10 u. 20 Tabl. zu 0,5 g 1,75 und 2,85 DM. Bayer, Farbenfabriken, Leverkusen a. Rh.

Tamar-Indien. Konfitüren mit Apfel-, Wein- und Zitronensäure, die mit Magnesiumcarbonat neutralisiert sind. Laxativum. Erwachsene ½ bis 1 St. Apotheker Kanoldt Nachf., Mannheim.

Tampospuman s. Spuman.

Tampovagan in Kugeln und Stäbchen gegen **Fluor albus.** Kugeln mit 5% Milchsäure (12 St. 1,62 DM), mit 1% Hg oxycyanat. (12 St. 1,45 DM), Kugeln mit Milchzucker, 0,4% Milchsäure, Glykogennährsalze zur Verbesserung der physiologischen Scheidenflora (12 St. 2,72 DM), mit 1 und 4% Acid. salicyl. (1 St. 1,67 und 1,70 DM). **Cervix-Stäbchen** mit 5% Milchsäure (6 St. 1,19 DM). **Urethra-Stäbchen** mit 5% Milchsäure (6 St. 1,19 DM) Kugeln und Stäbchen gegen **weibl. Gonorrhoe.** Kugeln mit 1% Choleval Merck (12 St. 1,70 DM), mit 1% Hegonon (12 St. 1,70 DM), mit 10% Argent. proteinic. (12 St. 1,70 DM). **Cervix-Stäbchen** mit 5% Argent. proteinic. und 5% Zinc. sulfocarb. (6 St. 1,19 DM), mit 2% Argent. proteinic. (6 St. 1,19 DM). **Rectalbehandlung:** Suppos. mit Ag protein. 3%, Ichthyol 3% (10 St. 2,05 DM). **Adnexbehandlung:** Kugeln mit 3% Ichthyol (12 St. 1,45 DM), mit 10% Ichthyol (12 St. 1,60 DM), mit 5% Jothion (12 St. 2,05 DM), Kugeln: comp. resorbens mit Ichthyol, Jod-jodkali, Chloralhydrat, 12 St. 2,71 DM. **Tampovagankugeln** mit Radium I enthalten 0,1 Mikrogramm Radiumelement, mit Radium III 0,3 Mikrogramm (mit 270 bzw. 810 M E). Bei chron. Adnexitis des Para- und Perimetriums, narbigen Strangbildungen. Morgens und abends je eine Kugel einführen. Packungen mit Radium I 6 St. 1,97 DM, mit Radium III 6 St. 3,68 DM. Tampovagankugeln regenerativ enthalten 10% eines Lecithin-Cholesterin-Vitamin (A + D)-Gemisches. 12 Kugeln 2,19 DM, mit Glykose, Zinc. sulfocarbolic. und lipoidlöslicher Borsäure 12 St. 1,60 DM. A.-G. f. med. Produkte, Berlin N 65.

Tannalbin ist eine gehärtete Eiweißverbindung der Gerbsäure. Es stellt ein bräunlichgelbes, geruch- und geschmackfreies Pulver mit 50% Gerbsäure dar, das in Wasser so gut wie unlöslich ist. Im Darm wird die Gerbsäure abgespalten. Es ist ein gutes Darmadstringens und hat sich bewährt bei jeder Art von Durchfall, besonders auch bei den Kindern. Dosis für Kinder bis zu 3 Monaten 3—4mal tägl. 0,1—0,3 g in Brei oder Schleim. Bei älteren Kindern doppelt bis 3mal soviel. Bei Enteritis und Rectalkatarrhen der Kinder über 1 Jahr: Dect. Amyl. 0,5:50, Tannalbin 0,1—1 g, Tinct. Opii simpl. gtts. 2—4 zum Klistier, oder Mixt. gummos. 120, Tannalbin 0,25—0,5, Sirup. Ratanh. 20, öfter 1 Kinderlöffel voll, oder Tannalbin, Bism. carbon. aa 1—2, Aq. calc. 100, Saccharin 0,02, 5mal tägl. 1 Tee- bis Kinderlöffel, vorher umschütteln. Erwachsene nehmen 4—5mal tägl. 0,5 bis 1 g oder Calc. carbon. 1,2, Tannalbin 0,5, Opii pulv. 0,03, m. f. pulv. tal.

Dos. X, mehrmals tägl. 1 Pulver. Im Handel als Pulver, Packung 25 uud 100 g und Tabl. zu 0,5. In Packungen mit 10 St. 0,50 DM. Knoll A.-G., Ludwigshafen a. Rh.

Tannismut. Bismut. bitannicum. Bräunliches, in Wasser unlösliches Pulver von gutem Geschmack, mit einem Gehalt an Wismutoxyd von etwa 22%. Ungiftiges Darmadstringens bei akutem und chronischem Darmkatarrh, auch bei den Diarrhoen der Tuberkulösen. Es ruft keine Magenstörungen hervor, da es nur im alkalischen Darmsaft löslich ist. 3—5mal tägl. 0,5—1 g. Im Handel als Pulver und als Tabletten zu 0,5, in Röhren mit 10 und 20 St. (0,64 und 1,28 DM). Chem. Fabr. von Heyden, Radebeul-Dresden.

Tannoglobin = Tannin. albuminat. Ein Antidiarrhoicum mit 50% Gerbsäuregehalt. Tabl. zu 0,5 g 10 St. 0,60 DM. 3—4mal tägl. 1—2 Tabl. Hermal-Chemie B. Herrmann, Kiel-Kronshagen.

Targesin. Komplexe kolloidale Diacetyltanninsilbereiweißverbindung mit 6% Silber. Es sind dunkle, metallisch glänzende Lamellen, die sich leicht und klar im Wasser lösen. Man beginnt mit 1%iger Injektion und geht auf 1,5-, 2- und 3%ige Lösung in die Höhe. Bei männlicher akuter und chronischer Gonorrhoe 1- bis selbst 5%iger, bei Urethritis posterior und Cystitis 0,2- bis 1%iger zur Blasenspülung, bei weiblicher Gonorrhoe der Urethra 10%ige Lösung, der Cervix 20%iger Lösung (getränkte Tampons). Bei eitriger Bindehaut-, Hornhaut- und Lidrandentzündung 5%ige in Tropfen und als Salbe. Zur peroralen Behandlung von Darmkrankheiten (akuter bis chronischer Durchfall, Colitis, Dysenterie) 4mal tägl. 1—2 Tabl. zu 0,25 g. Packung mit 20 Tabl. 2,02 DM, bei gleichzeitiger Darmspülung mit 200 bis 300 ccm ¼—½%iger Lösung. Zur Behandlung von Gastritis, Magen- und Duodenalulcus von einer 2%igen Lösung morgens 1 Std. vor dem Frühstück 1 Eßl. in ½ Glas Wasser, 2—4 Wochen lang. In der 1. Woche tägl., von der 2. Woche ab jeden 2. Tag. Im Handel als Pulver für Rezeptur. Salbe 5%ig 5 g.

Targophagin-Tabletten zum Lutschen bei Angina, Rachenkatarrh, usw. enthalten: Targesin 0,05, p-Butylaminobenzoldimethylaminoaethanolchlorhydrat 0,003 und p-Aminobenzoesäureaethylester 0,01. Packung mit 20 Tabl. 1,25 DM. S. Cumasina. Goedecke & Co., Chem. Fabr., Berlin, Werk Memmingen.

Tartarus boraxatus. Boraxweinstein. Weißes Pulver, in Wasser löslich, von saurem Geschmack. Als Diureticum 0,5—2 g mehrmals tägl. In größeren Mengen abführend.

Tartarus depuratus. Kaliumbitartrat, weinsaures Kalium, gereinigter Weinstein. Weißes Pulver, schwer löslich in Wasser. Bei der Vergärung von Traubensaft fällt es als unlösliches Salz aus. Als Diureticum in Dosen von 0,5—2 g mehrmals tägl. In Dosen von 5—10 g als Abführmittel.

Tartarus natronatus. Kaliumnatriumtartrat, Seignettesalz. Farblose Krystalle, leicht löslich in Wasser. Es hat abführende Wirkung und ist im Inf. Senn. comp. enthalten.

Tartarus stibiatus. Stibium kalii tartaric., weinsaures Antimonylkalium: Brechweinstein. Weißes, schweres Pulver, in 17 Teilen kaltem Wasser löslich. Es wird nur noch wenig als Expectorans gebraucht, z. B. Mixt. solvens 200, Tart. stib. 0,05, 2stündl. 1 Eßl. Als Emeticum Tart. stib. 0,2 auf 75 H_2O, alle 10 Minuten 1 Teel. bis zur Wirkung. Später war man dazu übergegangen, ihn als 1%ige Lösung intrav. zu geben, und zwar in Dosen von 0,1—0,15 g Tart. stib. Zuerst tägl., dann jeden 2. Tag. Viele reagieren mit Schmerzhaftigkeit der Muskulatur und Reizhusten darauf. Man gibt daher am besten ½ Std. vor der Spritze 0,03 Codein. Größte Einzelg. 0,1 g, größte Tagesg. 0,3 g.

Tasch s. Tuberkulinantigen Tasch.

Taumagen ist eine Jodarsenkombination in Form von Tropfen und Dragées gegen Asthma bronchiale. Jedes Dragée enthält 0,114 Jod, die Tropfen enthalten 0,37% Arsen. Als Expectorans wirkt hier Jodkalium. Eine tonisierende Wirkung wird von Arsen erwartet. Taumagen vermag keinen Asthmaanfall zu coupieren, sondern bei langer Durchführung der Kur nehmen die Anfälle ab oder verschwinden. Auch bei chronischer Bronchitis und Emphysem kann es versucht werden. Man gibt 3mal tägl. 2 Tabl. und 2mal tägl. 3—4 Tropfen. Packungen mit 36 Dragées 2,45 DM, 18 Dragées 1,25 DM. Flasche mit 5 ccm 1,60 DM. Asta-A.-G., Chem. Fabr., Brackwede in Westf.

Taumasthman-Tabl. 1 Zäpfchen enthält Theophyllin 0,025, Amidopyrin 0,1 g, Ephedrin hydr. 0,025, Coffein 0,05, Atrop.-methylobrom. 0,000085. Bei Asthma bronchiale tägl. 1—3 Tabl. oder Zäpfchen und mehr. 10, 30 und 40 Tabl. 1,90, 4,55 und 8,65 DM. 5 Zäpfchen 1,30 DM. Kapseln enthalten kein Coffein, dafür 0,05 Phenylaethylbarb.. Abends 1 Kapsel bei nächtlichen Anfällen. Asta Aktienges., Chem. Fabr., Brackwede i. W.

Taurosan enthält Natr. choleinic., Natr. taurochol., Bism. subnitr., Camphora, Extr. Rhei, Ol. Carvi, Ol. Menth. pip. in Pillenform. Bei Magenkatarrh, Leberstörungen und Verstopfung 1 Std. nach dem Essen 2—3 Pillen. **Taurosan mit Belladonna** enthält in jeder Pille noch 5 mg Extr. Belladonn. 100 Pillen 1,70 DM. C. F. Asche & Co. A.-G., Hamburg-Altona.

Tebethion Jenapharm ist Acetyl-p-aminobenzaldehyd-Thiosemicarbazon zur Tuberkulose-Therapie, besonders bei allen aktiven, pulmonalen und extrapulmonalen tuberkulösen Prozessen. Bei der Lungentuberkulose wirkt es am sichersten, wenn die exsudative Phase des Krankheitsgeschehens besonders ausgeprägt ist, also besonders die frühen infiltrativen, bzw. leicht destruierenden Tuberkulosen, sowie die neu entstandenen Schübe. Die Wirkung ist gut bei Lupus vulgaris, am besten zusammen mit Vit. D, auch Schleimhauttuberkulose reagiert günstig. Besonders gut scheinen die Erfolge bei der ulcerösen Darmtuberkulose zu sein. Die Behandlung der Lymphknoten bedarf einer längeren Zeit. Nieren-, Blasen- und Genitaltuberkulose bedarf noch der Beobachtung. Bei Knochen- und Gelenktuberkulose liegen noch keine einwandfreien Ergebnisse vor. Nebenerscheinungen, die auftreten können besonders bei zu hoher Dosierung: Appetitlosigkeit, Übelkeit, Erbrechen, Diarrhoe oder Verstopfung, leichte Albuminurie, Amenorrhoe, urticarielle Erscheinungen und Entzündungen der Schleimhäute. Gegenmittel: Herabsetzung der Tagesdosis und intrav. Injekt. von Traubenzucker und Calcium. Dosierung von Tebethion: man beginnt mit 0,025 g tägl., die Steigerung soll langsam vor sich gehen, so daß erst nach Wochen die optimale Höhe der Dosis = 0,1—0,15 g tägl. erreicht ist. Stets Kontrolle des Kranken. Packungen zu 100 und 1000 Tabl. zu 0,05 g. Röhrchen mit 5 g Reinsubstanz. Jenapharm, Jena.

Tebethion „Grünau", ein Thiosemicarbazon des acetylaminobenzaldehyds für die Chemotherapie der Tuberkulose. Es ist ein gelbes, fein krystallinisches Pulver, in organischen Lösungsmitteln schwer löslich, in Wasser unlöslich. Mit Hilfe von Antipyrin, Propylenglykol, Formamid kann Tebethion in Lösung gebracht werden. Bei Lungen-Tbc. 0,0125—0,05 g als Einzeldosis, 0,025—0,2 g Tagesdosis, Kurdosis 20—60 g. Bei Miliartuberkulose, Knochen- und Gelenk-Tbc. und Haut-Tbc. die gleiche Dosierung. Bei Nieren- und Blasen-, Darm-, Larynx, Genital- und Weichteil-Tbc. dieselbe Tagesdosis, aber die Kurdosis 20—40 g. Bei Blasen-, Larynx- und Haut-Tbc. lokale Anwendung. Packungen 5 g Pulver, 100 Tabl. zu 0,05 g. Chem. Fabr. Grünau, Berlin-Grünau.

Tecesal, ein Calciumthiosulfat in 10%iger Lösung. Der Ca-Gehalt liegt höher als bei den übrigen Ca-Präparaten, daher langsame intrav. Injekt. (1 g Substanz enthält 153 mg Calcium. Das Präparat hat eine entgiftende und entzündungshemmende Wirkung durch Entquellung, Entwässerung und

Zellabdichtung. Die entgiftende Wirkung erstreckt sich nicht nur gegen die Toxine von Erregern und Gewebszerfallsprodukten, sondern auch gegen anorganische Gifte (z. B. Arsen, Hg, Blei). Da es auch die Vagotonie dämpft, ist es ebenfalls sehr wirksam bei Urticaria, Anaphylaxie, entzündlichen Ödemen und bei allen vagotonischen Zuständen mit Hypersensibilisierung (allergischen Erkrankungen). Die Anwendung geschieht also bei Infektionskrankheiten, Bronchitis, Lungentuberkulose, Gallenblasenentzündung, Exsudaten, Hämoptoen, Blutung von Magen, Darm, Lunge, Dermatosen, Ekzemen, Erythemen, Metallvergiftungen, Kampfgasvergiftungen (Lungenödem), Blausäurevergiftung, Arzneimittelschäden Hg, As (Salvarsan). Man gibt tägl. 1—2 Amp. intrav. Packungen mit 5 Amp. zu 10 ccm 4,30 DM. Schering A.-G., Berlin-West und Berlin-Adlershof V.V.B.

Telatuten. Das Präparat baut sich auf der Lehre Heilners vom Affinitätsschutz auf (vgl. Sanarthrit). Telatuten enthält alle physiologischen Wirkungswerte der Gefäßwand (Intima, Media, Adventitia) in bestimmter Verarbeitung zusammengefaßt. Zur intrav. Injekt. in Amp. zu 1,1 ccm. Empfehlenswert bei Arteriosklerose, intermitterendem Hinken und Blutdruckerhöhung. 2—3mal wöchentl. 1 Injektion. Im ganzen gehören zu einer Kur 12—20 Injektionen. Die Injektion ist langsam auszuführen, der Kranke soll danach etwas ausruhen. Schachteln mit 12 Amp. (10,71 DM). Auch als Tabl. zu 0,25 g im Handel, die nach der Literatur erfolgversprechend sind. Pakkungen mit 25 Tabl. (2,07 DM). Die ersten 2 Tage 2mal tägl. je 1 Tabl., dann 3mal tägl. 1 Tabl. Kurdauer 6 Wochen. Luitpold-Werk, München.

Telosan. Strychnin-Phosphor-Arsenpräparat, das in Ampullen in den Handel kommt. 1 ccm enthält 0,1 Natr. glyc. phosphor., 0,05 Natr. monomethylarsenic., 0,0005 Strychnin nitr. Bei allgemeiner Körperschwäche, Blutarmut, Unterernährung tägl. oder jeden 2. Tag 1 Amp. = 1 ccm subcut. oder intramusc., im ganzen 20 Amp. Packung mit 10 Amp. (1,74 DM). Chem. Fabr. Hugo Rosenberg, Freiburg i. Br.

Temagin enthält je Tabl. Phenyl-methyl-cyclotetramethylenpyrazolon 0,15, Phenacet. 0,25, Coffein 0,05, Diaethylbromacetylcarbamid 0,05. Als Antineuralgicum, Analgeticum, Antirheumaticum und Antipyreticum 3mal tägl. 1—2 Tabl. 10 und 20 Tabl. 0,83 und 1,56 DM. Beiersdorf & Co., Chem. Fabr., Hamburg.

Temoebillin-Tabletten enthalten neben Wirkstoffen der Curcuma domestica (ein ätherisches Öl, in dem das choleretisch wirksame, p-Tolylmethylcarbinol enthalten ist), die entzündungswidrigen und beruhigenden Stoffe Kamille, das stark galletreibende Ol. Menthae piperitae sowie das carminativum Ol. carvi. Bei subakuten und chronischen Erkrankungen der Gallenblase, Gallensteine, Gelbsucht, nicht während der Kolik. 2—3mal tägl. ½—1 Tabl. zerdrückt und in heißem Wasser gelöst. Kurdauer 3—4 Wochen. Packungen mit 10 und 25 Tabl. S. Synthobilin. Chemiewerk Homburg A.-G., Frankfurt a. M.

Tempestan mascul. und femin. enthält in 1 Dragée: 5 E. Hypophysenvorderlappenhormon, austitriertes Testikelhormon (resp. Ovarialhormon 20 E.), organische Phosphorverbindung und ein Ephedrinderivat. Bei Impotenz, Frigidität, ovarieller Hypofunktion, Wechseljahren 2—4mal tägl. 1 Dragée. Packung 50 St. (4,53 DM). Curta & Co. G. m. b. H., Berlin-Neukölln.

Tempidorm. Urea-diäthylbromacetylica + Acid. citric. Urea-a-monobromisovalerianylica, Allyl-β-butylmalonylcarbamid + Dimethylxanthine. Bei Schlaflosigkeit 1—2 Tabl. Packungen mit 6 und 12 Tabl. Dr. Joh. Phil. Palm, Schorndorf i. Württ.

Tenosin ist p-Oxyphenylaethylamin-β-Imidazolylaethylamin. Es enthält die wirksamen Amine der Mutterkorndroge. Bei atonischen Blutungen in der Gynäkologie und nach der Geburt 3mal tägl. 15—20 Tropfen parenteral 1 Amp. subcut. oder intramusk. Flasche mit 10 und 20 g 1,95 und 3,05 DM.

Amp. zu 1 ccm, 3 und 10 Amp. 1,55 und 4,05 DM. Bayer, Farbenfabriken, Leverkusen/Rh.

Tenuigen. Dragées aus der Hypophysenvorderlappensubstanz. Ein Dragée = 0,6 g frische Drüse. Bei Fettsucht, Wachstumsstörungen, Infantilismus tägl. 2—3 Tabl. Packungen mit 20, 50, 100 Tabl. (4,22, 9,23, 15,08 DM).

Tenuigen forte. Dragées aus Hypophysenvorderlappensubstanz mit Schilddrüse. 1 Tabl. = 0,6 g frische Drüse mit Schilddrüsensubstanz, 0,1 mg Jod. Bei Fettsucht tägl. 2—3 Tabl. Packungen mit 20, 50, 100 Dragées (4,53, 10,05, 16,03 DM). Dr. Fresenius, Bad Homburg.

Terebinthina. Harzbalsam verschiedener Pinusarten. Dickflüssig, äußerlich zu Pflastern.

Terpestrol, flüssig, besteht aus Ol. Tereb. und Menthol. Einige Tropfen auf warmes Wasser zum Einatmen. Als Salbe in Tuben: Kalinatronseife mit 10% Ol. Tereb. und Hexamethylentetramin zum Einreiben bei Pleuritis. Als Dragées mit Ol. Tereb., Ol. Menth. pip., Calc. carbonic. gegen Heiserkeit. Dr. I. Deiglmayr, Chem. Fabr. A.-G., München 25.

Terpichin zu Injektionen bei eitrigen Entzündungen und infektiösen Erkrankungen, wie Furunkulose, Adnexitis, Phlegmone usw. Es ist eine Lösung von 15% Terpentinöl, das frei von monocyclischen Terpenkohlenwasserstoffen ist und je 0,5% Chinin und Anästhesin in Olivenöl zu Injektionen in Ampulle enthält. Tägl. oder jeden 2. Tag 1 Amp. intraglut., die ohne alle Nebenerscheinungen vertragen werden. Besonders bei Schweißdrüsenabsceß, Adnexerkrankungen. Packungen mit 5 und 10 Amp. zu 1 ccm (1,77 und 3,69 DM). Chem. Inst. Dr. L. Oesterreicher, Berlin W 35.

Terpinhydrat. Bei Behandlung mit Alkohol und Salpetersäure nimmt Terpentinöl 3 Mol. Wasser auf und geht in krystallinisches Terpinhydrat über. Geruch und Geschmack sind nur gering. Bei Bronchitis. Da es gleichzeitig reizend auf die Nierenepithelien wirkt, so ist es bei gleichzeitiger Nierenerkrankung kontraindiziert. Die Krystalle sind in heißem Wasser und Alkohol löslich. Man gibt 3mal tägl. 0,1—0,4 g. Terpinhydrat 5,0, Spirit., Aq. dest., Sirup. simpl. aa 50,0, Ol. Menth. pip. gtt. III, 3mal tägl. 1 Eßl. bei Bronchitis.

Terpinopastillen Fresenius à 0,01 Terpinal und 0,02 Terpinhydrat bei Husten und Heiserkeit.

Testasa. 1 Dragée rot enthält 0,05 g Testesextrakt und -substanz, 0,05 g Animasa, 0,005 Ca hypophosphit. Die gelben Dragées enthalten noch 0,01 g Ext. Yohimbae. Bei sexueller Insuffizienz, nervöser Erschöpfung 3mal tägl. 1—2 Dragées. 50 Dragées 4,35 DM. Organtherapeut. Werke G. m. b. H., Osnabrück.

Testesvisal, ein Extrakt aus Testes tauri mit Viscum album. Bei Prostatahypertrophie, Insuff. der Keimdrüsen, Gefäßneurosen 3mal tägl. 10—15 Tropfen 20 ccm. Heinz Weinknecht, Berlin-Wilhelmshagen.

Testifortan. Testespräparat mit anderen Pharmaca, die auf die Sexualsphäre reizend wirken. Bei Erschöpfungszuständen der Sexualsphäre. Schachteln mit 50 Dragées 4,85 DM, mit 10 Amp. zu 2 ccm 4,15 DM. Promonta, Hamburg.

Testiglandol enthält die wirksamen Bestandteile der Testes. Eine Amp. oder Tabl. entspricht 4 g frischer Drüse. Bei Impotenz und Pubertätsbeschwerden, 3mal tägl. 1—2 Dragées oder 1—2 Amp. tägl. oder beide kombiniert. In Packungen mit 6 Amp. (3,35 DM). Dragées in Gläsern mit 20 St. (3,35 DM). Deutsche Hoffmann-La Roche A.-G., (17b) Grenzach/Baden.

Testikulum. 1 Dragée entspricht 1 g frischer Hodendrüse. Bei Erschöpfung, Neurasthenie, sexueller Insuffizienz 3mal tägl. 2—3 Dragées. Packung 50 Dragées. Dr. Georg Henning, Berlin-Tempelhof.

Testiliquit s. Testitotal liq.

Testimbin. Eine Kombination vom Testesextrakt mit Yohimbinum hydr. Jede Tabl. enthält soviel Extrakt, als 0,3 frischer Drüse entspricht, sowie 0,02 Yohimbin. Die Tabletten sind überzuckert. Gefäßerweiterndes, sexuell anregendes Präparat für Männer, zur Erhöhung der Libido und Potenz. 3mal tägl. 1 Tabl., bei Neurasthenie mit sexuellen Störungen 3mal tägl. 2 Tabl. In Gläsern mit 40 Tabl. (1,25 DM). Merz & Co., Chem. Fabr., Frankfurt a. M., Eckenheimer Landstraße.

Testis-Panhormon enthält außer dem standardisierten Testosteron auch Androsteron sowie alle anderen Wirkstoffe der männlichen Keimdrüse. Bei Infantilismus, Impotentia coeundi et generandi tägl. 1 Zäpfchen oder 3mal wöchentl. 1 intramusk. Injektion in Kombination mit Vibeta. Bei Arthrosen, Dermatosen und schlechtem Allgemeinbefinden 3—6 Dragées tägl. oder 3 Injektionen wöchentl. 40 Dragées 4,45 DM, 3 Amp. zu 2 ccm 2,10 DM. Dr. Georg Henning, Berlin-Tempelhof.

Testitotal wird aus Tierhoden und anderen wirksamen Prinzipien bereitet und ist identisch mit Rejuven mascul. In Packungen mit 30 Dragées (1,70 DM), mit 6 Amp. (2,75 DM), als Supposit. 4,50 DM. Testitotal *liquid* (Testiliquid) wird auf die Weise gewonnen, daß die Hoden unmittelbar nach der Schlachtung des Tieres auspräpariert, noch lebendwarm zerkleinert und einer Zellatmung unterworfen werden. Bei Impotenz, allgemeiner Abspannung und Nervenschwäche in den Wechseljahren von auffallend guter Wirkung. Flaschen je 10 und 30 ccm 1.65 und 4,25 DM. Labopharma, Berlin-Charlottenburg 5.

Testogan-Tropfen sind ein standardisierter Testes-Vollextrakt mit einem Gehalt von 2 iE Testosteron pro ccm, außerdem noch alle Wirkstoffe des kreislaufwirksamen, körpereigenen Adenylsäuresystems von MAP (Muskeladenosinphosphorsäure) und ATP (Adenosin-Tri-Phosphorsäure), den natürlichen Kreislaufmitteln (2,5 mg pro ccm), Hexosediphosphorsäure) (20 mg pro ccm) und den Vitamin-B-Komplex. Gegen sexuell-neurasthenische Erscheinungen in der männlichen Klimax, Ejaculatio praecox, Aspermatismus 3mal tägl. 8—12 Tropfen langsam im Munde zergehen lassen zur perlingualen Resorption. Flaschen mit 10 und 20 ccm 1,50 und 2,90 DM. Chem. Fabr. Dr. Henning, Berlin-Tempelhof.

Testo-Glandosan. Getrockneter Hoden in Tabl. mit 0,25 g getrockneter = 2 g frischer Substanz. Bei Impotenz, sexueller Neurasthenie, Infantilismus, genitaler Fettsucht, nervöser Erschöpfung 3mal tägl. 1—2 Tabl. Packungen mit 20, 50, 100 Tabl. (1,28, 2,46, 4,53 *d*M). Dr. Fresenius, Frankfurt a. M.

Testotrat enthält die Gesamtwirkstoffe der Testisdrüse. 1 ccm = 2 iE. 1 Bohne = 0,3 iE. Alle Entwicklungs- und Funktionsstörungen der männlichen Sexualsphäre; also genitale Hypoplasie, Störungen in der Spermatogenese, mangelnde sexuelle Potenz und Libido, vorzeitige Alterserscheinungen allgemeiner Art, Depressionen im Übergangsalter, 3mal tägl. 2—3 Testotratbohnen. Parenteral: tägl. 1 Amp. intramusk., im ganzen etwa 10—20 Injektionen. Packungen mit 20, 100, 250 Bohnen. Als Amp. 3, 10 zu 1 ccm. 2,90, 12,20, 32,55 DM. Nordmark-Werke, Hamburg.

Testoviron enthält den Propionsäureester des Testosterons, das aus dem Hoden chemisch rein isolierte männliche Hormon. Testoviron wird synthetisch aus Cholesterin dargestellt. 1 Amp. mit 10 mg enthält mehr reines Hormon als ein Extrakt aus 100 kg Stierhoden; der Grund für diesen Unterschied ist darin zu suchen, daß die Keimdrüsen das Hormon nicht speichern, sondern unmittelbar nach der Produktion in den Blutkreislauf abgeben. Deshalb ist die Wirkung des synthetisch hergestellten Testosterons sehr viel stärker als die der Organextrakte. Die physiologisch am Kastraten ermittelte Dosis beträgt bei intramusk. Injektionen von Testoviron 40 mg pro Woche. Indikationen: Geistige Ermüdungserscheinungen und Nachlassen der körperlichen Spannkraft, gleichgültig in welchem Alter. Naturgemäß wird eine Testovironkur im Rückbildungsalter am häufigsten angezeigt sein. Man gibt eine Kur von 8—10 Injektionen à 25 mg, bei Coronarspasmen und intermittierendem Hinken wöchentl. 3 Injektionen à 10 mg, bei Erfolg Weiterbehandlung mit 3mal tägl. 1 Dragée. Auch bei peripheren Durchblutungsstörungen, Akrocyanosen, Raynaudscher Erkrankung, Parästhesien ist es mit gutem Erfolge angewandt worden, tägl. 25 mg als Injektion. Kryptorchismus und Hypergenitalismus: Bei **Kryptorchismus** soll die Behandlung zwischen dem 6. und 12. Lebensjahre, unbedingt vor der Pubertät, durchgeführt werden; wöchentl. 1—2 Injektionen à 10 mg, nötigenfalls auf die Dauer von 3—6 Monaten. Bewährt hat sich hierbei die Kombination mit Anteron, von dem man zusätzlich 1 Injektion à 1000 iE oder Pregnyl verabfolgt. Bei **Prostatahypertrophie** zuerst tägl. 25 mg, bis die Miktionsbeschwerden beseitigt sind, dann Rückgang auf 10 mg mit langsam größer werdenden Pausen. Bei Ohrensausen und Schwerhörigkeit kann man einen Versuch machen. Bei endokrinen Arthritiden und Dermatosen, chronischen Ekzemen, Pruritus senilis 3—4mal wöchentl. 10 mg. Bei **Mamma-Carcinom** 3mal wöchentl. 100 mg Testoviron injizieren und daneben eine Implantation von 200—400 mg Testoviron bzw. Testoviron A alle 2—4 Monate vorzunehmen. Packungen mit 4 Amp. zu 1 ccm mit 10 mg und 25 mg Testoviron 4,95 DM und 9,90 DM. Als Implantat zu 100 mg Testosteron 11,80 DM. Testoviron A als Implantat mit 100 mg Testosteronpropionat 11,80 DM.

Testoviron T zur transcutanen Therapie. 15—20 Tropfen werden morgens und abends in zarte Hautpartien (Ellenbeuge) eingerieben. 2mal 15 Tropfen tägl. über 1 Woche sind wirkungsgleich der parenteralen Applikation von 1—2mal 10 mg pro Woche. Packung 10 ccm einer alkoholischen Lösung mit 30 mg Testosteron 2,50 DM. **Testoviron-Dragées** zur perlingualen Therapie. Zur Vermeidung der Zerstörung in der Leber läßt man die Dragées im Munde zergehen, damit das Hormon durch die Mundschleimhaut resorbiert wird. Nicht nachtrinken! Der Wirkungsgrad im Vergleich zur Injektion beträgt etwas mehr als 30%. Packung: 20 Dragées à 5 mg 7,60 DM. Schering A.-G., Berlin-West.

Tetrachlorkohlenstoff s. Carbon. tetrachloratum s. Seretin.

Tetrajodphenolphthalein-Natrium s. unter Jodtetragnost.

Tetrophan. Dihydronaphthacridinmesocarbonsäure. Es bewirkt eine gesteigerte motorische Leistung, die sowohl durch periphere Muskelerregung als auch durch zentrale Erregung bedingt ist. Es wäre daher bei peripheren Muskelerkrankungen zu versuchen. Bei spinalen Affektionen, die mit Blasenstörungen verbunden sind, wird es empfohlen. Bei Parästhesien und Sensibilitätsstörungen wurde deutliche Besserung erzielt (Tabes, spinale Kinderlähmung, Polyneuritis). Es ist ein in Wasser unlösliches Pulver von bitterem Geschmack. In Tabl. zu 0,1, am 1. Tage 2mal ½ Tabl. und dann steigend bis 3mal tägl. 1 Tabl. Packungen: Röhre mit 20 Tabl. zu 0,1 g (2,40 DM), Schachtel mit 5 Amp. zu je 2 ccm (1 ccm = 0,05 g 3,70 DM). Zur endolumbalen und intrazistenalen Injektion von 1—2 ccm der 5%igen Lösung 1 bis 2mal wöchentl. besonders in bedrohlichen Fällen von Atemlähmung bei Poliomyelitis und postdiphtherischen Zuständen, sonst auch intramusk. Injektion. Chem. Fabr. Riedel-E. de Haën A.-G., Seelze b. Hannover.

Thelygan. Zur Behandlung sexueller Insuffizienz bei Frauen. Es enthält die Extrakte aus frischen Ovarien, Hypophysenvorderlappenhormon, Thyroxin, dann Yohimbin hydrochlor., As und Strychnin. Die Dragées enthalten standardisiertes Ovarialhormon, Ovar-Lipoid, Hypophysenvorderlappen, Schilddrüse, Vitamin E und Calc. hypophosphorosum. Es ist im Handel in Dragées in Gläsern mit 40 und 100 St. (3,79 und 8,76 DM), Ampullen in Schachteln mit 12 Amp. zu 1 ccm (5,79 DM). Bei Neurasthenie, Migräne, Infantilismus und Menstruationsstörungen 2—3mal tägl. 1 Tabl. nach dem Essen, nach 14 Tagen wird eine Pause von 8 Tagen gemacht. Von den Injektionen gibt man 12 Tage lang jeden Tag 1 Amp. zu 1 ccm subcut., intramusk. oder intrav. und schaltet dann eine Pause von 8 Tagen ein. Es empfiehlt sich, mit der Anwendungsform der Mittel zu wechseln oder Dragées und Injektionen gleichzeitig anzuwenden. Zur Unterstützung der Kur kann man kühle Abreibungen und Kohlensäurebäder verordnen. Chem. Fabr. Dr. Henning, Berlin-Tempelhof.

Thelytonin enthält in 1 ccm 5 mg Muskel-Adenosin-Phosphorsäure und 100 M.E. Follikelhormon und Ovarialgesamtextrakt = 1 g frischer Drüse in flüssiger Form und gilt als spezifisches Frauentonicum bei funktionellen Störungen: migräneartige Kopfschmerzen, Herzklopfen, Angstgefühle, Kältegefühl, Schwindelgefühl, 3mal tägl. 15—20 Tropfen, nach längerer Zeit auf 3—5 Tropfen zurückgehen. Packungen 10 und 20 ccm 1,75 und 3,23 DM. Thelytonin-Calcium bei vegetativer Dystonie, klimakterischen Beschwerden mit vasomotorischen Störungen 2—3mal tägl. 1—2 Tabl. 20 Tabl. 2,20 DM. Dr. Gg. Henning,-Berlin-Tempelhof.

Theobromino-Natrium aceticum. Tabl. zu 0,5, Röhren mit 10 und 20 St. (0,69 und 1,29 DM). S. Agurin. Boehringer Sohn, Ingelheim.

Theobromino-Natrium salicylicum mit 40% Theobromin. Tabl. zu 0,5, Röhren mit 10 und 20 St. (27 und 52 Dpf.), zu 1 g 10 und 20 Tabl. (62 und 99 Dpf.). S. Diuretin. Boehringer Sohn, Ingelheim.

Theobrominum. Dioxypurin. Das in den Kakaobohnen enthaltene Alkaloid. Weißes, bitter schmeckendes Pulver. In Wasser fast unlöslich. Im Gebrauch wie Diuretin. Als Tabl. 0,15 50 St. 2,45 DM, zu 0,5 20 St. 2,45 DM. Bulb. Scill. pulv. 0,3, Theobrom. pur. 0,5, Codein. phosphor. 0,03, f. pulv. tal. dos. X ad caps. amyl., 3mal tägl. 1 Kapsel bei kardialem Ödem. Boehringer Sohn, Ingelheim, und Knoll A.-G., Ludwigshafen a. Rh.

Theocal. Theobromincalcium lact. In Presslettes und Pulvern zu 0,5. Als Diureticum und bei Asthma und Arteriosklerose 3—4mal tägl. 1 Tabl. W. Kade A.-G., Halle a. d. S.

Theomagnol. Zusammensetzung: Theobromin-Magnesium-Oleinat in Dragées zu 1 g. Eigenschaften: Die Arteriosklerose ist bedingt durch eine Ablagerung von Cholesterin in der Gefäßwand als Folge des herabgesetzten cholesterinolytischen Vermögens des Blutes. Die cholesteriolytische Kraft des Plasmas ist an Fettsäuren bzw. Seifen gebunden. Magnesium und Theobromin steigern die lytische Wirkung. Unter allen Fettsäuren hat Ölsäure das stärkste cholesterinolytische Vermögen. Sie verhindert außerdem die Spaltung besser löslicher Cholesterinester. Indikationen: Arteriosklerose, Hypertonie. Dosierung: 3mal tägl. 1—2 Dragées. Flaschen mit 25, 50, 100 Dragées 1,40, 2,10, 3,55 DM. Nordmark-Werke G. m. b. H., Hamburg.

Theominal jetzt Catenal enthält 0,3 g Theominal und 0,03 g Luminal. Als Spasmolyticum und Vasoregulans wird Theominal mit Erfolg angewandt bei akuten und chronischen Gefäßstörungen, vasomotorischen Krampfzuständen, Angina pectoris, Hypertonie, schmerzhaften Zuständen und Schlaflosigkeit bei Arteriosklerose, Ohrensausen, thyreotoxischen Herzpalpationen (Tachycardie), Herzneurosen und Gefäßirritationen im Alter und im Klimakterium. Man gibt 2—3mal tägl. 1 Tabl. in Wasser. Röhrchen mit 20 Tabletten zu 0,33 g 2,— DM. Bayer, Farbenfabriken, Leverkusen a.Rh.

Theophyllin (s. Theocin). Dimethylxanthin. Farblose, in Wasser schwer lösliche Krystalle. Diureticum bei Stauungserscheinungen, Ödem und Nierenerkrankungen. Man gibt zuerst geringe Dosen 2mal 0,1, am 2. Tage 2mal 0,2 und dann jeden 2. Tag 3—4mal tägl. 0,2. In Tabl. zu 0,1 in Packungen mit 20 St. (2,05 DM), zu 0,25 in Packungen mit 15 St. (1,30 DM). Größte Einzelg. 0,5, größte Tagesg. 1,5. Als Amp. zur intram. Injektion enthält 0,5 g Theophyllin puriss in 2 ccm einer wäßrigen Lösung von 0,25 g Natriumsalicylat. Zur intrav. Injektion nur ½ so stark. Zur Anregung der Diurese. 5 Amp. zu 2 ccm zur intramusk. Injektion 2,70 DM. 5 Amp. zu 1 ccm zur intrav. Injektion 1,90 DM. **Theophyl. Natr. acet.** Weißes, in Wasser lös-

liches Krystall. Dosis 0,3—0,5 3mal tägl. Als Tabl. zu 0,15 in Packungen mit
10 St. 0,70 DM. Boehringer & Söhne, Mannheim-Waldhof.

Thephorin „Roche“, ein Antiallergicum, ist das saure Tartrat des
2-Methyl-9-phenyl-2, 3, 4, 9tetrahydro-1-pyridindens. Bei Heufieber und
-schnupfen, allerg. Rhinitis, Bronchialasthma, Urticaria, allerg. Dermatitiden, angioneurotischer Ödeme, Pruritus, Serumkrankheit. Man beginnt mit
1 Dragée pro die und steigert bis höchstens 6 Dragées in 24 Std. Bei den
hohen Dosen kann Übelkeit und Erbrechen auftreten. Salbe 5%ig bei allerg.
Dermatitis. Tuben 30 g 50 und 100 Dragées zu 25 mg Wirkstoff 3,90 und
7,10 DM. Deutsche Hoffmann-La Roche A.-G., (17b) Grenzach/Baden.

Thermochol, ein Cholagogum, enthält Desoxycholsäure, Papaverin, na-
türliches Karlsbader Sprudelsalz, brausendes Magnesiumsalz, Ol. Menth. pip.
Bei Cholelithiasis, Gallenblasenentzündung, nach Gallenblasenoperation.
Morgens nüchtern und ½ Std. vor dem Abendbrot je 1 Tabl. in 1 Glas war-
men Wassers. Packungen mit 12 und 24 Tabl. (2,30 und 4,10 DM). Simons-
Apotheke, Berlin C 2.

Thiantan ist das salzsaure Salz des N-Diaethylaminoaethylphenothiazins.
Die Substanz ist gut wasserlöslich. Bei allen Erkrankungen, die auf allergi-
scher Grundlage beruhen: angioneurotischer Symptomenkomplex, Asthma,
Ekzeme, Heuschnupfen, Migräne, Pruritus-Juckreiz, Quincksches Ödem,
Serumkrankheit, Urticaria tägl. ½—1 Tabl. und mehr oder Inhalt von ½,
1 oder 2 Amp. subcut. oder intramusk. Eine leichte Rötlichfärbung des
Ampulleninhalts ist ohne Einfluß auf die Wirkung. 20 Tabl. mit je 0,05 g
3,40 DM. Deutsches Hydrierwerk Rodleben bei Roßlau/Elbe.

Thigenol. Organisches Schwefelpräparat. Braune, dicke Flüssigkeit, in
Wasser, verdünntem Alkohol und Glycerin leicht löslich und mit Fetten und
Salben gut mischbar. Es hat eine antiseptische, antiparasitäre, entzündungs-
widrige Wirkung, beschränkt die Sekretion und fördert die Resorption. Ist
juckreiz- und schmerzstillend. Bei sämtlichen ekzematösen und juckenden
Hauterkrankungen. Auch bei Erysipel, Herpes zoster, Psoriasis. In der
Gynäkologie bei subakuten entzündlichen Prozessen des kleinen Beckens,
der Adnexe, innerlich bei Furunkulose, Bronchitis und Arthritis. Dosierung:
Als 10—30%ige Salbe oder Paste oder Glycerin, innerlich als Mixturen und
Pillen, Einzeldosis 0,25—0,5, Tagesdosis 1—2 g. Bei Acne: Thig. 3—10,
Hydrarg. sulfur. rubr. 1, Sulf. pr. 10—20, Zinkoxyd, Talc. aa 15, Glyc.,
Spirit. aa ad 100. Umschütteln und aufpinseln. Thigenol 0,4, Zinkoxyd,
Bism. subnitr. aa 2, Lanolin ad 20. Bei Adnexerkrankungen: Thig. 0,3,
Pantopon 0,02, Extr. Bellad. 0,01, Ol. Cacao 2, m. f. supp. vaginal. tal.
Dos. V. 1—2 Std. in die Scheide einführen (Trebing). Gegen Frostbeulen:
Thigenol, Bals. peruv. aa 10, Camphor. trit. 5, Vaselin. flav. ad 50. Mixtur:
Thig. 2,5, Aq. Amygd. am. dil., Sirup. Aur. aa 20, Aq. dest. ad 150, 3mal
tägl. 1 Eßl. bei Bronchitis. Deutsche Hoffmann-L Roche A.-G., (17b) Gren-
zach/Baden.

Thiobis: Wismut-Methionin in öliger Suspension, 1 ccm = 50 mg Bi + 18
mg d, 1-Methionin. Bei allen Stadien der Lues 3×2 ccm wöchentlich 8 Woch.
lang. Fl. 25 ccm. Chemiewerk Homburg A.-G. Frankfurt a. M.

Thiocalzol ist Calciumthiosulfat in 10%iger Lösung zur intrav. Injektion.
Bei Toxikosen, Eklampsie, toxischer Leberschädigung, Arzneivergiftungen
und überall, wo Calciumtherapie angezeigt ist. Packung mit 5 Amp. zu
10 ccm. Jenapharm, Jena.

Thioform. Dithiosalicylsaures Wismut. Gelblichgraues, geruchloses, in
Wasser unlösliches Pulver. Bei Gärungsdyspepsie nüchtern und vor dem
Abendessen 2 gehäufte Messerspitzen voll. Speyer & Grund, Frankfurt a. M.

Thiomedon, das d, 1-Methionin Homburg, eine a-Amino-g-methylthio-
buttersäure. Es ist eine schwefelhaltige Aminosäure, die im Körper nicht
fehlen darf. (Cystin und Cystein können fehlen.) Es nimmt eine zentrale
Stellung im Stoffwechselgeschehen ein. Es ist an der Synthese des Cholin

und an der Bildung des Cystin beteiligt. Anwendung besonders bei allen Lebererkrankungen, auch Lebercirrhose im Frühstadium, Eiweißmangelerscheinungen, Schwangerschaftstoxikosen. 3mal tägl. 2—4 Tabl. = 2 bis 6 g d, 1-Methionin oder 1—3 Amp. zu 10 ccm intrav. = 2—6 g d, 1-Methionin. Man kann es auch mit Synthobilin als Mischspritze geben. Packungen mit 20 und 100 Tabl., mit 5 und 25 Amp. zu 10 ccm. Thiomedon-Calicum enthält in 1 Amp. = 10 ccm 120 mg Ca. + 0,9 g d. 1 Methionin zur intrav. und intram. Inj. Packg. mit 3+15 Amp. Chemiewerk Homburg A.-G., Frankfurt/Main.

Thioplasma enthält Borsäure 0,2%, Salicylsäureester 0,3%, sulfonierte Schieferöle 0,5%, ätherische Öle 0,5%, Glycerin 38,5%, Aluminiumsilikate 60%. Zur Hyperaemiebehandlung bei Rheuma, Ischias, Pleuritis u. a. Die Dose wird im Wasserbade erhitzt, heiß (50°) aufgestrichen und mit Zellstoffwatte überdeckt, darüber ein Wolltuch. Dose mit 150 g 1,40 DM. Chem. Werke Wiesbaden-Biebrich.

Thiosept. Es wird aus dem Schwefelteer gewonnen, der bei der Destillation von Tiroler Steinölschiefer entsteht. Es ist ein hellbräunliches Öl, frei von allen Reizstoffen und unangenehmem Geruch. Die daraus dargestellte Salbe wird bei Furunkeln und Panaritien sowie bei ekzematösen Hauterscheinungen angewandt; auch bei Venenentzündungen und ulcerösen Prozessen, Gelenkentzündung, Frostschäden. Tube 18 g, 50 g und 250 g. Lingner-Werke, Dresden.

Thiosinamin. Allylthioharnstoff, der aus Allylsenföl und Ammoniak gewonnen wird. Farblose, in Wasser wenig, in Alkohol leicht lösliche Krystalle, die etwas nach Knoblauch riechen.

Thiosulf ist Natriumthiosulfat in 10%iger Lösung zur intrav. Injektion. Bei Schwermetallvergiftungen, Salvarsan-, Blausäure- und Kohlenoxydvergiftungen, auch bei Allergien durch Serum. Packung mit 5 Amp. zu 10 ccm. Jenapharm, Jena.

Thiothyr, ein Thyreostaticum und Sedativum, ist eine 5,5-Diaethyl-2-thiobarbitursäure 0,05 g pro Tabl. Bei Thyreotoxikosen, Basedow, vegetativer Dystonie, Angstzuständen, klimakterischen vegetativen Störungen 2—3mal tägl. 1—2 Tabl. Packung 20 Tabl. 1,40 DM. Promonta, Hamburg.

Thio-Vetren ist eine Kombination von Vetren mit Magnesiumthiosulfat und Glucose zur Blutkonservierung. Es wird im Verhältnis 12 ccm Thio-Vetren auf 100 ccm Blut zugesetzt und hält das Blut mindestens 21 Tage in einwandfreiem Zustande ohne Gerinnselbildung. Jede Packung enthält 4 Amp. Thio-Vetren I à 2 ccm und 4 Amp. Thio-Vetren II à 10 ccm, ausreichend für eine Konservierung von 400 ccm Blut. Man mischt zuerst den Inhalt der Amp. in dem zur Blutentnahme bestimmten Gefäß und läßt unter leichtem Bewegen das Blut einlaufen. Das Blut wird im Kühlschrank bei + 3 bis + 5° aufbewahrt. Vor der Übertragung wird das Blut auf Zimmertemperatur erwärmt. S. Vetren. Packungen mit 4 Amp. zu 2 ccm und 4 Amp. mit 10 ccm. Promonta, Hamburg.

Thrombodym, ein Thrombose verhütendes Mittel. Die der Gruppe der „seltenen Erden" angehörende Neodymkomponente des Thrombodyms bewirkt eine Verzögerung der Blutgerinnung durch Einwirkung auf das Prothrombin des Blutes. Im Thrombodym ist durch Kuppelung des Neodyms der Isonicotinsulfosäure eine für den Kreislauf unschädliche Verbindung geschaffen, die ein stark wirksames Antikoagulans darstellt. Es liegt vor als eine wäßrige, 5%ige Lösung. Man gibt täglich eine intravenöse Injektion, solange die Thrombosegefahr besteht. Die Wirkung tritt nach wenigen Minuten ein, das Maximum nach ½—2 Stunden und ist nach 24 Stunden beendet. Es ist nach Operationen stets auf Nachblutungen zu achten. Die Applikation sollte etwa 36—48 Stunden nach beendeter Operation beginnen und 6—8 Tage fortgesetzt werden. Im Puerperium soll Thrombodym nicht vor dem 3. Tag gegeben werden. Etwa auftretenden

Blutungen bei Überdosierung können durch Vitamin K beherrscht werden. Bei schon manifest gewordenen Thrombosen müssen genügend große Thrombodymmengen eine Woche lang verabreicht werden, bis die Symptome verschwunden sind und der Kranke aufstehen kann. Bei Lungenembolie wird Thrombodym zusammen mit Papaverin und Eupaverin injiziert. Packungen mit 10 Amp. zu 5 ccm 50 DM. Auergesellschaft A.-G., Berlin N 65 (Britischer Sektor).

Thrombo-Vetren. Hochkonzentrierte Lösung reinsten Heparins, frei von jeder Nebenwirkung, zur Prophylaxe und Therapie der Thrombose. 1 ccm = 50 mg Heparin Werkstandard Promonta. Dosierung: Mehrmals 1—2 ccm intrav. Einzelheiten der Dosierung s. im Prospekt. Gummikappenampulle zu 5 ccm 11,92 DM. Promonta G. m. b. H., Hamburg.

Thymipin ist ein durch Dialyse hergestellter, konzentrierter Pflanzenauszug aus den frischen Pflanzen Herb. Thymi., Pinguiculae, Droserae. Es ist frei von Alkaloiden und giftigen Pflanzenstoffen und kann daher Kindern und Säuglingen gegeben werden. Gegen Keuchhusten und Reizhusten. Kindern bis zu 5 Jahren morgens und abends nüchtern je 1 Tropfen in 1 Eßl. Wasser, bis die Anfälle nachlassen. Nach 3—6 Tagen 2 Tropfen morgens und abends. Bei Kindern über 5 Jahre beginnt man mit 2 Tropfen und steigt auf 3—4 Tropfen. Flaschen mit 5 und 15 ccm (0,90 und 2,12 DM). Thymipin forte enthält noch Saponin 0,75%, Ephedrin 1,25%, 3mal tägl. 5—10 Tropfen, 10 ccm 1,16 DM. Chem. Fabr. J. Blaes & Co. G. m. b. H., München 25.

Thymitussin enthält Extrakt aus Thymian, Hyssop und Liquiritiae mit Ol. thymi, anisi, foenicul. als Hustentropfen für Kinder und Erwachsene. 3mal tägl. 10—20 Tropfen. Flasche mit 20 g. Isis-Chemic G. m. b. H., Zwickau.

Thymodrosin. Zus.: Stabilisiertes Perkolat von Thym., Dros. u. a. saponin-, glycosid- und terpenhaltigen Drogen, Sachar. — Ind.: Katarrhe der Atmungsorgane, Katarrhalische Grippe, Bronchial-K. nach Masern und Scharlach. — Dos.: 3stündlich ½—1 Eßl. voll. Flasche 125 ccm 1,40 DM. **Codein-Thymodrosin,** mit 0,1% Cod. phosph. — Ind.: Reizhusten, akute Katarrhe, Asthma-bronchiale. — Dos.: 5—6mal tägl. ½ Eßl. voll. Flasche 125 ccm 1,75 DM. **Neo-Thymodrosin** mit 1% Natr.-diaethylbarbitur. — Ind.: Keuchhusten, Krampfhusten. — Dos.: 2stündlich ½—1 Teel. Flasche 125 ccm 1,65 DM. **Guajacol-Thymodrosin,** mit 6% Kal.-sulfoguajacol. — Ind.: Chron. Katarrhe und chron. Erkrankungen der Atmungsorgane, Broncho-Pneumonie. — Dos.: 5—6mal tägl. ½ Eßl. voll. Flasche 125 ccm 1,65 DM. **Codein-Guajacol-Thymodrosin** mit 0,1% Cod. phosph. und 6% Kal.-sulfoguajacol. — Ind.: chron. Bronchialkatarrh mit asthmatischer Komponente, Bronchialerkrankungen in hartnäckigen Fällen mit starkem Hustenreiz. — Dos.: 5—6mal tägl. ½ Eßl., abends 1 Eßl. Flasche 125 ccm 1,95 DM. **Thymodrosin-Tropfen,** stabilisiertes Konzentrat von Thymodrosin mit potenzierter Wirkung. — Ind.: Katarrhe der Atmungsorgane, Krampfhusten, Bronchialasthma. — Dos.: 3—4mal tägl. 20 Tropfen. Tropfglas ca. 25 g 0,95 DM. **Codein-Thymodrosin-Tropfen,** mit 0,75% Cod. phosph. — Ind.: Reizhusten, starke akute Katarrhe, Asthma-bronchiale, — Dos.: 3—4mal tägl. 15—20 Tropfen. Tropfglas ca. 25 g 1,20 DM. Thymodrosin-Gesellschaft, Bad Godesberg a. Rh.

Thymo-Glandosan. Getrockneter Thymus. Jedes Dragée enthält 0,1 g getrocknete = 1 g frische Drüse. Bei Wachstumsstörung, Struma, Basedow, Chlorose. 1—2mal tägl. 1—2 Tabl. Packungen mit 20, 50 und 100 Dragées (1,50, 2,39 und 5,22 DM). Dr. Fresinius, Bad Homburg.

Thymolum. Methylpropylphenol. Farblose, nach Thymian riechende, etwas brennend schmeckende Krystalle. Kaum in Wasser, leicht in Alkohol, Äther und Chloroform löslich. Innerlich bei Gärungsvorgängen im Magen und Darm 0,05—1 g pro dosi, auch in höheren Dosen bei Würmern, äußerlich bei Hautjucken und als Mundwasser. Thymol 1, Spirit. Menth. pip. 20,0, 3mal tägl. 15 Tropfen. Thymol 0,1, Glycerin 10, Aq. ad 100 bei Prurigo

Thypriman enthält Primula, Thymian, Drosera, Kal. sulfoguajac., Ephedrin hydr., gegen Husten und Bronchitis. Als Tropfen 3—4mal tägl. 15—20 Tropfen, als Sirup 3—4mal tägl. 1 Eßl., bei Kindern 2—3mal tägl. 1 Teel., 20 g 70 Dpf. Sirup: 140 g 1,50 DM. Gehe, Dresden-N. 6.

Thyraden ist ein fast weißes, geruchloses Pulver. Es wird durch Extraktion frischer Schweineschilddrüsen dargestellt und enthält deren Jod in Form jener Jodeiweißverbindungen, in denen es in der Drüse selbst enthalten ist. 1 Thyraden-Bohne enthält 0,05 g Thyraden = 0,0001 g Jod und entspricht etwa 0,3 g frischer Drüse. Es findet überall Anwendung, wo eine Unterfunktion der Schilddrüse besteht, Myxödem, Kachexia strumipriva, Athyreosis im Kindesalter. Zur Entwässerung bei Nephritis und Nephrose wurde es öfter mit Erfolg angewandt. Als Entfettungsmittel. Hierbei beginnt man mit kleinen Dosen bei reichlicher Eiweißkost, im übrigen aber knapper Diät. Im Handel als Bohnen zu 0,05 g, in Packungen mit 30 St. (2,05 DM). Hiervon gibt man zuerst 1—3mal tägl. 1 St. und steigert allmählich auf das Doppelte. Knoll A.-G., Ludwigshafen a. Rh.

Thyreo-Glandosan. Getrocknete Schilddrüse in Dragées. Stärke I enthält 0,05 mg Jod pro Tabl., Stärke II 0,1 mg, Stärke III 0,2 mg. Bei thyreogener Fettsucht, Myxödem usw. 1—3mal tägl. 1—2 Dragées der Stärken I—III. Packungen mit 20, 50, 100 Dragées Stärke I 1,37, 2,78, 5,22 DM. Stärke II 1,50, 2,89, 5,22 DM. Stärke III 1,65, 2,99, 5,52 DM. Dr. Fresenius, Bad Homburg.

Thyreoglobulin ist Jodothyrin, an Globulin gebunden. Es findet sich in der kolloidalen Masse, die die Drüsenfollikel der Schilddrüse erfüllt.

Thyreohorm. Reiner Jod-Eiweiß-Komplex der frischen Schilddrüse. 1 Dragée = 0,1 mg organisch gebundenes Jod = 0,5 i E. Bei Schilddrüsenunterfunktion, Kretinismus, Myxödem, Adipositas. 50 Dragées 2,65 DM. Hormon-Chemie, München.

Thyreoidin „Merck". Getrocknete Schilddrüsen. Ein gelbbraunes mittelfeines Pulver von schwachem, eigentümlichen Geruch. 1 Teil getrocknete Schilddrüse entspricht etwa 5 Teilen frischen Schilddrüsen. 1 g der Trockensubstanz enthält 400 Axolotl-Einh. (AxE). 1 AxE ist diejenige kleinste Menge, die einen 12—15 cm langen mexikanischen Axolotl bei tägl. Sondenfütterung innerhalb von 4 Wochen aus einem kiemenatmenden Molch in einen lungenatmenden Salamander verwandelt. Größte Einzelg. 0,5, größte Tagesg. 1,0. Als Tabl. zu 40 AxE. Packungen mit 20 und 100 St. (0,90 und 3,25 DM), zu 0,3 g mit 0,3 Na bibarb. mit 120 AxE. Packungen mit 20 und 100 St. (1,35 und 7,90 DM). Merck, Darmstadt.

Thyreoidin „Luitpold-Werk" enthält in 1 Dragée 0,1 g Thyreoidea sicca. Bei Ausfall und Unterfunktion der Schilddrüse. Packung mit 60 Dragées. Luitpold-Werk, München.

Thyreoid-Dispert. Getrocknete Schilddrüse (nach Krause-Verfahren) gesunder Tiere, mit Hilfe der Acetonitrilreaktion eingestellt (eine Schilddrüseneinheit ist die geringste Menge getrockneter Schilddrüse, die an der Maus bei innerlicher Beibringung 100% Resistenz gegen Acetonitril verursacht). 1 Tabl. = 5 oder 10 E (= 0,1 mg oder 0,2 mg organ. gebundenes Jod), jetzt auch zu 30 E = 0,6 mg organ. gebundenes Jod. Bei Hypothyreosen, Myxödem, Kretinismus und Fettsucht. Man beginnt mit 3mal tägl. 10 E, 3 Tage lang, dann 1—2tägige Pause und mit 20 E tägl. die Kur fortsetzen. Nach 2—3 Wochen wird eine Pause von 8—10 Tagen eingelegt. Am besten in den leeren Magen. Packungen mit 20 und 50 Tabl. zu je 5 E (1,15 und 2,50 DM), mit 25 und 75 St. zu 10 E (2,25 und 4,50 DM).20 und 60 Tabl. zu 30 E 2,90 und 5,85 DM. Kali-Chemie A.-G., Sehnde/Hannover.

Thyreototal. Totalhormonkomplex aus der Schilddrüse. Bei Kretinismus und Myxödem. Kindern tägl. $\frac{1}{4}$—$\frac{1}{2}$ Dragée, älteren Patienten 3mal tägl. 1—2 Dragées. In Packungen mit 20 und 50 Dragées zu 8 M.S.E., zu 12 M.S.E. 20 St., 20 und 50 Dragées mit 6 M.S.E. und 20 und 50 Dragées zu 4 M.S.E.

10 Supp. mit 4 M.S.E. 5 Amp. zu 2 ccm mit je 8 M.S.E. Labopharma, Berlin-Charlottenburg 5.

Thyronorman s. **Tyronorman.**

Thyroxin „Roche„ ist das von Kendall in reinem Zustand dargestellte Hormon der Schilddrüse als farblose Krystalle. Das Thyroxin „Roche" und das Thyroxin „Schering" sind vollkommen identisch. Nach neueren Untersuchungen ist es ein p-Oxydijodphenylaether des Dijodtyrosins. Es wird jetzt von der chemischen Fabrik Hoffmann-La Roche synthetisch hergestellt. 0,2 mg Thyroxin entsprechen etwa 40 mg getrockneter Schilddrüse. Bei Myxödem 4mal tägl. 1 Tabl. à 1 mg Thyroxin, bei Adipositas zuerst 4mal tägl. 1 Tabl. und vorsichtig alle 4 Tage steigernd um 2 Tabl. bis höchstens 8—10 Tabl. tägl. Parenteral 1—2 ccm pro die subcutan, intramuskulär oder intravenös. Auch bei Verzögerung der Knochenbruchheilung wöchentl. 1 ccm intrav., im ganzen 6—8 Injektionen. Packungen mit 10 ccm 2promillig 2,40 DM, 30 Tabl. mit je 1 mg, 6 Amp. mit je 1 mg 3,50 DM. Deutsche Hoffmann-La Roche A.-G., (17b) Grenzach/Baden.

Tibatin zur Behandlung von bakteriellen Allgemeininfektionen, insbesondere der Streptokokkeninfektionen. Es gehört zu den Sulfonamiden (s. d.) und ist ein Galaktosid des 4,4'-Diaminodiphenylsulfon, das leicht in Wasser löslich ist und als 40%ige Lösung in Amp. im Handel ist. Es hat eine besonders ausgeprägte Wirkung gegenüber Streptokokken, schwerer puerperaler Infekte, Erysipel, otogener Meningitis, aber auch eine günstige Wirkung gegen Staphylokokken und Infektionen der Harnwege. Das Präparat zeigt eine rasche und vollständige Resorption, aber keine kumulative Anreicherung, da es schnell und fast vollständig innerhalb 24 Stunden ausgeschieden wird. Es kann daher über mehrere Tage in höchsten Dosen injiziert werden, wenn die Schwere der Infektion es erfordert. Anwendung besonders bei septischem Abort und Puerperalsepsis. Man injiziert sofort intrav. 2 g = 1 Amp. von 5 ccm, nach 8 Stunden werden wieder 1 Amp. und nach weiteren 8 Stunden ebenfalls 1 Amp. injiziert. In schweren Fällen können auch 6 g = 3 Amp. sofort intravenös injiziert werden. Bei leichteren Fällen gibt man nur 2—3 g (1—1½ Amp.) am Tage. Liegt eine Streptokokken-Staphylokokken-Mischinfektion vor und Tibatin wirkt dabei ungenügend, so gibt man die obigen Dosen und kombiniert mit einem Sulfonamidpräparat und gibt davon tägl. 4—6 Tabl. Kombiniert man mit Prontosil, so gibt man oral 5—10 Prontosiltabl. Die Erfolge sind ebenfalls sehr günstig bei otogener Meningitis. In leichten Fällen spritzt man intrav., in schweren Fällen intralumbal. Hierfür verdünnt man 1 Amp. (zu 5 ccm mit 2 g Tibatin) mit 60 ccm Aq. bidest. Einzeldosis 0,5 g, Tagesdosis 1—2 g Tibatin intralumbal. 3—5 g werden am gleichen Tage intravenös gegeben. Auch hier kann man mit Prontosil kombinieren. Das Präparat kann auch bei Streptococcus viridans versucht werden, da im Experiment eine deutliche Wirkung vorhanden ist. Packungen: 5 Amp. zu je 5 ccm = 2 g Tibatin 7,85 DM zur intrav. Injektion. Bayer, Farbenfabriken, Leverkusen a. Rh.

Ticarda-Hustentropfen sind eine 1%ige Lösung des Chlorhydrats des Diphenyldimethylaminoaethyl-butanon mit 2%igem Suprifen-Zusatz. Gegen Reiz- und Krampfhusten bei Pharyngitis, Tracheitis, Bronchitis, Pleuritis, Phthise. Erwachsene und Kinder über 10 J. tägl. 1mal 10—12 Tropfen. Für die Nacht 12 Tropfen. Kl·inere Kind·r 5—8 Tropfen. Tropfflasche 15 ccm 2,50 DM. Röhre mit 10 Tabl. (1 Tabl. = 10 Tropfen). Farbwerke Hoechst, Frankfurt/M.-Höchst.

Tinct. absinthii. Aus 1 Teil Wermutkraut und 5 Teilen verd. Alkohol. Grünlichbraune, bitter schmeckende Flüssigkeit. 15—30 Tropfen als Stomachicum.

Tinctura aconiti. Eisenhuttinktur. Von bitterem und kratzendem Geschmack. Größte Einzelg. 0,5, größte Tagesg. 1,5. Siehe Aconitin und Aconit-Dispert.

Tinctura aloes. Braune, bitter schmeckende Tinktur aus 1 Teil Aloe und 5 Teilen Weingeist. Innerlich 5—30 Tropfen als Stomachicum, 2—6 g zum abführenden Klistier.

Tinctura aloes composita. Lebenselixier. Aus Aloe 6, Rhiz. Rhei, Rad. Gent., Rhiz. Zedoariae, Safran aa 1, Spirit. dil. 200. Rotbraune, nach Safran riechende Flüssigkeit. Tägl. ½—1 Teel. als Stomachicum.

Tinctura amara. Bittere Tinktur aus Rad. Gent., Herb. Centaur. aa 3, Cort. Aurant. 2, Fruct. Aurant. immat., Rhiz. Zedoar. aa 1, Spirit. dil. 50, mehrmals tägl. 15—30 Tropfen als Stomachicum. Tinct. amar., Tinct. Chin. comp., Tinct. Rhei vin. aa 10, 3mal tägl. 20 Tropfen.

Tinctura anticholerica. Aus Tinct. Op. simpl. 10, Tinct. Cascar 3, Tinct. Ratanh. 20, Tinct. aromat., Tinct. Valer, aeth. aa 30, Ol. Menth. pip. 2, ½—1 Teel. bei Durchfall.

Tinctura arnicae. Aus 1 Teil Flor. Arnic. und 5 Teilen verd. Alkohol. Hellbraune Flüssigkeit. Äußerlich bei Wunden, Quetschungen und zum Einreiben. Bei Angina pectoris, Arteriosklerose, zur Erleichterung der Expektoration bei Asthma mehrmals tägl. 5—20 Tropfen. S. u. Flor. Arnic.

Tinctura aromatica. Aus 5 Cort. Cinnam., 2 Ingber, je 1 Teil Gewürznelken und Galgant und Kardamomen und 50 verd. Alkohol. Kräftig und gewürzhaft schmeckende Tinktur als Stomachicum.

Tinctura asae foetidae. Asanttinktur. Aus 1 Teil Asa foetida und 5 Teilen Weingeist. 20—40 Tropfen bei Neurose und Diphtherie. Tinct. as. foetid., Tinct. Valer aa 15, Spirit. Menth. pip. 5, 3mal tägl. 20 Tropfen. S. Asafoetin.

Tinctura aurantii. Pomeranzentinktur. Aus 1 Teil Pomeranzenschale und 5 Teilen verd. Spiritus. Rötlichbraune Tinktur als Zusatz zu anderen Tinkturen und Mixturen.

Tinctura belladonnae. Tollkirschentinktur. Aus 10 Teilen getrockneten Blättern mit 100 Teilen verd. Alkohol. Innerlich 5—20 Tropfen als schmerz- und krampfstillendes Mittel bei Asthma.

Tinctura benzoes. Aus 1 Teil Benzoe in 5 Teilen Weingeist. Äußerlich in Waschwasser auf wunde Brustwarzen und in Salben. Tinct. benz. 10, Aq. Rosar. 150, 1 Eßl. zum Waschwasser.

Tinctura cantharidum. Aus 1 Teil Cantharides, 10 Teilen Aceton und 1 Teil Weinsäure. Innerlich nicht anzuwenden, äußerlich zu Einreibungen und Salben. Größte Einzelg. 0,5, größte Tagesg. 1,5.

Tinctura capsici. Als Stomachicum 10—20 Tropfen. Äußerlich zu Einreibungen. Tinct. caps., Spirit. camph., Mixt. oleos. Bals. aa 25, zum Einreiben.

Tinctura carminativa. Blähungtreibende Tinktur. Aus 16 Teilen Zitwerwurzel, 8 Teilen Kalmus, 8 Teilen Galgant, 4 Teilen römischen Kamillen, 4 Teilen Kümmel, 4 Teilen Anis, 3 Teilen Lorbeeren, 3 Teilen Gewürznelken, 2 Teilen Muskatblüten, 1 Teil Pomeranzenschalen, 100 Weingeist, 100 Pfefferminzwasser. Bei der Abgabe ist 9 Teilen dieser Tinktur 1 Teil versüßter Salpetergeist hinzuzufügen. 3mal tägl. ½—1 Teel. — Diese alte Tinktur habe ich immer wieder mit durchschlagendem Erfolge bei schweren Magen- und Darmblähungen angewandt, wo alle modernen Mittel versagten.

Tinctura cascarillae. Aus 1 Teil Rinde mit 5 Teilen verd. Alkohol. 30—50 Tropfen als Magentinktur.

Tinctura castorei. Aus 1 Teil Bibergeil und 5 Teilen Weingeist. Innerlich als Nervinum und Antispasmodicum 20—50 Tropfen. Tinct. castor. 5, Tinct. valer. 10, 2stündl. 10 Tropfen. F. M.

Tinctura catechu. Als Zusatz zu adstringierenden Arzneien. Äußerlich bei Zahnfleischentzündungen und zum Gurgeln. Tinct. catechu 10, Aq. menth. pip. 150, 1 Eßl. auf 1 Glas Mundwasser.

Tinctura chinae. 1 Teil Chinarinde und 5 Teile verd. Spirit. S. das nächste.

Tinctura chinae composita. Aus 6 Teilen Chinarinde, je 2 Pomeranzenschale und Enzianwurzel, 1 Zimt und 50 verd. Weingeist. Innerlich öfter tägl. 30 Tropfen bis ½ Teel., auch in Mixturen als Stomachicum.

Tinctura cinnamomi. Aus 1 Teil Zimtrinde und 5 Teilen verd. Alkohol. Öfter tägl. 20—50 Tropfen als Stypticum bei Metrorrhagien, auch als Mundwasser.

Tinctura colchici. Zeitlosentinktur mit mindestens 0,04% Colchicin. Aus 1 Teil Semen colchici und 10 Teilen verd. Alkohol. Gelbe, bitter schmekkende Tinktur, innerlich 0,5—2 g bei akutem Gichtanfall. Größte Einzelg. 2 g, größte Tagesg. 6 g. Da der Alkaloidgehalt sehr schwankend ist, am besten durch Colchicin ersetzen. S. dies.

Tinctura colocynthidis. Aus 1 Teil Koloquinten und 10 Teilen Alkohol. Innerlich 5—15 Tropfen. Größte Einzelg. 1 g, größte Tagesg. 3 g. Am besten in diuretischen Mixturen.

Tinctura colombo. Aus 1 Teil Rad. Colombo und 5 Teilen verd. Alkohol. Innerlich 30—60 Tropfen als Adstringens.

Tinctura convallariae. Aus 1 Teil Maiblumenkraut und 5 Teilen verd. Alkohol. 5—15 Tropfen bei Herzkrankheiten.

Tinctura digitalis. Aus 1 Teil Fol. digit. und 10 Teilen absolut. Alkohol. Enthält besonders Digitoxin, nur wenig Gitalin und Gitoxin. Im Infus sind besonders die beiden letzteren enthalten. Innerlich 10—40 Tropfen. Größte Einzelg. 1,5, größte Tagesg. 5.

Tinctura ferri acetici aetherea. Dunkelbraunrote Flüssigkeit von säuerlich zusammenziehendem Geschmack. 3mal tägl. 10—50 Tropfen bei Chlorose und Anämie..

Tinctura ferri chlorati aetherea. Tinct. nervina Bestucheffii. Ätherische Chloreisentinktur. 3mal tägl. 10—20 Tropfen bei Blutarmut mit Schwächezuständen. Tinct. ferri chlorat. aeth. 10, Ol. Menth. pip. gtt. 2, Sirup. simpl. 30, Aq. ad 200, 3—4mal tägl. 1 Eßl.

Tinct. ferri composita = Athenstaedt. Lösung von Eisensaccharat in Wasser mit Zusatz von etwas Alkohol und Geschmackskorrigens, auch mit 1% Lecithin.

Tinctura ferri pomati. Apfelsaure Eisentinktur mit 0,5% Fe. Mildwirkendes Eisenpräparat, innerlich 20—30 Tropfen oder 3mal tägl. ½ Teel.

Tinctura gallarum. Braune, zusammenziehende Flüssigkeit, bei Durchfall als Zusatz zu Mixturen, äußerlich zum Einreiben des Zahnfleisches. Decoct. Rad. Colomb. 10:150, Tinct. Gallar. 10, Sirup. simpl. ad 200, stündl. 1 Eßl. Tinct. Acon., Tinct. Gallar. aa 7, Tinct. Jod. 1, zum Einpinseln des Zahnfleisches.

Tinctura gelsemii. Innerlich 5—20 Tropfen und mehr. Gegen Neurosen und Blasenschwäche bei Kindern.

Tinctura gentianae. Innerlich 20—50 Tropfen bei Appetitlosigkeit.

Tinctura haemostyptica. Aus Secale cornut., Acid. sulfur. dil., Spirit. und Wasser. Mehrmals tägl. 10—30 Tropfen bei Blutungen.

Tinctura hamamelidis. Bei Hämorrhoiden 3mal tägl. 20 Tropfen bis ½ Teel. S. Extr. Hamamel. fluid.

Tinctura ipecacuanhae. 10—20 Tropfen als Expectorans oder als Zusatz zu Mixturen. Bei Diarrhoen und auch als Emeticum.

Tinctura jodi. S. Sepso-Tinktur. Nach Jod riechende Flüssigkeit mit 7% freiem Jod und 3% Jodkali. Innerlich mehrmals tägl. 2—6 Tropfen als Ersatz für Jod Kalium Mixt., dann auch bei Gastralgien und Erbrechen, äußerlich zur Desinfektion der Haut bei Furunkeln, Erysipel, Pleuritis, Rheumatismus, Frostbeulen. Als Lugolsche Lösung zur Ausspritzung von Abszeßhöhlen. Siehe unter Jod. Größte Einzelg. 0,2, größte Tagesg. 0,6.

Tinctura lobeliae. Bei Asthma 10—20 Tropfen. Tinct. lobel., Tinct. stramon., Tinct. op. benz. aa 10, 3mal tägl. 10—20 Tropfen. Größte Einzeldosis 1 g, größte Tagesdosis 3 g. S. Lobelin.

Tinctura moschi. Als Antispasmodicum und Analepticum, mehrmals tägl. 10—50 Tropfen.

Tinctura myrrhae. Als Mund- und Gurgelwasser und zum Einreiben des Zahnfleisches.

Tinctura opii benzoica. Untersteht dem Opiumgesetz. Wenn tägl. mehr als 400 g aufgeschrieben werden, so ist Eintragung ins Morphinbuch notwendig. Besteht aus 1 Teil Anisöl, 2 Teilen Campher, 4 Teilen Benzosäure, 10 Teilen einfacher Opiumtinktur und 183 Teilen verd. Weingeist. Die Tinktur enthält 0,05% Morphin. 3mal tägl. 20—60 Tropfen als Expectorans, am besten mit anderen Tinkturen zusammen oder in Mixturen. Kindern 5—20 Tropfen. Liq. Amon. anis., Tinct. Op. benz., Aq. Amygd. am. aa 1, Sirup. Alth. 20, Aq. 100, 3mal tägl. 1 Teel., für kleine Kinder bei Bronchialkatarrh.

Tinctura opii crocata. Untersteht dem Opiumgesetz. Bei Mehrverschreibung als 20 g täglich ist Eintragung ins Morphinbuch notwendig. Aus 15 Teilen Opium, 5 Teilen Safran, 1 Teil Gewürznelken, 1 Teil Zimt und je 70 verd. Weingeist und Wasser. Mit 1% Morphingehalt. Innerlich 5 bis 30 Tropfen. Tinct. Op. crocat., Aether, Liqu. Ammon. anis. aa 10, Aq. Amygd. am. 20, stündl. ½—1 Teel. bei Emphysem. Größte Einzelg. 1,5, größte Tagesg. 5 g.

Tinctura opii simplex. Untersteht dem Opiumgesetz. Bei Mehrverschreibung als 20 g tägl. ist Eintragung ins Morphinbuch notwendig. Aus 15 Teilen Opium und je 70 Teilen Wasser und 70 Teilen verd. Weingeist mit 1% Morphingehalt. Innerlich wie Op. pulvis. Mehrmals tägl. 5—30 Tropfen. Größte Einzelg. 1,5, größte Tagesg. 5 g. Kindern von 2—5 Jahren 2—4 Tropfen, von 5—10 Jahren 5—6 Tropfen, von 10—15 Jahren 6—10 Tropfen. Tinct. Op. simpl., Tinct. Cinnam. aa 4,5, Tinct. Strychni 1,0, 5—15 Tropfen bei Diarrhoe. Tct. Op. spl. guttae X als Tabl. (Ingelheim), 10 und 25 Tabl. (30 und 71 Dpf.).

Tinctura pimpinellae. Bibernelltinktur. 20—50 Tropfen bei Katarrh, auch in Mixturen. Äußerlich als Mund- und Gurgelwasser 10:100.

Tinctura quebracho. Rötlichbraune, bittere Tinktur, aus 1 Teil Quebrachorinde und 5 Teilen verd. Alkohol. Mehrmals tägl. 1 Teel. bei Asthma und Dyspnoe.

Tinctura ratanhiae. Innerlich mehrmals tägl. 20—30 Tropfen bei Durchfall, auch in Mixturen, äußerlich zum Bepinseln des Zahnfleisches und Rachens.

Tinctura rhei aquosa. Wäßrige Rhabarbertinktur, aus Rhabarber, Kal. carbonat., Zimtwasser und Weingeist. Innerlich teelöffelweise als Stomachicum.

Tinctura rhei vinosa. Aus 8 Teilen Rhabarber, 2 Teilen Pomeranzenschale, 1 Teil Kardamomen, 100 Teilen Xereswein und Zucker. Innerlich ½—1 Teel. als Stromachicum. Kein Abführmittel. Tinct. Rhei vin., Elix. Aurant. comp. aa 25, 2—3mal tägl. 1 Teel.

Tinctura salviae. 3mal tägl. 20 Tropfen und abends 40 Tropfen bei profusen Schweißen. S. Salvysatum.

Tinctura scillae. Innerlich 10—20 Tropfen, mehrmals täglich. S. Bulb. Scillae, Scillaren und Scillacardin.

Tinctura secalis cornuti. Aus 1 Teil Mutterkorn und 10 Teilen verd. Weingeist. Mehrmals tägl. 10—30 Tropfen.

Tinctura stramonii. Stechapfeltinktur. Innerlich 5—20 Tropfen bei Asthma, Neuralgien und Husten. Tinct. Stramon., Tinct. Opii benz., Liqu. Ammon. anis. aa 10, 3stündl. 15—20 Tropfen bei Asthma und Husten.

Tinctura strophanthi mit mindestens 0,39—0,41% wasserfreiem g-Strophanthin. 3—5mal tägl. 5—10 Tropfen bei Herzschwäche und Asthma cardiale. Größte Einzelg. 0,5, größte Tagesg. 1,5. Da sie im Magen- und Darmkanal zum größten Teil zerstört wird, wird sie von manchen Autoren für unwirksam erklärt. Ich kann ihr aber eine Wirkung nicht absprechen. S. Strophanthin.

Tinctura strychni. Aus 1 Teil Brechnuß und 10 Teilen verd. Weingeist. Enthält 0,25% Alkaloid. Innerlich als Tonicum und Stomachicum. Größte Einzelg. 1 g, größte Tagesg. 2 g. Tinct. Bellad. 5,0, Tinct. Strychni, Tinct. Castor. canad. aa 10, 5mal tägl. 20 Tropfen bei nervöser Dyspepsie (Ewald).

Tinctura valerianae. 30—60 Tropfen als Nervinum.

Tinctura valerianae aethereae. Als Nervinum und bei Herzschwäche 20—30 Tropfen.

Tinctura zingiberis. Als Stomachicum 20—30 Tropfen. Tinct. amar., Tinct. Rhei aq., Tinct. Zingib. aa, 3mal tägl. 10 Tropfen. F.M.

Tithen ist ein 4-Methylthiouracil mit Vitamin C zur Behandlung des Morbus Basedow und der Thyreotoxikose. Es bewirkt eine Senkung des Grundumsatzes, die Tachykardie nimmt ab, das Körpergewicht nimmt zu, das übererregte Nervensystem kommt zur Ruhe. Der Exophthalmus bleibt meistens bestehen. Durch das Präparat wird die Thyroxinsynthese in der Schilddrüse gehemmt. Als Nebenwirkungen können auftreten: Fieber, Kopfschmerzen, leichte Exantheme, Leukopenie, bei Überdosierung als schwerste Komplikation eine Agranulocytose. Man soll daher während der Behandlung Leukocyten zählen. Durch Zusatz von Vit. C sollen diese Nebenerscheinungen verringert werden. Man gibt in den ersten 10 Tagen ca. 15 bis 25 Tabl. tägl., dann 5 Tage lang 10—15 Tabl. tägl., weitere 5 Tage 5—10 Tabl. tägl., dann langsamer Abbau zur Erhaltungsdosis von 1—4 Tabl. tägl. oder jeden 2. Tag. 1 Tabl. enthält 0,025 g Methylthiouracil mit 0,01 l Ascorbinsäure. Packung mit 100 Tabl. Sepdelenwerke G. m. b. H., Hamburg 1, Spitalerstr. 11.

Titro-Salz, ein Diätsalz, enthält die Kationen Na, K, Ca und Mg in der physiol. Relation der Blutflüssigkeit. Es enthält 50,8% Cl und 36,04% Na (Kochsalz: 60,65% Cl und 39,35% Na). Es enthält neben Kochsalz: Calcium, Magnesium und Kalium als Antagonisten im gleichen Mengenverhältnis, wie diese Kationen im Blutserum vorhanden sind. Bei vegetativen Störungen: Ekzem, Urticaria, Pruritus, Raynaudsches Gangrän, Heuschnupfen an Stelle von Kochsalz. Nicht bei Ödemen von Nieren- und Herzkranken. Packungen: ¼ kg 1,05 DM, ½ kg 1,90 DM, 5 kg 16,50 DM. **Titro-Salz special** ist chloridfrei und gilt als kochsalzfreier Salzersatz bei Herz-, Gefäß- und Nierenkrankheiten. Nach dem Kochen der Speisen zusetzen. 125 und 250 g 1,60 und 3,05 DM. Nordmark-Werke, Hamburg 21.

Tokofinal, ein kombiniertes Wehenmittel aus Hypophysenhinterlappen, einem Alkaloid aus Sarothamnus scoparius und Phenyldihydroimidazolyl- methan zur Steuerung der Geburt und Abkürzung der Plazentaperiode durch Kräftigung der Uterusfunktion. Bei allen funktionellen Wehenstörungen, bei Einleitung der Geburt, Eröffnungsperiode und Wehenschwäche während der Austreibungsperiode. Am besten intramusk., bei Austreibungsperiode und atonischen Blutungen intrav. Es erhöht nicht den Blutdruck. 6 Amp. zu 1 ccm mit 3 Vögtlin-Einh. 2,58 DM. Dr. Ch. Brunnengräber, Chem. Fabrik & Co., Lübeck.

Tokopharm-Ampullen enthalten ein angereichertes Weizenkeimöl. In 2 ccm Öl sind 30 mg Tocopherol bzw. 12 RE Vitamin E enthalten. Bei habituellem und drohendem Abort, Neigung zu Fehlgeburten, primärer Sterilität der Frau, Oligospermie, sexuelle Unterentwicklung, progressiver Muskelatrophie. Bei drohendem Abort tägl. 1 Amp. Bei Neigung zu Früh- geburten und Muskeldystrophie 2—3mal wöchentl. 1 Amp. S. Tritopharm und Tritisanol. Packung mit 5 Amp. zu 2 ccm 3,80 DM. Pharmasan G. m. b. H., Halle/S.

Tonasid besteht aus steril filtriertem Serum gesunder Tiere, dem ca. 25% Disaccharide, ca. 10% Monosaccharide, ca. 15% Alkohol, ca. 0,8 mg%

Vitamin B_2, ca. 0,1% Vitamin C, ca. 0,05 Coffein und tonisierende pflanzliche Bitterstoffe zugefügt sind. Es enthält 5% Serumeiweiß. 100 g Tonasid = 300 Kalorien. Eine hellbraune, leicht getrübte, angenehm schmeckende Flüssigkeit. Bei Eiweißunterernährung, Erschöpfungszuständen, Rekonvaleszenz. 3—5mal tägl. 1 Eßl., Kinder ½—1 Teel. Flasche mit 100 g 4,25 DM. Asid-Serum-Institut, Dessau.

Tonephin ist das aus dem Hypophysenhinterlappen abgetrennte Prinzip, das eine anregende Wirkung auf die Darmperistaltik besitzt. Bei atonischer Obstipation und postoperativer Darmlähmung und da es regulierend auf den Wasser- und Kochsalzhaushalt wirkt: bei Diabetes insipidus. Es hat keine uteruserregende Wirkung. Man gibt ½—1 Amp. intramusk. und wiederholt nach Bedarf. S. Prostigmin; s. auch Orasthin. Schachteln mit 10 Amp. zu 1 ccm mit 5 Einh. (10,40 DM), Pulver 1 g (25 E). Farbwerke Hoechst, Frankfurt/M.-Höchst.

Tonhormon enthält ein mit Vitamin C stabilisiertes Adrenalin von peroraler Wirkung in Tablettenform. 1 Tabl. enthält 0,0017 g stabilisiertes Adrenalin. 2—3mal tägl. ½—2 Tabl. bei Hypotonie, Kreislaufschwäche, allergischen Erscheinungen, Asthma bronchiale, Morbus Addison, Thromboseverhütung. Tonhormon forte ist flüssig, 0,5 g = 5 Tropfen mit 0,0017 g Adrenalin-Ascorbinat. Flasche mit 10 g 1,80 DM. 3mal tägl. 3—8 Tropfen. 20 Tabl. 2,10 DM. 2—3mal tägl. 1—2 Tabl. (1 Tabl. = Adrenalin-Ascorbat 0,0017 g). Byk-Guldenwerke A.-G., Abtlg. Lomberg G. m. b. H., Konstanz.

Toniazol. Tonicum und Roborans — enthält in 170 g 0,45 g Cardiazol, 0,25 g Coffein, 16 g Molkenadsorbat (wasserlösliche Wirkstoffe der Milch wie Lactoflavin, Calcium, Lactose), 15,3 g Saccharose, 21,5 g Dextrose, Glycerin, Bitterextrakte und Geschmacksstoffe, Alkoholgehalt 3,5%. Von den für ein Tonicum geltenden Indikationen seien für seine Verwendung hervorgehoben: allgemeine Ermüdungs- und Erschöpfungszustände, vor allem im Gefolge von Infektionskrankheiten, Operationen, Geburten, anstrengenden Kuren, bei Hypotonien, Zuständen essentieller Art und Kreislaufbeschwerden des Alters. Im allgemeinen 2—3mal tägl. ½ Teel. voll vor den Mahlzeiten. bei Kindern entsprechend weniger. Originalpackung (170 g) 2,40 DM. Knoll A.-G., Chem. Fabriken, Ludwigshafen a. Rh.

Tonikum-Helfenberg ist Arsen-Blutan, dem eine kleine Menge von salzsaurem Strychnin (5 mg pro Flasche) und Kupfer zugefügt wurde. Alkoholfrei! 3mal tägl. 1 Eßl. 300 ccm 1,40 DM. Chem. Fabr. Helfenberg, Helfenberg b. Dresden.

Tonikum „Roche". In 5 ccm = 1 Kaffeel. sind enthalten: Na biphosphoric. 185 mg, Strychnosalkaloide 0,16 mg, Arsylen 5 mg, Ext. Colae glycerin. sacchar. Roche 1 g, Mangan 1 mg. Bei Erschöpfung, Überarbeitung, Neurasthenie usw. 1—2 Kaffeel. zu den Mahlzeiten. 125 ccm 2,70 DM. Deutsche Hoffmann-La Roche A.-G., (17b) Grenzach/Baden.

Tonophosphan. Bei diesem Präparat handelt es sich um Salze tertiärbasischer, aromatischer, phosphiniger Säuren, speziell um das Natriumsalz der dimethylamino-methylphenyl-phosphinigen Säure, einem Derivat der phosphorigen Säure, in welchem eine Hydroxylgruppe durch ein organisches Radikal ersetzt, der Phosphor also direkt an Kohlenstoff gebunden ist. Es kommt als 1%ige Lösung und als Tonophosphan fortius in den Handel und wird subcutan injiziert. Der Gehalt an chemisch gebundenem Phosphor beträgt 11%. Bei Rachitis, Osteomalacie, Ostitis fibrosa, Knochenbrüchen, Erschöpfungszuständen jeder Art, Myokarderkrankungen, Basedow, Skrofulose und Entwicklungsstörungen der Kinder. Bei Kindern injiziert man tägl. (20 Tage lang) 1 Amp. und gibt dann weitere 20 Amp. in 2—3tägigen Abständen. Bei Erwachsenen hält man den gleichen Turnus bei mit Tonophosphan fortius. Packungen: Schachteln mit 10 Amp. 1,1 ccm 1%ig (1,90 DM), als Tabl. zu 0,1 g 30 St. 1,80 DM.T. fortius 2%ig 10 Amp. 1,1 ccm (2,00 DM).

Torantil ist ein standardisiertes Präparat aus Darmschleimhaut. Durch eine Wechselwirkung zwischen dem von außen in den Körper eindringenden Antigen (Allergen) und der reagierenden Körperzelle entsteht der die Krankheitssymptome auslösende toxische Körper. Hierdurch können an Krankheiten entstehen: Gastroenteritis, Ulcus ventr., Gelenkschmerzen, Arthritis, Migräne, Ekzem, Purpura, Asthma, Heufieber, Urticaria, Quinckesches Ödem, die alle an eine Einheitlichkeit des allergischen Giftes denken lassen. Dieses allergische Gift steht dem Histamin sehr nahe und zeigt die Eigenschaften des Histamins. In der Schleimhaut von Dünn- und Dickdarm hat man Stoffe gefunden, die spezifisch auf die Zerstörung von Histamin eingestellt sind. Im *Torantil* liegt ein Präparat vor, das diese Stoffe enthält und daher geeignet ist, bei allen krankhaften Zuständen, für die eine Entstehung auf allergischer Basis angenommen wird oder deren Genese auf einer geschädigten oder konstitutionell schwachen Entgiftungsfunktion der Darmwand beruht (intestinale Autointoxikation). Bei schweren Säuglingstoxikosen löst man den Inhalt einer Amp. in 2 ccm Wasser und gibt Kindern bis 3000 g 0,2—0,3 ccm, älteren 0,3—0,5 ccm 2mal tägl. oral. Ganz besonders möchte ich auf die günstige Beeinflussung der Lebercirrhose hinweisen, die ich in einem schweren Fall vorübergehend symptomlos zu bessern vermochte. Man gibt 2—3mal wöchentl. 1 Amp. (= 1 E.) intramusk. oder 3mal tägl. 2 Dragées (= 10 E.). Packungen mit 5 Trockenamp. und 5 Amp. mit 2 ccm steriler physiologischer Kochsalzlösung. Glas mit 20 Dragées 2,85 DM, 5 Amp. 5,05 DM, 25 Amp. Farbwerke Hoechst, Frankfurt/M.-Höchst.

Tracumin. Trichlorbutylmalonsaures Kupfer. Als 5—20%ige Salbe gegen Trachom. Tuben mit 5- und 10%iger Salbe.

Tragacantha. Traganth. Als Zusatz bei Pillen und in Gleitmittel für Katheter.

Transannon ist eine Kombination von Calcium und Magnesiumsalzen mit einer Ichthyolverbindung unter Beifügung eines Antihidroticums und eines vegetabilischen Laxans. Bei klimakterischen Beschwerden 3mal tägl. 2 Bohnen. 50 Bohnen 1,50 DM. Gehe, Dresden-N. 6.

Transpulmin. Sterile Lösung von basischem Chinin und Campher in ätherischen Ölen. 1 ccm = 0,03 g Chin. bas. und 0,025 g Campher. Dosis 1—2 ccm intramusk. bei eitriger Bronchitis, Bronchopneumonie, Bronchiektasen, Lungenabscessen. Packungen mit 5, 10 und 25 ccm und in Amp. mit 2,2 ccm, 6 und 3 Amp. S. Solvochin. Chemiewerk Bad Homburg in Frankfurt a. M.

Trasentin ist ein Chlorhydrat des Diphenylacetylaminoäthanolesters. Es ist ein Antispasmodicum von ähnlicher Wirkung wie Atropin, aber frei von dessen Nebenwirkungen. Bei allen Spasmen des Magen-Darmkanals, Ulcus ventriculi et duodeni, Spasmen der Gallenwege usw. 2—3mal tägl. 1—2 Tabl. zu 0,075 g. Packungen mit 25 Tabl. 1,85 DM. S. Neuro-Trasentin. Ciba-Aktienges., Wehr, Baden.

Trautmaticinum. Guttaperchalösung in Chloroform. Zu ähnlichen Zwecken wie Kollodium.

Treupelsche Tabletten (Treubletten). Antineuralgicum. 1 Tabl. zu 0,5 g enthält 0,125 Acetylsalicylsäure, 0,25 Phenac., 0,03 Narcotin. hydrochl., ferner Homburger Salz. Die Tabl. zu 1 g enthalten das Doppelte. Auch in *Suppos.*, die so viel an Wirkungsstoffen enthalten wie die Tabl. zu 1 g. Die Suppositorien für Kinder enthalten den 2. Teil der Wirkungsstoffe der Tabl. zu 0,5 g. Packungen mit 5 Suppos. 1,35 DM, für Kinder 5 St. 1,05 DM. Tägl. 3—6 Tabl. à 0,5 g. 10 Tabl. à 0,5 g (1,— DM). 20 Tabl. 1,70 DM. Tabl. zu 1 g 10 St. 1,70 DM. Chemiewerk Bad Homburg in Frankfurt a. M.

Triadenyl, eine Adenosin-Tri-Phosphorsäure zur peroralen und parenteralen Anwendung besonders bei Durchblutungsstörungen cardialer und peripherer Gefäße. Es ist ein starkes gefäßaktives Mittel zur intramusk. Injektion, aber auch zur vorsichtigen intrav. Injektion, aber nur 0,5—1 ccm in 3—5 Minuten. Indikation: Periphere Durchblutungsstörungen, Vasoneurose, arteriosklerotische und diabetische Gangrän, Claudicatio intermittens, Bürgersche Krankheit, cardiale Durchblutungsstörung, Leberschutztherapie. Ich halte das Präparat für außerordentlich wirksam. 3mal tägl. 1—2 Tabl., 1—3 intramusk. Injektionen. 1 Amp. zu 2 ccm 5 Amp. zu je 20 mg 3,75 DM, 5 Amp. zu 1 ccm zu je 10 mg 2,25 DM. 1 Tabl. zu 20 mg 20 Tabl. 3,95 DM. Dr. Georg Henning, Berlin-Tempelhof.

Tricalcol. Kolloidales Präparat, das etwa 10% Kalk (Tricalciumphosphat, das erst im alkalischen Darmsaft gelöst und resorbiert wird) und 11% Phosphorsäure an Milcheiweiß als Schutzkolloid gebunden enthält. Ein weißes, geruch- und geschmackloses Pulver, von dem man 3mal tägl. ½ bis 1 Teel. oder 3mal tägl. 4 Tabl. gibt. Gegen Spasmophilie, Rachitis und Kalkarmut. Als Pulver zu 50 g (1,75 DM), als Tabl. 100 St. (1,75 DM). *Tricalcol D*: Jede Tricalcoltabl. enthält etwa 2000 I E Vitamin D in 1 g, Tricalcol C mit 8 mg Vitamin C in 1 g Substanz. Packungen mit 25 und 68 g, als Tabl. zu 0,5 g oder 1 g 1,40 und 3,40 DM. Bei Rachitis 6—8 Tabl., zur Prophylaxe 2—4 Tabl. tägl. Dr. E. Laves, Hannover.

Trichloran, ein reines Trichloraethylen. Zur Inhalationsanalgesie in Geburtshilfe, kleiner Chirurgie und Zahnheilkunde durch Einatmen eines Trichloran-Luftgemisches. 5 ccm reichen für eine und mehr als eine Stunde anhaltende Analgesie aus. 10, 50, 100 ccm 1,70, 4,50 und 7,40 DM. Amp. zu 2 ccm 5 St. 3,05 DM. 5 Amp. zu 5 ccm 5,90 DM. E. Merck, Darmstadt.

Trichophytin. Ein polyvalentes Präparat, das die löslichen Stoffwechselprodukte und Leibessubstanz einer größeren Anzahl verschiedener Trichophytiepilze enthält, also analog dem Kochschen Alttuberkulin hergestellt. Das Präparat wird sowohl zur Diagnose wie zur Therapie der Trichophytie oder der tiefen Bartflechte benutzt. Man injiziert intrac. 0,1 ccm verdünnt und unverdünnt, so daß nur eine linsengroße weiße Hautquaddel entsteht. Man beginnt zuerst mit starken Verdünnungen und geht allmählich zum konzentrierten Trichophytin über. Als Verdünnungsflüssigkeit dient Aq. dest. mit 0,25% Acid. carbolic. liqu. *Diagnostische Trichophytinprobe*: 0,1 ccm einer Trichophytin-Verdünnung 1:50 (0,1 Trich. conc. + 4,9 ccm Wasser) werden am Arm intrac. injiziert. Ist bis zum nächsten Tag nur eine geringe Rötung ohne stärkere Infiltration aufgetreten, so ist die Reaktion negativ. Bei Trichophytiekranken tritt eine pfennig- bis dreimarkstückgroße Rötung mit leichter Infiltration der Haut an der Injektionsstelle auf. *Trichophytinkur*: Zur Behandlung beginnt man mit einer Verdünnung 1:50 und gibt alle 4 Tage jedesmal 3 intracut. Injektionen von 0,1. Es muß immer eine markstückgroße Rötung an der Injektionsstelle auftreten. Wird die Reaktion schwächer, so geht man zu einer Lösung 1:30, dann 1:10, schließlich 1:5 und zum unverdünnten Trichophytin über. Man kann auch die Injektionen subcutan geben, dann beginnt man mit 0,05 unverdünntem Trichophytin und steigert bis 0,5 ccm. Alle 4—5 Tage 1 Injektion. Packungen: Trichophytin zu 1 ccm 1,40 DM, zu 5 ccm 4,15 DM. Farbwerke Hoechst, Frankfurt/M.-Höchst.

Trigemin. Weißes, in Wasser lösliches Pulver, welches ein Pyramidon-Butylchloralhydrat ist. Als Tabl. in Röhren mit 10 und 20 St. zu 0,25 g —,90 und 1,60 DM. Bei Kopfschmerz, Neuralgie, besonders Trigeminus- und Occipitalneuralgien. 1 3mal tägl. 0,5—0,75 g.

Tritipharm (Gesamtkomplex des embryonalen Weizens) enthält Vitamin A, B Komplex, Vitamin D, E, F, K, Auxone, Lecithin, Phosphatide, Eiweiß, Stärke, Pflanzenfette, Pentosane, Mineralsalze. Bei Vitaminmangelerscheinungen 3mal tägl. ein Täfelchen. Bei drohendem Abort, Neigung zu Frühgeburt, Störungen der Samenbildung 3mal tägl. 2—3 Täfelchen. Zur Aufzucht von Frühgeburten 1—2 Täfelchen tägl. in Milch zerrieben, in der Laktationsperiode 3mal tägl. 2 Täfelchen. Packung mit 30 Täfelchen 3,20 DM. S. Tokopharm und Tritisanol. Pharmasan G. m. b. H., Halle/S.

Tritisanol, ein Vitamin-Pflanzenöl aus Getreidekeimen. Es enthält Vitamin A, D, E, F, Wachstumsvitamin und Lecithin. Bei Wachstumsstörungen, Rachitis, habituellem Abort, primärer Aminorrhoe, Stoffwechselstörungen, Neigung zu Infektionskrankheiten. 2—3mal tägl. 1 Eßl., Kinder 2mal tägl. 1—2 Teel., Säuglinge 2mal tägl. $\frac{1}{2}$—1 Teel. Flasche 100 g 4,98 DM. Pharmasan G. m. b. H., Halle/Saale C 2.

Tritol-Helfenberg besteht aus Ext. Filicis mit Ol. Ricini 1:2, mit einem aromatischen Diastase-Malzextrakt. Gegen Taenia solium und saginata. Morgens nüchtern den Inhalt einer Flasche. Im Handel: Tritol I stark, für Erwachsene, besteht aus 8 g Ext. Filic., 28 g Ricinusöl-Malzextraktmischung 4:3. Tritol II mittel, für schwächere Personen, Frauen: Ext. Filic. 6, Ricinusöl-Malzextraktmischung 21 g. Tritol III schwach, für Kinder, 4 g Ext. Filic., 14 g Ricinusöl-Malzextraktmischung. Chem. Fabrik Helfenberg, Helfenberg i. Sa.

Trivalin. 1 ccm enthält 0,01936 g Morph. valer., 0,0037 Coffein. valer., 0,001 Atropinmethylnitrat (Eumydrin). Untersteht dem Opiumgesetz entsprechend seinem Morphingehalt. In Amp. mit 1 ccm zur subcutanen Injektion in Schachteln mit 3, 6 Amp. zu 1,1 ccm (1,25, 2,05 DM). Man injiziert 0,3—1 ccm. Merz & Co., Chem. Fabr., Frankfurt a. M., Eckenheimer Landstr.

Trivitan, eine ölige Lösung von reinem krystallisiertem Vitamin D_3 (0,5 mg in 1 ccm) zur Prophylaxe und Therapie der Rachitis. Es wird gewonnen durch Ultraviolettbestrahlung von 7-Dehydrocholesterin. 1 mg = etwa 40000 iE. Säuglinge und Kleinkinder tägl 5—6 Tropfen, größere Kinder 6 Tropfen in einem Löffel oder Brei bei der Prophylaxe. Zur Therapie Säuglinge und Kleinkinder 15 Tropfen tägl. bis zur Heilung, größere Kinder 18 Tropfen. Bei kindlicher Spasmophilie 3mal tägl. 10 Tropfen. Packung 10 ccm. 1 ccm enthält 0,5 mg krystallisiertes Vitamin D_3 = 30 Tropfen. 2,10 DM. Bayer, Leverkusen, und E. Merck, Darmstadt.

Tryasol-Hustensaft enthält Triaethanolammoniumchlorid 1,624 g, Kaliumbromid 1,04 g, Thymianauszug gezuckert ab 130,0. Hustensaft mit Codein enthält noch 0,13 g Codein phosph. 2stündl. 1 Teel. Flasche zu 130 g. Gerana-Werk, Gera.

Trypaflavin ist saures 3,6-Diamino-10-methylacridiniumchlorid. Es ist ein braunrotes Pulver, das sich in Wasser leicht mit gelber Farbe löst. Es soll eine auffallend große wachstumshemmende Wirkung auf die verschiedenartigen Krankheitserreger haben und sie noch in großer Verdünnung abtöten. Es wird besonders zur inneren Körperdesinfektion gebraucht (Erkrankungen der Gallenwege). Man gibt intrav. von einer 0,5—2%igen Lösung 5—20 ccm tägl., kontraindiziert bei Nephritis. Das Trypaflavin wird im Urin und auch durch das Lungensputum ausgeschieden. Nach einigen Injektionen färbt sich der Körper gelb. Bei sämtlichen Infektionskrankheiten, Sepsis, Erysipel, Bronchiektasien und Pyelitis intrav. zu geben. Zur Blasenspülung wird eine Konzentration 1:3000 bis 1:1000 gebraucht. In der Wundantiseptik 1:750 bis 1:1000. Bei Trichophytie und Sycosis barbae eine 2—10%ige Salbe. Im Handel als Substanz und Tabl. zu 0,1 g, 15 St. 1,90 DM, und in Amp. mit 0,5- und 2%iger Lösung. Schachtel mit 5 Amp. zu 5 ccm (3,40 und 3,95 DM). Farbwerke Hoechst, Frankfurt/M.-Höchst.

Tubera aconiti. Innerlich nicht anzuwenden. Es enthält Aconitin. S. dieses und Aconitysatum.

Tubera jalapae. Die wirksamen Bestandteile sind glykosidische Säureanhydride, die ihre Wirksamkeit erst im alkalischen Darmsaft im Verein mit der Galle enthalten. 0,05—0,3 als Abführmittel. In größeren Dosen bis 2 g als Drasticum, besser Resina jalapae.

Tubera Salep. Als Mucilago Salep. Salep wird mit kaltem Wasser angerührt und dann warmes Wasser zugesetzt (2:100).

Tuberkulin s. Sera.

Tuffon ist ein rein pflanzlicher Quellstoff aus der Gruppe der Tragante. Die Quellfähigkeit des so gewonnenen bräunlich körnigen Pulvers ist sehr hoch. In Berührung mit Blut bildet es in 1—3 Sek. ein fest zusammenhängendes, festhaftendes Gel. Ein Blutstillungsmittel für lokale Blutungen. Packungen mit 6 und 18 g 0,74 und 1,50 DM, 6 und 12 Amp. zu je 4 g, 12 Amp. zu je 2 g. Lingner-Werke, Dresden.

Tugrillin-Hustensaft enthält Calc. sulfocresolic., Extrakte aus Primula, Verbascum, Thymus, Viola, Castanea. Gehalt an Saponin und ätherischen Ölen. Gegen Husten und Bronchitis 3—4mal tägl. 2 Teel. Kinder 3mal tägl. 1 Teel. Flasche 125 und 300 g. Tugrillin-Neospiran-Hustentropfen enthalten Ephedrin, Orthophthalsäuredidiaethylamid, Calc. ammon. sulfocresol. Ext. aus Primula, Viola, Verbasc., Thymian. 3mal tägl. 15—20 Tropfen. Flasche 20 g. Chem. Fabr. Grünau, Berlin-Grünau.

Tumenol-Ammonium. Dunkles Öl, mit Wasser mischbar, zu Salben, Pasten und Einpinselung bei Ekzem, Pruritus und Prurigo. Tumenol Ammon. 10—20, Äther, Spirit., Aq. aa ad 100, bei trockenem Ekzem. Tumenol Ammon. 5—20, Zinkoxyd, Amyl., Glycerin, Aq. aa ad 100, bei akutem Ekzem zum Aufpinseln.

Tumenolsulfonum. Dunkelgelbe, dicke Flüssigkeit, unverdünnt oder als Paste anzuwenden.

Turgasept enthält Diphenylaethyldimethylamin-Chlorhydrat 1,5% und Glycerinanhydr. 98,5%. Bei allen Mittelohrentzündungen tropft man mehrmals tägl. so viel Tropfen ein, als der Gehörgang aufzunehmen vermag. Nach 15 Min. das Ohr mit Watte verschließen. Nicht anwärmen oder verdünnen! 6-g-Flasche 1,25 DM. Chem. Werke Albert, Wiesbaden-Biebrich.

Tuscosan s. Keuchhustenvaccine. S. Sera.

Tussamag ist ein stabilisiertes Perkolat aus Castanea vesca und Thymus serpyllum mit wirkungssteigerndem Saponingehalt. Fluidextrakt in Sirupform aus Herba Thymi und Castanea vesca. Bei Keuchhusten, Bronchitis, Pharyngitis. Flaschen zu 210 g (1,95 DM). 4—6mal tägl. 1 Teel. Als Tropfen mit ½% Ephedrin, 3—4mal tägl. 15—20 Tropfen. 25 g 1,05 DM mit 0,2 g Codein in 25 g 1,40 DM. Chem. Fabrik Tempelhof, Berlin-Tempelhof.

Tussimangan enthält Sirup. pectoral „Byk" und Mangan in Bindung an Ascorbinsäure und substituierte Benzoesäure und Terpene. Bei Husten und Bronchitis 2—3stündl. 1 Teel. Flasche 100 ccm 1,90 DM. Byk-Gulden, Lomberg Chem. Fabr. Konstanz, Weilheim/Obb.

Tussipect ist ein Expectorans, das neben Ephedrin das Ammoniumsalz des Primulasaponins zum Wirkungsträger hat. Das Präparat ist pharmakologisch eingestellt und selbst für Magenempfindliche verträglich. Im Handel als Sirup: 1—2stündl. 1—2 Teel., Kinder die Hälfte, als Dragées 2stündl. 1 Dragée. Tussipect-Sirup 180 g 1,70 DM, Tussipect-Sirup mit 0,1% Codein phosph. 3—4mal tägl. 2 Kaffeel., Kinder die Hälfte. Tussipect-Hustentropfen 3—4mal tägl. 15 Tropfen, 20 ccm 0,95 DM, Tussipect-Hustentropfen mit Codein phosphor. 3—4mal tägl. 15 Tropfen. 20 ccm 1,20 DM. Tussipect-Dragées 40 St. 95 Dpf. G. Beiersdorf & Co. A.-G., Hamburg.

Tussivaccin s. Sera.

Tussylvan s. Junicosan.

Tutofusin, eine sterile, gepufferte Lösung der Blutsalze, in Amp. gebrauchsfertig. In dieser Lösung sind außer Kochsalze die Puffersalze Na bicarb. und saures Natriumphosphat, ferner antagonistisch wirkendes Kalium und Calcium. Es ist daher der physiolog. Kochsalzlösung vorzuziehen. Als Ersatz für Bluttransfusion. Packung A: 1 Amp. mit 500 ccm. Packung C: 1 Amp. mit 1000 ccm. Packung D: 1 Amp. mit 250 ccm. Packung B: 1 Amp. mit 100 ccm. J. Pfrimmer & Co., Erlangen.

Tyronorman (Schilddrüsen-Schutzstoff) enthält den Schutzstoff — den Schilddrüsenhemmungsstoff oder Schilddrüsen-Katechin aus Blut dargestellt — gegen das Schilddrüsenhormon in hochgereinigter und konzentrierter Form und standardisiert nach Blum-Einh. 1 Tabl. = 20 antithyreoidale Einh. neutralisiert etwa 60 g Thyroxin (Froschversuch). Bei Basedow, Thyreotoxikosen 3mal tägl. 2 Tabl. in Milch zerstoßen. Auch zur Anregung der Milchsekretion. Als Schutzkost tägl. 1—2 l Milch, kein Fleisch, keinen Fisch, keine Wurst, sonst alles erlaubt. S. u. Basedow. Packungen mit 18 Tabl., 100 Tabl. Sächsisches Serumwerk A.-G., Dresden.

Unguentum acidi borici. Aus 1 Teil Borsäure und 9 Teilen weißem Vaselin.

Unguentum argenti colloidalis. Crédésche Salbe. Schwarze, 15%ige Salbe, von der man mehrmals tägl. 2—3 g, bei Kindern 1 g auf die vorher entfettete Haut kräftig einreibt. Bei Lymphangitis, Peritonitis, Phlegmonen, akutem Gelenkrheumatismus und Stillscher Krankheit.

Unguentum basilicum. Königssalbe, gelbbraun. Aus 9 Teilen Erdnußöl, je 3 Teilen gelbem Wachs, Colophonium und Hammeltalg, 2 Teilen Terpentin. Als Reizsalbe.

Unguentum camphoratum. Aus Campher 1 und Vaselin. flav. 9.

Unguentum cantharidum. Aus 3 Teilen Spanischfliegenöl und 2 Teilen gelbem Wachs. Als Hautreizmittel.

Unguentum cereum. Aus 3 Teilen gelbem Wachs und 7 Teilen Erdnußöl.

Unguentum cerussae. Aus 3 Teilen Bleiweiß und 7 Teilen weißer Vaseline. Als austrocknende Salbe.

Unguentum cerussae camphoratum. Aus 1 Teil Campher und 19 Teilen Bleiweißsalbe.

Unguentum contra Scabiem = Ungt. Wilkinsonii.

Unguentum crede = Unguentum Argenti colloid. Büchse mit 25 g (4,48 DM).

Unguentum diachylon. Bleipflastersalbe. Aus 2 Teilen Bleipflaster und 3 Teilen weißem Vaselin. Bei Schweißfüßen und nässendem Ekzem.

Unguentum glycerini. Aus 10 Teilen Weizenstärke. 15 Teilen Wasser, 100 Teilen Glycerin, 5 Teilen Weingeist, 2 Teilen Traganth.

Unguentum hamamelidis. Aus Extr. Hamamelid. fluid. 10, Adeps. lan. c. Aq. 90. Bei Hämorrhoiden.

Unguentum hydrargyri album. Weiße Quecksilbersalbe 10%ig. Bei parasitären Hauterkrankungen und Ekzemen. Ungt. Hg praec. alb., Lanolin aa 15,0.

Unguentum hydrargyri cinereum. Aus 90 Teilen Hg, 15 Teilen Wollfett, 3 Teilen Olivenöl, 120 Teilen Schweineschmalz und 72 Hammeltalg mit 30% Hg. Zum Einreiben bei Lues, Drüsenschwellungen. Als Schmierkur bei Lues tägl. 3—5 g ¼—½ Std. in den Körper einmassieren. Am 6. Tag ein Reinigungsbad. Entweder ad chart. cerat. oder in Kugelform (in globulis). Gute Mundpflege. Bei Madenwürmern die Analgegend und in das Rectum einzureiben.

Unguentum hydrargyri rubrum. Quecksilberoxydsalbe aus 1 Teil rotem Quecksilberoxyd und 9 Teilen weißem Vaselin.

Unguentum kalii jodati. Aus 20 Teilen Jodkalium, 0,25 Natr. thiosulfat, 15 Wasser und 165 Schweineschmalz. Zur Verteilung von Drüsengeschwülsten und Kropf.

Unguentum kalii jodati c. jodo. Aus 1 Teil Jod, 10 Teilen Jodkalium, 9 Teilen Wasser und 80 Schweineschmalz. Bei Drüsengeschwulst.

Unguentum leniens. Cold-Cream. Zarte, rahmartige Salbe aus 7 Teilen weißem Wachs, 8 Teilen Walrat, 60 Teilen Mandelöl, 25 Teilen Wasser und 2 Tropfen Rosenöl. Als Kühlsalbe.

Unguentum molle = Unguentum simplex. Weiche Salbe aus gleichen Teilen Vaselin und Lanolin. Als Salbengrundlage.

Unguentum Obermeyer (Ungt. herbale comp., Vilja Creme). Adeps lanae comp. 80%, Verbena $2\frac{1}{2}$%, Saponaria 3%, Betonica 2%, Trigonella $2\frac{1}{2}$%, Ol. caps. burs. past. $3\frac{1}{2}$%, Ol. rutar 3%, Ol. tannacet. $3\frac{1}{2}$%. In Tuben. Salbe besonders für Kinder. Obermeyer & Co. A.-G., Hanau.

Unguentum paraffini. Aus 1 Teil Paraffinum solidum und 4 Teilen Paraffin. liquid.

Unguentum plumbi. Aus 1 Teil Bleiessig und 9 Teilen Ungt. molle. Kühlsalbe bei Decubitus und Frostbeulen.

Unguentum plumbi tannic. Aus Acid. tannic 1, Liqu. plumbi subacet. 2, Adip. suill. 17. Bei Decubitus.

Unguentum rosmarini compositum. Aus 16 Teilen Schweineschmalz, 8 Teilen Hammeltalg, je 2 Teilen gelbem Wachs und Muskatöl, je 1 Teil Rosmarin- und Wachholderöl. Reizende Salbe bei Rheumatismus.

Unguentum sulfuratum compositum. Zusammengesetzte Schwefelsalbe. Aus Sulfur. dep., Zinc. sulfur. aa 1, Adip. 8, zum Einreiben bei Scabies.

Unguentum tartari stibiati. Brechweinsteinsalbe. Aus Brechweinstein 1,0, weißem Vaselin 4,0. Zur Hervorrufung pustulöser Hautentzündungen. Erbsen- bis bohnengroßes Stück einreiben.

Unguentum terebinthinae. Aus gelbem Wachs, Terpentin und Terpentinöl aa. Als Frostsalbe.

Unguentum wilkinsonii. Aus Ol. Rusc., Sulf. subl. aa 15, Cretae alb., Adip. lan. anh. aa 10, Spirit. 5, Vaselin. fl. 45. Krätzesalbe.

Unguentum wilsonii. Aus Zinkoxyd 5, Vaselin flav. ad 50.

Unguentum zinci. Aus 1 Teil Zinkoxyd, 9 Teilen Benzoeschmalz.

Uraemonal enthält Piperazin, Hexamethylentetramin, Lith. citr., Kal. sulfuric. in Form von granuliertem Brausesalz. Bei Gicht, Steinbildung und Stoffwechselkrankheiten. 3mal tägl. 1 Teel. in 1 Glas Wasser vor oder nach dem Essen zu trinken. Gläser mit 60 und 120 g (1,30 und 2,40 DM). Dr. Hugo Remmler A.-G., Hamburg-Altona 1.

Uratal. Uzaron mit pyraz. phenyl. dimethyl. als Tabl. zu 0,7 g in Pakkungen mit 10 St. 3mal tägl. 1 Tabl. Bei Dysmenorrhoe, besonders den spastischen Formen. Uzara-Gesellschaft, Melsungen.

Urea pura. Reiner Harnstoff. Als Diureticum bei kardialem Hydrops und Lebercirrhose, auch bei rein nephrotischen Ödemen, tägl. 10—50 g. S. Ituran.

Ureagran enthält 77% Urea pura, 10% organ. Säuren, 12% Sacch., Pufferungsalkalien. Es ist ein wasserlösliches Granulat. Bei renalen und cardialen Ödemen 3mal tägl. 1—$1\frac{1}{2}$ Eßl. in 1 Glas Wasser, entspricht etwa 40 g Urea pura. 1 Packung 2,50 DM. Rhedosan Arzneimittelfabrik, Zwickau.

Urethan-Nordmark. Zusammensetzung: 10%ige Lösung. Eigenschaften: Nach *Rose* kommt es zu einer chemischen Bindung des *Urethan* an gewisse Tumor-Nucleinsäuren, besonders myeloischer Zellen. Es gehört zu den Mitosegiften. Indikationen: Chronische Myelosen und Lymphadenosen. Dosierung: Die Dosierung erfolgt je nach Schwere des Falles. *Urethan*-Ampullen zu 10 ccm 3, 10, 50 2,50, 7,15, 26,35 DM. Nordmark-Werke G. m. b. H., Hamburg.

Urethanum. Carbaminsäureäthylester. Farblose Krystalle von kühlendem Geschmack, leicht löslich in Wasser und Weingeist. Dafür Paraldehyd.

Uricedin Stroschein. Ein Gemenge von Natriumsulfid, -chlorid, -citrat, -acetat, -pomat, -tartrat usw. Es soll harnsäurelösend und diuretisch wirken. 3mal tägl. $\frac{1}{2}$—1 Teel. vor dem Essen in 1 Glas Wasser. Bei Nieren- und Gallensteinen, Blasensteinen, Darmkatarrh und Arthritis. Packung mit 100 g (2,30 DM), K.-Packung 50 g (1,21 DM), Tabl. 1,90 DM. Stroschein, Chem. Fabr., Berlin SO 36.

Urocitral ist eine Verbindung des Piperazin mit den Sulfaten, Chloriden, Citraten und Tartraten des Lithiums und Natriums mit Zusatz von Natr. bicarb. in Granulatform. Gegen Gicht, Rheuma, Stoffwechselkrankheiten.

3mal tägl. 1 Teel. in 1 Glas Wasser ½ Std. vor dem Essen. Glas mit 80 g 1,73 DM. Hageda A.-G., Berlin NW 21.

Uro-Med enthält Acid. camphor., Phenyl salic., Hexamethylentetramin aa 0,075, Anästhesin (Hoechst) 0,01 als Harnantisepticum: Cystitis, Pyelitis. 3—4mal tägl. 3—4 Dragées. Packungen 30 und 60 St. (0,80 und 1,60 DM). Med. Fabr. chem.-pharm. Präparate J. C. Pflüger, Berlin-Neukölln West.

Uroselectan B, ein Dinatriumsalz der 3,5-Dijod-4-pyridoxyl-N-methyl-2, 6-dicarbonsäure, ein Pyridinderivat mit 51,5% organisch festgebundenem Jod (N-Methyl-3,5-dijod-chelidamsäure). Es ist in Wasser sehr leicht löslich. Zur intrav. Injekt., um Nieren und Harnwege röntgenologisch darzustellen. Die Verträglichkeit ist gut und wird noch dadurch erhöht, daß der Ampulle mit der Uroselectan-B-Lösung Invertzucker zugesetzt ist. Zur Diagnostik ist die intrav. Injekt. von der im Handel befindlichen Ampulle mit 20 ccm Uroselectan-B-Invertzuckerlösung notwendig. In dieser Lösung sind 10% Invertzucker und 15 g Uroselectan B als Substanz. Man erwärmt die Ampulle auf Körpertemperatur und injiziert langsam. Um Steine, Verlagerungen usw. zu erkennen, macht man nach 20—30 Min. eine Aufnahme. Will man Überblick über Funktion und Dynamik der Harnwege gewinnen, so werden Aufnahmen nach 10, 20 und 50 Min. gemacht. Vor der 2. und 3. Aufnahme muß die Blase entleert werden. Bei Nierenfunktionsstörung treten erst nach 6—24 Std. die Bilder hervor. Kontraindiziert bei Schädigung der Leberfunktion sowie bei Urämie und schwerer Allgemeinerkrankung. Packung: Flasche mit 20 ccm zur **intrav.** Injekt. 8,55 DM. Zur **instrumentellen** (retrograden) Pyelographie ist eine Lösung im Handel, die in 100 ccm 20 g Uroselectan B und 1 mg Quecksilberoxycyanat enthält. In Amp. zu 10 ccm 20%ig 1,75 DM. Zur **Gelenkdarstellung** ist eine Lösung im Handel, die in 100 ccm 35 g Uroselectan B in wäßriger Lösung enthält. Im Verkehr als Amp. zu 5 ccm. Die injektionsfertige Lösung wird intraartikulär eingespritzt, das Gelenk wird dann ausgiebig bewegt, dann sofort Röntgenaufnahme. 1 Amp. zu 5 ccm (1,55 DM). Schering A.-G., Berlin-West.

Urotropin. Hexamethylentetramin, eine nach besonderem Verfahren hergestellte Verbindung von Formaldehyd und Ammoniak. In Wasser leicht löslich. Die Lösung reagiert alkalisch und ist in der Kälte beständig. In saurer Lösung und beim Erwärmen spaltet es sich in Formaldehyd und Ammoniak. Es stellt farblose, durchsichtige Krystalle dar, die trocken aufbewahrt unzersetzlich sind. Die zur intrav. Injektion verwendete Lösung darf weder Ammoniak noch Formaldehyd enthalten, weshalb vor der Selbstherstellung von Urotropinlösung (Schockgefahr durch Formaldehyd-Abspaltung) gewarnt wird. Im Körper allerdings wird in sauren Medien Formaldehyd abgespalten. Da das Blut leicht alkalisch reagiert, kommt es hier nicht zu dieser Abspaltung, sondern erst im Urin, falls dieser saure Reaktion aufweist. Es ist deshalb zweckmäßig, durch entsprechende Maßnahmen eine Säuerung des Urins herbeizuführen. Man gibt am besten eine Mixtur mit Acid. phosphor. 5,0, Sirup. Rub. Id. 20, Aq. dest. ad 200, 3mal tägl. 1 Eßl. oder Mononatriumphosphat 10,0, Aq. dest. ad 200,0. D. S. 3mal tägl. 1 Eßl. Bei Cystitis, Pyelitis, Pyelonephritis, Prostatitis, Bakteriurie, dann zur Unterstützung der Gonorrhoetherapie. Bei Spasmen der Blasenmuskulatur parenteral bei Meningitis, wo es oft gute Wirkung hat, bei Policmyelitis, Grippe, Sepsis und Erysipel. Bei diesen Erkrankungen beruht die günstige Wirkung wahrscheinlich vorwiegend auf dem ungespaltenen Urotropinmolekül, da in diesen alkalischen Medien eine Formaldehyd-Abspaltung nicht oder höchstens in Spuren erfolgt. Erwachsene 3—5mal tägl. 0,5 in Wasser gelöst. Kinder je nach Alter 6mal 0,25. Zur intramusk. und intrav. Injekt. dienen 40%ige sterile Lösungen in Amp. zu 5 ccm. Je nach Schwere der Erkrankungen gibt man 5 oder 40 ccm, am besten intrav., den Tag über 1—5 Amp. Bei zu starker Dosierung kann Blasenkrampf, selbst mit Blutungen, auftreten. Packung mit 20 Tabl. (95 Dpf.) zu 0,5. In Amp. zu 5 ccm (40%ig) 5 St. (2,35 DM). S. die Sulfonamide. Schering A.-G., Berlin-West.

Uvalysat aus Fol. Uv. Ursi. Mild wirkendes Harnantisepticum. Bei Cystitis, Pyelitis 3mal tägl. 20—40 Tropfen in Wasser. In Flaschen zu 15, 30 und 50 ccm (0,75, 1,10 und 1,60 DM), 1 Röhre Tabl. mit 20 St. (95 Dpf.), 3—4mal tägl. 1 Tabl. Ysatfabrik von Bürger, Wernigerode a. Harz.

Uzara ist ein aus einer südafrikanischen Wurzel (Gomphocarpusarten) gewonnenes Präparat, das als Extrakt, Tabletten, Suppositorien in den Handel kommt. Als Antidiarrhoicum besonders bei Ruhr, Typhus, Paratyphus, Cholera nostras. Das Mittel wirkt nicht wie Opium lähmend, sondern durch Stimulierung der Sympathicusendigungen. Gleichzeitig hat es eine verengernde Wirkung auf die Splanchnicusgefäße, was wichtig ist bei Diarrhoen, die im Verlauf von Infektionskrankheiten oder Vergiftungen mit Blutüberfüllung im Splanchnicusgebiet auftreten. Auch als Antidysmenorrhoicum. 3—4mal tägl. 3 Tabl. oder 30 Tropfen von Liqu. Uzara oder 1 Suppos. Uzara-Liquor 10 g 0,94 DM. Uzara-Tabl. 30 St. 1,11 DM, als Suppos, in Schachteln mit 10 St. für Erwachsene 2,30 DM, für Kinder und Säuglinge 1,97 DM. Säuglingen gibt man 3mal tägl. 10 Tropfen oder 1 Tabl. oder nach Gürber: Liq. Uzara 2,0, Emuls. oleos. 40,0, Sirup. simpl. ad 50,0. D. S. Stündl. 1 Teel. — Bei Typhus, Diarrhoe oder Dysenterie soll man ½stündl., auch nachts, den Liquor teelöffelweise geben. Uzara-Werk, Melsungen i. Hessen.

Uzaril besteht aus Uzaron 0,0175 g, Extr. Bellad. 0,0003 g, Acid. phenylaethylbarb. 0,04 g. Bei vegetativen Störungen, Thyreotoxikosen, spastischer Obstipation 2—4mal tägl. 1 Tabl. oder 10 Tropfen. 10 ccm Liquidum 1,22 DM. 15 und 25 Tabl. 1,27 und 1,96 DM. Uzara-Werk, Melsungen i. Hessen.

Vaccigon-Mixtum ist eine Gonokokken-Vaccine und Coli-, Streptokokken- und Staphylokokken-Vaccine, die zur spezifischen, besonders aber zur Provokationstherapie der Gonorrhoe dient. Man injiziert intramusk., beginnt mit 0,3 ccm der Stärke I, dann die Dosis steigernd bis zu 1 ccm, danach übergehend zu Stärke II und dann zu Stärke III. Braucht man zur Provokationstherapie sehr starke Fieberreaktionen, so kann man auch 0,5 ccm intrav. geben. Nach Abklingen der Reaktionen und des Fiebers setzt man die Injektionen fort. Packungen zu 5 ccm. Vor Gebrauch umschütteln! Sächsisches Serumwerk A.-G., Dresden.

Vaccineurin. Unspezifisches, neurotropes Bakterienautolysat aus Prodigiosus- und Staphylokokkenkulturen. Gegen Neuralgien, Ischias, Neuritiden, Asthma bronch. Intramusk., auch intrav. Injekt. in Amp. zu 1 ccm. Packungen: 3 Serien mit steigenden Dosen, jede Serie 6 Amp. Zur intrav. Injekt. bei Magengeschwür 6 Amp. $^1/_{250}$, $^1/_{200}$, $^1/_{150}$, $^1/_{100}$, $^1/_{50}$, $^1/_{25}$. Vaccineurin + Pyocyaneus für hartnäckige Fälle intramuskulär. Packung A mit 6 Amp. zu je $^1/_{20}$ Vaccineurin (1000 Mill. Keime Pyoc.). Packung B mit 6 Amp. zu je $^1/_{10}$ Vaccineurin (5000 Mill. Keime Pyoc.). Sächs. Serumwerk A.-G., Dresden.

Vaditon ist ein ascorbinsaures Dimethylaminophenyldimethylpyrazolon. 0,175 pro ccm als Analgeticum, Antiarthriticum. Ein- bis mehrmals tägl. 4—6 ccm intrav. oder intramusk. Amp. zu 2 ccm. 3 und 4 Amp. 3,05 und 8,70 DM. Amp. zu 5 ccm 4 Amp. 7,70 DM. Als Tabl. 2—4mal tägl. 1—2 Tabl. 10 und 20 Tabl. 0,95 und 1,65 DM. Promonta, Hamburg.

Vaduril. Organtherapeuticum aus Kieferteilen jugendlicher Tiere. Bei endogener Paradentose, progredienter Caries, verzögertem Zahndurchbruch, Funktionsschwäche der Pulpa und des Paradentiums. 3mal tägl. 2 Tabl. (Kur = 300 Tabl.) 2 ccm submukös, subcut. (Umschlagfalte) oder intramusk. jeden 2. und 3. Tag. Kur = 20 Injektionen. Schachtel mit 2mal 30 Tabl. zu 0,4 g 3,55 DM, mit 10 Amp. zu 2 ccm 6,80 DM. Bayer, Farbenfabriken, Dentalabtlg., Leverkusen a. Rh.

Valdispert = Baldriandispert.

Valeriana-Digitalysat (Valeriana-Kardysat). Ein Ysat aus Rad. Valer., Fol. Digit. und Fol. Menth. pip. 1 ccm = 0,15 g Fol. Digit. Als Sedativum und Cardiacum. 3mal tägl. 15—25 Tropfen. In Flaschen mit 7,5, 10 und 15 ccm (0,70, 0,95 und 1,10 DM). Als Suppositorien in Schachteln mit 6 St. (1,25 DM), als Tabl. Röhre mit 20 St. (0,85 DM). Ysatfabrik von J. Bürger, Wernigerode a. H.

Validol. Baldriansäureester des Menthols (Mentholum valerianicum). Mit freiem Menthol (30%). Farblose Flüssigkeit von angenehmem, aromatischem Geruch und erfrischend kühlem Geschmack, in Wasser unlöslich. Mit Alkohol, Äther und fetten Ölen leicht mischbar. Als Nervinum und Analgeticum. Bei Schwächezuständen, Ohnmachten, Herzschwächen, Neurasthenie, Magenneurosen, bei Kopfschmerz auch zum Einreiben des Kopfes. Dosis: 5—15 Tropfen 1—3mal tägl. auf Zucker. Packungen mit 5 g (2,70 DM), auch in Gelatineperlen zu 0,2 Packungen mit 10 St. (1,50 DM) oder Tabl. welche 4 Tropfen Validol enthalten. Packungen mit 10 St. (0,95 DM). **Validolcamphorat.** Stark nach Menthol und Campher riechende Flüssigkeit mit 10% Campher. Als Excitans und Analepticum. Bei Ohnmachten, Herzschwächen und Kollaps 5—10 Tropfen auf Zucker. In Gläsern mit 5 (2,70 DM). **Validol-Bromtabletten** aus Natr. brom. 1,0, Magn. usta 0,1, Validol 5 Tropfen. Als Beruhigungsmittel bei nervösen Zuständen. Mehrmals tägl. 1 Tabl., zum Schlafen 2. In Packungen zu 25 Tabl. (2,15 DM). C. F. Boehringer & Söhne G. m. b. H., Mannheim.

Valinervin. Sal. bromovalerian, efferv. Bromsalze mit Valifluid = kalt gewonnenes Baldrianfluidextrakt. 1 Glas 1,90 und 3,03 DM. Labor. Leo, Dresden 6.

Valocordin. Bromisovaleriansäureaethylester, Natr. phenylaethylbarbituric., Hopfen, Mentha. Bei stenokardischen Beschwerden, vegetativen Erregungszuständen, vasomotorischen Störungen 3mal tägl. 20 Tropfen. Flasche mit 15 g. Chem. Fabr. Helfenberg A.-G., Helfenberg bei Dresden.

Valodigan. Perextraktivprodukt aus 1 Teil Digit. und 2 Teilen Valeriana. 30 Tropfen entsprechen 0,05 Fol. Digit. Man gibt 3—4mal tägl. 30 Tropfen. Flasche zu 20 ccm 1,50 DM. E. Tosse & Co., Hamburg 11.

Valtisan enthält alkoholische Auszüge aus Baldrian, Hopfen, Mohnkapseln, Angelika, Rosmarin, Fenchel, Dill und Schafgarbe, als Nervinum und Sedativum bei vegetativen Neurosen, Schlafstörungen. 3mal tägl. 15—30 Tropfen. 30 ccm. Medisan-Ges., Naumburg/Saale.

Valyl. Valeriansäurediaethylamid, im Dünndarm löslich. Bei Neurasthenie und nervösen Herzleiden 2—3mal tägl. 2—3 Perlen nach dem Essen. Packungen mit 25 oder 10 Perlen zu 0,125 (2,65 und 1,21 DM). Curta & Co., Berlin-Britz.

Valymbin ist das baldriansaure Salz der Yohimbinbase in Tabl. von 0,3 g, die 0,005 Valymbin enthalten. Gefäßerweiterndes Mittel. Da es besonders auf die Unterleibsgefäße wirkt, wird eine kräftige Durchblutung des Urogenitalkomplexes hervorgerufen. Es eignet sich daher besonders für die Frauenpraxis bei mangelhaften Menses und dysmenorrhoischen Beschwerden. Bei Hypoplasie der weiblichen Genitalorgane. 3mal tägl. 1 Tabl. oder tägl. 1 Injektion. Bei zu hohen Dosen Kopfschmerz und Herzklopfen. Packungen mit 50 Tabl. oder 6 und 12 Amp. Merz & Co., Chem. Fabr., Frankfurt a. M., Eckenheimer Landstr.

Vaporin enthält 85% Naphthalin, 9,9% Campher, 2,5% Eucalyptusöl, 2,5% Ol. Pini silv., 0,1% Carmin. Aromatisch riechendes weißes Pulver. 1 Eßl. voll auf 1 Gefäß mit 500 ccm Wasser wird im Zimmer verdampft. Die Kinder bleiben 2 Std. in dieser Luft. Bei Bronchitis, Bronchopneumonie und besonders Keuchhusten (100 und 200 g). Krewel-Leuffen G. m. b. H., Eitorf/Sieg.

Varicophtin. 20%iges NaCl mit Anaestheticum. Amp. zu 5 ccm. S. Teil I unter Varicen.

Varicocid 5- und 10%ig zur Verödung von Varicen, Hämorrhoiden. Es ist eine wäßrige Lösung der Natriumsalze bestimmter Fettsäuren des Lebertrans mit Zusatz eines Anaesthetikums. Man injiziert möglichst kleine Dosen, 1—3 ccm der 10%igen Lösung. Meist kommt man mit 5 ccm der 5%igen Lösung aus. Bei Hämorrhoiden spritzt man einige Tropfen der 10%igen Lösung in den Knoten. Packungen mit 3 Amp. zu 3,3 ccm und 5 ccm 5%ig 1,00 und 1,35 DM. Packungen mit 3 Amp. zu 1,1, 3,3 und 5,5 ccm 10%ig 0,90, 1,35 und 1,75 DM. Pharmaz. Werke Gehe, Dresden-N 6.

Varimedyl s. Teil I unter Varicen.

Vasano gegen Seekrankheit enthält Hyoscyamin und Scopolamin-Campherat. Jede Tabl. enthält 0,5 mg der camphersauren Alkaloide. Prophylaktisch 2 Tabl., wenn nicht ausreichend, nach einigen Stunden eine weitere Tablette. Höchstens 4 Tabl. innerhalb 24 Std. Besteht schon Erbrechen, dann 1 Zäpfchen mit 1 mg Alkaloiden. Auch gegen Hyperemesis, Migräne, auch bei Pylorospasmus der Kinder empfohlen. Packungen mit 10 Tabl. (2,50 DM). Schering A.-G., Berlin-West.

Vasculat ist ein rac. 1-(4-Oxyphenyl)-1-oxy-2-n-butylaminoaethan-sulfat. Vasculat erweitert die terminalen Gefäße und bewirkt eine deutliche Vergrößerung des Schlag- und Minutenvolumens bei gleichzeitiger Verbreiterung der Blutdruckamplitude. Diese beiden Faktoren bewirken eine Durchblutungsverbesserung der Peripherie. Die Hauttemperatur steigt an und es entsteht auch subjektiv ein deutliches Gefühl der allgemeinen Erwärmung. Zur intramuskulären Injektion 1 Amp. = 0,05 g mehrmals tägl. Peroral: 2stündl. ½—1 Tabl. Periphere Durchblutungsstörungen, vor allem funktionell-spastische Einengung der Strombahn. Angiospasmen bei Hypertonie, Kollapsform mit kleiner Blutdruckamplitude (Zentralisation). Amp. zu 0,05 g, Schachtel zu 6 St., Klinikpackung mit 30 St. Tabl. zu 0,025 g, Glas mit 100 Tabl., Klinikpackung mit 1000 Tabl. C. H. Boehringer, Sohn, Ingelheim am Rhein.

Vasenol. Grundlage für Salben, Pasten, Puder und Injektionsflüssigkeiten. Vaselin und Paraffinöl werden durch Zusatz von Wachsalkoholen wasseraufnahmefähig gemacht.

Vasenolum liquidum. Weiße Paraffinölemulsion mit 33½% Wassergehalt.

Vasogene = Vaselin. oxygenatum, mit O angereicherte Vaseline. Hergestellt aus Vaselinöl, Ölsäure und Ammoniak. Mit verschiedenen Medikamenten versetzt im Handel in 20- und 30-g-Packungen mit 3, 6 und 10% Jod (0,46, 0,72, 0,92 und 0,68, 0,97, 1,23 DM), mit 5% Brom und 5% Ichthyol (Ersatz für Jod-Vasogen) 55 und 86 Dpf., mit Jod-Campher-Chloroform (0,92, 1,23 DM), ohne Jod (57, 87 Dpf.), Ichthyol (10%) (53, 84 Dpf.), Salicyl (10%) (43, 63 Dpf.), Menthol 2% (45, 58 Dpf.), Teervasogen 25% (33, 46 Dpf.), Schwefelvasogen 3% (31, 45 Dpf.), Rheuma-Vasogen, kombiniert aus Salicyl, Campher, Chloroform, Extr. Capsic., Ol. Sinap., 20 und 30 g (75 und 99 Dpf.), Rhino-Vasogen, ein Kamillen-Menthol-Eucalyptol-Vasogen, 15 g (99 Dpf.). **Vulnovasogen,** Wundheilsalbe mit synth. Harnstoff 30, 50 und 100 g 0,70, 1,02, 1,68 DM. Pearson & Co., Hamburg 19.

Vasoklin. Komplexverbindung aus Calciumnitrit-Theobromincalcium gegen Blutdruckerhöhung, Angina pectoris usw. 3mal tägl. 1—2 Dragés. Packungen mit 20 und 40 St. Gödecke & Co., Chem. Fabr., Berlin, Werk Memmingen.

Vasolinmentum. Aus 10 Teilen weingeistiger Ammoniakflüssigkeit, 30 Teilen Ölsäure und 30 Teilen Vaselinöl. In der Anwendung wie Vasogen. Im Handel mit 6 und 10% Jod, 10% Ichthyol, 2 und 10% Salicylsäure, 2, 10 und 25% Menthol, aa 33,3% Campher und Chloroform.

Vasophysin s. Hypophysen-Hinterlappen-Präparate Merck.

Vaso-Pituigan s. u. Pituigan.

Vasotonin enthält den Gesamtauszug aus der Roßkastanie mit einem gleichbleibenden Gehalt an Aescin, ferner Vitamin B-Komplex und einem standardisierten Gehalt an Vit. B_1, sowie Arnikawirkstoffe. Bei Varicen und Hämorrhoiden, auch nach Verödung bei nächtlich schmerzhaften Paraesthesien in den Armen, bes. bei Frauen. 2mal tägl. 10—12 Tropfen. Bei Paraesthesien abends 15—20 Tropfen, dann auch tägl. 12—15 Tropfen. Flasche mit 10 und 125 ccm 1,55 und 13,80 DM. Merz & Co., Chem. Fabr., Frankfurt/Main.

Venastasin enthält Roßkastanienextrakt und Vit. B_1 zur peroralen Behandlung von Hämorrhoiden, Varicen, Phlebitis, Ulc. cruris, auch bei Akroparaesthesien: Brachialgia paraesthetica nocturna. Morgens nüchtern und abends vor dem Schlafengehen je 12—15 Tropfen. 8 und 15 ccm 1,50 und 2,55 DM. Ad. Klinge, Chem. pharm. Fabrik, München 9.

Veramon. Dimethylaminophenyldimethylpyrazolon 71,52% und Diaethylbarbitursäure 28,48%. Es ist eine Additionsverbindung zweier Arzneimittel, von denen das erstere für sich allein schnell gelöst und resorbiert wird, während das zweite langsamer in Lösung geht. Beim Veramon hat sich gezeigt, daß dasselbe als unzerlegtes Molekül gelöst und resorbiert wird. Beide Komponenten können also gleichzeitig ihre Wirksamkeit entfalten. Bei Kopfschmerz, Neuralgien, schmerzhaften Menses und bei allen schmerzhaften Zuständen. Dosis 0,4—0,8 g für Erwachsene, bei tabischen Schmerzen 0,6—1,2 g, Kinder 0,1—0,3 g.

Veramon	Veramon 0,2	Veramon 0,3
Coff. na. bez. aa 0,5	Na. br. 0,5	Atophan 0,5
tal. Dos. X.	tal. Dos. XX.	tal. Dos. X.
im Migränefall	4mal tägl. 1 Pulv.	Bei Ischias u. rheu-
1 Pulver.	Bei Kopfschmerz	matischen Schmerz.
	d. psych. Ermüd.	

Veramon	Veramon
Camph. trit. aa 5,0	Camph. trit. aa 5,0
Tinct. Val. aeth. 50,0	Papaverin 0,3
Bei Gallensteinanfall,	Atropin sulf. 0,003
Magen- u. Darmkrampf	Spir. vin 50,0
30—50 Tropfen.	30—50 Tropfen.
	Bei Kolikanfällen

Packungen mit 10, 20 Tabl. zu 0,4 (0,85, 1,50 DM). Schering A.-G., Berlin-West.

Verasulf ist eine Kombination von Phenobarbit (diaethylbarbitursaures Acetphenetedin) und Pyrasulf (25%) (Pyrasulf ist eine Verbindung des Amidopyrin mit sulfosalicylsaurem Strontium). In Tabl. zu 0,5 g. Bei Schmerzen, Schlaflosigkeit und stenokardischen Zuständen mehrmals tägl. 1—2 Tabl. Bei heftigen Schmerzen 1 Amp. intramusk. oder langsam intrav. Packungen mit 6 und 10 Tabl. zu 0,5 g 1,10 und 1,75 DM; Amp. 4 St. zu 2,5 ccm 2,00 DM; auch Amp. zu 5 ccm, 2 und 4 Amp. 1,80 und 3,60 DM. Zäpfchen 5 St. 1,40 DM, 10 Zäpfchen 2,50 DM, für Kinder 5 St. 95 Dpf. Arzneimittelfabrik, Frankfurt a. M.

Veratrinum. Aus Sabadillsamen dargestellt. Weißes Pulver, das stark zum Niesen reizt. In Wasser kaum löslich, leicht in Alkohol und Chloroform. Innerlich am besten zu vermeiden wegen seiner allzu toxischen Wirkung. Größte Einzelg. 0,002, größte Tagesg. 0,005. Äußerlich als schmerzstillende Einreibung bei neuralgischen Schmerzen. Veratrin. 0,5, Chloroform 10, Spirit. 50, zum Einreiben (E. Richter).

Veriazol enthält in 1 Tabl. 0,1 g Cardiazol und 0,01 g Veritol sulfuric. Ein Kreislaufstimulans mit gesteigerter zentraler und kräftiger peripherer

Wirkung. Seine gute Resorption ermöglicht eine anhaltende orale und schnelle perlinguale Wirkung bei Kreislaufschwäche infolge von Infektionskrankheiten, nach Operationen, bei Erschöpfungszuständen und in der Rekonvaleszenz. Subcut. oder intramusk. wirkt es rasch bei Kollaps, Narkosezwischenfällen, Vergiftungen, Gefäßlähmungen und Asphyxie. Man gibt mehrmals täglich 10—20 Tropfen Veriazol liq. oder ½—1 Tabl. Bei Säuglingen und Kleinkindern 3—5 Tropfen, bei Kindern bis zu 10 Jahren 5 bis 10 Tropfen. Perlingual: 10—20 Tropfen, mehrmals tägl., subcut. und intramusk. 1 ccm. Intrav. nur bei drohendem Kreislaufstillstand ½—1 ccm. Packungen 10 g Veriazol liq. 1,75 DM. 20 g 2,95 DM. 10 Tabl. 1,70 DM. 5 Amp. zu 1 ccm 2,00 DM. Knoll A.-G., Ludwigshafen a. Rh.

Veritol ist ß (p-Oxyphenyl)-isopropyl-methylamin und chemisch verwandt mit Hordenin und Tyramin. Das Chlorhydrat und Sulfat sind in Wasser leicht löslich und können auch mäßig erwärmt werden. Es ist ein kreislauferregendes Mittel, das sich durch zweckmäßiges Zusammenspiel von Gefäß- und Herzwirkung auszeichnet. Es besitzt einen besonders stark tonussteigernden Effekt auf die venöse Kreislaufseite, die venösen Plexus und die Blutspeicher, ohne dabei durch wesentliche Tonuserhöhung auf der arteriellen Gefäßseite eine Widerstandssteigerung herbeizuführen und dadurch dem ohnehin geschwächten Herzen mehr Arbeit aufzubürden. Es hat sich bewährt bei Kollapszuständen im Verlaufe von Infektionskrankheiten nach Operationen und bei Hypotonie. Wegen der schnellen Resorption des Mittels reicht die intramusk. Injekt. aus. Zur Behebung schwerer Operationskollapse intramusk. Injekt. von ½—1 Amp., die zu jeder Zeit wiederholt werden kann, oder intrav. ½—1 Amp. *Dauertropfinfusion:* ½—2stündl. 1 Amp. je nach Blutdruck. Bei der subcut. oder intramusk. Injekt. 1 Amp. Rectal 1 Zäpfchen oder 5—10 Tropfen peroral. Bei Kindern ¼—½ Amp. intramusk. oder 3mal tägl. 2—5 Tropfen. Packung mit 5 Amp. zu 1,1 ccm (1 ccm enthält 0,02 Veritol sulfuric.) 1,30 DM, 5 Veritolzäpfchen (1 Zäpfchen enthält 0,04 Veritol. oleinic.) 1,30 DM. S. Suprifen.

Veritol-Tropfen 1%. 1 ccm enthält 0,01 g Veritol sulf. in wäßriger Lösung. Zur Behebung von Kreislaufschwäche essentieller Art, im Verlauf von Infektionskrankheiten, im Wochenbett, nach Operationen, während der Rekonvaleszenz. Dem Ausmaß der Blutdrucksenkung folgend, für Erwachsene 15—30 Tropfen mehrmals tägl., für Kinder 5—15 Tropfen mehrmals tägl., bei Bedarf mehr. Am besten in etwas warmer Flüssigkeit (Tee, Kaffee usw.). 10 g 1,20 DM, 20 g 2,— DM. **Veritol-Augentropfen.** Pupillenerweiterndes Mittel, das eine Störung der Akkomodation und Adaption nicht hervorruft. Veritol-Augentropfen stellen eine 5%ige Lösung des Veritol formicic. dar. Die nach Einträufelung von Veritol-Augentropfen eintretende Mydriasis ermöglicht spätestens nach 30 Minuten eine einwandfreie Augenspiegelung zu diagnostischen Zwecken. Da in der Regel eine Erhöhung des intrakularen Druckes nicht eintritt — bei Glaukomatösen wurde gelegentlich sogar ein Absinken des intraokularen Druckes beobachtet — können Veritol-Augentropfen auch in solchen Fällen verabreicht werden, in denen die Verabfolgung anderer Mydriatica nicht unbedenklich ist. Mit der Einträufelung von 1—2 Tropfen wird eine ausreichende Wirkung erzielt. Veritol-Augentropfen (5%ige Lösung von Veritol formicic.) 10 g Originalpackung 1,45 DM. Knoll A.-G., Chem. Fabriken, Ludwigshafen a. Rh.

Vermi-Riletten. Sie enthalten Chlorbromoxychinolin sowie Aescin, das Saponin der Roßkastanie. Erwachsene 3mal tägl. 3 Vermi-Riletten vor den Mahlzeiten, die ersten morgens nüchtern. Am 4. Tag wird morgens kräftig abgeführt. Am Mittag wird mit der Einnahme 3mal tägl. zwei Riletten für 3 Tage fortgefahren. Kinder von 2—5 Jahren ⅓ der Dosis, über 5 Jahre die Hälfte. Schachtel mit 20 Tabl. zu 0,3 g 1,80 DM. Idra-Wundsalbe besteht aus Vulnalin, Kastaniensaponin, Extr. pyrethri und Vaselin gegen Afterjucken. Tube zu 7,5 g 1,25 DM. Riedel-De Haën A.-G., Berlin.

Verodigen enthält das Glykosid Gitalin aus der Fol. Digit. Es zeigt keine so starke Kumulation wie Digitoxin. Es scheint eine besondere Wirkung auf das Reizleitungssystem des Herzens im hemmenden Sinne zu haben und hat sich daher bei Irregularitis perpetua bewährt. Man gibt 3mal tägl. zu 0,8 mg oder 2mal tägl. 1—2 Granula oder 1 Zäpfchen oder tägl. 1 Amp. intrav. oder intramusk. Weiterhin bei Klappenfehlern, kardialem und renalem Hydrops. Im Handel als Tabl. (mit 0,8 mg) in Packungen mit 6, 12 und 25 St. (0,85, 1,55 und 2,75 DM). Verodigengranula (zu 0,08 mg) 50 Granula 80 Dpf. Verodigensuppos. (zu 1,2 mg) Schachtel mit 5 St. 1,70 DM. (1 Suppos. entspricht 0,15 Fol. Digit.) Verodigen composit.-Zäpfchen: mit je 2,4 mg Verodigen + 0,7 g Theophyllin-Triaethanolamin. 5 St. 1,95 DM. Boehringer & Söhne, Mannheim-Waldhof.

Veronal. Diaethylmalonylharnstoff. Ein Hypnoticum und Sedativum. Weißes, schwach bitter schmeckendes Pulver, schwer in kaltem Wasser löslich, daher langsame Resorption und langes Verweilen im Körper. Durch die verlangsamte Ausscheidung klagen manche Patienten am nächsten Tage noch über Benommenheit, Schwindel usw. Das Veronalnatrium ist leicht löslich in Wasser. Man gibt bei nervöser Schlaflosigkeit 0,25—0,5 g. Der Schlaf tritt meist ½ Std. darauf ein. Bei hartnäckiger Schlaflosigkeit 0,5 bis 0,75. Größte Einzelg. 0,75, größte Tagesg. 1,5. Bei psychischen Erregungszuständen ist es wirkungslos (besser Luminal). Veronal 0,5, Dionin 0,01 bis 0,02, tal. Dos. X, abends 1 Pulver bei Schlaflosigkeit infolge von Husten. Antipyrin 1,0, Veronal-Na 3,5, Kal. bromat. 10,0, Aq. dest. ad 150, abends 1 Eßl. bei Schlaflosigkeit von Nervenkranken. Veronal 0,025—0,1, Sacch. lact. 0,2, tal. Dos. X. Bei Schlaflosigkeit der Kinder 1 Pulver in warmem Kamillentee. Packungen mit 10 Tabl. zu 0,5 g 1,30 DM. E. Merck, Darmstadt, und Bayer, Farbenfabriken, Leverkusen a. Rh.

Veronal-Natrium als Pulver zur Rezeptur und Tabl. zu 0,5. Packung mit 10 St. (1,30 DM). E. Merck, Darmstadt.

Vetren, eine wasserklare, eiweißfreie Lösung von Heparin (kommt in der Leber vor), das eine gerinnungshemmende Eigenschaft besitzt. 2 ccm = 2 mg reinstes Heparin. Zur Aufhebung der Gerinnungsfähigkeit des Blutes bei Bluttransfusionen. 2 ccm Vetren heben die Gerinnungsfähigkeit von 150 ccm Blut für etwa 2 Stunden auf. Je nach der Blutmenge, die infundiert werden soll, wird Vetren unter Umrühren hinzugefügt. 3 und 10 Amp. zu 2 ccm 3,15 und 8,60 DM. **Thrombo-Vetren** für Thrombosegefährdete. Thromboseprophylaxe: 2 ccm Thrombo-Vetren ¾—1 Std. nach der Operation intrav., in Abständen von 3—4 Std. zu wiederholen. Nach der 10. Stunde kann die Dosis auf die Hälfte herabgesetzt oder der Abstand der Injektionen auf 6—8 Stunden verlängert werden. 24—48 Stunden nach der Operation ist die Thrombosegefahr im allgemeinen vorüber. Sollten trotzdem Zeichen einer beginnenden Thrombose auftreten, so spritzt man alle 3—4 Std. 1 Amp. *Thrombose-Therapie:* 4—5mal tägl. im Abstand von 4 Std. 1—2 Amp. intrav. 3 und 10 Amp. zu 2 ccm 30,75 und 101,20 DM. Promonta, Hamburg.

Vibeta. Weizenkeimöl, biologisch standardisiert auf Gehalt an Fortpflanzungs- oder Antisterilisitätsvitamin E. Bei Neigung zu Fehlgeburten, funktionellen Fortpflanzungsstörungen, sexueller Insuffizienz, Azoospermie und Sterilität des Mannes. 3mal tägl. 3 Perlen oder 1—2mal tägl. 1 Teel. und 2—3mal wöchentl. 1 intramusk. Injektion. Bei Muskelatrophie 3mal tägl. 1 Eßl. oder 3mal 2—3 Perlen oder tägl. 1—2 Amp. intramusk. 75 Perlen zu 0,5 g 3,60 DM. Flasche zu 100 ccm 5,05 DM. 6 Amp. zu 2 ccm 2,60 DM. S. Vitamin E, Vitemonta und Evion. Dr. Gg. Henning, Berlin-Tempelhof.

Vigantol ist das durch Ultraviolettbestrahlung aktivierte Ergosterin. Das Ergosterin haftet dem Cholesterin als ständiger Begleitstoff in geringen Mengen an. Durch Bestrahlung geht das Ergosterin (das sog. antirachitische Provitamin) in das antirachitische Vitamin D über. Das Vigantol enthält also das antirachitische Vitamin D in Gestalt dieses bestrahlten Ergosterin.

Vigantol wird jetzt aus reinem krystallisierten D_2-Vitamin hergestellt. In 1 ccm Vigantolöl sind 0,5 mg krystallisiertes Vitamin D_2 (1 mg = 40000 IE). Indikation: Rachitis, Osteomalacie, Tetanie, skrofulöse Erkrankungen, Tuberkulose. Säuglingen und Kleinkindern gibt man tägl. 15 Tropfen, größeren Kindern tägl. 18 Tropfen = 3 Dragées 4 Wochen lang. Dann einige Tage Pause. Bei Erwachsenen tägl. 12 Tropfen = 2 Dragées. Nach 4—6 Wochen 8 Tage Pause. Überdosierung ist zu vermeiden. Prophylaktisch beginnt man zweckmäßig am Anfang des dritten Monats und gibt tägl. 5—6 Tropfen. Nach 4 Wochen 8 Tage Pause. Größere Kinder: Tägl. 6 Tropfen = 1 Dragée. Nach 4—6 Wochen Pause. Packung: Vigantolöl 1 ccm = 30 Tropfen enthält 0,5 mg krystallisiertes Vitamin D_2. Gläser mit 10 ccm (1,25 DM). Vigantol-Dragées. 1 Dragée enthält 0,1 mg krystallisiertes Vitamin D_2 = 4000 IE. Packungen mit 50 St. 1,70 DM. **Vigantol „forte"** enthält in Röhrchen von 1 ccm 10 mg Vitamin D_2 zur Stoßprophylaxe und Vigantol forte mit 15 mg Vitamin D_2 in 1,5 ccm zur Stoßtherapie bei Rachitis (s. Rachitis). Auch bei der **Spasmophilie** von schneller Wirkung. Packung mit 10 mg Vitamin D_2 in 1 ccm 1,50 DM. Vigantol forte 1,5 ccm = 15 mg krystallisiertes Vitamin D_2 2,55 DM. **Vigantol-forte-Tabletten** mit 5 mg reinem, krystallisiertem Vitamin D_2 für die Stoß-Prophylaxe und Therapie der Rachitis. 2mal am Tag 1 Tabl. Nach 3 Monaten kann die Dosis wiederholt werden, zur Therapie 3mal tägl. 1 Tabl. Nach 8—12 Wochen in kleinerer Dosis Wiederholung. Packung mit 3 Tabl. zu je 5 mg 1,75 DM. Stets Blutkalk-Kontrolle, daher nur für Krankenhäuser geeignet. *Dragées* mit je 0,1 mg krystallisiertem Vitamin D_2. Packung mit 50 St. (1,70 DM). Vorbeugende Anwendung: Säuglinge und Kleinkinder: tägl. 5—6 Tropfen der obigen Lösung. Größere Kinder: tägl. 6 Tropfen = 1 Dragée. Heilanwendung: Säuglinge und Kleinkinder: tägl. 15 Tropfen bis zur Heilung, größere Kinder tägl. 18 Tropfen = 3 Dragées. Erwachsene tägl. 12 Tropfen = 2 Dragées, 4—6 Wochen lang. Bei Spasmophilie der Kinder 3mal tägl. 10 Tropfen. **Vigantol-forte pro injektione,** eine ölige Lösg. von kristallisiertem Vit. D_2 zur intram. Inj. 1 ccm enthält 15 mg Vit. D_2 = 600000 iE. Zur Rachitisprophylaxe u. — Therapie, Osteomalacie, Knochen-Gelenk- u. Hauttuberkulose. Pckg. mit 1 u. 5 Amp. zu 1 ccm. **Vigantollebertran** enthält sowohl Vitamin D als auch Vitamin A in standardisierter Form. Es enthält in 1 ccm 600 IE entsprechende Menge Vitamin D. Säuglinge und Kleinkinder 1mal tägl. $\frac{1}{2}$—1 Teel., größere Kinder 1—2 Kinderlöffel. Erwachsene 1mal tägl. 1—2 Eßl. voll. Alle 4—6 Wochen eine Pause von 8—14 Tagen. 125 ccm 2,50 DM. S. Trivitan. Gemeinsame Herstellung durch E. Merck und Bayer, Leverkusen a. Rh.

Vinum aromaticum. Aus 1 Teil Spec. aromat. mit 2 Teilen Aq. vulnerar spirit. und 8 Teilen Vin. rubr. Zu Umschlägen bei gangränösen Geschwüren und als Stypticum bei Blutungen.

Vinum camphoratum. Trübe, nach Campher riechende Flüssigkeit aus 1 Teil Campher, 1 Teil Weingeist, 3 Teilen Gummischleim und 45 Teilen Weißwein. Bei Decubit.

Vinum cascarae sagradae. 20—40 Tropfen bis zu 1 Teel. zum Abführen.

Vinum chinae. Mehrmals tägl. 1 Likörglas als Tonicum.

Vinum chinae ferratum. Bei Chlorose öfter 1 Likörglas.

Vinum colae. Öfter tägl. 1 Weinglas voll als Tonicum.

Vinum colchici. Ersatz für Liqueur de Laville. Aus 1 Teil Semen Colchici mit 10 Teilen Xereswein, mehrmals tägl. 10 bis höchstens 40 Tropfen. Hierfür darf in Apotheken Tinct. Colchici abgegeben werden.

Vinum condurango. Aus 10 Teilen Condurangorinde mit 80 Teilen Xereswein, 1 Teil aromat. Tinct. und 9 Teilen Zucker. 3mal tägl. 1 Eßl. bei Appetitlosigkeit, früher bei Magenkrebs.

Vinum pepsini. Aus Pepsin 24, Glycerin 20, Salzsäure 3, Wasser 20, Sirup. simpl. 92, Tinct. Aurant. 2, Xereswein ad 1000, tee- bis eßlöffelweise. S. Pepsin.

Vinum stibiatum. 1 Teil Brechweinstein in 249 Teilen Xereswein. Innerlich 10—30 Tropfen als Expectorans und Diaphoreticum; als Emeticum alle 5 Minuten 1 Eßl. bis zur Wirkung.

Viocid enthält als Wirkstoff in jedem Dragée 0,02 g Methylpararosanilinum chloratum gegen Oxyuren. Die Dragées müssen unzerkaut geschluckt werden, auch dürfen sie nicht zerteilt werden. 3mal tägl. 3 Dragées vor dem Essen, Kinder für je 2 vollendete Lebensjahre 1 Dragée am Tage. Kurdauer beträgt 7 Tage. Die Kur kann nach 3 Wochen wiederholt werden. Packung mit 65 Dragées zu 0,02 g 2,55 DM. Promassolwerk, Erfurt.

Vioform. Jodchloroxychinolinum. Bräunliches, fast geschmack- und geruchloses Pulver, in Wasser wenig löslich. Im Gebrauch wie Jodoform. K.-Packung Streudose 5 g 2,05 DM. S. Entero-Vioform. Ciba, A.-G., Wehr/Baden.

Viozol besteht aus folgenden Wirkungskomponenten: Formo-Cibazol (0,5 g) und Vioform (Jodchlorsoxychinolin 0,25 g), Glukose, Lactose, Borax und Borsäure. Von diesen Vaginaltabletten werden bei schwerer Vaginitis tägl. oder jeden 2. Tag 1—3 Tabl. eingeführt, in leichten Fällen zuerst 2mal tägl. 1 Tabl., dann 1mal tägl. Packungen mit 6 und 15 Tabl. Ciba A.-G., Wehr/Baden.

Viperin 50 enthält 0,1 mg Vipera-Berus-Toxin pro 1 ccm zur subcutanen Injektion bei Neuritis, Arthrosis, Ischias, Rheuma, Asthma (gleichzeitig Calcium intrav.). 5 Amp. zu 1 ccm 7,— DM. **Viperol-Liniment:** Toxin der Viper berus, Ext. formic, ver., Acid. formic.., Acid. salicyl, Ol. aether. Emulgator bei Rheuma und Ischias. Flasche mit 30 g. **Viperolan**-Salbe. Vipera berus-Toxin in optimaler Konz. (1:100 000) Kieselsäure, Salbengrundlage. Bei Neuritis, Arthritis, Ischias, Asthma, auf die Haut 3—5 Min. einreiben. Tuben zu 10 g. Gerana-Werk, Gera.

Viprasid. Schlangengift. Ist eine sterile, konservierte, wäßrige Dosierung verschiedener Viperatoxica. Es zeigt eine ausgesprochen analgetische Wirkung. Bei Leber- und Nierenerkrankung und Marasmus verzichtet man am besten auf Schlangengift. Bei Schmerzen jeder Art: Krebs, Tabes dorsalis, Ischias, Rheuma, Lumbago, Arthritis, Arthropathien u. a. Man beginnt mit intracutan. Injektionen von 0,02 mg Toxin = 0,2 ccm Viprasid (eine große Quaddel) und steigert in mehrtägigen Intervallen auf 0,8 ccm. Bei schwächlichen Personen beginnt man mit geringeren Dosen. Lokalreaktion kann auftreten. Bei intramusk. Injektion 0,5 ccm tägl. um 0,1 ccm steigernd bis 1 ccm. Hiervon 7 Injektionen, dann 1 Woche Pause, dann nochmals eine 7tägige Kur. Bei Astma bronchiale (bis 30 J.) intramusk. zwischen 0,5 und 2 ccm in 3tägigen Abständen. Wenn nur schwache Wirkung, dann Kombination mit Homoseran, beide intramusk. an verschiedenen Stellen. Pakkungen mit 5 Amp. zu je 1 ccm 7,25 DM. Flaschen mit 5 ccm. **Vipracutan,** Schlangengifteinreibung, enthält Toxin verschiedener Viperidenarten, Methylsalicylat und Campher. Je nach der Größe der schmerzhaften Stelle werden 3—6 g eingerieben. Asid-Serum-Institut, Dessau.

Visadron enthält 0,125% Adrianol in gepufferter Borsäurelösung. Bei einer Konzentration von 0,125% wirkt Adrianol am Auge vorwiegend kapillarkontrahierend und schleimhautabschwellend, ohne die Pupille und den intraokularen Druck zu beeinflussen. Wegen des langsamen Abklingens der Wirkung wird eine reaktive Hyperämie nicht beobachtet. Auch tritt bei wiederholten Gaben keine Wirkungsabschwächung auf. Die Borsäurelösung dient als leichtes Desinfiziens. 1—2 Tropfen mehrmals tägl. in das Auge einträufeln. Nicht bakterielle akute und chronische Reizzustände der Bindehaut. Nachbehandlung infektiöser Bindehautkatarrhe. Exogene Reizungen durch Rauch, kalte Luft, Zug, Conjunktivitis, Reizzustände nach Keratitis. Flasche mit 10 g 1,50 DM. C. H. Boehringer Sohn, Ingelheim a. Rh.

Viscolan. Salbengrundlage aus Viscum album.

Viscophyll enthält Cholinester der frischen Mistel mit speziell blutdrucksenkender Wirkung. Rein Chlorophyll, Fucus vesiculosus. Bei Arteriosklerose, Hypertension 3mal tägl. 30 Tropfen. 100 g 2,10 DM. 50 Perlen 1,20 DM. Gehe, Dresden-N. 6.

Viscratyl, eine Frischpflanzenzubereitung aus Viscum alb. und Crataegus mit Barium carb. i. h. V. Bei leichteren Fällen von Herzmuskelerkrankung, auch bei Herzstörungen zur Zeit der Wechseljahre von guter Wirkung. 3mal tägl. 2 Tabl. 80 Tabl. Dr. Willmar Schwabe, Leipzig.

Viscysat Bürger. Ysat aus Viscum album gegen essent. Hypertonie, bei allen vasomotorischen Störungen, Klimakterium, Gefäßstörungen auf sklerotischer Basis. 3mal tägl. 20 Tropfen. Flaschen mit 10, 15 und 30 ccm (0,60, 0,85 und 1,55 DM). Oder 3—4mal tägl. 1 Tabl. Röhre mit 20 Tabl. (75 Dpf.). Ysatfabrik J. Bürger, Wernigerode a. Harz.

Vitaferro. Ferro-Vitamin-C-Komplex, enthält Eisen in zweiwertiger Form, stabilisiert durch Ascorbinsäure. 1 Dragée = 19 mg Fe. Zur Therapie der Eisenmangelanämien, insbesondere akute und chronische Blutungsanämien, Infekt- und Schwangerschaftsanämie, nach Leberbehandlung der perniziösen Anämie, Gewebseisenmangel, Adynamie. Dos.: 3mal tägl. 2 Dragées unzerkaut während oder nach den Mahlzeiten. O.P. = 40 Dragées 1,50 DM. 1 Amp. zu 5 ccm zu 14 mg Fe zur intrav. Injektion. Weiss & Co., K.-G., Döbeln/Sachs.

Vital-Serum SS. Dresden zur rectalen Infusion. Da die wesentlichste Komponente bei der Wirkung der Bluttransfusion das Blutserum darstellt und die roten Blutkörperchen nur eine untergeordnete Rolle spielen, so kommt eine Seruminfusion einer Vollblutinfusion an Wirkung nahe. Das native Serum wurde entsprechend den Resorptionsverhältnissen des Dickdarms besonders eingestellt und hypotonisch gemacht und mit Leber- und Milzextrakt zur Förderung der Blutgeneration versetzt. Man gibt 250 bis 500 ccm tägl. 1—2mal als Einläufe oder Tropfklistier, je nach Schwere der Krankheit: Chronische Blutverluste, hämorrhagische Diathesen, Carcinom, Erschöpfungszuständen nach Infektionskrankheiten. Bei Kindern 2mal tägl. 20—60 ccm, tägl. zu wiederholen. Verträglichkeit sehr gut. Packungen mit 250 ccm und 125 ccm. Sächsisches Serumwerk A.-G., Dresden.

Vitamin A s. Arovit, Vogan. Detavit mit A und D. Sanostol mit Vitamin A, D, B und C.

Vitamin B$_1$ s. Betaxin, Betabion, Benerva, Be-Vitrat. S. B-Vitamin-Komplex „Roche".

Vitamin B$_2$ s. Lactoflavin, Beflavin. S. auch Nicotinsäureamid und Benicot.

Vitamin C s. Cebion, Redoxon-Roche, Cevilat, Fructamin.

Vitamin D s. Vigantol, Sanostol, Trivitan, Viosan, Deparal, D$_2$-Vitan.

Vitamin E s. Ephynal, Ereton, Evion, E-Vitrat, Vibeta, Vitemonta, Viterbin.

Vitamin F, 99 ist aus reinen Pflanzenölen in einer hohen Konzentration (99%) hergestellt worden. In unseren raffinierten Fetten und Ölen fehlt es fast vollständig. Sein Fehlen bewirkt vor allem Erkrankungen der Haut, Furunkulose, Ekzem, Milchschorf, Ulcus cruris, auch bei Psoriasis zu versuchen. Es ist im Handel mit Acid. linol.-linoleicum und Lanolin als Heilsalbe, mit Aethyl. linolic. und Aethyl. linolenic. in Kapseln und in Tropfen. Die Salbe wird 1—2mal tägl. aufgetragen, tägl. 1 Kapsel oder tägl. 3—6 Tropfen. Salbe 50 g 6,60 DM, 20 Kapseln zu 0,4 g 8,15 DM, Tropfen 10 ccm 7,50 DM. Rhein-Chemie G. m. b. H., Heidelberg.

Vitamin K s. Karan und Synka-Vit.

Vitamin P s. Citrin, Vitamin P.

Vitamin P, Permeabilitätsvitamin. P-Vitamin-Nordmark enthält in 5 ccm die 200 ccm Zitronensaft entsprechende Menge Vitamin P. Vitamin P wird krystallisiert dargestellt. Die Substanz in ihrer Reinheit wurde Rutin genannt, es ist ein Querzetinrhamno-Glykosid. Vitamin P verringert die Durchlässigkeit der Blutgefäße und erhöht die Widerstandsfähigkeit der Capillaren. Es wirkt spezifisch gegen die Blutungsneigung und ist überall dort angezeigt, wo das Auftreten von Blutungen in der Haut nicht auf einen Mangel an gerinnungsfördernden Stoffen im Blut, sondern auf die erhöhte Durchlässigkeit der Aderwände für Blut beruht. Die auffälligste Wirkung des P-Vitamins ist seine Heilwirkung bei vasculärer athrombopenischer Purpura. Auch in anderen Fällen von krankhaft erhöhter Eiweißdurchlässigkeit der Capillarwände, z. B. bei Infektionen, Leber- und Nierenerkrankungen, Basedow usw. wird die „seröse Entzündung" durch Vitamin P zurückgedrängt. In Fructamin ist sowohl Vitamin P als auch C enthalten. Indikation: Vasculäre athrombopenische Purpura und bei Ermüdungserscheinungen des Herzmuskels (diuretische Wirkung). Ferner in allen Fällen von erhöhter Durchlässigkeit der Capillaren für Eiweiß. Den Inhalt 1 Amp. P-Vitamin langsam intrav. Packungen mit 3 und 10 Amp. 4,72 und 13,43 DM. Nordmark-Werke, Hamburg 21.

Vitamultin als süße oder bittere Täfelchen und Amp. zu 2 ccm zur intramusk. Injektion. Täfelchen enthalten: 2,5 mg% Vitamin B_1, 100 mg% Nicotinsäureamid und 150 mg% Vitamin C in Verbindung mit Traubenzucker und Glykokoll. Amp.: Ascorbinsaures Calcium 2%. Vitamin B_1-Hydrochlorid 0,012%. Nicotinsäureamid 0,01%, p-Amidobenzoyldiäthylaminäthanol-hydrochl. 0,3%. Bei allen Vitaminmangelzuständen, Neuritiden, Herz- und Lungenerkrankungen, allg. Nervosität. Tägl. 2—4 Täfelchen oder jeden 2. Tag 1 Amp. zu 2 ccm intram. Bei Muskelatrophie tägl. 8—10 Täfelchen oder tägl. 4 ccm intram. Packungen: 4, 8, 200 Täfelchen 0,80, 1,40, 23,30 DM. Amp. zu 2 ccm 3, 15, 50 Amp. 1,94, 7,07, 20,40 DM. Hamma, G. m. b. H., Hamburg 21.

Vitaplasgen. Natürliches Vitamin-Kalkpräparat, enthält leicht resorbierbare Kalziumsalze mit den natürlichen Vitaminen A, B-Gruppe, C, D in standardisierter Form, sowie E, K und P. Das Präparat wird sehr gut resorbiert und ist gut verträglich, es wirkt nicht stopfend. Bei Kalkmangel und Wachstumsstörungen, während der Gravidität und in der Lactationsperiode 3mal tägl. ½—1 Teel. 75 g Pulver. Dr. Willmar Schwabe, Leipzig.

Vitemonta. Vitamin E aus Weizenkeimlingsöl dargestellt. Bei primärer Sterilität, habituellem Abort, Oligo- und Nekrospermie 3mal tägl. 2 Dragées nach dem Essen. Bei progr. Muskelatrophie tägl. 10—20 Dragées. Glas mit 42 Dragées 2,85 DM. 1 Dragée = 10 mg a-Tocopherol. Promonta, Hamburg·

Viterbin, ein natürliches Vitamin-E-Präparat, s. u. E-Viterbin.

Vitoral-Serum zum Einnehmen wird von gesunden Hammeln, Rindern und Pferden gewonnen. Es enthält die im Normalserum vorhandenen Salze und Eiweißstoffe, vor allem aber die anorganischen und fermentativ aufgeschlossenen organischen, peptonähnlichen Bestandteile der Blutkuchen und weißen bzw. roten Blutkörperchen in leicht resorbierbarer Form. Es enthält also leicht assimilierbare Eiweißaufbaustoffe neben Antikörpern und unbekannten Schutzstoffen, die sich bei Infekten und Ernährungsstörungen resistenzsteigernd auswirken. *Anwendung:* Bei Ernährungsstörungen und Infektionskrankheiten vom Säugling bis zum Erwachsenen. Bei Gastritis, Ulcus ventr. et duoden, Pankreasinsuffizienz. *Dosierung:* Kindern 50—60 ccm tägl. vor den Mahlzeiten. Säuglinge 30—40 ccm tägl. Erwachsene 2mal tägl. 50 ccm vor der Mahlzeit. S. Vital-Serum. Flasche 250 ccm. Sächsisches Serumwerk A.-G., Dresden.

Vogan-Neu. Vitamin-A-Präparat (synthetisches Vitamin-A-Acetat). Bei Keratomalacie, Xerophthalmie, Nachtblindheit, katarrhalische Affektionen der Atemwege, Funktionsstörungen der Haut und Schleimhaut, anacide und subacide Gastroenteritis, Neigung zu Nieren-, Blasen- und Gallensteinbildung. Von der obigen Lösung 1mal tägl. 5—10 Tropfen in warmer Milch oder Suppe. Bei Basedow und zu Mastkuren 3mal tägl. 30 Tropfen, bei An-

und Subacidität 3mal tägl. 10 Tropfen. Von den Dragées 2—4 Dragées, bei An- und Subacidität 3mal tägl. 4 Dragées. Die Öllösung enthält in 1 ccm 50000 iE. Dragées: 1 Dragée = 50000 iE. Packung mit 20 St. In Vorbereitung. Injektionslösung 3 und 15 Amp. zu 1 ccm. Bayer, Leverkusen, Merck, Darmstadt.

Voluntal. Trichloräthylurethan. Schlafmittel, nur bei leichter Schlafstörung auf nervöser Grundlage. Frauen 0,5, Männer 1 g. Bei hartnäckiger Schlaflosigkeit ohne Wirkung. Als Sedativum tägl. 2—3mal 0,3—0,5. Röhre mit 10 Tabl. zu 0,5. Curta & Co., Berlin-Britz.

Vomantin enthält 0,05 g kolloidales Ceroxalat pro Tabl. Bei Schwangerschaftserbrechen morgens nüchtern 2—3 Tabl. $\frac{1}{2}$ Std. vor jeder Mahlzeit 2 Tabl. Nach 3 Tagen nur noch die halbe Dosis. Bei See- und Eisenbahnfahrten 10 Min. vor Beginn der Fahrt 2 Tabl., Kinder die Hälfte. 20 Tabl. 1,30 DM. Gehe, Dresden-N. 6.

Wiener Trank = Infus. Senn. comp.

Wismutdiasporal. Kolloidales Wismutoxyd in obiger Emulsion. 1 Amp. von 2 ccm enthält 100 mg Bi. 1 Amp. intraglut., im ganzen 10—20 Injektionen. 10 Amp., 3 Amp. Dr. V. Klopfer, Dresden.

Witte-Ferment enthält Pepsin, Trypsin, Amylase, Lipase, Chymosin. Bei allen Erkrankungen der Verdauungsorgane, wo ein Fermentmangel besteht, auch bei Gastritis, Ulc. vntric. et duodeni und Colitis 3mal tägl. 4—5 Tabl. zu 0,25 g während des Essens. Packung zu 40 Dragées zu 0,25 g.

Witte-Pepton-Tabletten. Auf enzymatischem Wege abgebautes tierisches Eiweiß. Bei allen allergischen Erkrankungen (Urticaria, Ekzem usw.) 3mal tägl. 1 Tabl. 1 Std. vor dem Essen. Packung 20 Tabl. zu 0,5 g. In Amp. zur intracutanen, subcutanen und intramusk. Injektion. Bei allergischen Erkrankungen etwa 10 intracutan. Injektionen von 0,1 g auf 1 g steigernd von 5% Witte-Pepton-Lösung in Abständen von 8—10 Tagen. Bei Bronchialasthma die gleiche Dosierung, aber immer nach 3 Tagen steigern. Bei Heuschnupfen dasselbe Schema wie bei Asthma. Beginn im März, April. Bei Migräne alle 3 Tage 3 ccm intramusk. Packungen mit 10 Amp. zu 1 ccm und mit 5 Amp. zu 5 ccm. Friedr. Witte, Rostock.

Wurmserol besteht aus Lq. Alum. acet. tart. Kal. orthooxychinolin sulf., p-Aminobenzoyl-diaethylaminoaethanol hyd. in fettfreier Serol-Salbengrundlage. In Tuben mit einem aufsetzbaren Klistierröhrchen. Abends und morgens wird eine gewisse Menge in den After gedrückt. Tube 1,40 DM. Chem. Fabr. Merz & Co., Frankfurt a. M.

Xeroform. Tribromphenylwismut. Gehalt an Wismutoxyd etwa 50%. Gelbes, fast geruchloses Pulver. Wundantisepticum bei Ulcus cruris, Brandwunden, nässendem Ekzem, bei stark sezernierenden Affektionen am Auge. Auch innerlich bei gastroenteritischen Erscheinungen und Magengeschwür. Xeroform 5—10, Muc. Gi. arab. 10,0, Tinct. Chin. comp. 5,0, Aq. dest. ad 200,0, 3mal tägl. 1 Eßl. Bei Brandwunden und Augenkrankheiten in Form von 5—10%iger Salbe. Innerlich auch als Pulver zu 0,2—0,5 g 3—6mal tägl. Heyden, Radebeul-Dresden.

Xifalmilch. Entfettete Milch mit Zusatz einer geringen Menge wenig virulenten Bakterieneiweißes zur intramusk. Injektion. Sie hat besonders in der Epilepsiebehandlung zusammen mit 0,1—0,2 Luminal Anerkennung gefunden. Die Behandlungsdauer beträgt 2—3 Monate. Bei Injektionen von 2—5 ccm werden die meisten Kranken nach 4—5 Std. euphorisch und ruhig. Bei 8—10 ccm tritt Unruhe und Kopfschmerz auf. Man injiziert in den ersten Wochen 3mal 2 ccm. Tritt keine Wirkung ein, so erhöht man die Dosis. Auch bei Encephalitis lethargica und Ulcus ventric. zu versuchen. Packungen mit 6 Amp. zu je 2 ccm. Sächs. Serumwerke, Dresden.

Yatren ist eine Jodoxychinolinsulfonsäure mit etwa 26,5% Jodgehalt, der Natr. bic. zugesetzt ist. Es ist ein hellgelbes, leicht süßlich schmeckendes

Pulver, das 3%ig in kaltem und 10%ig in heißem Wasser löslich ist. Die Lösung darf nicht gekocht werden. Die Lösungen sind an sich steril. Das Präparat ruft niemals Jodismuserscheinungen hervor, da das Jod im Körper nicht abgespalten wird, sondern im Yatrenmolekül festgebunden bleibt. Es hat eine bactericide Tiefenwirkung, da es mit Eiweiß keine Verbindung eingeht, sondern sich sogar zu 3% im Serum löst. In der **Chirurgie** als granulationanregendes und heilungförderndes Wundpulver, das durch seine Ungiftigkeit und Wasserlöslichkeit das Jodoform übertrifft. Bei Anginen, Stomatiden und anderen katarrhalischen und ulcerösen Schleimhauterkrankungen. Bei Abscessen nach Punktion. Einspritzung von mehreren Kubikzentimetern der 3%igen Lösung. In der Oto-Rhino-Laryngologie: Einblasen in den Nasenrachenraum bzw. 1%ige Spülungen. In der Urologie: 50 ccm einer 1—3%igen Lösung. Zur Blasenspülung bei Cystitis 0,5—2%ige Lösung. Bei Amöbendysenterie und infektiösen Darmerkrankungen Einlaufbehandlung mit Lösung von 1 g Yatren auf 200 ccm Wasser, steigend bis auf 3 g in 600—800 ccm Wasser. 10 g 4,25 DM. Als *Yatren wird es per os* gebraucht bei Colitis, Enteritis und Amöbenruhr, Cystitis, Pyelitis. Besonders geeignet zur Behandlung von Magen- und Darmerkrankungen (Amöben-, Dysenterie- und Bacillenruhr) ist **Yatren** in Form von Pillen, die zu 0,25 im Handel sind. Packungen mit 25 und 50 St. (2,95 und 6,70 DM). Man gibt 3mal tägl. 1 bis steigend auf 3mal tägl. 3 Pillen. Yatren ist auch ein unspezifisches Reizmittel ohne störende Allgemeinreaktionen. Um einen erhöhten Reiz zu erzielen, wurde Yatren mit Casein vereinigt. **Yatren-Casein** enthält in *schwacher* Lösung 3% Yatren und 2½ % Casein, in *starker* Lösung 3% Yatren und 5% Casein. Yatren-Caseininjektionen verursachen keine anaphylaktischen Erscheinungen und bei ausgesprochener Herd- nur ganz geringe Allgemeinerscheinungen. Es wird intramusk. injiziert und besonders bei akutem und chronischem Gelenkrheumatismus, Gonorrhoe, Gelenkerkrankungen und ankylosierender Wirbelsäulenversteifung. In Schachteln mit 5 Amp. zu 1 ccm 2,75 DM, Flasche mit 25 ccm. Yatren *stark:* 5 Amp. zu 1 ccm 3,20 DM, mit genauer Gebrauchsanweisung bei verschiedenen Erkrankungen. *In der inneren Medizin:* Orale Anwendung von Yatren bei Skrofulose und Drüsentuberkulose, Pyelitis, Cystitis, Colitis und Enteritis, 3mal tägl. 0,25—0,5 g als Pulver oder die im Handel befindlichen Pillen. Bei Cystitis macht man neben der oralen Darreichung von Yatren noch Blasenspülungen mit 1000 ccm einer 1—2%igen Yatrenlösung und gibt zum Schluß 50 ccm einer 4—5%igen Yatrenlösung für einige Minuten in die Blase. S. Cystitis. Bei Angina und Diphtherie nach Abstoßen des Belages Einblasung von Yatren. Auch in der *Augen-, Ohren-, Hals- und Nasenkunde* wird Yatren angewandt. Bayer-Werk, Leverkusen a. Rh.

Yohimbintabl. zu 0,005 g Yohimbin hydr. 10 Tabl. 50 Dpf. C. H. Boehringer Sohn, Nieder-Ingelheim, und Knoll A.-G., Ludwigshafen a. Rh.

Yohimbin Dr. Spiegel. Zur Blutdrucksenkung, zur Dämpfung eines erhöhten Sympathikustonus, bei sexueller Neurasthenie tägl. 1—3 Tabl. oder Amp. 1 Tabl. = 5 mg, 1 ccm 0,01 g Yoh. hydrochl. 10 Tabl. 1,20 DM, 5 und 10 Amp. zu 1 ccm 1,75 und 3,05 DM. Kali-Chemie A.-G., Sehnde-Hannover.

Yxin ist ein enzymatisiertes Reaktionsprodukt von ammoniakalischem Silberoxyd mit Stärke, das 5% Ag enthält. Es wirkt dadurch, daß nach Vermengung des Yxins mit dem Wundsekret das vorhandene Enzym die Stärke abbaut. Durch die entstehenden Abbauprodukte (Glykose und Sauerstoff) wird das Silberoxyd zu metallischem Silber reduziert. Das Pulver ist braun und geruchlos und dient als gutes Wundpulver bei Eiterungen, Abscessen, Furunkeln usw. Yxinwundpulver 5 und 10 g 0,94 und 1,74 DM. Yxinwundsalbe Tube mit 25 g 79 Dpf. Asta A.-G., Chem. Fabr., Brackwede i. W.

Zellogen. Pflanzliches physiologisches Stuhlregelungsmittel mit 5% Frangula-Extrakt. Früh und abends 1—2 Teel. mit Wasser hinabspülen.

Packungen 100 g 1,23 DM, 250 g 2,46 DM. Chem. Fabrik Albert Mendel A.-G.,Berlin-Tempelhof.

Zematone. Asthmapulver und -zigaretten. Bestandteile: Fol. Grindel. 39, Fol. Stramon. 6, Fung. Laric. 8, Fruct. Papav. immat. 2, Kal. nitr. 22. ½ Teel. auf 1 Teller geschüttet und angezündet.

Zentronal. Zusammensetzung: 1 Tabl. enthält: Diphenylhydantoin 0,1 g, Phenyl-aethylbarbitursäure 0,015 g. Eigenschaften: Zentropil und Phenyl-aethyl-barbitursäure haben einen verschiedenen Angriffspunkt und unterstützen sich so in ihrer krampfhemmenden Wirkung. Indikationen: Epilepsie und epileptiforme Anfälle jeder Ätiologie, Hyperkinesien, therapieresistente Trigeminusneuralgie. Zentronal hat sich besonders bewährt bei Übergang von der Behandlung mit Barbitursäurederivate zur Zentropil-Therapie. Dosierung: Tägl. 2—3 Tabl. Bei vorheriger Barbitursäurebehandlung am 1. Tag 1 Tabl., bei weiterer Verabreichung des Barbiturates, am 2. Tag 2 Tabl. unter Verminderung der Menge des Barbitursäureabkömmlings, am 3. Tag 2—3 Tabl. und vom 4. bis 5. Tag an Zentronal allein. 50, 100, 200 und Klinikpackung zu 1000 Tabl. 2,15, 3,90, 6,80 und 24,80 DM o. U. St. Nordmark-Werke G. m. b. H., Hamburg.

Zentropil, ein Diphenylhydantoin-Natrium 0,1 g je Dragée. Zur Dauerbehandlung der genuinen und sekundären Epilepsieformen. Tägl. 2—3 Tabl. 50 und 100 Tabl. 2,00 und 3,60 DM. Nordmark-Werke, Hamburg.

Zephirol ist eine wäßrige Lösung eines Gemisches hochmolekularer Alkyl-dimethylbenzyl-ammoniumchloride, farblos, schwach alkalisch reagierend. Ein wirksames Desinfektionsmittel, das weder Haut noch Schleimhaut reizt. Zur Händedesinfektion der Chirurgen, 1%ig = 2 Teel. auf 1 Ltr. Wasser, zur Wundspülung 0,1—0,5%ig. Bei Stirn- und Kieferhöhlenentzündung 1:100 bis 1:1000; zur Scheidenspülung 0,5%ig; Blasenspülung ¼—½prom. Zur Desinfektion der Instrumente werden sie zuerst in 2%iger Sodalösung vorgereinigt und dann ¼ Std. lang in einer 0,75%igen Zephirollösung gekocht. Flaschen mit 100 und 1000 ccm. Bayer, Farbenfabriken, Leverkusen a. Rhein.

Zettagall, ein pflanzliches Cholagogum, enthält: Rhiz. curcum. long, Herb. centauri, — hyperici, Aloe, Fol. et rad. tarax. Rhiz., Graminis, Rad. eryngii in Tablettenform. 3mal tägl. 1 Tabl. Packungen mit 25 und 50 Tabl. 0,75 und 1,45 DM. Alfred Zwintscher, Heidelberg.

Zet-26-Kräutertabletten, folgender Zusammensetzung: Aloe, Cort. Frangul, Fol. Senn., Fol. Uv. Ursi, Fruct. Foenic., Herb. cichor., Herb. Benedict., Herb. Fumariae, Rad. Ebuli, Rad. Helenii, Rad. Ononidis, Rad. Asari in Tablettenform von je 0,35 g. Ein angenehmes und schmerzlos wirkendes Abführmittel. Abends 1—3 Tabl. 25 Tabl. 75 Dpf., 50 Tabl. oder Dragées 1,45 DM. A. Zwintscher, Heidelberg, Bergheimstr. 17.

Zincum aceticum. Weiße Krystalle, die etwas nach Essigsäure riechen. Äußerlich zu Augenwasser 0,01—0,03:10,0, zu Gurgelwasser 0,5—1 g:100.

Zincum chloratum. $ZnCl_2$. Leicht löslich in Wasser und Weingeist. Äußerlich als Desinfiziens zu Verbandwasser 0,5—1%ig, als Augenwasser 0,02%ig, als Urethralinjektion 0,05—0,1%ig, zu Scheidenspülungen 0,2%ig. Zinc. chlorat., Aq. dest. aa 100, 1 Eßl. auf 1 l Wasser zu Scheidenspülungen.

Zincum oxydatum. Weißes, in Wasser unlösliches Pulver. Äußerlich zu Haut- und Augensalben, innerlich 0,05—0,4, mehrmals tägl. bei Zahnkrämpfen der Kinder. Zinc. oxyd., Amyl. trit. aa 25, Streupulver. Gelatin alb. 15, Zinc. oxydat. 10, Glycerin 20, Aq. ad 100, Zinkleim.

Zincum sozojodolicum. Farblose, in Wasser lösliche Krystalle. Zum Einblasen bei Rhinitis und Pharyngitis. 1:10—20 Talcum. S. Sozojodol.

Zincum sulfocarbolicum. Farblose. leicht lösliche Krystalle. Zu Urethralinjektionen 0,25—0,5%.

Zincum sulfuricum. Zinkvitriol. Farblose, in Wasser lösliche Krystalle. Als Augentropfen 0,05—0,2:30, als Augensalbe 0,1:10 Vaselin alb., zur

Urethralininjektion: 0,5—1%ig. Zinc. sulfuric. 0,5, Aq. dest. ad 200, bei Tripper 2—3mal tägl. einzuspritzen. Zinc. sulfuric. 0,5, Aq. dest. 150, Augenwasser.

Zincum valerianicum. Weiße Schuppen, in 90 Teilen Wasser löslich, die stark nach Baldrian riechen. Innerlich 0,03—0,06 mehrmals tägl. in Pulver oder Pillen bei Neuralgien und Epilepsie. Zinc. valerianic. 3, Rad. valer. pulv. 6, f. pil. Dos. C, 3mal tägl. 1—2 Pillen.

Zinkperhydrol. Chemisch reines Zinksuperoxyd mit 50% ZnO_2. Weißes, geruchloses Pulver, unlöslich in Wasser, besonders auf Wunden und Geschwüren und Brandwunden, wo es langsam O abspaltet. In Schachteln mit 25, 50 und 100 g. E. Merck, Darmstadt.

Zittmannin-Tabletten. Decoct. Sarsaparillae comp. in Form von Tabl. zu 0,3. Enthält die wirksamen Bestandteile von 50 g Decoct. 3mal tägl. 2—4 Tabl. zur Unterstützung und Nachbehandlung von Lueskuren. Sarsa, Berlin-Friedenau.

Nähr- und Kräftigungsmittel.

Arsa-Lecin. S. Lecin.

Arsen-Eisentropon s. u. Novo-Tropon.

Arsenferratintabletten zu 0,25 enthalten 0,015 Fe und 0,00015 Arsen, 2—4mal tägl. 1—3 Tabl. In Schachteln mit 30 St. (1,15 DM). Arsenferratose: 5%ige Lösung von Arsenferratin. 3mal tägl. 1 Eßl., Kinder 1 Kinderlöffel. Flaschen mit 100, 250 und 500 ccm (1,45, 2,80 und 5,20 DM). Boehringer & Söhne, Mannheim-Waldhof.

Athensa. Alkoholfreies Eisenpräparat, auch mit Arsen im Handel. 3mal tägl. 1 Tee- bis Eßl. voll. In Flaschen zu 500 ccm (1,62 DM, mitAs1,64DM). 300 g 1,19 DM. Arsen-Athensa 300 und 600 g (1,22 und 1,74 DM). Athenstaedt & Redeker, Hemelingen b. Bremen.

Athensa: Athenstaedt-Tinct. ferri comp., alkoholfrei. In Flaschen mit 300, 500 ccm 1,19, 1,64 DM, auch mit Arsen 0,004% As_2O_3, 300 und 600 g 1,19 und 1,70 DM. 3mal tägl. 1 Tee- bis Eßl. voll. Als Granulat 3mal tägl. 1 Eßl. voll. Packungen ohne und mit As 99 Dpf. Athenstaedt & Redeker, Hemelingen b. Bremen.

Biocitin. Lecithinpräparat mit Casein und Milchzucker. In Packungen zu 100, 250 und 500 g 3,20, 7,40 und 14,40 DM, 50 und 100 Tabl. 3mal tägl. 1 Teel. in Suppe oder Milch. Biocitinfabrik, Berlin SW 61.

Bioferrin. Ein physiolog. Hämoglobin-Eisen-Leberpräparat mit sämtl. Nährstoffen des Blutes zur Förderung der Blutbildung und Anregung des Stoffwechsels. 1—2 Eßl. als Stärkungsmittel. 200 g 2,65 DM. Farbwerke Hoechst, Frankfurt/M.-Höchst.

Blutan. Alkoholfreies Eisenmanganpeptonat mit 0,6% Eisen und 0,1% Mangan, auch in Verbindung mit 0,01 arseniger Säure. 3mal tägl. ½—1 Likörgläschen voll. Chem. Fabrik Helfenberg, Helfenberg i. Sa.

Eisentropondragées. Pro Dragée in feinster Dispersität und mit Eiweiß verbunden. Mehrmals tägl. 1—2 Dragées. In Pulverform mit 2,6% Fe. Packung 50 Dragées (92 Dpf.), 100 und 250 g Pulver mit 2,6% Fe (1,58 und 3,82 DM). Troponwerke, Köln-Mülheim a. Rh.

Elixir chinae calisayae Dung (Original Chicalex). 1 Eßl. = 15 ccm enthält 0,5 Cort. Chinae in wohlschmeckender Form. Es existiert im Handel mit Arsen 0,0005 und 0,1 Natr. glycerophosphoric., mit Arsen 0,0005 und 0,15 Ferr. citr. ammon. und 0,1 Natr. glyc. phosphor., mit Calc. chlorat. 0,5, mit Calc. chlorat. und 0,15 Ferr. ammon. citr., mit Calc. chlorat und 0,5 Kal. sulfoguaj., allein mit Eisen als Ferr. ammon. citr. (0,15), mit 0,3 Jodkalium, mit 0,5 Sulfoguajac., dann existiert das Präparat noch ohne Zuckerzusatz. In Tabletten in Verbindung mit Arsen, Eisen, Arsen und Eisen, Calcium, Jod oder Guajacol, in Röhren mit 20 St. à 0,5. Albert Dung, Freiburg i. Br.

Feometten s. u. Arzneimittel.

Ferratose-Arsen mit 0,3% Eisen und 0,003% Arsen. 3—4mal tägl. 1 Eßl. (Flasche zu 1,45 und 2,80 DM). Boehringer & Söhne, Mannheim.

Ferrilecit. Eine kolloide Lecithin-Eisenverbindung. Bei Erschöpfung, Blutarmut. 3mal tägl. 1 Eßl. 250 g 1,40 DM, mit As 1,56 DM, mit Brom 1,56 DM, mit Jod 1,73 DM. A. Nattermann & Co., Köln a. Rh.

Ferripan. S. u. Arzneimittel.

Ferronovin. S. u. Arzneimittel.

Hämatibin. Flüssiges Hämoglobin-Malzextrakt, lipoid- und vitamin-reich. Auch im Handel mit folgenden Zusätzen: 1. kolloidale Kieselsäure, 2. 0,4% Jod, 3. Guaj. carb., 4. Lebertran und Ca hypophosphors., 5. As und Fe, 6. Kalk, 7. Kreosot carbon., 8. Fe, 9. Terpinhydrat 3% und Ext. Thym. fl. 10%. Bei Anämie, Chlorose, Erschöpfung. 200 g rein 1,22 DM, 500 g rein 2,16 DM. Dr. Pfeffermann & Co., Berlin NW 21.

Hämatogen sicco. Gereinigtes Hämoglobin mit 20% Glycerin. 250,0, mit Lecithin, mit Malz und Lecithin 250,0. 3mal tägl. 1 Eßl.

Hämatopan ist ein Hämoglobin-Malzextrakt, das die Vitaminkomplexe A, B, C, D, E in granulierter Pulverform als Nähr- und Stärkungsmittel in 100-g-Paketen enthält. 3mal tägl. 1 Teel. Noch im Handel mit 4% Fe als **Eisen-Hämatopan** (mit 150 mg% Vitamin C), mit 0,04% als **Arsen-Hämat.**, mit 10% Calc. lact. und Calc. glycer. phosphor als **Kalk-Hämat.**, mit 2,5% kolloidaler Kieselsäure als **Silicat-Hämat.**, mit Lecithin als **Lecithin-Hämatopan.** Von allen wird 3mal tägl. ½—1 Teel. gegeben. Packungen mit 100 g. Dr. Wolff, Nährmittelwerke, Bielefeld.

Hygiama. Aus Milch, Weizen, Cerealien, Malz, Kakao und Zucker her-gestellt mit 21% N und 10% Fett, 60% Kohlenhydraten und 3,5% Mineral-stoffen, wie Kakao zuzubereiten. Packungen 125 g 0,95, 250 g 1,75 DM, ¹/₁-Packung 400 g 2,70 DM. Auch in Tabl. zu 5 und 10 g. 100 g 90 Dpf. Theinhardt, Nährmittelges., Stuttgart-Cannstatt.

Jemalt. Enthält Malzextrakt und 30% Lebertran in einer pulverisierten Form ohne Trangeschmack und ölige Form. Kinder bis zu 2 Jahren 2 bis 4 Teel., ältere Kinder und Erwachsene 3—4 Eßl. tägl. bei Skrofulose, Rachitis usw. 100 und 200 g. Dr. A. Wander, Osthofen, Rheinh.

Jod-Tropon mit 5% J. Packungen mit 20 Tabl. zu ½ oder 1 g 3mal tägl. 1—2 Tabl. 1,15, 1,80 DM.

Jod-Tropon. Strumatabl. zur Kropftherapie. Tägl. 1—2 Tabl. Packungen mit 40 Tabl. mit je ½ mg Jod 0,45 DM. Tropon-Werke, Köln-Mülheim.

Leciferrin. Ovolecithineisen in flüssiger Form und in Tabletten. Auch mit Zusatz von Chinin, Arsen, Jod, Coffein, Cola, Kalk. 1 Flasche 2,75 und 1,60 DM. Dragées 60 St. 2,30 DM. Calenus, Chem. Ind., Frankfurt a. M.

Lecin. An Milcheiweiß angelagertes Eisen und Phosphorsäure. Tabl. ent-halten 33 mg Fe und Phosphorsäure, liquid. 0,4% Fe und 4% Phosphorsäure. 2mal tägl. 1—2 Tabl. oder 2mal tägl. 1 Eßl. Tabl. 40 St. 1,40 DM. Flüssig. Packung 2,50 und 3,60 DM. Lecin ist noch im Handel mit Malz zu Tabl. von 1,5 g 30 und 50 St. 0,75 und 1,75 DM mit As als Arsa-Lecin, 28 Tabl. 1,25DM. Mit Jod als Tabl. mit 0,025 g Jod, 28 Tabl. 1,95 DM. Dr. Laves, Hannover.

Malzextrakt aus reinem Gerstenmalz. Dickflüssig. 250 g, 500 g, mit Kalk, mit Eisen, mit Lecithin.

Malztropon s. Novo-Tropon.

Materna. Aus Getreidekeimen gewonnenes Nährmittel mit 35% Eiweiß, 10% Fett, darunter Lecithin und andere Lipoide, 7% Mineralstoffe, be-sonders Phosphorverbindungen, kleinste Mengen von Schwermetallen und sämtliche Getreidevitamine: B_1, B_2, B_6, B_7, A, E. Bei schwächlichen Kindern, Tuberkulose, stillenden Müttern 3mal tägl. 1 Teel. Packungen zu 125 und 250 g. Dr. Klopfer, Dresden-A. 20.

Novo-Tropon soll alle hochwirksamen Eiweißbausteine in Verbindung mit Phosphatiden, Cholesterinen, Silicium, den physiologischen Nährsalzen

und Vitamin A und D enthalten. Packungen mit 100 und 250 g (1,15 und
2,75 DM), 3mal tägl. 1—2 gehäufte Teel. voll. *Eisentropon* 100 und 250 g
(1,40 und 3,45 DM). As-Eisentropon: 1 g enthält 1 mg As_2O_3 und 50 mg Fe.
3mal tägl. 1—4 Tabl. Packung mit 50 Tabl. 1,25 DM. Malztropon 100 und
250 g (0,95 und 2,20 DM). Troponwerke, Köln-Mülheim.

Nucleogentabletten. Arsen-Eisenverbindung der Nucleinsäure, als Tabl.
zu 0,05 g nucleinsaurem Arseneisen mit je 0,008 g Eisen, 0,004 organisch
gebundenem Phosphor und 0,0012 g Arsen. 3mal tägl. 1—2 Tabl. Auch mit
Chinin im Handel. Asta A.-G., Chem. Fabr., Brackwede i. W.

Ocenta. Mittel zur Anregung der Milchsekretion. Das Präparat enthält
körpereigene Stoffe in Kombinatiom mit Kalk, Eisen, Eiweißstoffen und
leicht assimilierbaren Kohlenhydraten. Bei quantititiven und qualitativen
Mängeln der Milchsekretion. 3—4mal tägl. 1—2 gehäufte Teel. Das Granulat
wird trocken auf die Zunge gebracht und mit etwas Flüssigkeit herunter-
gespült. Schachteln mit 100 g u. 250 g 1,15 u. 2,77 DM. Promonta, Hamburg.

Ovomaltine. Aus Milch, Eiern, Kakao und Diastasemalzextrakt mit
13,6% Protein, 76,5% Kohlenhydrat, 3,8% Fett, 3,5% Mineralstoffen. 3—4mal
tägl. 1 Kaffeel. in Milch. Auch Ovomaltine in kalter Milch oder kaltem Tee
zubereitet, ist auf Wanderungen ein erquickendes Kräftigungsmittel. Hierfür gibt es besondere Schüttelbecher. 125, 250 und 500 g. Dr. Wander, Osthofen, Rheinh.

Perdynamin. Hämoglobinpräparat, mit Malagawein hergestellt. Auch
mit Arsen, Hepar, Lecithin, Malz, Guajacol und Kalk. Tee- bis eßlöffelweise
zu nehmen. Chem. Fabr. Perdynamin G. m. b. H., Berlin C.

Plasmon. Caseinnatriumbicarbonat, aus Kuhmilch dargestellt mit 75%
Eiweiß, 1,5% Fett, 2,7% Kohlenhydraten, in Suppe oder Milch zu nehmen.
100, 250 g. Plasmon-Ges., Neubrandenburg i. Mecklbg.

Promonta. Organpräparat aus der Substanz des Zentralnervensystems,
kombiniert mit polyvalenten Vitaminen, organischem Eisen, Kalksalzen
und Hämoglobin, löslichem Milcheiweiß und aufgeschlossenen Kohlenhydraten. Sehr empfehlenswertes Kräftigungsmittel. In Kartons mit 100
und 250 g (1,34 und 3,28 DM). Pastillen zu je 2 g, 54 St. 1,81 DM. Auch
als *Arsen-Promonta* mit 0,015% As im Handel. In Kartons mit 100 und
250 g (1,70 und 3,90 DM). 3—4mal tägl. 1 Teel. voll in Suppe oder Milch.
Als Pastillen 1,95 DM. Promonta-Werke, Hamburg 36.

Pro ossa. Knochenbildende Aufbaunahrung. Enthält zell- und gewebs-
eigene Mineralstoffe der Knochen- und Gerüstsubstanz zusammen mit
lebenswichtigen Eiweißstoffen, rotem Mark von Rumpfknochen, Vitaminen
und biologischen Phosphorverbindungen. Bei Erkrankungen des Skelett-
systems, chronischen Infekten, Tuberkulose, Hypo- und Avitaminosen,
Rekonvaleszenz und allen Schwächezuständen, die einen Mehrbedarf an
Mineralstoffen, insbesondere Kalk und Vitaminen bedingen. 3mal tägl.
1—2 gehäufte Teel. oder 2—3 Pastillen. Das Pulver ist in Flüssigkeiten an-
zurühren. Schachtel mit 100 und 250 g 1,39 und 2,78 DM. 54 Pastillen
1,61 DM. Promonta, Hamburg.

Ramogen. Butterartige Paste mit 7% Eiweiß, 16,5% Fett, 34,6%
Kohlenhydraten und 1,5% Salzen. Zur Säuglingsernährung. 1 Dose 240 g
1,35 DM. Deutsche Milchwerke, Zwingenberg, Hessen.

Robural enthält die Vitamine A, B, C, D und E in Form ihrer natürlichen
Träger, Lipoide, Lecithin, Albuminate, Kohlenhydrate, Eisen- und Calcium-
salze und Mineralstoffe. Bei Mangel- und Erschöpfungskrankheiten 2mal
tägl. 1—2 Teel. in Wasser oder Milch. Packungen 100 g 1,50 DM, 250 g
3,55 DM, 500 g 5,90 DM. Dr. Rud. Reiss, Rheumasan- und Lenicetfabrik,
Berlin NW 87.

‣ **Sanatogen.** Eine Verbindung von Milcheiweiß mit Glycerophosphat.
Teelöffelweise in Milch, Kakao oder Suppe. In Packungen zu 60, 120, 300
und 600 g (1,47, 2,80, 6,68 und 12,95 DM). Bauer & Co., Gronau (Hannover).

Soxhlets Nährzucker. Dextrin und Maltose mit Zusatz von Kochsalz und Kalksalzen zur Säuglingsernährung. Auch in Verbindung mit Kakao und Eisen. Nährmittelfabrik München, Pasing bei München.

Toniform. 1-Ascorbinsäure, Acid. arsen., Ca hypophosph., Na glycerinphosph., Mangan hypophos., Fe lact., Strychn. nitr., Sirup. aromat. 3mal tägl. 2 Kaffeel. 185 g. Sagitta-Werk G. m. b. H., München.

Tonikum „Roche,, s. u. Arzneimittel.

Tropon s. Novo-Tropon.

Vials tonischer Wein. Ein China-Kalk-Lactophosphat-Wein, aus Chinarinde, Fleisch und Kalk-Lactophosphat hergestellt. In Flaschen zu 350 ccm 3,30 DM. Tägl. 1 Likörglas. Vial & Uhlmann, Frankfurt a. M.

Heilquellen.

Moor, Schlamm, Schlick.

Die reichen Vorkommen von *Heilquellen* in unserem Vaterlande, sowie in Orten mit *heilklimatischen* Faktoren, ihre Wichtigkeit für das genesungssuchende und erholungsbedürftige Volk, begründen eine stetig zunehmende Verwendung dieser *naturgegebenen* Heilschätze. Ermißt man dazu die *prophylaktische* Bedeutung des Heilquellengenusses, so ist bedauerlich, daß heute auf den Kopf der Bevölkerung im Jahr weniger als ein halber Liter getrunken wird.

Unter *Heilquelle* versteht man der Erde entströmende Wässer, die durch Jahrhunderte in *Salzgehalt* und *Temperatur* sich gleichbleibend, nur die *Menge* (Schüttung) unter klimatischen und terrestrischen Einflüssen schwanken. An chemisch zu analysierenden Mineralsalzen finden sich in den Heilquellen ganz verschiedene Mengen. Man trifft aber in allen Heilquellen auch medizinisch sicher wirksame Spuren von Metallsalzen und seltenen Erden, wie z. B. Nickel, Zinn, Cadmium, Cer, Lanthan, Didym u. a. m., die nur interferometrisch, also durch Spektroskopie, festgestellt werden können.

Heilquellen enthalten an *Gasen* vorherrschend Kohlensäure, freie und gebundene, Schwefelwasserstoff und Radiumemanation. Erst nachdem das Bodenwasser sich mit dem vulkangeborenen CO_2 gesättigt hat, können verschiedene Hydrocarbonate in Lösung gehalten werden, wodurch sich erklärt, daß Heilwässer niemals im Laboratorium auch nur entfernt ähnlich der natürlichen Heilquelle nachgeahmt werden können.

Einteilung der Heilquellen nach dem Deutschen Bäderbuch.

I. Einfache kalte Quellen (Akratopegen), die gleichbleibend 20° nicht überschreiten. Sie enthalten in 1 l Wasser weniger als 1 g freies Kohlendioxyd, weniger als 1 g gelöste feste Bestandteile.

Indikation: Leichte Transmineralisation des Körpers. Spülung (z. B. Lauchstädt, Krumbad, Jordanbad bei Biberach, Bissingen bei Donauwörth).

II. Einfache warme Quellen (Akratothermen), die gleichbleibend 20° überschreiten, sonst wie I.

Bei Rheuma, Gicht, gynäkologischen Entzündungen, Reizzuständen der Nerven (z. B. Wildbad, Liebenzell, Warmbrunn, Traben-Trarbach, Warmbad, Wiesenbad [Erzgeb.], Schlangenbad i. T.).

III. Einfache Säuerlinge. Sie enthalten in 1 l Wasser mehr als 1 g freies Kohlendioxyd, weniger als 1 g gelöste Bestandteile.

Dieser als Tafelwässer meist geschätzten Quellen gibt es so viele, daß eine Aufzählung unterbleiben kann.

IV. Erdige Säuerlinge. Sie enthalten in 1 l Wasser mehr als 1 g freies Kohlendioxyd, mehr als 1 g feste Bestandteile, vorherrschend Anionen: Hydrocarbonat, Chlor; Kationen: Calcium- und Magnesium-Ionen, Natrium, Kalium.

Bei Erkrankungen des Bewegungsapparates, Hautkrankheiten, chron. Mineralvergiftungen, alten gynäkol. Affektionen (ähnliche Wirkung wie bei Schwefelspritzen) (z. B. Kainzenbad b. Partenkirchen, Aachen, Nenndorf, Landeck i. Schles., Langensalza, Wiessee, Oldesloe, Langenbrücken i. B.).

Zu diesen 9 Hauptgruppen kommen nun noch einzelne Spezialquellen, von denen ich nur die Arsen-, die Jod-, die Brom- und die Lithionquellen erwähne.

Arsenquellen bei Anämie, Rekonvaleszenz, Skrofulose, Basedow (z. B. Baden-Baden, Kudowa, Kreuznach, Rippoldsau, Liebenstein [Arsen-Eisen-quellen], Dürkheim [die einzige Arsen-Kochsalzquelle]).

Jodquellen: Tölz, Wiessee, Heilbrunn, Sulza, Salzbrunn, Raffelberg, Kreuznach (Karlshaller Brunnen).

Eine besondere Stellung nehmen die **Radiumquellen** ein, die nach neueren Bestimmungen mehr als 80 Mache-Einheiten an Radiumemanation, oder über 10 mg Radiumsalz im Liter haben müssen.

Bei Erkrankungen der Bewegungsorgane, Gicht, Neuralgie, Ischias (z. B. Brambach, Oberschlema, Kreuznach, Steben, Heidelberg).

Moor, Schlamm, Schlick.

Moore sind meist unter Wasser stehende Gebiete, deren niedrigstehende Flora (Moose) einem „Vertorfungsprozeß" unterliegt, es bildet sich Humus.

Mineralmoore entstehen durch Anreicherung solcher Torfe mit Eisen- und Schwefelsalzen, die aus zuströmenden Mineralwässern stammen.

Mineralschlamme dagegen sind vulkanischen Ursprungs. Heiße Mineral-quellen tragen aus der Tiefe feinst verteiltes toniges Gestein an die Oberfläche (Eifel, Pistyan usw.). Von Italien (Bataglia) her stammt der Name „Fango". Schlamme enthalten oft Radiumemanation und Thoriumoxyd.

Mineralschlick aber entsteht durch anorganische Ablagerungen in Meerbusen und Flußdeltas (Limane-Odessa, Wilhelmshaven).

Indikationen für Moor- und Schlammbäder sind Erkrankungen des Bewegungsapparates, alte Frakturen und Distorsionen, chron. Exsudate und alte gynäkol. Leiden, Neuralgien, Ischias.

Viele deutsche Bäder lassen sich Moor und Schlamm kommen, um Bäder zu verabreichen. Bäder mit *ortseigenem* Schlamm und Moor gibt es etwa 90. Davon seien nur genannt: Alexandersbad, Altheide, Berka, Brambach, Braunlage, Brückenau, Cammin, Driburg, Elster, Flinsberg, Gottleuba, Johannisbad-Schmeckwitz i. Sa., Kissingen, Kohlgrub, Kolberg, Landeck, Landstuhl, Langensalza, Lausick, Lüneburg, Nenndorf, Oppelsdorf, Polzin, Pyrmont, Reichenhall, Reinerz, Rippoldsau, Schmiedeberg, Schwalbach, Steben, Tölz, Traunstein, Warmbrunn, Warnemünde, Wittekind bei Halle, Zoppot.

Sandows Mineralwassersalze.

Wie bei den natürlichen Heilwässern teilt man auch hier ein in:

1. **Alkalische Wässer** enthalten besonders kohlensaures Natron (Biliner, Fachinger, Radeiner [Li und Jod], Salzbrunner [Oberbr.], Vichy [mit As!]).

2. **Alkalisch-muriatische Wässer,** besonders kohlensaures Natron und Kochsalz (Aßmannshäuser [und Li], Emser, Krankenheiler [Jodsodaquelle], Offenbacher [Kaiser-Friedrich-Quelle], Weilbacher [Natron-Lithiumquelle]).

Indikation für 1 und 2: Magenkatarrh mit Hypercidität, Katarrhe der Atmungs-, Geschlechts- und Harnorgane, fettige Entartung der Leber, Gallensteine, Nieren- und Blasensteine, Gicht, Diabetes.

3. **Alkalisch-sulfatische (salinische) Wässer** enthalten besonders schwefelsaures und kohlensaures Natron, Kochsalz (Elster [Salzquelle], Eger, Franzensbad [Salzquelle], Karlsbader, Marienbader Kreuzbr., Tarasper [Luciusquelle]).

Indikation: Katarrh der Gallenwege, Gallensteine, Leberanschwellung, Hämorrhoiden, Fettsucht, Obstipation, chron. Magen- und Darmkatarrh, Diabetes.

4. **Kochsalzwässer,** diese können einfache sein oder enthalten gleichzeitig noch Brom und Jod (Baden-Badener [Hauptquelle], Haller Jodquellen, Heilbrunner [Adelheidquelle], Homburger Elisabethquelle, Kreuznacher Eisenquelle, Mondorfer, Salzschlirfer Bonifaciusquelle, Sodener [Milch-, Warm-Solbrunnen], Wiesbadner Kochbrunnen, Pyrmonter Salzquelle).

Indikation: Chron. Magen- und Darmkatarrh, Stuhlverstopfung, Katarrh der Atmungsorgane, Hämorrhoiden.

5. **Bitterwässer:** Ofener-Apenta, Friedrichshaller, Mergentheimer, Ofener (Hunyadi-Janos), Püllnaer, Rubinat, Sedlitzer, Vittel.

Indikation: Verstopfung, Hämorrhoiden, allg. Überernährung, Blutfülle.

6. **Erdige Wässer** enthalten kohlensauren Kalk und kohlensaures Magnesia. (Contrexéville, Neuenahrer-Sprudel, Salvatorquellen [Epirus], Salzbrunner-Kronenquelle, Wildunger Georg-Victor-Quelle und Helenenquelle.)

Indikation: Blasen- und Nierenleiden, Magen- und Darmkatarrh, Gicht.

7. **Eisenwässer:** Die natürlichen Eisenquellen können wegen zu geringer Haltbarkeit in Salzform nicht hergestellt werden. Dafür sind folgende Eisenpräparate in Brausesalzform vorhanden: Brausendes Eisencarbonat (1% met. Fe), brausendes Eisencitrat (1% met. Fe), brausendes Jod-Eisen-Mangansalz (3% KJ, 1% met. Fe und 0,25% met. Mangan), brausendes Eisen-Mangansalz (1% met. Fe und 0,25% met. Mangan), brausendes Eisenpyrophosphat (1% met. Fe als Ferri-pyrophosphat), brausendes Magnesiumcitrat mit Eisen (1% met. Fe).

Sandows künstliche Mineralwassersalze.

Name des Salzes und der Quelle, deren Analyse der Darstellung zugrunde gelegt ist	Eine OP. enthält Dosen f. Trinkgläser	Preis für eine OP. ohne Umsatzsteuer DM.	Art der Packung
Künstl. Aachener Salz (Kaiserquelle) ...	150	0,92	Alumin.-Dose
Künstl. Aßmannshäuser Salz	450	1,14	Glas
Künstl. Baden-Badener Salz (Hauptquell.)	200	1,14	Glas
Künstl. Bertricher Salz	200	0,92	Alumin.-Dose
Künstl. Biliner Salz	100	0,92	Pappdose
Künstl. Contrexéville-Salz	200	0,92	Alumin.-Dose
Künstl. Elster-Salz (Salzquelle).........	100	1,30	Glas
Künstl. Emser Salz	150	0,53	Pappdose
Künstl. Fachinger Salz	130	0,92	Pappdose
Künstl. Franzensbader Salz (Eger-Salzquelle)	120	0,92	Pappdose
Künstl. Friedrichshaller Salz	25	1,30	Glas
Künstl. Haller Jodquellen-Salz	50	1,42	Glas
Künstl. Heilbrunner Salz (Adelheidsqu.)	100	1,30	Glas
Künstl. Homburger Salz (Elisabethqu.)..	80	1,62	Glas
Künstl. Karlsbader Salz	110	0,72	Pappdose
Künstl. Kissinger Salz (Rakoczy)	100	1,62	Glas
Künstl. Kreuznacher Salz (Elisenquelle) .	60	1,62	Glas
Künstl. Lippspringer Salz	180	1,14	Glas
Künstl. Marienbader Kreuzbrunnen-Salz.	70	0,92	Pappdose

Name des Salzes und der Quelle, deren Analyse der Darstellung zugrunde gelegt ist	Eine OP. enthält Dosen f. Trinkgläser	Preis für eine OP. ohne Umsatzsteuer DM.	Art der Packung
Künstl. Mergentheimer Salz............	35	1,30	Glas
Künstl. Mondorfer Salz...............	60	1,62	Glas
Künstl. Neuenahrer Salz (Sprudel)	200	0,72	Pappdose
Künstl. Ofener Salz (Hunyadi Janos) ...	15	1,42	Glas
Künstl. Ofener Salz (Franz-Josef-Quelle)	20	1,42	Glas
Künstl. Offenb. Salz (Kaiser-Friedr.-Qu.)	120	0,72	Pappdose
Künstl. Püllnaer Salz	20	1,30	Glas
Künstl. Pyrmonter Salz (Salzquelle)	90	1,30	Glas
Künstl. Radeiner Salz	100	1,30	Glas
Künstl. Reichenhaller Salz (Edelquelle)..	30	1,30	Glas
Künstl. Rubinat-Salz	15	1,30	Glas
Künstl. Saidschitzer Salz	40	1,30	Glas
Künstl. Salvatorquelle-Salz (Eperies)....	150	0,92	Alumin.-Dose
Künstl. Salzbrunner Salz (Oberbrunnen).	150	0,72	Pappdose
Künstl. Salzbrunner Salz (Kronenquelle)	200	0,72	Pappdose
Künstl. Salzschlirfer Salz	50	1,62	Glas
Künstl. Sedlitzer Salz	40	1,30	Glas
Künstl. Sodener Salz (Milchbrunnen)....	150	0,92	Alumin.-Dose
Künstl. Sodener Salz (Warmbrunnen) ..	140	0,92	Alumin.-Dose
Künstl. Sodener Salz (Solbrunnen)......	40	1,42	Glas
Künstl. Tarasper Salz (Luziusquelle)	50	0,92	Pappdose
Künstl. Tölzer Salz (Krankenh.-N. Trinkquelle)	600	1,14	Glas
Künstl. Vichy-Salz (Grande Grille)	90	0,92	Pappdose
Künstl. Vichy-Salz (Célestins)	90	0,92	Pappdose
Künstl. Vittel-Salz...................	200	1,14	Glas
Künstl. Weilbacher Salz (Natr.-Lith.-Qu.)	150	0,72	Pappdose
Künstl. Wiesbadener Salz (Kochbrunnen)	90	1,62	Glas
Künstl. Wildunger Salz (Georg-Victor-Quelle)	300	0,72	Pappdose
Künstl. Wildunger Salz (Helenenquelle) .	100	0,72	Pappdose

Die Tagesdosen sind die an den entsprechenden Kurorten üblichen Mengen.

Brausesalze (in Gläsern).

Alkalicitrat (f. Diabet.).	Jodsalz 15%.
Bromsalz (50%).	Braus. Karlsbader.
Bromsalz (große Gl.).	Lithiumcarbonat.
Bromeisen.	Lithiumcitrat.
Chinineisencitrat.	Lithiumsalicylat.
Bromcoffeinsalz.	Jodlithium.
Coffeinsalz.	Magnesiumcitrat (auch mit Eisen).
Eisencitrat.	Rhabarbersalz.
Eisenpyrophosphat.	Selters-Erfrischungs-Salz.
Formin (20%).	Wismut
Jod-Bromsalz.	Fruchtsalz (wie Eno's).
Jodsalz 6%.	Fruchtsalz (Taschenpackung).

„Stada"-Präparate der Deutschen Apothekerschaft.

Analgetica, Antineuralgica, Antirheumatica.

Interna.

Diema (Capsulae antineuralgicae STADA; Antineuralgie - Kapseln STADA). Bei Fieber (Grippe, Pneumonie), Migräne, Neuralgie, Rheuma, Dysmenorrhoe. Chinin. hydrochlor. 0,05 g, Coffeinum purum 0,05 g, Magnes. carbonicum 0,02 g, Kalium sulfuricum 0,05 g, Phenacetinum 0,20 g, Dimethylaminophenyldimethylpyrazolonum 0,25 g. Temperatursenkend (durch Beruhigung der Wärme und Gefäßzentren). Schweißtreibend und krampflösend (durch Erweiterung der Haut- und Gehirngefäße). Schmerzlindernd. Antiparasitäre Wirkung. D. S. Erwachsene: 3—4mal tägl. 1 Kapsel mit Wasser zu nehmen, 15 Minuten ruhen. Nicht auf leeren Magen nehmen! Ergänzungspräparate: Grippe-Tee, Rheuma-Tee, Frauen-Tee STADA. 10 Kapseln 1,— DM, 20 Kaps. 1,70 DM.

Diema mit Kodein (Capsulae antineuralgicae cum Codeino STADA; Antineuralgie-Kapseln mit Kodein STADA). Bei Neuralgie, Migräne, Rheuma, Dysmenorrhoe. Diema mit Codeinum phosphoricum 0,01 g (statt Chinin und Coffein). Besonders schnelle und nachhaltige Schmerzlinderung. D. S. Erwachsene: Bei Schmerzen 3—4mal tägl. 1 Kapsel mit Wasser zu nehmen; 15 Minuten ruhen. Nicht auf leeren Magen nehmen! Ergänzungspräparate: Grippe-Tee, Rheuma-Tee, Frauen-Tee STADA. 10 Kapseln 1,— DM, 20 Kapseln 1,70 DM.

Stadapyrin (Tablettae antineuralgicae STADA; Antineuralgie-Tabletten STADA). Bei Migräne, Neuralgien, Rheuma, Zahnschmerz, Dysmenorrhoe, Erkältungskrankheiten. Coffeinum purum 0,05 g, Benzyl.phenyl-glycolicum 0,05 g, Acid. acetylo-salicylicum 0,17 g, Phenacetin 0,23 g, Magnesia usta 0,015 g, Kalium sulfuricum 0,015 g. Schmerzbefreiung auf breitester Basis. Beseitigung von Kopfschmerzen (durch Erregung des ZNS, der Zentren der Medulla oblongata und durch Erweiterung der Gehirngefäße). Befreiung von krampfartigen Schmerzen (durch Lösung der Spasmen). Temperatursenkung (durch Lähmung des Wärmezentrums und Erweiterung der peripheren Gefäße). D. S. Erwachsene: 3mal tägl. 1—2 Tabletten in Wasser, darnach ruhen. Kinder: die Hälfte. Ergänzungspräparate: Rheuma-Tee, Frauen-Tee, Grippe-Tee STADA. 10 Tabl. 0,75 DM, 20 Tabl. 1,35 DM.

Stadapyrin mit Kodein (Tablett. antineuralgicae cum Codeino STADA; Antineuralgie-Tabletten mit Kodein STADA). Bei Migräne, Neuralgie, Rheuma, Zahnschmerz, Dysmenorrhoe, Erkältungskrankheiten. Stadapyrin mit Codeinum phosphoricum 0,01 g (statt Coffein). Schnellere, verstärkte und langanhaltendere Wirkung mit Beruhigung des Großhirns. D. S. Erwachsene: 3mal tägl. 1—2 Tabl. in Wasser, danach ruhen. Kinder: ¼—½ Tabl. (je nach Alter). Ergänzungspräparate: Rheuma-Tee, Frauen-Tee, Grippe-Tee STADA. 10 Tabl. 0,85 DM, 20 Tabl. 1,55 DM.

Grippe-Tee STADA (Species sudorificae STADA; schweißtreibender Tee STADA). Bei fieberhaften Erkältungskrankheiten (Angina, Tracheobronchitis, Grippe, Pneumonie, Rheuma). Flor. Chamomillae 5,0%, Flor. Verbasci 5,0%, Flor. Rubi Jdaei 10,0%, Flor. Tiliae 10,0%, Flor. Sambuci 20,0%, Herba Spiraeae 20,0%, Cort. Salicis 30,0%. Schweißtreibend, fiebersenkend (intraorganische Wirkung der aus Salicylaldehyd und Methylsalicylat durch Oxydation entstandenen Salicylsäure). Örtlich reizlindernde Wirkung auf die Schleimhäute der oberen Luftwege. D. S. 1 Eßl. voll mit ¼ Liter kochendem Wasser übergießen, 5 Minuten lang gut bedeckt ziehen lassen, durchseihen. Erwachsene und Kinder: Tagsüber ¼—½ Liter möglichst heißen Tee trinken. Ergänzungspräparate: Stadapyrin, Thymusyle, Guakaline. 50 g 0,85 DM, 100 g 1,45 DM.

Rheuma-Tee STADA (Species antirheumaticae STADA). Bei rheumatischen Beschwerden aller Art. Flor. Calendulae 3,0%, Cort. Frangulae 4,0%, Fruct. Juniperi 5,0%, Herba Millefolii 8,0%, Rad. Ononidis 10,0%, Cort. Salicis 10,0%, Fol. Betulae 20,0%, Herba Equiseti 20,0%, Herba Urticae 20,0%. Diuretisch wirkend (uragog und hydragog) mit laxativer, cholagoger und hypotonisierender Komponente. Steigerung der Darmtätigkeit und Förderung des Leberstoffwechsels. „Tee der Übergangszeiten“ (Frühling, Herbst). D. S. 1 Eßl. voll mit ¼ Liter kochendem Wasser übergießen, 10 Minuten aufkochen, durchseihen. Erwachsene und Kinder: Mehrmals tägl. 1 Tasse trinken. Ergänzungspräparate: Stadapyrin, Capsiment, Linirheumin, Menthobalsol, Usalin, Vasolimente STADA. 50 g 0,85 DM, 100 g 1,45 DM.

Externa.

Linirheumin (Linimentum antirheumaticum STADA; Rheumatismus-Liniment STADA). Bei Gelenk- und Muskelrheumatismus. Zur Massagebehandlung. Camphora 5,0%, Methylium salicylicum 7,5%, Chloroformium 4,0%, Ol. Therebinthinae 4,0%, Ol. Thymi 0,3%, Ol. Rosmarini 0,3%. Perkutane Tiefenwirkung ohne Reizung der Haut. D. S. Schmerzende Stellen 2—3mal tägl. einreiben und warm einpacken. Ergänzungspräparate: Stadapyrin, Rheuma-Tee STADA. 50 g 0,85 DM, 100 g 1,55 DM. Verstärkte Hautreizung: Rp. Ol. Sinapis 1,0. Linirheumini ad Dos. I. D. S. Schmerzende Stellen 2mal tägl. einreiben. 1,10 DM.

Capsiment (Linimentum Capsici comp. STADA; Rheuma-Einreibung STADA). Bei Muskel- und Gelenkrheumatismus, Arthritis, Neuralgie, Lumbago, Ischias, Pleuritis, Pericarditis. Ol. Eucalypti 0,3%, Ol. Rosmarini 0,3%, Ol. Thymi 0,3%, Tinct. Capsici 10,0%, Liq. Ammonii caust. 10,0%, Chloroformium 29,1%, Spir. russicus 50,0%. Starke Hyperaemisierung der Haut mit rascher Wärmeentwicklung. Fernwirkung auf das erkrankte Organ (durch reflektorische Weitergabe des Hautreizes). D. S. Erwachsene und Kinder: Schmerzende Stellen 2—3mal tägl. kräftig einreiben und warm einpacken. Ergänzungspräparate: Stadapyrin, Rheuma-Tee STADA. 50 g 1,65 DM, 100 g 2,95 DM.

Menthobalsol (Balsamum Mentholi comp. STADA; schmerzstillender Balsam STADA). Bei Pruritus senilis, Neuralgie, Migräne, Rheuma. Mentholum 6,0%, Methylium salicylicum 3,0%, Ol. Eucalypti 2,0%, Sapo kalinus 2,0%, Ol. Rosmarini 3,0%, Ungt. Lanettae 84,0%. Örtlich schmerzlindernd (durch Hervorrufen nachhaltigen Kältegefühls auf der Haut). Milderung des Juckreizes. D. S. 3—4mal tägl. einreiben und warm einpacken. Ergänzungspräparate: Stadapyrin, Carilaxan-Tee. 22 g 0,95 DM.

Usalin (Unguentum salicylatum comp. STADA; Rheuma-Salbenseife STADA). Bei Rheuma, Lumbago, Ischias, Pleuritis. Capsicin 1,0%, Methylium salicylicum 6,0%, Camphora 4,0%, Ol. Cajeputi 5,0%, Sapo kalinus 10,0%, Ungt. Lanettae 74%. Oberflächliche Reizwirkung, kombiniert mit percutaner Tiefenwirkung. Eindringen des Salizyls durch die Haut (infolge Keratolyse und Hautmazeration). D. S. Mehrmals tägl. einreiben. Warm einpacken. Ergänzungspräparate: Stadapyrin, Rheuma-Tee STADA. 35 g 1,15 DM.

Jod-Vasoliment 5% (Vasolimentum jodatum 5% STADA). Bei Muskel- und Gelenkrheuma, Pericarditis, Pleuritis, Arthritis, Gicht. Aether jodatus 6,15%, Vasolimentum STADA 93,85%. Entzündungshemmend und schmerzstillend. Besondere Tiefenwirkung. D. S. 2—3mal tägl. einreiben. Warm einpacken. Ergänzungspräparate: Stadapyrin, Rheuma-Tee STADA. 30 g 0,85 DM.

Ichthyol-Vasoliment 10% (Vasolimentum Ichthyoli 10% STADA). Bei akutem und chronischem Gelenkrheuma. Ammon. sulfoichthyol. 10,0%, Vasolimentum STADA 90,0%. Entzündungshemmend. Schmerzstillend. D. S. Schmerzende Stellen 2—3mal tägl. einreiben;

warm einpacken. Ergänzungspräparate: Stadapyrin, Rheuma-Tee STADA. 30 g 0,85 DM.

Chloroform - Kampfer - Vasoliment (Vasolimentum Chloroformii camph. STADA). Bei Muskel- und Gelenkrheumatismus, Arthritis. Camphora 33,3%, Chloroformium 33,3%, Vasolimentum STADA 33,4%. Lokale Reizwirkung auf die Haut mit Hautrötung und Wärmegefühl. D. S. Schmerzende Stellen 2—3mal tägl. einreiben; warm einpacken. Ergänzungspräparate: Stadapyrn, Rheuma-Tee STADA. 40 g 0,85 DM.

Jod-Kampfer-Chloroform-Vasoliment (Vasolimentum Chloroformii camph. jod. STADA). Bei Gelenkrheumatismus, rheumatischer Pleuritis, Pericarditis, Polyserositis. Aether jodatus 6,15%, Vasolimentum Chloroformii camph. STADA 93,85%. Lokale oberflächliche Hautreizung mit Rötung und Wärmegefühl. Macht die Haut permeabel. In der Tiefe entzündungshemmend. D. S. Schmerzende Stellen 2—3mal tägl. einreiben; warm einpacken. Ergänzungspräparate: Stadapyrin, Rheuma-Tee STADA. 40 g 1,15 DM.

Antiasthmatica.

Stechamon mit Eucalyptol (Fumigatio antiasthmatica cum Eucalyptolo STADA; Asthma-Räucherung mit Eucalyptol STADA). Bei Asthma bronchiale. Eucalyptolum 0,4%, Fol. Belladonnae 20,0%, Fol. Hyoscyami 20,0%, Fol. Strammonii 40,0%, Kal. nitricum 17,5%, Kal. chloricum 2,5%, Tinct. Camph. benzoica STADA 2,6%. Erschlaffung der Bronchialmuskulatur und Erweiterung der Bronchien (durch Aufhebung der Wirkung der motorischen Vagus-Endapparate in der Lunge). Förderung des Expectorationsstromes. Erregung des Respirationszentrums. D. S. Erwachsene und Kinder: 1 Teel. voll der Mischung auf der beigegebenen Platte anzünden; aufsteigenden Rauch einatmen. Ergänzungspräparate: Ephedrin- Guakalin, Ephedrin-Thymusyl. 50 g 1,20 DM.

Ephedrin-Guakalin (Sir. Guajacoli comp. cum Ephedrino STADA; Guajakol-Sirup mit Ephedrin STADA). (Bestandteile, Wirkungsweise und Indikation s. S. 548.) D. S. Erwachsene: 3—4mal tägl. 1 Eßl. voll mit heißem Getränk (Tee oder Milch). Kinder: die Hälfte. Ergänzungspräparate: Stechamon mit Eucalyptol, Dapulmon-Tee. 150 g 1,65 DM, 300 g 2,80 DM. Rp. Kal. jodat. Asthma bronchiale: Chloralhydrati aa 3,0, Ephedrin-Guakalini ad Dos. I. D. S. 3mal tägl. 2 Eßl. voll. 2,15 DM.

Ephedrin-Thymusyl (Sir. Thymi comp. cum Ephedrino STADA); Thymian-Hustensaft mit Ephedrin STADA). (Bestandteile, Wirkungsweise und Indikation s. S. 549.) D. S. Erwachsene: Alle 2 Stunden $\frac{1}{2}$—1 Eßl. voll mit heißem Getränk (Tee oder Milch). Kinder: die Hälfte. Ergänzungspräparate: Stechamon mit Eucalyptol, Dapulmon-Tee. 150 g 1,65 DM, 300 g 2,80 DM.

Antirachitica.

Asellan (Emulsio Ol. Jecor. Aselli comp. STADA; Lebertran-Emulsion STADA). Bei Rachitis, Osteomalacie, Xerophthalmie, Tuberkulose, langwieriger Bronchitis, Erschöpfungszuständen, Rekonvaleszenz. Ol. Jecoris Aselli 40,0%, Calc. hypophosphorosum 0,6%, Natr. hypophosphorosum 0,3%, Saponin 0,03%, Essentia dulcis STADA 0,25%. Förderung des Wachstums, des Stoffwechsels (über die Schilddrüse) und der Resorption von Kalksalzen. Epithelschützend. Regulierung des Phosphat- und Calciumspiegels im Blut. D. S. Erwachsene: 3mal tägl. 1 Eßl. voll nach dem Essen. Kinder: Je nach Alter 1—2 Teel. voll nach dem Essen. Ergänzungspräparate: Calcaferman, Robochinal. 235 g 1,85 DM, 300 g 2,45 DM.

Calcaferman (Sir. Calcii comp. STADA; Kalk-Eisen-Sirup STADA). Bei Kalkmangel (Kindesalter, Schwangerschaft), Rachitis, Spasmophilie, Allergie, Frakturen, Hypochromer und sekundärer Anämie, Erschöpfungszuständen, Appetitlosigkeit. Manganum citricum 0,015%, Ferrum Glycerinophosphoricum

0,5%, Calcium lacticum 2,0%, Cupro-natr. citr. sol. 10% STADA 0,5%, Acid. citricum 0,2%. Steigerung der Haemoglobinbildung (Cu''). Reizung der Blutbildungsstätten, spez. des roten Knochenmarks (Fe'''). Regulierung des Calcium-Phosphorsäure-Stoffwechsels (Ca''). Anregung zur Callusbildung. Erfrischend schmeckend. D. S. Erwachsene: 2 bis 3mal tägl. 1 Eßl. voll. Kinder: die Hälfte. Ergänzungspräparate: Asellan, Robochinal. 150 g 1,70, 300 g 3,10 DM.

Cardiaca.

Bulbus Scillae STADA. Hergestellt aus roten Meerzwiebeln. Durch Vermischen mit offizinellem Meerzwiebelpulver auf einen Wirkungswert von 5000 FD/g eingestellt. 2½mal stärker wirkend als Bulbus Scillae DAB VI. Therapeutische Einzeldosis: 0,1 g (= 1 cm³ der Tinktur = 40 Tropfen). Bei Decompensatio cordis, Myocardinsuffizienz, Myocarditis, Klappenfehlern, renalen und extrarenalen Ödemen, Stauungstranssudaten, Exsudaten. Scillaren A (Glykosid), Scillaren B (Glykosid), Sinistrin (Gemisch von Di- und Tetra-Anhydrofructose). Digitalisähnlich wirkend, jedoch rascher und flüchtiger. Kaum Kumulationsgefahr. Erhöhung des Schlagvolumens (durch Verstärkung der Systole und Vergrößerung der Diastole). Abnahme der Schlagfolge (durch Sensibilisierung des Reizleitungssystems). Starkes Diureticum (durch Erweiterung der Nierengefäße). 1 g 0,10 DM. Rp. Tinct. Scillae STADA 20,0. D. S. 3mal tägl. 40 Tropfen. 1,30 DM. Rp. Tinct. Scillae STADA 5,0, Extr. Crataegi fluid. 10,0, Tinct. Valerianae ad 30,0. D. S. 3mal tägl. 15 Tropfen vor dem Essen. 1,80 DM. Bei cardialen Ödemen: Infusum Scillae RF. Rp. Inf. Bulb. Scillae STADA 1,5:180,0, Sir. Cerasorum ad 200,0. M. D. S. 3mal tägl. 1 Eßl. voll. 1,55 DM. Guttae Scillae cum Valeriana RF. Rp. Extr. Valerianae 4,0, Tinct. Scillae STADA ad 20,0. M. D. S. 3mal tägl. 40 Tropfen. 1,35 DM.

Herba Adonidis STADA. Hergestellt aus dem getrockneten Kraut von Adonis vernalis. Eingestellt auf einen Wirkungswert von 2000 FD/g. Therapeutische Einzeldosis: 0,5 g (1000 FD) (= 1 cm³ des Extractes = 38 Tropfen). Bei Herzdekompensation, Arythmie, Basedowherz, Herzneurose, klimakterischen Herzbeschwerden, cardialen und extracardialen Ödemen, Stauungstranssudaten. Adonidosid (wasser- und alkohollösliches Glykosid), Adonivernosid (in Wasser schwer, in Alkohol leicht lösliches Glykosid), Zymarin (Glykosid). Keine Kumulationsneigung Verstärkung der Systole, Vermehrung der diastolischen Fülung, Regulierung von Störungen im Reizleitungs- und Reizbildungssystem. Wirkung rascher und flüchtiger als bei Digitalis. Direkte Beeinflussung der Nierenfunktion. Zentral sedativ wirkend. 1 g 0,05 DM. Rp. Herbae Adonidis STADA 0,5. D. tal. Dos. Nr. XII. S. 3mal tägl. 1 Pulver. 1,05 DM. Rp. Extr. Adonidis STADA 20,0. D. S. 3mal tägl. 38 Tropfen. 1,60 DM. Rp. Extr. Adonidis STADA. Tinct. Valerianae aa 10,0. D. S. 3mal tägl. 38 Tropfen. 1,40 DM. Rp. Extr. Adonidis STADA. Extr. Crataegi fluid., Tinct. Convallariae aa 10,0. D. S. 3mal tägl. 30 Tropfen. 2,05 DM. Infusum Adonidis RF. Rp. Inf. Herbae Adonidis STADA 7,0:175,0, Liq. Kalii acet. 10,0, Sir. Cort. Aurantii ad 200,0. M. D. S. 3mal tägl. 1 Eßl. voll. 1,90 DM. Bei Tachycardien auf nervöser Grundlage: Pulvis cardialis sed. RF. Rp. Gland. Lupuli 0,2, H. Adonidis STADA 0,5. M. f. pulv. d. tal. Dos. Nr. XII ad chart cerat. S. 3mal tägl. 1 Pulver. 1,25 DM.

Cholagoga.

Robochinal (Elixir Chinae STADA; China-Elixier STADA). Bei Gastritis atrophicans, Appetitlosigkeit, Verdauungs- und Gallenstörung. Fruct. Anisi 0,05%, Flor. Caryophylli 0,10%, Fruct. Cardamomi 0,10%, Cort. Cinnamomi 0,15%, Lign. Santali rubr. 0,25%, Pericarp. Aurantii 1,5%, Cort. Chinae 3,6%. Förderung der Magensekretion und Peristaltik; Anregung der Zellfunktionen. Appetitfördernd, die Verdauung anregend. Wohlschmeckend und würzig. D.S. Erwachsene: 3mal tägl. 1 Eßl. voll vor den Mahlzeiten. Kinder: 3mal tägl. 1 Teel. voll vor den Mahlzeiten. Ergänzungspräparate: Pepsinum c. Peptono STADA, Magen-Tee STADA. 130 g 1,55 DM, 260 g 2,80 DM.

Gallen- und Leber-Tee STADA (Species cholagogae STADA). Bei Cholecystitis, Cholangitis, Icterus catarrhalis, Lebererkrankungen, Gärungsdyspepsie, Gastro-Entero-Colitis. Flor. Chamomillae 5,0%, Fruct. Carvi 5,0%, Herba Chelidonii 10,0%, Rad. Gentianae 10,0%, Cort. Frangulae 15,0%, Herba Millefolii 15,0%, Rad. Tarax. c. Herba 20,0%, Fol. Menthae pip. 20,0%. Morphinähnliche Wirkung, doch ohne Steigerung der Reflexerregbarkeit. Lähmung der glatten Muskulatur im Magen-Darm-Kanal. Erregbarkeitssteigerung der Sympathikusenden. Anregung der Dickdarmtätigkeit, der Lebersekretion, der Gallenblasenentleerung und der Motilität der Gallenwege. Einschränkung von Flatulenzen. D.S. 1 Eßl. voll Tee mit ¼ Liter kochendem Wasser übergießen, etwa 5 Min. ziehen lassen, dann durchseihen. Erwachsene und Kinder: Morgens und abends 1 Tasse warmen Tee trinken (jedoch nicht auf vollen Magen!). Ergänzungspräparate: Pepsinum c. Peptono STADA, Magen-Tee STADA. 20 g 0,85 DM, 100 g 1,45 DM.

Diuretica, Urodesinficientia.

Blasen- und Nieren-Tee STADA (Species urologicae STADA). Bei akuter und subakuter Nephritis (postanginös, Schwangerschaftsniere), Cysto-Pyelitis, Nierenkoliken, Ödemen, Exsudaten, Diabetes mellitus. Flor. Genistae 5,0%, Rad. Petroselini 5,0%, Rad. Asparagi 10,0%, Fol. Menthae pip. 10,0%, Cort. Fruct. Phaseoli 15,0%, Herba Equiseti 15,0%, Fol. Uvae ursi 15,0%, Fol. Betulae 20,0%. Stark hydragog, weniger uragog wirkend. Entwässerung der Gewebe und Ausschwemmung. Steigerung der Nierendurchblutung. Adstringierend und desinfizierend auf Schleimhaut der Harnwege wirkend. Senkung des Blut-

zuckers. D.S. 1 Eßl. voll Tee mit ¼ Liter kochendem Wasser übergießen, ¼ Stunde lang ziehen lassen, durchseihen. Erwachsene und Kinder: Tagsüber ¼ Liter warm trinken. Ergänzungspräparate: Herba Adonidis STADA, Bulbus Scillae STADA. 50 g 0,85 DM, 100 g 1.45 DM. Bei cardialen Ödemen: Rp. Inf. Fol. Digitalis 1,2, B. Scillae STADA 2,0, Fruct. Juniperi 5,0:150,0, Liq. Kal. acetici 30,0, Aq. Petroselini ad 200,0. D. S. 4mal tägl. 1 Eßl. voll. 2,50 DM. Starkes Diureticum: Mixtura Scillae RF. Rp. Liq. Kalii acetici 30,0, Tinct. B. Scillae STADA 6,0, Sir. simpl. 20,0, Aq. dest. ad 200,0. M.D.S. 4mal tägl. 1 Eßl. voll. 1,30 DM.

Expectorantia et Pectoralia.

Guakalin-Tropfen (Guttae Guajacoli comp. STADA; Guajakol-Hustentropfen STADA). Bei katarrhalischen sowie putriden Bronchitiden, Husten jeder Art, Adjuvans bei Lungentuberkulose. Ephedrin. hydrochlor. 1,0%, Sirotol 10,0%, Stadatrat Primulae (Primula, Foeniculus) 26,75%, Stadatrat Thymi (Thymus, Chamomilla, Castania, Serphyllum) 58,0%, Spir. Menthae pip. 1,0%, Saccharin 0,25%, Glycerin 3,0%. Erweiterung der Bronchien und Beseitigung von Spasmen der Bronchialmuskulatur (durch Reizung des Sympathicus). Erhöhung der Bronchialsekretion und Verflüssigung des Sekretes. Desinfizierende Wirkung in Lungen und Bronchien. Milderung des Hustenreizes. Wohlschmeckend. D. S. Erwachsene: Tägl. alle 3 St. 20 Tropfen auf Zucker oder mit heißem Getränk (Dapulmon-Tee oder Milch). Kinder: die Hälfte. Ergänzungspräparate: Kieselkräuter-Tee STADA, Stadapyrin. 15 g 0,95 DM.

Guakalin-Tropfen mit Kodein (Guttae Guajacoli comp. cum Codeino STADA; Guajakol-Hustentropfen mit Kodein STADA). Bei akuten und chronischen sowie putriden Bronchitiden. Bei Husten jeder Art. Guakalin-Tropfen mit Codeinum phosph. 1,0 (statt Ephedrin. hydrochlor.). Beseitigung des Hustenreizes (durch lähmende Wirkung auf das Hustenzentrum). Erweiterung der Bronchialspasmen (durch Sympathikusreizung). Desinfektion von Lungen und Bronchien. D. S. Erwachsene: Tägl. alle 3 Std. 20 Tropfen auf Zucker oder mit heißem Getränk (Dapulmon-Tee oder Milch). Kinder: die Hälfte. Ergänzungspräparate: Kieselkräuter-Tee STADA, Stadapyrin. 15 g 1,15 DM.

Guakalin (Sir. Guajacoli comp. STADA; Guajakol-Sirup STADA). Bei Tracheo-Bronchitis, Grippe, Pneumonie, Lungengangraen, Tuberkulose. Sirotol 1,0%, Extr. Aurantii fluid. 1,0%, Stadatrat Primulae 3,0%, Stadatrat Thymi 3,0%, Sir. simplex 92,0%. Einschränkung der Sekretion und Milderung des Hustenreizes. Schleimlösend. Stark antiseptisch wirkend. Appetitanregend (durch Förderung der Magen- und Darmverdauung). D. S. Erwachsene und Kinder: Mehrmals tägl. 1 Teel. voll. Ergänzungspräparate: Stadapyrin, Grippe-Tee STADA. 150 g 1,45 DM, 300 g 2,40 DM.

Ephedrin-Guakalin (Sir. Guajacoli comp. cum Ephedrino STADA; Guajakol-Sirup mit Ephedrin STADA). Bei Asthma bronchiale, Pneumokoniosen, Lungengangraen, Tuberkulose. Guakalin mit Ephedrin. hydrochlor. 0,2%. Erweiterung der Bronchien und Lösung der Bronchialwandmuskelkrämpfe (durch Reizung des Sympathicus). Milderung des Hustenreizes. D. S. Erwachsene: 3—4mal tägl. 1 Teel. voll mit heißem Getränk (Tee oder Milch). Kinder: die Hälfte. Ergänzungspräparate: Stechamon mit Eucalyptol, Dapulmon-Tee. 150 g 1,65 DM, 300 g 2,80 DM.

Kodein-Guakalin (Sir. Guajacoli comp. cum Codeino STADA; Guajakol-Sirup mit Kodein STADA). Bei Tracheo-Bronchitis, Pneumonie, Lungengangraen, Tuberkulose. Guakalin mit Codeinum phosphor. 0,1%. Beruhigung des Hustenzentrums ohne euphorisierende Kraft. Einschränkung der Sekretion und Lösung des Sekrets. D. S. Erwachsene: 3—4mal tägl. 1 Teel. voll in heißem Getränk (Tee oder Milch). Kinder:

die Hälfte. Ergänzungspräparate: Kieselkräuter-Tee STADA, Stadapyrin. 150 g 1,75 DM, 300 g 3,10 DM.

Sirubrom (Sir. Bromoformii comp. STADA; Bromoform-Sirup STADA). Bei Tussis, Pertussis. Codeinum purum 0,03%, Bromoformium 0,1%, Extr. Ipecacuanhae fluid. 0,25%, Tinct. Aconiti 1,0%, Aq. amygdal. amarum 1,0%, Sir. Cerasorum 20,0%, Sir. simplex 67,6%. Zentral hustenstillend. Anregung der Expectoration; Erleichterung schmerzhafter Expectoration. (Bei hartnäckigem Krampfhusten: Erhöhung der Codeindosis von 0,03 bis auf 0,1% oder durch Beifügen von Extr. Belladonnae 0,1, Natr. phenylaethylbarbitur. 1,0 oder Natr. diaethylbarbitur. 2,0.) Besonders für Kinder und Kleinkinder. D. S. Erwachsene: 3—4mal tägl. ½—1 Eßl. voll in heißem Getränk (Tee oder Milch). Kinder: die Hälfte. Ergänzungspräparat: Dapulmon-Tee. 155 g 1,80 DM, 310 g 3,20 DM.

Künstliches Emser Salz STADA (Sal Ems factitium STADA). Bei Katarrh der Luftwege (Laryngitis, Tracheitis, Bronchitis), Erkältungskrankheiten. Kalium jodatum 0,0006%, Natrium bromatum 0,0104%, Natrium phosphor. 0,048%, Lithium carbonicum 0,087%, Natrium sulfuricum 0,9%, Kalium sulfuricum 1,32%, Natrium chloratum 27,0%, Natrium bicarbon. 70,634%. Vermehrte Abgabe von Wasser und kohlensauren Alkalien (durch Ausscheidung der Salze auf der Bronchialschleimhaut). Verflüssigung des Mucins (durch steigende Alkaleszenz). Förderung der Schleimsekretion. D S. Erwachsene und Kinder: 1 Messerspitze voll Salz, in warmem Wasser oder warmer Milch gelöst, trinken. Wirkung wird durch Gurgeln mit der Salzlösung verstärkt. Ergänzungspräparate: Guakaline, Thymusyle. 100 g 0,55 DM.

Thymusyl (Sir. Thymi comp. STADA; Thymian-Hustensaft STADA). Bei Tussis, Pertussis, Laryngitis, Tracheo-Bronchitis, Pneumonie, Tuberkulose-Husten. Herba Thymi 3,0%, Herba Serphylli 3,0%, Fol. Castaneae 1,125%, Flor. Chamomillae 0,375%, Ammonium bromatum 0,3%, Natrium bromatum 0,6%, Zucker 60,0%. Krampflösend und desinfizierend. Verflüssigung des Sekrets und Erleichterung der Expectoration. Verbesserung der Atemtätigkeit. Sedative Wirkung. D. S. Erwachsene: Alle 2 Std. ½ Eßl. voll mit heißem Getränk (Dapulmon-Tee oder Milch). Kinder: die Hälfte. 150 g 1,45 DM, 300 g 2,40 DM. Grippe-Husten: Rp. Chin. tann. 0,5 bis 1,5, Thymusyli ad Dos. I. D. S. Teelöffelweise. 1,65 DM.

Ephedrin-Thymusyl (Sir. Thymi comp. cum Ephedrino STADA; Thymian-Hustensaft mit Ephedrin STADA). Bei Asthma bronchiale, Angina, Tussis, Pertussis. Thymusyl mit Ephedrin. hydrochlor. 0,2%. Erweiterung der Bronchien und Lösung der Bronchialmuskelkrämpfe (durch Reizung des Sympathicus). D. S. Erwachsene: Alle 2 Std. ½ Eßl. voll mit heißem Getränk (Tee oder Milch). Kinder: die Hälfte. 150 g 1,65 DM, 300 g 2,80 DM.

Kodein-Thymusyl (Sir. Thymi comp. cum Codeino STADA; Thymian-Hustensaft mit Kodein STADA). Bei Tussis, Pertussis, Bronchitis, Tuberkulose. Thymusyl mit Codeinum purum 0,1%. Beruhigung des übererregten Hustenzentrums (ohne Einwirkung auf das Atemzentrum). D. S. Erwachsene: Alle 3 Std. 1 Teel. voll in heißem Getränk (Tee oder Milch). Kinder: die Hälfte. Ergänzungspräparate: Dapulmon-Tee, Stadapyrin. 150 g 1,75 DM, 300 g 3,10 DM.

Dapulmon-Tee (Species Pulmonariae comp. STADA; Brust- und Husten-Tee STADA). Bei Laryngitis, Tracheo-Bronchitis, Pneumonie, Erkältungskrankheiten. Flor. Cyani 1,0%, Flor. Stoechados 1,0%, Rad. Liquiritiae 10,0%, Rhiz. Graminis 10,0%, Herba Equiseti 18,0%, Fol. Farfarae 20,0%, Herba Thymi 20,0%, Rad. Althaeae 20,0%. Linderung des Hustenreizes. Steigerung der Bronchialdrüsensekretion, Verflüssigung des zähen Sekretes, Erleichterung der Expectoration. Wirkt desinfizierend im Lungenbereich (durch Ausscheidung ätherischer Öle

in der Lunge). D S. 1 Eßl. voll mit ¼ Liter kochendem Wasser übergießen, ¼ Std. lang gut bedeckt ziehen lassen, durchseihen. Erwachsene und Kinder: Tagsüber ¼—½ Liter warmen Tee trinken. Ergänzungspräparate: Thymusyle. 50 g 0,85 DM, 100 g 1,45 DM.

Kieselkräuter-Tee STADA.

(Species silicatae STADA). Bei Bronchitis, Lungenschwäche, Tuberkulose, tuberkulösen Hauterkrankungen, Arteriosklerose. Fol. Farfarae 10,0%, Flor. Ericae 10,0%, Rhiz. Graminis 10,0%, Herba Galeopsidis 20,0%, Herba Polygoni avic. 20,0%, Herba Equiseti 30,0%. Kieselsäure ist ein Konstituens für das Lungengewebe (in den elastischen Fasern der Alveolarsepten nachgewiesen). Regt das Wachstum des Lungenbindegewebes an und festigt anfälliges Lungengewebe. Erhöhung der Widerstandskraft des Organismus gegen Infektionen (durch Leukocytenvermehrung). D. S. 3 Eßl. voll Tee mit ½ Liter kochendem Wasser übergießen, ¼ Std. ziehen lassen. Erwachsene: Tagsüber ½ Liter warm trinken. Kinder: die Hälfte. Ergänzungspräparate: Gukaline. 50 g 0,85 DM, 100 g 1,45 DM.

Gynaecologica, Sympathicolytica.

Secale concentràtum STADA (Extractum secalis cornuti titratum sicum). Gewonnen aus genetisch einheitlichen Pilzstämmen. Die Alkaloide nebst wichtigen Begleitsubstanzen, werden extrahiert und eingedampft. Der Extrakt, der die Wirkstoffe in natürlichem Verhältnis enthält, wird mit Ascorbinsäure versetzt und mit Glykose auf einen Alkaloidgehalt von 10% eingestellt. Monatelang haltbar. Bei a) (als Uterinum): menstrualen Blutungsanomalien, mangelhafter Rückbildung der Uterus im Wochenbett und nach Aborten; b) (als Sympathicolyticum): Basedow, thyreotoxischen Tachycardien, Urticaria, Pruritus, Herpes zoster, Migräne, depressiven Angstzuständen. Ergotamin-Ergotoxingruppe 8,5%, Ergometringruppe

1,5%. Zunahme des Tonus der glatten Uterusmuskulatur, Verstärkung rhythmischer Kontraktionen. Herabsetzung der Erregbarkeit des vegetativen Systems. 0,1 g 1,50 DM. Bei menstr. Blutungsanomalien: Secale conc. liquid. (recenter paratum). Rp. Secalis conc. STADA 0,1, Spirit. ad 10,0. D. S. 3mal tägl. 20 Tropfen. 2,45 DM. Zur Uterusrückbildung post partum: Rp. Secalis conc. STADA 0,01, Sacchar. lactis ad 1,0. M. f. pulv. d. tal. Dos. Nr. X. S. 3mal tägl. 1 Pulver. 2,35 DM. Bei Dysmenorrhoe: Rp. Secalis conc. STADA 0,005, Aminophenazoni 0,3. M. f. pulv. d. tal. Dos. Nr. X. S. 3mal tägl. 1 Pulver. 1,80 DM. Zur Symphaticus-Dämpfung: Pil. nervinae sedantes. Rp. Secalis conc. STADA 0,09, Extr. Belladonnae 0,2, Acid. phenylaethylbarbiturici 0,6. M. pil. q. s. ut f. pil. Nr. XXX. D. S. 2—4mal tägl. 1 Pille. 2,75 DM.

Frauen-Tee STADA (Species gynaecologicae STADA). Bei Dysmenorrhoe, Klimakterium, Depressionen, Magenspasmen, Hysterie. Cort. Frangulae 10,0%, Herba Rubi fructic. 10,0%, Fol. Betulae 10,0%, Flor. Ericae 10,0%, Fol. Menthae pip. 20,0%, Herba Millefolii 20,0%, Rad. Valerianae 20,0%. Krampfstillend; Anästhesierung der sensiblen Nervenendigungen im Verdauungstractus; Verminderung der Schmerzempfindung (durch Herabsetzung der Reflexerregbarkeit). Schwach sedative Wirkung. Gering abführend. Anregung der Magensaftsekretion. D. S. 1 Eßl. voll mit ¼ Liter kochendem Wasser übergießen, 5 Min. ziehen lassen, durchseihen. Tagsüber ½ Liter Tee möglichst heiß trinken. Ergänzungspräparat: Secale concentratum STADA. 50 g 0,85 DM, 100 g 1,45 DM.

Laxantia, Antihaemorrhoidalia.

Carilaxan-Tee (Species aperitivae STADA; abführender Blutreinigungstee STADA). Bei Verdauungsstörungen, Obstipation, Hämorrhoiden, Hautleiden (Ekzem, Exanthem, Akne), Rheumatismus, Gicht. Fruct. Anisi 2,0%, Flor. Calendulae 3,0%, Lign. Juniperi 10,0%, Rad. Ononidis 10,0%, Rad. Liquiritiae 10,0%, Cort. Frangulae 12,5%, Fol. Sennae 12,5%, Herba Violae tricol. 20,0%, Herba Convolvulae 20,0%. Abführende Wirkung (durch Steigerung der Dickdarmperistaltik und Hemmung der Wasserrückresorption). Verdauungsfördernd (durch Verbesserung der Magen-Lebersekretion), Expectorationsfördernd (durch Reizung der Schleimhäute der Luftwege). Harntreibend (durch direkte Einwirkung auf das Nierenparenchym). D. S. 1 Eßl. voll mit ¼ Liter kochendem Wasser übergießen, ¼ Std. lang ziehen lassen. Erwachsene und Kinder: Morgens und abends 1 Tasse voll warm trinken. Ergänzungspräparate: Karlsbader Salz, Mastu-Zäpfchen. 50 g 0,85 DM, 100 g 1,45 DM.

Künstliches Karlsbader Salz STADA (Sal Carolinum factitium STADA). Bei Obstipation. Kalium sulfuricum 2,7%, Magnesium sulfuricum 3,3%, Natrium sulfuricum 27,0%, Natrium chloratum 18,0%, Natrium bicarbonicum 49,0%. Diarrhoisch wirkend (durch Hemmung der Wasserrückresorption im Darm). Vermehrte Darmsekretion (als Folge reflektorischer Drüsenerregung durch die konzentrierte Salzlösung). D. S. Erwachsene und Kinder: 1 Teel. voll Salz, in 1 Glas warmen Wassers gelöst, morgens nüchtern ½ Std. vor dem Frühstück zu nehmen. Ergänzungspräparat: Carilaxan-Tee. 100 g 0,65 DM.

Mastu-Zäpfchen (Suppositoria haemorrhoidalia STADA; Hämorrhoidal-Zäpfchen STADA). Bei Hämorrhoiden, Analfissuren. Resorcinum 0,2%, p-Amino-Benzoesäureaethylester 2,4%, Balsamum peruvianum 2,4%, Zincum oxydatum 4,8%, Bismutum subgallicum 9,6%. Antiseptisch und adstringierend wirkend (auch in tieferen Darmabschnitten); stark lokalanaesthetisch. Juckreizmildernd und schmerzstillend. D. S. Erwachsene und Kinder: Abends 1 Zäpfchen einzuführen. Ergänzungspräparat: Carilaxan-Tee. 6 Supp. 1,20 DM, 12 Supp. 2,— DM.

Nervina.

Marsibrom (Liquor Faecis bromatus STADA; kochsalzarme vitaminhaltige Bromhefe STADA). Bei Erregungszuständen, Neurasthenie (Magenschwäche, Schwangerschaftserbrechen), Epilepsie, Schlaflosigkeit, neurotischer Dysmenorrhoe, Nierenerkrankungen (zur NaCl-armen Diät). Natrium bromatum 20,0%, Extr. Faecis liqu. STADA 50,0%, Aqua dest. 30,0%. Beruhigung überregter Nervenzentren. Herabsetzung gesteigerter cerebraler Reflexerregbarkeit. Appetitanregend (Wirkung erst nach etwa 2 Tagen deutlich). (Verstärkte Marsibromwirkung durch Zusatz von Natr. diaethylbarbituricum 2,0 oder Natr. phenylaethylbarbituricum 1,0.) D. S. Erwachsene: 3mal tägl. 1 Teel. voll in ½ Tasse heißen Wassers oder in Suppe zu nehmen. Kinder: die Hälfte. Ergänzungspräparate: Nerven-Tee STADA, Secale concentratum STADA. 130 g 1,45 DM.

Nerven-Tee STADA (Species nervinae sedantes STADA). Bei nervösen Störungen (als Sedativum), Verdauungsstörungen (als Stomachicum). Fol. Menthae pip. 10,0%, Flor. Ericae 10,0%, Fol. Trifolii fibrini 10,0%, Herba Fragariae 15,0%, Fruct. Papaveris immat. 15,0%, Fol. Melissae 20,0%, Rad. Valerianae 20,0%. Schwache narkotische Wirkung (durch Herabsetzung der Erregbarkeit von Gehirn und Rückenmark). Krampfstillend. Blutdrucksenkend. Anregung der Magensaft-Sekretion. Schwach uragog wirkend. D. S. 2 Eßl. voll der Mischung mit ½ Liter kochendem Wasser übergießen, ¼ Stunde lang ziehen lassen, durchseihen. Erwachsene: Tagsüber ½ Liter Tee trinken. Kinder: die Hälfte. Ergänzungspräparate: Marsibrom, Secale concentratum STADA. 50 g —,85 DM, 100 g 1,45 DM.

Roborantia.

Mardulcan (Tinct. Ferri aromatica comp. STADA; aromatische Eisentinktur STADA). Bei Anämie, Chlorose. Ferrum oxydatum saccharat. liqu. STADA 7,0%, Cupro-

Natrium citricum sol. 10% STADA 0,1%, Essentia aromatica c. Alkoh. STADA 10,5%, Sir. simplex 20,0%. Steigerung der Hämoglobinbildung (Cu''). Reizung der Blutbildungsstätten und Vermehrung der Erythrocyten (Fe'''). Wohlschmeckend. D. S. Erwachsene: 3mal tägl. 1 Eßl. voll unmittelbar nach der Mahlzeit. Kinder: die Hälfte. 250 g 1,75 DM, 500 g 3,20 DM.

Mardulcan mit Arsen (Tinct. Ferri aromat. arsenicalis STADA; aromatische Eisentinktur mit Arsen STADA). Bei Anämie, Leukämie, hämorrhagischer Diathese, Schwächezuständen, Rekonvaleszenz. Liq. Kal. arsenic. 1,0%, Tinct. Ferri aromatica comp. STADA 99,0%. Steigerung der Hämoglobinbildung (Cu''. As). Reizung der Blutbildungsstätten. Vermehrung der Erythrocyten (Fe''', As). Anregung des Stoffwechsels (As). D. S. Erwachsene: 3mal tägl. ½—1 Eßl. voll unmittelbar nach der Mahlzeit. Kinder: die Hälfte. Ergänzungspräpararte: Robochinal, Calcaferman. 250 g 1,85 DM, 500 g 3,30 DM.

Calcaferman (Sir. Calcii comp. STADA; Kalk-Eisen-Sirup STADA). (Bestandteile, Wirkungsweise und Indikation siehe S. 545.) D. S. Erwachsene: 2—3mal tägl. 1 Eßl. voll. Kinder: die Hälfte. Ergänzungspräparate: Mardulcane, Marsinale, Robochinal. 150 g 1,70 DM, 300 g 1,70 DM.

Marsinal (Liq. Ferri oxyd. quasi sine Alcoh. STADA; alkoholarme Eisentinktur STADA). Bei Anämie, Chlorose. Ferrum oxydat. saccharat. liqu. STADA 10,0%, Cupro-Natrium citrium sol. 10% STADA 0,1%, Essentia aromat. STADA 0,5%, Sir. simplex 5,0%. Steigerung der Hämoglobinbildung (Cu''). Reizung der Blutbildungsstätten. Vermehrung d. Erythrocyten (Fe'''). Leicht resorbierbares Fe mit einem katalytisch wirkenden organischen Cu-Salz). D. S. Erwachsene: 3mal tägl. 1 Eßl. voll während oder nach der Mahlzeit. Kinder: die Hälfte. 250 g 1,20 DM, 500 g 2,05 DM.

Marsinal mit Arsen (Liq. Ferri oxydat. arsen. quasi s. Alcohol.

STADA; alkoholarme Eisentinktur mit Arsen STADA). Bei Anämie, Oligocythämie, Leukämie, hämorrhagischer Diathese, Neurasthenie, Schwächezuständen, Rekonvaleszenz. Liq. Kal. arsenic. 1,0%, Liq. Ferri oxydat. quasi sine Alcoh. STADA 99,0%. Steigerung der Hämoglobinbildung (Cu··, As). Reizung der Blutbildungsstätten. Vermehrung der Erythrocyten (Fe···, As). Anregung des Stoffwechsels (As). D. S. Erwachsene: 3mal tägl. 1 Eßl. voll während oder nach der Mahlzeit. Kinder: die Hälfte. Ergänzungspräparate: Robochinal, Calcaferman. 250 g 1,30 DM, 500 g 2,15 DM.

Robochinal (Elixir Chinae STADA; China-Elixier STADA). (Bestandteile, Wirkungsweise und Indikation siehe S. 546.) D. S. Erwachsene und Kinder: 3mal tägl. 1 Eßl. voll vor den Mahlzeiten. Ergänzungspräparate: Marsinale, Mardulcane, Asellan. 130 g 1,55 DM, 260 g 2,80 DM.

Stomachica.

Pepsinum cum Peptono STADA. Ein durch Hydrolyse des Gesamtmagens gewonnener Grundstoff. Seine Wirkung ist 45mal stärker als die des Pepsins DAB VI. Bei Anorexie, Achylia gastrica, Gastritis atrophicans, Sub- und Anacidität, Dyspepsie, Appetitlosigkeit. Pankreaserkrankungen. Pepsin, Pepton, Kathepsin, Magensekretine. Energisch sekretionssteigernd und safttreibend (Pepton). Eiweißspaltend (Pepsin). Förderung des Appetits. Verminderung der pathogenen Darmflora. Wiederherstellung der physiologischen Verdauungsverhältnisse im Magen-Darm-Traktus. 1 g 0,30 DM. Rp. Pepsini cum Peptono STADA 5,0, Glycerini 50,0, Sir. Cerasorum 10,0, Acid. hydrochlorici 1,5, Aqu. dest. ad 100,0. M. D. S. Erwachsene:

Nach jeder Mahlzeit 1 Teel. voll in Wasser. Kinder: Nach jeder Mahlzeit ½ Teel. voll in Wasser. 3,40 DM. Mixtura Pepsini RF. Rp. Pepsini cum Peptono STADA 2,0, Acid. hydrochlor. dilut. 3,0, Tinct. Aurantii 5,0, Aqu. dest. ad 200,0. M. D. S. 3mal tägl. 1 Eßl. voll vor den Mahlzeiten. Vor dem Gebrauch zu schütteln! 1,85 DM.

Magen-Tee STADA (Species stomachicae STADA). Bei Gastritis atrophicans, Subacidität, atonischer Dyspepsie, Gärungserscheinungen, Darmspasmen u. a., Magen-Darm-Störungen. Fruct. Carvi 5,0%, Herba Majoranae 5,0%, Herba Cardui benedicti 10,0%, Fol. Menthae pip. 20,0%, Herba Millefolii 30,0%, Rhiz. Calami 30,0%. Förderung der Magensaftsekretion und Steigerung der Verdauungstätigkeit. Beseitigung d. Hungergefühls (durch geschmacksreflektorische Hemmung der sog. „Hungerkontraktionen“). Beseitigung von Darmgärungen und Flatulenzen. D. S. 1 Eßl. voll Tee mit ¼ Liter kochendem Wasser übergießen, etwa 10 Min. lang in einem gut bedeckten Gefäß ziehen lassen, dann durchseihen. Der Tee soll möglichst ohne Zucker und ½ Stunde vor den Mahlzeiten genommen werden. Erwachsene und Kinder: 2 bis 3mal tägl. 1 Tasse warmen Tee trinken. Ergänzungspräparat: Pepsinum cum Peptono STADA, 50 g 0,85 DM, 100 g 1,45 DM.

Robochinal (Elixir Chinae STADA; China-Elixier STADA). (Bestandteile, Wirkungsweise und Indikation siehe S. 546.) D. S. Erwachsene: 3mal tägl. 1 Eßl. voll vor den Mahlzeiten. Kinder: 3mal tägl. 1 Teel. voll vor den Mahlzeiten. Ergänzungspräparat: Pepsinum cum Peptono STADA. 130 g 1,55 DM, 260 g 2,80 DM.

Maximaldosen der Arzneimittel für Erwachsene.

	Größte Einzelgaben g	Größte Tagesgaben g		Größte Einzelgaben g	Größte Tagesgaben g
Acetanilidum	0,5	1,5	Extractum Opii	0,075	0,25
Acidum agaricinicum	0,1	—	Extractum Strychni .	0,05	0,1
Acid. arsenicosum	0,005	0,015	Filmaronöl	20,0	20,0
Acid. diaethylbarbituricum	0,75	1,5	Folia Belladonnae	0,2	0,6
			Folia Digitalis	0,2	1,0
Acid.phenylaethylbarbituricum	0,4	0,8	Folia Hyoscyami	0,4	1,2
			Folia Stramonii	0,2	0,6
Aconitinum crystallisatum	0,0005	0,0015	Fructus Colocynthidis	0,3	1,0
Aethylmorphinum hydrochloricum	0,1	0,3	Glandulae Thyreoideae siccatae	0,5	1,0
			Gutti	0,3	1,0
Agaricinum	0,1	—	Herba Lobeliae	0,1	0,3
Amylenum hydrat.	4,0	8,0	Heroin hydrochloricum	0,005	0,015
Amylium nitrosum	0,2	0,5			
Antifebrin	0,5	1,5	Homatropinum hydrobromicum	0,001	0,003
Apomorphinum hydrochloricum	0,02	0,06	Hydrargyrum bichloratum	0,02	0,06
Aqua Amygdalarum amararum	2,0	6,0	Hydrargyrum bijodatum	0,02	0,06
Argentum nitricum	0,03	0,1			
Arsacetin	0,2	—	Hydrargyrum chloratum (zu Einspritz.)	0,1	—
Aspidinolfilicinum oleo solutum	20,0	20,0	Hydrargyrum cyanatum	0,01	0,03
Atropinum sulfur.	0,001	0,003			
Bromoformium	0,5	1,5	Hydrargyrum oxycyanatum	0,01	0,03
Cantharides	0,05	0,15			
Chloralum hydrat.	3,0	6,0	Hydrargyrum oxydatum	0,02	0,06
Chloroformium (z. Einnehmen)	0,5	1,5	Hydrargyrum oxydatum via hum. par.	0,02	0,06
Cocainum hydrochloricum	0,05	0,15	Hydrargyrum salicylicum	0,15	—
Cocainum nitricum	0,05	0,15	Hydrastininum chloratum	0,05	0,15
Codeinum phosphoricum	0,1	0,3			
Colchicinum	0,002	0,005	Hydrastinum hydrochloricum	0,05	0,15
Diacetylmorphinum hydrochloricum	0,005	0,015	Kreosotum	0,5	1,5
Dihydrooxycodeino cum hydrochlor.	0,03	0,1	Liquor Kalii arsenicosi	0,5	1,5
Dionin	0,1	0,3	Lobelinum hydro-	0,02	0,1
Emetinum hydrochloricum	0,05	0,1	Luminal	0,4	0,8
Eukodal	0,03	0,1	Luminal-Natrium	0,4	0,8
Extractum Belladonnae	0,05	0,15	Medinal	0,75	1,5
			Methylsulfonalum	1,0	2,0
Extractum Colocynthidis	0,05	0,15	Morphinum hydrochloricum	0,03	0,1
Extractum Filicis	10,0	10,0	Narcophin	0,03	0,1
Extractum Hyoscyami	0,15	0,5	Natrium acetylarsanilicum	0,2	—

	Größte Einzelgaben g	Größte Tages-gaben g
Natrium diaethylbarbituricum	0,75	1,5
Natrium nitrosum ...	0,3	1,0
Natrium phenylaethylbarbituricum	0,4	0,8
Nitroglycerinum solutum	0,1	0,4
Oleum Chenopodii anthelminthici ...	0,5	1,0
Oleum Crotonis ...	0,05	0,15
Opium concentratum und alle Zubereitungen, die etwa 50% Morphium und außerdem die Hauptmenge der übrigen Opiumbestandteile enthalten	0,03	0,1
Opium pulveratum ..	0,15	0,5
Papaverinum hydrochloricum	0,2	0,6
Paraldehyd	5,0	10,0
Phosphorus	0,001	0,003
Phosphorus solutus ..	0,2	0,6
Physostigminum salicylicum	0,001	0,003
Physostigminum sulfuricum	0,001	0,003
Pilocarpinum hydrochloricum	0,02	0,04
Pilulae asiaticae (0,001 g Acid. arsenicosum je Pille)	5 St.	15 St.

	Größte Einzelgaben g	Größte Tages-gaben g
Plumbum aceticum .	0,1	0,3
Podophyllinum	0,1	0,3
Pulvis Ipecacuanhae opiatus	1,5	5,0
Santoninum	0,1	0,3
Scopolaminum hydrobromicum	0,001	0,003
Semen Strychni ...	0,1	0,2
Strophanthinum ...	0,001	0,005
Strychninum nitricum	0,005	0,01
Sulfonalum	1,0	2,0
Suprarenin (Adrenalin, Epirenan usw.)	0,001	—
Tartarus stibiatus ...	0,1	0,3
Theophyllinum	0,5	1,5
Tinctura Cantaridum	0,5	1,5
Tinctura Colchici ...	2,0	6,0
Tinctura Colocynthidis	1,0	3,0
Tinctura Digitalis ...	1,5	5,0
Tinctura Jodi	0,2	0,6
Tinctura Lobeliae ...	1,0	3,0
Tinctura Opii crocata	1,5	5,0
Tinctura Opii simpl.	1,5	5,0
Tinct. Strophanthi...	0,5	1,5
Tinctura Strychni ...	1,0	2,0
Trional	1,0	2,0
Veratrinum	0,002	0,005
Veronal	0,75	1,5
Veronal-Natrium ...	0,75	1,5
Yohimbin hydrochloricum	0,03	0,1

Bei Überschreitung der Maximaldosis muß hinter der Mengenangabe des betreffenden Arzneimittels ein Ausrufungszeichen (!) stehen, sowie die wörtliche Wiederholung der verordneten Menge.

Bäder.

Kalte Bäder .... 19° C, Laue Bäder .... 27—34° C,
Kühle Bäder .... 22—27° C, Warme Bäder .... 34—40° C,
Heiße Bäder .... 40—44° C.

Entweder kommt der Kranke gleich in ein kaltes Bad oder zuerst in ein lauwarmes Bad, und man gießt so lange kaltes Wasser hinzu, bis die gewünschte Temperatur erreicht ist.

Arsenosolbad entspricht in seinem Aufbau den bekannten natürlichen Arsenbädern (Levico, Dürkheim usw.). Anwendung bei Anämien, Neuralgien, Neuritis, Neurasthenie, Hautkrankheiten, Schwächezuständen.

Wöchentlich 3 Vollbäder von 33—36°C. Man gibt zu dem Arsenbadesalz noch 2,5 kg Staßfurter oder Neurogenbadesalz. 1 Bad enthält 3 g Acid. arsen. Eine Badekur: 12 Bäder. Packung für 1 Bad (1,65 DM). Novopin-Fabrik, Berlin-Johannisthal.

Brombaldrianbad Dr. Pinkau gibt im Wasser eine kolloidale Lösung von Baldriansäureestern, Menthol und leicht abspaltbarem Brom. Als Beruhigungsbad. 40-g-Flasche 65 Dpf.

Brovaloton-Badezusatz (bei Psychosen und Neurosen, Erregungszuständen) enthält ätherische Öle aus Rad. Valerian. in Verbindung mit Isovaleriansäure-Borneol-Camphor, Ol. Pini und Bromsalzen. 3 Bäder 1,60 DM. Novopin-Fabrik, Berlin-Johannisthal.

Cumarinolbad enthält Ortho-oxyzimtsäureanhydrid, pflanzl. Extraktivstoffe, Kalium und Ammonium bromatum. Bei Schlaflosigkeit, Nervosität, Erregungszuständen. In Glasröhrchen für 1 Vollbad 1,15 DM. Carl Hoernecke, Großottersleben-Magdeburg.

Fichtennadelbäder. 100—200 g Fichtennadelextrakt auf 1 Vollbad (Temperatur 37—40°C).

Hoemarinbad enthält Ol. lavendul., Ol. M. pip., Ol. pini pumil., Ol. Salv mit Mineralsalzen. 1 Röhre für ein Vollbad 1,15 DM. Carl Hoernecke, Großottersleben-Magdeburg.

Kaliumpermanganatbäder. 3—4 g Kaliumpermanganat auf 1 Vollbad bei übler Hautausdünstung.

O-Bäder. Entweder O aus der Sauerstoffbombe einleiten, oder Ozetbäder. Schleichsche O-Bäder, Biox-Sauerstoffbäder, Dr. Bergmanns Sauerstoffbäder oder Sauerstoffbad „Tempelhof" (1,25 DM), mit Fichtennadel 1,40 DM. Novopin-Sauerstoffbad 1,70 DM, nach Dr. Pinkau 1,90 DM, im Dtzd. 1,80 DM, K.-Packung 1,50 DM, im Dtzd. 1,45 DM.

Kohlensäurebäder. $\frac{1}{2}$—1 kg Soda mit $\frac{1}{2}$—1 kg Salzsäure. Anstatt Soda kann man auch doppeltkohlensaures Natron nehmen, das jedoch teurer ist, oder Marke Sandow oder Dr. Zucker (Marke Zuckiss) oder Dirigenz-Kohlensäurebäder (Li-il-Werke, Dresden), oder Kohlensäurebad „Tempelhof" rein und mit medizin. Zusätzen 1,38 und 1,81 DM, oder Kohlensäurebad Dr. Pinkau (2,— DM), bei 1 Dtzd. 1,90 DM, als K.-Packung 1,50 DM, im Dtzd. 1,45 DM, oder Kohlensäurebad Novopin: 1 Bad 1,70 DM, besonders stark 2,50 DM.

Moorbad mit *Salhumin* (Salicyl-Moorextrakt) enthält Salicylsäure, Humussäuren und Sulfate. Bei Rheuma, Gicht, Ischias, Neuralgien. Packung mit 3 Vollbädern 2,70 DM. Beutel für 1 Vollbad 90 Dpf. Chem. Techn. Ges., München-Pasing.

Pflanzenbäder (Kamillen, Heusamen usw.). 200 g werden abgekocht und die Flüssigkeit dem Bade zugesetzt. Als Badezusätze: Novopin-Heublume, -Kalmus, -Kamille, -Lavendel, -Thymian.

Rheubalminbad enthält Kampfer, Methylsalicylat und ätherische Öle und Mineralsalze. In Glasröhren zu 1,15 DM zum Vollbad bei Rheuma, Neuralgien, Ischias, Lumbago. Carl Hoernecke, Großottersleben-Magdeburg.

Salzbäder. 2—6 kg Kochsalz, Seesalz oder Neurogen-Badesalz auf 1 Vollbad.

Schwefelbäder. 50—100 Schwefelleber (Kal. sulfuratum) werden im Badewasser gelöst. Um die Schwefelwasserstoffentwicklung zu verstärken, kann man 15 ccm rohe Schwefelsäure zusetzen. Schwefelbad nach Klopfer: 1 Vollbad —,80 DM. Sulfopinoschwefelbad (Novopin): 1 Bad 65 Dpf., 6 Bäder 3,20 DM.

Senfbäder. 100—250 Senfpulver zum Bad.

Solbäder. 1—5 l Mutterlauge oder 1—3 kg Mutterlaugesalz mit 1—3 kg Kochsalz. Von Staßfurter Badesalz werden meist 5—10 kg dem Bad zugesetzt oder eine Packung natürliches Reichenhaller Sol-Badesalz mit Latschenkiefernzusatz.

Sublimatbäder. 2,5—10 g Sublimat dem Vollbad zugesetzt. Keine Metallwanne.

Vollbad mit Übergießungen. Man setzt die Kranken in ein 35°C warmes Bad und übergießt aus einer Gießkanne den Rücken mit kaltem Wasser von 15—20°. Besonders angewandt bei starker Schleimansammlung in der Lunge, bei bettlägerigen alten Leuten mit Neigung zu Lungenstauung; bei Lungenentzündung, Typhus, schwerer Bronchitis älterer Leute und kleiner Kinder. Die Atmung wird dadurch kräftig angeregt.

Bürstenbäder. Man reibt den Kranken am ganzen Körper mit Schmierseife ein, setzt ihn in die nur halb gefüllte Badewanne (35°C) und reibt ihn mit einer weichen Bürste kräftig ab. Zur Anregung der Hauttätigkeit und des Stoffwechsels. Bei kompensierten Herzfehlern. Nach dem Bade Bettruhe.

Sitzbad. In einer Sitzbadewanne oder in einer gewöhnlichen Badewanne reicht das Wasser knapp bis zum Nabel. Bei schmerzhaften Krankheiten des Unterleibs, wie bei Frauenkrankheiten, Blasenkrankheiten, Hämorrhoiden, nimmt man die Bäder warm (35°C), Dauer 10 Min. Bei Unterleibsschwäche, Stuhlträgheit, Arterienverkalkung nimmt man kühle Sitzbäder (25°C und weniger). Die Zimmerluft muß warm sein. Hierbei beginnt man am ersten Abend mit 30°C und geht jeden Abend in der Temperatur herunter, bis man 18—20°C erreicht hat. Während des Badens reibt man kräftig die im Bad befindlichen Körperteile. Badedauer 2 bis 5 Min. Dann schnelles und kräftiges Abtrocknen, Massieren, Kneten und Schlagen des Leibes mit flacher Hand. Darauf ins Bett. Wer nicht warm werden kann, muß eine Wärmflasche nehmen.

Fußbäder. Man stellt beide Füße 5—10 Min. lang in einen Eimer mit Wasser von 40—45°C. Als ableitendes Mittel bei Kopfschmerzen, Verzögerung der Periode. Oder mit demselben Erfolge ein kurzes kaltes Fußbad (15—20°C), in welchem man die Füße gegenseitig kräftig reibt und nach dem Baden bis zum Warmwerden massiert. Wer nahe der Natur wohnt, kann morgens im taufrischen Grase 15 Min. barfuß gehen und dann mit bekleideten Füßen eine kleine Wanderung anschließen. (Bei Arterienverkalkung.)

Zum Hand- und Armbad gehören besondere Zinkwannen von länglicher Form. Sie werden ebenso ausgeführt wie die Fußbäder.

Wechselfußbäder haben ebenfalls eine stark ableitende Wirkung, besonders auf den Kopf. Man stellt beide Füße zuerst 1 Min. in einen Eimer mit heißem Wasser von 43—45°C, dann 10—20 Sek. in kaltes Wasser. Dies wiederholt man öfter. Auch bei Asthmaanfällen zu versuchen.

Dauerbad. Dieses Bad wird in den Krankenhäusern besonders bei schwerem Wundliegen (Dekubitalgeschwüren), Brandwunden und anderen schwerheilenden Wunden angewandt. Aber auch in Wohnungen, wo direkt an der Badewanne warmes Wasser erzeugt werden kann, ist es leicht durchzuführen.

Man spannt in der Badewanne ein Leinentuch aus und befestigt es mit Tischlerklammern am Rand. Die Wanne wird mit warmem Wasser von 36—38°C gefüllt und der Kranke auf das Leinentuch gelegt. Der Kranke muß vollkommen ins Wasser eintauchen, nur der Kopf bleibt frei und wird auf ein Gummikissen gelagert. Um die Abkühlung des Bades zu vermeiden, deckt man über die Badewanne eine Wolldecke. Der Kranke kann stundenlang und die Nacht über darin bleiben, wenn die notwendige Aufmerksamkeit vorhanden ist. Kühlt das Wasser ab, so läßt man Badewasser ab- und in gleichem Maße warmes Wasser zufließen. Nach dem Bade werden die Kranken gut abgetrocknet. Da das Bad eine schmerzlindernde und beruhigende Wirkung ausübt, so wird es auch bei Erregungszuständen, Psychosen, Neurasthenie, Hysterie angewandt. Hier bleiben die Kranken 2—3 Std. im Bade und werden dann ins Badelaken gewickelt und unabgetrocknet ins Bett gelegt.

Heiße Bäder. Man bringt die Kranken in ein Bad von 35°C, das man durch Zugießen von heißem Wasser allmählich auf 45°C bringt. Dauer des Bades 20—25 Min. Nach dem Bade kommt der Kranke ins Bett. Besonders bei Erkältung und rheumatischen Erkrankungen. Bei Gelenkrheumatismus kann man diese Bäder auch als Teilwasserbäder geben. Man taucht z. B. die beiden Arme bis zur Mitte des Oberarms ins Wasser von 37°C, das man durch allmähliches Zugießen von heißem Wasser auf 45°C bringt. Nach 10 Min. fängt der Kranke an zu schwitzen. Badedauer 20—30 Min. Danach 1 Std. ins Bett.

Am bekanntesten ist das **Russische Dampfbad,** das in Badeanstalten verabfolgt wird. In der Wohnung kann man sich ein Dampfbad auf einfache Weise bereiten. Der ausgezogene Kranke setzt sich auf einen Stuhl und hängt sich um den Körper ein Bettlaken, das nur den Kopf frei läßt, am Halse gut abgedichtet wird und überall bis auf den Boden reicht. Darüber schlägt man noch eine Wolldecke. Unter dem Stuhle steht ein Spiritusbrenner, der aus einem Topfe heißes Wasser verdampft. Der Kranke bleibt so lange sitzen, bis er ordentlich geschwitzt hat, trocknet sich dann gründlich ab und legt sich 1—2 Std. ins vorgewärmte Bett. Bei allen heißen Bädern ist auf das Herz zu achten und kühle Kompressen auf den Kopf zu legen. Tritt während des Badens Herzklopfen ein, so ist das Baden zu beenden, Herzkranke und ältere Leute mit Arterienverkalkung sollen derartige Bäder nicht nehmen.

Sandbad. Der Boden einer Holzbadewanne wird einige Zentimeter hoch mit heißem Sand gefüllt. Der Kranke legt sich auf den Sand und wird dann unter Freilassung des Kopfes mit Sand bedeckt. Temperatur des Sandes 45—60°C. Je nach Verträglichkeit bleibt der Kranke bis zu 1 Std. darin. Auf den Kopf lege man eine kühle Kompresse. Danach Reinigungsbad, um den anhaftenden Sand zu entfernen. Der Kranke kann sich auch in eine Wolldecke hüllen und mit heißem Sand zuschaufeln lassen. Auf gleiche Weise kann man auch einzelne Gliedmaßen der heißen Sandeinwirkung aussetzen.

Heißluftbad. Dies kann man sich auf einfachste Art dadurch bereiten, daß man sich auf einen Rohrstuhl setzt und sich ein Bettlaken umhängt und darüber eine Wolldecke, die beide am Halse gut abschließen und bis auf den Boden reichen. Unter dem Stuhle steht eine gut geschützte Spirituslampe, die die Luft genügend erwärmt, oder man stellt die Flamme außerhalb des Stuhles auf, stülpt ein schmales gebogenes Ofenrohr darüber und leitet die Wärme unter den Stuhl. Auf den Kopf kann man eine kühle Kompresse legen. Dauer des Bades bis zum gründlichen Schwitzen.

Heißluftbäder. Das kranke Glied wird durch die beiden Öffnungen eines dazu bestimmten Kastens, der besonders präpariert ist, hindurchgesteckt. In eine Öffnung mündet ein Rohr, durch das die von einem Spiritus- oder Gasbrenner erzeugte heiße Luft einströmt. Dauer des Bades 20—26 Min. Danach wird das Glied kühl abgewaschen.

Duschen. Bei der einfachen Regendusche dringt das Wasser aus einer fein durchlöcherten Brause auf den Körper.

Sitzdusche. Der Kranke sitzt auf einem gepolsterten Ringe, und von unten strömt aus einer Brause warmes oder kaltes Wasser mit beliebigem Druck gegen After und Darm. Dauer 5—10 Min. Warm gegen Krampfzustand im After. Kalt gegen Hämorrhoiden.

Brausedusche. Hier trifft das Wasser aus einer Brause mit kräftigem Druck den Körper. Diese Dusche kann auf alle Körperteile gerichtet und in seiner Temperatur beliebig geändert werden. Kühl zur Abhärtung, wechselwarm bei Bronchialkatarrh, chronischer Rippenfellentzündung.

Dampfdusche. Der Wasserdampf trifft mit einem Druck von $1\frac{1}{2}$ Atmosphären und einer Temperatur von 45—50°C den Körper. Dauer 10—15 Min.

Diese Dampfduschen sind von ausgezeichneter Wirkung bei schmerzhaften, rheumatischen und nervösen Beschwerden, Gallenblasenerkrankung, nervösen Magen- und Darmbeschwerden, Leberschrumpfung.

Tuberkulin „Koch“.

Alt-Tuberkulin „Koch“ ist ein keimfreies Filtrat der durch Dampfsterilisation abgetöteten Tuberkelbacillen und ihre Extrakte, in Brühkultur eingeengt auf $^1/_{10}$ des Volumens. Es ist im Handel in Flaschen mit 1, 2, 5, 10, 20 und 50 ccm. Der therapeutische Wert der Tuberkulinbehandlung ist noch umstritten. Ja, es gehen noch die Meinungen auseinander, ob man sich mit homöopathischen Dosen einschleichen soll, ohne Lokal- oder Allgemeinreaktionen auszulösen, oder ob man bei höheren Dosen auf sichtbare Reaktionen Wert legen soll. Die beginnende Tuberkulose ist die Hauptdomäne der Tuberkulintherapie. Da aber zur Durchführung einer Tuberkulinkur viel Erfahrung und Gewissenhaftigkeit vom Arzt verlangt wird, so ist es zwecklos, die Zeit solchen Kranken zu opfern, die nicht das notwendige Interesse und den notwendigen Ernst einer solchen Behandlung entgegenbringen. Es ist für den Kranken erforderlich eine gute häusliche Pflege, Selbstbeobachtung und Temperaturbestimmung, auf die sich der Arzt verlassen kann. Schwer Tuberkulöse mit elendem Allgemeinzustand und sehr großem Kräfteverfall sind ebenfalls von der Behandlung auszuschließen, da man nicht erwarten kann, daß solch ein geschwächter Körper imstande sein soll, Antikörper zu bilden. Desgleichen auch Kranke, die einen schwer toxischen Eindruck machen, wo eine Mischinfektion besteht. Es können zwar oft bei diesen Schwerkranken die unangenehmen Krankheitssymptome gebessert werden, so daß sie wieder neuen Lebensmut schöpfen. Gerade die praktischen Ärzte sollten sich mit den Tuberkulinmethoden vertraut machen, da sie die Anfangsstadien der Tuberkulose zuerst in Behandlung bekommen, dann aber auch sollen sie das bei Kurgästen in der Heilstätte Erreichte durch eine Tuberkulinkur festigen bzw. einer Heilung entgegenführen.

Tuberkulin wird sowohl zu diagnostischen als auch zu therapeutischen Zwecken gebraucht.

Cutan-Methode nach v. Pirquet. Die Beugeseite des Unterarms wird gründlich mit Äther gereinigt und dann mit dem Impfbohrer die Epidermis verletzt, ohne daß es blutet. 5 cm davon entfernt wird 1 Tropfen Alt-Tuberkulin auf die Haut gebracht und durch den Tropfen hindurch mit dem Impfbohrer die Epidermis durchbohrt. Den Tropfen läßt man noch einige Minuten darauf und wischt ihn dann ab. Wenn die Reaktion positiv ausgefallen ist, muß am nächsten Tage an der mit Tuberkulin beschickten Stelle eine Rötung und papulöse Schwellung vorhanden sein, während die Kontrollstelle unverändert geblieben ist. Man kann auch eine quantitative Hautreaktion mit abgestuften Mengen ansetzen, von proximal nach distal fortschreitend, die erste Bohrung ohne Tuberkulin, auf die 2. Bohrstelle 1 Tropfen einer Tuberkulinverdünnung 1:10, auf die 3. Stelle 1:4 und auf die 4. Stelle unverdünnt. Man kann diese Impfungen auch nach Petruschky in der Art vornehmen, daß man am Oberarm nicht blutende Hautritzen in Kreuzform anbringt und auf jedes Kreuz einen Tropfen Tuberkulin unverdünnt oder in der angegebenen Verdünnung bringt. Ein Kreuz bleibt als Kontrollstelle frei von Tuberkulin. Die Methoden sind gleichwertig. Die Reaktion tritt normalerweise nach 12—24 Std. auf und erreicht nach etwa 40 Std. ihren Höhepunkt. Es kommem auch Spätreaktionen vor, die erst nach 3—4 Tagen eintreten. Die positive Cutanreaktion zeigt an, daß entweder eine tuberkulöse Infektion irgendwo im Körper vorliegt, oder daß eine solche früher einmal durchgemacht wurde. Die Erwachsenen werden daher meist positiv, die Säuglinge meist negativ reagieren. Demnach ist der positive Ausfall nur in der Säuglings- und Kleinkinderpraxis von Bedeutung für die Beurteilung einer zweifelhaften Erkrankung nach ihrer tuberkulösen Ätiologie hin. Im fortschreitenden Alter hat nur der negative Ausfall einen Wert. Bei fortgeschrittenen kachektischen Fällen und bei schwerer Miliartuberkulose, desgl. auch bei fieberhaften Erkrankungen (Scharlach, Masern), wenn auch eine manifeste Tuberkulose vorliegt, bleibt meist der Pirquet negativ. Bei Kindern empfiehlt es sich, nach Vorbild von Moro oder Hamburger am oberen Teil des Sternum nach gründlicher Reinigung mit Äther Tuberkulinsalbe ½ Min. lang mit dem Finger einzureiben. Am 2. oder 3. Tage tritt bei positivem Ausfall eine deutliche Follikulitis auf. Der Ausfall all dieser Proben wird zur prognostischen Beurteilung des Falles herangezogen. Tritt auf starke Verdünnungen schon eine starke Reaktion ein, so ist die Abwehrtätigkeit des Organismus gut und der Fall prognostisch günstig. Um bei Erwachsenen die Frage zu entscheiden, ob eine klinisch-suspekte Erkrankung tuberkulöser Natur vorliegt oder nicht, dient die subcutane Tuberkulinprobe. Offene und klinisch eindeutige Tuberkulosefälle bedürfen keiner Tuberkulinprobe mehr. Es handelt sich um die Stellung einer exakten Frühdiagnose. 3 Tage vor Ausführung der Probe wird täglich die Temperatur sorgfältig gemessen. Fälle mit einer Achseltemperatur über 37° oder einer Aftertemperatur über 37,4° scheiden für die Tuberkulinproben aus. Dann injiziert man zuerst subcutan 0,2 ccm Alt-Tuberkulin einer Verdünnung 1:1000. Tritt keine Reaktion ein, so injiziert man nach 2—3 Tagen 1 ccm subcutan 1:1000 und schließlich 0,5 ccm einer Verdünnung 1:100 und 1 ccm 1:100, bis Reaktion erfolgt. Bleibt dann die Reaktion aus, so ist die Probe als negativ anzusehen. Die Zeichen der positiven Reaktion sind: Unbehagen und Abgeschlagenheit sowie Fiebersteigerung von mindestens 0,5° gegenüber den Vortagen. Herderscheinungen: Zunahme der feuchten R. G. Die Erscheinungen treten nach 6—12 Std. nach der Injektion auf. Kranke mit schwerer Herz- und Nierenerkrankung sind von dieser Probe auszuschließen.

Therapeutische Anwendung des Tuberkulins. Wir stehen auf dem Standpunkt, daß die langsame, einschleichende Behandlung mit steigenden Tuberkulindosen unter Vermeidung starker Reaktionen eine sehr brauchbare und zugleich ungefährliche ist. Je frühzeitiger die Kur einsetzt, um so aussichtsreicher. Bei fiebernden Kranken ist zuerst mit kleinsten Dosen eine Entfieberung zu erzielen, ehe zu größeren Dosen geschritten werden kann. Je nach der Reaktion des kranken Körpers steigert man schneller oder langsamer die subcutanen Dosen.

Behandlungsschema: Anfangsdosis mit fortlaufender Steigerung:

0,1 ccm einer Verdünnung			1:100 000
0,5 ,, ,,		,,	1:100 000
0,1 ,, ,,		,,	1:10 000
0,2 ,, ,,		,,	1:10 000
0,3 ,, ,,		,,	1:10 000
0,5 ,, ,,		,,	1:10 000
0,75 ,, ,,		,,	1:10 000
1,0 ,, ,,		,,	1:10 000
0,1 ,, ,,		,,	1:1000
0,2 ,, ,,		,,	1:1000
0,3 ,, ,,		,,	1:1000
0,4 ,, ,,		,,	1:1000
Nach 1,0 ,, ,,		,,	1:1000 folgt dann
0,1 ,, ,,		,,	1:100 usw.

Im Anfange injiziert man 2—3mal wöchentlich, bei den konzentrierten Dosen wöchentlich nur 1mal. Über 1 ccm Alt-Tuberkulin soll man nicht hinausgehen. Kinder sind nicht empfindlicher als Erwachsene, jedoch ist man in der Steigerung vorsichtiger. Tritt eine Reaktion mit Fieberanstieg, Allgemeinstörungen und Herdreaktionen auf, so bleibt der Kranke zu Bett, und man gibt ihm symptomatisch Pyramidon oder Phenacetin. Erst nach völligem Abklingen der Reaktion wiederholt man die gleiche Dosis oder die vorhergehende. Die Temperatur ist alle 2 Std. zu messen und das Allgemeinbefinden des Kranken genau zu beobachten.

Es gibt noch folgende Tuberkulinpräparate:

Tuberkulin AF, albumosenfreies Tuberkulin. Tuberkelbacillen werden auf einer albumosenfreien Salzlösung gezüchtet. Die Kultur wird bei 37° auf $^1/_{10}$ ihres ursprünglichen Volumens eingeengt, und die Bakterien werden restlos abfiltriert. Konservierung mit Phenol. Es wird zu therapeutischen Zwecken gebraucht und hat eine mildere Wirkung als Alt-Tuberkulin. Die Dosierung ist dieselbe. Im Handel in Flaschen mit 1,5 und 50 ccm. Behringwerke, Leverkusen a. Rh.

Neu-Tuberkuline. Sie enthalten die durch mechanische Zertrümmerungen aufgeschlossenen Tuberkelbacillen in homogener Aufschwemmung teils mit, teils ohne die löslichen Leibessubstanzen. Farbwerke Hoechst, Frankfurt/M.-Höchst.

Tuberkulin „Rosenbach".

Darstellung: Auf 6—8 Wochen alte Tuberkelbacillenkulturen werden Partikelchen des Pilzes Trichophyton holosericum album gebracht. Bei 20—22°C entwickelt sich der Pilz und überwuchert die Tuberkelbacillenkultur mit einem weißen Luftmycel. Die ganze Kulturmasse (Tuberkelbacillen und Pilz) wird mit Carbolsäureglycerin versetzt, zerrieben und filtriert. Das Filtrat wird mit der ebenfalls filtrierten Flüssigkeit des Nährbodens vereinigt. Durch den Trichophytonpilz sollen die Proteinstoffe größtenteils aufgezehrt werden, jedoch die Heilkörper für Tuberkulose ganz unversehrt bleiben. Die Stoffwechselprodukte des Trichophyton sind ungiftig. Das Volumen des fertigen Tuberkulins ist genau auf das Zehnfache der Pilzmasse eingestellt und hat einen Zusatz von 0,5%iger Carbolsäure. Das Tuberkulin ist eine klare, bräunliche Flüssigkeit und frei von lebendem oder totem Virus.

Behandlung: Zuerst diagnostische Injektion zur Probe auf Tuberkulinempfindlichkeit. Bei Kindern beginnt man mit 0,01 ccm, bei Erwachsenen mit 0,2 ccm und steigert bis 0,5. Tritt bei dieser Dosis keine typische Reaktion ein, so liegt wahrscheinlich keine Tuberkulose vor. Die Reaktion besteht in einem erysipelähnlichen Infiltrat im Anschluß an den Injektionsstich. Bei der eigentlichen Behandlung beginnt man mit 0,025 oder 0,1 und steigert langsam bis 1 ccm der unverdünnten Lösung. Wöchentl. 3 Injektionen subcutan oder intramusk. Ist 1 ccm erreicht, so macht man eine Pause von 10—14 Tagen und beginnt eine 2. Kur. Im ganzen 3 Kuren. Farbwerke Hoechst, Frankfurt/M.-Höchst.

Tebeprotin „Toenniessen".

Das Tebeprotin wird aus Tuberkelbacillen gewonnen, die auf Glycerinbouillon gewachsen und durch Waschen mit Wasser von den anhaftenden Nährbodenbestandteilen befreit sind. Die Bacillen werden dann kurze Zeit in verdünnter Mineralsäure erhitzt, in Kalilauge extrahiert und abzentrifugiert. Der alkalische Extrakt wird durch Filtration vollkommen von Tuberkelbacillen befreit, und in dem völlig klaren Filtrat wird das Tebeprotin mit Essigsäure gefällt. Nach der Reinigung und Trocknung stellt es ein weißes Pulver dar. Zur Herstellung der gebrauchsfertigen Lösung wird eine entsprechende Menge Trockensubstanz abgewogen und in Lösung gebracht. Es ist in folgenden Konzentrationen im Handel:

1. Stammlösung, sie enthält in 1 ccm Lösung 1 mg Tebeprotin (= Tp).
2. Verdünnung 1, sie enthält in 1 ccm Lösung $^1/_{10}$ mg Tp.
3. Verdünnung 2, sie enthält in 1 ccm Lösung $^1/_{100}$ mg Tp.
4. Verdünnung 3, sie enthält in 1 ccm Lösung $^1/_{1000}$ mg Tp.

Die Lösungen sind 12 Monate haltbar. Die Dosis für Erwachsene, wenn kein deutlich nachweisbarer Lungenherd zu finden ist, beträgt 1 ccm der Verdünnung 1. Bei deutlich nachweisbaren Lungenherden nur ½ ccm der Verdünnung 1. Bei Drüsenschwellungen 1 ccm der Verdünnung 1. Desgl. bei chirurgischer Tuberkulose. Die Injektionen werden nur subcutan gegeben. Bei positiver Reaktion tritt starke Rötung und Infiltration an der Stichstelle auf, bisweilen auch Fieber je nach der Stärke der Reaktion. **Intracutane** Anwendung zur spezifischen Diagnose der Tuberkulose. Zur Ausführung der intracutanen Diagnostik mit Tebeprotein ist je 1 Amp. mit 0,5 ccm der Verdünnungen II und III (intracutane Diagnostik-Packung) nötig. Bei Verdacht auf Tuberkulose und bei Feststellung des Aktivitätsgrades. Eine Kontraindikation gibt es bei der intracutanen Methode nicht. Auch bei Fieber gibt sie zuverlässige Resultate. Ausführung: Es werden gleichzeitig mit je 0,1 ccm der Tp-Verdünnungen II und III je eine intracutane Quaddel in der Beugeseite des Vorderarmes angelegt, und zwar an jedem Vorderarm eine Quaddel. Man kann auch an einem Vorderarm die beiden Quaddeln anbringen mit einer Entfernung von 10 ccm. Nach 48 Std. ist die Reaktion positiv, wenn deutliche Rötung und Infiltrat von 20—50 mm Durchmesser eingetreten ist. Schwache Rötung ohne Infiltrat und unter 10 mm ist nicht als positiv zu betrachten. Eine stark positive Reaktion findet sich meist bei aktiven, frischen Prozessen, eine deutlich positive Reaktion bei weniger aktiven Prozessen und die schwach positive Reaktion bei inaktiven Prozessen. Bei Miliartuberkulose und im kachektischen Endstadium der Lungentuberkulose findet sich meist eine negative Reaktion (negative Anergie), bei vollkommen ausgeheilten Prozessen besteht meist auch eine negative Reaktion (positive Anergie). R. Graf & Co., Nürnberg.

Tuberkulin und Tuberkulinsalbe „Asid" nach Moro ist ein Gemisch von Alt- und Bovotuberkulin. Tuberkulin Asid ist verschlossen unbegrenzt haltbar, Verdünnungen nur kurzfristig. Packungen 3 Amp. zu 1 ccm Flasche mit 5 und 10 ccm. Tuberkulinsalbe nach Moro ist eine Verreibung von 50 Teilen Tuberkulin Asid mit 50 Teilen einer hautindifferenten Salbe. Packungen mit 3 und 10 g. Asid-Serum-Institut, Dessau.

Diagnostisches Tuberkulin nach Prof. Moro.

aus ausgewählten Stämmen des Typus humanus und bovinus hergestelltes hochwertiges Tuberkulin. Entweder in Form einer Salbe zur Percutanreaktion oder in flüssiger Form zur Cutanimpfung nach Pirquet. Gebrauchsanweisung in den Packungen. Packungen: Salbe in Tuben mit 1 und 10 g, Glas mit 1 ccm, Vorratsfläschchen mit 10 ccm. Hülse mit 2 oder 10 Lymphröhrchen. E. Merck, Darmstadt.

Ektebin nach Prof. Moro.

ist ein Tuberkuloseantigen in Salbenform zur percutanen Tuberkulosebehandlung. Ektebin enthält außer konzentriertem Tuberkulin die zwar vollständig abgetöteten, aber morphologisch und chemisch intakten Tuberkelbacillenleiber vom Typus humanus und bovinus, sowie einen Zusatz einer keratolytisch wirkenden Substanz. Der tuberkuloseerkrankte Körper soll unter tunlichster Einschränkung gefährlicher Herdreaktionen von der Haut aus immunisiert werden. Die in die Haut eingeriebenen wirksamen Bestandteile des Ektebins bewirken an der Einreibestelle eine Entzündungsreaktion in Gestalt von Knötchen. In diese Reaktionsherde werden die Bacillen hineingezogen und von den Entzündungsprodukten aufgelöst. Die dabei entstehenden Reaktionsstoffe wirken dann auf die inneren Erkrankungsherde (aktive passive Immunisierung). Man reibt auf dem Rücken oder der Brust auf einen Hautbezirk von 5 cm Durchmesser, den man vorher gründlich mit Äther gereinigt hat, etwas Ektebin 1 Min. lang ein (ein etwa kleinerbsengroßes Stück Salbe). Nach 1—2 Tagen erscheinen am Ort der

Einreibung zahlreiche Knötchen oder Bläschen. Nach Abklingen der Reaktion (1—4 Wochen) wird wieder eingerieben. Zu einer Kur gehören 6 Einreibungen. In Tuben zu 1 und 7,5 g 3,06 und 14,85 DM. E. Merck, Darmstadt.

Anaeroben-Serum Behring ist ein polyvalentes, antitoxisches Serum, welches von Pferden gewonnen wird. Es richtet sich gegen die Gifte der vier wichtigsten menschenpathogenen Anaerobier und gegen den Erreger des Starrkrampfes (Tetanus). Das Serum setzt sich wie folgt zusammen: 3500 I E Antiperfringens-Serum (Welch-Frenkel), 1000 I E Anti-Vibrion-septique-Serum (Pasteur), 1000 I E Anti-oedematiens-Serum (Novy), 6000 A E Tetanus-Antitoxin-(Serum). Das Serum enthält eine volle Schutzdosis Tetanusserum nach internationalen Antitoxin-Einheiten bemessen.

Klinische Erscheinungen: Die unter den Bezeichnungen Gasödem, Gasbrand oder Gasgangrän bekannten Krankheitsbilder (s. Gasödemserum) werden durch anaerob wachsende Bakterien, welche sich in der Tiefe oder in den Buchten von Wunden entwickeln, hervorgerufen. Besonders verdächtig auf Anaerobier sind mit Erde, Straßenschmutz, Tuchfetzen usw. verunreinigte Verletzungen.

Anwendung und Dosierung: Prophylaktisch werden 10 ccm des Anaerobenserums, auch wiederholt, subcutan injiziert. — Bei bereits ausgebrochenem Gasödem oder Tetanus bedient man sich der entsprechenden Sera in hohen Dosen. Amp. zu 10 ccm und Serüle zu 10 ccm. Behringwerke, I. G. Farbenindustrie.

Anaeroben-Serum SS Dresden, kombiniertes Tetanus-Gasbrandserum mit einer Schutzdosis von 3000 A E. Tetanus-Antitoxin pro dosi.

Dosierung: Zur Schutzimpfung 10 ccm; Heilimpfung bei leichten Fällen 20 ccm intramusk. oder subcutan. Packung 10 ccm.

Coli-Yatren ist eine Aufschwemmung verschiedener, frisch vom Patienten gewonnener, abgetöteter Colibacillen in 3%iger Yatrenlösung.

Keimgehalt:

Stärke	1	2	3	4	5	6
Keimzahl pro 2½-ccm-Amp.....	50	100	200	400	500	1000

Flaschenpackung mit 75 Millionen Keimen pro ccm.

Indikationen: Coliinfektionen der harnleitenden Wege, besonders des weiblichen Urogenitalapparates: Cystitis, Pyelitis, Cystopyelitis, auch während der Gravidität und des Puerperiums, bei Coliinfektionen der Gallenblase, Parametritiden, Adnexerkrankungen.

Dosierung: Die Injektionen werden in Abständen von 2—4 Tagen gemacht. Kommt es zu starken Reaktionen, so ist eine Verlängerung des Intervalles zwischen den Injektionen bzw. Herabsetzung der Dosis erforderlich. Die nächste Injektion ist erst vorzunehmen, wenn die vorhergehende Reaktion vollkommen abgeklungen ist.

Intramuskulär: Beginn mit Amp. I bzw. 0,6 ccm der Flaschenpackung.

Intravenös: Beginn mit ½ bis ⅓ der Amp. I bzw. 0,3 ccm der Flaschenpackung. Die intravenöse Injektion ist jedoch nur in Ausnahmefällen anzuwenden, wenn starke Reaktionen erwünscht sind.

Kinder erhalten die halbe bzw. eine ihrem Alter entsprechende Dosis. Originalpackungen 6 Amp. zu 2½ ccm mit steigendem Keimgehalt. Flasche zu 25 ccm mit 75 Millionen pro Kubikzentimeter.

Coli-Serum Behring ist ein unter Verwendung besonders virulenter Colistämme von Pferden gewonnenes, antitoxisches Serum. Das Coliserum neutralisiert die in den Organismus gelangenden Gifte von Colibakterien, die sich außerhalb des Darmes angesiedelt haben (z. B. Coliperitonitis). Je nach Schwere des Falles gibt man 25—100 ccm des Coliserums intramuskulär, intraperitoneal und intravenös. Tritt innerhalb 24 Std. keine Besserung ein, so sind die Einspritzungen bis zur Wirkung zu wiederholen. Amp. zu 25 ccm. Behringwerke, I. G. Farbenindustrie.

Botulismus-Serum ist ein antitoxisches, von Pferden durch Immunisierung mit Toxinen des Bacillus botulinus gewonnenes Serum. Das Serum enthält Gegengifte gegen die in verdorbenen Nahrungsmitteln gebildeten Gifte, die bei Fleisch-, Fisch-, Gemüse- und Konservenvergiftungen das Bild einer bulbären Paralyse hervorgerufen. Man injiziert sofort intramusk. 50—100 ccm und wiederholt gegebenenfalls nach 12 bis 24 Std., sowie an den folgenden Tagen. In dringenden Fällen können auch intrav. Injektionen von 50 ccm oder auch intralumbal 20—40 ccm nach Ablassen von Liquor gegeben werden. Nebenbei sind kräftige Magenspülung und Herzmittel nicht außer acht zu lassen. In Amp. zu 50 ccm.

Diphtherie-Serum. Das Diphtherie-Serum Behring ist ein antitoxisches, vom Pferd gewonnenes Serum. Es wird staatlich geprüft im Institut für Experimentelle Therapie in Frankfurt a. M. Zur Konservierung ist dem Serum 0,5% Phenol zugesetzt. Diphtheriesera werden mit 400, 500, 1000 und 2000 AE pro Kubikzentimeter in nativer, gereinigt-eiweißarmer oder konzentrierter Form hergestellt. Die gereinigt-eiweißarmen Sera haben den auf andere Weise nicht zu erreichenden Vorteil einer besonders schnellen Resorption. Dann vermindern sie die Häufigkeit des Auftretens der Serumkrankheit.

Einen weiteren Fortschritt in dieser Richtung stellt das **Diphtherie-Fermo-Serum** Behringwerke dar, welches durch fermentative Aufarbeitung und Reinigung gewonnen wird. Infolge verringerter Molekülgröße dringt das Serum besser in die Gewebe ein. Seine anaphylaktische Wirkung ist auf einen Bruchteil des nativen Serums herabgesetzt.

Therapie: Ohne das Ergebnis der bakteriologischen Untersuchung abzuwarten, ist bei Verdacht auf Diphtherie so frühzeitig wie möglich Serum einzuspritzen. Dieses Vorgehen ist die wichtigste Voraussetzung für einen Erfolg. Als Anhaltspunkt für die Dosierung des Diphtherieheilserums dient die folgende Übersicht.

Die Injektion erfolgt in der Regel intramuskulär, in schweren Fällen wird das Serum zur Herbeiführung sofortiger Wirkung intravenös appliziert.

Tabelle nach Park:

An Antitoxineinheiten sind zu geben:	Bei milden Fällen	Bei mäßig schweren Fällen	Bei schon anfangs schweren Fällen, die später noch schwerer werden	Bei schweren, bösartigen Erkrankungen
Bei kleineren Kindern im Gewicht von 10 bis 20 Pfd. und im Alter unter 2 Jahren	2000 bis 3000	3000 bis 5000	5000 bis 10000	7500 bis 10000
Bei Kindern im Gewicht von 30 bis 90 Pfd. und im Alter unter 15 Jahren	3000 bis 4000	4000 bis 10000	10000 bis 15000	10000 bis 20000
Bei Erwachsenen	3000 bis 5000	5000 bis 10000	10000 bis 20000	20000 bis 50000
Art der Einspritzung	i. m.	i. m.	i. v.	i. v.

Prophylaxe. Zum sofortigen Schutze gesunder Personen verwendet man
am besten die von Rindern oder Hammeln gewonnenen Diphtheriesera, um
bei späterer Anwendung von Pferdeserum Überempfindlichkeitserscheinun-
gen zu verhüten. Die Dosis für die Schutzimpfung beträgt je nach dem Alter
des Patienten mindestens 600—1000 AE. Das Diphtherie-Serum wird subcutan
oder intramuskulär verabfolgt. Die Dauer des Schutzes beträgt nur etwa
3 Wochen. Originalpackungen 400fach: 1000 in 2,5 ccm und 3000 AE in
7,5 ccm in Amp. und Serülen; gereinigt eiweißarm (maximal 5% Eiweißgehalt). Packungen wie vorstehend. 500fach: 4000 AE in 8 ccm in Amp.
und Serülen; gereinigt eiweißarm (maximal 5% Eiweißgehalt). Packungen
wie vorstehend. 1000fach: gereinigt eiweißarm (maximal 5% Eiweißgehalt).
Packungen 6000 in 6 ccm, 10000 AE in 10 ccm in Amp. und Serülen. Diphtherie-Fermo-Serum 1000fach mit 6000, 8000 und 100000 AE.

Diphtherie-Serum Behring vom *Rind.* Dieses vom Rinde gewonnene
Serum ist ein antitoxisches, staatlich geprüftes Serum, dem zur Konservierung 0,5% Phenol zugesetzt ist. Das 100fache Diphtherie-Rinder-Serum
wird vornehmlich zur Prophylaxe bei diphtheriegefährdeten Personen angewendet, um diese nicht gegen Pferdeserum überempfindlich zu machen.
Das 400fache Serum dient zur Behandlung gegen Pferdeserum überempfind-
licher Personen. Originalpackungen 100fach: 500, 1000 AE in Amp. und
Serülen. 1500, 2000 und 3000 AE in Amp.; 400fach: 2000 AE in Amp.
Behringwerke, Marburg/Lahn.

Diphtherie-Serum Behring. Dieses vom *Hammel* gewonnene anti-
toxische Serum ist staatlich geprüft. Es dient zur Prophylaxe und Behandlung der Diphtherie bei bestehender Überempfindlichkeit gegen Pferde- oder
Rinderserum. Zu therapeutischen Zwecken wird das hochwertige 500fache
Serum, zur Prophylaxe das 100fache Serum vom Hammel benutzt. Zur
Konservierung ist dem Serum 0,5% Phenol zugesetzt. Originalpackungen
100fach: 500, 100 AE in Amp. und Serülen, 1500, 2000 und 3000 AE in Amp.;
500fach: 2000 AE in Amp. Behringwerke, Marburg/Lahn.

Diphtherie-Scharlach-Impfstoff Behring besteht aus einer Mischung
zu gleichen Teilen von Diphtherie-Impfstoff Al. F. T. und Scharlach-Adsorbat-Impfstoff. Er ist 5 Jahre haltbar und enthält kein tierisches Eiweiß,
so daß eine Sensibilisierung ausgeschlossen ist. Er wird nur subcutan injiziert und vorher gut umgeschüttelt. Kleinkinder erhalten 1 ccm subcutan
Nach 4 Wochen Wiederholung. Schulkinder bis zum 12. Jahre 0,6 ccm, nach
4 Wochen Wiederholung, ältere Kinder bis zum 16. Jahre 0,4 ccm, nach
4 Wochen Wiederholung. Für Erwachsene enthält 1 ccm Impfstoff 0,1 ccm
Di Al. F. T. und 0,9 ccm Scharlach-Adsorbat-Impfstoff. In Abständen von
je 4 Wochen 1 ccm subcutan. Packungen mit 25 ccm, mit 25 Amp. zu 1 ccm
Amp. zu 1 und zu 0,6, für Erwachsene 25 ccm und Amp. zu 1 ccm. Behringwerke, Marburg/Lahn.

Diphtherie-Impfstoff Behring Al. F. T. Es wird hergestellt aus mit
Formol entgiftetem Diphtherietoxin, welches an Aluminiumhydroxyd adsorbiert ist. Vor Gebrauch zu schütteln. 1 ccm ist auf einen Mindestgehalt
von 150—200 Schutzeinheiten staatlich geprüft. Wahrscheinlich wird hierdurch ein mehrjähriger Schutz erreicht. Das Al. F. T. wird 2mal im Abstand
von 4 Wochen subcutan injiziert. Kinder von 1—6 Jahren erhalten 2mal
0,5 ccm, Kinder von 7—14 Jahren 2mal 0,3 ccm; Jugendliche und Erwachsene 0,2 ccm. Bei Kleinkindern tritt keine Reaktion auf, bei größeren
Kindern und Erwachsenen kann Reaktion an der Impfstelle und Temperaturerhöhung auftreten. Kontraindikation: Akute, fieberhafte Erkrankung. In
Fällen, wo direkte Infektionsgefahr besteht, ist die kombinierte passive und
aktive Immunisierung durchzuführen, also zuerst 500—1000 AE. Diphtherie-
Rinderserum intramuskulär und gleichzeitig eine subcutane Injektion von
Al. F. T. Bei jüngeren Individuen sind zur Ingangbringung der Abwehr-
vorgänge höhere Dosen erforderlich als bei älteren.

Diphtherie-Toxoid Asid, ein Diphtherietoxoid-Aluminium-Depotimpfstoff zur aktiven und simultanen Schutzimpfung. Kinder von 1—6 Jahren 2mal 0,5 ccm subcutan mit Zwischenraum von 4 Wochen, Kinder von 6 bis 12 Jahren 2mal 0,3 ccm subcutan mit Zwischenraum von 4 Wochen, Jugendliche von 12—21 Jahren 2mal 0,2 ccm subcutan mit Zwischenraum von 4 Wochen, Erwachsene 2mal 0,1 ccm subcutan mit Zwischenraum von 4 Wochen. Besteht akute Diphtheriegefahr, so gibt man zuerst 1000 E Diphtherieserum intramuskulär und gleichzeitig 0,5—0,1 ccm Diphtherie-Toxoid Asid je nach Alter subcutan. Asid-Serum-Institut, Dessau.

Dysenterie-Serum Behringwerke ist ein polyvalentes, antitoxisch und antiinfektiös wirkendes Pferdeserum. Die Behandlung muß beim ersten Verdacht auf Dysenterie mit polyvalentem Serum einsetzen, ohne das Resultat einer bakteriologischen Stuhluntersuchung abzuwarten.

Prophylaktisch. 2—4000 AE intramuskulär bei ruhrverdächtigen Darmerkrankungen.

Therapie: 8000 AE intramusk., in schweren Fällen das Doppelte evtl. intrav.; nötigenfalls innerhalb 24 Std. zu wiederholen. Die Therapie dient nicht nur zur Heilung der Vergiftungserscheinungen, sondern auch zur Verhütung von Nachkrankheiten. Originalpackungen 200fach mit 2000 AE Amp. zu 10 und 20 ccm, 400fach mit 4000 AE Amp. zu 10 ccm und 8000 AE Amp. zu 20 ccm, 1000fach mit 10000 AE zu 10 ccm. Behringwerke, Marburg/Lahn.

Symbiose-Serum „SS Dresden", Diphtherie-Streptokokken-Antitoxin in uno, staatlich geprüft auf Diphtherie-IE.

Dosierung: Schutzdosis 10 ccm, Heildosis 20 ccm. In leichten Fällen und bei kleinen Kindern genügt auch therapeutisch die Schutzdosis (4000 IE). In schweren Fällen ist die Dosierung nach dem Erfordernis des Falles zu steigern.

Applikationsart: Subcutan, intramuskulär oder intravenös, wenn der intravenösen Einverleibung eine Desensibilisierung vorhergegangen ist (Dauertropfinfusion).

Packungen: 400fach 4000 IE = 10 ccm, 400fach 8000 IE = 20 ccm.

Tetanus-Serum „SSW Dresden". 2000fach vom Pferd, 500fach vom Hammel und 500fach vom Pferd eiweißarm.

Gasödem-Serum „Behringwerke" ist ein polyvalentes antitoxisches Pferdeserum, das sich gegen die vier wichtigsten menschenpathogenen Anaerobier richtet. Das Serum setzt sich zusammen aus: 3000 IE Antiperfringens-Serum (Welch-Fränkel), 2000 IE Anti-Vibrion-septique-Serum (Pasteur), 1600 IE Anti-oedematiens-Serum (Novy), 340 IE Anti-histolyticus-Serum (Weinberg).

Klinische Erscheinungen: Der Gasbrand beginnt immer in der Tiefe der Wunde (Muskelwunde), so daß meist äußerlich nichts zu sehen ist. Das schließende Wundsekret ist übelriechend. Die Kranken machen trotz scheinbar leichter Verwundung einen schwerkranken Eindruck: Mattigkeit, Blässe, Unruhe, Angstgefühl, kleiner Puls. Fieber braucht nicht vorhanden zu sein. Das Wundsekret riecht faulig, und aus der Wundumgebung entleeren sich auf Druck einige Gasblasen. Später tritt eine leichte Schwellung der Wundumgebung auf, und die Gasentwicklung wird deutlich wahrnehmbar durch Knistern bei der Palpation. Die Haut verfärbt sich jetzt bräunlich bis bläulich.

Bei erdbeschmutzten, zerfetzten Wunden spritzt man *nach ihrer operativen Versorgung* nicht nur eine Schutzdosis Tetanus-Antitoxinserum, sondern auch eine Schutzdosis Gasbrandserum. Mit letzterem wird vorteilhaft die Wundumgebung infiltriert. Es gibt auch ein kombiniertes Tetanus-Gasbrandserum.

Prophylaxe: In die Umgebung der Wunde spritzt man eine Schutzdosis polyvalentes Serum. Die Wunde wird sofort mit MB.-Puder behandelt und innerlich gibt man 8—10 Tg. Supronalum innerhalb 24 Std. Wenn operiert werden muß (Amputation), gibt man, um Anaphylaxie zu verhüten, vor der

Operation 1 ccm Pferdeserum, mit 20 ccm Kochsalzlösung verdünnt, langsam intrav. Nach der Operation spritzt man 20—40 ccm Gasbrandserum in das Wundgebiet. Gleichzeitig erhält der Kranke eine intrav. Infusion mit 20 ccm Serum und 500 ccm physiol. Kochsalzlösung innerhalb 1—2 Std. zugeführt. Treten an den nächsten Tagen noch Zeichen erneuter Gasbrandentwicklung auf, so wird die Infusion wiederholt, oder eine intrav. Dauertropfinfusion, durch die tägl. 20—30 ccm Serum zugeführt werden.

Wenn die Amputation *nicht mehr im Gesunden möglich ist*, so mischt man 5 ccm Gasbrandserum mit 500 ccm Kochsalzlösung und gibt hiervon vor der Operation 10 ccm intrav. innerhalb 15 Min. Treten keine anaphylaktische Erscheinungen auf, so werden $\frac{1}{4}$ Std. später 20 ccm innerhalb 15 Min. intrav. injiziert. Nach der Operation, aber *noch während der Narkose*, gießt man noch 95 ccm Serum zu der Kochsalzlösung, füllt auf 2—3 l mit Kochsalzlösung auf und gibt das Ganze als intravenöse Dauertropfinfusion im Verlaufe von 1—2 Tagen (nach Prof. Heller, Leipzig).

Packungen mit 10 und 20 ccm. Behringwerke, Marburg/Lahn.

Genickstarre-Serum „SS Dresden“, staatlich geprüft.

Dosierung: Bedingung für die Erzielung von Heilwirkung ist neben der frühzeitigen Anwendung die Einspritzung großer Dosen (30—50 ccm pro Tag, in besonders schweren Fällen evtl. auch bis 100 ccm). Einspritzung in Intervallen von 1—3 Tagen fortzusetzen, falls 24 Std. nach der 1. Injektion keine auffällige Besserung und keine Abnahme des Fiebers eingetreten ist. Prophylaktisch 10—20 ccm.

Applikationsart: Die Injektion hat je nach dem Erkrankungssitz intralumbal oder intraventrikulär zu geschehen, gleichzeitig kann das Serum auch subcutan oder intravenös gegeben werden. Einer später (5—6 Tage) erfolgten intralumbalen Reinjektion hat eine Desensibilisierung wie bei intrav. Reinjektion vorauszugehen. Zur Prophylaxe intramuskulärer Injektion.

Packungen: 10 ccm und 20 ccm.

Gonargin[1] ist eine polyvalente Gonokokkenvaccine, die aus schonend abgetöteten Gonokokken hergestellt wird. — Die zur Herstellung verwendeten Bakterienstämme werden laufend erneuert; es kommen nur virulente Gonokokken, die nach besonderem biologischem Verfahren ausgesucht werden, zur Verwendung.

Keimgehalt: Serienpackungen mit 10 Amp., davon je 1 Amp. mit 10, 25, 50, 100 und je 2 Amp. mit 200, 500 und 1000 Millionen Keime in 1 ccm, und Fläschchen zu 6 ccm mit 100 und 5000 Millionen Keime pro Kubikzentimeter.

Indikationen: Das Gonargin dient zur Behandlung aller chronischen Formen der männlichen und weiblichen Gonorrhoe, sowie zur Verhütung von Komplikationen bei akuter Gonorrhoe, ferner zur Provokation.

Dosierung. Intramusk.: Angefangen mit 10 Millionen Keime, alle 2—3 Tage steigend bis zu 1000 Millionen.

Intravenös: Von den Anfangsdosen zu 2—5 Millionen Keime, je nach den auftretenden Reaktionen steigend. Originalpackungen 10 Amp. zu 1 ccm mit steigendem Keimgehalt. Flaschen zu 6 und 25 ccm mit 100 Millionen Keime pro Kubikzentimeter. Flasche mit 5000 Millionen Keime pro Kubikzentimeter. Beyer, Leverkusen.

Gonasid mit 100 Millionen Keimen in ccm und Gonasid forte mit 500 Millionen Keimen in ccm, eine Gonokokkenvakzine zur immunbiologischen Behandlung der Gonorrhoe und ihrer Komplikationen. Es sind polyvalente Gonokokkenvakzine. Man beginnt bei intravenöser Behandlung mit 5 Millionen Keimen, bei intramuskulärer mit 10 Millionen. Alle 3—4 Tage Steigerung um das Doppelte. Tritt Fieber über 39° auf, dann wird nicht erhöht. Flasche mit 5 und 25 ccm. Asid-Serum-Institut, Dessau.

---

[1]) Für Hautreaktionen kommt noch ein „Gonargin extra stark“ mit 10 000 Millionen Keimen pro ccm in den Handel.

Gonokokken-Vaccine Toxogon. Zur Herstellung wird eine Reihe von Gonokokkenstämmen verwandt. Die frisch gezüchteten Keime werden aufgeschlossen und an Lipoid-Eiweißstoffe adsorbiert. Zur Behandlung der Gonorrhoe in ihren sämtlichen Stadien. Die Verträglichkeit ist gut, es treten keine Herdreaktionen auf. Man kann die Therapie kombinieren mit Uliron. Packung A zur intramusk. Injektion mit 6 Amp. zu 1 ccm mit je 1000 Millionen Keime. Packung B zur intramusk. Injektion mit 6 Amp. zu 1 ccm. Amp. I und II je 10, Amp. III und IV je 20, Amp. V und VI je 40 A E (entsprechend 500, 1000 und 2000 Millionen Keime). Packung C zur intrav. Injektion mit 6 Amp. zu 1 ccm. Amp. I mit 50, Amp. II und III mit je 100, Amp. IV und V mit je 200, Amp. VI 500 Millionen Keime. Packung D zur kombinierten intramusk. und intrav. Injektion mit 6 Amp. zu 1 ccm. Amp. I, III und V zur intramusk. Injektion, entsprechend 500, 1000 und 2000 Millionen Keime, Amp. II, IV und VI zur intrav Injektion mit 50, 100 und 200 Mill. Keime. Alles Nähere in den Packungen. Bayer, Leverkusen a. Rh.

Gono-Yatren[1]. Das Gono-Yatren ist eine Aufschwemmung verschiedener, frisch von Patienten gewonnener, abgetöteter Gonokokken in 3%iger Yatrenlösung.

Keimgehalt:

Amp.-Packung, Stärke	1	2	3	4	5	6
Keimzahl pro 2½-ccm-Amp. ..	50	100	150	200	300	400 Mill.

Flaschenpackung 50 Millionen Keime in 1 ccm

Indikationen: Urethritis posterior, Epididymitis, Prostatitis, Spermatocystitis, Gonarthritis, Cervicitis, Cowperitis, Vulvovaginitis, Bartholinitis, Endometritis, Salpingitis, Oophoritis, Gonokokkensepsis usw.

Dosierung: Die Injektionen werden mit steigenden Dosen in Abständen von 2—4 Tagen, je nach Reaktion gemacht:

Intramuskulär: Beginn mit Amp. I bzw. 1 ccm aus der Flaschenpackung.

Intravenös: Beginn mit $^1/_3$—$^1/_2$ der Amp. I bzw. 0,5 aus der Flaschenpackung. Wegen der schlagartigeren Wirkung ist in hartnäckigen Fällen die intravenöse Injektion oft vorzuziehen. — Lokale Behandlung muß gleichzeitig mit der Vaccinetherapie einhergehen. Zur Provokation: 1—1,5 ccm aus der Flasche = 50—75 Millionen Keime und mehr intravenös.

Kinder erhalten die halbe bzw. eine dem Alter entsprechende Dosis. Originalpackungen 6 Amp. zu 2½ ccm mit steigendem Keimgehalt. Flasche zu 25 ccm mit 50 Millionen Keime pro ccm. Behringwerke, Marburg/Lahn.

Vaccigon-Mixtum s. u. S. 521.

Grippeserum. Das polyvalente Grippeserum verbindet mit einer maximalen Antistreptokokken- und Antipneumokokkenwirkung eine hohe bactericide und antiinfektiöse Wirkung gegen die Influenzabazillen. Frühzeitige Injektionen von 20—50 ccm intramusk., in schweren Fällen nach 24 Std. Wiederholung, oder intrav. Injektion. Bei Grippeencephalitis wird das Grippeserum intralumbal in Mengen von etwa 25 ccm gegeben nach vorherigem Ablassen von Liquor. In Amp. zu 25 ccm. Behringwerke, I. G. Farbenindustrie.

Pertussis-Mischvaccine „Hoechst" enthält in 1 ccm 5000 Millionen Keime von Bordet-Gengou-Bacillen, 400 Millionen Keime von Influenzabacillen, 200 Millionen Keime von Pneumokokken, 200 Millionen Keime von Staphylokokkus aureus, 200 Millionen Keime von Staphylokokkus albus, 200 Millionen Keime von Streptokokkus und 200 Millionen Keime von Mikrokokkus katharrhalis. Wenn bei Keuchhusten eine Mischinfektion oder

---

[1] Zur „maximalen Fieber-Therapie" wird noch ein „Gono-Yatren extra stark" mit 500 Millionen Keimen pro ccm hergestellt.

der Verdacht einer solchen vorliegt (Bronchopneumonie, Bronchitis), gibt man zuerst 0,5 ccm, nach 1—2 Tagen 0,75 ccm, nach 2 Tagen 1 ccm, wenn notwendig nach 2 Tagen nochmals 1 ccm. Säuglinge und Kleinkinder erhalten die gleiche Dosis wie ältere Kinder. S. Phytossan. Flasche mit 5 ccm. Farbwerke Hoechst, Frankfurt/M.-Höchst.

Phytossan, Keuchhusten-Vaccine „Hoechst", hergestellt aus einer Reihe von Keuchhustenstämmen verschiedener Herkunft. Es ist gut verträglich und hat eine erhöhte antigene Wirkung. Die Dosierung bei prophylaktischer und therapeutischer Anwendung ist die gleiche. Am 1. Tag ½ ccm, nach 1—2 Tagen ¾ ccm und nach weiteren 2 Tagen 1 ccm subcutan. Wenn notwendig eine 4. Injektion von 1 ccm. Packungen mit 4 Amp. zu je 1 ccm mit steigender Keimzahl. S. Pertussin-Mischvaccine. Farbwerke Hoechst, Frankfurt/M.-Höchst.

Keuchhustenvaccine Petein. Es wird gewonnen aus 60—70 Bordet-Gengou-Stämmen, wobei durch entsprechende Prüfungen sichergestellt ist, daß nur solche Kulturen verwendet werden, deren biologische Aktivität in jeder Beziehung erhalten ist. Degenerierte oder atoxische Stämme werden nicht verarbeitet. Der Impfstoff ist völlig giftfrei, da die toxische Komponente (das Endotoxin) entgiftet ist, ohne daß die antigenen Eigenschaften der Keuchhustenbakterien dadurch zerstört würden. Es treten daher keine oder nur vorübergehende, harmlose Lokalreaktionen auf. An Allgemeinreaktionen kommt es gelegentlich zu Temperatursteigerungen. Es kann unbedenklich auch bei Säuglingen ohne Verminderung der Dosis Verwendung finden. Wichtig ist, daß man die Einspritzungen so früh wie irgend möglich vornimmt, da dann die besten Erfolge erzielt werden. Es ist deshalb empfehlenswert, schon beim Verdacht auf Keuchhusten Petein zu spritzen. Zur Behandlung gehören 3 intramusk. Injektionen. Als erste Injektion gibt man 0,5 = 10 Milliarden Keime, 2 Tage später als zweite Injektion 1,0 = 20 Milliarden Keime, als dritte Injektion weitere 2 Tage später wieder 1,0 = 20 Milliarden Keime. Die Vaccine wird in 1 Flasche mit 2,5 ccm unverdünntem Petein = 50 Milliarden Keime, also in einer für die Behandlung ausreichenden Menge, geliefert. Die Heilwirkung tritt 3—4 Tage nach der letzten Injektion auf. Wenn nach 8—10 Tagen keine deutliche Besserung eingetreten ist, so empfiehlt es sich, noch 1—2 Injektionen von je 1 ccm anzuschließen. Keinen Alkohol an Nadel und Spritze bringen! 3 Amp. zu 1 ccm. Dosis I—III. 10, 20, 20 Milliarden Keime 2,95 DM. Schering A.-G., Berlin-West.

Keuchhustenvaccine Tussitropin „Asid". Aus einer größeren Anzahl frischer Stämme von Bordet-Gengou-Bacillen hergestellt, mit Milz- und Thymus-Extrakten. Durch einen Entgiftungsprozeß der Vaccine werden die starken Impfreaktionen vermieden. Im katarrhalischen Zustand des Keuchhustens von optimaler Wirkung, im konvulsivischen Stadium führt es zur Verringerung und Abschwächung der Anfälle. In 2tägigen Abständen 3 Injektionen intramusk.: 0,5, 1,0 und 1,5 ccm. Flasche zu 3 ccm. 20 Milliarden Keime pro ccm. Asid-Serum-Institut, Dessau.

Keuchhustenvaccine Tuscosan (Dr. Fresenius, Frankfurt a. M.). Eine spezifische Vaccine, hergestellt aus dem spezifischen Keuchhustenerreger (Bacterium Bordet-Gengou). Zur *Schutzimpfung* erhalten Erwachsene in Zwischenräumen von 3 Tagen je 1 Amp. à 1 ccm subcutan eingespritzt. Tritt Reaktion ausnahmsweise ein, so läßt man sie erst abklingen. Bei Säuglingen gibt man 0,3—0,4 ccm vom 5. Jahre ab wie bei Erwachsenen. Man gibt 3, am besten 6 Spritzen. Die *Heilimpfung* ist gleich der Schutzimpfung, jedoch gibt man Säuglingen und Kindern bis zum 4. Jahre in Zwischenräumen von 3 Tagen je 1 Amp. Tuscosan forte fortlaufend der Stärke entsprechend subcutan oder intramusk. Packung mit 6 Amp. mit 310 Millionen Keime (3,08 DM). Tuscosan *forte* 6 Amp. mit 900 Millionen Keime (4,10 DM). Tuscosan extra stark 6 Amp. mit 8600 Millionen Keime (5,10 DM) (für kräftige Kinder und Erwachsene).

Santuvaccin, eine polyvalente Keuchhustenvaccine, die gut verträglich ist und eine schmerz- und reizlose Injektion ermöglicht. 1 ccm enthält 20 Milliarden Keime, zur subcutanen Injektion, ausnahmsweise intramusk. Zur Prophylaxe: 1. Woche 0,5—1 ccm, 2. Woche 2 ccm, 3. Woche 2 ccm. Zur Therapie: 1. Tag 0,5 ccm, 3. Tag 1 ccm, 5. Tag 2 ccm. Wenn notwendig, können am 7. Tag nochmals 2 ccm gegeben werden. Temperaturerhöhungen klingen nach einigen Stunden ab. 5 Amp. zu 1 ccm. Byk-Gulden, Lomberg, chem. Fabrik, Konstanz und Weilheim/Obb.

Masernschutzextrakt aus Placenta dargestellt, da Säuglinge bis zum 4. Monat von der Mutter her gegen Masern immun sind. Es enthält die Masernschutzstoffe in gereinigter Form. Keine Anaphylaxiegefahr. Zur Masernprophylaxe bei Säuglingen über 6 Monate und bei Kindern im besonders gefährdeten Alter. Wird kein vollkommener Schutz erreicht, so ist doch eine Abschwächung des Krankheitsbildes zu erwarten, die eine Immunität verleiht. Sofort nach der Ansteckungsmöglichkeit, nicht später als am 5. Tag, spätestens am Tage nach dem Exanthemausbruch. Intramusk. 15 ccm und mehr. Amp. zu 15 ccm. Mschr. Kinderheilk. 1936, Bd. 65. Sächs. Serumwerk A.-G., Dresden.

Meningokokken-Serum. Als Schutzimpfung gibt man 10 ccm Serum subcutan oder intramuskulär. Zur Heilung gibt man möglichst frühzeitig durch intralumbale Injektion 20 ccm des Serums nach vorherigem Ablassen einer größeren Liquormenge. Bei komplizierender Meningokokkensepsis gibt man gleichzeitig intramusk. oder intrav. 20 ccm Serum. Bei kleinen Kindern und Säuglingen genügen die halben Dosen. In Amp. zu 10 und 20 ccm. Behringwerke, Marburg/Lahn.

Meningokokken-Vaccine zur aktiven Immunisierung. Zur Prophylaxe der Meningokokkeninfektion 3 subcutane Impfungen in Abständen von 7 bis 10 Tagen. 1 ccm = 1000 Millionen Keime. 1. Impfung 0,5 ccm = 500 Millionen Keime. 2. Impfung 1 ccm = 1000 Millionen Keime. 3. Impfung: 1,5 ccm = 1500 Millionen Keime. Leichte Lokalreaktionen und Temperaturerhöhungen können auftreten. Packung 50 ccm, 3 Amp. zu je 1 ccm. Sächs. Serumwerk A.-G., Dresden.

Milzbrandserum. Ein hochwertiges antibakterielles Serum, dient in erster Linie zur Verhütung der prognostisch ungünstigen Milzbrandsepsis. Man injiziert mindestens 40—50 ccm Serum intramusk. Bei bereits eingetretener Blutinfektion sind gleichzeitig 20 ccm intrav. zu geben. In Amp. zu 10 und 20 ccm, Serülen zu 10 ccm. Behringwerke, Marburg/Lahn.

Neuro-Yatren. Das Neuro-Yatren ist eine Suspension von Autolysaten neurotroper Bakterien: Bacillus prodigiosus pyocyaneus und staphylococcus aureus in 3%iger Yatrenlösung.

Indikationen: Erkrankungen des peripheren und zentralen Nervensystems: Neuritiden und Neuralgien rheumatischer, infektiöser oder toxischer Ätiologie. Trigeminus-, Occipital-, Intercostal-, Plexus- und Amputationsneuralgien, Ischias, Lumbago, Herpes zoster, lancinierende Schmerzen bei Tabes, multiple Sklerose, Akroparästhesien.

Dosierung: Von der Anfangsdosis 0,1—0,5 ccm steigt man in Intervallen von 3—4 Tagen vorsichtig bis zur vollen Dosis von 1 ccm. Herdreaktionen in Form vorübergehenden Akutwerdens der Krankheitsprozesse sollen nicht länger als 2—4 Std. anhalten und müssen vor der nächsten Injektion vollständig abgeklungen sein. Bei richtiger Dosierung tritt Schmerzfreiheit, mindestens aber Linderung ein. Sind die Reaktionen zu stark, so setze man die injizierende Dosis herab. Allgemeinreaktionen mit hohem Fieber, Kopfschmerz, Mattigkeit und Unwohlsein müssen vermieden werden. Besonders vorsichtige Dosierung ist bei chronischen Infektionen (Tuberkulose) angezeigt, bei denen eine erhöhte Reaktionsfähigkeit besteht. Originalpackungen 6 Amp. zu 1 ccm. Flasche zu 25 ccm. Behringwerke, Marburg/Lahn.

Peritonitis-Serum. Antitoxisches Pferdeserum mit 2000 BE = 100 IE gegen B. Welch-Fränkel und 1000 BE gegen B. Coli pro ccm. Zur Behandlung diffuser Bauchfellentzündungen. 1 Amp. zu 20 ccm. Behringwerke, Marburg/Lahn.

Peritonitis-Serum „SS Dresden", ohne Phenol vom Rind mit Coli-Gasbrand-Antitoxin in uno.

Dosierung: 50—100 ccm post operationem intraperitoneal und 25—50 ccm intramusk. Dieselben Serummengen an den folgenden Tagen je nach Verlauf. Bei Bevorzugung der intravenösen Anwendung Serum in größeren Mengen physiologischer Kochsalzlösung oder Normosal SS (zur Auffüllung des Kreislaufs) verdünnen und am besten in Gestalt der intravenösen Dauertropfinfusion verwenden.

Packungen: 25 und 50 ccm.

Rotlaufserum. Eine einmalige intramusk. Injektion von 15—20 ccm Serum genügt meist, die fortschreitende Erkrankung in 2—3 Tagen zur Ausheilung zu bringen. Das Serum wird durch Immunisierung von Pferden mit Rotlaufkulturen hergestellt. In Amp. zu 10 und 20 ccm. Behringwerke, Marburg/Lahn

Ruhr-Serum „SS Dresden", staatlich geprüft.

Dosierung: Prophylaktisch 10 ccm, therapeutisch bis 30 ccm.

Applikationsart: Prophylaktisch: subcutan oder intramuskulär; therapeutisch: intramuskulär.

Packungen: 400fach Amp. zu 5 ccm = 2000 Einh., Amp. zu 10 ccm = 4000 Einh.

Als Oravaccin zur peroralen Immunisierung. Glasröhrchen zu 3 Immuntabl.

Scharlachserum „SS Dresden".

Dosierung: Zur Erzielung eines vollen Erfolges Injektion großer Serumdosen von 30—50 ccm. Früher mit Diphtherie-Antitoxin behandelten Personen ist erst zur Desensibilisierung 1 ccm zu injizieren, dem nach 4 Std. die volle Dosis intramuskulär zu folgen hat.

Packungen: 10 ccm, 20 ccm und 50 ccm.

Scharlachserum „SS Dresden" hochkonzentriert in Packungen zu 10 ccm. Intramuskulär zu geben.

Scharlachserum E. V. Behring ist ein von Pferden durch Immunisierung mit Bakterien und Toxinen der hämolysierenden Scharlach-Streptokokken (Originalstämme von Dick & Dochez) gewonnenes Serum. Es werden zwei Stärken des Serums hergestellt: das *einfache* und das *konzentriete* Serum. 1 ccm des einfachen Serums neutralisiert 10000—20000 Hautgifttestdosen, 1 ccm des hochwertigen konzentrierten Serums 40000—60000 Hautgifttestdosen. Das Serum ist experimentell und klinisch geprüft.

Prophylaxe: Direkt gefährdete Personen können einer passiven Immunisierung mit 5 ccm konzentriertem Heilserum unterzogen werden. Der Schutz hält nicht länger als 2 Wochen an. Es wird empfohlen, die passive Immunisierung mit der aktiven zu kombinieren.

	In leichten Fällen	In schweren Fällen
Kinder	25 ccm einfaches Serum oder 10 ccm konzentriertes Serum	50—75 ccm einfaches Serum oder 20—30 ccm konzentriertes Serum
Erwachsene	50 ccm einfaches Serum oder 20—30 ccm konzentriertes Serum	50—75 ccm einfaches Serum oder 40—50 ccm konzentriertes Serum

Behringwerke, Marburg/Lahn.

Therapie: Das Scharlachserum ist möglichst frühzeitig je nach der Schwere des Falles in ausreichenden Mengen, wenn nötig auch mehrmals wiederholt, zu geben.

Scarlotox Asid. Ein Scharlachstreptokokkentoxin-Aluminium-Depot-impfstoff. Er ist von guter Verträglichkeit und hoher immunisierender Wirksamkeit. Die Impfung erfolgt 3mal in Abständen von 14 Tagen, und zwar jeweils 1 ccm subcutan der Stärken I, II, III. Die Immunität tritt nach 3—5 Wochen ein und erreicht ihren Höhepunkt in der 5. Woche. Die immunisierende Wirkung des Scarlotox hält mehrere Jahre. Bei akut scharlachgefährdeten Personen gibt man gleichzeitig mit der 1. Impfdosis 10 ccm Homoseran Asid. 3 Amp. mit Stärke I, II, III. 2,80 DM. Stärke I 25 ccm 5,82 DM, Stärke II 25 ccm 9,70 DM, Stärke III 25 ccm 21,32 DM. Asid Serum-Institut, Berlin NW 7.

Sepsisantitoxin (Warnekros). Es wird von Pferden gewonnen, die mit hämolytischen Puerperalsepsisstreptokokken und deren spezifischen Toxinen immunisiert worden sind, so daß es neben dem spezifischen Sepsisantitoxin auch bactericide Antikörper angereichert enthält. Besonders bei Puerperalsepsis. Tägl. 50 ccm bis zur Heilung (intraglut.). Flasche mit 50 ccm 26,25 DM. Sächs. Serumwerk, Dresden.

Staphar ist eine polyvalente Vaccine, die unter Verwendung aufgeschlossener Staphylokokken hergestellt wird, deren Kulturen mit immunbiologisch wichtigen Lipoiden angereichert sind. Das Herstellungsverfahren bringt den Vorteil, daß die antigen wirkenden Stoffe vom Organismus besonders leicht aufgenommen werden.

Keimgehalt: Staphar enthält in 1 mg Maststaphylokokken-Aufschließungsrest.

Indikationen: Die Vaccine wird bei allen Staphylomykosen, insbesondere bei Furunkulose, angewendet; ferner bei Pyodermien, Acne, Schweißdrüsenabscessen, Bubonen, bei Mastitis und Tonsillitis sowie auch bei Sykosis und Trichophytie.

Dosierung: Subcutan oder intramuskulär in den Oberarm, Oberschenkel oder Rücken. Wöchentl. etwa 3 Injektionen je nach der Reaktion. Im allgemeinen beginnt man mit 0,5—0,75 ccm und steigt auf 1 ccm bis manchmal 2 und sogar 3 ccm.

Kindern bis zu 1 Jahr 0,25 ccm, bis zu 2 Jahren 0,5 ccm und von 2 bis etwa 5 Jahren 0,75 ccm als Anfangsdosis. Nach dem 5. Jahr die Dosis der Erwachsenen. Originalpackungen 3, 6, 10 und 50 Amp. zu 1 ccm.

Staphylokokken-Serum „SS Dresden".

Dosierung und *Applikationsart:* Subcutane, intramuskuläre oder intravenöse Injektion nach geeigneter Desensibilisierung durch eine vorgespritzte Serumdosis von 0,5—1 ccm. Intravenöse Injektion des Serums erfolgt am besten in 100—200 ccm Normallösung. Dosis zwischen 20 und 100 ccm je nach der Natur des Krankheitsfalles. Es ist ratsam, an mehreren aufeinanderfolgenden Tagen 50 ccm pro Tag zu injizieren.

Packungen: 10 ccm, 20 ccm und 50 ccm.

Staphylokokken-Vaccine s. Leukogen unter Arzneimittel.

Staphylotropin ist eine polyvalente Staphylokokkenvaccine mit immunisationsfördernden Organextrakten. Bei staphylogenen Pyodermien, Furunkulose, Karbunkel, Schweißdrüsenabscessen, Osteomyelitis, staphylogenen Phlegmonen. Vor Gebrauch kräftig umschütteln! Bei Erwachsenen 1 Amp. = 1 ccm mit 50, dann steigernd auf 100—500 Millionen Keime, am besten langsam intravenös, die intramuskuläre Injektion ist schmerzhaft mit Anschwellung. Es tritt geringes Fieber auf. Jeden 3. Tag 1 Injektion. Bei Marasmus und schwerer Herz- und Kreislaufschädigung keine Injektion. Packungen mit 5 Amp. mit je 50, 100, 200, 350, 500 Millionen Keime oder eine 5-ccm-Flasche mit 500 Millionen Keimen in 1 ccm. Asid-Serum-Institut, Dessau.

Staphylo-Yatren. Das Staphylo-Yatren ist eine Suspension verschiedener, frisch vom Patienten gewonnener, abgetöteter Staphylokokken in 3%iger Yatrenlösung.

Keimgehalt:

Amp.-Packung, Stärke	1	2	3	4	5	6
Keimzahl pro 2½-ccm-Amp. ..	30	60	120	200	400	600Mill.

Flaschenpackung 50 Millionen in 1 ccm.

Indikationen: Alle Staphylomykosen, insbesondere Furunkulose, Karbunkel, Schweißdrüsenabscesse, multiple Abscesse der Haut, Hordeolosis, Folliculitis barbae, Acne vulgaris, staphylogene Mastitis, puerperale Sepsis, Otitis. *Dosierung:* Die Injektionen werden in Abständen von 2—4 Tagen mit steigenden Dosen, je nach der auftretenden Reaktion, gemacht. Intramuskulär: Beginn mit Amp. I bzw. 0,5 ccm der Flaschenpackung. Intravenös: Beginn mit $^1/_3$—$^1/_2$ der Amp. I bzw. 0,3 ccm der Flaschenpackung. Wegen der schlagartigeren Wirkung ist in hartnäckigen Fällen die intravenöse Injektion oft vorzuziehen. Bei Sepsis sind schnell steigende, hohe intravenöse Gaben bis zu 5 ccm der Flaschenpackung angezeigt. Bei Mischinfektionen mit Streptokokken gibt man Staphylo- und Strepto-Yatren zu gleichen Teilen. Kinder erhalten die halbe bzw. eine ihrem Alter entsprechende Dosis. Originalpackung 6 Amp. zu 2½ ccm mit steigendem Keimgehalt. Flasche zu 25 ccm mit 50 Millionen Keime pro ccm.

Streptoserin. Streptokokkenserum. Hergestellt durch Immunisierung von Pferden mit Streptokokken verschiedener Herkunft und deren Blut und Organgiften. Anwendung wie jedes andere Streptokokkenserum (Sepsis, Puerperalfieber, Phlegmone, Angina, Erysipel, Grippepneumonie). Bei schwerer Diphtherie zusammen mit Diphtherieserum anzuwenden (Finkelstein). Als Schutzdosis 25 ccm, bei vorhandener Infektion 50 ccm. Besteht am nächsten Tage noch Fieber, dann Wiederholung. In Ampullen und Flaschen mit 10, 20 und 50 ccm. Behringwerke, Marburg/Lahn.

Streptokokken-Serum nach Tavel „SS Dresden".
Dosierung: Je nach Schwere des Falles zwischen 20 und 100 ccm. Man injiziere an mehreren aufeinanderfolgenden Tagen bis zu 50 ccm pro die.
Applikationsart: Subcutan oder intravenös.
Packungen: 10 ccm, 20 ccm und 50 ccm.

Strepto-Yatren. Das Strepto-Yatren ist eine Aufschwemmung verschiedener, frisch vom Patienten gewonnener, abgetöteter Streptokokken in 3%iger Yatrenlösung.

Keimgehalt:

Amp.-Packung, Stärke	1	2	3	4	5	6
Keimzahl pro ½-ccm-Amp. ...	30	60	120	200	400	600Mill.

Flaschenpackung mit 50 Millionen Keime pro ccm.

Indikationen: Streptokokkeninfektionen lokalisierter und generalisierter Art, speziell Erysipel, Streptokokken-Angina, Lymphangitis, Abscesse, puerperale Sepsis und Endometritis.
Dosierung: Die Injektionen werden in Abständen von 2—4 Tagen mit steigenden Dosen je nach der auftretenden Reaktion gemacht. Intramuskulär: Beginn mit Amp. I bzw. mit 0,5 ccm der Flaschenpackung. Intravenös: Beginn mit $^1/_2$—$^1/_3$ der Amp. I bzw. mit 0,3 ccm der Flaschenpackung. Wegen der schlagartigen Wirkung ist in hartnäckigen Fällen die intravenöse Injektion oft vorzuziehen. Bei Sepsis sind schnell steigende, hohe intra-

venöse Gaben bis zu 5 ccm der Flaschenpackung angezeigt. Bei Mischinfektionen mit Staphylokokken gibt man Strepto- und Staphylo-Yatren zu gleichen Teilen. Kinder erhalten die halbe bzw. eine ihrem Alter entsprechende Dosis. Originalpackungen 6 Amp. zu $2\frac{1}{2}$ ccm mit steigendem Keimgehalt. Flasche zu 25 ccm mit 50 Millionen Keime pro ccm.

Symbiose-Serum, staatlich geprüft auf Diphtherie-I E, antiinfektiös. Injektion: intramuskulär, intravenös.

Symbiose-Serum hat gegenüber Diphtherie-Serum *immer* den Vorteil, daß auch noch nicht sichtbare Komplikationen durch die doppelte Spezifität des Serums bekämpft werden. Darüber hinaus indiziert bei allen verdächtigen Anginen, Mischinfektionen, septischen Diphtheriefällen usw. Bei leichten Fällen und kleinen Kindern genügt auch therapeutisch die Schutzdosis (4000 I E). In schweren Fällen Dosierung nach Erfordernis des Falles zu steigern. 400fach I E = 10 ccm, 8000 I E = 20 ccm.

Tetanus-Serum „E. v. Behring" ist ein staatlich geprüftes antitoxisches, vom Pferd gewonnenes Serum, dem zur Konservierung 0,5% Phenol zugesetzt ist. Tetanus-Sera werden mit 500, 750 und 2000 Antitoxin-Einheiten pro ccm in nativer, gereinigt-eiweißarmer oder konzentrierter Form hergestellt.

Prophylaxe: Das Wichtigste ist die rechtzeitige Prophylaxe mit Tetanusserum, da die Heilbehandlung eines bereits klinisch manifesten Tetanus infolge der festen Bildung des Giftes an die Nervensubstanz nicht selten aussichtslos ist. Die Prophylaxe hat sich daher auf alle Patienten, deren Verwundungen mit Schmutz, Staub- oder Ackerboden in Berührung gekommen sind, zu erstrecken, also bei Unfällen in Landwirtschaft und Gewerbe, bei Splitter-, Riß-, Stich- und Schußverletzungen. Ferner bei Operationen alter vernarbter Kriegsverletzungen, die gelegentlich latente Infektionsherde darstellen. Als prophylaktische Dosis werden im allgemeinen 3000 A E subcutan oder intramuskulär gegeben. Bei stärker verschmutzten Wunden ist eine Wiederholung der Injektionen nach 1 Woche angezeigt, desgleichen auch bei Nachoperationen.

Therapie: Sobald Starrkrampfsymptome in Form von Zuckungen, Spannungen, Steifheitsgefühl usw. sich bemerkbar machen, empfiehlt es sich, hohe wiederholte Serumdosen von 50000 A E und mehr zu geben. Die Einspritzungen sind intramuskulär bzw. intravenös auch in die Nähe der Zentripetalnerven zu machen. Bei ausgeprägtem Tetanus werden hohe Antitoxinmengen intralumbal und auch intraventriculär nach Ablassen entsprechender Liquormengen empfohlen. Die Serumtherapie ist in solchen Fällen durch andere therapeutische Maßnahmen (Avertin- oder Pernocton- oder Rectidon-Dämmerschlaf usw.) zu ergänzen. Originalpackungen 600fach: 3000 A E in Ampullen und Serülen, 15000 A E in Ampullen, 35000 A E in Flaschen, 60000 A E in Flaschen. 750fach: 12500 A E in Ampullen. Gereinigt-eiweißarm (maximal 5% Eiweißgehalt): Packungen wie vorstehend. 2000fach gereinigt und konzentriert: 20000 A E in Ampullen und Serülen. Behringwerke, Marburg/Lahn.

Das Tetanus-Serum vom *Rind* wird analog demjenigen von Pferden durch Immunisierung mit Starrkrampf-Bacillen-Toxin gewonnen. In Fällen, bei denen mit Überempfindlichkeit gegen Pferdeserum zu rechnen ist, empfiehlt sich zur Prophylaxe die Verwendung des Tetanus-Serums vom Rind. Originalpackungen 300fach: 3000 A E in Ampullen und Serülen, 600fach: 3000 A E in Ampullen, 1000fach: 10000 AE in Ampullen. Behringwerke, Marburg/Lahn.

Tetanus-Serum vom Pferd „SS Dresden", staatlich geprüft.

Dosierung: Für therapeutische Zwecke werden große Dosen gebraucht, und 5—6 solcher Heildosen können täglich in Abständen von 1 Std. gegeben werden.

Applikationsart: Intravenös, intraneural, intrakranial; prophylaktisch: subcutan. Packungen:

Nr. I Schutzdosis	Amp. zu	2500 AE ==	500fach	5	ccm
Nr. II Heildosis	Amp. zu	12500 AE ==	500fach	25	ccm
Nr. III Flasche zu		25000 AE ==	500fach	50	ccm
Nr. IV Flasche zu		50000 AE ==	500fach	100	ccm
Nr. IIDD Flasche zu		12500 AE ==	1000fach	12½	ccm
Nr. IIIDD Amp. zu		25000 AE ==	1000fach	25	ccm
Amp. zu		3000 AE ==	2000fach	1,5	ccm
		20000 AE ==	2000fach	10	ccm.

Tetanus-Serum vom Pferd „SS Dresden", staatlich geprüft; eiweißarm (etwa 5% Eiweiß).

Nr. I Schutzdosis	Amp. zu	2500 AE =	500fach	5 ccm
Nr. II Heildosis	Amp. zu	12500 AE =	500fach	25 ccm.

Tetanus-Serum vom Rind „SS Dresden", staatlich geprüft.

Nr. IRD Amp. 2500 AE = 250fach 10 ccm.

Tetanus-Serum vom Pferd und vom Rind (Asid). Tetanusserum vom Pferd ist 1000fach (1000 AE-ccm) und 500fach (500-AE-ccm). Tetanusserum vom Rind ist 300fach (300-AE-ccm). Die Seren enthalten 0,5% Phenol. *Tetatoxoid* ist ein Tetanustoxoid-Al. Depotimpfstoff, konserviert mit 0,3% Phenol. In 1 ccm 30 Schutzeinheiten. Bei subcutaner Injektion entsteht ein Impfstoffdepot, aus dem immer kleinste Antigenmengen herausgelöst werden, wodurch eine zuverlässige Immunisierung bewirkt wird. Bei bestehenden Verletzungen und Verwundungen am 1. Tag 3000—6000 AE und mehr intramusk. und 1 ccm Tetatoxoid subcutan. An den folgenden Tagen nach Notwendigkeit Tetanusserum. 14 Tage später 1 ccm Tetatoxoid subcutan. 14 Tage später 1 ccm Tetatoxoid subcutan gibt einen Schutz für mehrere Jahre. Zur einfachen Schutzimpfung gibt man 2 im Abstand von mindestens 4 Wochen durchgeführten subcutanen Injektion von 1 ccm Tetatoxoid. 2 Wochen nach der 2. Impfung besteht eine starke Immunität, die durch Nachimpfung nach 1 Jahr auf Jahrzehnte, vielleicht auf Lebenszeit verlängert werden kann. Packung Tetanusserum Asid vom Pferd, Amp. mit 3 und 5 ccm (3000 AE), vom Rind mit 10 ccm (3000 AE). Tetatoxoid Asid 2 Amp. zu 1 ccm. Flasche mit 25 ccm. Asid-Serum-Institut, Dessau.

Steriles Pferde-, Hammel- und Rinderserum. Zur Behandlung aller Blutungen intramusk. Injektion von 5—10 ccm. In Amp. zu 5, 10 und 50 ccm. Behringwerke, Marburg/Lahn.

Toxogon s. Gonokokken-Vaccine.

Tularämie-Serum Behringwerke. Durch Immunisierung von Pferden mit B. tularense gewonnen. Bei frischen Fällen von Tularämie intrav. 30 ccm oder bedeutend mehr. Amp. mit 30 ccm. Behringwerke, Marburg/Lahn.

Typhusimpfstoff enthält 1000 Millionen Keime in 1 ccm. Die 1. Impfung gegen Typhus als Schutzimpfung besteht in einer 3maligen Injektion von Typhusimpfstoff unter die Brusthaut zwischen Brustwarze und Schlüsselbein. Zwischen den 3 Injektionen liegt ein Zwischenraum von je 8 Tagen. Man injiziert die beiden ersten Male 0,5 ccm und beim 3. Male 1 ccm, am zweckmäßigsten am Nachmittag oder Abend. Die Schutzwirkung hält ungefähr 3 Monate. Soll die Wirkung verlängert werden, so injiziert man 0,5 ccm und nach 8 Tagen 1 ccm. In Flaschen mit 10, 50 und mehr Kubikzentimeter oder 3 Amp. zu 1 ccm. Behringwerke, Marburg/Lahn.

Choleraschutzimpfung. Der Impfstoff enthält in 1 ccm 5000 Millionen abgetötete Keime. Zur 1. Impfung werden 0,5 ccm und 7 Tage später 1 ccm des Impfstoffes subcutan unter die Brusthaut injiziert. Der Impfschutz dauert 3 Monate. Zur Verlän erung der Schutzwirkung genügt eine einmalige Injektion von 1 ccm. In Flaschen zu 10, 20, 50 und mehr Kubikzentimeter, 3 Amp. zu 1 ccm. Behringwerke, I. G. Farbenindustrie, Leverkusen a. Rh.

Cholperos. Peroraler Impfstoff gegen Cholera, analog hergestellt wie Typhoral.

Oravaccin zur peroralen Immunisierung bei Cholera. Röhrchen zu 3 Immuntabl. und 3 Gallepillen. Sächs. Serumwerke, Dresden.

Vaccigon-Mixtum gegen Gonorrhoe besteht aus einer großen Anzahl von Gonokokken-Stämmen, Bact. coli-, Streptokokken- und Staphylokokken-Stämmen in Amp. zu 1 ccm zur intramusk. und intrav. Injektion. Die intrav. Injektion zeigt eine schnelle Reaktion mit hohem Temperaturanstieg. Anfangsdosis 1 ccm intramusk., 0,1 ccm intrav. Bei lokaler Reaktion Wiederholung derselben Dosis. Wenn ohne stärkere Reaktion vertragen, nach 3—5 Tagen Steigerung der Dosen.

Dosierung:

Ampullen mit steigender Keimzahl; jede Ampulle enthält alle vier Bakterienarten in folgender Konzentration:

	Gonokokken	B. coli	Streptokokken	Staphylokokken
1. Ampulle (weiß)	700 Million.	300 Million.	500 Million.	500 Million.
2. ,, (rot)	2 Milliard.	500 ,,	800 ,,	600 ,,
3. ,, (gelb)	3 ,,	1 Milliarde	1 Milliarde	1 Milliarde
4. ,, (grün)	4 ,,	2 Milliard.	2 Milliard.	2 Milliard.
5. ,, (blau)	5 ,,	3 ,,	3 ,,	3 ,,
6. ,, (violett)	6 ,,	3,5 ,,	4 ,,	4 ,,
7. ,, (braun)	7 ,,	4 ,,	4,5 ,,	4,5 ,,
8. ,, (rosa)	8 ,,	5 ,,	5 ,,	5 ,,
9. ,, (grau)	9 ,,	6 ,,	5,5 ,,	5,5 ,,
10. ,, (orange)	12 ,,	7 ,,	6 ,,	6 ,,

Packung: enthaltend 10 Ampullen. Sächs. Serumwerke, Dresden.

Vergiftungen.

Das Gift ist durch Magenausspülung zu entfernen. Ist die Speiseröhre durch die Lauge oder Säure stark verätzt, so ist größte Vorsicht geboten oder die Spülung vollkommen zu unterlassen. Bei geschlossenem Munde (Trismus) ist eine Sonde durch die Nase einzuführen. Als Spülwasser dient entweder gewöhnliches Wasser oder am besten eine Aufschwemmung von Carbo medicinalis Merck, oder es enthält schon die Bestandteile, die als Antidotum in Betracht kommen (z. B. bei Morphiumvergiftung Spülung mit 1prom. Kaliumpermanganatlösung). Ist kein Magenschlauch vorhanden, so gibt man ein Emeticum, entweder Cuprum sulfuric. 1:50 teelöffelweise bis zur Wirkung oder am besten subcutan 1 ccm einer Apomorphinlösung 0,1:10. Gleichzeitig kann man den Darm reinigen durch Seifenklistier und Abführmittel (Calomel 0,2 oder intramusk. Sennatin). Frische Luft!

Da Pflanzenalkaloide mit Gerbsäure schwer lösliche Verbindungen eingehen, so gibt man bei Vergiftung mit Opium, Morphium, Atropin, Colchicin am besten öfter 0,2—0,3 Tannin, oder wenn dies nicht vorhanden, kann es durch Kaffee, Tee oder eine Abkochung von Eichenrinde ersetzt werden.

Bei schwacher Herztätigkeit und schlechter Respiration sind Kognak, Campher, Hexeton, Cardiazol und Lobelin subcutan zu geben.

Alkalien (Kali- und Na-Lauge, kohlensaure Alkalien, Salmiakgeist). Symptome: Verätzung im Munde und Rachen, Kolik.

Behandlung: Einflößen von Zitronenwasser, Essigwasser, Milch, Gummilösung 10:100, gegen die starken Schmerzen Morphium, bei starken Mund- und Rachenschmerzen Bepinseln mit Novocainlösung 1- bis 3%ig. Kein Emeticum, kein Magenspülen.

Alkohol. Symptome: Rötung des Gesichts, enge Pupillen, schwacher Puls, Koma, Geruch nach Alkohol.

Behandlung: Magenausspülung, schwarzer Kaffee oder subcutan Coffein, Campher, kalte Umschläge auf den Kopf, Klistier mit Kochsalz und Essig. Liquor ammon. anis. 10 Tropfen in Zuckerwasser. Zur Anregung der Respiration künstliche Atmung und Lobelin.

Anilin (Nitrobenzol oder Mirbanöl). Symptome: Starke Cyanose, Erbrechen, Schwindel, Bewußtlosigkeit, Koma. Auch Ikterus und Hämoglobinurie. Geruch nach Bittermandelöl.

Behandlung: Magenausspülung oder Brechmittel, als Abführmittel Magn. sulfuric. Aderlaß, frische Luft, O-Inhalation, Campher und Codein.

Antimon (Tartarus stibiat., Brechweinstein). Symptome: Kleiner Puls, Gastroenteritis, Kollaps.

Behandlung: Acidum tannic. 2,0 in warmem Wasser gelöst zum Trinken oder Eichenrindenabkochung, schwarzer Tee, schleimige Getränke.

Argentum nitricum. Symptome: Verschorfung von Mund und Rachen, Erbrechen von weißen Massen (Chlorsilber), Schwindel, Paresen.

Behandlung: Magenausspülung mit Kochsalzlösung, Trinken von Kochsalzlösung, Eiweiß und Milch.

Arsen (alle Arsenpräparate, Schweinfurter Grün). Symptome: Magenschmerzen, Erbrechen, Diarrhoe (blutig), Cyanose der Haut, Herzschwäche, Atemnot, Albuminurie, Bewußtlosigkeit, Delirien (Atoxyl macht Sehstörungen).

Behandlung: Magenausspülung, Abführmittel, Antidotum Arsenici $^1/_4$- bis $^1/_2$stündl. 1 Eßl. voll, Magn. usta, Milch, Eiweiß und Tierkohle, intrav. Tecesal.

Atropin (Scopolamin, Hyoscin, Homatropin, Novatropin, Eumydrin). Symptome: Trockenheit in Mund und Rachen, starker Durst, Schluckbeschwerden, weite Pupillen, Akkommodationsstörungen, Tachykardie, scharlachähnliches Hautexanthem, Ischuria, Krämpfe, Tobsuchtsanfall.

Behandlung: Magenausspülung, Abführmittel, schwarzer Kaffee oder 0,1—0,3 Tannin alle Viertelstunden. Morphium 0,01—0,02, Pilocarpin $^1/_2$ bis 1 Spritze von einer Lösung 0,2:10. Nach der Magenspülung eine Aufschwemmung von 2 Eßl. Carbo medic. und 30 Magn. sulfuric. eingießen. Chloralhydrat.

Barium. Symptome: Gaestroenteritis, langsamer Puls, Krämpfe. Subcutan Atropin, Magenausspülung mit Natr. sulfuric.

Blausäure (Cyankali, bittere Mandeln). Symptome: Atemluft riecht nach bitteren Mandeln, Kopfschmerz, Schwindel, Dyspnoe und Cyanose. Hervortreten der Augen, Mydriasis, Bradykardie.

Behandlung: Magenausspülung mit 1prom. Kaliumpermanganatlösung, künstliche Atmung, kalte Übergießungen, Campher, Cardiazol, Hexeton, Suprarenin, Lobelin. Intrav. Injektion von Calciumthiosulfat. 2—3mal tägl. 10 ccm; s. u. Tecesal. Innerlich Kohle. Aderlaß.

Bleisalze (Bleizucker, Bleiweiß). Symptome: Heftige Magenschmerzen, Erbrechen, Kolik, blutige Diarrhoen, später Verstopfungen, Herzschwäche.

Behandlung: Magenausspülung, Abführmittel, Eiweiß, Milch, Glaubersalz oder Bittersalz zum Abführen, innerlich Jodkalium. Injektionen mit Tecesal intrav. 3mal tägl. 10 ccm langsam injizieren; s. u. Quecksilber. Bei allen Schwermetallvergiftungen soll man dem Körper den Vitamin-B$_2$-Komplex in Form von Levurinose zuführen.

Brom. Symptome: Verätzung in Mund und Rachen. Erbrechen, das Erbrochene riecht nach Brom, Durchfall, Schwindel, Kollaps.

Behandlung: Mehlabkochung mit Milch, Eiweißlösung, vorsichtige Magenspülung mit $^1/_2$%iger Carbolsäurelösung.

Bromoform. Symptome: Rauschähnlicher bis narkotischer Zustand, Pupillenstarre, Puls klein und unregelmäßig, Tachykardie, gestörte Respiration.

Behandlung: Magenausspülung oder Apomorphininjektion, künstliche Atmung, Lobelin, Campher- und Coffeininjektion.

Canthariden (spanische Fliegen). Symptome: Starkes Brennen in Mund, Rachen und Speiseröhre, bisweilen Blasenbildung, Schluckbeschwerden, blutiger Durchfall, starker Harndrang, Urin enthält Eiweiß, Zylinder und Blut, Kollaps.

Behandlung: Magenausspülung oder Emeticum, gegen die Schmerzen im Munde. Bepinseln mit 1—3%iger Lösung von Novocain. Als Abführmittel 0,3 Calomel, später Opium.

Carbolsäure (Lysol). Symptome: Weiße Verätzung von Mund und Rachen, Geruch nach Carbolsäure, Leibschmerzen, Erbrechen, Ausscheidung von schwärzlichem Urin, der auch Eiweiß und Blut enthält, Herzschwäche, Atemnot.

Behandlung: Magenausspülung mit Calcaria saccharata (1—2 Eßl. auf 1 l Wasser), Darmeinlauf, Aderlaß, Campher, Lobelin.

Chlor. Symptome: Husten, Dyspnoe, Cyanose, Auswurf.

Behandlung: Frische Luft, Sauerstoffeinatmung, Afenil intravenös, Lobelin.

Chloralhydrat. Symptome: Schlafsucht, Cyanose, Erbrechen, Erytheme, Koma, Herzlähmung.

Behandlung: Künstliche Atmung, Essigklysmata, Strychnin (0,02:10 ½ Spritze), Campher und Lobelin.

Chloroform. Symptome: Bei Vergiftung per os: Brennen im Mund, Rachen und Magen, Erbrechen, Durchfall, Schlaf. Bei Vergiftung durch Einatmung: Lähmung der Atmung und Herztätigkeit, Fehlen der Reflexe, tiefe Narkose, Kollaps.

Behandlung: Magenausspülung, Campher, Coffein, Lobelin, künstliche Atmung, Strychnininjektion.

Chrom. Symptome: Rötliche Verfärbung der Mundschleimhaut, Schwellung und Blasenbildung im Munde, Erbrechen, Durchfall, Harnverhaltung, Herzschwäche.

Behandlung: Magenausspülung mit Natr. carbon., subcut. Campher, alle Viertelstunden 0,05 Plumb. acet.

Cocain. Symptome: Blässe, Mund und Rachen trocken, rauschähnlicher Aufregungszustand, Herzschwäche, unregelmäßige Atmung, Kollaps.

Behandlung: Senfumschlag auf Herz und Magengegend, Einatmung von Amyl. nitros. und Spirit. aether. nitros., subcut. Campher und Coffein.

Colchicum (Herbstzeitlose). Symptome: Leibschmerzen, Erbrechen, blutige Durchfälle, Kollaps.

Behandlung: Magenausspülung oder Apomorphin subcutan, Tannin 0,2 bis 0,3, mehrmals tägl. Opium, Campher, Coffein.

Cyankali s. Blausäure.

Digitalis. Symptome: Erbrechen, Leibschmerzen, Durchfall, stark verlangsamter und unregelmäßiger Puls.

Behandlung: Magenausspülung mit Tanninlösung, 1 ccm von 1%iger Natr.-nitros.-Lösung subcutan. Campher und Coffein.

Fleischgift (Fischvergiftung). Symptome: Magenschmerzen, Erbrechen, Gastroenteritis, Augenmuskelparese, Akkommodations- und Schlundlähmung.

Behandlung: Magenausspülung, Abführmittel, Tierkohle, Campher, Coffein, hohe Dosen von Coramin. Anschließend an die Magenausheberung 10 ccm Coramin durch Magenschlauch einführen, später parenteral. Botulismusserum 20 ccm intramusk. oder intrav. Innerlich Adsorgan.

Gasvergiftung s. Kohlenoxyd.

Hyoscyamus s. Atropin.

Jodoform. Symptome: Kopfschmerzen, Erbrechen, Durchfall, Tachykardie, psychische Störungen, Geruch nach Jodoform.

Behandlung: Befreiung der Wunden von Jodoform, innerlich Natr. bicarb., Campher und Coffein subcutan.

Kali chloricum. Symptome: Erbrechen, Durchfall, Magenschmerzen, Methämoglobin, urämische Symptome.

Behandlung: Magenausspülung und dann aufgeschwemmte Tierkohle, Diuretica (Euphyllin intrav.), Liquor Kal. acet., starker Aderlaß mit anschließender Kochsalzinfusion, Analeptica.

Käsevergiftung (Tyrotoxin) s. Fleischvergiftung.

Kohlenoxyd (Leuchtgas, Kohlendunst). Symptome: Brennen der Gesichtshaut, Kopfschmerz, Schwindel, Ohrensausen, Angstgefühl, Herzschwäche, Dyspnoe, Albuminurie, Glykosurie.

Behandlung: Sauerstoffinhalation oder frische Luft, kräftiges Frottieren des Körpers, starker Aderlaß mit anschließender Kochsalzinfusion. Innerlich Wasserstoffsuperoxyd, Campherinjektion und alle 20 Min. eine subcutane Injektion von Lobelin bis zur Besserung, subcutan Cardiazol oder Coramin 3 ccm, intrav. Methylenblau Nordmark. S. dieses.

Kupfer. Symptome: Magenschmerzen, Erbrechen, Kolik, blutige Durchfälle, Oligurie.

Behandlung: Magenausspülung mit Ferrocyankalilösung 1:1000, Milch, Eiweiß, Magnesia usta, gegen Schmerzen Morphium, Opium.

Lauge s. Alkalien.

Lysol s. Carbolsäure.

Mirbanöl s. Anilin.

Morphium (Opium, Pantopon). Symptome: Übelkeit, Erbrechen, Schlafsucht, tiefes Koma und Anästhesien. Pupillen eng und starr, Puls klein und langsam, Cyanose.

Behandlung: Gleichgültig, ob die Vergiftung per os oder durch Injektion stattgefunden hat (Morphium wird stets in den Magen ausgeschieden), zuerst Magenausspülung mit Kaliumpermanganatlösung 1:1000, ½ stündl. 0,001 bis 0,002 Atropin als Injektion, besser Cardiazol, Coramin in hohen Dosen, Coffein oder 1—2 Amp. Ephedrin (subcut. oder intrav.), Sauerstoffinhalation, alle 20 Min. 1 Spritze Lobelin subcutan (Amp. mit 0,01 Lobelin). Sehr wirksam Icoral intram.

Mutterkorn s. Secale cornutum.

Nitrobenzol s. Anilin.

Ol. Chenopodii. Symptome: Bewußtlosigkeit, Krampfanfälle, Herzschwäche.

Behandlung: Magenausspülung, Darmeinlauf, kräftige Abführmittel, Herzmittel. Am wirksamsten ist die intrav. Zufuhr von 600 ccm physiol. Kochsalzlösung mit 6 Amp. Hypophysin, wodurch eine gründliche Darmentleerung herbeigeführt wird. (Klin. Wschr. Nr. 35, 1926.)

Opium s. Morphium.

Oxalsäure (Kleesalz). Symptome: Brennen in Mund und Rachen, Rötung bis Verätzung der Mundschleimhaut, blutiges Erbrechen, Magen- und Leibschmerzen, Durchfall, hämorrhagische Nephritis, Krämpfe.

Behandlung: Magenausspülung und Brechmittel möglichst zu vermeiden, dagegen Kalkwasser und Aufschwemmung von Magnesia usta oder Kreide. Calcaria saccharata.

Phosphor (Schwefelhölzer und Rattengift). Symptome: Erbrechen, das Erbrochene riecht nach Phospor und leuchtet im Dunkeln. Magenschmerz, Leberschwellung, Durchfall, Ikterus, Herzschwäche, Albuminurie.

Behandlung: Magenausspülung mit Kaliumpermanganatlösung 1:1000 oder sehr verdünnter Kupfersulfatlösung. Innerlich 3stündl. 10 Tropfen altes Terpentinöl. Zur Linderung von Schmerzen Morphium, Campher, Coffein. Keine Milch, keine fetten Öle.

Pilze. Symptome: Übelkeit, Erbrechen, Durchfall, Erregungszustände, Delirien, Gastroenteritis, Herzschwäche.

Behandlung: Magenausspülung oder Emeticum (Tartarus stibiat.) und 0,3 Calomel zum Abführen, große Dosen von Tierkohle. Cholin-Kapseln Hoechst. Kein Opium. Wenn nötig öfter 3—4—6—10 ccm Cardiazol auf einmal.

Quecksilber. Intrav. Injektionen mit Tecesal, langsam injizieren; tägl. 1—3 Amp. zu je 10 ccm. Gleichzeitig wöchentl. 2 Bäder mit Schwefelleber. Vitamin-B_2-Komplex. Siehe unter Blei und Sublimat.

Santonin (Wurmsamen, Wurmhütchen). Symptome: Gelbsehen, Gelbfärbung des Harns, die durch Zusatz von Alkalien in Purpurrot übergeht. Schwindel, Brechreiz, Krämpfe.

Behandlung: Brechmittel oder Magenausspülung, Abführmittel, 2 bis 3 g Chloralhydrat rectal.

Säuren (Salzsäure, Schwefelsäure, Salpetersäure). Symptome: Verätzung in Mund, Speiseröhre, Magen- und Leibschmerzen, blutiges Erbrechen, Dyspnoe, Albuminurie, Hämaturie.

Behandlung: Magenausspülung und Emetica am besten zu unterlassen. Innerlich Magnesia usta oder carbonica, Kreide, Kalkwasser, Sodalösung, Milch, Schleimsuppe, Eis. Bei Schmerzen Morphium, Campher, Coffein.

Schierling. Symptome: Erbrechen, Schwindel, Trockenheit im Halse, Leibschmerzen, Krämpfe, weite Pupillen, Cyanose, Lähmung der Atemmuskeln.

Behandlung: Magenausspülung, Brechmittel, Abführmittel, künstliche Atmung, Campher, alle halbe Stunden Lobelin.

Schlafmittel s. Veronalvergiftung.

Schlangenbisse. Symptome: An der Bißstelle hämorrhagisches Ödem mit Lymphangitis und Drüsenschwellung. Kopfschmerz, Delirien, Erbrechen, Beklemmung, Krämpfe, Koma.

Behandlung: Injektion von Schlangenserum oberhalb der Bißstelle intramusk. Sofortiges Abbinden des Gliedes, Aussaugen oder Ausbrennen der Bißwunde, Einspritzen von 1%iger Kaliumpermanganatlösung in die Umgebung der Wunde. Innerlich reichlich Alkohol, subcutan Campher, Coffein, Strychnin 0,1:10 subcutan 1 ccm.

Schwefelkohlenstoff. Symptome: Erbrechen, rauschähnliche Zustände, Schwindel, Singultus, Koma.

Behandlung: Brechmittel, Magenausspülung, frische Luft.

Schwefelwasserstoff (Grubengas). Symptome: Schwindel, Erbrechen, Ohrensausen, Ohnmacht, Bewußtlosigkeit, Herzschwäche, Bradykardie, Lungenödem, Krämpfe.

Behandlung: Frische Luft, Sauerstoffinhalation, Aderlaß mit anschließender Kochsalzinfusion, Einatmen von Chlordämpfen (Aqua chlorata), Campher und Lobelin.

Secale cornutum (Ergotin, Mutterkorn). Symptome: Erbrechen, Leibschmerzen, Kribbeln in der Haut, Gliederschmerzen, Krämpfe, Koma.

Behandlung: Magenausspülung, Emeticum, mehrmals tägl. 0,2 Tannin, Analeptica.

Strychninum sulfuricum. Symptome: Trismus, Steifigkeit in den Gliedern, tetanische Krämpfe, Cyanose, Dyspnoe.

Behandlung: Magenausspülung mit 2%iger Tanninlösung, subcutan Apomorphin, große Dosen von Chlorhydrat oder sofortige Pernoctoninjektion.

Sublimat. Symptome: Rachen, Mund und Speiseröhre verätzt, Magen- und Darmbeschwerden, Erbrechen, Durchfall, Albuminurie, Anurie, Stomatitis.

Behandlung: Vorsichtige Magenausspülung oder 1 ccm Apomorphin subcutan 0,1:10, Trinken von viel Milch und Eiweißlösung. Magnesia usta, Tierkohle und Eisensulfat, 3mal tägl. 1 Amp. = 10 ccm Tecesal intrav. langsam injizieren. Analeptica. Zufuhr von Vitamin-B_2-Komplex s. unter Blei.

Tartarus stibiatus s. Antimon.

Tollkirsche s. Atropin.

Veronal (Medinal, Noctal, Curral). Magenausspülung, Abführmittel bei Herzschwäche, Cardiazol (besser Cardiazol-Ephedrin), Coramin intrav. und intramusk. in hohen Dosen. Cholin-Kapseln Hoechst. In schweren Fällen alle 20 Minuten 1 Amp. mit 0,01 Lobelin subcutan. Sehr wirksam Icoral intramusk.

Wurstvergiftung s. Fleischvergiftung.

Sachverzeichnis.